U0345763

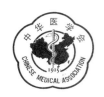

中国医学发展系列研究报告

麻醉学进展

【2019—2020】

中 华 医 学 会　编著

黄宇光　邓小明　主编

中华医学电子音像出版社
CHINESE MEDICAL MULTIMEDIA PRESS

北 京

图书在版编目（CIP）数据

麻醉学进展 . 2019—2020 / 黄宇光，邓小明主编；中华医学会编著 . —北京：中华医学电子音像出版社，2020.10

（中国医学发展系列研究报告）

ISBN 978-7-83005-198-3

Ⅰ . ①麻… Ⅱ . ①黄… ②邓… ③中… Ⅲ . ①麻醉学 - 进展 - 中国 -2019-2020 Ⅳ . ① R614

中国版本图书馆 CIP 数据核字（2020）第 153427 号

麻醉学进展（2019—2020）
MAZUI XUE JINZHAN（2019—2020）

主　　编：黄宇光　邓小明

策划编辑：裴　燕　孙葵葵

责任编辑：孙葵葵　周寇扣

文字编辑：王月红

校　　对：张　娟

责任印刷：李振坤

出版发行：中华医学电子音像出版社

通信地址：北京市西城区东河沿街 69 号中华医学会 610 室

邮　　编：100052

E - mail：cma-cmc@cma.org.cn

购书热线：010-51322675

经　　销：新华书店

印　　刷：廊坊团结印刷有限公司

开　　本：889 mm×1194 mm　1/16

印　　张：28.25

字　　数：710 千字

版　　次：2020 年 10 月第 1 版　　2020 年 10 月第 1 次印刷

定　　价：150.00 元

内 容 简 介

  本书为"中国医学发展系列研究报告"丛书之一，旨在记录中国麻醉学领域的创新发展和学科建设，以期对该专业后续发展起到良好的指导和推动作用。本书全面、详细地总结与记载了中华医学会麻醉学分会 2019—2020 年度工作进展，包括中国麻醉学科内涵和学科建设、各学组工作及专科学术进展、国内外学术会议与交流、中国麻醉学者获得国家重要基金资助情况、中国麻醉学教育与培训等。本书专门就新型冠状病毒肺炎疫情中麻醉专业人员的贡献与学术创新予以翔实介绍和记录。从中国麻醉学者 2019 年度在 PubMed 收录及中文核心期刊发表的近 8000 篇论文中，精选约 1200 篇编撰成一年回顾，包括危重症麻醉医学、疼痛与麻醉医学、麻醉药物研究进展、麻醉方法研究进展、麻醉安全与麻醉并发症、围术期器官保护研究进展、港澳台地区麻醉医学研究进展及其他研究进展等，并特别精选了 113 篇文摘，由中华医学会麻醉学分会全国委员精心撰写评述。本书多角度、全方位地反映了中国麻醉学科与麻醉学者 2019 年以来在医、教、研等方面的诸多业绩，汇聚了国内麻醉学者在"新理论、新技术、新疗法和新观念"上的洞见，既持续追踪反映我国麻醉学研究热点与进展，也及时总结本学科所取得的成绩。本书可作为麻醉学及相关专业从业者的临床和科研指导用书，也可供卫生管理人员参考。

中国医学发展系列研究报告
麻醉学进展（2019—2020）
编委会

序

习近平总书记指出："没有全民健康，就没有全面小康。"医疗卫生事业关系着亿万人民的健康，关系着千家万户的幸福。随着经济社会快速发展和人民生活水平的提高，我国城乡居民的健康需求明显增加，加快医药卫生体制改革、推进健康中国建设已成为国家战略。中华医学会作为党和政府联系广大医学科技工作者的桥梁和纽带，秉承"爱国为民、崇尚学术、弘扬医德、竭诚服务"的百年魂和价值理念，在新的百年将增强使命感和责任感，当好"医改"主力军、健康中国建设的推动者，发挥专业技术优势，紧紧抓住国家实施创新驱动发展战略的重大契机，促进医学科技领域创新发展，为医药卫生事业发展提供有力的科技支撑。

服务于政府、服务于社会、服务于会员是中华医学会的责任所在。我们从加强自身能力建设入手，努力把学会打造成为国家医学科技的高端智库和重要决策咨询机构；实施"品牌学术会议""精品期刊和图书""优秀科技成果评选与推广"三大精品战略，成为医学科技创新和交流的重要平台，推动医学科技创新发展；发挥专科分会的作用，形成相互协同的研究网络，推动医学整合和转化，促进医疗行业协调发展；积极开展医学科普和健康促进活动，扩大科普宣传和医学教育覆盖面，服务于社会大众、惠及人民群众。为了更好地发挥三个服务功能，我们在总结经验的基础上，策划了记录中国医学创新发展和学科建设的系列丛书《中国医学发展系列研究报告》。丛书将充分发挥中华医学会88个专科分会专家们的聪明才智、创新精神，科学归纳、系统总结、定期或不定期出版各个学科的重要科研成果、学术研究进展、临床实践经验、学术交流动态、专科组织建设、医学人才培养、医学科学普及等，以期对医学各专业后续发展起到良好的指导和推动作用，促进整个医学科技和卫生事业发展。学会要求相关专科分会以高度的责任感、使命感和饱满的热情认真组织、积极配合、有计划地完成丛书的编写工作。

本着"把论文写在祖国大地上，把科技成果应用在实现现代化的伟大事业中"的崇高使命，《中国医学发展系列研究报告》丛书中的每一位作者，所列举的每一项研究，都是来自"祖国的大地"、来自他们的原创成果。该书及时、准确、全面地反映了中华医学会各专科分会的现状，系统回顾和梳理了各专科医务工作者在一定时间段内取得的工作业绩、学科发展的成绩与进步，内容丰富、资料翔实，是一套实用性强、信息密集的工具书。我相信，《中国医学发展系列研究报告》丛书的出版，让广大医务工作者既可以迅速把握我国医学各专业蓬勃发展的脉搏，又能在阅读学习过程中不断思考，产生新的观念与新的见解，启迪新的研究，收获新的成果。

　　《中国医学发展系列研究报告》丛书付梓之际，我谨代表中华医学会向全国医务工作者表示深深的敬意！也祝愿《中国医学发展系列研究报告》丛书成为一套医学同道交口称赞、口碑远播的经典丛书。

　　百年追梦，不忘初心，继续前行。中华医学会愿意与全国千百万医疗界同仁一道，为深化医疗卫生体制改革、推进健康中国建设共同努力！

中华医学会会长

前　言

从 2017 年至今，麻醉学科的发展受到了国家的高度重视以及政府相关部门的大力支持，有多个麻醉专业相关文件颁布。2019 年，国家卫生健康委员会办公厅又发布《关于印发麻醉科医疗服务能力建设指南（试行）的通知》（国卫办医函〔2019〕884 号），为中国麻醉学科服务能力的提升及均质化发展指明了方向。在国家政策的支持和指导下，麻醉学科的人才队伍建设和舒适化医疗服务能力取得了长足的进步。全国麻醉从业人数稳步增长，麻醉科医师与手术科室医师配比更加合理，岗位职责更加明确；麻醉与镇痛的服务领域不断拓展，目前已经覆盖日间手术、无痛诊疗、分娩镇痛、急慢性疼痛诊疗、重症医学、体外循环等亚专业领域，麻醉学科队伍的扩增及内涵的拓展提高了医疗机构的整体服务水平，让人民群众享有更高质量、更加舒适的医疗服务。

根据党中央国务院印发的《"健康中国 2030"规划纲要》和深入推进实施健康扶贫工程精神，中华医学会麻醉学分会制定了"医学精准扶贫"战略，充分利用网络信息化、远程教育等方式对基层医院麻醉科进行有的放矢的指导和培训，努力实现麻醉优质资源的均质化和全覆盖，提高麻醉学科的整体服务能力和水平。

中华医学会麻醉学分会第十三届委员会努力践行"凝心聚力，一起强大（Together & Stronger）"的学科发展理念，提出了"安全麻醉、学术麻醉、品质麻醉、人文麻醉"学科发展导向和办会理念，抓住国家政策对麻醉学科支持的历史性机遇，大力推动学科发展和学术交流，进一步促进和加强国际交流与合作，扩大和提高了中国麻醉在国际舞台上的学术地位和影响力。

新型冠状病毒肺炎（COVID-19）疫情暴发，麻醉学科第一时间派出近千名医护人员驰援武汉。他们凭借娴熟的临床技艺、不畏生死的奉献精神和完善的梯队建设，冲锋在前，救治患者，显著提高了急危重症患者救治的成功率。抗疫期间，中华医学会麻醉学分会和中国医师协会麻醉学医师分会先后推出了十余部"规范""建议"和"专家共识"，在指导全国麻醉医护同道规范防护、稳定心态、有序复工等方面起到了积极的引领和推动作用；同时，通过搭建"答疑平台"和"心理呵护平台"等方式，为全国麻醉同道答疑解惑，为援鄂一线战友提供心灵呵护。麻醉学科的众多专家在临床一线抗疫的同时，及时总结临床经验，撰写了多篇感控和治疗方面的高水平文章，发表在国内外麻醉专业顶级杂志，如 *Anesthesiology*，*Anesthesia & Analgesia*，*British Journal of Anaesthesia*，*Journal of Clinical Anesthesia*，《中华麻醉学杂志》《临床麻醉学杂志》及《国际麻醉学与复苏杂志》等，许多文章被国内外学者大量引用和借鉴，为国内外麻醉同道抗击 COVID-19 疫情提供了中国方案，起到重要的实际指导作用。疫情无情人有情，麻醉学科在此次抗疫中做出了重要贡献，也得到兄弟学科和社会的高度认可。2020 年 3 月底，在国务院新闻办公室新闻发布会上，麻醉学科和重症、呼吸、感染学科得到了高度赞许。

中华医学会麻醉学分会组织编写的《麻醉学进展》系列从 2016 年起，每年出版一部，成为"中国医学发展系列研究报告"的重要组成部分，其中由第十三届委员会组织编写的《麻醉学进展（2018）》荣获国家卫生健康委员会宣传司"2019 年委管出版单位主题宣传优秀作品"，对记录中国麻醉学科的学术发展轨迹，促进专业技术能力的提升做出了重要贡献。为与时俱进地反映中国麻醉人在抗击 COVID-19 疫情中的贡献与学术创新，我们决定对今年的编写工作予以调整。首先，调整书名为《麻醉学进展（2019—2020）》，更好地跟踪并反映 2019 年至今中国麻醉人的各类工作；其次，改革编写方式，采用中华医学会麻醉学分会各学组组长分工负责制，由精明强干的青年委员执笔撰写，更进一步强化内容的学术品质。

2020 年 4 月 29 日，中华医学会麻醉学分会召开"2020 年第二次常务委员会工作会议"（采取线上会议形式），"《麻醉学进展（2019—2020）》编写工作会议"同期举行。会议详细讨论并确定了本书编写的组织结构、章节内容及分工、编写要求与进度等。2019 年 PubMed 共收录我国麻醉学者各类论文 3891 篇（含国际合作），较 2018 年增加 575 篇；在国内核心期刊上发表近 4000 篇论文。本书以学科进展的形式客观记录了中国麻醉学发展现状，多角度、全方位地反映了中国麻醉学者 2019—2020 年的诸多工作业绩，尤其是 COVID-19 疫情期间的学会工作和麻醉同道的职业担当。付梓印刷之际，我们要感谢孜孜不倦奋战在医、教、研一线和基层的中国麻醉从业人员，正是他们的辛勤付出与智慧凝聚，成为本书撰写的"源头活水"。此外，特别感谢中华医学会饶克勤副会长的关心与悉心指导，以及中华医学电子音像出版社编辑们辛苦而高效的工作，让本书得以在短时间内圆满完成编辑、出版，并与读者见面。

随着中国麻醉学科的健康快速成长，经过一代又一代中国麻醉人的辛勤努力和传承创新，中国麻醉学科的成就已经得到友邻学科和世界麻醉同行的瞩目和认可。凝心聚力，一起强大。我们坚信，《麻醉学进展》系列的持续编著，会一直追踪我国麻醉学研究的热点与进展，总结麻醉学科发展的成绩，成为中国麻醉学科发展的忠实记录者。每一次重大的社会事件都会给各个行业带来冲击和挑战。每一次的挑战既是一种检验，也是一种机遇。麻醉工作者经受住了此次疫情的考验，有力应对着挑战，冷静思考着学科发展。有为才能有位。我们坚信，全体麻醉同道同心协力、迅速行动起来，全力以赴，加倍努力，就一定会以更加崭新的面貌呈现麻醉人的风采，谱写新时代麻醉强国的新篇章，继续成为中国麻醉学科发展的见证者和践行者，全面推进中国麻醉事业的不断深入向前发展。

黄宇光　邓小明

2020 年 7 月 23 日

目 录

第一章　中华医学会麻醉学分会工作进展

第一节　中国麻醉学科内涵和学科建设

1949 年 10 月 1 日，中华人民共和国成立，同年尚德延教授在甘肃省兰州市创建了中国第一个麻醉科。70 年来，在伟大的中国共产党领导下，国家不断强大，人民日益幸福，中国麻醉学科的发展也取得了一个又一个巨大的成就，为现代医学发展和老百姓的健康福祉做出了重要贡献，得到了国内外同行和全社会的高度认可。在 2020 年新型冠状病毒肺炎（简称新冠肺炎，COVID-19）疫情防控工作中，麻醉专业医护人员冲锋陷阵、奋勇当先，更是为麻醉学科赢得了全国人民的尊重和爱护。

一、中国麻醉学科的发展历程

1949 年，尚德延教授在兰州创立中国最早的麻醉科；1979 年，中华医学会麻醉学分会（CSA）成立；1988 年，中华医学会麻醉学分会加入世界麻醉医师学会联盟（WFSA）；1989 年 5 月，原卫生部 12 号文件正式将麻醉学科确立为临床二级学科；2005 年，中国医师协会麻醉学医师分会成立；2009 年，中华医学会麻醉学分会第十届委员会提出"麻醉学科发展的五大愿景"；2011 年，原卫生部成立了首批 6 个专科国家级医疗质量控制中心，国家级麻醉专业质量控制中心成立，2018 年西藏自治区麻醉与手术室质量控制中心成立，实现省级麻醉质量控制中心全覆盖；2012 年，中华医学会麻醉学分会第十一届委员会提出"住院医师规范化培训人才战略"；2014 年，原国家卫生和计划生育委员会启动全国住院医师规范化培训制度，麻醉学科成为首批创办全国住院医师规范化培训基地的学科；2015 年，中华医学会麻醉学分会第十二届委员会提出"从麻醉学走向围术期医学"；2018 年，中华医学会麻醉学分会大力倡导"四个麻醉"，即安全麻醉、学术麻醉、品质麻醉、人文麻醉，提出"一起强大（Together & Stronger）"的学科发展理念。

从 2017 年 12 月到 2019 年 12 月，国家卫生健康委员会（简称国家卫健委）等多部委先后发布了《国家卫生计生委办公厅关于医疗机构麻醉科门诊和护理单元设置管理工作的通知》（国卫办医函〔2017〕1191 号）、《关于印发加强和完善麻醉医疗服务意见的通知》（国卫医发〔2018〕21 号）、《关于印发紧缺人才培训项目和县级医院骨干专科医师培训项目培训大纲的通知》（国卫继教继发〔2018〕44 号）、《关于开展分娩镇痛试点工作的通知》（国卫办医函〔2018〕1009 号）、《国家卫生健康委办公厅关于印发麻醉科医疗服务能力建设指南（试行）的通知》（国卫办医函〔2019〕884 号）5 份文件，为中国麻醉学科服务能力的提升及均质化发展指明了方向。

在一系列国家政策的支持和指导下，随着现代医学的发展及人民群众对卫生服务要求不断提高，中国麻醉学科已经在保障住院患者手术麻醉安全的基础上，不断提升医疗服务能力，开拓医疗服务领域，目前已经覆盖了日间手术、加速康复外科、无痛诊疗、分娩镇痛、急慢性疼痛诊疗、重症医学、体外循环等亚专业领域，麻醉学科内涵的扩展直接决定了医疗机构的整体发展水平。

二、加强和完善麻醉医疗服务能力

改善患者就医体验，提升群众就医获得感，麻醉已成为人民群众舒适化医疗的刚性需求。目前麻醉人力资源的供需矛盾较为突出，国家的政策导向正在逐渐发挥作用，麻醉专业人员的投入和学科建设的加强正在成为可能并将付诸行动。2018年8月8日，国家卫健委等七部委联合发布的《关于加强和完善麻醉医疗服务意见的通知》（国卫医发〔2018〕21号）提出，力争到2020年，麻醉科医师数量增加到9万；到2030年，麻醉科医师数量增加到14万；到2035年，麻醉科医师数量增加到16万。麻醉科医师与手术科室医师配比更加合理，岗位职责更加明确，麻醉与镇痛服务领域不断拓展，让人民群众享有更高质量、更舒适的医疗服务。

从2012年开始，随着加速康复外科（enhanced recovery after surgery，ERAS）理念的引入与推广，麻醉学科在推动ERAS策略实施、日间手术开展等方面发挥了重要的作用。国家麻醉质控中心统计数据显示，2017年全年，全国1389家三级综合医院（不含军队系统）上报共完成临床麻醉20 896 227例。2018年11月，国家卫健委发布了《关于开展分娩镇痛试点工作的通知》（国卫办医函〔2018〕1009号），目前已有900余家试点医院启动了分娩镇痛工作。2019年12月9日，国家卫健委发布的《国家卫生健康委办公厅关于印发麻醉科医疗服务能力建设指南（试行）的通知》（国卫办医函〔2019〕884号）提出，麻醉科医疗服务涵盖临床麻醉、疼痛诊疗、监护治疗、急救复苏等门（急）诊和住院服务多个领域。在抗击新冠肺炎疫情的斗争中，麻醉学科的医护人员在危重患者救治、气道建立和生命支持等方面发挥专业所长，积累了大量的救治经验。

三、"四个麻醉"引领未来学科方向

本届委员会传承创新，在"麻醉学科发展的五大愿景""住院医师规范化培训人才战略"和"从麻醉学走向围术期医学"理念的基础上，努力践行"凝心聚力，一起强大（Together & Stronger）"的学科发展理念，提出了"安全麻醉、学术麻醉、品质麻醉、人文麻醉"的"四个麻醉"学科发展导向，推进学科建设稳步发展。

（一）"安全麻醉"是底线

"功不抵过"这是我们麻醉科医师应该一直牢记的，无论之前我们做了多少工作，都是0，唯有患者安全才是1，只有保证了临床安全，后面的工作才有意义，否则一切归零。

（二）"学术麻醉"是创新

学术交流是促进科技创新和进步的重要形式之一，作为学术团体，学术是内涵，是创新的动力。

在临床、基础、科研、教学等方面都要创新，必须围绕学科的创新开展学术交流活动。

（三）"品质麻醉"是高度

品质源于细节，态度决定一切。在安全麻醉的基础上，努力让患者在医疗过程中得到最佳的医疗效果，使患者及家属能够满意，并在成本与效益方面实现合理化，从而提升患者就医的可及性和满意度。

（四）"人文麻醉"是温度

每年9月17日是"世界患者安全日"，2020年的主题是"呵护医护人员是患者健康安全的优先事项"。

1. 以患者为本　"有时是治愈、常常是安慰、总是去帮助"，作为专业学者，不仅仅只是提供技术的服务，还应对鲜活的生命给以情感的呵护和心灵的安慰。

2. 以员工为本　极致的患者就医体验背后需要有良好工作机制的团队支撑。因此，要呵护好麻醉科医师这个宝贵的群体，才能更好地为患者服务。只有更好地呵护医护人员，才能救治更多的患者。

2019年是中华人民共和国成立70周年，也是中华医学会麻醉学分会成立40周年。中华医学会麻醉学分会在70周年庆典的喜庆气氛中召开了一届成功的全国麻醉学术年会。随着国家的强大和现代医学的进步，麻醉学科经过几代人的不懈努力发生了质的飞越，为老百姓的健康福祉做出了重要贡献。2020年新冠肺炎（COVID-19）疫情防控在不断得到巩固的前提下，形势依然严峻。全国医护同道们一直坚守在疫情防控的第一线，弘扬"生命至上、安全第一"的思想，保护人民生命安全和身体健康。在疫情防控常态化的形势下，如何稳步有序地做好学会工作，推进学术交流的常态化，这是特殊时期对学会工作的一种考验。中华医学会麻醉学分会带领全体委员保持大格局和高站位，全面加强和完善麻醉医疗服务能力建设，促进医疗资源均质化和全覆盖，在学科创新与人才培养、多学科合作与国际交流等方面进一步拓展学科内涵，提升学科含金量建设。

第二节　中华医学会麻醉学分会工作进展

一、中华医学会麻醉学分会党的工作小组工作

中华医学会麻醉学分会（CSA）第十三届委员会党的工作小组认真学习、宣传和贯彻党的理论路线和方针政策，执行中央的决策部署，切实履行"一岗双责"，在学会中充分发挥党组织的政治核心、思想引领和组织保障作用。党小组扎实推进党建工作，将党建工作融入学会的日常工作中，推进学会各层级相关工作有序开展，切实保障分会健康发展。在党的工作小组全面指导下，CSA在大力推动学科发展的同时，积极参与"健康扶贫"工程，践行精准扶贫、助力脱贫攻坚；新冠肺炎疫情期间推出了"让党旗飘扬在抗疫一线"的系列报道，很好地诠释了立党为公的内涵。

二、政府文件的宣贯和落实

为进一步宣贯和落实国家八部委出台的麻醉学科发展专项文件，中华医学会麻醉学分会和中国医师协会麻醉学医师分会（CAA）联合印刷了《国家卫生健康委员会关于麻醉学科建设和发展相关文件汇总》。学会在全国年会、各省市年会及各类专题研讨会中向全国委员、各省级麻醉学分会主任委员、全国青年委员和基层麻醉科主任进行分层宣贯，寻找并解决阻碍政策实施的关键问题，逐级逐层推动政策落地执行。政府文件的推动落实对于促进麻醉专业的快速健康发展，实现"安全麻醉、学术麻醉、品质麻醉和人文麻醉"的四大理念具有重大意义。

三、麻醉学科在抗击新冠肺炎疫情中的贡献

新冠肺炎（COVID-19）疫情暴发，中国麻醉医护人员快速反应，在抗击疫情中勇当先锋、不辱使命，为麻醉学科赢得了荣誉和全国人民的尊重。

（一）逆行千里，学术创新

在本次抗击新冠肺炎的战役中，中国医护人员义无反顾、奔赴前线，他们不畏生死，勇于担当，为取得疫情防控的阶段性胜利奠定了坚实基础。麻醉学科第一时间派出近千名医护人员千里逆行，驰援武汉，CSA 和 CAA 先后推出了十余部"规范""建议"和"专家共识"，在指导全国麻醉科医护同道规范防护、稳定心态、有序复工等方面起到了积极的引领和推动作用。CSA 和 CAA 还通过搭建"答疑平台"和"心理呵护平台"等方式，为全国麻醉同道答疑解惑，为援鄂的一线战友提供心灵呵护。

（二）抗疫复工，大局担当

在全民抗击疫情的艰难时期，全国麻醉同道们无论奋战在湖北抗疫前线，还是默默坚守在各自的医院，大家都齐心协力、共克时艰。2020 年 2 月 14 日，由 CSA 和 CAA 共同发起，黄宇光教授、米卫东教授和李天佐教授共同执笔，发布了《致全国麻醉科主任的一封信》。该信在向全国麻醉同道致以崇高的敬意和亲切慰问的同时，倡议抗击疫情与复工复产两手抓，要积极发挥麻醉科主任重要的领导作用，面对严峻的疫情和诸多困难，麻醉科主任应以更高的站位和杰出的智慧沉着指挥，勇挑重担，讲大局、敢担当。

为了安全、科学、规范、有序地开展常规手术患者的麻醉管理和新冠肺炎感染控制（简称感控）工作，CSA 和 CAA 在官网联合发布了《新冠肺炎疫情期间常规手术麻醉管理和防控流程建议》，建议各医院麻醉科制定适合自己所在医院的麻醉科常规手术患者麻醉管理与疫情防控流程，并积极与相关科室达成共识。

（三）抗疫经验，国际分享

疫情不分国界，全球合作共赢。面对全球新冠肺炎的肆虐，中国麻醉与国际麻醉同道保持了紧

密的联系。疫情初期，CSA 和 CAA 先后给十多个国际麻醉学术组织发出公函，介绍中国麻醉专业动态，获得多个国际组织的高度赞誉。随着疫情发展，中国麻醉学专家在抗击疫情的同时，总结临床经验，在麻醉学领域国际顶级期刊（如 *Anesthesiology*，*Anesthesia & Analgesia*，*British Journal of Anesthesia* 等）上连续发表了近 20 篇专题文章，详细分享了中国麻醉科医师在抗击疫情过程中所取得的临床经验。除此之外，麻醉学科与危重症医学科医师合作，总结相关工作经验并发表在国际顶级杂志（如 *Lancet* 子刊 *Lancet Respiratory Medicine*）和一些重要学术期刊（如 *Journal of Cardiothoracic and Vascular Anesthesia*）上，赢得了国际麻醉同道的高度赞许。同时，受中华医学会外联部委托，麻醉学分会指派陈向东教授、梅伟教授和龚亚红教授组成新冠肺炎疫情国际交流专家团队，为泰国医学会等国外学会提供疫情防控相关问题的解答。*Anesthesiology* 主编 Evan Kharasch 教授撰写述评，高度称赞中国麻醉学同道在本次疫情中所做出的突出贡献，他说："随着新型冠状病毒感染的浪潮席卷其他国家，中国所获得的经验为其他从业者提供了宝贵的经验。"全球疫情暴发后，国际麻醉学术组织纷纷来信，对中国抗疫经验的积极分享深表感谢与敬意，也为全球麻醉学同道的共同努力和贡献深表自豪。衷心祝愿全球麻醉学同道一起战斗，共同强大，早日战胜疫情。

此次疫情对于所有人来说都是一场大考，中华医学会麻醉学分会诚挚地感谢疫情期间社会各界对麻醉学科、麻醉专业广大医护工作者全方位的关注和支持！在此次疫情中大家团结一心，体现出高度的社会责任感、奉献精神与严谨、负责的职业态度，真正诠释并践行了责任与担当！

四、国内外学术交流与创新

中华医学会麻醉学分会第十三届委员会秉承着不忘初心、砥砺前行的决心，全面加强学会的组织建设，注重传承牵手、做强基层和资源分享，倡导"安全麻醉、学术麻醉、品质麻醉和人文麻醉"，抓住国家政策对麻醉学科支持的历史性机遇，大力推动学科发展和学术交流。2019 年中华医学会麻醉学分会年会以"以人为本、一起强大"为专题，重点把握"关注基层、关注护理、关注友邻学会"三大方面，搭建了多学科合作的高水平麻醉学术交流平台，进一步加强和促进了中华医学会麻醉学分会与友邻学科及国际学会之间的沟通交流与合作。中华医学会麻醉学分会青年委员会年会则为全国中青年麻醉科医师提供了高水平的科研、教学与培训、交流的平台，充分展示了全国中青年麻醉科医师的优秀人才梯队，为麻醉学科发展奠定了坚实的基础。同时，中华医学会麻醉学分会举办了高质量的系列培训班，包括：麻醉学科未来领军人才培训班、麻醉与围术期医学科主任培训班、麻醉指南培训班等，以加强麻醉学科人才队伍的建设，宣贯指南，做强基层，促进麻醉学科均质化发展。

国际交流方面，中华医学会麻醉学分会持续推进与国际麻醉学术组织和联盟之间的交流合作，与多个国际组织或机构签订了友好合作备忘录，旨在增进交流合作，促进共同发展，更好地推动麻醉学术交流与合作。2019 年，麻醉学分会先后派出专家团队赴塞尔维亚、日本、韩国、美国、爱尔兰、埃及等国家进行学术交流。2019 年 5 月 25 日第七届亚洲麻醉高峰论坛在北京召开，该论坛首次在中国举办，旨在搭建亚洲各国的麻醉同仁互相交流学习的平台，论坛获得麻醉学同仁一致认可。中华医学会麻醉学分会一贯重视与国际学会的沟通与交流，在国际学术交流活动中为推动中国麻醉走到世界前列起到积极的推动和引领作用。

五、中华医学会麻醉学分会网络宣传工作

中华医学会麻醉学分会官方网站于 2019 年完成改版重组工作。改版后的官方网站界面友好、内容新颖、信息翔实。与麻醉学科相关的政府文件、时事新闻、知识更新等内容能够通过官方网站及时、有效地传递到各层级单位，惠及全国各地的麻醉学同道，尤其是基层麻醉学同道。官网搭建了国际信息交流平台，进一步促进和加强国际交流与合作，提高和扩大中国麻醉学专家在国际舞台上的学术地位和影响力。

2019 年，中华医学会麻醉学分会推出了中华医学会麻醉学分会微信公众号。该公众号自 2019 年初推出后，至今已发布麻醉学科相关文章百余篇。《为全民健康汇聚麻醉人的智慧和建议——中华医学会麻醉学分会举行麻醉界各级人大代表和政协委员座谈会》《2020 年全国两会麻醉界全国政协委员两会提案》《关于全面有序推进麻醉学分会工作的倡议书》《患者安全是我们崇高的使命（Patient Safety is Our Priority）》等文章充分体现了学会重视学科建设，注重传承牵手、协作创新，努力践行"凝心聚力，一起强大（Together & Stronger）"的学科发展理念。

2019 年 9 月、2020 年 6 月中华医学会麻醉学分会出版发行两期特刊 NEWSLETTER。该特刊的出版旨在推动国家政策文件精神的贯彻落实、介绍学科发展现状、引领学科发展方向、推进学科发展速度。

六、走基层精准扶贫，编指南规范发展

根据党中央国务院印发的《"健康中国 2030"规划纲要》和深入推进实施健康扶贫的工程精神，中华医学会麻醉学分会制定了"医学精准扶贫"战略，开展了"精准扶贫——麻醉专科医联体建设项目"和"精准扶贫——麻醉走基层"等活动，并充分利用网络信息化、远程教育对基层医院麻醉科进行有的放矢的指导和培训，开拓基层麻醉科医师的眼界，提高基层麻醉科医师的服务能力，实现麻醉优质资源的均质化和全覆盖，提高麻醉学科的整体水平，为实现"健康中国"的战略目标贡献麻醉人的力量！

中华医学会麻醉学分会一直致力于制定和推广麻醉学临床实践的相关指南和专家共识，这些临床指南或专家共识对于推动我国麻醉学临床实践的健康、规范发展以及麻醉质量的持续改进发挥了巨大作用。

七、科普教育

为响应国家提出的科教兴国战略，中华医学会麻醉学分会将麻醉科普宣传工作纳入日常工作计划，有计划、有步骤地在全国和各省、自治区、直辖市和兵团等不同层面，进行了因地制宜、行之有效的科普宣传活动。2019 年中华医学会麻醉学分会和中国医师协会麻醉学医师分会联合举办了多项大型科普宣传活动，包括：成果丰硕、影响深远的"中国麻醉周"；与新华社中国新华新闻电视网（CNC）《新华大健康》直播节目中心、新华网、国务院新闻办公室所属中国网等 50 家有影响力的媒

体共同推出《麻醉医生说麻醉》系列节目；与新华社 CNC 联合推出 16 期《坚守抗疫"醉"前线》视频连线特别节目；与美国华人麻醉医师协会（CASA）合作，制作麻醉学科的宣传视频；《人民政协报》专题报道 2020 年度"中国麻醉周"等。

· 中华医学会麻醉学分会主任委员黄宇光教授受邀参与央视网纪录片《手术两百年》的内容录制。该片是中国第一部以医师视角系统展现人类与疾病做斗争的科学纪录片，影响深远。此外，还开展世界镇痛日、血液保护和无偿献血的科普宣传，进行分娩镇痛推广等，学会通过一系列科普宣传活动，以点带面、逐步推进"医疗舒适化"的学科发展方向。

（龚亚红　陈向东　徐军美）

第三节　国内学术会议和进展

2019 年，中国麻醉学界在中华医学会麻醉学分会第十三届委员会的领导下，围绕"以人为本，一起强大"的主题，充分发挥麻醉学科作为平台性学科的优势，开展各个层面的学术交流活动，努力推动麻醉学科在改善患者的中、远期预后中发挥关键性学科作用，引领我国麻醉学科快速发展。

在全国范围内，举办了 2019 年中华医学会麻醉学分会第 27 次全国麻醉学术年会和 2019 年全国青年麻醉医师学术论坛。同时，中华医学会麻醉学分会还举办了多期麻醉学科未来领军人才培训班，多地、多点举办麻醉与围术期医学科主任培训班以及麻醉指南培训班，对麻醉学科的发展起到了很好的推动作用。

一、2019 年全国麻醉学术年会

中华医学会第 27 次全国麻醉学术年会于 2019 年 10 月 31 日至 11 月 3 日在杭州成功举办。本次学术年会得到了中华医学会、浙江省卫生健康委员会、浙江省医学会麻醉学分会、浙江大学附属第二医院的大力支持，会议取得圆满成功。本次大会参会人员达到 12 000 余人，收到大会论文 1300 余篇，大会共设置 14 个分会场，邀请海内外讲者 700 余名，开展学术讲座 476 场次。本次年会的主题为"一起强大"，体现在"关注基层，关注护理，关注友邻学会"三大方面。围绕这一主题，中华医学会麻醉学分会学术年会在持续推进学会品牌建设方面做了积极的努力和创新。

（一）加强基层麻醉培训交流

年会首次邀请来自全国百家基层医院麻醉科医师参与年会的学术交流，其中 16 家来自全国贫困县。会议召开第一天，80 余名全国委员与 30 余家基层医院麻醉科主任展开面对面调研与互动，了解他们所面临的困难，以便麻醉学分会向国家卫健委反映真实情况，并有的放矢地制定后续的扶贫战略方案。随后两天，60 多家基层医院的麻醉科医师分享了来自基层的病例大查房，会场爆满，与会专家认真点评，通过病例反思推动基层麻醉临床实践水平提升。

（二）关注麻醉护理专业发展

为了加强麻醉科护理人员的参会积极性，年会首次将参会护理人员的注册费统一降至200元，同时邀请中华护理学会共同组织麻醉护理单元的学术活动，加强了解与沟通，共同推动中国麻醉专业护理建设迈上新台阶。

（三）携手友邻学会，共同发展

本次年会特别注重友邻学会的参与，除了邀请中华医学会与麻醉学科相关的5个学会外，同时也邀请了海外学会、杂志和机构20余家，以及"一带一路"沿线国家的麻醉学会，进一步加强与促进中华医学会麻醉学分会与国际学会的沟通、交流与共同成长，以努力实现学会"五大愿景"及"从麻醉学到围术期医学"的使命。广大海外华人麻醉学专家积极参与中华医学会麻醉学分会的年会交流，从知识更新介绍到科研基金申请经验分享，再到各个学术板块参与，无不体现出海外华人麻醉学专家的赤子之心。

（四）突出学科建设

年会也首次设立"科主任与院长面对面"的板块，引导科主任站在院长的角度考虑科室和医院的发展，使科主任站位提高，格局扩大，从而为学科发展赢得更多的人力、物力及财力支持。通过这种垂直的互动和沟通，真正实现麻醉学科的跨越式发展。

（五）弘扬"人文麻醉"的理念

为了体现人文的办会理念，年会设立中午用餐的独立时间，让参会的麻醉科医师能够有时间自由享用午餐，中华医学会学术会务部及大会组委会为全体参会医师提供了充足的用餐空间、温馨的就餐环境和便捷的餐食供应，使大家感受到作为中国麻醉人应有的尊严与受到的尊重。同时，大会也举办了年会晨跑活动，以引导麻醉科医师在工作的同时，更要注重个人身体健康，以更好地履行麻醉科医师的使命。

本次年会的开幕式学术气息和人文气息浓郁，中华医学会麻醉学分会和美国麻醉学会（ASA）在开幕式上签署了合作备忘录，建立长期合作关系；同时，举行了 *Anesthesiology* 2019年度最佳论文的颁奖仪式，王东信教授和黑子清教授获此殊荣。故宫学院院长单霁翔先生分享"匠者仁心——让文物遗产资源活起来"，引发了麻醉学科同仁的思考和共鸣。他山之石，可以攻玉，单院长的管理之道对麻醉科医师管理科室、发展学科有着很好的借鉴意义。中华医学会麻醉学分会团队展示活动传达了每位全国委员作为全国9万名麻醉科医师的代表，将不辱使命，承担起中国麻醉学科发展责任与担当的心声（图1-1）。

大会主会场延续了学术年会设"纪念演讲"环节的传统，本年度的纪念演讲为"李树人教授纪念演讲"。李树人教授在中华医学会麻醉学分会跨越式发展的历史节点上，为中华医学会麻醉学分会的大发展做出了杰出贡献，值得后人纪念与缅怀。2019年麻醉学科杰出研究学者获得者方向明教授和王东信教授研究工作的展示，旨在激励麻醉学科的年轻人不断前行与努力。此外，海外3名著名教

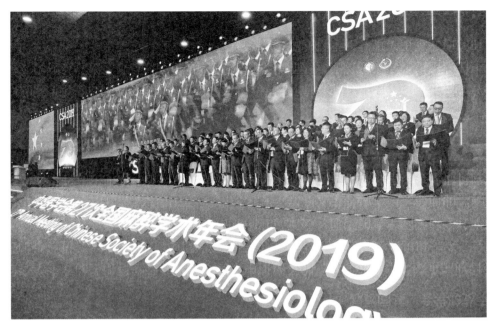

图 1-1　中华医学会麻醉学分会第十三届全体委员于开幕式上合唱《我和我的祖国》

授和国内院士工作的分享也开阔了与会者眼界，使大家受益匪浅。

2019 年适逢中华医学会麻醉学分会成立 40 周年以及浙江省临床麻醉质量控制中心成立 30 周年，大会精心安排的庆祝活动与学会活动把中国麻醉安全与质量管控的理念与实践推上了新的高度。相信中国的麻醉安全与质量控制在国家卫健委麻醉专业质控中心的统一领导下，必将取得更大进步。本次年会的学术组织充分体现了"安全麻醉，学术麻醉，品质麻醉，人文麻醉"的宗旨，中华医学会麻醉学分会将不断努力，使学术年会成为影响世界的品牌年会（图 1-2）。

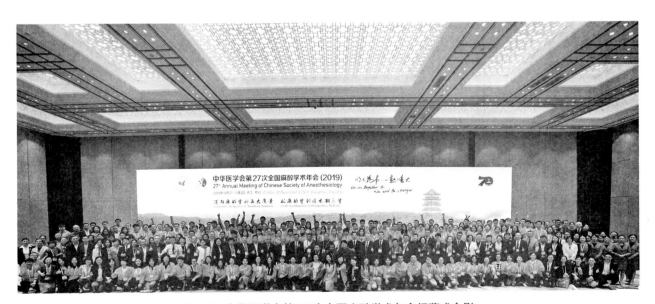

图 1-2　中华医学会第 27 次全国麻醉学术年会闭幕式合影

二、2019 年全国青年麻醉医师学术年会

中华医学会麻醉学分会（CSA）青年委员会第十二次全国麻醉学术年会于 2019 年 5 月 31 日至 6 月 2 日在四川省成都市召开。本届会议是 CSA 换届后第一次全国中青年麻醉学术年会，也是展示新一届青年委员形象的大会（图 1-3）。会议得到黄宇光主任委员和 CSA 常务委员会的高度重视和大力支持，黄宇光主任委员全程参会，多名全国委员莅临会场，参与主持或演讲，言传身教指导青年委员更好、更快地学习和成长。本届青年学术年会在传承学会优良传统的同时，努力创新发展，积极践行本届学会提出的"一起强大"的主题，以适应新时代赋予的新使命。

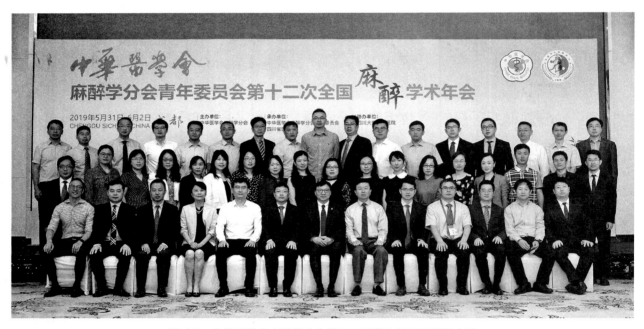

图 1-3　中华医学会麻醉学分会第十三届青年委员会委员合影

1. 召开第十三届青年委员会全体委员会议，由黄宇光主任委员颁发了青年委员会委员证书，进行了本届青年委员会工作任务的讨论，各位青年委员会委员在会上畅谈了各自的工作思路。

2. 本次会议完成注册代表 1303 人，创历史新高。本次会议对于偏远山区及本地代表实施注册费减免，极大地减轻了参会负担，提高了承办地及基层麻醉科医师的参会积极性。大会安排了 11 个场次的学术交流，其中大会主题报告 4 个，同时收集了 278 篇投稿论文。

3. 本次会议创新性地设置了 6 个基层麻醉科病例汇报，尝试创建"基层医院青年麻醉科医师 – 三甲医院麻醉科医师 – 国内顶级麻醉科专家"三级联动的病例讨论模式，为基层青年麻醉科医师提供在全国性学术会议上进行学术交流的平台，鼓舞了基层麻醉科医师，进而通过学术指引，提高基层麻醉服务能力建设水平，精准帮扶，一起强大。

4. 本届年会设置了主题为"Talk about our story of anesthesia"的科普英文演讲比赛，充分展示了我

国青年麻醉科医师英文演讲水平及完备的麻醉人才梯队。同时设置了 16 站的工作坊，为青年麻醉科医师提供了很好的教学与培训的平台。

此次青年委员会学术年会在 2019 年 3 月 8 日青年委员会换届完成后即投入会议筹备过程。新组建的全体青年委员会委员在 CSA 主任委员及常务委员会的领导下，齐心协力，克服时间紧、改革力度大、学术任务重的各种困难，使得会议顺利召开，并圆满完成各项既定任务（图 1-4）。

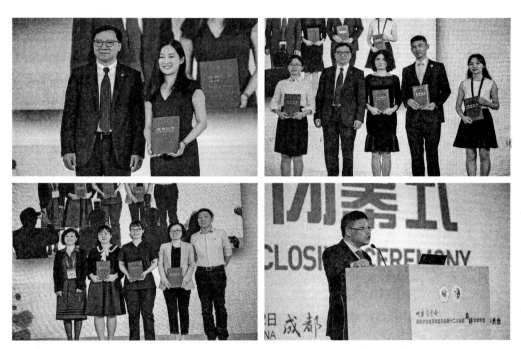

图 1-4　中华医学会麻醉学分会青年委员会第十二次全国麻醉学术年会闭幕式

三、中华医学会麻醉学分会系列培训班

由中华医学会麻醉学分会举办的系列培训班——"麻醉学科未来领军人才培训班""麻醉与围术期医学科主任培训班"及"麻醉指南培训班"开班典礼于 2019 年 12 月 8 日至 10 日在北京广西大厦召开。中华医学会麻醉学分会高度重视本次系列培训班的举办，中华医学会麻醉学分会主任委员黄宇光教授，候任主任委员邓小明教授，副主任委员米卫东、俞卫锋、王天龙和马虹教授均参会并做重要讲座（图 1-5），会议同时邀请了《中华麻醉学杂志》编辑部主任彭云水教授，全国委员申乐教授，青年委员会副主任委员王晟、陆智杰、戴茹萍和王云教授，青年委员会秘书长龚亚红教授和副秘书长曹学照教授进行授课。系列培训班由中华医学会麻醉学分会副秘书长、北京协和医院麻醉科申乐教授和中华医学会麻醉学分会青年委员会副主任委员、广东省人民医院麻醉科王晟教授共同主持，黄宇光教授在开班致辞中向与会的专家和学员表示热烈欢迎，并用风趣幽默的语言探讨了目前临床麻醉领域存在的几大重点和热点问题。

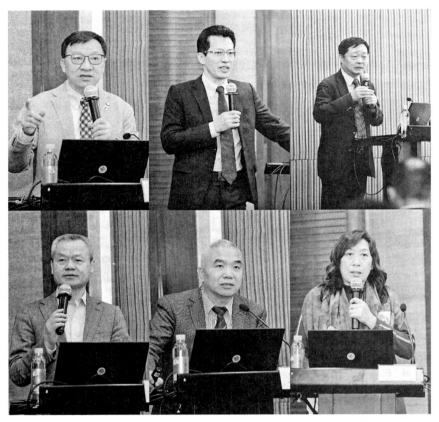

图 1-5 中华医学会麻醉学分会主任委员、候任主任委员、副主任委员做重要讲座

（一）麻醉学科未来领军人才培训班

此次麻醉学科未来领军人才培训班旨在提高青年麻醉科医师在临床、科研、教学及学科建设管理等方面的能力，为各地培养综合实力强劲，医、教、研、管全面发展的学科领军人才。会议还邀请了安海燕教授、周雁教授等众多知名专家参与讨论（图 1-6）。

（二）麻醉与围术期医学科主任培训班

本次麻醉与围术期医学科主任培训班邀请了资深专家张宏教授和岳云教授，全国委员申乐教授和思永玉教授，青年委员会副主任委员王晟教授，会议还邀请了晏馥霞教授、王庚教授等众多北京知名专家做学术报告。与会专家与基层科主任就科室管理流程的建立等主题展开深入的交流（图 1-7）。

（三）麻醉指南培训班

本次麻醉指南培训班旨在进一步推广中华医学会麻醉学分会编撰的《中国麻醉学指南与专家共识》，使其落地临床并惠及基层，米卫东、邓小明、马虹、郭向阳、王东信、左明章、王庚、徐铭军、韩如泉、龚亚红及虞雪融等众多权威专家、教授深入浅出地解读了中华医学会麻醉学分会制定的最新版《中国麻醉学指南与专家共识》，为进一步规范我国临床麻醉实践，促进患者围术期安全与质量持续改进发挥积极作用（图1-8）。

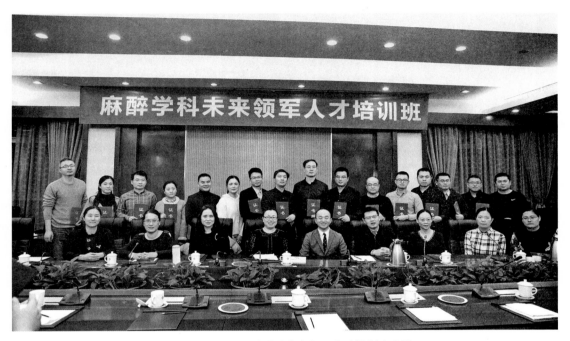

图1-6　2019年麻醉学科未来领军人才培训班合影

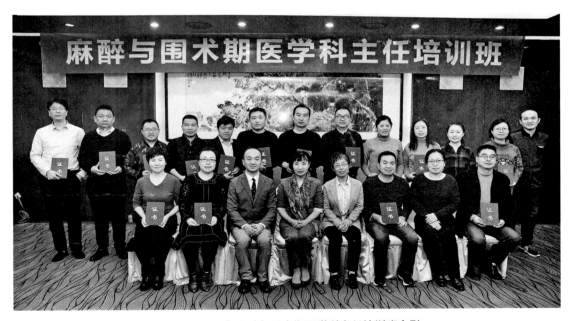

图1-7　2019年麻醉与围术期医学科主任培训班合影

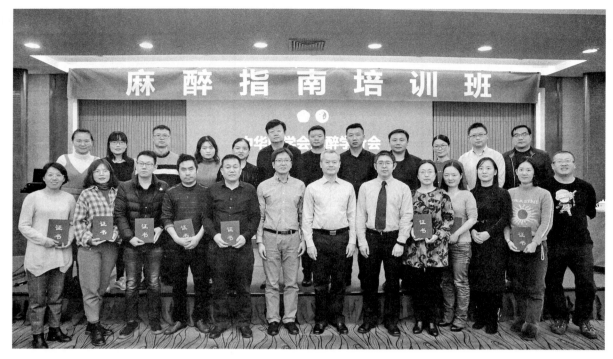

图 1-8 2019 年麻醉指南培训班合影

四、各省、自治区、直辖市召开区域性麻醉学术年会的情况

各省、自治区、直辖市召开区域性麻醉学术年会的情况见表 1-1。

表 1-1 各省、自治区、直辖市召开区域性麻醉学术年会的情况

年会名称	主任委员	主 题	时 间	地 点	规模（人）
北京医学会麻醉学分会年会	米卫东	传承创新，融合发展	2019 年 7 月 13 日至 14 日	北京	2000
浙江省医学会麻醉学分会年会	严 敏	-	2019 年 10 月 31 日至 11 月 3 日	杭州	13 000
天津市医学会麻醉学分会年会	杜洪印	新时代 新麻醉 新征程	2019 年 7 月 19 日至 20 日	天津	800
重庆市医学会麻醉学分会年会	鲁开智	-	2019 年 11 月 8 日至 10 日	重庆	700
江西省医学会麻醉学分会年会	徐国海	遇见围术期，预见新未来	2019 年 5 月 10 日至 12 日	南昌	2000
河北省医学会麻醉学分会年会	贾慧群	以人为本，携手共进	2020 年 1 月 11 日至 12 日	石家庄	800

（待续）

（续表）

年会名称	主任委员	主　题	时　间	地　点	规模（人）
上海市医学会麻醉学分会年会	缪长虹	传承、创新、引领	2019 年 6 月 23 日至 24 日	上海	3600
青海省医学会麻醉学分会年会	贾　珍	精准、安全	2019 年 8 月 1 日至 2 日	西宁	400
湖北省医学会麻醉学分会年会	夏中元	齐努力，共发展	2019 年 5 月 18 日至 19 日	十堰	1300
湖南省医学会麻醉学分会年会	徐军美	骨科麻醉、麻醉专科护理、围术期血液保护	2019 年 9 月 20 日至 22 日	衡阳	1200
广东省医学会麻醉学分会年会	黄文起	智能化医疗	2019 年 11 月 8 日至 11 日	广州	2000
四川省医学会麻醉学分会年会	刘　斌	－	2019 年 10 月 25 日至 27 日	成都	2000
福建省医学会麻醉学分会年会	张良成	加强围术期医学管理，共话醉美未来生活	2019 年 10 月 18 日至 20 日	福州	530
陕西省医学会麻醉学分会年会	薛荣亮	2019 年西部麻醉学论坛，麻醉与 ERAS	2019 年 7 月 12 日至 14 日	西安	2000
黑龙江省医学会麻醉学分会年会	李文志	携手并肩、共同发展	2019 年 8 月 3 日至 4 日	哈尔滨	837
海南省医学会麻醉学分会年会	田国刚	麻醉学与围术期医学	2019 年 12 月 27 日至 28 日	海口	300
山东省医学会麻醉学分会年会	王月兰	－	2019 年 7 月 19 日至 21 日	烟台	1200
甘肃省医学会麻醉学分会年会	冷玉芳	未来已来、日生不殆；不忘初心，笃定前行	2019 年 8 月 7 日至 11 日	兰州	600
宁夏回族自治区医学会麻醉学分会年会	倪新莉	可视化麻醉技术和气道管理新进展	2019 年 7 月 27 日至 28 日	银川	500
河南省医学会麻醉学分会年会	张　卫	可视化技术临床应用、围术期血液管理和麻醉药理学进展	2019 年 8 月 16 日至 18 日	郑州	1000
安徽省医学会麻醉学分会年会	张　野	践行围术期医学理念，保障患者手术安全，一起强大	2019 年 10 月 25 日至 27 日	马鞍山	1100
江苏省医学会麻醉学分会年会	杨建平	质量、宁静、服务、创新	2019 年 3 月 22 日至 24 日	苏州	1200
吉林省医学会麻醉学分会年会	赵国庆	－	2019 年 8 月 16 日至 17 日	长春	700
云南省医学会麻醉学分会年会	麻伟青	不忘初心，多元发展，携手助力麻醉学科五大愿景达成	2019 年 11 月 8 日至 10 日	昆明	600
贵州省医学会麻醉学分会年会	喻　田	麻醉同仁，一起强大	2019 年 6 月 21 日至 23 日	铜仁	600
辽宁省医学会麻醉学分会年会	张铁铮	－	2019 年 7 月 5 日至 7 日	沈阳	800

（待续）

（续表）

年会名称	主任委员	主 题	时 间	地 点	规模（人）
广西壮族自治区医学会麻醉学分会年会	刘敬臣	-	2019 年 11 月 29 日至 12 月 1 日	南宁	817
山西省医学会麻醉学分会年会	韩冲芳	-	2019 年 7 月 26 日至 28 日	晋城	600
内蒙古自治区医学会麻醉学分会年会	孙 义	面向未来，共同进步	2019 年 7 月 19 日至 20 日	呼伦贝尔	550

注：-，未设主题

（王 晟 王天龙）

第四节 国际学术交流和总结

一元复始，岁序更新，时间的车轮进入 2020 年。在黄宇光主任委员倡导的"一起强大"的理念下，中华医学会麻醉学分会（CSA）稳步开展对外学术交流，在世界麻醉舞台上展现了良好的形象，亮点纷呈。

一、美国麻醉年会

2019 年 10 月 19 日至 23 日，美国麻醉学会（ASA）年会在美国奥兰多的 Orange County Convention Center 举办。在黄宇光主任委员的带领下，50 余位中国麻醉科医师参加了此次盛会（图 1-9），黄宇光

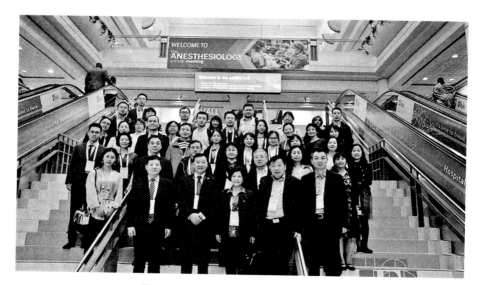

图 1-9 中国麻醉科医师参加 ASA 年会

主任委员做了"中国质量控制麻醉现状"的主题演讲。CSA 与会代表隆重介绍了中华医学会第 28 次全国麻醉学术年会（2020），并且与 ASA 进行了深入细致的交流，确立了双方的互访活动和人员定期交流计划（图 1-10）。

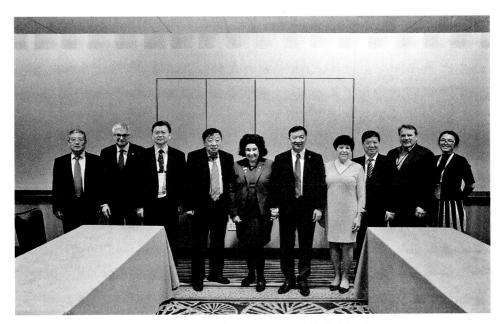

图 1-10　CSA 和 ASA 的领导团队就未来合作进行深入交流

近年来，世界华人一直活跃于麻醉学研究的国际舞台上，屡有突破。在 2019 年 ASA 年会上，CSA 也加强了与世界华人间的沟通合作，希望一起强大，一起勾画未来的新蓝图。

二、澳大利亚新西兰麻醉学院学术年会

2019 年 4 月 29 日至 5 月 3 日，在王天龙副主任委员的带领下，罗艳教授、梅伟教授和龚亚红教授等 CSA 委员参加了澳大利亚新西兰麻醉学院（ANZCA）的学术年会，该会议的主题为"探索新世界——信息、启发、影响"。CSA 代表与 ANZCA 代表进行了卓有成效的交流，强化了学会之间合作的意向和方案。王天龙教授进行了"围术期神经系统炎症和术后认知功能障碍"的主题演讲，梅伟教授介绍了"超声引导神经阻滞技术的发展历史"。两位教授的精彩演讲充分展现了我国麻醉学及围术期医学的迅速发展及麻醉科医师的风采。会议期间，CSA 代表团和 ANZCA 高层召开了圆桌会议，在会议中，两个学会确定了年会互访活动和国际交流项目等。

三、爱尔兰麻醉医师学院组织的年会

2019 年 5 月 9 日至 11 日，受中华医学会麻醉学分会黄宇光主任委员的委托，王秀丽教授和

张秀华教授参加了爱尔兰麻醉医师学院（CAI）在 Dublin 组织的 CAI 年会。会议期间，爱尔兰麻醉学院主席 Prof. Brian Kinirons 与教育培训部联合主席 Prof. Donal J. Buggy 同王秀丽教授和张秀华教授进行广泛深入交流，对近年来中国麻醉学科的创新发展和无痛分娩技术的开展给予高度评价，希望通过本次交流扩大与 CSA 的合作。此次爱尔兰麻醉会议邀请多国讲者进行讲座交流，内容丰富、形式多样。张秀华教授以 "China National Center of Anesthesia Quality Assurance" 为主题，介绍中国麻醉质控管理标准和整合创新技术在围术期的应用；王秀丽教授以 "Labour Analgesia in China" 为主题，介绍中国无痛分娩技术的发展和推广，对中国分娩镇痛技术的人员培训及分娩过程管理等问题进行了深入探讨。爱尔兰麻醉学院主席 Prof. Brian Kinirons 对黄宇光主任委员为促进两国麻醉学科的合作交流所做的贡献给予了高度评价，并希望两国麻醉学科能够共同发展、共同进步、共同强大、共同繁荣！

四、德国麻醉与重症学术年会

2019 年 5 月 9 日至 12 日，应德国麻醉学会邀请，CSA 特派田玉科教授和方向明教授为领队，与嵇富海教授、田毅教授和程宝莉教授一行 5 人，代表 CSA 赴德国东部城市莱比锡参加 2019 年德国麻醉与重症学术年会。德方为 CSA 专设会场，代表团围绕"围术期麻醉管理"开展报告讨论。大会由田玉科教授、嵇富海教授主持，方向明教授、田毅教授和程宝莉教授分别就围术期脓毒症处理、老年患者围术期局部脑氧合监测、华西医院 ERAS 实践做了专题报告，并就 ERAS 等热点问题进行深入讨论。会议期间，CSA 代表团应德国麻醉学会主席 Rosssint 邀请参加晚宴，就今后两个学会的合作互访进行了卓有成效的交流，为下一步合作打下坚实的基础。中德麻醉交流历史悠久，双方均表示，未来长久、密切的合作符合双方共同利益，将一同为中德两国麻醉事业的共同发展搭建合作共赢的平台。此次友好交流传承历史，开创未来！

五、东亚麻醉学术会议

2019 年 5 月 20 日至 6 月 2 日，第七届东亚麻醉学术会议（EACA）暨日本麻醉科学会第 66 次学术集会在日本神户举办。受日本麻醉医师学会（JSA）邀请，CSA 代表团张立生教授、申乐教授等 10 余人出席会议。5 月 30 日上午举行中、日、韩三国麻醉学会领导人会议，会上关于第八届 EACA 主办地和时间的决定、讲者和代表数量的修订及讲者水平的要求 3 项议题达成共识。会议围绕"患者安全"和"住院医师培养"两大主题举办讲座。申乐教授、舒海华教授和刘学胜教授分别介绍了椎管内吗啡导致瘙痒的危险因素分析和机制研究、人工智能辅助下的闭环麻醉相关研究及罗哌卡因对肿瘤细胞增殖和肿瘤生长的影响，中方学者积极参与会场讨论，充分展示了我国麻醉科医师的风采。日、韩讲者就医院快速反应体系的建立、模拟教学、日本住院医师产科麻醉的培训、抗凝药物的围术期应用、高流量鼻导管吸氧、心脏手术相关急性肾损伤等问题进行了介绍。在本次会议中，CSA 代表团充分感受了日本文化及其麻醉专业的学术水平，同时，中方也让日、韩等国外同道看到一个不断发展、前进、自信和越发强大的中国麻醉。

六、欧洲麻醉学会年会

2019年6月1日至3日，欧洲麻醉学会年会在奥地利维也纳举行。CSA代表团王天龙教授、倪新莉教授、王海云教授、龚亚红教授等应邀出席会议。本次会议采用专家完全融入听众进行演讲的模式，对诸多麻醉领域的社会学问题进行了深入的探讨。为更好地推动中欧双方的麻醉学术交流与合作，双方就CSA和欧洲麻醉学会（ESA）继续合作、加强欧洲麻醉在线考试（ESA-OLA）项目在中国的推广和临床合作交流进行了讨论。在王天龙主任和马虹主任的组织下，我们完成了OLA2020试卷的翻译工作，这有利于对中国麻醉科住院医师规范化培训考核系统的完善和提高，有利于与国际麻醉住院医师考评体系的接轨。

在新冠肺炎疫情期间，CSA在黄宇光主任委员带领下，积极进行学术创新，通过学术推动，实施科学防控。黄宇光主任委员也第一时间致函国际麻醉协会，及时分享中国麻醉学科抗击疫情的经验。CSA与CAA联合推出了7期中、英文版的《新冠肺炎疫情防控专家答疑平台》，应国际权威麻醉学杂志 Anesthesiology 主编约稿，以CSA和CAA的名义发表抗疫相关的文章。在疫情期间完成了COVID-19疫情防控相关的中、英文论文近20篇，分别在《中华麻醉学杂志》《临床麻醉学杂志》《麻醉安全与质控》等中文期刊，Anesthesiology，Anesthesia & Analgesia，British Journal of Anaesthesia，Journal of Cardiothoracic Vascular Anesthesia，Chinese Medical Sciences Journal 等SCI期刊上发表，为国内和国际抗击新型冠状病毒感染做出中国麻醉人的贡献。

"独学而无友，则孤陋而寡闻"。在过去的一年中，CSA坚持交流互鉴，在思维激荡的国际会议上与各国代表交流最新研究成果，就各研究领域学术问题发表研究报告，充分展示了中国麻醉学者的风采。展望未来，自信强大的我们，将汇聚起中国麻醉人的磅礴之力，以更加前沿的学术成果和更加开阔的视野走向国际，与世界各国麻醉同道携手并进，一起强大！

（曹学照　马　虹）

第五节　中国麻醉学者获得重点研发和国家自然科学基金情况分析

国家自然科学基金发展至今已有30余年，在此期间，麻醉学科不断发展，逐渐壮大，麻醉学的科研水平及地位正在逐渐提高。2019年麻醉学科在国家自然科学基金及国家重点研发项目中的中标数量为188项，较2018年171项有明显的增长，增长率约为10%。其中国家重点研发项目及重大研究计划培育项目共3项，面上项目85项，青年基金81项，地区基金19项。按照地域统计，2019年基金中标超过10项的省、直辖市有上海（35项）、湖北（19项）、广东（18项）、浙江（15项）、江苏（14项）、陕西（14项）、北京（11项）、湖南（10项）。按照医院为单位统计，2019年基金中标超过5项的有9家大学的附属医院，分别为四川大学华西医院（7项）、上海交通大学医学院附属仁济医院（6项）、华中科技大学同济医学院附属同济医院（6项）、空军军医大学西京医院（6项）、遵义医科大学附属医院（6项，1项面上项目、5项地区基金）、南方医科大学南方医院（5项）、华中科技大学同济医学院附属协和医院（5项，含 ICU）、浙江大学医学院附属第一医院（5项）、西安交通大学第一附属医院（5项）。

此外，以往由于缺乏完美的检索系统查询麻醉学界的全部国家自然基金中标情况，只能通过对麻醉学科的常规关键研究领域进行检索，难免会造成统计上的遗漏，而且费时费力。本次统计是在中华医学会麻醉学分会青年委员会大力支持下，通过各个省市的青年委员收集汇总而获得的，因此最大程度上收集了 2019 年度麻醉学科的国家自然科学基金中标情况，结果较往年更真实、更全面。

本次统计到的 188 项基金涉及麻醉研究领域的方方面面，包括全身麻醉药物作用机制的相关研究，麻醉与脑保护、神经系统和精神疾病相关的研究，肺损伤相关的研究，心肌保护相关的研究，肝、肠、肾等脏器保护相关的研究，阿片类药物相关的研究，急重症医学相关的研究，麻醉与肿瘤相关的研究，疼痛与镇痛相关的研究、中医等传统治疗方法作用机制分子水平研究等，以下分别做一简述。

一、国家重点研发计划项目及重大研究计划培育项目

国家重点研发计划是针对事关国计民生的重大社会公益性研究，以及事关产业核心竞争力、整体自主创新能力和国家安全的战略性、基础性、前瞻性重大科学问题、重大共性关键技术和产品的研究，为国民经济和社会发展主要领域提供持续性的支撑并起到引领作用。继 2018 年获得 5 项麻醉相关的国家重点研发项目之后，2019 年又获得国家重点研发项目及重大研究计划培育项目共 3 项，分别是中南大学湘雅医院麻醉科王锷[1]牵头并联合复旦大学、南京理工大学、首都医科大学附属北京天坛医院和中南大学湘雅二医院申报的国家重点研发计划项目"老年睡眠障碍调控干预技术措施研究"；上海交通大学医学院附属仁济医院李佩盈[2]重大研究计划培育项目"卡路里限制的 T 细胞糖脂代谢重塑机制及网络调控"和温州医科大学附属第二医院育英儿童医院陈浩林[3]重大研究计划培育项目"miR-299a-5p/NF-κB 调控环路促进睾丸 Leydig 细胞衰老的分子机制研究"。

二、全身麻醉药物作用机制的相关研究

全身麻醉药物的作用机制是麻醉学研究的核心科学问题，也是麻醉学亟待解决的十大科学问题之一。全身麻醉机制研究对研制新型理想全身麻醉药物，建立更好的麻醉深度监测方法，阐明全身麻醉药物对脑功能的影响，最终提高临床麻醉安全和质量都具有重要意义。2019 年涉及此方面的国家自然科学基金中标课题共有 4 项，其中喻田[4]的研究探讨臂旁核神经网络对全身麻醉致意识改变的调控作用及机制，王袁[5]的研究探索全身麻醉药物调控 PFC 及其投射核团神经通路致意识消失的机制，袁杰[6]的研究从脚桥被盖网状核 - 结节乳头核通路方面探讨全身麻醉药物调控的作用和机制，李燕[7]的研究探讨多巴胺转运蛋白在丙泊酚全身麻醉大鼠苏醒调控中的作用。

三、麻醉与脑保护、神经系统和精神疾病相关研究

全身麻醉药物是通过作用于脑内不同类型的神经元，进而影响不同脑区之间的功能连接而产生意识消失效应，但全身麻醉药物对不同类型的神经元产生怎样的影响，是否会在某些神经元或某些脑区产生远期的不良效应，抑或增加某些神经/精神系统疾病的易感性尚不清楚。因此，无论是静脉麻醉还是吸入麻醉，其对患者大脑的作用以及对神经功能的影响，不仅仅是患者关注的问题，同样也是麻醉科医师最关注的问题之一。临床上，麻醉药与麻醉技术对患者神经系统的影响十分复杂，吸引大量研究人员进行探索与研究，其中以麻醉与术后认知功能障碍之间的相关性、全身麻醉药物和围术期应激对发育脑功能的影响及其远期效应最受关注和重视。2019年涉及此方面的国家自然科学基金中标课题共有 58 项，是中标项目最多的一类研究。其中，杨宁[8]、张昌盛[9]、张晓莹[10]、王秀丽[11]、田悦[12]、李兴[13]、张军[14]、苏殿三[15]、纪木火[16]、徐佳雯[17]、胡军[18]、罗佛全[19]、张孟元[20]、杨建军[21]、杨隆秋[22]、罗爱林[23]、欧阳文[24]、任力[25]、朱昭琼[26]、徐飞飞[27]、牟静岚[28]、赵广超[29]等分别探索大脑内神经元、神经通路在手术麻醉、机体应激及脓毒症等发生后的改变与术后认知功能障碍发生的相关性；刘健慧[30]和刘超[31]分别探讨神经系统小胶质细胞和海马突触的改变在阿尔茨海默病进程中的作用和机制；郑辉[32]、朴美花[33]、陆艺[34]、张磊[35]、李春竹[36]、黄河[37]、孙铭阳[38]、郭海云[39]、张惠[40]等分别探讨各种神经通路在七氟烷、氯胺酮诱导或暴露所致神经发育损伤中的作用；奚春花[41]、崔德荣[42]、赵博[43]、邵建林[44]、王胜[45]、李佩盈[46]、秦霈[47]、王钟兴[48]、秦再生[49]等分别从星形胶质细胞的激活、自噬、乙酰化等方面探讨脑缺血再灌注后脑损伤的发生机制及可能的保护作用；高巍[50]、宣伟[51]、俞卫锋[52]分别从靶向纳米线粒体治疗、巨噬细胞迁移抑制因子和 $CD8^+T$ 细胞活化与脑浸润等方面探讨围术期脑卒中的发生发展与可能的治疗途径；张祥[53]探索 Tspan5 调控外周肥大细胞向中枢迁移在术后脑损伤中的机制；侯武刚[54]发现雌激素受体 β 介导星形胶质细胞 A1/A2 型活化在雌激素脑保护中发挥重要的作用；陈婷[55]基于自噬调控 NLRP3 炎症小体活化探讨机械通气致脑功能障碍的作用机制；徐振东[56]和张兵[57]分别探讨 lncRNA 及皮质边缘多巴胺能突触在抑郁的发生发展中的作用；钟静[58]、鲍红光[59]、吴晶[60]、张继勤[61]等探讨神经通路、线粒体合酶等在脓毒症相关性脑病中的作用及机制；熊伟[62]探索消退素 D1 激活小胶质细胞自噬减轻神经元缺血炎性损伤的机制；翟茜[63]发现腹侧被盖区多巴胺能神经元通过 Drd2/Cryab 通路调控小胶质细胞吞噬功能参与神经炎症的发生机制；李凤仙[64]基于 nAChR-NO 副交感神经通路探讨异氟烷对糖尿病小鼠脑血流量的影响；李碧莲[65]探讨 ALDH1A3 介导儿童孤独症系谱障碍共患重度睡眠障碍的功能与机制。

四、肺损伤相关研究

围术期死亡率居高不下的一个主要因素是重要脏器损伤及并发症发生，同时脏器损伤所致的功能障碍极大影响手术患者的长期转归，急性肺损伤的相关研究一直是麻醉学者的重要课题之一。2019年肺损伤相关的中标基金项目共 16 项，其中主要集中于脓毒症相关性肺损伤、机械通气相关性肺损

伤以及移植等导致肺缺血再灌注损伤研究等方面。其中，胡蓉[66]、童尧[67]、石学银[68]、金悦[69]、沈启英[70]、谢婉丽[71]、吴晓静[72]、林飞[73]、姜春玲[74]和姚伟锋[75]等探讨端粒酶、整合素、线粒体、糖代谢及 REV-ERBα 钟控节律等方面的变化在脓毒症及移植等所致急性肺损伤中的作用及机制；方浩[76]探讨特络细胞通过微小 RNAs/PIK3CA 激酶通路减轻急性呼吸窘迫综合征的机制；董文文[77]、吕洲[78]和潘灵辉[79]分别从 lncRNA-GM19897/miRNA-1233-5p/CXCR4/Rac1、NLRP3 炎症小体及纳米颗粒微囊泡等途径探讨机械通气相关性肺损伤；高静[80]认为在肝肺综合征肺中，Par3 通过 Tiam1/Rac1 信号通路促进 PMVECs 极性迁移；李雪寒[81]探讨 β- 羟丁酸调控 NMNAT3 表达参与肺纤维化肌成纤维细胞糖代谢重编程的机制。

五、心肌保护相关研究

除了围术期肺损伤相关的研究之外，有关心肌保护的研究一直是麻醉学者关注的问题之一。2019 年心肌保护相关的中标基金项目共 17 项，其中主要集中于心肌缺血再灌注损伤和脓毒症所致心肌损伤等方面。周程辉[82]探讨 Nrf2/SIRT3 信号通路介导的线粒体调控在延迟相远隔缺血预处理恢复老龄心肌保护的作用及机制研究；谢克亮[83]和肖锋[84]分别探讨氢气通过引起线粒体动力学的变化、CircAbl1 通过 miR-22-3p 依赖和非依赖通路调控 caveolin-3 调节心肌细胞焦亡在脓毒症心肌损伤中的作用及机制；麻海春[85]、夏正元[86]、张野[87]、吴云[88]、于飞[89]、夏中元[90]、冷燕[91]、徐军美[92]、银世杰[93]、王震[94]、周荣华[95]、李涛[96]、王江[97]、徐桂萍[98]等分别探讨心肌缺血再灌注损伤模型中，线粒体自噬与氧化应激、端粒酶结合蛋白 Rap1、REV-ERBα 振荡调控的铁死亡、时钟基因 *Per1* 介导的钙循环紊乱、外周血微粒、脂肪酸暴露与 GAPDH 琥珀酰化等发生的变化与心肌损伤之间的关系。

六、肝、肠、肾等脏器保护相关研究

近年来，研究人员对围术期肝、肾及肠等脏器损伤的关注程度也越来越高，2019 年涉及这方面的中标基金项目就有 15 项，其中肝相关的基金项目有 8 项，肾相关的基金项目有 3 项，肠相关的基金项目有 3 项，脊髓相关的基金项目有 1 项。葛缅[99]、黑子清[100]、饶竹青[101]、陈立建[102]、韩雪[103]等分别从肝细胞铁死亡、外泌体、巨噬细胞促炎性免疫应答、环指蛋白 RNF2 促进 P300 乙酰化、肝细胞 Ferroptosis 等方面探讨肝缺血再灌注损伤的发生机制；宋芳[104]、侯金超[105]及廖欣鑫[106]等分析肝细胞自噬流、肝单核吞噬系统及肝能量代谢在脓毒症所致肝损伤中的作用及机制；李响[107]、冷玉芳[108]及胡敬娟[109]等分别从 PRMT6 介导 CIRP 释放调控程序性坏死、miR-146a 介导 bcl-2/beclin-1 信号通路调节自噬、肠道菌群代谢产物辣椒素酯通过菌群稳态 / 巨噬细胞极化 / IL-33 轴等方面探讨肠缺血再灌注损伤的相关机制；李胜男[110]认为，MaR1 通过促进巨噬细胞表型转化抑制脓毒症相关急性肾损伤（acute kidney injury，AKI）向慢性肾脏病（chronic kidney disease，CKD）转化；雷翀[111]发现 Cyb5R3/Hbα/eNOS 对 NO 信号调控在糖脂代谢异常个体心脏术后急性肾损伤中发挥重要作用；王古岩[112]探讨以外泌体为载体的 miRNA 在老年体外循环相关急性肾损伤中对细胞自噬的调控作用和机制；此外，方华[113] 探讨脂肪干细胞外泌体传递 circRNA-0001107，进而调控炎性细胞表型转换可以减轻脊髓缺血再灌注损伤作用机制。

七、阿片类药物相关研究

阿片类药物是从阿片（罂粟）中提取的生物碱及体内外的衍生物，与中枢特异性受体相互作用，能缓解疼痛，产生欣快感。大剂量可导致木僵、昏迷和呼吸抑制。临床上阿片类药物的使用，弥补了麻醉药无法镇痛的弊端，为患者提供无痛的手术与操作。2019 年涉及这一方面的国家自然科学基金共计 4 项。其中，高峰[114] 研究生长抑素及其受体介导脊髓 GABA 能神经元甘丙肽亚群参与吗啡耐受形成的神经微环路机制；罗放[115] 探讨内侧前额叶皮质下行易化阿片诱导痛觉过敏相关神经环路及分子机制；邹望远[116] 研究 LncRNA-MRAK159688 通过 REST/NRSF 介导 M 阿片受体（MOR）表达下调，参与吗啡耐受形成的分子机制；张红星[117] 聚焦疼痛感觉与非阿片受体依赖性镇痛的丘脑神经环路机制。

八、急重症医学相关研究

急重症医学是麻醉学科的重要组成部分之一，尤其是在心肺复苏、脓毒症防治及局部麻醉药中毒等方面，2019 年国家自然科学基金均有涉及，共 8 项。其中，高昌俊[118] 研究 P2X7R/NLRP3/Caspase-1 信号通路介导的小胶质细胞焦亡，可以减轻心肺复苏后脑损伤的发生发展；李金宝[119] 建立 mtDNA/STING 调 /IRG1-itaconate 轴，详细探讨脓毒症树突状细胞（DC）功能障碍中的作用和相关机制；陈雯婷[120]、傅盼翰[121]、李会[122] 和尚游[123] 等从不同的角度探讨脓毒症的发展机制，并就其防治策略开展初步研究。程宝莉[124] 研究大脑奖赏系统 mPFC-VTA 微环路在改善脓毒症晚期免疫抑制中发挥重要的作用。施克俭[125] 研究 miR-34a/Sirt1/FoxO1 信号通路介导的自噬，在脂肪乳剂解救布比卡因心脏毒性中发挥重要的作用；张洪海[126] 首次提出光基因调控中枢去甲肾上腺素能神经元在癫痫猝死发生中可能起一定的作用。

九、麻醉与肿瘤相关研究

麻醉用药及麻醉方法的选择到底对肿瘤手术患者，尤其是患者的长期转归有无影响一直以来是麻醉学者关注的课题之一。2019 年涉及这方面的基金项目有 6 项，其中陈东泰[127] 认为长链非编码 RNABC017398 介导转录因子 SP2，通过调控 MOP 促进肝癌转移，并对其详细的机制进行研究；曾维安[128] 探讨 circ-Nrxn1/HIF-1α/NOX2 轴通过调控脊髓小胶质细胞 M1/M2 极化，最终介导化学治疗致外周神经损伤的发生机制；冯建国[129] 研究环状 RNAcircMdm2 靶向 *NAE2* 基因增强 Neddylation 信号通路，最终促进黑色素瘤侵袭和转移的机制；申新[130] 探讨旁分泌 SHh-Gremlin1 信号参与胰腺癌肿瘤 - 间质交互作用，并诱导免疫抑制肿瘤微环境的形成机制；刘朋飞[131] 分析 NRF2 调控 *FOCAD* 基因在非小细胞肺癌中表达的作用；王文婷[132] 研究罗哌卡因通过 IL-6/STAT3 信号通路，协同索拉菲尼诱导肝癌细胞凋亡的发生机制。

十、疼痛与镇痛相关研究

2019 年麻醉学者中标的有关疼痛与镇痛相关国家自然科学基金项目有 30 项，涉及的研究方向有神经病理性疼痛及治疗研究、炎性疼痛机制及治疗研究、癌性疼痛和内脏痛机制及治疗研究、慢性疼痛及机制研究等。

（一）神经病理性疼痛及治疗研究

神经病理性疼痛是一种由于躯体感觉神经系统的损伤或疾病而直接造成的疼痛，依原发损伤或功能障碍发生在神经内的位置主要分为周围和中枢两类。神经病理性疼痛发生可能与物理性的机械损伤、代谢或营养性神经改变、病毒感染、药物或放射治疗的神经毒性、缺血性神经损害、神经递质功能障碍等因素相关，但由于其具体发生机制不明确，临床上目前缺少特异的治疗方法。神经病理性疼痛一直是疼痛相关领域中标数量最多的方向之一，2019 年与神经病理性疼痛相关的国家自然科学基金中标课题共有 13 项。

神经病理性疼痛的发病机制十分复杂，而针对其发病机制的研究所涵盖的范围也极其广泛。目前尚无哪一种学说或机制可以全面地解释神经病理性疼痛发生的机制，以及其在发展过程中的病理生理改变情况。其中，张丽[133]认为 Maresin 1 调节巨噬细胞亚型可减轻神经病理性疼痛；余斌[134]提出通过高频电场抑制神经异常放电，进而可缓解神经病理性疼痛的发生发展。在神经病理性疼痛的发生机制方面，黄丽娜[135]探讨 RNA 结合蛋白 RALY 调控甲基化 CpG 结合蛋白 MBD1 介导神经病理性疼痛的机制；陆叶[136]探讨 SLITRK1 通过调节杏仁核突触可塑性在慢性神经病理性疼痛负性情绪中的作用；王之遥[137]认为环状 RNAcircRbfox1 通过抑制 miR-146a 和 miR-155 调控 MyD88/NF-kB 信号转导通路参与神经病理性疼痛的发生发展；汪福洲[138]研究伏隔核 MIF- 孕烯醇酮 - 多巴胺通路通过抑制介导神经病理性疼痛超敏发生的机制；冯善武[139] 和潘志强[140] 分别探讨新型内源性多肽 ANPP 及 circRNA-Kat6b/miRNA-26a/Kcnk1 信号通路在神经病理性疼痛发生中的作用机制；王星明[141] 和曹嵩[142] 分别从 Neurexin-1β/neuroligin-2 介导神经微环路兴奋 - 抑制失衡、蓝斑 - 去甲肾上腺素系统异常和小胶质细胞 M1 型激活等方面探讨神经病理性疼痛导致抑郁的机制；方茜[143] 探讨 CDK5 介导外泌体调节在慢性神经病理性疼痛伴快感缺失中的作用及机制；田学愎[144] 研究 mPFC-LEC II -CA1 精细神经环路介导神经病理性痛鼠新事物识别认知功能损害机制；周诚[145] 从非电压依赖钠离子漏电流通道（NALCN）方面探讨神经病理性疼痛的发生机制，并探究可能的治疗靶点。

（二）炎性疼痛机制及治疗研究

炎性疼痛是在无外部触发因素下的自发性疼痛，主要特征是正常的无害刺激亦可以引起疼痛。2019 年中标的项目中，炎性疼痛机制及治疗相关研究共有 5 项。其中，周亚兰[146]探讨 α_{2A} 受体介导的脊髓背角神经元 IFN-γ 表达调控在电针治疗关节炎性痛中的作用；朱姣[147]认为凝集素样氧化型低密度脂蛋白受体 -1/IKK/NF-kB 通路可激活星形胶质细胞，作用于肥胖小鼠的痛觉敏化；汪珺[148] 研究早期髓系抑制细胞来源外泌体调控 TLR/NF-κB 通路介导手术后疼痛的机制；闻大翔[149] 探讨黄疸痛痒转化的机制，研究方向为溶血磷脂酸失敏 TRPV1 间接增强 TRPA1 介导作用；施旭丹[150] 研究 sestrin2 基于 /AMPK/mTOR 通路在大鼠脊髓损伤后中枢性疼痛中的作用。

（三）癌性疼痛及内脏痛机制及治疗研究

癌性疼痛是疼痛部位需要修复或调节的信息传到神经中枢后引起的异常疼痛感觉，是造成癌晚期患者主要痛苦的原因之一，癌性疼痛是多方面因素共同作用的结果，包括躯体、心理、社会和精神因素。内脏痛也是如此，同样很难通过单一的机制或药物完全消除。2019 年有 5 项基金项目集中探讨了骨癌痛的相关机制。其中，倪华栋[151]、张燕[152]、柯昌斌[153]、丁卓峰[154]、柳兴凤[155] 等分别从 miRNA-155-5p/CXCR2/NMDAR1、TSP-1/NF-Kb/CXCL1、Neuroligins 调控脊髓 "局部门控环路"、脊髓 GABA 能中间神经元铁死亡、海马 P2X7/PRG-1 等信号通路方面，探讨骨癌痛形成的可能相关机制；此外，袁红斌[156] 探讨肠易激综合征（IBS）腹痛的细胞和分子机制。

（四）慢性疼痛及机制研究

慢性疼痛是指持续 1 个月以上的疼痛，有学者甚至把慢性疼痛比喻为 "不死的癌症"。2019 年麻醉学者中标的慢性疼痛机制及治疗相关的基金项目共 6 项。其中，朱阿芳[157] 探讨 Wnt5a/Ror2/AP-1 信号通路通过调控脊髓 A1 型星形胶质细胞活化参与术后慢性疼痛的形成；荣辉[158] 探讨 I 型大麻素受体去苏素化调节脊髓损伤后小胶质细胞向 M1 型极化在引起脊髓损伤后慢性疼痛中的作用及机制；马正良[159] 基于 EndoMT 探讨 HECW2 可变剪接通过抑制 Dab1 信号调控血管 - 神经通信在睡眠剥夺致术后慢性疼痛中的作用机制；武玉清[160] 聚焦 MeCP2-K464 去乙酰化介导的脑源性神经营养因子（brain-derived neurotrophic factor, BDNF）上调在中央杏仁核 SIRT1 调控慢性痛相关抑郁样情绪中发挥重要的作用；杨春[161] 从肠道菌群的角度探讨氯胺酮及代谢物对慢性疼痛所致抑郁的改善作用；苏晨[162] 探索伏隔核 Homer1a 介导 mGluR5 信号在调控慢性疼痛及相关抑郁样行为中的作用。

十一、中医等传统治疗方法作用机制分子水平研究

中医药是我国的国粹，在麻醉领域，洋金花、川乌、祖师麻等中药依然在发挥作用；而针刺在 20 世纪 50 至 70 年代就已被证明能够实现手术麻醉；近年的研究还发现，针刺具有减少麻醉药不良反应、减少术后并发症、器官保护等效应。2019 年涉及这方面的基金项目有 6 项。其中，张圆[163] 研究 HO-1/PINK1 信号通路在电针刺调控内毒素血症肠上皮细胞线粒体运动平衡适应中的机制；方波[164] 希望证实电针通过介导脑脊液外泌体内转录因子 KLF4，进而调控 lncRNA/microRNA 促进脊髓缺血再灌注损伤后鞘内移植骨髓基质细胞的迁移、存活和干性维持，在减轻脊髓缺血再灌注损伤中扮演重要角色；耿武军[165] 探讨脂肪细胞外泌体 miRNA-126 激活 Wnt/β-catenin 通路，进一步介导电针的脑缺血耐受机制；王斌[166] 将电针调控 Nrf1/miRNA-15a-5p/NLRP1/Caspase1 途径抑制神经元焦亡通路，应用于改善脓毒症后认知功能障碍机制研究中；王伟[167] 围绕电针减轻围术期神经认知紊乱，探究 SIRT1/mTOR 调控神经元 TERT "穿梭" 而发挥作用的机制；王强[168] 基于星形胶质细胞的 IR/

NDRG2 信号通路，研究针刺改善糖尿病患者认知功能障碍的细胞交流机制。

十二、其他

从 2019 年中标的国家自然基金项目看来，褪黑素、HIF-1α 及循环外泌体等研究热点也受到麻醉学者很多关注。其中，李天佳[169] 认为褪黑素通过 Nrf2 通路对糖尿病大鼠颈动脉损伤有一定的保护作用；吴启超[170] 探讨 SET8/HIF-1α/HK2 →糖酵解功能轴参与高血糖诱导血管内皮细胞氧化应激的机制；胡招兰[171] 认为循环中外泌体 miR-150 负性调控 Bregs，在多发性硬化的形成机制中发挥重要的作用。有关痒觉的形成机制研究中，吕岩[172] 认为脊髓痒觉信息传递与调控神经回路在慢性瘙痒状态下的可塑性变化方面发挥重要的作用；穆迪[173] 探讨腹侧基底丘脑参与痒觉信息传递的环路机制。此外，王义炎[174] 探讨 Hippo 信号通路调控 Leydig 干细胞增殖和分化的机制；李正迁[175] 基于 APEX 技术探究 14-3-3/α-synuclein 调控麻醉 / 手术后线粒体凋亡途径的分子机制；吴俣[176] 探索小鼠前岛叶皮质调控摄食行为的环路机制；熊娟[177] 希望解释 VPS13D 调控溶酶体动态和功能在遗传性共济失调中的作用机制研究；在局部麻醉药导致惊厥的作用中，邹宇[178] 探讨 CD38/ 催产素通路调控的室旁核 - 杏仁核神经环路的功能，刘中杰[179] 研究 ROS/TRPM2/Calpain 介导自噬流受阻在布比卡因加重 db/db 小鼠神经损伤中的作用机制；在局部麻醉药研发方面，张文胜[180] 基于非典型疏水性氨基酸的自组装短肽纳米粒作为疏水药物载体进行研究；在模型和临床监测方面，刘星[181] 探讨基于多数据源医学知识图谱的降压药物决策模型，魏蔚[182] 聚焦于经食管实时无损氧供监测的研究，纪瑞华[183] 探索组蛋白去乙酰化酶 HDAC9 对树突状细胞功能的调节作用；在小儿急性呼吸道不良事件的研究方面，林艺全[184] 认为右美托咪定通过 PKCγ 下调七氟烷麻醉导致的 TRPV1 通路敏化可减少小儿急性呼吸道不良事件的发生；疼痛研究方面，熊源长[185] 探讨小胶质细胞外泌体 lnc-Gm20716 通过调控 MMP2 在化学治疗药物诱导痛觉过敏中的作用及机制，周春艺[186] 认为活化的星形胶质细胞调控黑质网状区 GABA 神经元相关微环路参与帕金森病（PD）疼痛的发生，宋思源[187] 探索脑 - 脑脊液环路与触液神经核痛觉之间的关系，周浩宬[188] 探讨 ACC-NAc 神经通路在低剂量氯胺酮治疗完全弗氏佐剂（CFA）致炎性痛大鼠痛厌恶情绪中的作用机制。

（张喜洋　刘克玄　俞卫锋）

参考标书

[1] 王锷. 中南大学湘雅医院. 国家重点研发计划项目. 老年睡眠障碍调控干预技术措施研究.

[2] 李佩盈. 上海交通大学医学院附属仁济医院. 重大研究计划 - 培育项目. 卡路里限制的 T 细胞糖脂代谢重塑机制及网络调控.

[3] 陈浩林. 温州医科大学附属第二医院育英儿童医院. 重大研究计划 - 培育项目. miR-299a-5p/NF-κB 调控环路促进睾丸 Leydig 细胞衰老的分子机制研究.

[4] 喻田. 遵义医科大学附属医院. 面上项目. 臂旁核神经网络对全身麻醉致意识改变的调控作用及机制.

[5]　王袁. 遵义医科大学附属医院，地区项目. 全身麻醉药调控 PFC 及其投射核团神经通路致意识消失机制的研究.

[6]　袁杰. 遵义医科大学附属医院. 地区项目. 全身麻醉调控中脚桥被盖网状核 - 结节乳头核通路的作用及机制研究.

[7]　李燕. 石河子大学医学院第一附属医院. 地区项目. 多巴胺转运蛋白在丙泊酚全麻大鼠苏醒的作用研究.

[8]　杨宁. 北京大学第三医院. 青年项目. mTORC1-TFEB 介导的 α- 突触核蛋白寡聚化在丙泊酚麻醉手术后 POCD 中的作用.

[9]　张昌盛. 中国人民解放军总医院第一医学中心. 青年项目. Npas4 在心理应激致认知障碍中的作用和调控机制研究.

[10]　张晓莹. 中国人民解放军总医院第一医学中心. 青年项目. 中枢神经系统铁死亡在围术期神经认知紊乱中的作用及机制研究.

[11]　王秀丽. 河北医科大学第三医院. 面上项目. 海马神经元 necroptosis 诱发小胶质细胞活化参与紫杉醇致认知损伤的机制研究.

[12]　田悦. 中国医科大学. 面上项目. Siglec-E 配体表达变化引起海马区炎症稳态失衡在七氟烷诱导术后认知功能障碍中的机制研究.

[13]　李兴. 上海中医药大学附属曙光医院. 面上项目. NLRP3 炎性小体在电针改善老年小鼠术后认知功能障碍中的作用研究.

[14]　张军. 复旦大学附属华山医院. 面上项目. 敲除或抑制脯氨酸羟化酶（PHDs）改善代谢重排预防老年脑发生术后认知功能障碍的机制研究.

[15]　苏殿三. 上海交通大学医学院附属仁济医院. 芳香烃受体激活促进肠黏膜 3 型天然淋巴样细胞增殖介导术后神经认知障碍.

[16]　纪木火. 东南大学. 面上项目. PV 中间神经元介导非适应性泛化在脓毒症远期认知功能损伤中的作用及机制.

[17]　徐佳雯. 杭州市第一人民医院. 青年项目. 组胺对星形胶质细胞炎性反应的调控在外周术后中枢炎症及神经认知障碍中的作用.

[18]　胡军. 安徽医科大学二附院. 青年项目. IL-6/sILver-6R 信号通路在术后神经炎症和认知功能障碍中的作用研究.

[19]　罗佛全. 南昌大学第一附属医院. 地区项目. 组蛋白乙酰化 -miRNA（miR-671/miR-483-5p）环路调控海马神经元树突棘重塑在孕晚期母体接受丙泊酚麻醉手术致子代大鼠学习记忆损害中的作用.

[20]　张孟元. 山东省立医院. 面上项目. 成年海马 SGZ 神经元再生调控在异氟烷暴露老年认知功能延迟性恢复中的作用机制研究.

[21]　杨建军. 郑州大学第一附属医院. 面上项目. 海马 SST 中间神经元介导记忆痕迹细胞集群紊乱在 POCD 中的作用及其机制.

[22]　杨隆秋. 黄石市中心医院. 面上项目. 非长链编码 RNA-LIN 在七氟烷引起的社会交往障碍中的机制研究.

[23]　罗爱林. 华中科技大学同济医学院附属同济医院. 面上项目. "微生物 - 肠 - 脑"轴在术后认知功能障碍中的作用及干预研究.

[24] 欧阳文. 中南大学湘雅三医院，面上项目. 围术期益生菌干预对老年患者术后神经认知障碍的预防作用及其应激抑制机制.

[25] 任力. 重庆医科大学附属第一医院，青年项目. cAMP-HCN1 介导的突触再可塑性在麻醉药保护电休克学习记忆功能中的作用及机制.

[26] 朱昭琼. 遵义医科大学附属医院，地区项目. 小胶质细胞 NLRP3 炎症小体活化在七氟烷诱导 POCD 中的作用研究.

[27] 徐飞飞. 空军军医大学西京医院. 青年项目. 高同型半胱氨酸抑制 NR2B 甲基化在 POCD 发生中的作用及机制研究.

[28] 牟静岚. 南方医科大学南方医院. 青年项目. 肠源性 5-HT 诱导 T 细胞释放 IL-6 激活脑内小胶质细胞 IDO-1/QUIN 信号在肠 I/R 导致术后谵妄中的作用及机制.

[29] 赵广超. 空军军医大学西京医院. 青年项目. 海马 CA1 区 Somatostatin 中间神经元活性恢复延迟介导全麻后记忆损害的机制探究.

[30] 刘健慧. 上海市同济医院. 面上项目. 小胶质细胞极化与外泌体微环境在丙泊酚缓解 AD 进展中的作用机制研究.

[31] 刘超. 徐州医科大学. 面上项目. Cav1.2 亚硝基化介导的海马突触可塑性参与 AD 病理进程机制及干预靶点研究.

[32] 郑晖. 中国医学科学院肿瘤医院. 面上项目. LncRNA-Riken/miR-466i-3p/BDNF 通路在七氟烷暴露所致神经发育毒性中的作用和机制研究.

[33] 朴美花. 吉林大学第一医院. 青年项目. 氧化应激诱导的 DNA 损伤通过 PARP-1 信号通路介导七氟烷致发育脑海马神经元死亡的机制研究.

[34] 陆艺. 复旦大学附属眼耳鼻喉科医院. 青年项目. RIPK1/RIPK3/MLKL 介导的程序性坏死参与七氟烷诱导的未成熟海马神经细胞毒性作用机制的研究.

[35] 张磊. 上海交通大学医学院附属第九人民医院. 面上项目. 叶酸介导的 ERMN 甲基化调控在七氟烷诱导的神经发育障碍中的作用和机制研究.

[36] 李春竹. 上海交通大学医学院附属第九人民医院，青年项目. circZfp609/miR-185-5p 介导氯胺酮致发育期神经毒性的分子机制.

[37] 黄河. 南京医科大学. 青年项目. 线粒体融合功能障碍在氯胺酮干扰发育期海马神经干细胞增殖与分化中的作用及机制研究.

[38] 孙铭阳. 河南省人民医院. 青年项目. α_2 肾上腺素 - 钾 - 钙通路在右美托咪定抑制七氟烷介导 Tau 蛋白过度磷酸化致发育期神经损伤中的作用.

[39] 郭海云. 空军军医大学西京医院. 青年项目. 星形胶质细胞 CB1R-TREK1 通路在七氟烷麻醉致神经发育毒性中的作用.

[40] 张惠. 空军军医大学口腔医院. 面上项目. 发育期重复七氟烷暴露致远期认知障碍——HIPK2/β-catenin 通路介导的海马兴奋性突触发育异常机制.

[41] 奚春花. 首都医科大学附属北京同仁医院. 青年项目. 激活星形胶质细胞 Kappa 阿片受体缓解缺血再灌注后脑水肿的作用及机制.

[42] 崔德荣. 上海交通大学医学院附属第六人民医院. 面上项目. S4 介导自噬溶酶体关闭异常在缺血缺氧性脑病中的作用与机制.

[43] 赵博. 武汉大学人民医院. 青年项目. SIRT3 调控时钟基因 BMAL1 去乙酰化在恢复自噬节律减轻糖尿病脑缺血再灌注损伤中的作用.

[44] 邵建林. 昆明医科大学第一附属医院. 地区项目. 胆绿素通过 LncRNA-H19 调控 miR-181b-5p 影响 Ems1 治疗脑缺血 – 再灌注损伤的机制研究.

[45] 王胜. 石河子大学医学院第一附属医院. 地区项目. MEF2 对 TGF-β 的转录调控在异氟烷后处理抗脑缺血再灌注损伤中的作用.

[46] 李佩盈. 上海交通大学医学院附属仁济医院. 面上项目. RAGE 调控 CD4$^+$T 细胞 ACC1 酶在加重脑缺血再灌注损伤中的作用与机制.

[47] 秦霈. 西安市儿童医院. 青年项目. XBP1 调控内源性自噬在脑源性雌激素脑缺血保护中的作用研究.

[48] 王钟兴. 中山大学附属第一医院. 面上项目. Cx43-Nrf2 通路介导的星形胶质细胞 A1/A2 表型转化在围术期高血糖致脑缺血损伤中的作用及其机制研究.

[49] 秦再生. 南方医科大学南方医院. 面上项目. 右美托咪定通过 HIF-1α/NLRP3/mTOR 途径调控小胶质细胞自噬在缺血性脑损伤后产生脑保护的机制研究.

[50] 高巍. 西安交通大学第一附属医院. 面上项目. 缺血脑区靶向纳米线粒体治疗脑卒中的作用及机制研究.

[51] 宣伟. 上海交通大学医学院附属仁济医院. 青年项目. 巨噬细胞迁移抑制因子 MIF 通过 Dab1 阻碍围术期脑卒中后神经血管单元的重建.

[52] 俞卫锋. 上海交通大学医学院附属仁济医院. 面上项目. CD8$^+$T 细胞活化与脑浸润加重围术期脑卒中后神经轴突脱髓鞘的肠脑互动.

[53] 张祥. 复旦大学附属肿瘤医院. 青年项目. Tspan5 调控外周肥大细胞向中枢迁移在术后脑损伤中的机制研究.

[54] 侯武刚. 空军军医大学西京医院. 面上项目. 雌激素受体 β 介导星形胶质细胞 A1/A2 型活化在雌激素脑保护中的机制.

[55] 陈婷. 武汉大学中南医院麻醉科. 青年项目. 基于自噬调控 NLRP3 炎症小体活化探讨机械通气致脑功能障碍的作用机制.

[56] 徐振东. 同济大学附属第一妇婴保健院. 面上项目. 基于 lncRNA 功能的产后抑郁的 GABAA 受体可塑性机制研究.

[57] 张兵. 同济大学附属第一妇婴保健院. 青年项目. 基于皮质边缘多巴胺能突触传递探讨催产素抗抑郁作用.

[58] 钟静. 复旦大学附属肿瘤医院. 面上项目. MFHAS1-praja2-PKA 通路在脓毒症相关脑病海马长时程增强作用中的机制研究.

[59] 鲍红光. 南京医科大学. 面上项目. VDAC1 调控线粒体自噬与胞葬平衡介导脓毒症相关性脑病的机制研究.

[60] 吴晶. 郑州大学第一附属医院. 青年项目. 线粒体 ATP 合酶在脓毒症相关性脑病中的作用及机制研究.

[61] 张继勤. 贵州省人民医院. 地区项目. 肥大细胞激活在小鼠脓毒症相差性脑病中的作用及机制研究.

[62] 熊伟. 华中科技大学同济医学院附属协和医院. 青年项目. 消退素 D1 激活小胶质细胞自噬减轻神经元缺

血炎性损伤的机制研究.

[63] 翟茜. 西安交通大学第一附属医院. 青年项目. 腹侧被盖区多巴胺能神经元通过 Drd2/Cryab 通路调控小胶质细胞吞噬功能参与神经炎症的机制研究.

[64] 李凤仙. 南方医科大学珠江医院. 面上项目. 基于 nAChR-NO 副交感神经通路探讨异氟烷对糖尿病小鼠脑血流量的影响.

[65] 李碧莲. 广州市妇女儿童医疗中心. 青年项目. ALDH1A3 介导儿童孤独症系谱障碍共患重度睡眠障碍的功能与机制.

[66] 胡蓉. 上海交通大学医学院附属第九人民医院. 面上项目. Nrf2 通过端粒酶逆转率酶调控 Ⅱ 型肺上皮细胞铁死亡缓解急性肺损伤的作用机制研究.

[67] 童尧. 上海交通大学医学院附属瑞金医院. 青年项目. 整合素 β5-MMP9 信号轴调控巨噬细胞极化平衡在脓毒症肺损伤中的作用及机制研究.

[68] 石学银. 上海交通大学医学院附属新华医院. 面上项目. 血小板外泌体介导 NETs 增多致脓毒血症肺损伤的作用及机制.

[69] 金悦. 浙江大学医学院附属第一医院. 面上项目. RAGE 调节 ILC2 线粒体生物发生介导异常 2 型免疫反应致脓毒症肺损伤的作用及机制.

[70] 沈启英. 安徽医科大学一附院. 青年项目. MANF 通过调控巨噬细胞 PRDX6 表达及活性抑制急性肺损伤的作用及机制研究.

[71] 谢婉丽. 华中科技大学同济医学院附属协和医院. 青年项目. Fosl1 通过调控 CD4[+]T 淋巴细胞分化参与脓毒症性肺损伤的机制研究.

[72] 吴晓静. 武汉大学人民医院. 青年项目. TIPE2 介导线粒体自噬调控巨噬细胞焦亡在脓毒症肺损伤中的作用及机制.

[73] 林飞. 广西医科大学附属肿瘤医院. 地区项目. NETs 来源的 mtDNA 引发内皮细胞焦亡在肺缺血再灌注损伤中的作用及机制.

[74] 姜春玲. 四川大学华西医院. 面上项目. 支链氨基酸通过 SREBP1 调控糖代谢抑制脓毒症单核巨噬细胞功能的机制研究.

[75] 姚伟锋. 中山大学附属第三医院. 面上项目. REV-ERBα 钟控节律失振荡负调控 SerpinB1 致炎症消退障碍在肝移植急性肺损伤中的作用及机制研究.

[76] 方浩. 复旦大学附属中山医院. 面上项目. 特络细胞通过微小 RNAs/PIK3CA 激酶通路减轻急性呼吸窘迫综合征的机制研究.

[77] 董文文. 上海交通大学医学院附属新华医院. 青年项目. lncRNA-GM19897 通过 miRNA-1233-5p 调控 CXCR4/Rac1 途径参与机械通气相关肺损伤的机制研究.

[78] 吕洲. 上海交通大学医学院附属新华医院. 青年项目. SENP6 介导的 NLRP3 炎症小体的 SUMO 化修饰在机械通气肺纤维化中的调控作用及机制研究.

[79] 潘灵辉. 广西医科大学附属肿瘤医院. 面上项目. 纳米颗粒微囊泡包裹 TGF-β 激活调节性 B 淋巴细胞在 VILI 中的作用机制.

[80] 高静. 浙江大学医学院附属儿童医院. 青年项目. Par3 通过 Tiam1/Rac1 信号通路促进 PMVECs 极性迁移

在肝肺综合征中.

[81] 李雪寒. 四川大学华西医院. 青年项目. β-羟丁酸调控 NMNAT3 表达参与肺纤维化肌成纤维细胞糖代谢重编程的机制研究.

[82] 周程辉. 中国医学科学院阜外医院. 面上项目. Nrf2/SIRT3 信号通路介导的线粒体调控在延迟相远隔缺血预处理恢复老龄心肌保护的作用及机制研究.

[83] 谢克亮. 天津医科大学总医院. 面上项目. 氢气保护脓毒症心肌损伤的线粒体动力学机制研究.

[84] 肖锋. 中南大学湘雅二医院. 面上项目. CircAbl1 通过 miR-22-3p 依赖和非依赖通路调控 caveolin-3 调节心肌细胞焦亡在脓毒症心肌损伤中的作用及机制研究.

[85] 麻海春. 吉林大学第一医院. 面上项目. circ0001084/miR-181c-5p/PTPN4 信号通路在心肌缺血再灌注损伤中的作用机制研究.

[86] 夏正远. 广东医科大学附属医院. 面上项目. 端粒结合蛋白 Rap1 对老年心脏心肌缺血再灌注损伤保护作用的机制研究.

[87] 张野. 安徽医科大学二附院. 面上项目. 中枢阿片通过 orexin 受体负向调节心肌缺血后伤害性刺激信号的 PVN-RVLM 神经环路机制.

[88] 吴云. 安徽医科大学二附院. 青年项目. 预先修饰半胱氨酸通过抑制 4-HNE-TRPA1 敏化减少心肌缺血后损伤的保护机制.

[89] 于飞. 滨州医学院. 青年项目. GRP78 蛋白 N-Hcy 修饰介导 PI3K/Akt 信号通路在心肌缺血再灌注损伤中的作用及机制研究.

[90] 夏中元. 武汉大学人民医院. 面上项目. REV-ERBα 振荡调控的铁死亡在糖尿病心肌再灌注易损性增加中的作用及机制.

[91] 冷燕. 武汉大学人民医院. 青年项目. 时钟基因 Per1 介导的钙循环紊乱在糖尿病心肌缺血再灌注易损性增加中的机制研究.

[92] 徐军美. 中南大学湘雅二医院. 面上项目. 外周血微粒通过 TLRs/IκB/NF-κB 途径介导心肌缺血再灌注损伤后的心脏收缩功能障碍机制.

[93] 银世杰. 广西中医药大学. 地区项目. 基于线粒体自噬 -NLRP3 炎症小体途径研究血必净在 ECMO 离体保存空跳心脏中减轻炎症反应的作用及其机制.

[94] 王震. 陆军军医大学大坪医院. 面上项目. Irisin 双向调控线粒体氧化应激参与心肌缺血再灌注损伤的发生机制研究.

[95] 周荣华. 四川大学华西医院. 面上项目. 再灌注早期急性脂肪酸暴露调控呼吸超复合体重组及 GAPDH 琥珀酰化修饰降低心肌缺血再灌注损伤的机制研究.

[96] 李涛. 四川大学华西医院. 面上项目. 酮体 β-羟丁酸改善糖尿病心肌缺血再灌注损伤敏感的线粒体机制研究.

[97] 王江. 新疆医科大学第一附属医院. 地区项目. AAV 介导 HIF-1α 基因靶向转导防治糖尿病心肌缺血再灌注损伤的作用.

[98] 徐桂萍. 新疆维吾尔自治区人民医院. 地区项目. SIRT1 调控 Nrf2-Drp1 通路在糖尿病 MIRI 易损性中的作用和机制研究.

[99] 葛缅. 中山大学附属第三医院. 面上项目. Lnc171816-BRG1 交互作用调控肝细胞铁死亡在移植肝缺血再灌注损伤中的作用及机制研究.

[100] 黑子清. 中山大学附属第三医院. 面上项目. 间充质干细胞通过外泌体传递的 LncRNA-HBRR 调控 Brg1/Sirt1/FoxO3a 通路对移植肝细胞程序性坏死的作用及机制研究.

[101] 饶竹青. 南京医科大学. 青年项目. STING 信号促进巨噬细胞促炎性免疫应答参与老龄肝脏缺血再灌注损伤的机制研究.

[102] 陈立建. 安徽医科大学一附院. 面上项目. 环指蛋白 RNF2 促进 P300 乙酰化 RelA 保护缺血再灌注性肝损伤机制研究.

[103] 韩雪. 中山大学孙逸仙纪念医院. 青年项目. MG53/Caveolin-1 细胞膜修复复合体调控肝细胞 Ferroptosis 在肝缺血再灌注损伤中的作用及机制研究.

[104] 宋芳. 浙江大学医学院附属第一医院. 青年项目. S1PR2 负向调控肝细胞自噬流对脓毒症肝功能障碍的影响和机制研究.

[105] 侯金超. 浙江大学医学院附属第一医院. 面上项目. TREM2 调控肝脏单核吞噬系统稳态影响脓毒症致急性肝损伤预后的机制及干预治疗研究.

[106] 廖欣鑫. 南方医科大学南方医院. 青年项目. HB-EGF 调控 PPAR-α/UCP2 信号改善肝脏能量代谢减轻脓毒症肝损伤的研究.

[107] 李响. 上海交通大学医学院附属第一人民医院. 青年项目. PRMT6 介导 CIRP 释放调控程序性坏死在肠缺血再灌注损伤中的作用及机制.

[108] 冷玉芳. 兰州大学第一医院. 地区项目. miR-146a 介导 bcl-2/beclin-1 信号通路调节自噬在右美托咪定抗肠缺血再灌注损伤中的作用及机制.

[109] 胡敬娟. 南方医科大学南方医院. 青年项目. 肠道菌群代谢产物辣椒素酯通过菌群稳态 / 巨噬细胞极化 / IL33 轴改善肠缺血再灌注损伤的作用及机制研究.

[110] 李胜男. 华中科技大学同济医学院附属协和医院. 青年项目. MaR1 通过促进巨噬细胞表型转化抑制脓毒症相关 AKI 向 CKD 转化的研究.

[111] 雷翀. 空军军医大学西京医院. 面上项目. Cyb5R3/Hbα/eNOS 对 NO 信号调控在糖脂代谢异常个体心脏术后急性肾损伤中的作用机制研究.

[112] 王古岩. 首都医科大学附属北京同仁医院. 面上项目. 以外泌体为载体的 miRNA 在老年体外循环相关急性肾损伤中对细胞自噬的调控作用和机制研究.

[113] 方华. 贵州省人民医院. 地区项目. 脂肪干细胞外泌体传递 circRNA-0001107 调控炎性细胞表型转换对减轻脊髓缺血再灌注损伤的作用机制研究.

[114] 高峰. 华中科技大学同济医学院附属同济医院. 面上项目. 生长抑素及其受体介导脊髓 GABA 能神经元甘丙肽亚群参与吗啡耐受形成的神经微环路机制研究.

[115] 罗放. 华中科技大学同济医学院附属同济医院. 面上项目. 内侧前额叶皮质下行易化阿片诱导痛觉过敏神经环路及分子机制研究.

[116] 邹望远. 中南大学湘雅医院. 面上项目. LncRNA-MRAK159688 通过 REST/NRSF 介导 MOR 表达下调参与吗啡耐受形成的分子机制研究.

[117] 张红星. 徐州医科大学. 面上项目. 疼痛感觉与非阿片受体依赖性镇痛的丘脑神经环路机制.

[118] 高昌俊. 空军军医大学唐都医院. 面上项目. 基于 P2X7R/NLRP3/Caspase-1 信号通路介导的小胶质细胞焦亡研究电针减轻心肺复苏脑损伤的机制.

[119] 李金宝. 上海交通大学医学院附属第一人民医院. 面上项目. mtDNA 通过 STING 调控 IRG1-itaconate 轴在脓毒症 DC 功能障碍中的作用和机制研究.

[120] 陈雯婷. 南方医科大学南方医院. 青年项目. 阿托伐他汀通过调控中性粒细胞胞外诱捕网的形成抑制脓毒症进展的机制研究.

[121] 傅盼翰. 温州医科大学附属第二医院、育英儿童医院. 青年项目. 治疗性给予巨噬素 1 抑制脓毒症 NLRP3 炎症小体第二信号的机制研究.

[122] 李会. 浙江大学医学院附属第一医院. 青年项目. 新型纳米肽 HD5-myr 通过线粒体外膜电压依赖性门控通道 VDAC-1 调控巨噬细胞线粒体功能复苏在脓毒症治疗中的作用及其机制研究.

[123] 尚游. 华中科技大学同济医学院附属协和医院. 面上项目. Trex1 调控单核巨噬的炎症和代谢途径在脓毒症免疫麻痹中的作用机制研究.

[124] 程宝莉. 浙江大学医学院附属第一医院. 面上项目. 大脑奖赏系统 mPFC-VTA 微环路在改善脓毒症晚期免疫抑制中的作用及机制研究.

[125] 施克俭. 温州医科大学附属第一医院. 青年项目. miR-34a/Sirt1/FoxO1 信号通路介导的自噬在脂肪乳剂解救布比卡因心脏毒性中的机制研究.

[126] 张洪海. 杭州市第一人民医院. 面上项目. 光基因调控中枢去甲肾上腺素能神经元在癫痫猝死发生中的机制研究.

[127] 陈东泰. 中山大学肿瘤防治中心. 青年项目. 长链非编码 RNABC017398 介导转录因子 SP2 调控 MOP 促进肝癌转移的机制研究.

[128] 曾维安. 中山大学肿瘤防治中心. 面上项目. circ-Nrxn1/HIF-1α/NOX2 轴调控脊髓小胶质细胞 M1/M2 极化介导化疗外周神经损伤的机制研究.

[129] 冯建国. 西南医科大学附属医院. 青年项目. 环状 RNAcircMdm2 靶向 NAE2 基因增强 Neddylation 信号通路促黑色素瘤侵袭转移的分子机制.

[130] 申新. 西安交通大学第一附属医院. 面上项目. 旁分泌 SHh-Gremlin1 信号参与胰腺癌肿瘤－间质交互作用并诱导免疫抑制肿瘤微环境的形成.

[131] 刘朋飞. 深圳市人民医院. 青年项目. NRF2 对 FOCAD 基因在非小细胞肺癌中的表达调控及其机制分析.

[132] 王文婷. 海南医学院第二附属医院. 地区项目. 罗哌卡因通过 IL-6/STAT3 信号通路协同索拉菲尼诱导肝癌细胞凋亡的机制研究.

[133] 张丽. 首都医科大学附属北京友谊医院. 青年项目. Maresin 1 调节巨噬细胞亚型减轻神经病理性疼痛的机制研究.

[134] 余斌. 上海市同济医院. 面上项目. 高频电场抑制神经异常放电缓解神经病理性疼痛机制研究.

[135] 黄丽娜. 上海交通大学医学院附属第一人民医院. 青年项目. RNA 结合蛋白 RALY 调控甲基化 CpG 结合蛋白 MBD1 介导神经病理性疼痛的机制研究.

[136] 陆叶. 海军军医大学第二附属医院（长征医院）. 青年项目. SLITRK1 通过调节杏仁核突触可塑性在慢性

神经病理性疼痛负性情绪中的作用及机制研究.

[137] 王之遥. 复旦大学附属中山医院. 青年项目. 环状 RNAcircRbfox1 抑制 miR-146a 和 miR-155 调控 MyD88/NF-κB 信号转导通路参与神经病理性疼痛的机制研究.

[138] 汪福洲. 南京医科大学. 面上项目. 伏隔核 MIF- 孕烯醇酮 – 多巴胺抑制介导神经病理性疼痛超敏发生的机制研究.

[139] 冯善武. 南京医科大学. 面上项目. 一种新型内源性多肽 ANPP 在神经病理性疼痛中的作用与机制研究.

[140] 潘志强. 徐州医科大学. 面上项目. 受超级增强子调控的 circRNA-Kat6b 通过 miRNA-26a/Kcnk1 介导神经病理性疼痛的分子机制研究.

[141] 王星明. 郑州大学第一附属医院. 青年项目. Neurexin-1β/neuroligin-2 介导神经微环路兴奋 – 抑制失衡在神经病理性疼痛与抑郁共病中的作用.

[142] 曹嵩. 遵义医科大学附属医院. 地区项目. 蓝斑 – 去甲肾上腺素系统异常和小胶质细胞 M1 型激活参与神经病理性疼痛导致焦虑抑郁的机制研究.

[143] 方茜. 华中科技大学同济医学院附属同济医院. 青年项目. CDK5 介导外泌体调节在慢性神经病理性疼痛伴快感缺失中的作用及机制研究.

[144] 田学愎. 华中科技大学同济医学院附属同济医院. 面上项目. mPFC-LECⅡ-CA1 精细神经环路介导神经病理性痛鼠新事物识别认知功能损害的机制研究.

[145] 周诚. 四川大学华西医院. 面上项目. 非电压依赖钠离子漏电流通道（NALCN）在神经病理性疼痛发生机制及治疗靶点中的研究.

[146] 周亚兰. 上海中医药大学附属曙光医院. 青年项目. α2A 受体介导的脊髓背角神经元 IFN-γ 表达调控在电针治疗关节炎性痛中的作用研究.

[147] 朱姣. 上海东方肝胆外科医院. 青年项目. 凝集素样氧化型低密度脂蛋白受体 -1 通过 IKK/NF-κB 通路激活星形胶质细胞致肥胖小鼠痛觉敏化.

[148] 汪珺. 昆明医科大学第一附属医院. 地区项目. 早期髓系抑制细胞来源外泌体调控 TLR/NF-κB 通路介导手术后疼痛的机制研究.

[149] 闻大翔. 上海交通大学医学院附属仁济医院. 面上项目. 溶血磷脂酸失敏 TRPV1 间接增强 TRPA1 介导黄疸痛瘙转化.

[150] 施旭丹. 浙江大学医学院附属第二医院. 青年项目. 研究 sestrin2 基于 AMPK/mTOR 通路在大鼠脊髓损伤后中枢性疼痛中的作用.

[151] 倪华栋. 嘉兴学院附属医院. 青年项目. miRNA-155-5p 靶向 CXCR2 调控 NMDAR1 在骨癌痛中的作用及分子机制研究.

[152] 张燕. 华中科技大学同济医学院附属协和医院. 青年项目. TSP-1 介导 NF-κB 调控 CXCL1 表达——一种在骨癌痛中更重要的通路?

[153] 柯昌斌. 湖北医药学院（太和医院）. 面上项目. Neuroligins 调控脊髓"局部门控环路"及其诱发骨癌痛的机制研究.

[154] 丁卓峰. 中南大学湘雅医院. 青年项目. 脊髓 GABA 能中间神经元铁死亡在大鼠骨癌痛中的作用及机制研究.

[155] 柳兴凤. 遵义医科大学附属医院. 地区项目. 海马 P2X7 受体通过 PRG-1 通路调节突触可塑性参与骨癌痛形成的机制研究.

[156] 袁红斌. 海军军医大学第二附属医院（长征医院）. 面上项目. 肠易激综合征（IBS）腹痛的细胞和分子机制研究.

[157] 朱阿芳. 北京协和医院. 青年项目. Wnt5a/Ror2/AP-1 通过调控脊髓 A1 型星形胶质细胞活化参与术后慢性疼痛形成的机制研究.

[158] 荣辉. 南京大学. 青年项目. Ⅰ型大麻素受体去苏素化调节脊髓损伤后小胶质细胞向 M1 型极化在引起脊髓损伤后慢性疼痛中的作用及机制研究.

[159] 马正良. 南京大学. 面上项目. 基于 EndoMT 探讨 HECW2 可变剪接通过抑制 Dab1 信号调控血管-神经通信在睡眠剥夺致术后慢性疼痛中的作用机制.

[160] 武玉清. 徐州医科大学. 面上项目. MeCP2-K464 去乙酰化介导的 BDNF 上调在中央杏仁核 SIRT1 调控慢性痛相关抑郁样情绪中的作用.

[161] 杨春. 华中科技大学同济医学院附属同济医院. 面上项目. 氯胺酮及代谢物对慢性疼痛所致抑郁的改善作用与肠道菌群关系的研究.

[162] 苏晨. 湖南省肿瘤医院. 青年项目. 伏隔核 Homer1a 介导 mGluR5 信号调节慢性疼痛及相关抑郁样行为的研究.

[163] 张圆. 天津市南开医院. 青年项目. 基于 HO-1/PINK1 信号通路研究电针刺在内毒素血症肠上皮细胞线粒体运动平衡适应中的调控机制.

[164] 方波. 中国医科大学. 面上项目. 电针通过介导脑脊液外泌体内转录因子 KLF4 调控 lncRNA/microRNA 促进脊髓缺血再灌注损伤后鞘内移植骨髓基质细胞的迁移、存活和干性维持.

[165] 耿武军. 温州医科大学附属第一医院. 面上项目. 基于脂肪细胞外泌体 miRNA-126 激活 Wnt/β-catenin 通路介导电针的脑缺血耐受机制.

[166] 王斌. 贵州省人民医院. 地区项目. 电针调控 Nrf1/miRNA-15a-5p/NLRP1/Caspase-1 途径抑制神经元焦亡改善脓毒症后认知功能障碍的作用及机制研究.

[167] 王伟. 西安交通大学第一附属医院. 青年项目. 电针通过 SIRT1/mTOR 调控神经元 TERT "穿梭" 减轻围术期神经认知紊乱的机制研究.

[168] 王强. 西安交通大学第一附属医院. 面上项目. 基于星形胶质细胞 IR/NDRG2 信号研究针刺改善糖尿病认知功能障碍的细胞交流机制.

[169] 李天佳. 北京协和医院. 青年项目. 褪黑素通过 Nrf2 通路对糖尿病大鼠颈动脉损伤的围术期保护研究.

[170] 吴启超. 复旦大学附属肿瘤医院. 青年项目. SET8 调控 HIF-1α/HK2 →糖酵解功能轴参与高血糖诱导血管内皮细胞氧化应激的机制研究.

[171] 胡招兰. 中南大学湘雅二医院. 青年项目. 循环外泌体 miR-150 负性调控 Bregs 在多发性硬化的作用及机制研究.

[172] 吕岩. 空军军医大学西京医院. 面上项目. 脊髓痒觉信息传递与调控神经回路的组成及其在慢性瘙痒状态下的可塑性变化.

[173] 穆迪. 上海交通大学医学院附属第一人民医院. 青年项目. 腹侧基底丘脑参与痒觉信息传递的环路机制.

[174] 王义炎. 温州医科大学附属第二医院、育英儿童医院. 青年项目. Hippo 信号通路调控 Leydig 干细胞增殖和分化的机制.

[175] 李正迁. 北京大学第三医院. 面上项目. 基于 APEX 技术探究 14-3-3/α-synuclein 调控麻醉 / 手术后线粒体凋亡途径的分子机制.

[176] 吴俣. 浙江大学医学院附属第二医院. 青年项目. 小鼠前岛叶皮层调控摄食行为的环路机制研究.

[177] 熊娟. 华中科技大学同济医学院附属同济医院. 青年项目. VPS13D 调控溶酶体动态和功能在遗传性共济失调中的作用机制研究.

[178] 邹宇. 中南大学湘雅医院. 青年项目. CD38/ 催产素通路调控的室旁核 - 杏仁核神经环路在局麻药惊厥中的作用.

[179] 刘中杰. 南方医科大学珠江医院. 面上项目. ROS/TRPM2/Calpain 介导自噬流受阻在布比卡因加重 db/db 小鼠神经损伤中的作用机制.

[180] 张文胜. 四川大学华西医院. 面上项目. 基于非典型疏水性氨基酸的自组装短肽纳米粒作为疏水药物载体.

[181] 刘星. 中南大学湘雅三医院. 青年项目. 基于多数据源医学知识图谱的降压药物决策模型研究.

[182] 魏蔚. 四川大学华西医院. 面上项目. 经食道实时无损氧供监测的研究.

[183] 纪瑞华. 海军军医大学第二附属医院（长征医院）. 青年项目. 组蛋白去乙酰化酶 HDAC9 对树突状细胞功能的调节作用.

[184] 林艺全. 中山大学中山眼科中心. 青年项目. 右美托咪定通过 PKCγ 下调七氟烷麻醉导致的 TRPV1 通路敏化减轻小儿急性呼吸道不良事件.

[185] 熊源长. 长海医院. 面上项目. 小胶质细胞外泌体 lnc-Gm20716 通过调控 MMP2 在化疗药物诱导痛觉过敏中的作用及机制.

[186] 周春艺. 徐州医科大学. 面上项目. 活化的星形胶质细胞调控黑质网状区 GABA 神经元相关微环路参与 PD 疼痛的研究.

[187] 宋思源. 徐州医科大学. 青年项目. 触液神经核痛觉调控的脑 - 脑脊液环路及其机制的研究.

[188] 周浩宬. 中南大学湘雅三医院. 青年项目. ACC-NAc 神经通路在低剂量氯胺酮治疗 CFA 大鼠痛厌恶情绪中的作用机制.

第六节　中国麻醉学教育与培训

一、本科生教育

2019 年 10 月 13 日，教育部高等学校教学指导委员会麻醉学专业教学指导分委员会（以下简称"麻醉学分教指委"）第二次会议在徐州医科大学召开。麻醉学分教指委主任委员郑葵阳教授以及来自全国各地的麻醉学分教指委专家出席会议，会议由麻醉学分教指委秘书长、徐州医科大学副校长曹君利教授主持。郑葵阳教授传达了教育部高等教育相关会议和文件精神，介绍了国家级一流本科专业建设点推荐工作流程、推荐标准和工作要求，并进行了政策解读和形势分析。与会专家认真审阅了 16 所高校的申报材料，并进行了认真讨论。曹君利教授汇报了麻醉学分教指委近期工作计划。他指出，国家已经从不同层面吹响了进一步加强高等学校本科教育的号角，我们需要抓住机遇，不断深化麻醉学人才培养模式改革，实化人才培养制度，优化专业结构，强化拔尖人才培养。与会专家还学习了教育部近期关于高等教育的相关文件和吴岩司长的报告，商讨了推进落实全国麻醉学办学现状调查、2019 年度麻醉学专业建设工作年会、试题库建设等工作。此次会议紧紧围绕我国高等教育国家级一流本科专业建设这一主题，对我国麻醉学本科教育落实"六卓越一拔尖"计划 2.0、"双万计划"的部署和实施，构建新时代有中国特色麻醉学教育教学体系和加强高水平人才培养，都将产生重要的推动作用。

2019 年，曹君利教授就全国医学院校麻醉学课程设置与麻醉学专业基础人才培养现状进行调查研究。该研究共向 66 所高校发放调查问卷，最终有 48 所高校反馈，反馈率为 72.7%。在 48 所高校中，有 41 所高校招收麻醉学专业本科生，分别为教育部直属高校 2 所、部省共建高校 11 所、省属高校 28 所。41 所高校年均本科生招生人数为 4473 人，有 36 所高校为一本招生，2 所为二本招生，3 所为三本招生。33 所高校通过临床专业认证，认证通过率 80.49%。28 所高校在临床医学专业中独立开设"麻醉学"课程，开课率 68.29%。30 所高校独立设置麻醉学专业管理机构，占比 73.17%。39 所高校设置麻醉学专业教研室，占比 95.12%。仅 16 所高校拥有除麻醉科医师外的专业教师，占比 39.02%。医学本科生的实习时间为 46～56 周，其中麻醉专科实习时间为 16～38 周。

2019 年 11 月 22 日至 24 日，由中国高等教育学会医学教育专业委员会和河北医科大学共同主办，河北医科大学第四医院承办，海军军医大学附属长海医院、上海交通大学附属第一人民医院、徐州医科大学协办的"第 24 次全国高等麻醉学专业教育研讨会"在河北省石家庄市召开。本次大会云集了国内麻醉学教育界老前辈、中青年教育精英和中华医学会麻醉学分会领导，来自全国 31 所医学院校的师生 500 余人参会。大家共聚一堂，共话"如何做好麻醉学教育工作，以培养更多合格、优秀的麻醉学专业人才，为国家的医学发展助力"。此次大会共设立 1 个主会场和 4 个分会场，八大主题板块，近 40 场专题讲座，与会代表热烈研讨了新时代历史形势下构建具有中国特色的麻醉学终身教育体系、加强麻醉学二级学科内涵建设面临的问题与对策，力求推动麻醉学教育事业不断向前发展。共有 47 位选手参加"第四届全国医学院临床医学专业麻醉学独立开课讲课比赛"，31 支学生代表队参加"第五届全国医学院校麻醉学基础知识竞赛"。

二、住院医师及专科医师培训

根据国家八部委联合颁布的《关于开展专科医师规范化培训制度试点的指导意见》（国卫科教发〔2015〕97 号）文件精神，2018 年 6 月，经国家卫生健康委员会科教司及中国医师协会同意，启动了第二批试点专科医师规范化培训（以下简称"专培"）工作。至此，中国专科医师规范化培训工作共启动 10 个试点专科，儿科麻醉学作为麻醉学科唯一的专培试点专科，对提高麻醉学科临床、科研及教学水平，改善人民健康状况，推动其他麻醉亚专业专培工作的发展具有重大意义。

2019 年 8 月 29 日，由中国医师协会、中国医师协会毕业后医学教育专业委员会（现更名为中国医师培训学院）主办的"中国医师协会第二届毕业后医学教育专业委员会全体会议"在北京举行。成立了包括麻醉专业委员会在内的第二届毕业后医学教育委员会各专业委员会。由黄宇光教授担任第二届毕业后医学教育委员会麻醉专业委员会的主任委员，米卫东教授担任常务副主任委员。麻醉专业委员会成立以后，在黄宇光主任委员、米卫东常务副主任委员的带领下，强化组织架构，深化工作内涵，优化机制建设，把师资培训、课程设置、基地评估、过程考核和专科培训等工作有效运营起来。2019 年启动的疼痛诊疗专培项目得到批准并开展了相应的工作。

2019 年 11 月 2 日，中华医学会麻醉学分会小儿麻醉学组委员、儿科麻醉学试点专培专科委员会委员组织会议并重点研究讨论了儿科麻醉专培工作，明确专培分工负责专家。儿科麻醉专科委员会主任委员俞卫锋教授首先介绍了专培工作的具体情况，做好儿科麻醉专培是顺利开展其他麻醉亚专业专培工作的前提。在专培工作分工上，师资培训由左云霞教授负责，评估基地由张马忠教授负责，学员考核由宋兴荣教授负责，平台建设和标准制定由张建敏教授、李军教授负责。

2020 年 7 月 16 日，中国医师培训学院召开了六个专业委员会主任委员关于住院医师规范化培训（简称"住培"）与专业培训年限研讨会，针对麻醉科在内的六个学科住培和专培年限进行了充分的商讨。黄宇光主任委员和米卫东常务副主任委员参加了此次会议，会上通过了麻醉科设立"成人胸心麻醉学、产科麻醉学、儿科麻醉学、疼痛医学和麻醉危重症医学"五个专科培训的计划，并将住培、专培年限设立为"3＋2 模式"，即住院医师规范化培训 3 年，麻醉亚专业的专科培训 2 年。专培工作是人才培养的重要环节，专培基地是体现麻醉学科内涵的重要平台。此举更有利于毕业后医学教育体系的健康发展，也是麻醉学科人才培养机制和政策的一次突破性进展。

中国医师培训学院于 2020 年 7 月 24 日至 8 月 1 日，先后在全国范围内对 2020 年度住院医师规范化培训重点专业基地开展两轮综合评议，麻醉科为首批重点专业基地遴选学科，共遴选出 44 个重点专业基地。

三、麻醉学科培训班

2019 年 12 月 8 日至 10 日，中华医学会麻醉学分会在北京召开系列培训班，包括 2019 年麻醉指南培训班、麻醉与围术期医学科主任培训班、麻醉学科未来领军人才培训班。

为进一步推广中华医学会麻醉学分会编撰的《中国麻醉学指南与专家共识》，使其落地临床并惠及基层，中华医学会麻醉学分会在北京举办 2019 年麻醉指南培训班。中华医学会麻醉学分会主任委员黄宇光教授致辞并做主旨演讲。众多权威专家、教授深入浅出地解读了中华医学会麻醉学分会制定的最新版《中国麻醉学指南与专家共识》，为进一步规范我国临床麻醉实践，促进患者围术期安全与质量持续改进发挥巨大作用。会期内进行了多场精彩的面对面交流。部分培训学员前往北京 9 家特色医院参观学习。

同期召开的麻醉与围术期医学科主任培训班，旨在响应国家政策，促进均质化医疗，提高基层科主任在医、教、研及科室建设方面的整体水平。与会专家与基层科主任就科室管理流程的建立等主题展开深入的交流。中华医学会麻醉学分会主任委员黄宇光教授与培训班的专家和学员探讨了目前临床麻醉中所存在的几大重点和热点问题，包括术中循环管理、肌松管理、麻醉深度管理、体温管理、麻醉能否改善肿瘤患者的预后以及术后疼痛管理等，深入浅出，引人深思，赢得全场热烈的掌声。中华医学会麻醉学分会候任主任委员邓小明教授强调建立并规范麻醉学护理队伍管理的必要性，同时，根据"健康中国 2030"与舒适化医疗的要求，对麻醉学护理单元的建设提出切实可行的方案。中华医学会麻醉学分会副主任委员米卫东教授、俞卫锋教授、王天龙教授先后发表了重要讲话。米卫东教授以麻醉学科的现状调查为切入点，多角度、多维度探讨了麻醉学科的发展现状，同时，依据国务院办公厅关于加强和完善麻醉科医疗服务的意见，提出改善现状的具体方案。俞卫锋教授以急性缺血性脑卒中治疗为例，生动形象地讲解临床试验的提炼、设计与实施，内容涵盖选题、研究步骤、伦理申请、预试验等多方面。王天龙教授以首都医科大学宣武医院麻醉科的学科建设之路为例，指出学科建设的核心任务是人才培养，并从医学人才的成长阶梯、构成比例等多方面进行阐述。随后，王天龙教授又向学员们介绍科室老年麻醉管理流程的建立，分别从老年麻醉与围术期管理的制度设计、人力配置与管理及认知盲区 4 个方面展开，为大家提供优秀的借鉴方案。在整个培训过程中，学员们学习兴趣浓厚，踊跃提问，实时互动，学习气氛热烈。培训结束后，学员们纷纷表示获益匪浅，将把此次学习成果应用到未来的工作中，做有质量的麻醉，为"健康中国"助力。

同期召开的麻醉学科未来领军人才培训班，旨在提高青年麻醉科医师在临床、科研、教学及学科建设管理等方面的能力，为各地培养综合实力强劲，医、教、研、管全面发展的学科领军人才。《中华麻醉学杂志》编辑部主任彭云水教授分享多年审稿经验，通过一系列的故事提出保证医学期刊论文规范化的五点建议，即红线意识、创新性意识、书面语意识、稿约意识和科学家意识。寄语年轻人要有百折不挠的精神，把情怀融入事业。首都医科大学附属北京天坛医院麻醉科主任韩如泉教授以天坛医院麻醉科为例，总结管理科室多年的经验——临床医疗为基石，教学科研是重点，团队建设最关键，并一一进行论述。中华医学会麻醉学分会青年委员会副主任委员王晟教授、陆智杰教授、戴茹萍教授、王云教授先后发表了重要讲话。王晟教授向大家讲述如何在高海拔地区做好医疗工作，特别指出，需要更多地关注民生及在现代科技进步的情况下如何进行学术推广，最终让老百姓更加有获得感和幸福感。陆智杰教授围绕为什么要精准扶贫、青年委员能发挥的作用及如何做好精准扶贫展开讲述，通过展示基层医院麻醉科现状和近些年精准扶贫的成果，鼓励广大学员关注基层，勇担重任。戴茹萍教授通过两例临床转化研究经典案例指出，应结合自身特点和背景，做针对临床问题的科学研究，寻求合适的靶点和机制，掌握自主知识产权，开展临床前或临床研究。王云教授分享如何撰写SCI 论文，首先强调选题的重要性，选题正确是在战略上取胜；其次需重视细节，结合自身优点，落脚点应在新技术、新思路和新病人。由中华医学会麻醉学分会青年委员会秘书长、中国医学科学院北京协和医院龚亚红教授和北京大学人民医院安海燕教授共同主持的议题"麻醉专业有没有核心技术（价值观）""麻醉科护士是否能在麻醉科医师指导下从事临床麻醉"引发各位学员的热烈讨论。大家各抒己见，畅所欲言，数次将会议气氛推向高潮。

中国医学科学院北京协和医院裴丽坚教授以"麻醉相关临床研究的数据管理与质量控制"为讲题，围绕研究问题的重要性、研究整体设计、随机对照试验设计的要点和研究实施的要点展开讲述。国际演讲协会中国区英文演讲冠军龙颖老师与学员分享英文演讲和国际礼仪，指出演讲的本质是交流，过程中必须有互动和眼神的接触，演讲者应该从观众视角出发，时刻思考观众能够从演讲者的演讲中得到什么。知名外企培训师 Helen Wang 老师以"演讲口才也是一种领导力"为讲题，围绕演讲的重要性、提升演讲能力的三大要素、演讲顺序等方面展开演讲。紧接着，全体学员与北京青年麻醉科医师举办了主题为"做一名'有温度'的职业管理者"和"于细微处见精神——浅谈医学教育中的教学设计"的互动沙龙，讨论热烈。培训结束后，学员们纷纷表示收获良多，将在今后的工作中不忘初心、勇担责任，在做好麻醉工作的同时全面发展，为提高患者的获得感和幸福感尽一份绵薄之力。

四、专业教育著作

2019 年 11 月 1 日，2018—2019 年麻醉学新书发布会亮相第 27 次全国麻醉学术年会（浙江杭州）。此次新书发布会共发布 33 部麻醉学专著及译著，新书主题众多，涵盖面广，内容质量上佳。《现代麻醉学》（第 5 版）、《中国医学发展系列研究报告——麻醉学进展（2018）》举行了发布仪式。《现代麻醉学》（第 5 版）作为"十三五"国家重点图书出版规划项目，由国内知名麻醉学专家邓小明、姚尚龙、于布为、黄宇光教授领衔主编，庄心良、曾因明、陈伯銮教授担任主审。该书编委成员 22 位，全书共 143 位作者、83 位参编人员，都是临床一线业务骨干，精力充沛，思维敏锐，基础理论扎实，临床实践经验丰富，为该书的编写和顺利出版打下坚实基础。由中华医学会组织编著，黄宇光、邓小明教授担任主编的《中国医学发展系列研究报告——麻醉学进展（2018）》也在本次年会上发布。该书编写阵容强大，由中华医学会麻醉学分会第十三届委员会委员担任精选文摘的评述专家，第十三届青年委员会委员及中、青年专家组成编委团队，系统梳理了中华医学会麻醉学分会 2018 年度学科组织建设、学术交流、人才培养、基层建设、科学普及、研究进展等工作，全面更新"我国麻醉从业人员调查分析"数据，精选 7000 余篇麻醉专业论文中的 15%，萃取 137 篇精华文摘，全方位、多角度地展示了 2018 年度中国麻醉学的进步与发展。该书既是麻醉从业人员的临床和科研指导用书，也是珍贵的史料。

（薄禄龙　曹君利　邓小明　米卫东）

第七节　精准医疗扶贫、爱心医疗及基层医疗

2019 年中国麻醉学科普查结果显示，我国 9 万多名麻醉从业人员中，基层麻醉科医师占总数的 50%；另外，基层医院麻醉科室数量占全国麻醉科室总数的 65%。所以，基层麻醉学科的服务能力直接影响着全国麻醉学科的整体水平，也决定着我们从麻醉大国走向麻醉强国的速度。抓好基层学科建设，提升基层医院麻醉科医师的临床服务水平，一直是各级麻醉学分会和麻醉医师分会的重点工作内容。2019—2020 年，中华医学会麻醉学分会和中国医师协会麻醉学医师分会在精准帮扶及基层医疗水平提升方面，开展了多项工作，取得了优良成绩。

一、麻醉专科医联体建设

为积极响应党中央、国务院有关"全面启动多种形式的医疗联合体建设试点，三级公立医院要全部参与并发挥引领作用，建立促进优质医疗资源上下贯通的考核和激励机制，增强基层服务能力"

的部署及要求，麻醉学科的"精准扶贫——麻醉专科医联体建设"项目于2017年启动，国务院扶贫办及国家卫健委等部门领导出席。全国200余家大型三级甲等医院麻醉科被选为施教单位，800余家国家级贫困县的县级医院麻醉科（每个贫困县至少1家）被确定为帮扶单位。牵手单位之间常规开展医师培训、学术交流和学科建设指导等活动，以学术支持的形式实现对基层医院麻醉科的精准帮扶。该项目经过近3年的完善和推进，三级甲等指导医院帮带比例由1：1逐步发展到1：4。截至2019年12月有256家指导医院及867家基层医院参加，总计有1123家医院牵手，达到了麻醉专科医联体建设千家医院牵手的目标，实现了对基层医院麻醉学科的精准帮扶，大幅提升了基层麻醉学科的整体水平。

二、支援边疆及偏远地区学科建设

为响应国家号召，支援边疆建设，麻醉学科多年牵手帮扶如新疆、西藏、云南、广西、陕西等革命老区和边疆地区。组织国内知名专家，通过捐赠设备和现场授课等方式，将先进的医疗设备和医疗技术带到边疆和偏远地区医院，从麻醉学科发展、科室管理、人才培养、医疗技术等方面推动基层麻醉事业的发展。另外，依据国家卫健委文件，2019年麻醉学科启动了国家紧缺人才培训工作，众多培训中心成功举办了各类麻醉专业人才培训项目，对我国麻醉学科的建设起到了积极作用。在项目实施过程中，对每位学员因材施教，使学员在专业技术水平整体提高的同时，又具备一定的亚专科特长。

三、麻醉远程教育学院远程教育成效显著

在助基层、强基层的实践中，现代化远程教学系统发挥了重要作用。在精准帮扶过程中，麻醉学科成立了"精准帮扶——麻醉专科医联体远程教育学院"，为部分贫困重点县和革命老区基层医院麻醉科建立了远程教育系统。诸多大型三级甲等医院，如中国人民解放军总医院、华中科技大学同济医学院附属协和医院、北京大学人民医院等作为指导医院，每周定期开放科室的麻醉理论、病例讨论等线上教育课程，使基层医院能够高层次、高频次地接触、了解、学习最新的理念、知识与经验。不到2年时间，远程教育学院开展的各类教学、培训、病例讨论活动就达数千场，数十万人次的基层医院麻醉科医师参加了培训学习。这种低成本、高收益的授课培训方式，大大提高了帮扶效率与质量。远程教育系统的实时会诊和继续教育培训也拉近了大医院与基层医院的时空距离，有利于对基层地区麻醉科医师进行远程会诊指导、教育和培训，帮助其提升麻醉业务技能和医疗水平，提高了基层医院麻醉科整体实力，快速推动了先进学术理念的传播。

四、麻醉学各级分会与医师协会携手共进

2018年8月8日，国家七部委联合签发了《关于印发加强和完善麻醉医疗服务意见的通知》（国卫医发〔2018〕21号）；2019年12月9日，国家卫生健康委办公厅又发布了《麻醉科医疗服务能力建设指南（试行）》。这些政府文件，为我国麻醉学科的飞速发展提供了巨大的政策支撑。为了

在学科发展的重大历史机遇下，更加快速地提升我国基层麻醉学科水平，中华医学会麻醉学分会、中国医师协会麻醉学医师分会、各省市医学会麻醉学分会及各省市医师协会麻醉学医师分会等学术和行业组织开展了大量的文件宣贯工作。同时，以学术帮扶、技术帮扶等形式支持基层医院，特别是贫困地区基层医院麻醉学科的发展，开展了"精准扶贫——麻醉走基层"活动。该活动邀请国内各省市知名专家及年轻学科骨干到基层交流指导，通过线上线下授课交流、现场指导和疑难病例讨论等方式，将新的理念、先进技术和宝贵经验带到基层，实现了跨越省市界限的学科学术资源互通。在一年多的时间里，各类走基层活动达数千场，很好地解决了基层医院面临的实际工作困难，提高了基层麻醉科医师的理论水平和技术水平。

由于基层医院医疗资源受限，理念、技术及硬件设施相对缺乏，基层麻醉科医师遇到严重困难气道时仍会感到困难。各级麻醉学分会、医师协会想基层医师所想，急基层医师所急，积极开展气道管理培训走基层活动，在全国、省市及区县等层面进行困难气道管理和指南的理论学习和实践培训。由于基层医院存在新型气道管理工具缺乏，存在可视喉镜、可视软镜（纤维支气管镜与电子软镜）、喉罩等解决困难气道工具不足等问题，在理论培训的同时，广泛开展了气道管理的 Workshop 实操培训，在基层医院推广和普及可视喉镜、可视软镜等新型气道管理技术，并赠送可视喉镜等设备 200 余套。使众多基层麻醉科医师掌握了气道管理新理念和新技术，提高了气道管理和困难气道处理的水平，降低了困难气道管理相关并发症的发生率，进一步保障患者的安全。

同时开展的"麻醉超声技术走基层"活动，培训了超声引导下外周神经阻滞，经胸心脏超声及经食管超声在围术期的应用技术。采用理论授课和 Workshop 培训相结合的方式，普及超声技术在麻醉实践中的应用，并赠送了数批超声设备，受到广大基层麻醉科医师的欢迎。

另外，根据基层医院提供的临床疑难病例，有的放矢地进行了"麻醉病例走基层"活动。病例种类包括专科麻醉、急救、疼痛、危重症处理及急症抢救等多个亚专科的内容。切实有效地推动了麻醉新知识、新技术的普及，大大提升了基层医院麻醉科医师的专业素质和实际操作能力。

五、宣传弘扬优秀基层麻醉科医师的奋斗精神

为了宣传当代中国基层麻醉科医师良好的精神风貌，加强和充实全国基层麻醉学科医师队伍建设，弘扬广大基层麻醉科医师扎根基层、兢兢业业、乐于奉献的精神。中国医师协会麻醉学医师分会已开展两届"优秀基层麻醉医师"评选宣传活动，2019 年和 2020 年，分别有 5 位和 10 位基层医师获得了"优秀基层麻醉医师"荣誉称号。在 2020 年中国医师协会麻醉学医师分会年会开幕式的宣传活动中，组委会邀请优秀基层麻醉医师本人及其院领导同时上台领奖，表彰宣传了优秀麻醉医师的事迹，同时使学科影响力在基层医院得以提升。

六、深入调研——百家基层医院面对面

中华医学会第 27 次全国麻醉学术年会（2019 年）邀请了来自全国 30 个省、自治区和直辖市近百名基层县级医院麻醉科主任走上年会讲台，与全国委员们进行面对面的交流。县级医院麻醉科主

任们就基层麻醉科所存在的各方面问题进行了详尽阐述，包括：①麻醉科医师和护士严重缺乏，相关培训较少。②国家七部委文件《关于印发加强和完善麻醉医疗服务意见的通知》在基层医院的落实面临很多困难，医院在政策和绩效方面对麻醉科仍缺少支持。③缺少设备，大部分基层医院缺乏心排血量监测仪、麻醉气体监护仪、神经丛刺激仪、肌松监测仪、纤维支气管镜、血栓弹力图（TEG）、B型超声、脑电双频指数（BIS）监测仪、手术麻醉临床信息系统等。④很多基层医院无麻醉门诊、疼痛门诊，未开展日间手术，舒适化诊疗有待进一步提高。

参加座谈的全国委员们通过与基层麻醉科主任们的充分座谈与沟通，更具体地了解到我国基层麻醉的现状及显著的地域差异。全国委员们就如何争取医院的支持及如何加强科室管理等问题给出了许多建设性的意见。基层麻醉科的主任们表示此行收获很大，回去后会仔细分析专家们的建议，结合本院的实际情况，找准抓手，逐步推进落实，从而把科室建设好。同时，他们也表示，此次活动中深切感受到中华医学会麻醉学分会对基层麻醉工作的关心和支持，表示一定不辜负学会领导们的期望，把基层麻醉工作进一步做强、做好。

七、精准扶贫——青年专家在行动

麻醉学青年专家积极组织"中国医师协会麻醉学医师分会精准扶贫暨青年麻醉专家西部行"活动。该系列活动充分发挥了中青年麻醉专家的骨干作用，他们通过义诊、示教、讲课、疑难病例讨论、大查房等多种培训手段，对基层医院开展精准医疗帮扶。响应国家"一带一路"倡议，为丝绸之路沿线省份及地区基层医疗机构建立学术交流平台和渠道，有效提高了基层麻醉从业人员的技术水平，进一步推动了麻醉学科的发展。

同时，中华医学会麻醉学分会青年委员会和中国医师协会麻醉学医师分会青年委员会联袂打造了"辉常麻醉——麻醉专科医联体网络平台"，组织了近百期面向基层麻醉科医师在线授课及病例讨论。在2020年3月新冠肺炎疫情期间，青年委员会开展了"勠力同心、共克时艰——CAA抗新冠肺炎疫情培训周"，组织了5场线上新冠肺炎防治的基层麻醉科医师培训活动，有力推动了全国麻醉学科的抗疫工作。

另外，中华医学会麻醉学分会和各级医院多次组织基层医院麻醉科医师免费参加全国各类学术会议，赴大型三级甲等医院进修。包括：中华医学会麻醉学分会资助百名基层麻醉科医师参加2019全国麻醉学术年会；另有15名基层医院麻醉科医师获资助参加第十届全国高危产科麻醉与分娩镇痛论坛；浙江大学医学院附属第二医院麻醉科出资万元资助基层麻醉科医师赴大型三级甲等医院进修等。

在麻醉学科全体同道的共同努力下，基层培训和精准帮扶活动取得了丰硕成果。两年中，麻醉学科累计组织了数千场现场帮扶活动，覆盖31个省、自治区和直辖市，听课学员达10万余人次。精准帮扶走基层活动，充分发挥全国大型三级甲等医院的学科引领作用，通过传授先进理念、技术和临床经验，结合赠送医疗设备、器具及书籍等多种手段，对基层医院开展帮扶，为基层医疗机构建立了高质量的学术交流平台和渠道，推动了学科发展，切实提升了基层的诊疗水平和整体服务能力，为在全国范围内更好地实施分级诊疗打下了坚实的学科基础。

基层麻醉学科的建设与发展是我国麻醉学科真正地走向世界、走向麻醉强国的根本，也是满足人民群众对麻醉医疗服务需求的关键环节。中华医学会麻醉学分会与中国医师协会麻醉学医师分会同心协力、精准施策，2019—2020 年，为提高基层医院麻醉学科水平开展了卓有成效的工作，也为麻醉学科的跨越式发展奠定了坚实基础。

（傅　强　米卫东　姚尚龙）

第八节　麻醉教育及麻醉科普

近年来，在积极响应国家新的医疗体制改革的同时，麻醉学科的各级学术组织与行业协会也在大力开展针对广大民众的麻醉教育和麻醉知识科普宣传工作，旨在逐步提高普通民众对麻醉学科的认识水平，让他们更多地了解麻醉科，了解麻醉科医师，从而提高麻醉学科及麻醉科医师的社会认知度和认可度，使麻醉学科逐渐成为社会民众所熟知的临床学科，为麻醉学科更加快速发展打下坚实的社会基础。

一、麻醉学科的民众认知度

目前，麻醉科在我国社会公众中的认知度还相对较低。由中华医学会麻醉学分会和中国医师协会麻醉学医师分会联合发起的一项公众抽样调查结果显示，近 80% 的民众不知道在外科手术与麻醉过程中，患者的呼吸、心率、血压、体温等重要的生命体征是由麻醉科医师来维系的，他们认为麻醉科医师给患者打完一针麻醉药，就结束了自己的麻醉工作。大部分被调查者认为：术中麻醉科医师是可以离开手术间，离开患者的；术中患者生命体征的维护、并发症的处理及危急事件（大出血、休克、心搏骤停等）的救治等都是由外科主刀医师、内科医师甚至是护士来组织完成的。这一调查结果显示，目前民众对麻醉的理解确实还停留在"麻醉就是打一针、睡一觉"的层面。民众对麻醉科医师的核心职责和工作内涵了解甚少，甚至有许多人认为麻醉科医师不是医生，而是护师或技师。这些不了解、不认识、不重视和各种误解极大地阻碍了麻醉学科的发展与进步。所以，面向普通民众的麻醉学知识的科普宣传，既势在必行，又任重而道远。

二、麻醉品牌科普之"中国麻醉周"

为纪念 1842 年 3 月 30 日美国医师 Crawford Long 在世界上首次成功实施全身麻醉，中华医学会麻醉学分会将每年 3 月的最后一周定为"中国麻醉周"，旨在借此有意义的日子，宣传麻醉学科在临床医学中的重要价值。自 2017 年开始，中华医学会麻醉学分会联合中国医师协会麻醉学医师分会已成功举办四届"中国麻醉周"，麻醉周期间，全国各地的麻醉学同道通过各种渠道，采用多种方式共同举办各类宣传活动。"中国麻醉周"前三届的主题分别为"从麻醉学到围术期医学（2017）""美好生活从无痛诊疗开始（2018）""安全舒适保健康，麻醉医生在身旁（2019）"。"中国麻醉周"目前已成为麻醉学科科普宣传的品牌工程和重要窗口，其规模逐年扩大，参与人数逐年增多，科普宣传活动也取得了令人欣喜的效果。

2019 年"中国麻醉周"规模空前、成果显著。2019 年 3 月 26 日下午,"中国麻醉周"启动仪式和新闻发布会在北京协和医院学术会堂隆重召开,出席发布会的嘉宾包括国家卫生健康委员会医政医管局张宗久局长、中华医学会党委李国勤书记、中国医师协会张雁灵会长、北京医学会金大鹏会长、国家卫生健康委员会医疗管理中心高学成主任、国家卫生健康委员会医政医管局医疗资源处王斐副处长等。会上,中华医学会麻醉学分会主任委员黄宇光教授做了题为《麻醉的前世今缘》的主题演讲。他指出,目前麻醉学科要解决的两个重要问题是全覆盖和均质化。人民群众对美好生活和舒适化医疗的需求已转化为对麻醉学科发展的强烈需求。因此,麻醉学科应成为医院的枢纽性学科,为患者的舒适安全保驾护航,麻醉科医师也应被社会广泛认知、认可。中央电视台、北京电视台、《人民日报》、《健康时报》、《医师报》、新华社及多家网络媒体出席并做采访和相关专题报道。

2020 年是极为不平凡的一年,新冠肺炎疫情暴发,在阖家团圆的新春佳节,数万白衣天使勇敢逆行、众志成城抗击新冠肺炎疫情,现已取得了突破性的胜利。因此,2020 年"中国麻醉周"的主题是"敬畏生命,关注麻醉——抗击疫情勇担当,重症救治我护航"。由于受到疫情的影响,本年度的麻醉宣传周无法举办现场发布会和健康义诊等宣传活动,所有宣传活动都改为线上进行,但是线上宣传的方式不但没有影响和限制宣传的效果,反而有效促进了广大民众对活动的参与与互动。

在本次"中国麻醉周"期间,中华医学会麻醉学分会、中国医师协会麻醉学医师分会与新华社 CNC 联合推出了《坚守抗疫"醉"前线》和《麻醉医生说麻醉》两档系列公益节目。《坚守抗疫"醉"前线》电视专题节目邀请了 48 位来自全国各地,特别是湖北地区的麻醉专家为广大观众进行麻醉知识的科学普及,与此同时,生动展示了麻醉科医师——这些幕后英雄在抗击疫情"醉"前线的那些生死时刻和感人瞬间。该节目共计 16 集,节目总时长 4 h,分别在新华社客户端、新华网客户端、新华社 CNC 视频客户端和中国网等媒体平台播出,综合点击收看量突破 2500 万,受到了社会各界的广泛好评。《麻醉医生说麻醉》特别节目由黄宇光和米卫东两位专家领衔,共制作 10 集,总时长 2 h。节目中两位专家现身说法,通过临床中一个个生动的案例来展现麻醉科医师的专业形象及重要作用,同时向民众讲述了现代麻醉学、危重症医学以及疼痛医学中的最新理念。该节目在 40 多家媒体平台播出并刊发相关图文资讯报道,综合点击收看量突破 4000 万人次。此外,在 2020 年"中国麻醉周"期间,全国各医院麻醉学科的青年医师也积极拍摄视频投稿,参与系列节目的制作。宣传周期间共收到视频稿件 60 篇,制作并播出专题节目 8 期,总时长 85 min。该节目仅在新华社客户端和中国网播出,但总点击量达 801.5 万人次。

三、网络科普之"麻醉直播周"

为庆祝第二个中国医师节,增强我国麻醉科医师的荣誉感和使命感,进一步加强学科人文建设,推动麻醉学科在社会的认知度,普及麻醉与舒适化医疗最新理念,2019 年 8 月 19 日至 23 日,中国医师协会麻醉学医师分会与新华社联合推出了"中国医师节——麻醉直播周",直播活动借助新华社 CNC《新华大健康》平台进行。直播周期间每天从早上 8 点开始,至晚上 8 点结束,直播时间长达 12 h。本次直播与以往直播不同的地方在于，直播嘉宾由资深麻醉专家、青年外科医师和青年麻醉科医师组成。3 位嘉宾采用通俗的语言从不同的视角与主持人一起探讨某一专业问题，为百姓进行科普。在为期 5 天的直播中，75 位专家为观众深入浅出地介绍了五大内容：①小儿麻醉；②肿瘤患者的麻醉；③麻醉与创伤手术；④共同关心老年麻醉；⑤麻醉与舒适化医疗。直播过程中还与北京积水潭医院、北京妇产医院等医院的手术室内进行了多次实时连线，向观众全方位地展示了麻醉科医师的日常工作，消除了观众对麻醉学科的疑惑和误解。音视频并机直播平台总观看量高达 2504.1 万人次。

四、参演纪录片《手术两百年》

2019 年，中央电视台纪录片频道播出了一部刷爆朋友圈的纪录片——《手术两百年》。该片被誉为我国医学类纪录片的先河之作，第一次全景展现了人类与疾病抗争过程中的一个个重要里程碑，真实地记录了科技的历史演变，展现了医学先驱们的人道主义精神。在该纪录片中，中华医学会麻醉学分会主任委员黄宇光教授参演并向大家讲述了麻醉学科在外科发展史中所起的举足轻重的作用。在麻醉出现之前，外科手术度过了漫长的荒蛮期。流血、疼痛与死亡一直都伴随着接受手术的患者，在手术过程中因疼痛过度而死亡的例子比比皆是。因此手术曾经是野蛮的代名词，被打开身体的患者随时面临死亡的危胁。然而，怀抱着悲悯之心执着前行，经过无数次惊心动魄的尝试，外科手术终于有了麻醉、止血和消毒保驾护航，柳叶刀也才真正成为救命之刀。所以麻醉是当之无愧的手术 200 年的三大基石之一。麻醉诞生之前，手术，毋宁死！麻醉诞生之后，科学终于战胜了疼痛。随着麻醉学科的发展，今天的麻醉科医师除了要在手术中对患者实施麻醉外，还要在术中担起监测生命体征、抢救患者生命、保证术后患者苏醒的职责，是当之无愧的生命守护神。这部纪录片突出强调了麻醉学科在外科发展中的重要地位，也让民众更加深刻、具体地认识到麻醉学科的重要性。

五、电视系列片之《麻醉科的故事》

2019 年底，百集科普电视系列片《麻醉科的故事》正式制作完成。《麻醉科的故事》是由麻醉学术及行业组织与新华社手机电视台联合摄制的科普类节目。节目邀请到全国范围三级甲等医院的麻醉学专家，以故事化的语言深入浅出地讲述了麻醉科里发生的一个个或生动、或有趣、或温馨、或惊心动魄的故事，例如术前禁食水的重要性、小儿感冒了为什么不能做麻醉、无痛分娩怎么做、麻醉恢复室的故事等。该系列片旨在向广大百姓讲述麻醉科医师最为真实的工作状态和工作内容，增强社会对麻醉学科的认知和了解。该电视系列片的拍摄和制作历时约 2 年，共制作完成 104 集，每集约 30 min，参与录制的麻醉学专家共计 312 人次，每集在专家讲解过程中都配有相应的科普动画或示意图片，方便观众理解相应知识点。该系列节目在新华社 CNC《新华大健康》直播节目及新华网络电视台、中国网《纪录中国》频道等媒体平台持续滚动播出。截至 2020 年，该节目的累计点击观看量突破 6000 万人次。

六、科普图书之《揭开麻醉的神秘面纱》

为了进一步做好麻醉科普工作，北京医学会麻醉专业委员会主任委员岳云教授组织编写了《揭开麻醉的神秘面纱》一书，参编者均为国内知名麻醉学专家，包括叶铁虎教授、黄宇光教授、李天佐教授、米卫东教授和郭向阳教授等。该科普读物包含 11 个章节，全面深入地介绍了麻醉学的发展历程和现状，麻醉学科具体涉及范围和麻醉科医师的工作职责等内容；同时，还就广大民众普遍关心的围术期热点问题进行了探讨。撰写内容精彩生动、可读性强，该书有望于 2020 年下半年由人民卫生出版社出版，与读者见面。

麻醉学科科普之路任重而道远。我们必须深刻认识到，麻醉学科社会地位的提升与职业价值的体现需要有良好的群众医学知识基础，做好麻醉学科的科普工作是加速我国麻醉学事业发展的重要保障，民众医学知识的科普与麻醉学科的自身发展同等重要，麻醉学科的科普工作必须持续、高效、大规模地开展，从而推进我国麻醉学事业的快步前行。

（张昌盛　米卫东）

第二章 中华医学会麻醉学分会各学组工作及专科学术进展

第一节 危重症学组

一、2019年危重症学组工作总结

根据中华医学会麻醉学分会第十三届委员会的共同决策，新一届危重症学组于2018年12月正式获批成立。时光荏苒，距离危重症学组成立已满1年。在这充实的一年中，学组各委员团结、合作，完成了学组的各项工作任务。

（一）制定危重症学组总体工作原则、3年规划

结合危重症学组工作发展需求和各位专家的专业特长，经学组共同探讨与磋商，我们明确了2019—2021年总体工作原则为：积极配合中华医学会麻醉学分会第十三届委员会的工作规划，在其总体部署和领导下积极开展学组具体工作；以"医、教、研"三位一体为理念，以"宽交叉、强基础、重转化、惠临床"为工作宗旨；重视人才培养质量工程，重视麻醉急、危、重症亚学科品牌提升；整合学组成员的资源，依托学组成员的智慧，和中华医学会重症医学分会共同努力，推动全国各个区域的麻醉急、危、重症亚学科的发展。

（二）危重症学组联合会议及走基层、跨地区学术交流

依托危重症学组委员所在区域的学术交流活动，有计划、有品牌导向地推进学组与学组委员所在区域的联合会议：①为建立区域性常态化的休克与脓毒症学术交流平台，促进各级医疗机构休克与脓毒症诊治水平的全面提高。2019年危重症学组第一季区域联合会议"CSA休克与脓毒症邕江论坛"由学组来自广西的委员黄冰主任负责，于2019年3月22日至24日在广西西宁成功举办。②2019年第二季学组联合会议由学组来自新疆的委员徐桂萍主任负责，于2019年12月10日成功举办，以麻醉急危重症临床、科研为主题。③近年来，学组组长方向明教授多次组织相关专家通过"飞过去实地指导、请进来培训考察、远程咨询对接"等方式，指导、协助新疆建设兵团第一师医院成功申报国家级住院医师规范化培训基地。

（三）公益普及大众急救知识

心搏骤停是引起世界人口死亡的第三大常见原因，已成为威胁人类健康的重要杀手。心搏骤停救治的关键是尽早启动有效的心肺复苏，而心肺复苏的实施可以包括两部分：心搏骤停旁观者实施的心肺复苏和医务人员实施的院前急救。医务人员实施的院前急救目前在我国已形成一定的模式和规模，已取得较长足的进步。然而，我国心搏骤停旁观者实施心肺复苏的普及工作目前仍处于探索阶段，故而我们学组通过开展"急救知识进校园""女子监狱健康知识大讲堂"等活动向广大民众普及急救知识。

（四）组织开设全国麻醉学年会危重症学组分会场

危重症学组在中华医学会麻醉学分会（CSA）2019年年会开设分会场，为全国麻醉同道提供交流学习的平台。"危重症新进展"专题，邀请了中、美、欧等国际重症医学领域的专家就危重症学领域的最新进展发表见解，带来一场学术盛宴；在"基层青年医学论坛"上，来自基层医院的5位青年医师进行临床病例分享及科研探讨。从临床问题出发，开展临床研究和基础转化研究，开拓了青年医师的科研思路，激发了青年医师的科研热情。

（五）开展新冠肺炎疫情防控工作

1. COVID-19防控指南及专家共识的撰写。北部战区总医院孙莹杰团队发布的《重症和麻醉医生管理新型冠状病毒（2019-nCoV）感染患者的实用性建议》为救治COVID-19患者提供了实用性指导。

2. 危重症学组委员单位积极援鄂。山西医科大学第二医院原大江主任、遵义医学院附属医院傅小云教授分别率队深入武汉实地，实实在在地做，踏踏实实地干，为我们国家取得抗疫阻击战阶段性胜利做出积极贡献；赣南医学院叶军明校长、徐州医科大学附属医院赵文静主任、广西医科大学附属肿瘤医院黄冰主任、河北医科大学第二医院刘雅主任、山东省立医院纪洪生主任等学组委员也纷纷组建科室援鄂医疗队赶赴一线，抗击疫情。

3. 自我国启动COVID-19疫情应急预案以来，危重症学组委员们纷纷坚守在各自医院疫情防控及临床工作一线，带领团队积极落实CSA发布的COVID-19疫情防控指南及专家共识，组建并带领科室应急小组开展对新冠肺炎患者及疑似病例排查、插管抢救及无痛诊疗等工作。

4. 浙江大学方向明教授通过电话、视频、邮件等多形式与德国、美国、英国等国家麻醉同行开展疫情防控学术交流，分享COVID-19防控中国经验，为提高国际防控意识、共同抗击全球疫情提供无私帮助。此外，方教授还发动学校"九三"学社、企业基金会等途径向省内外捐赠疫情防护物资。

二、麻醉重症医学领域进展

在过去的一年中，麻醉学科内涵提升、外延拓展，基础研究与转化应用加速，为麻醉重症医学领域带来了机遇和挑战。2019 年麻醉重症医学的创新性研究成果虽未如"花重锦官城"那般绚烂夺目，但"驽马十驾，功在不舍"，国内外麻醉重症研究的学术理论和研究体系都以稳步、特有的方式发展。在此，我们梳理总结了国内麻醉重症领域代表性成果，因篇幅所限，难免存在疏漏之处，望予以谅解、指正。

（一）新型冠状病毒肺炎相关研究

2020 年初，新型冠状病毒肺炎（corona virus disease 2019，COVID-19）席卷全球，截至 2020 年 7 月 2 日，全球确诊病例已超过 1066 万例，死亡病例已逾 51 万例。细胞因子风暴是导致感染冠状病毒 SARS-COV-2 患者死亡的主要原因，大量炎症因子造成组织损伤。张西京教授团队回顾性地纳入湖北省武汉市火神山医院收治的诊断为 COVID-19 的死亡病例 47 例，发现死亡病例具有高龄、男性、罹患慢性基础疾病等特点，死亡原因主要为 COVID-19 引起的急性呼吸窘迫综合征，继发心、肾衰竭为主的多器官衰竭。徐桂萍主任团队探讨 COVID-19 疫情防控形势对急性肠梗阻病因及诊治的影响，研究表明，疫情防控期间急性肠梗阻手术量增多，等待手术时间延长，通过及时筛查、流程优化和开通绿色通道的方式，可避免急性肠梗阻患者因疫情延误治疗，导致病情加重，保障患者得到及时诊治。傅小云团队对参与 COVID-19 疫情防控一线医护人员的真实体验进行收集，发现疫情期间应增强医护人员自身价值认同感和责任感，鼓舞一线抗疫团队士气，增强战胜疫情的决心和信心。

（二）外科脓毒症诊治的精准分型

脓毒症是重症医学尤其是外科大手术永恒的话题，世界卫生组织向各国政府发出"优先加强脓毒症的预防、诊断和治疗"的呼吁。既往流行病学数据显示，严重脓毒症和脓毒症休克的发病率呈稳步上升趋势，而死亡率出现了显著下降。脓毒症晚期的免疫抑制使患者外周血单核巨噬细胞系统功能紊乱，抑炎因子升高明显，促炎因子分泌受损，严重影响患者远期预后。李金宝教授团队发表于 Burns 的研究结合了临床病例与动物体内实验，揭示了 T 细胞免疫球蛋白及黏蛋白域蛋白 4（Tim4）可促进单核巨噬细胞 NALP3 炎性体活化，参与脓毒症患者免疫抑制的病理生理过程。迅速、准确地判断患者的病情，评估急重症患者病情的严重程度，对于挽救患者、改善预后具有重大意义。方向明教授团队发表于 Proceedings of the National Academy of Sciences of the United States of America 的原创性成果，全新揭示了 DEFA1/DEFA3 基因的高拷贝数是恶化脓毒症预后的分子机制。该研究证实，HNP1-3 基因高拷贝数促进内皮细胞焦亡，导致血管通透性增高、重要脏器灌注不足，最终恶化脓毒症小鼠预后，完善了拷贝数多态性在特定模型中调控疾病发生发展的学说，描绘了根据遗传分子标志进行外科脓毒症器官功能保护个体化治疗的新机制。目前，脓毒症的临床和基础研究忽略了脓毒症患者的异质性，对脓毒症患者进行精准分型，将有助于外科脓毒症患者的个性化管理。

（三）围术期损伤与感染的机制及其防治新策略

感染及其相关的器官功能损伤是围术期患者的主要并发症，围术期耐药、新病原体、机体内源性损伤相关模式分子（DAMPs）的大量释放影响患者的康复。刘炜烽主任等发现创伤性脊髓损伤后神经炎症的调控新机制，Sirtuin4 通过抑制调节性 T 细胞的抗神经炎活性来影响脊髓损伤和脊髓实质恢复。顾健腾教授团队等在 *Theranostics* 上发表论文，报道氩气能通过增加生长因子、抗损伤因子的表达，促进血管新生、纤维细胞增生和再上皮化，促进糖尿病小鼠皮肤损伤闭合与修复。早期积极应用抗生素虽"用心良苦"，但由此产生的耐药问题困扰临床多年。方向明教授团队改造了一种强抗菌活性、高稳定性和低毒性的抗菌肽，为应对当前越来越严重的耐药性鲍曼不动杆菌和铜绿假单胞菌的传播及感染问题提供了革命性的感染控制策略。

（四）围术期急性肺损伤发病机制及防治研究

围术期肺损伤是引起术后并发症、过度医疗和不良死亡事件发生的主要来源，围术期肺保护性通气策略亦在不断更新与补充。刘炜烨主任等发现亚溴苯胺羟肟酸通过调控组蛋白乙酰化作用和 NF-κB 通路来减轻大鼠严重失血性休克所致的急性肺损伤。李金宝教授等发现 PIM1 抑制剂 SMI-4a 通过调节 p65 磷酸化抑制巨噬细胞炎症反应，从而减轻脂多糖诱导的急性肺损伤。徐桂萍主任等发现持续静脉泵注利多卡因可以有效降低脓毒症大鼠炎因子 TNF-α、IL-6 及 HMGB 的表达，抑制肺组织中 HMGB1 mRNA 表达量，减轻脓毒症对肺组织的损伤，有效提高动物存活率，利多卡因减轻脓毒症炎症反应及肺保护作用疗效与乌司他丁相似。

（五）人工智能在麻醉重症医学中的应用

围术期重症患者无法精准分层干预治疗，究其根本原因是缺乏敏感性和特异性高的生物标志物。人工智能（artificial intelligence，AI）、大数据的应用将是拨开云雾见青天的"利剑"。重症患者在连续观察、诊疗和监护过程中，实时监测产生的丰富数据需要更准确的预测模型、更好的决策支持工具以实现更大程度的管理个体化。AI 擅长在大量数据中发现复杂的关系，并且可以同时快速分析许多变量以预测感兴趣的结果，如前面提及的脓毒症的临床分型与预后的关系。方向明教授等对 AI 在实时预测围术期不良事件、镇静镇痛等药物个体化应用及虚拟记录、突发事件重症患者的分级诊疗和气道管理等方面的研究进行思考与展望。顾健腾主任等对人工智能在麻醉学专业硕士临床技能培训考核中应用的可行性进行探讨。

（六）结语

可以预见，伴随新医科发展的需求，2019 年麻醉重症医学虽然缺乏"破局"之作，但 2020 年在生命科学、信息技术等交叉融合推动下，我们将围绕围术期感染、急性呼吸窘迫综合征、器官功能损伤等重大科学问题展开临床、基础、转化的联合攻关。

（李　会　方向明）

第二节　心胸麻醉学组

随着心胸外科手术数量激增以及微创和"杂交（hybrid）"外科时代的到来，心胸手术麻醉在理念、方法和管理上也向着更有利于控制麻醉质量、加速康复和实现向围术期医学转变的方向发展。

一、关注心胸手术麻醉安全和质量，推进各省级亚专科学组建设

目前，北京、河北、浙江、上海、重庆、广东等省、直辖市的麻醉学专业委员会已经成立省级麻醉学分会心胸麻醉学组，此外，湖南心胸麻醉学组亦正在筹建待批，现已经初步形成从全国向省内辐射的格局。

二、推动加速康复外科技术在心胸外科微创和"杂交"手术麻醉中的应用

心胸外科微创和杂交手术的麻醉不仅需要熟悉机器人辅助、胸腔镜下微创精准手术的步骤、方法和特点，更需要熟练的麻醉操作、全面的监测技术和围麻醉期处理能力，并通过完善术前评估及麻醉预案、术中积极协调配合和术后疼痛管理减少围术期并发症、缩短住院时间、降低死亡率及致残率。在工作目标上，不仅关注麻醉，更关注围术期医学，特别是患者最终的转归。

三、积极应对疑难、危重手术和再次心血管手术给麻醉带来的挑战

随着我国社会老龄化进程加快，高龄、高危、再次心脏瓣膜及冠状动脉手术越来越多，手术死亡率升高。心胸学组也一直在努力使以经食管超声心动图（TEE）监测为核心的术中多模式监测技术作为心脏麻醉常规技术，推广脉搏轮廓分析法测定心排血量技术、连续心排血量监测分析血流动力学技术、脑氧饱和度监测脑氧供需平衡技术，积极参与围术期 TEE 在评估手术适应证、外科治疗方案，评价外科治疗效果，监测心血管系统病理生理变化，即刻发现并发症及快速处理等一系列工作中的应用，以控制麻醉风险，改善患者预后，为围术期心胸、血管手术患者保驾护航。

四、重视心胸麻醉医师规范化培训，完善专科医师培养体系与制度

随着心胸外科手术技术的飞速发展和不断革新，针对心胸麻醉专业面临专业人员紧缺问题，学组着重加强全国心胸麻醉培训基地建设。从 2019 年开始，以单中心心脏手术量排名前列的医院为依托，学组初步选取 10 所医院为首批全国心胸麻醉培训基地，以达到全国的心胸麻醉专科培训合格人员在 500 人／年。同时，心胸麻醉学组一直努力筹划和建立围术期心脏超声的标准化、系统化、规范化培训模式，将围术期经胸超声心动图纳入心脏麻醉医师培训计划中。床旁超声用于围术期的监测，为心脏病患者围术期诊疗决策和改善患者的预后提供了有力的技术支持，有助于进一步实现从麻醉医师到围术期医师的角色转变。

五、加强学术交流与合作，提升心胸麻醉专业在临床和基础科研领域的影响力

学组积极推动制定心胸麻醉的规范化诊疗标准，提高心胸麻醉从业人员的临床及基础科研能力，进而提升我国在国际心胸麻醉领域的影响力。心胸麻醉学组分别召开了两次工作会议，讨论心胸麻醉未来发展方向、麻醉科医师使用 TEE 的资质认证与规范化、专业培训基地成立的各项硬件和软件标准及如何将围术期床旁心脏超声、肺超声和经食管超声心动图纳入心脏麻醉住院医师培训计划。2019 年 10 月在杭州举办的中华医学会第 27 次全国麻醉学术年会上，围绕快速心脏外科术后康复、微创心脏手术、心脏手术的血液与液体管理、复杂大血管手术与器官保护、高阶 TEE 与三维成像等主题举办各项专题讲座，并同期举办"围术期四维 TEE 培训班"。2019 年 11 月，在湖南省"中美心胸血管麻醉湘雅论坛暨中华医学会麻醉学分会心胸学组学术年会"期间举办为期 4 天的"围术期心脏超声初级和高级培训班"。2019 年，中国麻醉学者也在世界心胸麻醉学术年会上向国际同行发出来自中国的声音，学术讲座的内容涵盖心胸手术麻醉、心脏病产妇麻醉、TAVI 手术、器官保护等方面。

六、心胸麻醉学组专科学术进展：注重麻醉安全与麻醉质量控制，加快从麻醉学向围术期医学的转变

（一）麻醉安全

回顾上海市胸科医院 2006—2017 年 62 571 例患者围术期严重意外事件，与麻醉相关者主要是气道意外。随着 2013 年后可视喉镜的应用，困难插管发生率下降，但发生在麻醉恢复室的气道问题仍需要引起重视。一项单中心回顾性分析研究了 12 305 例胸科手术病例，其中 416 例发生新发心房颤动，使用胺碘酮组和未使用组相比，虽然未减少新发心房颤动的窦性转复率，但可以使术后心律转为窦性的时间提前。一项回顾性研究分析 35 例气管食管瘘手术患者的麻醉管理方法和预后，总结气道管理的要点包括：改善术前营养，诱导前确认瘘口位置、大小，明视下插管避免加大损伤，肌肉松弛下硬质镜插入，退出硬质镜后插入气管导管过渡，术后头屈曲位镇静、镇痛，尽早恢复自主呼吸。

（二）建立风险预测模型进行麻醉评估和风险预测

通过利用脑状态指数（cerebral state index，CSI）评估老年患者术前认知功能损伤的有效性，发现术前 CSI 指标用于老年患者术前认知功能的评估有较好的准确性和特异性。对 2009—2018 年在广东省人民医院行开胸心脏外科手术的 114 例低出生体重患儿进行单因素、多因素、COX 回归分析。在多元逻辑回归分析中，研究发现手术难度分级及手术时体重是低出生体重患儿围术期死亡的独立危险因素。本研究选择 26 个临床变量并取其中 14 个临床变量作为预测因子，建立术后心胸外科重症监护

室（CICU）、新生儿重症监护室（NICU）等住院时间相关的列线图（nomogram），并通过一致性指数值来评估预测模型的鉴别能力。

（三）新技术运用与日常工作改进

回顾经皮左心耳封堵术麻醉方法，推荐丙泊酚联合瑞芬太尼靶控输注（TCI）、罗库溴铵全身麻醉插管、术毕输注舒更葡糖钠拮抗肌松的麻醉方法。该方法具有气道可控性好，术毕苏醒快、拔管早，一过性低氧血症、躁动发生率低等优势。采用雾化吸入右美托咪定的方式减少镇静下气管镜检查的术中呛咳发生率。研究观察对胸外科手术的患者行中心静脉穿刺时，观察下肢抬高对颈静脉横截面积的影响，发现下肢抬高 30° 时横截面积较大，有利于改进穿刺。此外，有研究发现围术期低温问题在食管手术中较为常见，且与术后心肌损伤存在一定的相关性，采用强化保温措施（充气加温）有助于降低心肌损伤的风险。

（四）疼痛治疗基础与临床研究

癌痛的机制研究发现在脊髓背根神经节中有 100 多个基因发生表达改变，其中 BMP 及其受体可能是参与癌症痛痛觉敏化机制的新靶点，可以作为未来药物研发点。研究发现椎旁神经阻滞对于老年患者可以实现良好的镇痛，还能改善老年患者术后肺部并发症。

（五）继续推进心胸外科手术麻醉加速康复的进程

加速康复外科（ERAS）终极目标是外科手术"无痛苦和无风险"。麻醉科医师在推进心胸外科手术麻醉 ERAS 的进程中肩负着重要的作用，现推进的主要方向包括足够的镇痛，术后早拔管，麻醉快通道，自主呼吸麻醉下的电视胸腔镜外科手术（VATS），喉罩用于小儿心脏外科麻醉。

（六）推进已有的和新的"杂交"手术麻醉方式探讨和经验分享

许多大的心脏外科中心近年来均逐渐开展心脏微创和"杂交"手术。中国人民解放军总医院心脏外科至今已完成 1024 例机器人心脏手术，国内多家医院开展了机器人辅助冠状动脉旁路移植术、心脏移植手术及多种高难度的心脏"杂交"手术，包括升主动脉及主动脉弓替换加降主动脉腔内支架置入（Bentall 手术）、冠状动脉旁路移植术＋冠状动脉支架置入、肺癌根治加冠状动脉支架置入术。微创心脏手术中涉及的麻醉管理包括单肺通气技术、控制性低血压管理、经食管心脏超声、诱发心室颤动和复律等多种技术手段，对术中麻醉、监测及突发心脏和脑血管事件的处理都提出了更高要求，也需要较长的培训周期。例如，随着老年瓣膜退行性病变发病率不断增加，经导管主动脉瓣置入术（TAVR）可以作为重度主动脉瓣狭窄高龄患者因为无法接受传统的外科开胸手术的一种有效的替代治疗手段。麻醉方案需充分考虑到患者心脏功能代偿限度，力争体现个体化原则。积极开展多学科合作（MDT），参与微创或介入手术适应证评估，术中导管、起搏器、体外循环及心脏辅助装置管道放置，围术期经食管超声心动评估，加强围术期监测与管理。

（徐军美）

第三节　中西医结合麻醉学组（筹）

一、2019 年学组工作总结

2019 年中华医学会麻醉学分会中西医结合麻醉学组，在熊利泽教授、王秀丽教授的带领下，历经了学组初建筹备、到组织构架成熟、再到工作广泛开展，在各个方面都取得丰厚的收获，其具体工作总结如下。

（一）完善学组组织构架，制定未来发展规划

第十三届中华医学会麻醉学分会中西医结合麻醉学组在黄宇光主任委员的坚定支持下、王秀丽教授的前期积极筹备下，建立起学组的组织构架。成立了以熊利泽教授为名誉组长，王秀丽教授为组长，王强、余剑波、苏帆、李文志等教授为副组长，高巨、安立新教授为学组学术秘书，石娜、周期医师为学组工作秘书，以及曹兴华、丁玲玲等 41 位来自全国各地、各大综合医院、中西医结合医院的麻醉学专家为组员的学术团队。

第一次学组工作会议于 2019 年 6 月 14 日在河北省石家庄市召开。经过全体学组成员的认真讨论，我们秉承学会"从麻醉学走向围术期医学"的发展理念，制定了学组未来 3 年的工作规划，进行了学组的工作分工。明确了未来 3 年内的发展主题，即开展多学科［中国中西医结合麻醉学会（CSIA）、中医药学会、针灸学会等］合作，加强国际交流，组织专家共识的修订和撰写及学术专著的撰写等明确工作内容并落实到人。

（二）学组工作切实开展，学术交流遍地开花

在学组框架初具规模、学组规划明确设立之后，各学组成员在全国范围内积极开展学组工作。2019 年 4 月 24 日下午，由上海中医药大学附属曙光医院麻醉科牵头，联合上海中医药大学 8 家附属医院麻醉科，为建立上海中医药大学"中西医结合麻醉与围术期医学"专科联盟召开筹备会。2019 年 5 月 9 日至 10 日，王秀丽组长代表中华医学会麻醉学分会出席"爱尔兰麻醉与重症监护学会年会"并在会上做学术报告。2019 年 6 月 28 日，由中华医学会麻醉学分会中西医结合学组秘书高巨教授牵头发起，于上海召开"泛长三角中西医结合麻醉联盟"筹备会议。2019 年 8 月 31 日至 9 月 1 日，在云南省昆明市召开"云南省中西医结合学会麻醉学专业委员会成立大会暨麻醉学术论坛"。2019 年 10 月，昆明市中医医院麻醉科主办的"中西医结合麻醉技术新进展学习班"在昆明顺利召开。活跃的学术交流活动，为中西医结合麻醉的学术推广搭建了良好平台。

（三）学组引领临床科研，多中心研究切实开展

为进一步促进围术期医学发展，加快患者术后快速康复，2019 年 9 月 20 日，由中华医学会麻醉学分会（CSA）中西医结合学组联合中国中西医结合麻醉学会组织发起，西安交通大学第一

附属医院作为牵头单位，麻醉手术部王强主任担任主要研究负责人，全国 11 个省份 26 家医院参与的多中心临床研究正式启动。除此之外，首都医科大学附属北京友谊医院的安立新教授开展的"TEAS 通过脑肠轴改善腹部手术患者术后胃肠功能的单中心、前瞻性、随机、对照研究"，贵州医学院刘艳秋教授开展的"电针改善七氟烷全身麻醉患者嗅觉记忆""针刺对麻醉药物所致电生理的影响"，南昌市洪都中医院胡凯主任开展的"穴位注射治疗骨折患者急性疼痛的临床研究"项目，都已经顺利进行并取得良好进展。

（四）认真筹备、多方努力，年会板块大放光彩

中华医学会麻醉学分会第 27 次全国麻醉学年会专题中西医结合麻醉板块，于 2019 年 11 月 1 日如期举办。在多方筹备和努力下，此次学术板块涵盖了目前国内外在中西医结合麻醉领域的最新进展和学术成果，从科学研究到临床实践，内容精良、丰富多彩。上海市第四人民医院熊利泽教授、首都医科大学附属北京中医医院刘存志教授、斯坦福大学医学院 Brice Gaudilliere 教授、中国中西医结合麻醉学专业委员会主任委员苏帆教授、西安交通大学第一附属医院王强教授、首都医科大学附属北京中医医院丁玲玲教授等均做了精彩报告，他们在各自研究领域均有着丰富的经验和很深的造诣，讲座立足国际前沿，题目新颖，吸引众多听众。秉承弘扬祖国医学、中西麻醉结合的理念，紧跟此次学术年会"以人为本、一起强大"的宗旨，中西医结合麻醉学术板块讲座取得了圆满成功。

二、中西医结合麻醉学术进展

2019 年中华医学会麻醉学分会中西医结合麻醉学组，在熊利泽教授、王秀丽教授的带领下，在中西医结合麻醉领域开展多项学术活动和科学研究，其研究进展主要集中在针灸及穴位刺激在辅助围术期镇痛、心肺脑功能保护、改善胃肠道功能和改善术后认知等方面的研究，并在机制研究方面进行深入探讨，总结如下。

（一）穴位刺激在围术期辅助镇痛方面的研究进展

穴位刺激主要通过全身经络刺激使身体达到阴阳平衡状态，其主要方法包括针灸、电针刺激（EA）、经皮穴位电刺激（TEAS）、艾灸、穴位按压等。其中电针刺激和经皮穴位电刺激由于可以将刺激参数（强度、频率、持续时间）标准化，常用于临床及基础研究中。

1. 穴位刺激辅助镇痛的临床研究进展 穴位刺激功效的有效性，取决于穴位的选择、刺激的频率、时间和强度等相关参数。因此，优化穴位选择及刺激参数对镇痛效果至关重要。①在临床研究方面，王秀丽等将 TEAS 刺激双侧合谷连内关（2/100 Hz 疏密波、6～10 mA 刺激强度）应用于行膝关节置换术的老年患者；王均炉等在术中贴压磁珠穴位刺激双侧耳穴神门，结合 TEAS 刺激双侧合谷连内关（2/100 Hz 疏密波、6～12 mA 刺激强度），应用于行甲状腺癌手术的患者；李莉等将 TEAS 刺激双侧的合谷、三阴交、足三里，应用于联合硬膜外阻滞行子痫前期的分娩镇痛的孕产妇。上述临床试验均证实，穴位刺激可有效降低术中全身麻醉药的用量，加速患者术后康复。此外，穴位刺激还应用于肩关节镜手术、疝气、无痛胃肠镜、肛肠科手术等多种手术。②临床上在刺激参数的设定上，疏

密波（2/100 Hz）是目前临床上采用的最多的刺激方法，刺激强度为 5～15mA，更多的研究者关注患者的个体化特性，采用患者能够耐受的刺激最大量。有的临床研究采用的是手术前开始刺激 30 min，较多的临床研究偏重于围术期给予穴位刺激，从术前开始直至手术结束。目前仍缺乏一段时间刺激（30 min）与围术期刺激的临床疗效对比观察研究。

2. 穴位刺激辅助镇痛的基础研究进展　有关穴位刺激的基础研究领域，从刺激参数的设定到穴位镇痛的机制均有所涉及。①在穴位选择方面，谭利华等利用肠易激综合征大鼠模型，以 2/100 Hz 分别刺激印堂、内关、天枢、足三里 5 d，发现腹部疼痛缓解程度由强到弱的穴位依次为天枢、足三里、印堂、内关。而朱娟利用远端穴位刺激和切口周围穴位刺激，对开腹手术术后疼痛进行系统评价，发现远端穴位刺激和切口局部穴位刺激均能降低术后 4～48 h 的疼痛评分，而切口周围穴位刺激在降低术后阿片类药物上具有较大的优势。②刺激强度选择方面，方剑乔等利用慢性缺血性疼痛大鼠模型、完全弗氏佐剂（CFA）所致慢性炎性疼痛模型，黄春平等利用慢性压迫性神经损伤（chronic constriction injury，CCI）大鼠模型的研究中，采用的刺激强度为 2～100 Hz，均可产生不同程度的镇痛作用。穴位刺激是一种安全有效且经济的辅助镇痛方法，对于围术期辅助镇痛，其临床研究领域不断扩展，在选穴配伍、刺激参数的设定、具体机制的研究等方面，仍然存在巨大探索空间。

（二）穴位刺激对心、肺、脑功能保护作用的研究进展

近些年来，随着临床研究的深入，穴位刺激在围术期的器官功能保护作用逐渐被学者们证实。减轻氧化应激损伤，降低炎症因子的产生，调节机体的免疫功能，穴位刺激通过多种机制对心、肺、脑等重要脏器起到功能保护的作用。

在为合并冠状动脉粥样硬化性心脏病（简称冠心病）等心脏疾病的患者进行手术麻醉时，围术期的心肌功能保护是麻醉医师面临的巨大挑战。针刺治疗在改善心肌缺血、预防心绞痛复发等方面的作用在临床上已得到证实。2019 年，王秀丽研究团队将 TEAS 应用于合并冠心病的 122 例老年择期脊柱手术的患者，通过围术期刺激内关和郄门穴，观察其围术期超敏肌钙蛋白 T（hs-cTnT）、C 反应蛋白和肌酸激酶的含量和心率变异性的变化。发现 TEAS 明显降低患者术后 hs-cTnT 含量，提高自主神经系统活性，从而发挥心脏保护作用。于小春等的动物研究结果也得到类似的结论。

针药平衡麻醉应用于神经外科领域历史由来已久。但将穴位刺激应用于行颈动脉支架置入术（CAS）和颈动脉内膜剥脱术（CEA）缺血性脑血管病的患者则是新的尝试。2019 年，安立新研究团队将 TEAS 刺激合谷连内关、水沟连百会应用于 CAS 手术的患者，发现 TEAS 能够降低支架置入后 24 h 脑血流量的一过性增高、降低该患者术后高灌注综合征的发生率、改善患者短期内（术后 5 d）的神经功能评分。揭示 TEAS 对脑缺血患者脑组织灌注的双向调节作用。王强等和陈怀龙等的动物实验也证实这一结果。

肺因为其特殊的组织特性和气体交换功能，围术期对麻醉患者肺功能的保护已经越来越多地引起重视。余剑波研究团队发现，将电针刺激合谷、足三里、内关穴（2/15 Hz 疏密波、1～2 mA），应用于急腹症合并感染的患者，发现电针刺激虽然对急性肺损伤的发生率没有影响，但可通过降低炎性因子水平，减轻急性肺损伤的程度。王均炉等应用 TEAS 刺激足三里和三阴交穴，发现对下肢手术患

者应用止血带后，可升高超氧化物歧化酶（SOD）活性，降低丙二醛（malondial-dehyde，MDA）含量，减轻机体氧化应激反应，改善肺功能。此外，动物研究也得到类似的结果，如黄东等的动物实验得出相同的结论。

（三）穴位刺激对胃肠功能紊乱治疗的研究进展

胃肠功能紊乱与手术创伤、失血和麻醉方法关系密切，是术后常见的并发症，表现为腹部疼痛、饱胀、反酸、嗳气、恶心呕吐等。穴位刺激通过兴奋胃肠道神经系统，改善自主神经递质的释放，激活肾上腺素能纤维和去甲肾上腺素能纤维，调节 5- 羟色胺和血管紧张素的分泌，促进胃肠道动力的恢复和黏膜组织的修复。

1. 穴位刺激防治术后恶心呕吐　术后恶心呕吐（postoperative nausea and vomiting，PONV）是手术麻醉后最常见的不良反应之一，单纯使用药物预防和治疗难以取得良好的临床效果。穴位刺激因其疗效确定，不良反应较少，越来越受到临床的关注和认可。2019 年，苏帆等专家组成的中国中西医结合学会麻醉专业委员会推出《穴位刺激防治术后恶心呕吐专家指导意见》，从穴位刺激防治恶心呕吐的机制、穴位的选择、配伍到注意事项进行详细的阐述和推荐。荟萃分析和多项临床研究也充分证实了这一结果。

2. 穴位刺激防治术后胃肠功能障碍　术后胃肠功能障碍（postoperative gastro-intestinal dysfunction，PGD）是腹部手术后常见的并发症之一，目前 PGD 的一线治疗药物为促胃肠动力药物、胃肠减压术、营养支持、非甾体抗炎药物的使用等，但治疗靶点单一，效果并不理想，针刺作为一种安全、有效的非药物治疗手段日益受到关注，TEAS 明显改善脓毒症患者的胃肠功能，促进胃肠道蠕动，改善早期肠内营养耐受性。众多的动物实验也得出类似的结论。

（四）穴位刺激对围术期神经认知紊乱影响的研究进展

围术期神经功能紊乱（perioperative neurocognitive disorder，PND）是一种较为常见的术后并发症，老年患者发生 PND 的风险为 25%～40%。近年来的临床研究发现，穴位刺激可以有效改善老年患者术后的认知功能，为老年人的术后管理提供了新手段。穴位刺激对认知功能的影响在动物实验方面，集中于机制方面的研究，可归纳为抗炎症反应、抑制氧化应激、改善突触功能、减少神经元损伤。

穴位刺激可以通过多种途径发挥脑保护作用，减缓 PND 对高危患者，尤其老年患者造成的神经功能损伤，具有广泛的临床应用前景，其临床功效需要高质量、大样本临床试验进一步验证。

（王秀丽　安立新）

第四节　五官科麻醉学组（筹）

一、2019 年学组工作总结

中华医学会麻醉学分会五官科麻醉学组作为筹备学组，按照学会章程和要求，积极参与学会组织的各类学术活动，在名誉组长李天佐教授、组长王月兰教授和副组长李文献教授、王古岩教授、麻伟青教授及张诗海教授带领下，学组积极开展专业学术活动。2019 年中华医学会麻醉学分会五官科麻醉学组主要工作总结如下。

（一）2019 年 3 月，在上海召开第一次学组工作筹划会以及学术研讨会

此次会议由学组副组长、复旦大学附属眼耳鼻喉科医院李文献教授牵头主办，来自全国各地的 35 名学组成员参加了此次活动。中山大学眼科中心的甘小亮教授进行题为"眼部区域阻滞：麻醉医生能做什么？"讲座；空军军医大学西京医院胡胜教授带来"耳鼻咽喉科手术麻醉的几个问题"讲座；重庆医科大学附属口腔医院郁葱教授分析目前"口腔科麻醉的热点争鸣"；郑州大学第一附属医院弓胜凯教授则做了题为"从喉镜发展史谈气道管理方式的转变"报告。王月兰组长安排并部署学组的本年度主要活动，并对此次活动进行总结。

（二）2019 年 4 月，学组对国内医院的五官科麻醉现状进行抽样调查

本次调查共完成问卷 204 份，涉及五官科手术麻醉量 502 019 例。主要调查内容包括五官科手术如阻塞性睡眠呼吸暂停综合征（obstructive sleep apnea syndrome，OSAS）、气管异物、人工耳蜗等手术的手术量，主要麻醉方法，日间手术开展情况，困难气道及气道工具的选择，镇痛药物使用，可值得推广的五官科麻醉技术，以及五官科麻醉的科研开展情况等。这些信息为学组的下一步工作开展提供了数据支持。

（三）2019 年 7 月，在北京举办北京医学会麻醉学分会气道与五官科麻醉学组学术年会

本次年会期间，同期举办 2019 北京同仁医院喉罩在 ERAS 中的应用研讨会、第三届中国眼科麻醉论坛、2019 北京同仁医院 BIS 麻醉深度监测技术培训等学术会议。

（四）2019 年 7 月，在烟台举办 2019 山东省麻醉学术年会暨五官科麻醉学组第二次学术研讨会议

本次会议就当前五官科麻醉的热点问题进行深入研讨，学组的几位知名专家分别就口腔、鼻、喉等麻醉处理分享自己的经验。麻伟青教授做了"鼻科术后出血再手术的麻醉管理"的精彩讲座；王古岩教授分析"控制性降压技术在鼻科手术中的应用"；杨旭东教授带来"口腔颌面外科术后疼痛管理"的报告。王焕亮教授分享"声门上肿瘤气管插管 3 例报告及分析"的临床经验；孙永涛教授在"重度 OSAHS 矫正术病例分享及麻醉对策"报告中，从如何做好这类患者的评估、麻醉方式的选择、术中管理要点、术后恢复的处理等方面，详细介绍重度 OSAHS 患者麻醉管理策略。

（五）2019 年 10 月，在杭州全国麻醉学术年会承办五官学组学术板块

会议包括两部分：第一部分是学术进展内容，主要讨论围术期喉痉挛的诱因及处理、五官科麻醉的知识更新和喉罩在五官科麻醉中的应用等热点问题。第二部分是临床麻醉技术内容，主要讨论五官科麻醉的常见问题，包括气道异物的处理方法、控制性降压技术的应用和杓状软骨脱位的预防。

（六）2019年11月，中华医学会麻醉学分会五官科学组气道管理走基层项目

该项目在江西省宜春市启动，同时召开2019宜春市麻醉质量控制中心年会暨省级继续教育项目"五官科麻醉新进展学习研讨会"。在此次会议上，学组成员甘小亮教授、刘铁成教授、孙永涛教授做了精彩讲座，李文献教授带领复旦大学团队为来自抚州、萍乡、新余、吉安及宜春地区的麻醉科学员做气道管理Workshop培训，取得了预期的学习交流效果。

（七）2019年11月，在北京举办第12次亚洲口腔麻醉学术会议暨2019年全国口腔麻醉学术年会暨五官麻醉学组学术论坛

会议就我国口腔麻醉和亚洲口腔麻醉的发展进行充分交流和广泛讨论，设有"口腔门诊的镇静镇痛"专场、"困难气道和围术期管理"专场、"青年麻醉医师汇报"专场、"五官麻醉学组非住院手术与ERAS论坛"专场、"困难气道Workshop"专场，共计30余场专题讲座及学术竞赛，会议学术气氛浓厚。

二、五官科麻醉学术进展

（一）鼻内镜手术控制性降压的麻醉进展

鼻内镜手术是治疗慢性鼻窦炎、鼻息肉、鼻肿瘤等疾病的常规术式。鼻黏膜血供丰富，术野渗血可导致视野不清，影响操作，延长手术时间。同时，鼻窦毗邻眶壁及颅底，有损伤重要神经及血管的风险。如何更好地减少出血、改善术野质量是麻醉医师需要面临的挑战。控制性降压（维持平均动脉压于60~70 mmHg），手术床调至头高足低位（10°~15°），静脉或局部应用止血药（氨甲环酸）等是常用的方法。

同地氟烷麻醉相比，全凭静脉麻醉不仅可以减少术中出血量，还可以改善患者恢复质量。另一项对老年患者的研究发现，在术后第4天及第14天，与全凭静脉麻醉相比，以七氟烷为主的静吸复合麻醉患者的简易精神状态检查表（mini-mental state examination，MMSE）评分均降低；术后第4天，轻、中度术后认知功能障碍（postoperative cognitive dysfunction，POCD）在七氟烷静吸复合麻醉组较高。因此，对于鼻内镜手术，推荐全凭静脉麻醉。

一项纳入11项研究568位患者的荟萃分析的结果显示，在鼻内镜手术中应用氨甲环酸可以减少术中出血量，改善术野质量。

（二）喉罩在眼耳鼻喉科手术麻醉中的应用新进展

各类喉罩在眼耳鼻喉科手术麻醉中的应用在过去的一年里有了一定的拓展。

安徽省阜阳市人民医院麻醉科及五官科在临床工作中使用电子喉镜及配套异物钳在三通喉罩麻醉下进行支气管异物取出术。3例儿童及1例成人支气管异物均应用改良的三通喉罩配合动态电子鼻咽喉镜及其配套异物钳完成异物取出术。麻醉采用七氟烷维持并保留自主呼吸，将电子喉镜软管自喉罩头端密封帽插入，发现异物后自喉镜活检孔插入配套异物钳。所有患者麻醉平稳，过程顺利，均一次性取出异物，未出现窒息、喉痉挛、气管支气管壁损伤、气胸及纵隔气肿等并发症。这一探索为喉罩在气道异物取出术中的应用提供了临床可行的证据。

南京大学医学院附属鼓楼医院麻醉科通过影像学及解剖学方法研究 CT 图像上自鼻咽下缘至食管开口区域解剖学参数与喉罩尺寸选择间的关系。发现鼻咽下缘至食管开口的距离、会厌根部附着点至下颌骨的垂直距离、甲状软骨最大宽度等指标对于喉罩尺寸的选择具有指导意义。

温州医科大学附属眼视光医院麻醉科研究使用喉罩通气的气道管理麻醉方案在先天性白内障儿童手术中的应用。儿童白内障手术对眼压维持要求较高，研究认为，喉罩麻醉对患儿血流动力学及眼压的影响较小，研究者认为值得临床推广应用。

西安市第四医院麻醉科探讨 I-GEL 喉罩在肾衰竭患者行眼科全身麻醉手术中的应用。

（三）成人阻塞性睡眠呼吸暂停患者围术期管理

由于对成人阻塞性睡眠呼吸暂停（obstructive sleep apnea，OSA）患者围术期管理缺乏精准设计的高质量研究，以致对 OSA 患者的术前诊断与准备、术中与术后管理均缺乏足够的重视与经验，导致 80%～95% 的围术期漏诊率，也可能因此而造成严重不良后果。根据便携式睡眠监测、术后监测、心肌肌钙蛋白浓度等判断 OSA 程度及风险。目前给予右美托咪定静脉输注后监测双频谱指数（bispectral index，BIS）在 70 以下，并给予口腔局部浸润麻醉后置入可视喉罩，通气良好后再进行麻醉诱导，可极大提高诱导期的安全性和气道建立成功率；术后按照 OSA 专家共识给予相应的监测和疼痛管理。

OSA 患者术后镇痛宜采用神经阻滞等多模式镇痛，重视拔管后呼吸抑制和再插管评估，对术前已使用无创通气者建议推迟拔除气管导管。

（四）小儿气道异物麻醉的临床研究进展

中国 5 岁以下儿童因气道异物死亡的人数自 2005 年以后呈明显下降趋势。2017 年，气道异物是 5 岁以下儿童伤害死亡的首位原因，死亡率为 8.57/10 万。多层螺旋 CT 及三维重建技术、低剂量 CT 和 CT 仿真支气管镜等检查具有异物识别准确率高、安全无痛等优点，可替代术前传统硬支气管镜检查。

右美托咪定在小儿气道异物取出术中常用，具有镇静、镇痛及降低气道反应性等特点，但静脉给药常明显增加患者术后恢复时间。研究发现，在小儿气道异物取出术中，麻醉诱导前 25 min 经鼻雾化给予右美托咪定 1 μg/kg（对照组给予生理盐水 0.01 ml/kg）可缓解患儿离开父母进入手术室时的紧张、恐惧，明显减少术中喉痉挛、屏气及咳嗽发生，同时减轻麻醉后监测治疗室（post-anesthesia care unit，PACU）中患儿焦虑躁动，并且不延长术后恢复时间。

麻醉科医师要依据异物的具体情况，综合考虑患者的全身情况、肺部病变及医护团队的技术和经验，选择合适的麻醉药物和通气方式，并根据术中情况灵活应变，对术中可能发生的危急事件做好应对准备，从而减少并发症的发生，降低死亡率。

（五）眼部区域阻滞的麻醉管理

眼部区域阻滞能满足大部分眼科手术的镇痛需求，而且患者术后可以快速恢复日常活动，恶心呕吐等全身不良反应少，因此，在眼科日间手术中被广泛应用。经典的眼部区域阻滞技术包括球后阻滞、球周阻滞、Sub-Tenon 阻滞等。球后阻滞是将局部麻醉药注射到眼球后肌锥内的睫状神经节周围，直接发挥神经阻滞作用；球周阻滞则是在肌锥外注射局部麻醉药并逐渐向肌锥内扩散，由此发挥眼外肌运动阻滞及提高三叉神经眼支痛阈的作用。然而，两种阻滞方式均有球后出血、眼球穿通伤、视神经损伤等并发症的病例报道。更严重的是，由于局部麻醉药逆行扩散到蛛网膜下腔而引起脑干麻醉。以上并发症发生的原因可能在于传统的进针方式和锐利针头的使用，随着改良钝性套管针行 Sub-Tenon 阻滞的技术应运而生，该技术通过结膜切口分离至 Tenon 筋膜后注入局部麻醉药，可获得良好的镇痛效果。此外，改用内眦旁泪阜入路完成球周阻滞也有助于非直视下麻醉操作的安全实施，尤其适用于高度近视患者。近年来，超声引导下眼部区域阻滞技术备受关注，通过超声图像直视下引导阻滞针头避开眼球、眼动脉、视神经等重要结构，可以大大降低操作相关并发症的发生率。

（六）超声引导下神经阻滞在耳鼻喉头颈外科麻醉中的应用

超声引导下的神经阻滞由于其可视化的特点可在精准操作的基础上带来镇痛完善、全身麻醉药用量减少、术后康复加快及并发症减少等优点，现已成为麻醉领域发展较快的技术之一。选择性单独阻滞某一细小的神经也随着超声技术的革新逐步实现。耳鼻喉头颈面部由于神经支配复杂。神经相对细小，交叉支配现象普遍存在。另外，头面部骨性结构多而复杂、头面部外形凹凸不平等特点也给超声探查定位解剖结构带来挑战。超声引导下神经阻滞对于完善耳鼻喉头颈外科围术期的舒适化医疗有重要意义。近年来开展的超声引导下耳鼻喉头颈颌面部神经阻滞技术包括耳大神经阻滞、三叉神经阻滞（包括其分支上颌神经阻滞及下牙槽神经阻滞）、颈浅丛阻滞等。

耳大神经阻滞在五官科麻醉围术期主要应用于鼓室成形术患者。超声影像可以探查耳大神经宽度和厚度，局部注射局部麻醉药以后对耳大神经带来约长达 12 h 的阻滞效果。在缓解鼓室乳突手术患者术后疼痛的同时，大大降低术中全身麻醉药的用量和术后镇痛药的需求；此外，术后恶心呕吐（PONV）的发生率也明显下降。

三叉神经阻滞不仅为三叉神经痛患者提供急、慢性疼痛治疗，而且能提高头面部手术后的镇痛效果。常规的方法是将超声探头置于颧弓下，将冠状突或髁突作为关键的解剖标志。最近的研究提出将超声探头置于颧弓上的新技术，该方法的优势在于患者不需要用力张口，操作过程更舒适，同时更大的操作空间使得操作更简单，失败率更低。床旁超声技术进展使得临床上可以定位阻滞三叉神经的分支，包括上颌神经以及更细小的下牙槽神经。

上颌神经阻滞最初被用于牙科操作，后来常用于口腔颌面部疼痛的诊断和治疗。最近的超声引导研究使其适应证拓展至围术期镇痛，包括腭裂手术、口腔和正颌手术以及上颌骨骨折手术等。最近发表的临床综述及尸体解剖研究表明，翼腭窝是超声引导下上颌神经阻滞的有效靶点结构，颧弓前下、颧弓后下以及颧弓上入路都是安全、可行、有效的超声引导入路。

（王月兰　李文献）

第五节　骨科麻醉学组（筹）

一、2019年学组工作总结

第十三届骨科麻醉学组秉承中华医学会麻醉学分会"从麻醉学走向围术期医学"之理念，以省级学组及骨科麻醉培训基地为依托，开展骨科麻醉专业培训及学术指导，不断强化基层医师能力培训，推广新理论、培训新技术。在此基础上，大力加强多学科合作，以实现均质化骨科麻醉安全质量控制体系建设。具体工作内容如下。

（一）强化省级学组和培训基地建设，积极开展精准扶贫工作

在全国相继成立14个省级骨科麻醉学组，建设39个骨科麻醉培训基地并追踪考核。根据国家卫健委以基层为重点、强基层及"十三五"规划中提升我国县级医院综合能力的要求，实施中华医学会"基层医生人才培养千人计划"项目，本届中华医学会麻醉学分会骨科麻醉学组以各省级骨科麻醉学组为依托，多次组织全国委员参加省级麻醉学年会骨科麻醉板块及医师培训；同时各省级学组多次组织精干力量进入基层医院，特别是对区县级医院帮扶带教，传授新技术、新理念，并定期分批次培训基层医院骨干力量。各基层单位分批选派人员定期到授权的骨科麻醉培训基地接受专业及前沿技术培训。逐步形成骨科麻醉以大型三级甲等医院为龙头、区县级医院为重点的"垂直、层级、双向、持续改进"的高质量发展模式，为完善国家医疗卫生体系的软硬件建设做出了积极的努力。

2019年，骨科麻醉学组共举办各种形式的培训班40余次。贵州省人民医院麻醉科在学组副组长章放香教授带领下，2019年被中国医师协会麻醉学医师分会授予"精准扶贫十佳"称号，同年获得贵州省精准帮扶集体称号。

（二）高质量完成大型学术会议骨科麻醉学术会议交流

骨科麻醉学组坚持"面向基层、引领临床"的原则，以解决临床高危老年骨科患者麻醉难点问题为抓手。在大型学术会议中，创新性地以4个最有代表性的骨科手术，即严重脊柱畸形矫正术、老年髋部骨折手术、老年椎管狭窄手术及老年全膝关节置换术为切入点，组织大型现场MDT：联合中华医学会骨科学分会和中华医学会麻醉学分会老年麻醉学组、急诊与创伤麻醉学组一起，组织多学科、跨学组现场学术研讨会。了解了外科专业领域的最新理念和外科同行的期待，也得到不同亚专业麻醉同道的大力支持并引发了共鸣。不仅落实了ERAS理念，还拓展了学科发展的空间，探索了学科发展新模式。

（三）开展对外交流

骨科麻醉学组从成立伊始，就把加强国际交流与合作作为学组的主要建设目标之一，并将这一

目标作为省级骨科麻醉学组的工作任务。各省级骨科麻醉学组积极根据自身条件选择切实可行的对外交流方式，全面系统地开展骨科麻醉学组的国际交流。分别邀请美国哈佛大学教授 Daniel Stuart Talmor 等专家赴内蒙古医科大学第二附属医院麻醉科进行学术交流，美国纽约西奈山医院田穗荣教授参加内蒙古自治区医学会麻醉学分会骨科麻醉学组举办的"中美麻醉住院医师规范化培训教学经验交流会"，比利时布鲁塞尔大学医院麻醉科主任 Jan Irma Theophiel Poelaert 教授就 ERAS 最新理念和骨科手术常见术后镇痛问题与四川省医学会麻醉专业委员会骨科麻醉学组进行学术交流等。

（四）开展多中心研究

学组 3 年工作计划明确提出了开展多中心研究的立项。内容主要涉及麻醉方式对髋关节、膝关节置换术患者转归的影响，围术期液体管理对骨关节手术患者转归的影响，止血药、抗凝药在骨科手术应用实践与时机等。其中，中南大学湘雅二医院戴茹萍教授牵头的"纳布啡自控镇痛在骨折患者术前镇痛"研究已启动并在进行之中。

（五）组织期刊、专著编写工作

根据《临床麻醉学杂志》的总体安排，完成一期《骨科麻醉专刊》，对我国骨科麻醉学的进步起到了积极的推动作用。拟编写两本骨科麻醉相关专著——《骨科与创伤手术麻醉学——智慧化临床实践》和《老年创伤与骨科麻醉学》。目前编写框架和章节已经确定，正在按计划推进。

（六）发布专家共识，推进丹曲林国产化过程

发布《中国防治恶性高热专家共识》。此外，骨科麻醉学组一直致力于丹曲林国产化。目前，丹曲林静脉用药已完成 I 、 II 期临床试验，等待生产审评中。

二、新冠肺炎疫情期间学组工作情况

据不完全统计，骨科麻醉学组全国委员所在单位中有 22 家麻醉科共派遣近百名医师、近 200 名护士参与新冠肺炎一线抗疫工作。在中华医学会麻醉学分会的统一领导下，骨科麻醉学组在第一时间组织骨科麻醉学组全国委员及其所在科室积极参加网络视频会议，努力学习新冠肺炎疫情防控相关知识，认真听取各位专家的心得与经验，制定抗击新冠肺炎疫情期间麻醉科手术工作流程，并迅速出台抗击新冠肺炎疫情麻醉相关感染控制实践指南和疫情期间手术麻醉管理流程，为疫情期间麻醉学科如何发挥好作用，以及做好科室感染控制工作起到了积极有效的推动作用。

在抗疫工作中，骨科麻醉学组全体委员恪尽职守，冲锋在前，化危为机，完善学科体系建设。山东阳光融合医院是新冠肺炎患者收治定点医院之一，就职于该院的学组委员张建欣教授身先士卒，24 h 战斗在重症病房，获得"抗疫先锋"荣誉称号，并参加抗疫英模事迹报告团，介绍自己在疫情中的事迹。广东省人民医院麻醉科（学组委员舒海华教授带领的科室）不仅坚持全员在线学习，还结合专家指南建议并根据自己科室的实际情况，修改完善本科室工作规程，建立适合自己医院和科室的感染控制体系流程，并将其转变为长效机制；投稿发表新冠肺炎相关 SCI 论文 2 篇，中文文章 3 篇；

参与制定广东省疑似/确诊新冠肺炎手术患者的麻醉护理制度和流程。贵州省人民医院麻醉科（学组副组长章放香教授带领的科室）制定《新冠肺炎诊疗方案以及围术期应急预案、处置流程、管理规范》；主持新华大健康《坚守抗疫"醉"前线》全国直播；线上线下开展新冠肺炎感染/疑似感染患者手术流程培训模拟演练 3 次，共培训 1000 多人次；开展了 8 家医联体 700 多人共同参与的围绕"疫情期间日间手术及预住院病人的评估""髋膝关节置换日间手术相关问题"MDT 线上学术视频会议。中南大学湘雅二医院（学组委员戴茹萍教授带领的科室）组织湖南省医学会麻醉学专业委员会开展新冠肺炎学术会议 2 次；发表 SCI 论文 1 篇，发表科普和报道论文 20 篇；以骨科麻醉学组为主撰写专家指南"新冠肺炎防控期间有序开展择期手术麻醉预案管理"。

三、骨科麻醉学术进展

骨科麻醉学组成员 2019 年度在国内学术期刊共发表骨科麻醉有关的研究论文 200 余篇，主要围绕 ERAS、神经阻滞、麻醉方案优化、血液管理及老年患者肌松药物代谢五大方面，分享了国内相关研究团队的临床经验。

（一）大力推广加速康复外科理念在骨科手术的应用

章放香教授牵头，开展优化加速康复外科（ERAS）方案和完善镇痛的临床研究，明显缩短骨科关节置换术后患者的下床活动时间。该项目获得西南地区持续加强麻醉医疗服务之最具价值案例称号。戴茹萍教授牵头，联合骨科，以 MDT 团队协作模式优化 ERAS 方案，并将多模式镇痛贯彻于整个围术期；在术前禁食水方面提出，相对于 5% 葡萄糖氯化钠溶液，术前 2 h 口服能量合剂可明显缓解患者术前饥饿、口渴等不适感；且口感易被接受，能维持患者围术期血糖、电解质的稳定，值得推广。邱颐教授牵头，开展对术前腰背痛脊柱手术患者采用术前预防性镇痛、术中局部用药和术后按时给药/自控镇痛联合用药方案，降低阿片类药物用量，减少不良反应，加速患者康复。

（二）外周神经阻滞技术的拓展应用

林成新教授团队对神经阻滞用于糖尿病足患者胫骨横向搬移术的安全性、有效性等进行一系列研究，研究结果显示手术成功保肢率达 96.9%。外周神经阻滞麻醉用于该类手术能更好地稳定术中循环功能，缩短术前准备时间和患者住院时间。邱颐教授等将超声引导下竖脊肌平面阻滞技术用于脊柱手术，显著减轻术中应激反应，减少术中全身麻醉药物用量，明显缩短住院时间。

（三）优化瑞芬太尼输注方案

瑞芬太尼作为一种超短效阿片受体激动药，目前已作为术中镇痛的常规药物；但其引起的痛觉过敏可导致患者术后剧烈疼痛，不利于术后康复。瑞芬太尼逐级撤药可预防痛觉过敏的产生。易斌教授团队借鉴国际相关研究进展，针对颈椎手术患者的研究结果表明，瑞芬太尼采用逐级撤药方案，即每 5 分钟将泵入量减少麻醉维持量的 1/3，于术后 15 min 停止泵注，可有效预防术后痛觉过敏，并且对苏醒状态无影响。此优化的给药方案值得在临床实践中进一步验证并推广。

（四）自体血回收技术的应用与个体化血液管理方案

近年来，复杂脊柱手术日益增多，术中往往伴随着高出血风险。基于血源紧张的现状，国内外学者在血液保护方面均进行了积极的探索，并提出个体化患者血液管理方案（patient blood management，PBM）。PBM指对患者制定一系列的多模式、个体化血液管理策略，以达到尽量减少异体输血的目标。手术过程中PBM的方案包括细致的止血和手术技术（超声骨刀）、减少出血的麻醉技术（控制性降压）、使用自体血回输、使用抗纤溶药物（氨甲环酸）、出凝血功能的快速检测等。郭向阳教授团队针对脊柱手术术中用血情况进行回顾性分析，强调推广PBM可能是改善脊柱手术患者预后的重要举措之一。

（五）长寿老年患者肌松药理学特点

肌松药残留作用可能导致手术严重不良预后，因此全身麻醉时肌松药物的使用剂量需予以高度重视。于布为教授团队研究罗库溴铵在长寿老年人（≥90岁）和中年人（45～59岁）骨科手术中的药效学。结果表明，罗库溴铵在长寿老年人的起效时间比中年人快，T1 25%恢复时间比中年人长，随着追加次数增多，肌松作用有逐渐延长的趋势。因此，在老年患者应用肌松药时，应注意肌松监测，努力做到个体化用药。

（郭向阳）

第六节　超声学组（筹）

中华医学会麻醉学分会第十三届委员会超声学组目前组织架构为：名誉组长刘进教授，组长朱涛；副组长王锷、倪新莉、卞金俊、张良成，学术秘书宋海波、崔旭蕾，工作秘书叶治、陈果，组员41名。

一、学组现状调研

学组一经组建，就对当前麻醉围术期超声学科的背景和现状进行了研判。目前，麻醉学科围术期超声面临的突出问题为：①麻醉围术期超声人员的短缺是首要问题；②缺乏围术期超声的核心队伍以指导科学开展工作；③目前许多医院的麻醉科广泛开展围术期超声工作，但缺乏围术期超声培训基本内容大纲的制定；④缺乏对围术期超声基地的认证以及培训方案的统一标准；⑤围术期超声核心问题是质量控制，目前仍缺乏统一标准。

在研判分析基础上，学组制定了3年工作规划，重点为开展对麻醉科围术期超声人员的培训、对外交流、学术推广及继续教育。搭建学组交流平台、制定麻醉围术期超声培训大纲，制定超声培训基地的认证标准及全国统一的质量控制标准。做好国外优秀超声专著翻译工作及完成学会交给的其他工作等方面。

二、学组内亚专业划分

鉴于目前超声已经在临床上广泛运用，超声学组结合临床实际运用在学组内划分 3 个亚专业：①围术期心脏超声，包括经食管心脏超声（TEE）和经胸心脏超声（TTE）；②体表超声，涵盖神经阻滞和血管超声；③重要脏器超声影像，包括除心脏以外的重要脏器，如肺、胃、气道及腹腔内脏器。

三、学组工作培训计划

制定超声学组的培训指南，在全国建立各个板块的培训基地，培训时间为期 3 个月。①培训指南制定：目前学组已经组织完成了超声培训教学指南的撰写任务，正在联系《中华麻醉学杂志》进行出版。②培训基地建立：对全国的超声学组基地进行选拔和授牌。

四、2019 年度超声学组工作

（一）学组工作会议

超声学组 2019 年已经召开两次工作会议。改选后的第一次工作会议于 2019 年 3 月 9 日召开，讨论的主要议题包括委员聘书发放、学组下一步工作计划、如何进行超声培训。第二次工作会议于中华医学会麻醉学分会 2019 年学术年会期间召开，讨论的主要议题包括：细化近 3 年的超声学组工作计划、专业培训基地成立的各项硬件及软件标准等。

（二）学组学术会议

2019 年 3 月 9 日超声学组、非公立医院学组及产科学组在成都举办 3 个学组的学组活动，为期 1 d，3 个分会场。在 2019 年 3 月 30 日召开的"国际麻醉与复苏新进展年会"上，徐军美教授、王锷教授、宋海波教授、仓静教授进行了专题演讲。

（三）中华医学会麻醉学分会年会上超声学术板块的组织

中华医学会麻醉学分会年会的超声学组学术活动：在 2019 年 10 月 31 至 11 月 3 日在杭州举办的中华医学会麻醉学分会年会上，围绕 3 个超声亚专业主题展开专题讲座，同期开展了超声相关的培训活动。

五、多种形式的培训活动

开展全国性的培训活动，如围术期实用心脏超声培训（长沙站）。

六、首个麻醉超声技术培训基地建立

2019 年 10 月 25 日"河南省麻醉质控郑州分中心麻醉超声技术培训基地"挂牌仪式在郑州市中心医院举行。至此，河南省 17 个地市级麻醉质控分中心已全部建立超声技术培训基地，这标志着"以点带面，覆盖中原"的麻醉超声技术培训网络已搭建形成。麻醉超声技术培训基地负责人崔明珠教授（河南省人民医院）在全国年会学组会议上做了专门经验汇报，为学组下一步向全国推广打下良好的基础。

七、超声学科进展

（一）脏器超声

近年来，随着超声技术的迅速发展以及对各个重要脏器病理生理的深入认识，超声作为一种便捷、无创、可视、实时、可重复的方法在脏器功能监测、评估及诊治中发挥重要作用。郑吉健等对全身麻醉下行先天性心脏病手术的患儿进行呼气末正压通气并对不同肺区进行超声检查，结果表明，肺后下部的肺部超声检查相较于其他部位更能反映肺不张的变化，5 cmH$_2$O 呼气末正压可以降低但不能消除先天性心脏病患儿的肺不张发生率。刘志强等在妊娠妇女中进行前瞻性观察性研究，对禁食 8 h 后的孕妇进行首次胃窦部超声检查，此后孕妇间断饮水并复查胃窦区。结果显示，胃窦部面积（CSA）与液体摄入量高度相关，研究者构建出预测胃体积值的公式：胃体积＝270.76＋13.68×CSA－1.20× 胎龄。虞文魁等分析经腹肠道超声检查评估急性胃肠道损伤的可行性，通过超声测定肠道直径、肠褶变化、肠壁厚度、肠壁分层、肠蠕动等检查指标，确定急性胃肠损伤超声评分，结果显示，经腹肠道超声检查是评估危重患者胃肠道损伤的有效手段，肠道超声检查指标尤其是肠蠕动程度可用于预测喂养不耐受。新一代粘贴式超声的出现，可能推动围术期超声更广泛的应用，国内宋海波教授团队首次将连续超声监测（CEM）技术应用于孕产妇在非产科手术中胎儿的监测。

（二）超声用于心血管评估方面的研究

心血管超声逐渐从围术期诊断、监测发展到辅助指导外科手术。拓宽了手术方式并为微创技术的发展提供了支持。有学者探讨 TEE 对评估孤立性房间隔缺损（VSD）的婴幼儿肺动脉高压（PH）的可行性和准确性。研究得出，可将 TEE 测得的肺动脉收缩压（PASP）作为患儿 PH 筛查和监测工具，但不能用作诊断工具。朱鹏等回顾性分析单纯经食管超声心动图引导下经皮行房间隔缺损（ASD）封堵术的临床资料，得出结论：经食管超声心动图引导下可以完成大多数 ASD 经皮封堵术，避免了放射线引起的伤害，取得了良好的临床应用效果。安博静等通过智能三维右心室模型重建（3DKBR）技术对右心功能监测，探讨中、老年房间隔缺损患者介入封堵术后右心室逆重构情况，试验发现，中、老年房间隔缺损患者经皮穿刺封堵术后的右心室存在逆重构现象。杜鑫等认为，超声心动图在心房颤动的新型治疗中可指导房间隔穿刺、筛选合适的经导管左心耳封堵术或外科夹闭术患者、实时指导和监测术中的情况以及应用于术后随访治疗效果和并发症，具有重要的价值。

（三）超声在区域阻滞中的应用

超声技术在区域阻滞中的应用日益广泛。近年来，平面阻滞及筋膜间阻滞因操作相对简单、安全性高，逐渐获得重视并被广泛应用于临床。有学者在拟行剖宫产的肥胖产妇中对比传统解剖定位和超声定位蛛网膜下腔阻滞，最后得出结论：超声定位应用于肥胖产妇可提高蛛网膜下腔阻滞一次成功率，减少穿刺次数，缩短操作总时间并提高患者满意度。黄小静等对比超声引导的术前单剂量竖脊肌阻滞（ESPB）和胸椎旁阻滞（TPVB）在开胸手术中的应用，结果发现，ESPB对开胸手术患者的镇痛效果与TPVB相似，但具有降低不良反应发生率的优点。有关超声引导下竖脊肌平面阻滞对于改良乳腺癌根治术患者影响的研究结果表明，术前单次竖脊肌平面阻滞能提高改良乳腺癌切除术患者术后康复质量并改善术后急性疼痛。有研究对比蛛网膜下腔麻醉下经尿道膀胱肿瘤电切术患者使用近端入路或远端入路超声引导下闭孔神经阻滞抑制内收肌痉挛的效果，结果表明，两种入路临床有效率没有区别，均需避免操作过程中血管损伤。朱强等对比连续前路腰方肌阻滞和自控静脉镇痛对于开腹肝切除患者术后疼痛和恢复的效果，结果表明，连续腰方肌阻滞组术后疼痛发生率更低，有利于患者术后早期活动及胃肠功能恢复，且不增加不良反应发生率。张序昊等探究超声引导联合神经刺激器应用于深部神经阻滞能否降低局部麻醉药全身毒性，结果表明，超声引导、乙型肝炎病毒（HBV）感染和女性是腰丛阻滞及坐骨神经阻滞产生局部麻醉药全身毒性的危险因素，建议联合使用超声和神经刺激引导行下肢深部神经阻滞，从而提高临床安全性。于媛媛等对比内侧入路和外侧入路胸腰筋膜间平面（TLIP）阻滞对腰椎融合患者术后镇痛效果的影响。试验证实，内侧入路和外侧入路TLIP阻滞用于腰椎融合术患者减少了阿片类药物使用量，有利于增强术后镇痛效果，但两种入路之间差异无统计学意义。黄鹤等研究超声引导下前锯肌平面阻滞在胸腔镜手术中的应用，结果表明，前锯肌平面阻滞用于胸腔镜手术患者术后镇痛效果好，不良反应少。吴健等观察超声引导下连续改良腹股沟韧带上髂筋膜阻滞在全髋关节置换术后的镇痛效果，结果显示，超声引导下连续改良腹股沟韧带上髂筋膜阻滞能为髋关节置换手术患者提供良好的镇痛，有利于患者术后早期功能锻炼和康复。

（四）超声引导血管穿刺技术

动、静脉穿刺置管是临床中常规技术，但仍然存在穿刺困难和安全性等问题。随着可视化技术的发展应用，超声引导已是提高血管穿刺安全性和有效性的有力工具。超声能够清晰观测到血管的管腔、体表深度、走向及与周围动脉、神经等的解剖关系，实时超声动态监测能够显示穿刺针的行径并能根据血管的走行对穿刺针及时进行修正，成功置入导管，尤其在新生儿和危重患者的血管通路建立中具有明显的优势。有学者比较改良的平面外动态针尖定位超声引导技术与传统触诊技术在新生儿动脉穿刺置管中的应用。研究发现，超声引导新生儿动脉穿刺置管可提高首次成功率和总成功率，减少操作时间和并发症发生率。超声引导下颈内静脉穿刺术有3种不同的穿刺方法，分别为长轴平面内法（LAX）、短轴平面外法（SAX）和斜轴平面内法（OAX），吴文等比较超声引导下3种穿刺方法行颈内静脉穿刺置管的临床效果，结果显示，用斜轴平面内法可降低危重患者行颈内静脉穿刺置管术时误穿颈总动脉的风险并缩短穿刺时间。然而，有学者经过荟萃分析发现，3种穿刺方法差异无统计学意义。急、危重症和婴幼儿患者因为血管细小、血管塌陷、血管变异等各种特殊情况，即便在超声可视下进行操作，仍存在一定的困难。因此，临床工作者可借助一些设备辅助定位血管及引导穿刺。权哲峰等报道一种新技术，将取出手术纱布中的含金属束的显影线取出来，平行固定在超声探头中点且与探头长轴垂直。显影线可在超声图像上显示出两条平行声影，从而辅助定位目标血管及引导穿刺。试验发现，双显影线超声技术与传统超声引导相比，不仅有助于缩短超声定位和穿刺时间，还可提高幼儿桡动脉穿刺成功率。许巧巧等应用 Wiguide 磁导航超声引导桡动脉穿刺置管，发现该方式可有效缩短穿刺时间，提高穿刺成功率，是临床掌握超声引导血管穿刺技术有利的辅助手段。

（五）超声培训与教学

2019 年是围术期超声教育培训迅速发展的一年，基于真实病例的图像判读和使用模拟器的图像采集培训可以提高学员的超声技能和知识，是超声培训的发展方向。此外，随着学者们对超声技术应用领域知识的深入研究，多部专著与译著也相继面世。

1. 国内培训亮点及新进展　2019 年 12 月中国重症超声研究组（CCUSG）发布业界第一个重症经食管超声（TEECC）专家共识，指导正确使用 TEECC 进行病因诊断、精细血流动力学管理、引导可视化操作、特殊临床事件如难以解释的低血压等的诊断与治疗，以及体外膜氧合（extracorporeal membrane oxyenation，ECMO）患者的全程管理。2019 年开展全国 TEECC 培训班，重在对专家共识进行解读及实践并传导精细血流动力学管理理念。2019 年 4 月由上海市心血管病研究所、上海市影像医学研究所、复旦大学附属中山医院心脏内科和心脏超声诊断科共同主办第一届左心耳封堵 TEE 培训班。通过对"真实世界"中病例的分享和交流学习，突出"规范""创新""疑难"三大特色。此次培训除现场交流外，同时开展了线上直播，吸引了大量的学员，直播点击量达 1.45 万次。

2. 超声模拟教学设备新进展　2019 年国家考试中心计划将食管超声技能纳入专科技能考试，四川大学华西医院麻醉科宋海波团队研发的产品"经食管超声模拟教学系统"成为国家考试中心经食管超声专科技能考试的专用设备。同年 9 月，利用该产品在四川大学华西医院、上海交通大学医学院附属瑞金医院进行模拟演练考核，考核达到预期效果。2019 年 11 月，四川大学华西医院麻醉科宋海波团队在杭州全国麻醉年会上发布一款用于超声模拟教学的新版"断层解剖数字人"，该产品可以涵盖目前临床上所有的临床超声教学（包括心脏超声、神经阻滞和危重症超声等）。

3. 专著与译著　2019 年共出版 4 部超声相关专著与译著。崔旭蕾主编的《麻醉与疼痛相关脊柱超声切面解析》为国内首部相关领域专著，并入选国家继续教育教材；王爱忠等主编的《超声引导下神经阻滞技术》，详细、系统地介绍了全身各部位神经阻滞技术；王云等主译的《WALDMAN 疼痛超声诊断图谱》是一部系统、新颖的疼痛超声诊断专著；梅伟等主译的《儿童超声和神经刺激器引导区域麻醉图谱》，详细介绍了儿童常用区域麻醉技术及相关领域最新进展。

八、其他

1. 加强学组的宣传工作，保证网站和微信信息的更新，具体由崔旭蕾负责。
2. 加强国际交流和合作，向国际同道展示中国麻醉界在超声领域的引领作用。

3.继续产品研发工作，推动国产超声产品的优化。

4.完成学会交给的其他工作。

（朱　涛　王　锷　倪新莉　卞金俊　张良成）

第七节　麻醉护理学组（筹）工作进展

"三分治疗，七分护理"，医疗与护理密不可分，协同发展。然而，我国的麻醉护理由于受到历史上"护士麻醉师"及美国"麻醉护士独立实施麻醉"等影响，起步较晚，尤其是对麻醉科护士的使用与管理一直争议颇多。直至《关于医疗机构麻醉科门诊和护理单元设置和管理工作的通知》（国卫办医函〔2017〕1191号）和《关于印发加强和完善麻醉医疗服务意见的通知》（国卫医发〔2018〕21号）文件发布，确立了我国麻醉科护士的合法地位。中华医学会麻醉学分会麻醉护理学组作为筹备学组，按照学会章程和要求，积极参与学会组织的各类学术活动，主动参与国内麻醉学科尤其是麻醉护理队伍建设与管理相关文件的起草、讨论等工作。2019年麻醉护理学组主要工作进展梳理如下。

一、参与国家卫生健康重要文件制定

2019年12月9日国家卫生健康委员会办公厅发布关于印发《麻醉科医疗服务能力建设指南（试行）》通知（国卫办医函〔2019〕884号）。指南关于麻醉科护士、麻醉科护理服务的相关内容主要由麻醉护理学组依据国卫办医函〔2017〕1191号和国卫医发〔2018〕21号两个文件以及目前国内麻醉科护士的主要工作内容起草制定。其中附件2《麻醉专科护理工作要求》为全国二级及以上医疗机构在麻醉专科护理服务内容、麻醉专科护理服务要求、人力资源配备和质控指标4个方面提出了指导意见。

二、麻醉科护理学纳入《麻醉学名词》

当前中华医学会麻醉学分会正在对《麻醉学名词》进行审定，学组结合目前国内外麻醉科护理发展的现状梳理审定麻醉护理相关名字，新增一级条目"麻醉科护理学"下设二级条目8个，包括麻醉护理学、麻醉科护士、麻醉专科护士、护士麻醉师、认证注册护士麻醉师、围术期护理、围麻醉期护理和麻醉专科护理。另外，麻醉科护士下设麻醉护士和麻醉监测护士2个三级条目，围麻醉期护理下设麻醉前护理、麻醉后护理、麻醉中护理、麻醉诱导期护理、麻醉维持期护理和手术后镇痛护理6个三级条目。

三、成功举办第二届全国麻醉护理高峰论坛暨学组全体委员（扩大）会议

2019年11月15日至17日，由中华医学会麻醉学分会麻醉护理学组（筹）主办，西安交通大学

第一附属医院麻醉手术部承办的第二届全国麻醉护理高峰论坛暨学组全体委员（扩大）会议成功召开。来自全国 30 多个省市的 200 余名护理同仁参加了学习交流与讨论。会议邀请到我国麻醉界知名专家曾因明教授、中华护理学会丁炎明副理事长、陕西省护理学会李武平理事长等，国内 22 位麻醉与护理界的专家、教授就麻醉护理发展的历史与未来、麻醉科护理队伍的建设与管理、专科护士培训体系的构建以及围麻醉期护理管理等专题进行了知识更新讲座；西安交通大学第一附属医院麻醉护理团队在气道管理 Workshop 进行了操作展示。

全体委员（扩大）会议上，曾因明教授给与会委员分享了自己 20 多年来为推动我国麻醉科增设临床护士岗位设置所做的努力，强调麻醉科护士岗位的重要性和迫切性，同时对我国麻醉科护士尤其是手术间内麻醉监测护士工作相关的红线问题进行了阐释，为麻醉科护士的自我保护出谋划策。学组组长邓小明教授就中国麻醉科护士的定位与管理及麻醉科与手术室关系问题也提出了很多建设性意见。与会专家们就麻醉科护士的命名、工作职责、管理模式等进一步统一了认识。本次会议的召开标志着我国麻醉护理学科发展步入法规化、规范化与专业化。

四、麻醉专科护士培养工作

（一）中华护理学会成功举办首届麻醉科专科护士培训班

2019 年 8 月 6 日至 9 月 28 日，来自全国各省市、自治区、直辖市共 119 家医院 138 名学员完成为期 2 个月的麻醉专科护士培训，通过理论、实践操作考核后取得"麻醉科专科护士证"。本次首届麻醉专科护士培训分为理论学习与临床实践两个阶段。学员们先在北京海淀卫校进行 1 个月的封闭式理论学习，中华护理学会安排国家卫生健康委员会及临床麻醉、手术室、重症、感染控制、教学、心理、营养等专业的权威专家为学员们进行专题讲座。在第 2 个月，中华护理学会严格筛选了北京协和医院、解放军总医院、北京大学第一医院、北京大学第三医院、北京大学人民医院、首都医科大学宣武医院、北京医院、首都医科大学附属北京同仁医院、首都医科大学附属北京友谊医院、中日友好医院、首都医科大学附属北京安贞医院、北京积水潭医院 12 家医院作为临床实践基地，每一位学员选择其中的两家医院进行跟班实践，每一家医院学习 2 周。

（二）广东省护理学会成功举办广东省首届麻醉护理专科护士培训班

2019 年 8 月 4 日至 11 月 1 日，来自广东省、贵州省共 49 家医院 51 名学员完成为期 3 个月的麻醉护理专科护士培训，通过理论、实践操作考核后取得"广东省麻醉护理专科护士培训结业证"，并进入下一阶段——为期 9 个月的临床实践积累，通过评审后将获得"广东省麻醉护理专科护士资格证书"。本次首届麻醉护理专科护士培训分为理论学习、临床实践、实践积累 3 个阶段。学员们先在南方医科大学第一临床学院进行 1 个月的封闭式理论学习，广东省护理学会麻醉护理专业委员会安排麻醉、手术室、重症、感染控制、教学、科研等专家为学员们进行专题讲座。在第 2、第 3 个月，广东省护理学会严格筛选了南方医科大学南方医院、中山大学附属第一医院、广东省人民医院、中山市人民医院、中山大学附属第三医院、佛山市第一人民医院、中山大学孙逸仙纪念医院、中山市中医院、广州市第一人民医院共 9 家医院作为临床实践基地，每一位学员选择其中的三家医院进行跟班实践，每一家医院学习 2~4 周。

（三）湖北省麻醉质控中心和湖北省护理质控中心联合举办湖北省首届麻醉专科护士培训班

2019 年 9 月 2 日至 11 月 16 日，来自湖北省内 94 所医院及广西壮族自治区 1 所医院的 96 名学员完成为期 11 周（理论学习 3 周，临床实习 8 周）的麻醉专科护士培训班。其中理论学习邀请到湖北省即华中科技大学同济医学院附属协和医院、华中科技大学同济医学院附属同济医院、湖北省人民医院、湖北省中南医院的麻醉科教授、高年资医师、护士长和护理学杂志社编辑做专题讲座。讲座内容涵盖围麻醉期患者管理、应急处理、麻醉科人力资源管理、护理管理、人文关怀、药品管理、仪器设备管理及故障处理、临床麻醉基本操作、科研论文撰写、PACU 患者的监测及护理等。理论学习结束后进行理论考试，成绩合格后才能进入临床实习。96 名学员抽签分组后分别在 13 所基地实习，每组学员要参加两家医院的临床实习。每所医院各实习 4 周，按照实习手册完成临床实习内容。在实习期间，每所医院安排相应的跟班实践、理论授课、操作演示，并在基地进行相关考核，完成一次查房。实习结束后，统一进行操作考试，成绩合格后发放"麻醉专科护士培训合格证书"。

（韩文军　邓小明）

第八节　基层麻醉（非公立）学组（筹）工作进展

一、中华医学会麻醉学分会重视基层麻醉工作

中国的麻醉从业人员约有 10 万人，每年完成麻醉量约 6000 万例，其中基层医院麻醉从业人员占比近一半，每年完成麻醉量占比也将近一半。基层医院麻醉从业人员还存在人员比较少、学历比较低、待遇比较差、地位不高、学习提高的机会比较少等问题。为贯彻执行党和国家的"健康扶贫"号召，执行中华医学会关于"健康扶贫"的具体工作部署，提高基层麻醉水平，中华医学会麻醉学分会在黄宇光主任委员的带领下，成立基层麻醉（非公立）学组（筹），致力于提高基层麻醉的整体水平。

二、基层麻醉现状汇报与调研

中华医学会麻醉学分会全额资助全国 30 个省区的百名基层县级医院麻醉科主任参加中华医学会第 27 次全国麻醉学术年会（2019 年）。会上，62 个县级医院麻醉科的主任们汇报了基层医院麻醉的现状：①麻醉医师和麻醉护士严重缺乏，相关的培训很少。②国家七部委发布的《关于印发加强和完善麻醉医疗服务意见的通知》文件在基层医院的落实面临很多困难，院方在政策、绩效分配方面对麻醉科没有倾斜支持。③缺少设备，部分基层医院缺乏心排血量监测仪、麻醉气体监护仪、神经丛刺激仪、肌松监测仪、纤维支气管镜、B 超、BIS 监测、手术麻醉临床信息系统等。④很多基层医院无麻醉门诊、疼痛门诊，未开展日间手术，舒适化诊疗有待进一步提高。参加座谈的全国委

员们，深刻了解到我国基层麻醉的现状及巨大的地域差异，也给基层麻醉科的主任们提出了很多建议。

三、基层麻醉病例大查房

中华医学会麻醉学分会在年会中专门设立基层麻醉病例大查房板块，邀请全国各省区31位县医院的麻醉科主任，带着各自临床工作中遇到的棘手病例和全国委员们共同讨论围术期麻醉中存在的问题，使基层麻醉医师业务水平得到提升。病例讨论深得基层麻醉科医师的喜爱，场场爆满。

四、麻醉学分会领导与国家级贫困县医院麻醉科主任面对面访谈

响应国家健康扶贫号召，中华医学会麻醉学分会特邀8位国家级贫困县的县医院麻醉科主任参加年会。分会领导们利用会后时间与8位主任进行面对面的访谈，共同分析、讨论基层麻醉科发展面临的困难，帮助出谋划策，指引方向，努力践行健康扶贫。

受邀参加年会的基层麻醉科的主任们表示，感受到了中华医学会麻醉学分会的鼓舞，一定不辜负分会领导们的期望，把基层麻醉科工作做好。广大基层麻醉科医师也纷纷表示，感受到了中华医学会麻醉学分会对基层麻醉科医师的关心和支持，一定扎根基层，做好麻醉工作，服务好广大人民群众。

（思永玉）

第三章　新型冠状病毒肺炎疫情中麻醉专业人员的贡献与学术创新

第一节　新型冠状病毒肺炎疫情中麻醉从业人员的积极应对

2019 年年底新型冠状病毒肺炎（COVID-19，简称新冠肺炎）肆虐全国，中央指导组成员、国家卫生健康委员会主任马晓伟将此次疫情定性为新中国成立以来，传播速度最快、感染范围最广、防控难度最大的重大突发公共卫生事件。熟练的气道管理水平和精准的生命体征调控能力是麻醉科医师的看家本领，面对激增的新冠肺炎患者远超医疗收治负荷量的情况，在疫情刚暴发时，麻醉学科的医护人员迅速做出反应，近千名麻醉科医护人员勇敢逆行，奔赴抗疫最前线，成为医疗抗疫团队中坚定而不可或缺的一支力量。

一、抗疫一线，勇挑重担

新冠肺炎疫情来势汹汹，又恰逢中国人群流动最大的传统佳节——春节，给疫情的防控工作带来了巨大的挑战。武汉的发病患者人数急剧增长，多家医院发热门诊前排起了长队，呼吸科病房、感染科病房、急诊科病房更是"人满为患"，单靠呼吸科和感染科等相关专业医师应对突发疫情十分艰难。麻醉科医师作为危重急症抢救管理专家，熟练掌握急救插管、气道管理、呼吸机应用、动静脉穿刺、床旁超声、循环功能管理等相关技术和能力。经过完善严谨的感控知识培训后，部分麻醉科医师开始支援发热门诊和感染科病房，并接手确诊患者的管理。随着确诊患者的持续增加，包括湖北省在内的全国多个省市开始设置专门收治发热患者的定点医院，更多麻醉科医护人员被抽调至抗疫前线，不少医院被定为发热患者定点收治医院后，麻醉科所有医护人员全部编入病房管理团队，参与新冠肺炎患者的救治。不断开放的定点医院病床数远不及病例增长的速度，同时家庭聚集性病例数量逐渐增加，为了切断传染源，对轻症患者集中隔离治疗显得尤为重要。

2020 年 2 月，武汉全面着手将会展中心、体育场馆等改造为"方舱医院"，用于集中收治新冠肺炎轻症患者。要管理突然增加上万张床位的方舱医院，医护人员抽调是重中之重，麻醉科医师作为众多支援方舱医院的医护团队之一进驻方舱医院，全面参与新冠肺炎患者的诊治。其中，中华医学会麻醉学分会常务委员、中南大学湘雅二医院副院长徐军美教授担任方舱医院的医疗院长，在抗疫工作中做出了突出贡献，获得了"全国卫生健康系统新冠肺炎疫情防控工作先进个人"荣誉称号。随着新冠肺炎重症患者的增加，有气管插管和有创机械通气治疗需求的患者越来越多，全国各地的援鄂麻醉科医师和武汉各医院的麻醉科纷纷抽调骨干医师组建插管急救突击队，以应对新冠肺炎患者的气道管理重任。他们凭借高超的临床技能与死神赛跑，为患者守住生命的最后一道防线。华中科技大学同济医学院附属同济医院光谷院区插管小队、华中科技大学同济医学院附属同济医院中法院区插管小队、华中科技大学同济医学院附属协和医院西院区插管小队与雷神山医院插管小队荣获"全国卫生健康系统新冠肺炎疫情防控工作先进集体"称号。全国支援湖北武汉的麻醉科医师在重症患者救治比如体外膜氧合（ECMO）应用等方面也发挥了重大作用。

二、相互守望，温情呵护

受疫情影响，虽然全国很多医院的急诊手术和择期手术都处于"停摆"状态，但是仍有很多急诊手术和亚急诊手术却无法推迟。且这些急诊手术患者往往病情紧急、危重，术前无法细致地排除新冠肺炎的可能性，麻醉和手术过程中医疗暴露的风险很高，麻醉科医师为了保障患者的生命安全，急诊手术应做尽做，绝不因疫情而耽误病情，在另一条抗疫战线上做出了突出的贡献。为了帮助奋战在一线的白衣战士们应对心理危机的挑战和风险，中华医学会麻醉学分会和中国医师协会麻醉学医师分会牵手《人民政协报》教育周刊编辑部，共同搭建了"援鄂一线麻醉医护人员心灵呵护平台"。

三、总结经验，学术分享

新冠肺炎疫情波及全国，对医护工作者提出了巨大挑战。麻醉科医师发挥专业优势和特长为抗疫多点发力，除了在一线救治患者之外，在医疗防护物资募集、一线医护心理辅导、线上新冠肺炎学术讲授等方面都发挥重要作用。此外，值得一提的是，我们麻醉人在临床一线抗疫之余，及时总结感控防护流程、新冠肺炎重症患者的发病特征及相关救治经验，撰写了多篇新冠肺炎防护规范指南及新冠肺炎患者管理经验方面的高水平文章，发表在国内外麻醉专业顶级杂志上，如 *Anesthesiology*、*Anesthesia & Analgesia British Journal of Anesthesia*、*Journal of Clinical Anesthesia*、《中华麻醉学杂志》《临床麻醉学杂志》《国际麻醉与复苏杂志》等，多篇文章被国内外学者大量引用和借鉴，为抗击新冠肺炎疫情做出了学科应有的贡献。

四、复工复产，稳步推进

随着全国 4.2 万名医护工作者陆续驰援武汉，武汉抗疫逐渐由攻坚战转向歼灭战。2020 年 3 月 10 日习近平总书记亲赴武汉市考察疫情防控工作，预示着全国抗疫工作取得了阶段性的胜利，边抗疫、边复工成为主要任务。麻醉人再次责无旁贷地行动在前，一方面，坚持抗疫毫不松懈，继续值守定点医院参与危重患者的急救和管理；另一方面，统筹人员积极为医院复工做准备。中华医学会麻醉学分会向全国麻醉科主任发出的倡议中指出，在本次疫情攻坚战和持久战中，麻醉科主任当以更高的政治站位和杰出的学术智慧发挥统领作用，要做到指挥若定、勇挑重担、大局担当；同时提出了"后疫情"期间麻醉科室临床和感控工作的管理细节和要点，支持各位主任全面稳步地推进复工复产工作。

疫情无情人有情，麻醉学科在此次抗疫中做出了重要贡献，也得到了兄弟学科和社会的高度认可。在2020年3月底国务院新闻办公室新闻发布会上，国家卫生健康委员会主任马晓伟特别强调了重症医学科、感染科、呼吸科和麻醉科专业人员在此次战役中所起的作用，麻醉学科作为4个主要学科之一得到了高度赞许。在党中央的领导下，全国人民众志成城终将打赢这场抗疫之战，步入"后疫情"时代，我们麻醉人定当不辜负党及人民赋予我们的使命与职责，继续守护好人民的生命安全和身体健康。

五、麻醉人抗击新冠肺炎疫情的足迹

1. 2020年1月26日至28日，华中科技大学同济医学院附属协和医院发布《武汉协和医院麻醉科应对新型冠状病毒肺炎工作流程条例》，华中科技大学同济医学院附属同济医院发布《工作防护要点》。

2. 2020年1月29日，北京协和医院麻醉科手术室制订并发布《疑似及感染新型冠状病毒患者的麻醉与护理操作规范及流程》。

3. 2020年2月1日，北京协和医院麻醉科手术室《疑似和确诊新型冠状病毒感染肺炎患者的麻醉和手术室护理操作规范》文字及配套教学视频同步上线。

4. 2020年2月3日，湖北省麻醉质控中心，华中科技大学同济医学院附属协和医院麻醉科发布《疑似或确诊新型冠状病毒肺炎患者的麻醉工作建议》。中国心胸血管麻醉学会围术期感染控制分会，全军麻醉与复苏学专业委员会发布《新型冠状病毒肺炎患者围术期感染控制的指导建议》。

5. 2020年2月5日，由云南省政协原文史委副主任、云南省文联原主席郑明，全国政协委员、北京协和医院麻醉科主任黄宇光，《人民政协报》教育周刊主编贺春兰等共同创作的公益歌曲《致敬，奋战在一线的白衣天使》刊登在《人民政协报》上，表达了社会各界对白衣战士的由衷敬意。

6. 自2020年2月6日开始，全国各地派遣多批次医疗队奔赴湖北，驰援武汉，抗击疫情，其中有麻醉科医护人员790余位（不包括军队医院的医护同道）。麻醉同道在方舱医院管理、气管插管及危重患者的抢救中做出了突出的贡献，体现了麻醉学科应有的担当。

7. 2020年2月15日，中华医学会麻醉学分会、中国医师协会麻醉学医师分会牵手《人民政协报》教育周刊编辑部共同搭建"援鄂一线麻醉医护人员心灵呵护平台"，为援鄂的一线白衣战士及家属提供心灵呵护。

8. 2020年2月16日，中华医学会麻醉学分会和中国医师协会麻醉学医师分会联合向全国麻醉科主任发出《致全国麻醉科主任的一封信》。

9. 2020年2月17日，北京市临床麻醉质量控制和改进中心专家组发布《麻醉科防控新型冠状病毒肺炎工作建议（第1版）》。

10. 2020年2月18日，中华医学会麻醉学分会气道管理学组制订并发布《新冠肺炎危重型患者气管插管安全实施专家建议（1.0版）》。

11. 2020年2月19日，中华医学会麻醉学分会和中国医师协会麻醉学医师分会联合开通新冠肺炎疫情防控麻醉专家答疑平台。

12. 2020 年 2 月 25 日，中华医学会麻醉学分会小儿麻醉学组，中华医学会麻醉学分会青年委员会制订并发布《新型冠状病毒肺炎防控期间小儿麻醉相关规范》；华中科技大学同济医学院附属同济医院麻醉科发表《新型冠状病毒肺炎流行期间剖宫产术的麻醉管理》，分享抗疫一线临床经验。

13. 2020 年 2 月 26 日，中华医学会麻醉学分会给十余个国家或国际麻醉学术机构和组织发去公函，介绍中国麻醉同道们在此次疫情中所做的努力和贡献，旨在加强沟通、增进理解以达到合作共赢。

14. 2020 年 2 月 27 日，中华医学会麻醉学分会气道管理学组在 Medline 收录期刊 *Chinese Medical Sciences Journal* 上发表 "Expert recommendations for tracheal intubation in critically ill patients with novel coronavirus disease 2019"，向国际同道分享中国经验。

15. 2020 年 3 月 1 日，中华医学会麻醉学分会和中国医师协会麻醉学医师分会接受国际知名学术期刊 *Anesthesiology* 约稿，联合发布 "Perioperative management of patients infected with the novel coronavirus：Recommendation from the Joint Task Force of the Chinese Society of Anesthesiology and Chinese Association of Anesthesiologists"，向国际同道分享中国经验。

16. 2020 年 3 月 6 日，中华医学会麻醉学分会老年麻醉学组制订并发布《新型冠状病毒肺炎老年患者麻醉管理与感染控制建议》。

17. 2020 年 3 月 10 日，北京协和医院麻醉科手术室制订并发布中英文双语版《新冠肺炎（COVID-19）疫情期间区域分级防护规范（试行第 1 版）》。

18. 2020 年 3 月 11 日，中华医学会麻醉学分会推出 2020 年第一期 *Newsletter* 微信版《"醉"让我们感动的那些人、那些事儿……》[《CSA 抗疫特刊》（上）]。

19. 2020 年 3 月 12 日，国家卫健委麻醉专业质控中心专家委员会、各省级麻醉专业质控中心主任召开联席视频工作会议，讨论并确定了《麻醉专业医疗质量控制指标（2020 年修订）》。

20. 2020 年 3 月 15 日，中华医学会麻醉学分会青年委员会委员将新冠肺炎疫情防控麻醉专家答疑平台 7 期内容翻译成英文，并在 CSA 和 CAA 的微信公众号和官方网站同步发布。

21. 2020 年 3 月 17 日，中华医学会麻醉学分会召开"2020 年第一次常务委员（扩大）视频工作会议"，会议通报了疫情防控期间学会工作。

22. 2020 年 3 月 20 日，*Anesthesiology* 在线发表 CSA 和 CAA 以及中国麻醉同道关于抗击新冠肺炎（COVID-19）的专家共识与专业建议。

23. 2020 年 3 月 21 日，在抗击新冠肺炎疫情前线，枝江市人民医院麻醉科董天医师不幸去世。CSA 和 CAA 代表全国麻醉同道向董天医师的家人表示慰问。

24. 2020 年 3 月 29 日，2020 年度"中国麻醉周"主题和实施方案正式发布，主题为："敬畏生命，关注麻醉——抗击疫情勇担当，重症救治我护航"。

25. 2020 年 3 月 30 日至 4 月 3 日，2020 年度"中国麻醉周"，CSA 和 CAA 联合推出了 4 期《战疫一线麻醉"将士"激流勇进》连载报道，同时与新华社联合推出了 10 集《麻醉医生说麻醉》科普宣传系列节目。

（龚亚红　陈向东　徐军美）

第二节　新型冠状病毒肺炎疫情中麻醉学术创新

一、疫情期间发布的围术期感控流程和建议

在新冠肺炎暴发初期，中华医学会麻醉学分会（CSA）和中国医师协会麻醉学医师分会（CAA）各专家组先后发布《新冠肺炎危重型患者气管插管安全实施专家建议（1.0 版）》[1]《新型冠状病毒肺炎疫情期间常规手术麻醉管理和防控流程建议》[2]《新型冠状病毒肺炎防控期间小儿麻醉相关规范》[3]《新型冠状病毒肺炎老年患者麻醉管理与感染控制建议》[4] 等 10 余部"规范""建议"和"专家共识"，对于指导全国麻醉医护同道规范防护，稳定心态，安全科学、规范有序地开展常规手术患者的麻醉管理和新冠肺炎感控工作具有重要指导作用。华中科技大学同济医学院附属协和医院先后发布并更新《武汉协和医院麻醉科应对新型冠状病毒肺炎工作流程条例》《疑似或确诊新型冠状病毒肺炎患者的麻醉工作建议》[5]《麻醉医师参与在隔离病房救治新型冠状病毒肺炎危重型患者的体会》[6] 和《新型冠状病毒肺炎流行期间麻醉科的感染控制：武汉协和医院的经验》[7] 等，华中科技大学同济医学院附属同济医院发布《新型冠状病毒肺炎患者急救气管插管应急预案》《新型冠状病毒肺炎流行期间剖宫产术的麻醉管理》[8] 等。北京协和医院麻醉科手术室制定并发布中英文双语版《新冠肺炎（COVID-19）疫情期间区域分级防护规范（试行第 1 版）》[9]。这些规范和建议为疫情期间医护人员的感染控制措施和新冠肺炎患者的救治要点提供了详细有效的指导意见。

二、抗疫经验，学术分享

在麻醉学领域国际顶级期刊 *Anesthesiology* 上，中国麻醉学者连续发表专题文章 4 篇[10-13]，详细介绍了中国麻醉科医师在抗击疫情过程中所取得的临床经验。以 CAA 米卫东会长为通信作者、CSA 黄宇光主任委员为指导作者、华中科技大学同济医学院附属协和医院麻醉科陈向东教授[10] 作为第一作者的文章，介绍 CSA 和 CAA 关于新型冠状病毒感染病例的围术期管理推荐意见，内容包括：新冠肺炎的病理学、流行病学特点，临床表现与治疗，新冠肺炎的感染预防，疑似或确诊病例围术期感控（包括术前评估、急诊手术的患者术前准备、专用手术间的麻醉管理、麻醉后相关设备及医疗垃圾的处理），手术室外疑似或确诊病例如何实施紧急气管插管，为疑似或确诊病例实施麻醉后的医务人员隔离观察标准等。文章上线后，引起世界各地同行的广泛关注。短短数周，文章的网上点击率就达到数十万次，并有各国专家同道通过 E-mail 和杂志 LETTER 的形式进行请教、讨论与交流。以 CSA 前任主任委员熊利泽教授为通信作者、美国耶鲁大学孟令忠教授[11] 为第一作者的文章介绍新冠肺炎暴发情况下的气管插管和通气管理策略，文章对比了不同高危呼吸道传染疾病［新冠肺炎、中东呼吸综合征（MERS）、严重急性呼吸综合征（SARS）］暴发时的人口学特点、气管插管标准、在气管插管和通气期间的风险增加与保护性策略、插管与拔管方法及俯卧位通气用于危重患者呼吸治疗的相关内容等。以中南大学湘雅二医院徐军美教授[12] 为通信作者的文章介绍了武汉方舱医院的建立与管理，

该文章阐述了新冠肺炎临时性专科医院建设的目的与意义、建立和管理临时性专科医院所面临的困难、建立及管理策略、所取得的成绩等。中南大学湘雅二医院援武汉武昌方舱医院医疗队首创"新冠肺炎方舱多学科团队"湘雅医疗模式，即内、外、儿、感科室协同，医、护、药、技人员协同，中西医协同，治疗、康复、心理协同，相关经验已经被确定为武汉方舱医院的参照模板。以 CSA 候任主任委员邓小明教授为通信作者，南方医科大学珠江医院麻醉科张鸿飞[13]、海军军医大学附属长海医院薄禄龙、华中科技大学同济医学院附属协和医院林云作为共同第一作者的文章介绍了中国麻醉学界抗击疫情所做的工作，内容包括新冠肺炎相关内容介绍（感染率、发病率与死亡率），武汉疫区麻醉医师在疫情发展中的突出工作，国际与中国麻醉学界联合努力，中国麻醉学学术组织所做的工作，国内民间组织为抗击疫情采取的自发性措施以及从疫情中所吸取的经验教训和未来应重视的工作。

在麻醉学国际权威期刊 British Journal of Anesthesia 上，中国麻醉学者发表论文 3 篇[14-16]。华中科技大学同济医学院附属同济医院麻醉科、华中科技大学同济医学院附属协和医院麻醉科、美国宾夕法尼亚州立大学麻醉学与危重症医学系为共同通信作者单位在 BJA 发表研究论文[14]，通过回顾性观察分析来自中国武汉的两个中心 202 例患者，经国际气道管理专家小组讨论后，提出对新冠肺炎患者气管插管进行管理的共识性建议。基于临床信息和专家讨论结果，说明三级防护可以有效预防医护人员的感染，强调医护人员进行气管插管操作时需要进行三级防护，并提出新冠肺炎患者气管插管的详细计划，策略和方法。张宗泽等[15]的文章介绍了武汉大学中南医院在新冠肺炎患者中进行脊髓麻醉的经验。该研究表明，对于新冠肺炎患者可以安全有效地实施脊髓麻醉；麻醉医师采取三级个人防护装备可以最大程度地保护医护人员避免感染新冠肺炎病毒。夏海发等[16]报道 1 例感染新冠肺炎的产妇在脊髓麻醉下成功行急诊剖宫产术，表明脊髓麻醉在合并新冠肺炎的产妇中的安全有效性。

麻醉学领域国际权威期刊 Anesthesia & Analgesia 邀请 CSA 主任委员黄宇光分享中国的抗疫经验，中国麻醉学者在该期刊上发表论文 2 篇[17, 18]。黄宇光主任委员和马虹副主任委员作为共同通信作者，龚亚红作为第一作者，曹学照、梅伟等参加撰写的文章详细介绍了新冠肺炎疫情期间急诊手术，尤其是急诊创伤手术患者的感控分检流程和围术期管理要点。该文章根据新冠肺炎的流行病学特点和现有的病毒学筛查条件，针对不同流行规模地区和不同紧急程度的急诊手术，提出了个体化的新冠肺炎筛查和感控管理流程。同时详尽地介绍对怀疑或确诊为新冠肺炎的患者实施的标准围术期麻醉管理方案，包括：新冠肺炎流行期间术前评估、人员分配、感染预防措施、急诊和创伤手术的麻醉管理（液体管理、呼吸管理、气管拔管、预防栓塞、术后疼痛管理、术后恶心和呕吐的预防和治疗）、术后监测等。该文章为疫情期间急诊手术的精准感控和创伤患者的精细化管理提供了详尽而全面的建议。同时，黄宇光教授发表评述从医护人员的防护出发，就中国在疫情发展的不同阶段对医务工作者防护级别的改进做了介绍，提出应尽全力保障医务人员的安全，按照不同的工作区域分级防控，以救治更多的患者。

国际顶级杂志 Lancet 子刊 Lancet Respiratory Medicine 发表了华中科技大学同济医学院附属协和医院 ICU 尚游教授作为通信作者的临床回顾性研究[19]，该研究观察了武汉金银潭医院 52 例重症患者的病例，通过调查新冠肺炎重症患者人口统计学数据、症状、实验室检测值、共病情况、治疗和临床结局等数据，探究导致死亡、新冠肺炎相关急性呼吸窘迫综合征（acute respiratory distress syndrome, ARDS）的发生率和需要机械通气的危险因素。

黄宇光和左明章[20]教授在 *Chinese Medical Sciences Journal* 发表的文章为最早发表的新冠肺炎患者气管插管的专家建议。该建议详细介绍了针对新冠肺炎患者的非困难气道和困难气道管理流程，同时介绍了气道操作过程中的感控关键环节以及医护人员的个人防护要求。该文章发表后短短 3 个月内被引用十余次，全文下载量过万次。北京协和医院黄宇光教授、龚亚红教授，海口市人民医院田毅教授等[21]在 *Chinese Medical Sciences Journal* 发表了文章，介绍了新冠肺炎疫情期间手术室内的感控管理细节，包括感控原则、手术室分区管理、手术间的硬件要求、患者的转运要求、手术室设备环境的保护和消毒、特殊麻醉设备的保护和消毒、医疗垃圾处理的注意事项等，为围术期感控管理提供参考。

王晟[22]、米卫东[23]分别作为通信作者发表文章，介绍中国麻醉科医师的临床经验，提出了新冠肺炎患者心脏手术围术期管理以及超声技术在重症患者中的综合应用（包括肺超声、气道超声、超声引导下局部麻醉、经胸超声心动图等），并对超声相关的操作规范、感染防控等方面的知识进行全面总结。

2020 年 3 月，随着我国新增确诊病例和疑似病例数目明显减少，标志着我国自 2019 年 12 月开始的新冠肺炎疫情从暴发期逐渐进入缓解期。2020 年 3 月 20 日，我国发布了《关于进一步推进分区分级恢复正常医疗服务工作的通知》[24]，稳步推进医疗服务的复工复产工作。在新冠肺炎疫情缓解期，麻醉科医师在采取必要感染防控措施的同时，还需要保障患者的麻醉安全和麻醉品质。因此，CSA 主任委员黄宇光教授组织专家组撰写了《新型冠状病毒肺炎防控疫情后期有序开展择期手术的麻醉预案管理》[25]发表在《麻醉安全与质控》期刊上，该文章全面阐述了整个围术期医护人员的防护流程与操作规范，为全国麻醉同道提供参照模板。华中科技大学同济医学院附属协和医院麻醉科许强等撰写《COVID-19 疫情恢复期麻醉科的感染防控建议》，该文结合自身科室的感染防控的经验，从新冠肺炎疫情形势、麻醉患者的感染防控、麻醉医师的感染防控和麻醉设备的感染防控 4 个方面介绍了防控经验，供国内麻醉同行参考交流。

（陈向东　米卫东　俞卫锋）

参 考 文 献

[1] 中华医学会麻醉学分会气道管理学组. 新冠肺炎危重型患者气管插管安全实施专家建议（1.0 版）［EB/OL］.（2020-03-02）［2020-09-17］. https://www.cma.org.cn/art/2020/3/2/art_2928_33176.html

[2] 米卫东，黄宇光，孙立，等. 新型冠状病毒肺炎疫情期间常规手术麻醉管理和防控流程建议. 麻醉安全与质控，2020，4（1）：9-11.

[3] 中华医学会麻醉学分会小儿麻醉学组. 新型冠状病毒肺炎防控期间小儿麻醉相关规范［EB/OL］.（2020-02-25）［2020-09-17］ http://www.csahq.cn/guide/detail_1048.html

[4] 王天龙，黄宇光，陈向东，等. 新型冠状病毒肺炎老年患者麻醉管理与感染控制建议. 中华麻醉学杂志，2020，40（3）：271-274.

[5] 何浩，凌肯，吴志林，等. 疑似或确诊新型冠状病毒肺炎患者的麻醉工作建议［EB/OL］.（2020-02-03）［2020-09-18］. https://mp.weixin.qq.com/s/Yz1-Xj6Pqc6sB2CSmcz2kg.

[6]　陈雪吟，王刚，杨凯，等．麻醉医师参与在隔离病房救治新型冠状病毒肺炎危重型患者的体会．中华麻醉学杂志，2020，40（3）：296-298．

[7]　兰星，杨磊，伍静，等．新型冠状病毒肺炎流行期间麻醉科的感染控制：武汉协和医院的经验．中华麻醉学杂志．2020，40（3）：267-270．

[8]　周志强，孙星星，李世勇，等．新型冠状病毒肺炎流行期间剖宫产术的麻醉管理．中华麻醉学杂志，2020，40（3）：291-295．

[9]　北京协和医院麻醉科手术室感控小组．北京协和医院麻醉科手术室新冠肺炎（COVID-19）疫情期间区域分级防护规范（试行）［EB/OL］．（2020-03-12）[2020-09-18].https://www.cma.org.cn/art/2020/3/12/art_2928_33529.html.

[10]　Chen XD, Liu YH, Gong YH, et al. Perioperative management of patients infected with the novel coronavirus: recommendation from the joint task force of the Chinese Society of Anesthesiology and the Chinese Association of Anesthesiologists. Anesthesiology, 2020, 133 (6): 1307-1316.

[11]　Meng LZ, Qiu HB, Wan L, et al. Intubation and ventilation amid the COVID-19 outbreak: Wuhan's experience. Anesthesiology, 2020, 132 (6): 1317-1332.

[12]　Zhu WH, Wang Y, Xiao K, et al. Establishing and managing a temporary coronavirus disease 2019 specialty hospital in Wuhan, China. Anesthesiology, 2020, 132 (6): 1339-1345.

[13]　Zhang HF, Bo LL, Lin Y, et al. Response of Chinese anesthesiologists to the COVID-19 outbreak. Anesthesiology, 2020, 132 (6): 1333-1338.

[14]　Yao WL, Wang TT, Jiang BL, et al. Emergency tracheal intubation in 202 patients with COVID-19 in Wuhan, China: lessons learnt and international expert recommendations. Br J Anaesth, 2020，125 (1): e28-e37.

[15]　Qi Zhong, Yin Y Liu, Qiong Luo, et al. Spinal anaesthesia for patients with coronavirus disease 2019 and possible transmission rates in anaesthetists: retrospective, single-centre, observational cohort study. Br J Anaesth, 2020, 124 (6): 670-675.

[16]　Xia HF, Zhao S, Wu Z Y, et al. Emergency caesarean delivery in a patient with confirmed COVID-19 under spinal anaesthesia. Br J Anaesth, 2020, 124 (5): e216-e218.

[17]　Gong YH, Cao XZ, Mei W, et al. Anesthesia considerations and infection precautions for trauma and acute care cases during the COVID-19 pandemic. Anesth Analg, 2020, doi: 10. 1213/ANE. 0000000000004913.

[18]　Chen WY, Huang YG. To protect health care workers better, to save more lives with COVID-19. Anesth Analg, 2020, 131 (1): 97-101.

[19]　Yang XB, Yu Y, Xu JQ, et al. Clinical course and outcomes of critically ill patients with SARS-CoV-2 pneumonia in Wuhan, China: a single-centered, retrospective, observational study. Lancet Respir Med, 2020, 8 (5): 475-481.

[20]　Zuo MZ, Huang YG, Ma WH, et al. Expert recommendations for tracheal intubation in critically ill patients with noval coronavirus disease 2019. chin Med Sci J, 2020, 35 (2): 105-109.

[21]　Tian Y, Gong YH, Liu PY, et al. Infection prevention strategy in operating room during coronavirus disease 2019 (Covid-19) outbreak. Chin Med Sci J, 2020, 35 (2): 114-120.

[22]　He Y, Wei JF, Bian JJ, et al. Chinese society of anesthesiology expert consensus on anesthetic management of cardiac

surgical patients with suspected or confirmed coronavirus disease 2019. J Cardiothorac Vasc Anesth, 2020, 34 (6): 1397-1401.

[23] Wang E, Mei W, Shang Y, et al. Chinese association of anesthesiologists expert consensus on the use of perioperative ultrasound in coronavirus disease 2019 patients. J Cardiothorac Vasc Anesth, 2020, 34 (7): 1727-1732.

[24] 国家卫生健康委员会. 关于进一步推进分区分级恢复正常医疗服务工作的通知［EB/OL］.（2020-03-20）［2020-5-30］. http://www.nhc.gov.cn/yzygj/s7659/202003/c24669ab06324ad080ef7282cd26cf0a.shtml.

[25] 戴茹萍. 新型冠状病毒肺炎防控疫情后期有序开展择期手术的麻醉预案管理. 麻醉安全与质控，2020，4（3）：125-130.

第四章 危重症麻醉医学研究进展

第一节 危重症麻醉医学基础研究

一、肺

本年度研究伏林司他、熊去氧胆酸、L-赖氨酸、TGN-020、SMI-4a、七氟烷、PP2、EphA2拮抗剂、京尼平、氢气、乙酸、利多卡因等药物对肺损伤的治疗效果，并对其疗效相关的潜在机制进行探索。

（一）急性肺损伤的治疗药物

Li等[1]观察组蛋白去乙酰化酶抑制剂（HDACI）伏林司他（SAHA）对失血性休克复苏后肺损伤的疗效。该研究选择总血容量损失20%、40%，分别为轻、重度失血性休克模型，维持60 min后用自体血液和伏林司他或相应的溶剂溶液进行液体复苏。结果显示，总血容量损失40%会导致急性肺损伤，而损失20%则不会。此外，在损伤后3 h行复苏治疗，可导致肺损伤评分增加，肺湿/干比（W/D）升高，炎症因子表达水平上调，磷酸化NF-κB/p65的表达增强，组蛋白乙酰化程度降低。而伏林司他治疗通过减少组蛋白乙酰化并逆转NF-κB通路的抑制，有效减轻严重的出血性休克和复苏引起的肺损伤。

Niu等[2]探讨熊去氧胆酸（UDCA）对脂多糖（LPS）诱导急性肺损伤（acute lung injurg，ALI）的影响并探讨其潜在的分子机制。研究发现，熊去氧胆酸可明显减轻脂多糖所致的急性肺损伤病理学评分，降低支气管肺泡灌洗液（BALF）内TNF-α/IL-1β水平和肺湿/干比，上调上皮钠通道（ENaC）和Na^+-K^+ATP酶，并刺激肺泡液清除（AFC）。此外，ALX（脂蛋白A4受体）抑制剂BOC-2、cAMP抑制剂Rp-cAMP和PI3K抑制剂LY294002在很大程度上抑制熊去氧胆酸针对急性肺损伤的上述疗效，提示熊去氧胆酸对脂多糖所致急性肺损伤的治疗作用有赖于ALX/cAMP/PI_3K途径实现。

Zhang等[3]研究L-赖氨酸在脂多糖诱导的急性肺损伤中的保护作用。该实验将小鼠分为假手术组、对照组、5 mg/kg L-赖氨酸治疗组和10 mg/kg L-赖氨酸治疗组。结果表明，在治疗期结束时，与对照组相比，L-赖氨酸处理可剂量依赖性地降低脂质过氧化的程度，总蛋白质含量，肺湿/干比，TNF-α、IL-8和巨噬细胞抑制因子水平，MPO活动，以及总细胞、中性粒细胞和淋巴细胞计数。此外，L-赖氨酸还增加还原型谷胱甘肽的水平及谷胱甘肽过氧化物酶、超氧化物歧化酶和过氧化氢酶的活性。

Guo等[4]探索水通道蛋白4（AQP4）拮抗剂TGN-020对脂多糖诱导的急性肺损伤的保护作用。

研究结果表明，LPS 造模前腹腔注射 TGN-020 可有效缓解脂多糖诱导的急性肺损伤，减少促炎细胞因子（包括 IL-1α、IL-1β、IL-6、TNF-α、IL-23 和 IL-17A）的释放，并提高小鼠存活率。同时，TGN-020 下调 PI3K 和 Akt 的磷酸化，增加细胞因子信号转导抑制因子 3（SOCS3）的表达，降低磷酸化转录激活因子 3（p-STAT3）和受体酪氨酸激酶样孤儿受体（ROR）的表达。此外，TGN-020 对小鼠肺损伤的治疗作用被 rIL-17A 完全废除。提示其保护作用与下调 PI3K/Akt 信号通路和上调 SOCS3 蛋白，抑制 IL-17A 有关。

Wang 等[5] 探究 PIM1 抑制剂 SMI-4a 在脂多糖诱导的急性肺损伤中的作用。结果显示，在脂多糖诱导急性肺损伤的肺组织中，PIM1 mRNA 和蛋白质表达上调。于脂多糖造模前 3 h 行 SMI-4a 预处理，使应用致命剂量脂多糖后的小鼠存活率显著提高，降低肺水肿的严重程度，减轻肺组织的组织学损伤，减少 BALF 中浸润性炎症细胞的数量，抑制细胞因子的产生。此外，脂多糖提高细胞核 p65 和磷酸化 p65（p-p65）Ser276 的水平，而用 SMI-4a 预处理降低细胞核中 p65 Ser276 和 p-p65 Ser276 的上调水平。

Wang 等[6] 探讨七氟烷对脂多糖诱导小鼠急性肺损伤的影响及其可能的机制。结果表明，七氟烷治疗可降低 LPS 诱导的肺损伤小鼠的死亡率、肺通透性、肺湿 / 干比和肺组织病理改变，也降低 BALF 中的总细胞数和促炎细胞因子（TNF-α、IL-1β 和 IL-6），从而改善脂多糖诱导的急性肺损伤。此外，脂多糖诱导肺组织的凋亡，而七氟烷消除该现象。通过 miRCURY ™ LNA 阵列筛选差异性表达的 miRs/miRNA，发现七氟烷通过调节 miR-27a-3p（miR-27a）发挥其保护作用，注射 agomiR-27a 导致 miR-27a 的过表达，产生与七氟烷类似的保护作用，而对 miR-27a 的抑制则抑制七氟烷对急性肺损伤小鼠的肺保护。

Duan 等[7] 研究 Fyn 抑制剂 PP2 对脂多糖诱导的急性肺损伤的作用，并探讨其潜在的分子机制。首先使用共聚焦显微镜观察核因子 E_2 相关因子 2（Nrf2）在细胞中的定位，通过凝胶电泳迁移率分析和控制 Nrf2 基因表达水平并测量其转录活性，通过组织病理学评分和氧化应激水平检查肺损伤的严重程度。结果表明，PP2 可抑制 Nrf2 出核转运，增强 Nrf2 转录活性。PP2 还减轻脂多糖诱导的肺损伤并降低细胞活力。该研究首次证明，通过抑制 Nrf2 出核转运，可增加 Nrf2 控制的保护性基因表达，从而减轻脂多糖诱导的肺损伤。

Feng 等[8] 检测 EphA2 受体拮抗剂对脂多糖诱导的急性肺损伤，肺血管通透性和氧化应激的影响，并探讨其潜在机制。结果表明，EphA2 受体拮抗剂明显抑制 BALF 中细胞因子的释放和炎性细胞的浸润，阻止脂多糖诱导的肺组织髓过氧物酶（MPO）活性和丙二醛（MDA）水平的升高。此外，EphA2 受体拮抗剂作用可显著降低肺湿 / 干比，减少肺组织中白蛋白的渗出，并明显减轻脂多糖诱导的肺血管通透性增加。在机制方面，EphA2 受体拮抗剂显著增加 Nrf2 及其靶抗氧化剂 HO-1 的活化，抑制肺组织和 A549 肺泡上皮细胞中 TLR4/MyD88 的表达，也抑制肺组织中脂多糖诱发的 RhoA/ROCK 通路的激活。因此，EphA2 受体拮抗剂通过 Nrf2/HO-1、TLR4/MyD88 和 RhoA/ROCK 途径对脂多糖诱导的急性肺损伤的肺发挥保护作用。

Zhang 等[9] 发现京尼平治疗可显著降低脂多糖诱发急性肺损伤大鼠组织病理学改变，减少肺水肿的发生以及降低 BALF 中的蛋白质浓度和减少总细胞数。进一步研究发现，京尼平处理可增加自噬（P62 的表达降低并增加 Beclin-1 和 LC3 Ⅱ 的表达），减轻脂多糖诱导的肺部细胞凋亡（Bax 下调，

Bcl-2 上调，末端脱氧核苷酸转移酶 dUTP 缺口末端标记阳性细胞的数量减少）和氧化应激（SOD 升高，MDA 含量降低），减弱脂多糖诱导后的肺部和 BALF 中炎性因子如 TNF-α、IL-1β 和 IL-6 的产生。京尼平的上述保护作用均被自噬抑制剂 3- 甲基腺嘌呤（3-MA）逆转，同时 3-MA 抑制京尼平对线粒体功能障碍和细胞死亡的保护作用。表明京尼平可通过促进自噬来保护脂多糖诱导急性肺损伤中的细胞凋亡和炎症。

Yu 等[10] 探讨 2% 氢气（H$_2$）吸入对脓毒症所致急性肺损伤的影响及其机制。研究发现 2% H$_2$ 气体治疗可提高小鼠肺损伤后 7 d 生存率，降低肺湿 / 干比和肺损伤评分，减轻氧化应激和炎症所致的损伤，诱导血红素氧合酶 -1（HO-1）水平升高，降低野生型小鼠的高迁移率族蛋白 B1（HMGB1）水平。研究表明，氢气通过调节 HO-1 和 HMGB1 的表达来抑制脓毒症小鼠的肺损伤，Nrf2 在氢气对脓毒症所致肺损伤的保护作用中起着主要作用。

Xu 等[11] 研究发现脂多糖造模后腹腔注射乙酸可改善肺病理评分，减轻脂多糖诱导的微血管通透性增加，抑制活性氧的产生，降低 BALF 中促炎细胞因子和趋化因子的水平、免疫细胞计数。此外，乙酸下调肺组织丝裂原活化蛋白激酶（MAPK）通路的磷酸化水平。提示乙酸可能通过抗炎和抗氧化作用对脂多糖诱导的急性肺损伤具有保护作用。

徐桂萍等[12] 探讨利多卡因对脓毒症大鼠肺损伤及炎症因子表达的影响。研究发现，持续静脉泵注利多卡因可以有效降低脓毒症大鼠炎症因子 TNF-α、IL-6 及 HMGB1 的表达，抑制肺组织中 HMGB1 mRNA 表达量，减轻脓毒症对肺组织的损伤，有效提高动物存活率，且其减轻脓毒症炎症反应及肺保护作用疗效与乌司他丁相似。

（二）机械通气与肺损伤

Ding 等[13] 探讨 IL-33-ST2 通路与脓毒症中机械通气（MV）相关的肺损伤之间的关系。实验对小鼠行盲肠结扎穿孔术（CLP），6 h 后进行大潮气量（MTV，10 ml/kg）或低潮气量（LTV，6 ml/kg）通气 4 h。MTV 和 LTV 单独通气 4 h 对肺损伤没有影响。MTV 明显加重脓毒症小鼠的肺损伤和炎症，而 LTV 则明显抑制这些参数。进行 CLP 10 h 后，肺和血浆 IL-33/ST2 水平显著升高。MTV 可使 IL-33/ST2 水平进一步显著升高，而 LTV 则显著抑制 CLP 诱导的血清 IL-33/ST2 水平。IL-33/ST2 的缺失可防止 MTV 致脓毒症小鼠肺损伤和炎症的加重，而重组 IL-33 在气道中的应用则逆转 LTV 对小鼠肺损伤和炎症的保护作用。以上结果表明，IL-33/ST2 通路与机械通气引起的促炎性变化有关，机械通气导致腹腔内脓毒症以潮气量依赖的方式造成肺损伤。

Xia 等[14] 探讨消退素 D1（RvD1）对呼吸机诱发的肺损伤（VILI）肺的保护作用。高潮气量（HVT，40 ml/kg）通气 4 h 建立小鼠 VILI 模型，在高潮气量通气开始时腹膜内给予 RvD1，并在通气前 30 min 腹膜内给予过氧化物酶体增殖物激活受体 γ（PPAR-γ）拮抗剂 GW9662。结果显示，与 HVT 诱发的肺损伤相比，RvD1 减弱 VILI，这可通过改善氧合作用和减少组织损伤来证明。同样，RvD1 可以改善肺组织中嗜中性粒细胞的浸润和促炎细胞因子的产生。相反，GW9662 可以逆转 RvD1 对肺组织的保护作用。RvD1 通过激活 PPAR-γ 和抑制小鼠的核因子 -κB（NF-κB）信号通路来减轻 VILI。因此，RvD1 可以通过激活 PPAR-γ 抑制 NF-κB 信号通路来减少 VILI 中的炎症反应。

Wei 等[15]* 采用全氟碳化合物（PFC）液体通气对患有急性呼吸窘迫综合征（RDS）犬进行亚低

温治疗，分析 PFC 液体通气亚低温治疗对 ARDS 犬炎症因子水平和肺组织病理学的影响。对肺组织病理学、股动脉血氧分压、肺湿 / 干比分析显示，部分液体通气（PLV）诱导的亚低温治疗显著增加动脉血氧分压值，减轻肺损伤，对血流动力学无不良影响。此外，PLV 诱导的亚低温治疗使支气管肺泡灌洗液中抗炎因子 IL-10 的表达显著升高，降低外周静脉血和支气管肺泡灌洗液中 IL-6 和 TNF-α 的表达。与正常温度下部分液体通气（NPLV）组和常规机械通气（CMV）组相比，PLV 诱导的亚低温治疗组肺组织中 MPO 和 NF-κB p65 表达下降。证实 PLV 联合亚低温治疗可以对油酸诱导的犬 ARDS 提供肺保护，改善肺功能，减轻炎症反应。

（三）肺损伤治疗及机制研究

1. 巨噬细胞极化　Cui 等[16] 研究曲古霉素 A（TSA）在 CLP 小鼠模型中是否通过增强自噬来抵消过度炎症，从而促进巨噬细胞 M_2 极化。细胞实验结果显示，TSA 可剂量依赖性地增加 M_2 型巨噬细胞的比例，同时增强巨噬细胞自噬。此外，自噬激活物西罗莫司（雷帕霉素，rapamycin，Rap），降低 M_2 型巨噬细胞的比例。然而，TSA 处理逆转 Rap 诱导的 CD206 标记巨噬细胞的减少，且自噬过程中任何阶段的抑制都会抑制 TSA 诱导的巨噬细胞 M_2 型极化，但这种作用与 mTOR 活性无关。体内实验结果显示，TSA 促进腹腔巨噬细胞 M_2 极化，LC3 表达增加，减轻脓毒症诱导的器官（肺、肝、肾）损伤，并改变全身炎症细胞因子的分泌。因此，TSA 通过增强自噬来促进巨噬细胞 M_2 极化，减少全身炎症反应，最终改善多菌脓毒症小鼠的生存率。

Du 等[17] 研究探讨 ZBP-1 介导的细胞坏死性凋亡在脂多糖诱导的肺损伤中的作用。首先，将转染靶向抑制 ZBP-1 的小干扰 RNA 或对照 RNA 骨髓源性巨噬细胞（BMDMs）输注给缺乏肺泡巨噬细胞（AMs）的小鼠，其后建立脂多糖诱导的肺部炎性损伤，评估造模后 24 h，AMs 内 ZBP-1、RIPK1/RIPK3 及 NF-κB 的 mRNA 和蛋白质表达。在体外实验中，给予 BMDMs 细胞系不同浓度的脂多糖 24 h 后测定前述生物指标的改变。结果显示，脂多糖激活 AMs 中 ZBP-1 介导的坏死，而在 BMDMs 中，当 AMs 被消耗或沉默 ZBP-1 后，这种和激活相关的肺炎症损伤明显减弱，这与 RIPK1/RIPK3 的下调有关。研究表明，脂多糖通过激活 ZBP-1 介导的肺坏死及促进巨噬细胞释放促炎细胞因子，诱导肺部炎症和损伤。

Zhang 等[18] 评估 MCP 诱导蛋白 1（MCPIP1）对脓毒症所致急性肺损伤（ALI）的作用及机制。分别对 SD 大鼠和 RAW264.7 细胞进行盲肠结扎穿孔术和脂多糖诱导，建立脓毒症诱导的急性肺损伤模型。结果表明，利用 MG132 诱导的 MCPIP1 过表达减轻脓毒症引起的病理改变、肺内水分含量和蛋白渗漏，以及全身炎症介质的诱导，提高模型大鼠 7 d 死亡率。此外，在脓毒症诱导的急性肺损伤中，MCPIP1 诱导巨噬细胞从 M_1 型向 M_2 型转移。进一步机制研究表明，MCPIP1 对 M_2 极化的促进作用与体外模型中抑制 c-Jun 末端激酶（JNK）及其下游转录因子 c-Myc 有关。提示 MCPIP1 通过抑制 JNK 或 c-Myc 信号通路调节巨噬细胞极化，在脓毒症诱导的急性肺损伤中发挥肺保护作用。

Cui 等[19]* 探究 NR4A1 在大肠埃希菌肺炎发生中的作用。首先，从野生型和 *NR4A1* 基因敲除小鼠（NR4A1$^{-/-}$）体内分离肺泡巨噬细胞，用大肠埃希菌侵染，并在 0 min、15 min、30 min 和 60 min 体外检测 NR4A1 的表达及其对大肠埃希菌的吞噬能力。其次，经野生型和 NR4A1$^{-/-}$ 小鼠气管内灌注含大肠埃希菌菌落的生理盐水诱发小鼠大肠埃希菌肺炎，假手术组灌注等量的空白生理盐水。于术后

0 h、4 h、18 h 分别检测细菌负荷量、肺损伤严重程度、炎性细胞浸润和细胞因子的表达。对野生型和 NR4A1[-/-] 小鼠 48 h 内存活率进行统计。体内和体外模型，均使用 NR4A1 抑制剂（DIM-C-pPhCO2Me）来验证 NR4A1 的作用。体外检测结果发现，大肠埃希菌刺激可迅速诱导肺泡巨噬细胞中 NR4A1 的表达。与野生型小鼠来源的肺泡巨噬细胞相比，NR4A1[-/-] 小鼠来源的肺泡巨噬细胞细菌吞噬能力显著增强，而使用 DIM-C-pPhCO2Me 处理后，野生型小鼠来源的肺泡巨噬细胞吞噬活性明显增强。体内实验结果显示，与野生型小鼠相比，NR4A1[-/-] 小鼠在大肠埃希菌感染后支气管肺泡灌洗液中活菌水平显著降低，小鼠的存活率提高，炎性细胞浸润和肺病理学损伤均减轻。提示 Nr4a1[-/-] 小鼠的生存优势与提高细菌清除率、减少细菌负荷、炎症和减轻肺损伤有关。最终，该研究得出结论，NR4A1 缺乏可增强肺泡巨噬细胞的吞噬能力，降低局部和全身细菌负荷，减轻肺损伤，提高大肠埃希菌肺炎小鼠的存活率。

2. 免疫抑制 Duan 等[20]* 运用回顾性分析结合前瞻性队列研究，探究 B 淋巴细胞计数对脓毒症预后的影响。回顾性研究共纳入 2016 年 12 月至 2017 年 12 月接受治疗的脓毒症患者 123 名，分为 28 d 存活者和 28 d 未存活者；前瞻性队列研究中纳入 2018 年 12 月至 2019 年 4 月接受治疗的脓毒症患者 40 名，主要通过流式细胞术和酶联免疫吸附试验法比较 28 d 存活者和 28 d 未存活者 B 细胞成熟、B 细胞死亡和循环滤泡辅助性 T（cTfh）细胞数量的差异。回顾性分析结果发现，未存活者在脓毒症发作时和脓毒症发病 24 h 淋巴细胞计数均较低，且淋巴细胞计数 $< 0.4 \times 10^9/L$ 的患者较淋巴细胞计数 $> 0.4 \times 10^9/L$ 的患者有更高的死亡率。前瞻性队列研究发现，与存活者相比，未存活者在脓毒症发病时和 24 h 后 CD19[+] 细胞的数量均低于存活者。进一步分析发现，存活者和未存活者 CD19[+] 细胞亚群的主要差异不是初始 B 细胞（CD19[+]CD27[-]），而是包括记忆 B 细胞在内的成熟 B 细胞。表现在：脓毒症发病时，记忆 B 细胞分别为 3.44% 和 4.48%，抗体分泌细胞分别为 4.53% 和 6.30%，cTfh 细胞分别为 3.57%、4.49%；脓毒症发生 24 h 后，记忆 B 细胞分别为 4.05% 和 7.20%，抗体分泌细胞分别为 5.25% 和 8.78%，cTfh 细胞分别为 3.98% 和 6.15%，而成熟 B 细胞的死亡在两者之间没有差异。此外，该研究还发现，cTfh 细胞数量与成熟 B 细胞和免疫球蛋白数量呈正相关，而与初始 B 细胞数量无关。最终得出结论，B 淋巴细胞成熟障碍可导致脓毒症患者 B 淋巴细胞数量减少，直接影响预后。

Li 等[21] 报道 Siglec-G 缺失在体内和体外的脓毒症急性期和免疫抑制期降低 Toll 样受体 -4（TLR-4）触发的促炎细胞因子的产生，增加抗炎细胞因子白介素 -10（IL-10）的产生。缺乏 Siglec-G 可以保护小鼠免受脂多糖诱导的脓毒症肺组织、脾组织损伤。Siglec-G 通过免疫受体酪氨酸基抑制基序结构域（ITIM）招募并激活酪氨酸磷酸酶 Src 同源区 2 域的磷酸酶 1（SHP1），从而抑制原癌基因酪氨酸蛋白激酶 Src（Src）的激活。Src 可抑制 TLR4 诱导的炎症细胞因子，促进抗炎细胞因子 IL-10 的表达。结构研究表明，Src 可以与 STAT3 相互作用并磷酸化 STAT3，Src 也可以通过激活 GSK3β 蛋白激酶来促进 HIF1α 蛋白的降解。

Hu 等[22] 探究间变性淋巴瘤激酶抑制剂 LDK 378 在盲肠结扎和穿刺术（CLP）诱导的多菌性脓毒症中的治疗潜力，并研究其对髓样抑制细胞（MDSC）招募的影响。LDK 378 显著提高 CLP 诱导的多菌性脓毒症小鼠的存活率，与之平行的是器官损伤减少，炎性细胞因子释放减少，MDSC 向脾的募集减少。重要的是，LDK 378 通过阻断 CLP 介导的 CC 趋化因子受体 2（CCR 2）的上调而抑制 MDSC 向脾的迁移，CCR2 是 MDSC 募集的关键趋化因子受体。在机制上，IDK378 通过部分抑制 MDSC 的磷酸化，阻断 CLP 介导的 CCR2 上调脓毒症小鼠骨髓 MDSC 中 P38 和 G 蛋白偶联受体激酶 2（GRK 2）的表达。此外，体外实验还表明，脂多糖诱导 MDSCs 的迁移与 LPS 激活 GRK 2 和上调 CCR2 相似，LDK 378 可部分阻断脂多糖诱导的 P38 和 GRK 2 磷酸化，降低细胞表面 CCR2 的表达，从而抑制 MDSC 的迁移。

Wang 等[23] 研究脂多糖刺激后，脑源性神经营养因子前体蛋白（proBDNF）在肠系膜淋巴结（MLNs）中的表达模式，并探讨其与脓毒症发病机制的关系。腹腔注射脂多糖（20 mg/kg）建立小鼠脓毒症模型。结果显示腹腔注射脂多糖可显著降低血液中的淋巴细胞数量，但可增加肠系膜淋巴结中的 T 淋巴细胞数量。与对照组相比，脂多糖刺激小鼠血清丙氨酸转氨酶、天冬氨酸转氨酶和尿素氮水平升高。脂多糖上调细胞促炎因子基因的表达，诱导肠系膜淋巴结的组织学改变。脂多糖注射增加肠系膜淋巴结中 BDNF、proBDNF 及其神经营养因子受体 p75（p75NTR）的表达。proBDNF 的增加主要集中在 MLNs 髓质的 $CD3^+$ 和 $CD4^+$ T 细胞上。脂多糖诱导的脓毒症上调肠系膜淋巴结髓质 T 细胞中 proBDNF 的表达。因此，proBDNF 上调可能参与感染性休克的发病机制。

3. 线粒体动力学和线粒体自噬 Shi 等[24]* 通过建立脂多糖诱导的脓毒症相关肺损伤体内模型和体外模型，研究 PI3K/Akt 通路介导的血红素氧合酶 -1（HO-1）表达是否能调节线粒体质量控制（MQC）并减轻脓毒症相关肺损伤。结果显示，给予 HO-1 的诱导剂氯高铁血红素预处理后，脂多糖诱导的巨噬细胞凋亡减少、线粒体膜潜在损伤减少，细胞存活率明显提高；改善脂多糖引起的大鼠肺组织病理学损伤，肺线粒体 MnSOD 活性升高 28.5%，呼吸控制率升高 39.2%，伴随大鼠存活率升高。但使用 PI3K 抑制剂 LY294002 或用 siRNA 敲低 PI3K 后，可显著抑制 Akt 磷酸化，减弱 HO-1 表达，进一步逆转氯高铁血红素预处理发挥的保护作用，证实 PI3K/Akt 通路直接参与 HO-1 减轻脓毒症相关肺损伤的过程。此外，该研究还证实 PI3K/Akt 通路参与 HO-1 介导的 MQC 调控，可促进线粒体生物发生、阻止线粒体自噬的非稳态改变。综上所述，该研究表明在脓毒症发生过程中，通过 PI3K/Akt 通路激活 HO-1，从而调节 MQC 在保护肺免受氧化损伤方面发挥重要作用。

Wu 等[25] 探讨肿瘤坏死因子 -α 诱导蛋白 8 家族样分子 2（TIPE2）对脂多糖诱导的 ALI 的保护作用。首先，将 TIPE2 腺病毒（AAV-TIPE2）经气管内注入小鼠肺。3 周后，评估 BALF 的组织病理学改变、组织学评分、肺湿 / 干比和总蛋白。结果显示，TIPE2 过表达明显减轻脂多糖诱导的肺损伤。此外，BALF 中多型核中性粒细胞（PMNs）的下调、肺 MPO 活性和血清中促炎细胞因子水平的下调都证明，TIPE2 过表达显著减轻肺炎症。此外，TIPE2 过表达不仅显著预防脂多糖诱导小鼠的肺细胞凋亡，也阻止脂多糖激活的 JNK 磷酸化和 NF-κB p65 核移位。

Chen 等[26]* 采用 CLP 诱导的脓毒症小鼠和脂多糖诱导的巨噬细胞分别作为脓毒症的体内模型和体外模型。从自噬和核苷酸结合域样受体蛋白 3（NLRP3）炎症小体角度，研究脓毒症中 H_2 发挥治疗作用的具体机制。结果显示，脂多糖和 ATP 导致 NLRP3 炎症小体通路激活，脓毒症期间炎症小体的激活可放大炎症反应，细胞因子释放过多，线粒体功能障碍和自噬激活。CLP 也可诱导器官损伤和 NLRP3 通路激活。H_2 治疗可改善重要器官损伤、炎症反应、线粒体功能障碍，并抑制 NLRP3 通路激活，促进脂多糖和 CLP 小鼠巨噬细胞自噬。自噬抑制剂和 NLRP3 的诱导剂处理可逆转 H_2 的保护作用。综上，H_2 可以通过自噬介导的 NLRP3 炎症小体失活减轻线粒体功能障碍和细胞因子的释放。

Wang 等[27] 探讨右美托咪定（DEX）对脂多糖诱导的巨噬细胞损伤的影响及其机制。结果表明，脂多糖可引起线粒体损伤、线粒体依赖凋亡和 PTEN 诱导的假定激酶 1（PINK1）介导的线粒体自噬；同时，PINK1 对脂多糖诱导的巨噬细胞凋亡和炎症具有保护作用，通过线粒体自噬消除功能失调的线粒体。右美托咪定可促进低线粒体膜电位（MMP）和高活性氧（ROS）受损线粒体的清除，对脂多糖处理的巨噬细胞发挥保护作用，而这种保护作用需要 PINK1 介导的线粒体自噬。

Zhao 等[28]采用 CLP 对肺部进行急性损伤。CLP 手术后 1 h 腹膜内注射自噬诱导剂西罗莫司（雷帕霉素，RAP）和抑制剂 3-MA 以及自噬小体－溶酶体融合抑制剂 bafilomucin（Baf）A1 和氯喹（CQ）。结果表明，CLP 诱导的 ALI 中诱导自噬相关蛋白如微管相关蛋白轻链 3 Ⅱ（LC3 Ⅱ）、Beclin 1、Rab7 和溶酶体相关膜蛋白 2 型（LAMP2）的表达增加。自噬诱导剂 RAP 显著诱导 CLP 小鼠模型中 LC3 Ⅱ、Beclin 1、LAMP2 和 Rab7 的表达，与 CLP 组相比，抑制剂 3-MA 降低 CLP＋RAP 小鼠中 LC3 Ⅱ、Beclin 1、LAMP2 和 Rab7 的表达。与 ALI 组相比，CLP＋Baf 组和 ALI＋CQ 组的 Baf 和 CQ 明显升高 LC3 Ⅱ 和 Beclin 1 的水平，并降低 LAMP2 和 Rab7 的表达。与 CLP 组相比，RAP 改善 CLP＋RAP 组中存活率、组织学评分、肺湿／干比、PaO_2/FiO_2、总细胞、BALF 中 PMNS 和 MPO 活性，以及细胞因子 TNF-α、HMGB1、IL-6、IL-10、MCP1 等，但在 CLP＋3-MA 组、CLP＋Baf 组和 CLP＋CQ 组中，上述指标恶化。因此，自噬激活参与脓毒症的病理生理过程，减轻脓毒症中细胞因子的过度释放和肺损伤。

张钰等[29]评价激活腺苷酸活化蛋白激酶（AMPK）对老龄小鼠脓毒症的影响及其与自噬的关系。研究发现，AMPK 激动剂 AICAR 使 CLP 脓毒症大鼠 7 d 生存率提高，脾组织 LC3 Ⅱ 表达上调，p-AMPK/AMPK 比值和 LC3 Ⅱ/LC3 Ⅰ 比值升高，巨噬细胞吞噬能力增强。提示激活 AMPK 可提高脓毒症老龄小鼠的生存率，其机制与增强巨噬细胞自噬水平有关。

4. 抗炎抗氧化 Zhang 等[30]*探讨吸入氢气对心脏死亡供者热缺血期肺移植物的影响。心脏死亡后，在原位热缺血期对供体大鼠进行 40% 氧＋60% 氮（对照组）或 3% 氢＋40% 氧＋57% 氮（氢组）机械通气 2 h。然后，在进行肺移植评估前，冷贮 2 h，受体再灌注 3 h 后进行肺移植。假手术组采用未移植的左开胸大鼠进行静态顺应性和动脉血气分析。再灌注 3 h 后观察肺湿／干比、炎症反应、氧化应激、细胞凋亡和组织学变化。免疫印迹分析 NF-κB 的蛋白表达。结果显示，与假手术组相比，两组移植组（对照组和氢组）肺功能、肺容量、炎症反应、氧化应激及组织学改变均有所降低。然而，与对照组相比，暴露于 3% 氢气能显著改善肺移植物的静态顺应性和氧合，显著降低肺湿／干比、炎症反应和脂质过氧化。此外，氢改善肺移植组织学变化，减少肺损伤评分和凋亡指数，减少 NF-κB 核积累在肺移植。

Meng 等[31]针对高氧富氢溶液是否可以保护肺组织，减轻急性肺损伤进行研究。将 SD 大鼠随机分为 5 组（$n=6$），包括假手术组、乳酸林格液组（LRS）、高氧液组（HOS）、富氢液组（HS）、高氧富氢液组（HOHS）。结果表明，相较 LRS 组，HOS 组、HS 组、HOHS 组的 PaO_2、$PaCO_2$ 和 T-SOD 均升高，其中 HOHS 组升高最显著；相反地，3 个处理组的乳酸、MDA、TNF-α、IL-6、细胞计数、蛋白含量、caspase-3、TUNEL 阳性细胞及急性肺损伤病理学评分等较 LRS 组均下降，其中 HOHS 组下降最显著。光镜和电镜形态学观察显示，与 LRS 组相比，3 个处理组的细胞损伤均有不同程度的改善，HOHS 组尤为明显。最终得出结论，HOHS 对失血性休克所致肺损伤的肺具有一定的保护作用。

Cui 等[32]研究调查 5-Aza-2'-脱氧胞苷（Aza）是否可以调节死亡相关蛋白激酶 1（DAPK1）表达

以影响急性呼吸窘迫综合征（ARDS）中性粒细胞的变化。结果表明，Aza 治疗通过抑制肺水肿，减轻肺损伤并减少支气管肺泡灌洗液（BALF）中炎性细胞的浸润来加速 LPS 诱导的 ARDS 的炎症消退。此外，Aza 减少促炎细胞因子的产生。但是，DAPK1 抑制剂会减弱 Aza 的保护作用。同样，当体内或体外抑制 DAPK1 时，Aza 的凋亡功能也被阻止。因此，Aza 通过激活 DAPK1 来加速 LPS 诱导的 ARDS 的炎症消退，从而促进中性粒细胞凋亡。

Zhang 等[33]证明高纤维饮食对脓毒症小鼠模型中肠道病变、氧化应激和全身炎症反应的影响。研究发现，与单独的 CLP 组相比，高纤维＋CLP 组（HFCLP 组）的膳食高纤维补充剂可提高小鼠成活率并减少细菌含量。在 HFCLP 组中，膳食纤维的添加降低促炎细胞因子（TNF-α、IL-6、HMGB1）的血清浓度，但与 CLP 小鼠相比，IL-10 的浓度升高。因此，饮食中添加高纤维可能对脓毒症诱发的病变具有治疗作用。

Tang 等[34]探讨 HMGB1 基因 rs2249825、rs1045411、rs1360485 单核苷酸多态性（SNPs）在中国汉族脓毒症患者中的易感性与预后的关系。通过采用直接测序法检测 345 例脓毒症患者和 345 例健康对照组 HMGB1 基因 rs2249825、rs1045411、rs1360485 基因型。酶联免疫吸附试验（ELISA）测定血清 HMGB1 水平。结果显示，HMGB1 基因 rs2249825 和 rs1045411 位点 SNP 与脓毒症风险相关，而 rs1360485 位点 SNP 与脓毒症风险无关。HMGB1 基因 rs2249825 和 rs1045411 位点突变的患者血清 HMGB1 水平较高，基因突变型脓毒症患者 APACHE Ⅱ 评分较高，30 d 生存率较低。rs1360485 位点 SNP、脓毒症风险和患者 30 d 生存率之间无相关性。提示 HMGB1 基因 rs2249825 和 rs1045411 位点 SNPs 与中国汉族脓毒症患者的易感性和预后相关。rs2249825 C 位点等位基因和 rs1045411 A 位点等位基因是中国汉族人群脓毒症和脓毒症严重程度的高危因素，与脓毒症患者的不良预后相关。

邓建平等[35]评价沉默信息调节因子 1（SIRT1）信号通路在大鼠内毒素性急性肺损伤（ALI）中的作用。采用随机数字表法分为 4 组（n＝24）：对照组（C 组）、ALI 组、ALI＋SIRT1 激动剂 SRT1720 组（SRT 组）和 ALI＋SIRT1 抑制剂 EX527 组（EX 组）。结果显示，与 C 组比较，ALI 组、SRT 组和 EX 组注射 LPS 后各时点 PaO_2 降低、$PaCO_2$ 升高、肺湿 / 干比升高，ALI 组和 EX 组注射 LPS 后各时点肺组织 SIRT1 表达下调，NF-κB p65、IL-6 和 IL-1β 表达上调，SIRT1mRNA 表达下调，NF-κB p65、IL-6 和 IL-1β 的 mRNA 表达上调，SRT 组注射 LPS 后时点肺组织 SIRT1、NF-κB p65、IL-6 和 IL-1β 表达上调；与 ALI 组比较，SRT 组注射 LPS 后各时点 PaO_2 升高，$PaCO_2$ 降低，肺湿 / 干比降低，SIRT1 及其 mRNA 表达上调，NF-κB p65、IL-6 和 IL-1β 及其 mRNA 表达下调，肺组织病理学损伤减轻，EX 组注射 LPS 后各时点上述指标差异无统计学意义，提示 SIRT1 信号通路抑制参与大鼠内毒素性急性肺损伤的过程。

二、大脑

脓毒症后认知功能障碍是幸存者的主要后遗症且对其缺乏有效干预手段。本年度在脓毒症导致脑损伤引起的认知功能障碍分子机制取得有效进展，并对其治疗及机制进行阐述。

Wang 等[36]研究测试外源性羟丁酸盐（BHB）对脓毒症后认知障碍的预防作用以及潜在机制。研究人员通过对比假手术组与 CLP 诱导的脓毒症小鼠发现，在脓毒症早期或晚期皮下注射 BHB 均可提高脓毒症小鼠的存活率和体重恢复，并改善脓毒症存活小鼠的学习和记忆能力。此外，脑室内给予 BHB 也具有上述作用。在神经元、星形胶质细胞和小胶质细胞共培养中，通过特异性 shRNA 抑制小胶质 BHB 受体（HCA2）的表达比抑制神经元 BHB 转运体（MCT2）更能降低 BHB 对脂多糖诱导的炎症反应和神经元损伤的保护作用。

Zong 等[37] 推测异常的富含纹状体的蛋白质酪氨酸磷酸酶（STEP）信号通路参与脂多糖引起的脓毒症相关认知功能障碍的发病。该研究对 LPS 刺激后特定时间点，海马体、前额叶皮质和纹状体内 STEP、磷酸化 GluN2B（pGluN2B）、细胞外信号调节激酶 1/2（pERK）、cAMP- 反应元件结合蛋白（cAMP-response element binding protein，CREB）、突触素、脑源性神经营养因子（BDNF）、突触后密度蛋白 95（PSD95）水平进行测定。结果显示注射脂多糖后，海马、前额叶皮质和纹状体的 STEP 水平显著升高，这可能是泛素蛋白酶体系统被破坏所致。同时，STEP 抑制剂 TC-2153 通过增加 GluN2B、ERK1/2、CREB/BDNF 和 PSD95 的磷酸化，减轻脓毒症诱导的记忆损伤。

Zhong 等[38] 主要探究恶性纤维组织细胞瘤扩增序列 1（MFHAS1）对海马认知功能障碍、TNF-α、IL-1β 和淀粉样 β 肽（Aβ）表达的影响，以及脓毒症相关脑病（sepsis-associated encephalopathy，SAE）大鼠海马 CA1 区的树突状病理变化。将大鼠随机分为 4 组：对照组、对照组＋MFHAS1 siRNA 组、CLP＋对照 siRNA 组和 CLP＋MFHAS1 siRNA 组。结果显示，MFHAS1 siRNA 脑室内注射对 MFHAS1 的抑制作用可以改善认知障碍，降低 CLP 诱导的海马中 TNF-α、IL-1β 和 Aβ 的表达，并减轻锥体神经元的树突棘损失，以及增加败血症大鼠 CA1 基底树的树突分支。

Ye 等[39]* 发现脓毒性腹膜炎导致小鼠学习记忆和探索活动明显受损，与脑匀浆中 IL-17A、IL-1、TNF-α 高表达有关。此外，检测到 CLP 后海马组织中 IL-17R 和小胶质细胞特异性蛋白 Iba-1 的荧光强度明显升高。重组 IL-17A 可增强 CLP 小鼠神经炎症和小胶质细胞激活；相反，IL-17A 抗体、IL-17R 抗体减轻中枢神经系统炎症和小胶质细胞的激活，从而减轻认知功能障碍。此外，与对照组相比，从 CLP 小鼠中培养的小胶质细胞在 IL-17A 的作用下产生水平更高的细胞因子，并表达更高的 Iba-1 荧光强度。抗 IL-17R 抗体预处理可抑制 IL-17A 刺激的小胶质细胞中 Iba-1 的表达和细胞因子的产生。提示 IL-17A/IL-17R 通路的阻断可以抑制小胶质细胞的激活和神经炎症，从而部分逆转脓毒性脑损伤引起的认知功能障碍。

Zong 等[40]* 针对异常的 β₂ 肾上腺素受体是否参与脓毒症诱导的认知功能障碍这一问题进行探究。通过 CLP 建立 SAE 模型，发现海马 β₂ 肾上腺素受体的表达从造模后 12 h 开始显著下降，并持续至造模后第 16 天。脓毒症小鼠出现神经炎性因子表达升高，CREB/ BDNF 表达下调，PSD95 和 GluN2B 表达降低，海马依赖性认知功能障碍。β₂ 肾上腺素受体激动剂盐酸克仑特罗腹腔注射后通过促进小胶质细胞向抗炎表型极化，减少促炎细胞因子表达，上调 CREB/BDNF、PSD95 和 GluN2B，减轻脓毒症引起的认知功能障碍。提示脓毒症可引起神经炎症、突触蛋白丢失和认知功能障碍，部分原因与海马区 β₂ 肾上腺素受体信号通路功能障碍有关。而激活 β₂ 肾上腺素受体可以改善脓毒症性脑病造成的认知功能障碍。

Fu 等[41] 使用核苷酸结合域样受体蛋白 3（NLRP3）抑制剂 MCC950 和细胞凋亡蛋白酶 1（caspase-1）抑制剂 Ac-YVAD-CMK 来研究 SAE 小鼠模型中 NLRP3/caspase-1 途径在认知缺陷中的作用。结果表明，CLP 诱导的海马依赖性记忆缺陷伴随着 NLRP3 和 caspase-1 阳性细胞增加，以及海马中 NLRP3、caspase-1、焦孔素 -D 和促炎细胞因子水平升高。此外，MCC950 或 Ac-YVAD-CMK 的使用可挽救认知缺陷，并改善海马 NLRP3 介导的神经元凋亡和促炎细胞因子的增加。表明 NLRP3/caspase-1 途径诱导的细胞凋亡在 SAE 小鼠模型中介导认知功能障碍。

Mi 等[42] 评估苍木酮（Atr）对脓毒症相关性脑病（SAE）和认知功能障碍的保护作用及其潜在的分子机制。利用脂多糖诱导的脓毒症小鼠模型，并通过 Morris 水迷宫和野外试验评估认知功能，通过免疫组织化学分析评估海马神经元损伤，BV2 细胞被用来识别 Atr 的保护机制。结果表明，Atr 减弱脂多糖诱导的认知功能障碍、神经细胞凋亡、炎性因子和小胶质细胞活化。体外实验表明，Atr 促进沉默信息调节因子 1（SIRT1）的表达并抑制 NF-κB 的表达。SIRT1 的下调逆转脂多糖作用下 Atr 的保护作用。此外，Atr 诱导的 SIRT1 表达使 BV2 从脂多糖诱导的 M_1 变为 M_2 表型。综上所述，Atr 是用于 SAE 和认知功能障碍的潜在治疗方案。

Sun 等[43]* 利用脓毒症的体外和体内模型，探讨右美托咪定对脓毒症相关的胶质细胞焦亡和神经元损伤的影响。体外实验发现，脂多糖处理后星形胶质细胞中炎性小体激活，发生细胞焦亡。右美托咪定可明显减轻脂多糖诱导的星形胶质细胞焦亡，并抑制组蛋白的释放。在大鼠体内模型中，LPS 处理可引起星形胶质细胞 caspase-1 活化，增加 IL-1、IL-18 等促炎细胞因子的成熟和释放，导致神经元损伤，右美托咪定可减弱该损伤。但是，这种神经保护作用可被 α_2 受体拮抗剂阿替美唑消除。该研究得出结论，右美托咪定可以通过减少焦亡作用来保护神经胶质细胞，进而保护神经元，改善脑功能，并最终改善脓毒症的预后。

蒋毅等[44] 评价氢对脓毒症相关性脑病小鼠脑组织基质金属蛋白酶 -9（MMP-9）表达的影响。结果显示，SAE 组小鼠 14 d 生存率降低，脑组织 EB 含量、水含量及海马 TNF-α、IL-6 和 HMGB1 含量升高，海马 MMP-9 及其 mRNA 表达上调，ZO-1 及其 mRNA 表达下调；而氢气治疗可逆转上述改变。结果证实，氢减轻脓毒症相关性脑病小鼠血脑屏障损伤的机制可能与抑制脑组织 MMP-9 表达，减轻炎症反应有关。

张晶云等[45] 观察 Nod 样受体蛋白 3（Nod-like receptor protein 3，NLRP3）抑制剂 MCC950 对 SAE 小鼠认知功能的影响。发现 MCC950 可以明显改善 SAE 小鼠的认知功能，其机制可能与抑制海马组织中 NLRP3 炎症小体的激活及下游炎症因子 IL-1β 及 IL-18 的释放有关。

刘蔷等[46] 采用静息态功能磁共振（rs-fMRI）使用区域一致性（ReHo）方法检测大鼠异常脑区并将其作为种子点进行全脑功能连接分析，并在脂多糖腹腔注射 48 h 后进行行为学测试。结果发现，前扣带回皮质（ACC）及右侧尾状核（CPu）ReHo 值的增高及双侧 CPu 功能连接的增强可能参与大鼠 SAE 的情感损害。

三、肝

本年度右美托咪定在治疗肝损伤，以及自噬导致肝损伤的机制方面取得一定成效。

Li 等[47] 探讨右美托咪定（DEX）对脓毒症致肝损伤的影响及其作用机制。结果显示右美托咪定能使脓毒症大鼠 24 h 存活率显著上升；明显缓解大鼠肝细胞的病理损伤；明显逆转由脂多糖引起的半胱天冬酶 3 表达增加；对大鼠肝细胞凋亡有明显的抑制作用；逆转大鼠肝组织磷酸化 ERK1/2 （p-ERK1/2）的下降。提示右美托咪定能明显改善脂多糖所致的肝功能障碍，改善肝功能，为脓毒症所致肝损伤的临床防治提供一定的参考。

王洪雨等[48]评价脓毒症小鼠肝损伤时胆碱能抗炎通路与自噬的关系。发现在 CLP 脓毒症肝损伤大鼠中，胆碱能抗炎通路被激活，增强肝细胞自噬水平，启动脓毒症小鼠肝损伤的内源性保护机制。

四、肾

脓毒症引起的急性肾损伤（AKI）可增加危重患者的死亡率以及幸存者慢性肾病的发生率。本年度在脓毒症引起的 AKI 代谢组学改变、表观遗传学调控机制方面获得有效进展。

Ping 等[49]探究脓毒症诱导的 AKI 大鼠肾皮质代谢组学变化与疾病发展之间的联系。该实验首先采用腹腔注射脂多糖的方法建立脓毒症诱导的 AKI 模型；进而采用代谢组学方法分析筛选发现，两组肾皮质中存在 26 种不同的代谢物，主要涉及牛磺酸和次牛磺酸代谢、泛酸和辅酶 A 生物合成、苯丙氨酸代谢等代谢途径。证实脓毒症 AKI 的发生与肾皮质中牛磺酸、泛酸和苯丙氨酸代谢紊乱有关。

Jian 等[50]* 使用野生型和 Toll 样受体 7 基因敲除小鼠，建立 CLP 脓毒症急性肾损伤模型。发现与野生型脓毒症小鼠相比，Toll 样受体 7-/- 小鼠脓毒症的严重程度较低，造模后 24 h 腹膜炎症、急性肾损伤严重程度减轻，细胞因子生成减少，细菌负荷量下降，中性粒细胞和腹腔巨噬细胞募集增强。表明 Toll 样受体 7 作为病原体和宿主单链 RNA 的传感器，其信号通路可能在脓毒症发病过程中发挥重要作用。

Lin 等[51]探究脓毒症 AKI 期间肾小管上皮细胞（TECs）的代谢变化及其表观遗传学机制。研究发现，在脓毒症相关急性肾损伤（SAKI）期间，肾小管上皮细胞中的能量和脂质代谢显著降低，而 FOXO1 水平显著增加。同时，肾小管上皮细胞中 Akt 和 CDK2 的表达以及相关 mRNA 的转录显著降低，而 miR-21-3p 的表达显著增加。Akt 和 CDK2 均被确定为 miR-21-3p 的直接靶标。此外，通过体外实验证明，miR-21-3p 在肾小管上皮细胞中通过 Akt/CDK2 调节 FOXO1 的水平，而 Akt/CDK2-FOXO1 通路在 miR-21-3p 对肾小管上皮细胞脂质代谢、细胞周期停滞和凋亡的调节中至关重要。提示 MiR-21-3p 通过 Akt/CDK2-FOXO1 途径介导肾小管上皮细胞的代谢和细胞活性变化，这对 SAKI 期间调节肾小管上皮细胞的能量代谢至关重要。

五、心脏

脓毒症及心搏骤停患者常常伴发心肌损伤，导致内皮屏障功能的丧失、血流动力学改变及能量供应失调等。本年度研究也从以上几个方面进行探索。

Kang 等[52]研究神经调节蛋白 -1（NRG-1）对心肌细胞的保护作用。在脂多糖诱导脓毒症之后，大鼠被给予载体或重组人 NRG-1 [rhNRG-1，10g/（kg·d）]。结果显示，NRG-1 处理的大鼠心肌损伤减少。NRG-1 增强血管屏障功能，减少内皮相关生物标志物的分泌，发挥抗炎和抗凋亡作用。此外，NRG-1 抑制 RhoA 和 ROCK1 信号。提示 NRG-1 可改善脓毒症大鼠心功能，提高存活率，并通过全身多个靶点发挥保护作用。

Zhang 等[53]* 探讨米诺环素是否能预防脓毒症引起的心肌损伤，以及心肌细胞自噬是否参与这一过程。采用 CLP 建立小鼠脓毒症模型，分别于造模后 1 h、25 h、49 h 腹腔注射米诺环素。结果显示，LPS 使 cTnI 水平升高，而注射浓度梯度的米诺环素可使 cTnI 水平呈剂量依赖性下降，小鼠生存率呈剂量依赖性升高。超声心动图结果显示，CLP 使小鼠心脏左心室射血分数（LVEF）和左心室缩短分数（LVFS）显著降低，而米诺环素处理后 LVEF 和 LVFS 显著升高。米诺环素处理还可显著提高脓毒症小鼠自噬相关蛋白 LC3 II/LC3 I 比值，降低 p62 表达，透射电镜下也可观察到心肌细胞和心肌细胞线粒体中自噬体数量的增加，提示米诺环素可诱导脓毒症小鼠心肌细胞自噬及线粒体自噬。而在米诺环素给药前 30 min 给予自噬抑制剂 3MA，可通过减少心肌线粒体自噬体和心肌细胞自噬体数量，降低 ATP 含量和柠檬酸合酶活性，增加 Mn-SOD 含量，逆转米诺环素的上述保护作用。米诺环素还上调雷帕霉素靶蛋白（mTOR）C2 和磷酸化的丝氨酸 / 苏氨酸蛋白激酶（p-Akt）表达，并进一步抑制 mTOR1 和 Raptor 的激活，上调自噬，表现为 LC3 II/LC3 I 比值升高，p62 表达降低。该研究证实，米诺环素可以增强心肌线粒体自噬和心肌细胞自噬水平，改善心肌线粒体功能和心功能，其潜在机制与 mTORC1 抑制和 mTORC2 激活有关。

Hai 等[54]* 以大鼠心搏骤停及心肺复苏模型为研究对象，探讨阻断单酰甘油脂肪酶对复苏后心肌损伤的保护作用。小分子单酰甘油脂肪酶抑制剂 URB602 还减轻自主循环恢复后 6 h 内内源性大麻素和类二十烷酸代谢紊乱，抑制自主循环恢复后 15 min 内线粒体通透性改变。最终证实抑制单酰甘油脂肪酶可减少心肌和线粒体损伤，显著提高心搏骤停和心肺复苏治疗的预后。

六、其他细胞或器官

（一）神经肌肉

Chen 等[55] 研究发现雄性 SD 大鼠盲肠结扎穿孔术（CLP）后 24 h 胫前肌神经肌肉功能异常，导致全身及胫骨前肌组织局部炎症增加。自噬的启动阶段在 CLP 之后立即被激活，一直持续到 24 h，神经调节蛋白 -1（NRG-1）先上升，然后下降到低于假手术组的水平。同时，在 CLP 后 8 h 和 16 h 检测到 γ- 乙酰胆碱受体和 α7- 乙酰胆碱受体的表达水平持续升高至 24 h。随后，Chen 等研究 RAP 或 3- 甲基腺嘌呤治疗自噬在 CLP 诱导的神经肌肉功能障碍中的意义，RAP 或 3- 甲基腺嘌呤是增强或抑制自噬的经典药物。RAP 激活自噬，在不影响局部炎症反应的情况下，限制 CLP 诱导的全身促炎反应和血液细菌含量，上调 NRG-1，下调 γ- 乙酰胆碱受体和 α7- 乙酰胆碱受体，并改善 7 d 的神经肌肉功能和存活率。相反，3- 甲基腺嘌呤可增强局部炎症反应，抑制自噬，使 7 d 神经肌肉功能恶化。因此，自噬受损可能会导致败血症诱发的年轻雄性大鼠神经肌肉功能障碍。RAP 增强自噬可减轻乙酰胆碱受体的质性变化，而不会触发脓毒症早期阶段（24 h）和慢性脓毒症阶段（7 d）的局部抗炎反应，并改善胫前肌功能。提示脓毒症后立即增强自噬是治疗脓毒症诱发肌病的潜在策略。

（二）细胞

Hao 等[56] 探索 Maresin1（MaR1）对 CLP 诱导的脓毒症小鼠代谢功能障碍的影响。研究发现，

MaR1 可以显著提高脓毒症小鼠的总体存活率并减轻其对肺和肝的损伤。此外，MaR1 明显降低促炎细胞因子（TNF-α 和 IL-6）的水平，并减轻线粒体损伤。基于 ^1H 核磁共振（^1H NMR）的代谢组学分析，CLP 诱导的脓毒症小鼠血清中乙酸盐、丙酮酸和乳酸盐水平升高，肺部丙氨酸、天冬氨酸、谷氨酸和富马酸盐水平降低。但是，这些主要涉及能量和氨基酸代谢的代谢紊乱可以通过 MaR1 治疗得以恢复。提示 MaR1 对脓毒症小鼠的保护作用可能与代谢功能障碍的恢复及炎症和线粒体损伤的减轻有关。

Mei 等[57]探讨人脂肪组织源性间质细胞（HADCS）是否可以减轻机械通气（MV）和脓毒症诱导的器官损伤。将雄性 C57BL/6 小鼠随机分为 5 组：Sham 组、MV 组、CLP 组、CLP＋MV 组和 CLP＋MV＋hADSC 组。麻醉小鼠后，行 CLP 建立脓毒症模型，然后，让所有小鼠接受机械通气（12 ml/kg）处理。检测各组小鼠存活率、肝肾器官损伤、支气管肺泡灌洗液（BALF）中总蛋白和细胞，以及肺和肝组织学变化。并采用酶联免疫吸附法测定 BALF 中 IL-6 的含量；以及采用实时定量聚合酶链反应（qRT-PCR）技术，对 IL-6 和 TNF-α 的 mRNA 进行分析。结果表明，常规潮气量的机械通气会加重 CLP 引起的多器官损伤，而 HADSC 可能通过调节免疫反应来抑制复合损伤。

张敏等[58]探讨电针足三里对脓毒症大鼠肺微血管内皮细胞（pulmonary microvascular endothelial cell，PMVEC）的保护作用及可能机制。发现电针足三里对脓毒症大鼠 PMVEC 有明显的保护作用，其保护作用依赖于迷走神经完整性，可能是通过激活胆碱能抗炎通路（cholinergic anti-inflammatory pathway，CAP）实现的。

七、神经元

Ji 等[59]评估细胞毒性 T 淋巴细胞（CTL）来源的毒性介质颗粒酶 B（Gra-b）对大鼠心脏停搏（CA）和随后的心肺复苏（cardiopulmonary resuscitation，CPR）后海马神经元凋亡的作用。CA/CPR 大鼠表现出空间导航能力的丧失，这与 CA/CPR 导致的海马神经元凋亡相关，表现为细胞体萎缩，细胞质致密，海马 CA1 区嗜酸性染色强烈以及周围 CD8$^+$T 细胞局部浸润。蛋白质印迹法及免疫荧光实验证实 CA/CPR 大鼠海马区 Gra-b、cleaved caspase-3 和 cleaved PARP1 蛋白水平显著升高，而 Gra-b 抑制剂预处理可抑制 Gra-b 的释放，减弱海马神经元凋亡，改善认知功能损害。该研究表明 CTL 来源的 Gra-b 参与 CA/CPR 诱导的神经元凋亡，而 Gra-b 的使用可能为 CA/CPR 后的脑损伤治疗提供一条新的途径。

Zhao 等[60]通过构建 HBMEC 细胞缺血再灌注（I/R）损伤模型，过表达 Sirt3 并使用 p38 激活器 U-46619 检测 Sirt3 与 p38 的连接，同时检测紧密连接蛋白 occluding、ZO-1 和 claudin-4 等内皮相关蛋白的水平。结果显示，Sirt3 过表达降低模型细胞的通透性，促进内皮细胞的生长。然而，p38 的激活可拮抗 HBMEC 细胞中的 Sirt3 功能。此外，Sirt3 和内皮连接蛋白之间存在正相关关系。利用 PPAR-γ 激动剂和抑制剂研究证实 PPAR-γ 靶向调节 Sirt3 介导的细胞功能中的作用，证实在模型细胞中 PPAR-γ 靶向调节 Sirt3。

（谢克亮　程宝莉）

参 考 文 献

[1] Li W, Gao XH, Liu WF, et al. Suberoylanilide hydroxamic acid alleviates acute lung injury induced by severe hemorrhagic shock and resuscitation in rats. Shock, 2020, 54 (4): 474-481.

[2] Niu FF, Xu XT, Zhang R, et al. Ursodeoxycholic acid stimulates alveolar fluid clearance in LPS-induced pulmonary edema via ALX/cAMP/PI3K pathway. J Cell Physiol, 2019, 234 (11): 20057-20065.

[3] Zhang Y, Yu W, Han D, et al. L-lysine ameliorates sepsis-induced acute lung injury in a lipopolysaccharide-induced mouse model. Biomed Pharmacother, 2019, 118: 109307.

[4] Guo C, Wu T, Zhu HF, et al. Aquaporin 4 blockade attenuates acute lung injury through inhibition of Th17 cell proliferation in mice. Inflammation, 2019, 42(4): 1401-1412.

[5] Wang JX, Cao YM, Liu YQ, et al. PIM1 inhibitor SMI-4a attenuated lipopolysaccharide-induced acute lung injury through suppressing macrophage inflammatory responses via modulating p65 phosphorylation. Int Immunopharmacol, 2019, 73: 568-574.

[6] Wang YF, Zhang XR, Tian JM, et al. Sevoflurane alleviates LPS-induced acute lung injury via the microRNA-27a-3p/TLR4/MyD88/NF-κB signaling pathway. Int J Mol Med, 2019, 44(2): 479-490.

[7] Duan JX, Yang Z, Huang J, et al. Inhibition of tyrosine kinases protects against lipopolysaccharide-induced acute lung injury by preventing nuclear export of Nrf2. J Cell Biochem, 2019, 120(8): 12331-12339.

[8] Feng G, Sun B, Liu HX, et al. EphA2 antagonism alleviates LPS-induced acute lung injury via Nrf2/HO-1, TLR4/MyD88 and RhoA/ROCK pathways. Int Immunopharmacol, 2019, 72: 176-185.

[9] Zhang ZJ, Wang X, Ma CZ, et al. Genipin protects rats against lipopolysaccharide-induced acute lung injury by reinforcing autophagy. Int Immunopharmacol, 2019, 72: 21-30.

[10] Yu Y, Yang YY, Yang M, et al. Hydrogen gas reduces HMGB1 release in lung tissues of septic mice in an Nrf2/HO-1-dependent pathway. Int Immunopharmacol, 2019, 69: 11-18.

[11] Xu MD, Wang CL, Li N, et al. Intraperitoneal injection of acetate protects mice against lipopolysaccharide (LPS)-induced acute lung injury through its anti-inflammatory and anti-oxidative ability. Med Sci Monit, 2019, 25: 2278-2288.

[12] 徐桂萍, 李青青, 张宇轩, 等. 持续静脉泵注利多卡因对脓毒症大鼠急性肺损伤及炎症反应的影响. 中华危重症医学杂志（电子版）, 2019, 12（3）: 145-151.

[13] Ding XB, Jin SQ, Shao ZZ, et al. The IL-33-ST2 pathway contributes to ventilator-induced lung injury in septic mice in a tidal volume-dependent manner. Shock, 2019, 52: e1-e11.

[14] Xia HF, Wang JX, Sun SJ, et al. Resolvin D1 alleviates ventilator-induced lung injury in mice by activating PPAR/NF-B signaling pathway. Biomed Res Int, 2019, 2019: 6254587.

[15]* Wei FS, Wen S, Wu H, et al. Partial liquid ventilation-induced mild hypothermia improves the lung function and alleviates the inflammatory response during acute respiratory distress syndrome in canines. Biomed Pharmacother, 2019, 118: 109344.

[16] Cui SN, Chen ZY, Yang XB, et al. Trichostatin A modulates the macrophage phenotype by enhancing autophagy to

reduce inflammation during polymicrobial sepsis. Int Immunopharmacol, 2019, 77: 105973.

[17] Du XK, Ge WY, Jing R, et al. Necroptosis in pulmonary macrophages mediates lipopolysaccharide-induced lung inflammatory injury by activating ZBP-1. Int Immunopharmacol, 2019, 77: 105944.

[18] Zhang Y, Huang TF, Jiang LL, et al. MCP-induced protein 1 attenuates sepsis-induced acute lung injury by modulating macrophage polarization via the JNK/c-Myc pathway. Int Immunopharmacol, 2019, 75: 105741.

[19]* Cui P, Wu Sj, Xu X, et al. Deficiency of the transcription factor NR4A1 enhances bacterial clearance and prevents lung injury during escherichia coli pneumonia. Shock, 2019, 51 (6): 787-794.

[20]* Duan SX, Jiao YF, Wang JM, et al. Impaired B-cell maturation contributes to reduced b cell numbers and poor prognosis in sepsis. Shock, 2020, 54 (1): 70-77.

[21] Li WQ, Li YJ, Qin KW, et al. Siglec-G deficiency ameliorates hyper-inflammation and immune collapse in sepsis via regulating src activation. Front Immunol, 2019, 10: 2575.

[22] Hu J, Zhang WQ, Liu YJ, et al. LDK378 inhibits the recruitment of myeloid-derived suppressor cells to spleen via the p38-GRK2-CCR2 pathway in mice with sepsis. Immunol Cell Biol, 2019, 97 (10): 902-915.

[23] Wang Z, Wu JL, Zhong F, et al. Upregulation of proBDNF in the mesenteric lymph nodes in septic mice. Neurotox Res, 2019, 36 (3): 540-550.

[24]* Shi J, Yu JB, Zhang Y, et al. PI3K/Akt pathway-mediated HO-1 induction regulates mitochondrial quality control and attenuates endotoxin-induced acute lung injury. Lab Invest, 2019, 99 (12): 1795-1809.

[25] Wu XJ, Kong Q, Zhan LY, et al. TIPE2 ameliorates lipopolysaccharide-induced apoptosis and inflammation in acute lung injury. Inflamm Res, 2019, 68 (11): 981-992.

[26]* Chen HG, Mao X, Meng XY, et al. Hydrogen alleviates mitochondrial dysfunction and organ damage via autophagy-mediated NLRP3 inflammasome inactivation in sepsis. Int J Mol Med, 2019, 44 (4): 1309-1324.

[27] Wang YY, Mao X, Chen HG, et al. Dexmedetomidine alleviates LPS-induced apoptosis and inflammation in macrophages by eliminating damaged mitochondria via PINK1 mediated mitophagy. Int Immunopharmacol, 2019, 73: 471-481.

[28] Zhao HY, Chen HG, Meng XY, et al. Autophagy activation improves lung injury and inflammation in sepsis. Inflammation, 2019, 42 (4): 426-439.

[29] 张钰，路佳，熊君宇. 激活 AMPK 对老龄小鼠脓毒症的影响及其与自噬的关系. 中华麻醉学杂志，2019，39（5）：617-620.

[30]* Zhang JH, Zhou HC, Liu JF, et al. Protective effects of hydrogen inhalation during the warm ischemia phase against lung ischemia-reperfusion injury in rat donors after cardiac death. Microvasc Res, 2019, 125: 103885.

[31] Meng XZ, Xu H, Dang YJ, et al. Hyperoxygenated hydrogen-rich solution suppresses lung injury induced by hemorrhagic shock in rats. J Surg Res, 2019, 239: 103-114.

[32] Cui SN, Chen L, Yang YY, et al. Activation of death-associated protein kinase 1 promotes neutrophil apoptosis to accelerate inflammatory resolution in acute respiratory distress syndrome. Lab Invest, 2019, 99 (8): 1143-1156.

[33] Zhang YY, Dong AL, Xie KL, et al. Dietary supplementation with high fiber alleviates oxidative stress and inflammatory responses caused by severe sepsis in mice without altering microbiome diversity. Front Physiol, 2018, 9: 1929.

[34] Tang YJ, Duan JZ, Wang Y, et al. Associations of *HMGB1* gene polymorphisms with risk of coal workers' pneumoconiosis susceptibility in Chinese han population. Inhal Toxicol, 2020, 32 (4): 170-176.

[35] 邓建平，罗和国，焦守峰，等. SIRT1 信号通路在大鼠内毒素性急性肺损伤中的作用. 中华麻醉学杂志，2019，39（2）：243-246.

[36] Wang XQ, Song YY, Chen J, et al. Subcutaneous administration of β-hydroxybutyrate improves learning and memory of sepsis surviving mice. Neurotherapeutics, 2020, 17 (2): 616-626.

[37] Zong MM, Yuan HM, He X, et al. Disruption of striatal-enriched protein tyrosine phosphatase signaling might contribute to memory impairment in a mouse model of sepsis-associated encephalopathy. Neurochem Res, 2019, 44 (12): 2832-2842.

[38] Zhong J, Guo CY, Hou WT, et al. Effects of MFHAS1 on cognitive impairment and dendritic pathology in the hippocampus of septic rats. Life Sci, 2019, 235: 116822.

[39]* Ye B, Tao TZ, Zhao AD, et al. Blockade of IL-17A/IL-17R pathway protected mice from sepsis-associated encephalopathy by inhibition of microglia activation. Mediators Inflamm, 2019, 2019: 8461725.

[40]* Zong MM, Zhou ZQ, Ji MH, et al. Activation of β$_2$-adrenoceptor attenuates sepsis-induced hippocampus-dependent cognitive impairments by reversing neuroinflammation and synaptic abnormalities. Front Cell Neurosci, 2019, 13: 293.

[41] Fu Q, Wu J, Zhou XY, et al. NLRP3/Caspase-1 pathway-induced pyroptosis mediated cognitive deficits in a mouse model of sepsis-associated encephalopathy. Inflammation, 2019, 42 (1): 306-318.

[42] Mi T, Liu QZ, Yu ZY, et al. Attractylone attenuates sepsis-associated encephalopathy and cognitive dysfunction by inhibiting microglial activation and neuroinflammation. J Cell Biochem, 2019, 2015: 7101-7108.

[43]* Sun YB, Zhao HL, Mu DL, et al. Dexmedetomidine inhibits astrocyte pyroptosis and subsequently protects the brain in in vitro and in vivo models of sepsis. Cell Death Dis, 2019, 10 (3): 167.

[44] 蒋毅，于洋，王瑶琪，等. 氢对脓毒症相关性脑病小鼠脑组织基质金属蛋白酶 -9 表达的影响. 中华麻醉学杂志，2019，39（5）：606-609.

[45] 张晶云，范云霞，傅群，等. MCC950 对脓毒症相关性脑病小鼠认知功能的影响. 中华急诊医学杂志，2019，28（7）：851-854.

[46] 刘蔷，纪木火，杨建军. 脓毒症相关性脑病大鼠静息态神经网络功能改变. 临床麻醉学杂志，2019，35（1）：57-60.

[47] Li XK, Yang SC, Bi L, et al. Effects of dexmedetomidine on sepsis-induced liver injury in rats. Eur Rev Med Pharmacol Sci, 2019, 23 (3 Suppl): 177-183.

[48] 王洪雨，宋学敏，张宗泽，等. 脓毒症小鼠肝损伤时胆碱能抗炎通路与自噬的关系. 中华麻醉学杂志，2019，39（2）：239-242.

[49] Ping F, Guo Y, Cao YM, et al. Metabolomics analysis of the renal cortex in rats with acute kidney injury induced by sepsis. Front Mol Biosci, 2019, 6: 152.

[50]* Jian WL, Gu LL, Williams B, et al. Toll-like receptor 7 contributes to inflammation, organ injury, and mortality in murine sepsis. Anesthesiology, 2019, 131 (1): 105-118.

[51] Lin ZY, Liu ZW, Wang X, et al. MiR-21-3p plays a crucial role in metabolism alteration of renal tubular epithelial cells

during sepsis associated acute kidney injury via Akt/CDK2-FOXO1 pathway. Biomed Res Int, 2019, 2019: 2821731.

[52] Kang W, Cheng Y, Zhou F, et al. Neuregulin-1 protects cardiac function in septic rats through multiple targets based on endothelial cells. Int J Mol Med, 2019, 44 (4): 1255-1266.

[53]* Zhang EF, Zhao XY, Zhang L, et al. Minocycline promotes cardiomyocyte mitochondrial autophagy and cardiomyocyte autophagy to prevent sepsis-induced cardiac dysfunction by Akt/mTOR signaling. Apoptosis, 2019, 24 (3-4): 369-381.

[54]* Hai KR, Chen G, Gou XY, et al. Monoacylglycerol lipase inactivation by using URB602 mitigates myocardial damage in a rat model of cardiac arrest. Crit Care Med, 2019, 47: e144-e151.

[55] Chen JY, Min S, Xie F, et al. Enhancing autophagy protects against sepsis-induced neuromuscular dysfunction associated with qualitative changes to acetylcholine receptors. Shock, 2019, 52 (1): 111-121.

[56] Hao Y, Zheng H, Wang RH, et al. Maresin1 alleviates metabolic dysfunction in septic mice: A H NMR-based metabolomics analysis. Mediators Inflamm, 2019, 2019: 2309175.

[57] Mei SY, Wang S, Jin SQ, et al. Human adipose tissue-derived stromal cells attenuate the multiple organ injuries induced by sepsis and mechanical ventilation in mice. Inflammation, 2019, 42 (2): 485-495.

[58] 张敏，杜朝晖，王焱林．电针足三里对脓毒症大鼠肺微血管内皮细胞的影响．国际麻醉学与复苏杂志，2019，40（5）：447-451.

[59] Ji NN, Wu L, Shao BM, et al. CTL-derived granzyme B participates in hippocampal neuronal apoptosis induced by cardiac arrest and resuscitation in rats. Front Neurol, 2019, 10: 1306.

[60] Zhao ZZ, Zhang XX, Dai YQ, et al. PPAR-γ promotes p38 MAP kinase-mediated endothelial cell permeability through activating Sirt3. BMC Neurol, 2019, 19 (1): 289.

第二节　危重症麻醉医学临床研究

一、临床标志物、评分与重症患者结局

脓毒症相关性凝血病可导致多器官衰竭并增加患者死亡率。Xu 等[1] 探讨患者入 ICU 时的凝血标志物是否可预测腹腔内感染致脓毒性休克患者急性肾损伤的发生率和死亡率。该研究纳入 2013 年 1 月 1 日至 2016 年 12 月 31 日期间符合腹腔内感染致脓毒性休克（Sepsis 3.0 标准）的患者。在 138 例入组患者中，有 65 例出现急性肾损伤。发生急性肾损伤的患者序贯器官衰竭评分（sequential organ failure assessment，SOFA）更高（中位数为 12）、急性生理学和慢性健康状况评价 Ⅱ 评分（APACHE Ⅱ）（中位数为 27.5）和死亡率更高。入 ICU 时活化部分凝血活酶时间（activated partial thromboplastin time，APTT）（OR 1.074，95% CI 1.030～1.120，$P=0.001$）、凝血酶原时间（PT）（OR 1.162，95% CI 1.037～1.302，$P=0.010$）和 D- 二聚体水平（OR 1.098，95%CI 1.002～1.202，$P=0.045$）是急性肾损伤重要危险因素。Cox 回归分析显示，APTT 延长（OR 1.065，95% CI 1.025～1.107，$P=0.001$）与患者高死亡率独立相关。由此得出结论，腹腔内感染致脓毒性休克患者入 ICU 时 APTT、

PT 和 D- 二聚体水平与急性肾损伤显著相关。APTT 是此类患者 30 d 死亡率的独立预测因子。

沈忠明等 [2] 探讨产科危重病患者动脉血乳酸水平与改良 APACHE Ⅱ 评分的相关性。该研究选择昆明市妇幼保健院专科 ICU 2016 年 12 月至 2018 年 12 月 142 例危重产科患者作为研究对象，对其入 ICU 24 h 内进行改良 APACHE Ⅱ 评分，利用血气分析仪监测患者转入及转出时动脉血乳酸水平，比较存活与死亡患者改良 APACHE Ⅱ 评分与动脉血乳酸水平的关系，评估动脉血乳酸水平与改良 APACHE Ⅱ 评分的相关性。结果表明，改良 APACHE Ⅱ 评分 ≤20 分患者的动脉血乳酸水平比较，差异无统计学意义（$P>0.05$）；>20 分患者中，差异有统计学意义（$P<0.05$），动脉血乳酸水平与改良 APACHE Ⅱ 评分呈显著正相关（$r=0.641$，$P<0.05$）。由此得出结论，随着改良 APACHE Ⅱ 评分的增加，动脉血乳酸水平增加，两者呈正相关；动脉血乳酸水平与改良 APACHE Ⅱ 评分是反映产科危重病患者病情严重程度和预测患者转归的良好指标。

周成富等 [3] 通过荟萃分析和试验序贯分析（TSA）系统评价循环线粒体 DNA（mtDNA）与危重症患者预后的关系。通过检索 PubMed、Embase、Cochrane Library、中国知网、维普网、万方数据知识平台等数据库，纳入循环 mtDNA 与危重症患者预后关系的横断面研究、病例对照研究及队列研究。检索时间均从建库至 2018 年 10 月。该研究纳入的 15 篇研究均为前瞻性队列研究，合计样本量 1318 例。荟萃分析结果显示，循环 mtDNA 与危重症预后存在相关性（SMD 1.08，95%CI 0.66～1.49，$P=0.000$）。进一步根据 mtDNA 引物、离心参数、绘制 mtDNA 标准曲线的 DNA 来源、样本种类、提取技术、结局类型、疾病类型、年龄进行亚组分析，发现除样本种类、结局类型、疾病类型、年龄外，其余因素对结果均有明显影响。由此得出结论，循环 mtDNA 可以作为危重症患者预后的生物标记物，但因可能存在发表偏倚，应谨慎看待该结论，期待统一研究方法后通过更多试验予以证实。

左艳艳等 [4] 分析 APACHE Ⅱ、Ranson 评分和 SOFA 评分这 3 种评分系统对 ICU 重症急性胰腺炎（severe acute pancreatitis，SAP）患者病死率的预测价值，探索 SAP 患者病死率的独立危险因素。通过回顾性分析 2014 年 7 月至 2019 年 7 月四川大学华西医院 ICU 的 SAP 患者电子病历资料。搜集患者入 ICU 后的首次 APACHE Ⅱ 评分、Ranson 评分、SOFA 评分及机械通气、血管活性药物使用、肾脏替代治疗和预后的临床资料。该研究最终纳入 230 例 SAP 患者，转出 ICU 时 166 例存活，64 例死亡，ICU 病死率为 27.8%。APACHE Ⅱ 评分、Ranson 评分、APACHE Ⅱ 联合 Ranson 评分、SOFA 评分与 ICU 病死率绘制的 ROC 曲线下面积分别为 0.769、0.741、0.802 与 0.625，提示 APACHE Ⅱ 联合 Ranson 评分对 SAP 患者 ICU 病死率预测价值较单一评分系统更高。Logistic 回归分析显示，APACHE Ⅱ 评分、Ranson 评分、血糖不稳定指数、有无使用升压药物与有无肾脏替代治疗是 SAP 患者 ICU 死亡的独立危险因素。由此得出结论，与 SOFA 评分相比，APACHE Ⅱ 评分联合 Ranson 评分对 SAP 患者 ICU 病死率的预测价值更高。APACHE Ⅱ 评分、Ranson 评分、血糖不稳定指数、有无使用升压药物和肾脏替代治疗是 SAP 患者 ICU 死亡的独立危险因素。

二、脓毒症患者的管理

左心室 - 动脉耦合（VAC）在心脏和主动脉力学生理学及相关疾病的病理生理学中起着重要作用。Li 等 [5] 通过纳入 35 例脓毒性休克患者的回顾性观察研究，探讨对输液无反应患者 VAC 的变化。

该研究通过有效监测动脉弹性（EaI）、左心室收缩末期弹性（EesI）和 EaI/EesI 评估 VAC。基于脉搏指数连续心排血量监测（PiCCO），来评价液体复苏的成功率，即舒张末期心室容积（GEDVI）增加＞10%。液体复苏成功的脓毒性休克患者分为容量反应组（VVr）和容量无反应组（VVur）。该研究假设两组患者表现为不同的 VAC 变化（ΔEaI/ EesI）。结果表明，VVr 组 EaI 变化（ΔEaI），EaI/EesI 变化（ΔEaI/EesI）和全身血管阻力指数变化（ΔSVRI）均显著低于 VVur 组（P 均＜0.05）。ΔEaI/EesI≤0 的患者的心脏指数变化（ΔCI）、每搏量指数变化（ΔSVI）和 EesI 变化（ΔEesI）更明显。因此，与 ΔEaI/EesI＞0 的患者相比，ΔEaI 和 ΔSVRI 显著降低（P＜0.05）。ΔCI 与 ΔEaI（r＝−0.46，P＝0.006）、ΔEaI/EesI（r＝−0.65，P＜0.001）和 ΔSVRI（r＝−0.59，P＜0.001）均成反比关系。该研究得出结论，脓毒性休克患者的 VAC 变化与心室容积反应欠佳有关。

俞陈陈等[6] 探讨右美托咪定联合利多卡因持续静脉泵注对脓毒症肺损伤患者血清炎性因子的影响。通过选择 2017 年 6 月至 2019 年 6 月某院收治的急性肺损伤（ALI）患者 96 例，并随机分为 4 组：对照组（CNG 组）、右美托咪定组（DETME 组）、利多卡因组（LDCE 组）和右美托咪定联合利多卡因组（DE＋LD 组），每组 24 例患者。各组患者均进行综合对症治疗，并在机械通气后分别静脉泵注丙泊酚、右美托咪定、利多卡因和右美托咪定联合利多卡因，持续输注至 3 h。分别于给药前（T0）、给药结束时（T1）、给药结束后 6 h（T2）、给药结束后 12 h（T3）、给药结束后 24 h（T4）5 个时间点采集患者静脉血检测血清炎性因子。结果表明，治疗后 4 组患者的 SOFA 评分和 APACHE Ⅱ 评分均显著降低，且 DETME 组、LDCE 组和 DE＋LD 组均低于 CNG 组（P＜0.05 或 P＜0.01）。4 组在 T1、T2、T3 和 T4 时血清中 IL-6、IL-8 和 TNF-α 水平均降低，IL-10 水平上升。与 CNG 组比较，DETME 组、LDCE 组和 DE＋LD 组在 T1、T2、T3 和 T4 时的 IL-6、IL-8 和 TNF-α 水平均降低，IL-10 水平升高（P＜0.05 或 P＜0.01）。与 DE＋LD 组比较，DETME 组和 LDCE 组在 T1、T2、T3 和 T4 时的 IL-6、IL-8 和 TNF-α 水平均下降，IL-10 水平上升（P＜0.05 或 P＜0.01）。由此得出结论，右美托咪定联合利多卡因持续静脉泵注可降低脓毒症肺损伤患者的炎性因子水平，能促进抗炎因子的生成，其机制可能与抗炎作用有关。

崔晓环等[7] 验证 Sepsis 3.0 中序贯器官衰竭评分（SOFA）对尿源性脓毒症的诊断意义。通过分析择期行上尿路腔内碎石术的 540 例患者，根据术后是否发生脓毒症分为脓毒症组（17 例）与非脓毒症组（523 例），收集患者性别、年龄、平均动脉压、氧合指数、格拉斯哥昏迷评分、总胆红素、血小板计数、血肌酐等资料，根据 Sepsis 3.0 分别进行术前及术后 SOFA 评分。结果表明，脓毒症发生率为 3.15%。两组患者术后 SOFA 评分、术后与术前 SOFA 评分的差值（ΔSOFA）差异有统计学意义（P＜0.01），ΔSOFA 阳性预测值最高，且阳性似然比更接近于 0。由此得出结论，在尿源性脓毒症的诊断中，ΔSOFA 最具临床意义。

三、危重症患者的通气管理

中国目前尚缺乏基于 SpO_2 指导下氧疗安全性和可行性的数据，基于 SpO_2 指导下氧疗是否可改善重症患者的预后尚待明确。Yang 等[8]* 设计为一项前瞻性先导研究，通过招募 214 例在 ICU 预计停留时间超过 72 h 的成年患者，将患者随机分为低 SpO_2 组（SpO_2 90%～95%）或高 SpO_2 组（SpO_2

96%～100%），研究的主要结局为患者 28 d 死亡率。结果表明，低 SpO_2 组患者的时间加权 SpO_2 平均值（95.7%±2.3%）显著低于高 SpO_2 组（98.2%±1.8%）（$P<0.001$）。低 SpO_2 组与高 SpO_2 组分别有 26 例（26%）、37 例（32.5%）患者在 28 d 内死亡（$P=0.301$）。28 d 内发生死亡的患者其死亡时间分布没有显著差异（$P=0.284$）。由此得出结论，SpO_2 导向的氧疗可在重症患者中施行，这一先导性研究为进一步实施大样本多中心试验提供了合理依据。

　　肺复张策略可能降低急性呼吸窘迫综合征（ARDS）患者的死亡率并改善氧合水平。然而，现有文献在此方面尚存在争议。Cui 等 [9]* 通过系统评价和荟萃分析的方法，对此予以定量分析。纳入 10 项前瞻性随机对照试验中的 3025 例患者比较实行肺复张策略与否在 ARDS 患者的治疗效果。结果表明，两组患者院内和 28 d 死亡率、ICU 停留时间和氧需求上差异无统计学意义。荟萃分析的结果表明，肺复张策略可显著缩短 ARDS 患者住院时间（MD −1.75，95%CI −3.40～−0.09，$P=0.04$），提高患者第 3 天时 PaO_2/FiO_2（MD 52.72，95%CI 18.77～86.67，$P=0.002$），但该结果的异质性极高（异质性<0.000 1，I^2=99%）。因此，肺复张策略并不显著降低 ARDS 患者的死亡率，但可能缩短患者住院时间并改善第 3 天时的氧合。

（薄禄龙　徐桂萍　卞金俊）

参 考 文 献

[1]* Xu Z, Cheng BL, Fu SQ, et al. Coagulative biomarkers on admission to the ICU predict acute kidney injury and mortality in patients with septic shock caused by intra-abdominal infection. Infect Drug Resist, 2019, 12: 2755-2764.

[2] 沈忠明，张敏莉，朱莎，等．产科危重病患者动脉血乳酸水平与改良 APACHE Ⅱ 评分的相关性．昆明医科大学学报，2019，40（9）：110-113.

[3] 周成富，陈元敬，王倩，等．循环线粒体 DNA 作为危重症预后的生物标记物：Meta 分析与试验序贯分析．解放军医学杂志，2019，44（6）：493-502.

[4] 左艳艳，李云伟，康焰．三种评分系统对重症急性胰腺炎患者预后预测价值的比较．华西医学，2019，（11）：1233-1238.

[5]* Li SW, Wan XY, Laudanski K, et al. Left-sided ventricular-arterial coupling and volume responsiveness in septic shock patients. Shock, 2019, 52 (6): 577-582.

[6] 俞陈陈，陈德准，朱娜，等．右美托咪定联合利多卡因持续静脉泵注对脓毒症肺损伤患者血清炎性因子的影响．中国预防医学杂志，2019，20（12）：1191-1195

[7] 崔晓环，吴安石．Sepsis 3.0 在上尿路腔内碎石术后脓毒症诊断中的应用．国际麻醉学与复苏杂志，2019，40（9）：840-842.

[8]* Yang XB, Shang Y, Yuan SY. Low versus high pulse oxygen saturation directed oxygen therapy in critically ill patients: a randomized controlled pilot study. J Thorac Dis, 2019, 11 (10): 4234-4240.

[9]* Cui Y, Cao R, Wang Y, et al. Lung recruitment maneuvers for ARDS patients: a systematic review and meta-analysis. Respiration, 2020, 99 (3): 264-276.

第五章　疼痛与麻醉医学研究进展

第一节　疼痛医学的基础研究

一、发病机制研究

近年来疼痛一直都是研究的热点，本年度主要关注在疼痛的信号传导通路及离子通道的改变。同时，研究者重点关注了疼痛与疼痛情绪改变之间的关系，为以后的疼痛研究拓宽了道路，也为疼痛的治疗提供新的思路。

（一）神经病理性疼痛机制研究

神经病理性疼痛的机制研究聚焦于疼痛信号通路及关键分子蛋白。Wang 等[1]* 观察突触体相关蛋白 25（SNAP-25）在神经病理性疼痛中起重要作用。以往的研究发现谷氨酸囊泡转运蛋白 2（VGluT2）是谷氨酸囊泡转运蛋白的一个亚型，控制谷氨酸的储存和释放。在本研究中，发现 VGluT2 的表达水平与慢性压迫性神经损伤（CCI）引起的神经病理性疼痛大鼠脊髓 SNAP-25 的上调相关。A 型肉毒杆菌毒素（BoNT/A）裂解 SNAP-25 可减弱机械性触诱发痛，下调 VGluT2 的表达，减少谷氨酸的释放。过表达 VGluT2 可消除 BoNT/A 的逆转作用。新生大鼠 SNAP-25 的上调可增加 VGluT2 的表达并诱导疼痛反应行为。在嗜铬细胞瘤（PC12）细胞中，VGluT2 的表达也依赖于 SNAP-25 的失调。此外，研究发现，VGluT2 参与 SNAP-25 介导的星形胶质细胞表达调控和 PKA/p-CREB 通路的激活介导了神经病理性疼痛中 SNAP-25 的上调。研究结果表明，VGluT2 参与 SNAP-25 在神经病理性疼痛维持发展中的作用，并发现 SNAP-25 调节神经病理性疼痛的新机制。

神经病理性疼痛与抑郁有着密切的关系。以往研究发现脂肪酸酰胺水解酶（FAAH）抑制剂增强内源性大麻素，可以缓解神经病理性疼痛和压力诱导的抑郁样行为。Jiang 等[2]* 观察 FAAH 抑制剂在神经病理性疼痛引起的抑郁中的作用。对 CCI 模型大鼠注射 FAAH 全面抑制剂 URB597 ［5.8 mg/（kg·d），腹腔注射］或 FAAH 部分抑制剂 URB937 ［1.6 mg/（kg·d），腹腔注射；$n=$ 11～12］。治疗从术后第 15 天开始，持续 15 d。术前及术后第 28 天分别用 Von Frey 试验检测机械疼痛阈值。治疗 15 d 后，通过强迫游泳测试（FST）和新奇抑制摄食实验（NSF）评估抑郁样行为。采用液相色谱法和质谱法测定海马组织中大麻素和 2- 花生四烯基甘油的含量。免疫组化检测海马神经发生，包括新生细胞的增殖、分化和存活。结果显示，CCI 损伤后，大鼠出现明显的伤害性和抑郁样行为，在接受治疗的 CCI 大鼠中，与安慰剂组相比，疼痛阈值升高，但是注射

FAAH 全面抑制剂组 URB597 对神经病理性疼痛引起的抑郁样行为有改善作用。与此同时，CCI 减少海马中增殖细胞的数量，降低新生成熟神经元的存活率。通过注射 URB597 改善这些细胞缺陷。研究表明，FAAH 并不是通过缓解疼痛改善神经病理性疼痛引起的抑郁样行为。

Zhou 等[3]* 研究受体酪氨酸激酶样孤儿受体 2（ROR2）在神经病理性疼痛中的调节作用。研究通过检测小鼠慢性压迫性神经损伤（CCI）后，1～21 d，ROR2 在脊髓神经元中上调并激活。CCI 明显诱导 CpG 岛在 ROR2 基因启动子中的去甲基化。脊髓中 ROR2 基因表达的下调阻止和逆转 CCI 诱导的疼痛行为和脊髓神经敏化。相比之下，鞘内注射 Wnt5a 激活脊髓 ROR2 可诱导野生型小鼠的疼痛行为和脊髓神经敏化。此外，ROR2 介导的疼痛调节需要 N- 甲基 -D- 天冬氨酸受体 2B 亚基（GluN2B）在 Ser 1303 和 Tyr1472 位点通过蛋白激酶 C（PKC）和 Src 家族激酶途径磷酸化。鞘内注射 GluN2B、PKC 或 Src 家族激酶特异性抑制剂可显著减弱 Wnt5a 诱导的疼痛行为。结果提示，脊髓中的 ROR2 通过 GluN2B 的磷酸化调节神经性疼痛，其可能是预防和缓解神经病理性疼痛的靶点。

自噬参与神经病理性疼痛的发生过程，调节不同疾病炎症小体的活化。之前的研究发现氢气对神经病理性疼痛有保护作用。Chen 等[4] 研究氢气通过自噬和炎性小体减轻神经病理性疼痛机制和作用。结果表明，神经病理性疼痛刺激脊髓小胶质细胞 NLRP3 和自噬通路的激活。NLRP3 的抑制剂缓解神经病理性疼痛引起的痛觉过敏。自噬的缺失加重炎性小体的活性和痛觉过敏。氢气促进自噬相关蛋白的表达，抑制炎性小体 NLRP3 通路的激活，缓解神经病理性疼痛引起的痛觉过敏。研究结果表明，氢气治疗可以通过自噬介导的 NLRP3 失活来减轻痛觉过敏。

瞬时受体电位 M 型 2（TRPM2）在大脑和其他组织中高度表达，促进免疫细胞炎症因子和趋化因子的诱导，导致神经病理性疼痛。Wang 等[5] 探讨 TRPM2 在调节神经病理性疼痛的具体机制。研究通过采用大鼠坐骨神经慢性压迫性神经损伤模型（CCI），诱导慢性神经病理性疼痛。实时 PCR 和免疫印迹法检测 TRPM2 的 RNA 和蛋白水平，利用靶向 TRPM2 的 SiRNA 敲除 TRPM2 的表达。采用 H2DCFDA 法测定活性氧（ROS）水平，通过测定其稳定代谢物（亚硝酸盐）的累积水平，分析 NO 的产生。结果显示，CCI 显著增加背根神经节和脊髓中 TRPM2 的表达。CCI 后早期抑制 TRPM2 可减轻神经病理性疼痛，TRPM2 的下调显著抑制 iNOS 的表达和 NO 的生成，降低 CCI 大鼠 ROS 的生成。研究结果提示，TRPM2 参与神经病理性疼痛过程中急性疼痛向慢性疼痛的转化，可能成为神经性疼痛的潜在治疗靶点。

Zou 等[6] 研究前病毒整合位点 1（PIM1）对脊神经结扎（spinal nerve ligation，SNL）诱导的疼痛超敏反应的影响。研究结果显示背根神经节（DRG）中的 PIM1 阳性神经元与痛觉神经元标记物 CGRP、IB4 和 P 物质共定位，并在 SNL 手术后上调。AAV5-shPIM1 抑制 DRG 中的 PIM1，缓解 SNL 诱导的疼痛超敏反应。在神经母细胞瘤细胞（neuro-2a）中，PIM1 调控 CXCR4 在 ser339 位点磷酸化的表达（pCXCR4）以及 CXCL12/CXCR4 通路。在 DRG 组织中，PIM1 与 CXCR4 共表达，且 PIM1 的下调使 pCXCR4（ser339）蛋白表达减弱，但对 SNL 术后的总 CXCR4 蛋白表达几乎没有影响。研究表明，PIM1 缓解神经损伤引起的疼痛超敏反应，PIM1 可能成为治疗神经病理性疼痛的一个可行的治疗靶点。

既往研究提示大脑区域 μ-δ 阿片受体（ORs）参与疼痛信号的形成。Tiwari 等[7]* 探讨脊髓背根神经节（DRG）神经元中 μ-δ 异构体在神经病理性疼痛中的作用。研究显示 L₅ 脊神经结扎制作神经病理性疼痛模型中，L_5 DRG 中 μ-δ 异构体表达降低，未受伤的 L_4 DRG 中 μ-δ 异构体表达增加。在 SNL 模型中，皮下注射 μ-δ 异构体靶向激动剂 CYM51010 能抑制机械性痛觉超敏，且存在剂量相关性（EC_{50}：1.09 mg/kg），同时逆转热痛觉过敏及减轻持续疼痛（2 mg/kg，皮下注射）。电生理学研究表明，CYM51010 抑制 SNL 大鼠脊髓广动力范围神经元的 c 纤维诱导的上发条（windup）现象从而能够缓解吗啡耐受小鼠的疼痛，在 μ 阿片受体基因敲除小鼠中缓解疼痛作用更为明显。研究表明，脊髓神经损伤能够增加未损伤 DRG 神经元中 μ-δ 表达，μ-δ 受体可能成为即使在吗啡耐受情况下治疗神经病理性疼痛的潜在靶点。

胃饥饿素已被证明可以通过抑制促炎细胞因子的释放来减轻神经病理性疼痛。Peng 等[8]研究 GSK-3β/β-连环素信号通路调节胃饥饿素在神经病理性疼痛中的作用及其机制。研究采用坐骨神经 CCI 建立大鼠神经性疼痛模型。观察机械痛觉阈值和热痛觉阈值，评价痛觉过敏和痛觉超敏，应用免疫印迹法分析 Wnt3a 及 β-连环素蛋白质表达和 GSK-3β 磷酸化，酶联免疫吸附试验测定 TNF-α 和 IL-1β，免疫组织化学分析确定脊髓背角 GSK-3β 磷酸化水平。结果显示，鞘内注射胃饥饿素有效改善 CCI 后第 7 天和第 14 天诱导的机械触诱发痛和热痛觉过敏，使 TNF-α 的水平下降。胃饥饿素抑制脊髓背角 CCI 引起的 GSK-3β 激活和 β-连环素的过度表达。通过免疫组织化学结果显示鞘内注射胃饥饿素抑制 CCI 大鼠脊髓背角中 GSK-3β 的激活。研究表明，胃饥饿素能够通过抑制脊髓中 β-连环素表达及 GSK-3β 激活有效地缓解神经病理性疼痛。

（二）术后疼痛机制研究

NMDA 受体下游分子 TMEM16C/Slack 的活化可能与瑞芬太尼引起的痛觉超敏有关，李依泽等[9]*观察瑞芬太尼诱发的切口痛大鼠痛觉过敏与脊髓背角 Anotamins 家族成员膜蛋白 16C（TMEM16C）和 Slack 通道的关系。48 只雄性 SD 大鼠采用随机数字表法分为 4 组：生理盐水组（S 组）、病毒载体组（V 组）、病毒载体＋瑞芬太尼＋切口痛组（VRI 组）和 AAV5-TMEM16C 过表达＋瑞芬太尼＋切口痛组（ORI 组）。经 $L_{4\sim5}$ 脊髓背角注射生理盐水（S 组）、病毒载体（V 组和 VRI 组）或 AAV5-TMEM16C（ORI 组）1 μl，30 d 时 VRI 组和 ORI 组尾静脉输注瑞芬太尼 1 μg/（kg·min）60 min，同时建立切口痛模型。于输注瑞芬太尼前、后不同时间点测定热缩足潜伏期（thermal withdrawal latercy，TWL）和机械缩足反应阈（mechanical withdrawal threshold，MWT），并采用蛋白质印迹（Western blotting）法测定脊髓背角 $L_{4\sim5}$ 节段总蛋白及膜蛋白 TMEM16C 和 Slack 的表达。另取 24 只大鼠随机分为 4 组（$n=6$）：生理盐水＋人工脑脊液（ACSF）组（SA 组）、病毒载体＋ACSF（VA 组）、病毒载体＋瑞芬太尼组（VR 组）和 AAV5-TMEM16C 过表达＋瑞芬太尼组（OR 组）。经 $L_{4\sim5}$ 脊髓背角注射生理盐水（SA 组）、病毒载体（VA 组和 VR 组）或 AAV5-TMEM16C（OR 组）1 μl，30 d 时取 $L_{4\sim5}$ 脊髓切片在 ACSF（NSA 组和 VA 组）或含有 4 nmol/L 瑞芬太尼的 ACSF 中（VR 组和 OR 组）孵育 60 min。各组孵育结束后应用全细胞膜片钳测定 Slack 通道电流的频率和振幅。研究认为，瑞芬太尼诱发切口痛大鼠痛觉过敏形成的机制与下调脊髓背角 MEM16C 表达，进而下调 Slack 通道表达有关。

在脊神经结扎（SNL）、选择性坐骨神经损伤（SNI）、慢性压迫性损伤（CCI）及骨癌痛模型等多种疼痛模型中大鼠背根神经节神经元中 Nav1.8 通道表达上调。刘怡等[10]观察足底切口痛模型大鼠术后行为学改变及背根神经节中 Nav1.8 表达的动态变化，并探讨 Nav1.8 与术后痛觉敏化的关系。研究将 36 只雄性 SD 大鼠随机分为足底切口痛组（$n=30$）和对照组（$n=6$），分别于术前、术后 2 h、术后 1 d、术后 2 d、术后 3 d、术后 5 d 测定大鼠的机械性痛阈和热痛阈；测痛后取同侧 $L_{4\sim6}$ 节段背根神经节，运用实时荧光定量 PCR、蛋白质印迹法检测大鼠背根神经节中 Nav1.8 的表达。研究认为，切口痛术后痛觉敏化与 Nav1.8 表达的动态变化趋势基本一致，Nav1.8 参与急性术后痛觉敏化的形成与维持过程。

二甲双胍是临床上广泛运用的降糖药，其潜在的镇痛效应受到广泛关注。耿圆等[11]观察自噬在二甲双胍缓解小鼠切口痛中的作用。研究选择 4～6 周清洁级健康成年雄性 ICR 小鼠随机数字表法分为 5 组：对照组（C 组）、二甲双胍组（M 组）、切口痛组（I 组）、切口痛＋二甲双胍组（IM 组）、切口痛＋二甲双胍＋自噬抑制剂三甲基腺嘌呤组（MA 组），每组 8 只。C 组、M 组不造模。I 组、IM 组及 MA 组小鼠建立切口痛模型。M 组、IM 组、MA 组从造模当天开始腹腔注射二甲双胍 200 mg/kg，每日重复给药至造模后 7 d。C 组每日同一时点腹腔注射等容量生理盐水。MA 组每日于腹腔注射二甲双胍 30 min 前预给予 30 mg/kg 三甲基腺嘌呤。分别于造模前 1 d、造模后 1 d、3 d、5 d、7 d 测定机械缩足反应阈值（MWT）；造模后 30 d，深麻醉下处死小鼠，取 $L_{4\sim6}$ 脊髓膨大节段组织，采用蛋白质印迹法测定促炎细胞因子 IL-1β 和 TNF-α 浓度，自噬相关蛋白 LC3 Ⅱ 和 P62 蛋白含量。得出结论，二甲双胍可抑制脊髓的神经炎症反应，缓解小鼠切口痛，其作用机制可能是通过激活自噬改善神经炎症。

Li 等[12]研究瑞芬太尼对大鼠术后疼痛及酸感觉离子通道 3（ASIC3）在中枢神经系统表达的影响。研究通过将老鼠随机分为对照组、切口组、瑞芬太尼组、瑞芬太尼＋切口组。在足底切开前，瑞芬太尼静脉滴注 1 h。分别在切口前、切口后不同时间点测量机械刺激缩足反应阈值（paw withdrawal mechanical threshold，PWMT）和热刺激缩足反射潜伏期（paw withdrawal thermal latency，PWTL），评价机械痛觉过敏和热痛觉过敏。应用免疫印迹法测定术后 48 h 背根神经节、海马和下丘脑中 ASIC3 蛋白的表达。结果显示，注射瑞芬太尼明显诱导术后 2～28 h 机械和热痛觉过敏的产生。此外，瑞芬太尼显著刺激术后 48 h ASIC3 蛋白在背根神经节、海马和下丘脑的表达。得出结论，瑞芬太尼明显引起术后痛觉过敏的产生以及中枢神经系统中 ASIC3 的表达增加，提示 ASIC3 可能参与瑞芬太尼引起的术后痛觉过敏。

接受手术的患者经常感到焦虑。越来越多的证据表明，手术前焦虑与更严重的术后疼痛有关。Zhang 等[13]探讨 GCs-SGK1-ATP 信号通路在术前焦虑与术后疼痛中的作用。研究通过将大鼠暴露于单次延长应激（SPS）过程中，诱导其出现术前焦虑样行为。监测手术前、术中及手术后不同时间点血清糖皮质激素的表达调控激酶 1（SGK1）、白介素 -1β、TNF-α、皮质酮水平，三磷酸腺苷（ATP）浓度及术前和手术后不同时间疼痛阈值。结果显示，SPS 引起星形胶质细胞的释放，血浆糖皮质激素和 ATP 水平提高；此外，糖皮质激素刺激引起星形胶质细胞内 SGK1 蛋白水平升高，促进细胞外 ATP 释放。结果表明，术前焦虑引起的术后痛觉过敏的机械痛觉超敏依赖于 GCs-SGK1-ATP 信号通路，该发现能够为缓解术后疼痛提供新的解决方法。

（三）骨癌痛机制研究

华蟾素对多种癌性疼痛有良好的镇痛效果。徐龙生等[14]观察华蟾毒精（CBG）对骨癌痛大鼠的镇痛作用及毒蕈碱受体 M4 亚型（M4mAChR）在其中的作用与机制。将 100 只雌性 SD 大鼠采用随机数字表法分为 5 组（n＝20）：假手术组（S 组）、胫骨癌痛组（A 组）、生理盐水＋CBG 溶剂组（ANS 组）、生理盐水＋1 mg/kg CBG 组（ANC 组）、托吡卡胺（M4mAChR 阻滞剂）＋1 mg/kg CBG 组（ATC 组）。S 组左胫骨上端骨髓腔各注入 Hank's 液 10 μl，A 组、ANS 组、ANC 组、ATC 组左胫骨上端骨髓腔各注入 Walker256 癌细胞悬液 10 μl。模型制备成功后第 9 天，ANS 组、ANC 组、ATC 组鞘内分别注射生理盐水 15 μl、生理盐水 15 μl、10 nmol M4mAChR 阻断剂托吡卡胺，10 min 后，ANS 组、ANC 组、ATC 组腹腔分别注射 CBG 溶剂、1 mg/kg CBG、1 mg/kg CBG。造模前（T0）每组大鼠测 3 次取平均值作为其基础痛阈，腹腔给药前 20 min（T1），给药后 10 min（T2）、30 min（T3）、60 min（T4）、90 min（T5）、120 min（T6）分别测定其痛阈值。并且给药后 60 min 取 $L_{4\sim6}$ 左侧脊髓背角和背根神经节（DRG），采用蛋白质印迹法检测钙离子/钙调素依赖性蛋白激酶 IIa（CaMK IIa）、磷酸化钙离子/钙调素依赖性蛋白激酶 IIa（pCaMK IIa）表达。研究结论认为 M4mAChR 阻断剂参与介导华蟾毒精缓解骨癌痛大鼠的痛觉过敏，其机制可能与 pCaMK IIa/CaMK IIa 信号通路有关。

骨癌痛是癌症患者中常见的一种症状，对患者的生活质量有不利影响。Yang 等[15]观察骨癌痛小鼠脊髓中去乙酰化酶 1（SIRT1）表达和活化的时间进程，并检测 SIRT1 激动剂 SRT1720 是否通过抑制代谢型谷氨酸能受体（metabotropic glutamate receptor，mGluR）1/5 表达来缓解骨癌痛。研究结果显示，骨癌痛小鼠出现明显的机械性疼痛和自发退缩，并伴有脊髓中 SIRT1 蛋白和 mRNA 水平的降低。SRT1720 对肿瘤小鼠产生镇痛作用，降低脊髓水平 mGluR1/5 蛋白和 mRNA 的表达。相比之下，鞘内注射 AAV-SIRT1-shRNA 下调正常小鼠脊髓 SIRT1 的表达，发现能够诱导正常小鼠的疼痛行为，并增加脊髓水平 mGluR1/5 蛋白和 mRNA 的表达。结果提示，SIRT1 在骨癌痛的发生和维持中发挥重要作用，并进一步提示 SRT1720 通过激活脊髓中 SIRT1 抑制 mGluR1/5 的表达而逆转小鼠的骨癌痛。

Wu 等[16]观察通过 LPAR1/细胞外信号调节激酶（ERK）信号通路与溶血磷脂酸受体 1（LPAR1）结合，阐明 microRNA-329（miR-329）对骨癌痛小鼠模型中骨癌痛的潜在影响。通过注射小鼠乳腺肿瘤细胞建立骨癌痛模型。通过生物信息学网站和双荧光素酶报告基因分析确定 miR-329 和 LPAR1 之间的相互作用。对模型小鼠进行 miR-329 mimic、LPAR1 shRNA 或两者的处理，观察 miR-329 对小鼠 PWT 和 PWL 及 LPAR1/ERK 信号通路相关基因表达的影响。研究结果显示，在骨癌痛小鼠模型中，LPAR1 蛋白阳性表达率和 ERK 磷酸化程度均升高。LPAR1 是 miR-329 的靶基因，可以抑制 LPAR1 的表达。在 miR-329 过表达和 LPAR1 沉默的作用下，骨癌痛小鼠 PWT 和 PWL 升高，LPAR1 表达降低，p-ERK/ERK 比值降低。结果表明，miR-329 可能通过抑制 LPAR1 和阻断 LPAR1/ERK 信号通路来缓解小鼠骨癌痛，提示 miR-329 的上调可以作为骨癌痛治疗的治疗靶点。

（四）炎性疼痛机制研究

硫辛酸为重要的抗炎抗氧化剂，能抑制小胶质细胞的活化。许祥影等[17]观察硫辛酸（α-lipoic acid，ALA）对炎性痛小鼠疼痛行为学及脊髓背角（离子钙接头蛋白分子-1（ionized calcium binding adaptor molecule-1，Iba-1）和 c-Fos 表达的影响。40 只成年 SPF 级雄性昆明小鼠被随机分为 4 组：对照组（Control 组）、炎性痛组［CFA 组，足底注射 30 μl 完全弗氏佐剂（complete Freund's adjuvant，CFA）］、硫辛酸组（ALA 组，腹腔注射 ALA 100 mg/kg）和炎性痛＋硫辛酸组（CFA＋ALA 组，足底注射 30 μl CFA 3 d 后腹腔注射 ALA 100 mg/kg）。术后 3 d，腹腔注射 ALA 后分别检测热缩足潜伏期（paw withdrawal latency，PWL）和足趾肿胀程度，并用免疫组织化学法检测脊髓背角 Iba-1 和 c-Fos 表达。研究得出结论，硫辛酸明显减少炎性痛小鼠脊髓背角 Iba-1 和 c-Fos 的表达，对炎性痛产生明显的抑制作用。

（五）糖尿病神经性疼痛机制研究

糖尿病进展期存在脊髓肿瘤坏死因子受体相关因子 6（TRAF6）/NF-κB 信号通路的活化。王云花等[18] 观察 TRAF6/NF-κB 信号通路对大鼠糖尿病神经痛的影响。清洁级健康成年雄性 SD 大鼠，鞘内置管后腹腔注射链脲菌素（60 mg/kg）制备大鼠糖尿病神经痛模型。将 12 只糖尿病神经痛模型大鼠随机分为 2 组：糖尿病神经痛组（DC 组）和糖尿病神经痛＋TRAF6 抑制剂组（DTR 组），另取 6 只健康同龄大鼠作为正常对照组（NC 组）。DC 组和 DTR 组于造模后 21 d 时分别鞘内注射二甲基亚砜 10 μl、TRAF6 抑制剂 10 μg，每天 1 次，连续 7 d。各组于造模前、造模后 7 d、造模后 14 d、造模后 21 d、鞘内给药后 1 d、4 d 和 7 d（T1～T7）时测定机械缩足反应阈（MWT）。最后 1 次 MWT 测定后处死大鼠取 $L_{3\sim5}$ 脊髓，采用蛋白质印迹法检测 TRAF6 和 NF-κB p65 的表达。研究得出结论，脊髓 TRAF6/NF-κB 信号通路参与大鼠糖尿病神经痛形成的过程。

（六）其他

绝经后骨质疏松症是一种代谢性骨骼疾病，其骨密度和骨质量均受到损害，引起的疼痛成为研究热点。Xie 等[19] 研究探讨去卵巢大鼠（OVX）神经肽、骨微结构与痛阈的相关性。通过将雌性大鼠随机分为去卵巢（OVX）组和假手术（Sham）组。对胫骨和 DRG 中的 P 物质（SP）、降钙素基因相关肽（CGRP）、血管活性肠肽（VIP）和神经肽 Y（NPY）进行骨微结构和免疫细胞化学检测，术后 11 周评估痛阈，计算神经肽、骨微结构与痛阈的 Pearson 相关系数。研究结果显示，骨体积分数（BV/TV）和骨小梁数目（Tb）显著降低，但 OVX 组骨小梁间距（Tb. Sp）明显增大。OVX 组机械痛阈（mechanical pain threshold，MPT）明显降低。OVX 组胫骨 SP、CGRP、VIP 的 MOD 值显著降低，但是 NPY、NPY1R、NPY2R 显著增加。OVX 组 DRG 中的 SP、CGRP、VIP、NPY、NPY2R 显著升高，NPY1R 明显降低。相关分析显示，胫骨中 NPY、Y1R、Y2R 与 BV/TV 呈负相关。MPT 与 DRG 中的 NPY、Y2R 呈负相关，与 DRG 中的 Y1R 呈正相关。结果提示，SP、CGRP、VIP 和 NPY 参与 OVX 大鼠骨质疏松的骨微观结构和机械超敏反应，提示神经肽有可能成为绝经后骨质疏松症新的治疗靶点。

在子宫体和子宫颈中高表达的瞬时受体电位香草酸受体通道 1（TRPV1）是一个相对非特异的配体门控钙离子通道，在转导机械性刺激中发挥重要的作用。焦翠翠等[20] 运用急性宫颈扩张（UCD）性内脏痛模型，观察鞘内注射 TRPV1 阻滞剂（SB-366791）对宫颈扩张引起的内脏痛反应的影响，探索宫颈扩张性内脏痛的分子机制。选取 30 只成年雌性未孕 SD 大鼠，异氟烷吸入麻醉下建立 UCD 模型，即经下腹部正中切口暴露宫颈，以 2 枚金属钩分别穿过宫颈两侧，一侧固定，一侧不挂或悬挂不同质量（25 g、50 g 及 75 g）砝码实施宫颈扩张，持续 1 h；另外选取 12 只成年雌性未孕 SD 大鼠，麻醉下留置鞘内导管，并于 7 d 后建立 UCD 模型，大鼠随机被分为两组（n＝6），一组鞘内注射 TRPV1 阻滞剂（SB-366791），另一组鞘内注射等容量生理盐水，然后实施 75 g 张力宫颈扩张持续 1 h，持续记录宫颈扩张期间腹直肌肌电（EMG）、心率及呼吸频率的变化。UCD 术毕 30 min 取脊髓 $T_{12} \sim L_2$ 节段检测 c-Fos 阳性神经元和 TRPV1 表达变化。研究得出结论，大鼠宫颈扩张引起腹直肌肌电活动增强、脊髓 c-Fos 及 TRPV1 表达增加；鞘内注射 TRPV1 阻滞剂（SB-366791）能有效抑制 UCD 导致的内脏性疼痛反应。

（花　璐　张志发　梅　伟）

参 考 文 献

[1]* Wang J, Xu W, Kong Y, et al. SNAP-25 contributes to neuropathic pain by regulation of VGLuT2 expression in rats. Neuroscience, 2019, 423: 86-97.

[2]* Jiang HX, Ke BW, Liu J, et al. Inhibition of fatty acid amide hydrolase improves depressive-like behaviors independent of its peripheral antinociceptive effects in a rat model of neuropathic pain. Anesth Analg, 2019, 129 (2): 587-597.

[3]* Zhou XL, Zhang CJ, Peng YN, et al. ROR2 modulates neuropathic pain via phosphorylation of NMDA receptor subunit GluN2B in rats. Br J Anaesth, 2019, 123 (2): e239-e248.

[4] Chen H, Zhou C, Xie K, et al. Hydrogen-rich saline alleviated the hyperpathia and microglia activation via autophagy mediated inflammasome inactivation in neuropathic pain rats. Neuroscience, 2019, 421: 17-30.

[5] Wang H, Song T, Wang W, et al. TRPM2 participates the transformation of acute pain to chronic pain during injury-induced neuropathic pain. Synapse, 2019, 73 (10): e22117.

[6] Zou Y, Cao Y, Liu Y, et al. The role of dorsal root ganglia PIM1 in peripheral nerve injury-induced neuropathic pain. Neurosci Lett, 2019, 709: 134375.

[7]* Tiwari V, He SQ, Huang Q, et al. Activation of micro-delta opioid receptor heteromers inhibits neuropathic pain behavior in rodents. Pain, 2020, 161 (4): 842-855.

[8] Peng Z, Zha L, Yang M, et al. Effects of ghrelin on pGSK-3beta and beta-catenin expression when protects against neuropathic pain behavior in rats challenged with chronic constriction injury. Sci Rep, 2019, 9 (1): 14664.

[9]* 李依泽，张麟临，王春艳，等. 瑞芬太尼诱发切口痛大鼠痛觉过敏与脊髓背角 TMEM16C 和 Slack 通道的关系. 中华麻醉学杂志，2019，39（4）：462-466.

[10] 刘怡，孙娇丽，李宁波，等. Nav1.8 在足底切口痛模型大鼠背根神经节中表达的研究. 中国疼痛医学杂志，2019，25（3）：172-176.

[11] 耿圆，鲍红光，斯妍娜，等. 自噬在二甲双胍缓解小鼠切口痛中的作用. 临床麻醉学杂志，2019，35（4）：389-393.

[12] Li T, Gao C, Shu S, et al. Acid-sensing ion channel 3 expression is increased in dorsal root ganglion, hippocampus and hypothalamus in remifentanil-induced hyperalgesia in rats. Neurosci Lett, 2020, 721: 134631.

[13] Zhang ZX, Wu H, Liu Y, et al. The GCs-SGK1-ATP signaling pathway in spinal astrocytes underlied presurgical anxiety-induced postsurgical hyperalgesia. Anesth Analg, 2019, 129 (4): 1163-1169.

[14]　徐龙生，冯勤丽，张小平，等. 华蟾毒精对骨癌痛大鼠镇痛作用及机制研究. 中华医学杂志，2019，99（17）：1307-1311.

[15]　Yang CW, Kang F, Wang S, et al. SIRT1 activation attenuates bone cancer pain by inhibiting mGluR1/5. Cell Mol Neurobiol, 2019, 39 (8): 1165-1175.

[16]　Wu XP, Yang YP, She RX, et al. microRNA-329 reduces bone cancer pain through the LPAR1-dependent LPAR1/ERK signal transduction pathway in mice. Ther Adv Med Oncol, 2019, 11: 1758835919875319.

[17]　许祥影，沈晶晶，朱贺，等. 硫辛酸对炎性痛小鼠脊髓背角 c-Fos 和 Iba-1 的影响. 中国疼痛医学杂志，2019，25（9）：655-659.

[18]　王云花，何万友，赵伟成，等. 脊髓 TRAF6/NF-κB 信号通路在大鼠糖尿病神经痛形成中的作用. 中华麻醉学杂志，2019，39（2）：199-201.

[19]　Xie W, Li F, Han Y, et al. Neuropeptides are associated with pain threshold and bone microstructure in ovariectomized rats [J]. Neuropeptides, 2020, 81: 101995.

[20]　焦翠翠，张雯昕，孙丽洪，等. 鞘内注射瞬时受体电位香草酸受体通道 1 阻滞剂对宫颈扩张性内脏痛反应的影响. 中华医学杂志，2019，99（13）：1018-1023.

二、治疗机制研究

（一）骨癌痛

骨癌痛是一种难治的顽固性疼痛，其发生机制非常复杂，尚缺乏有效的治疗手段。2019 年中国的麻醉学者们在骨癌痛的分子机制研究方面取得了一些成果。Ge 等[1] 发现 γ- 氨基丁酸（GABA）可能在骨癌痛的形成过程中发挥作用，外源性的 GABA 和 GABA 转运体 -1（GAT-1）抑制剂可能成为骨癌痛治疗的一种选择。该研究测定了骨癌痛大鼠脊髓中 GABA、谷氨酸脱羧酶（GAD）、GAT-1 的表达，发现 GABA 表达减少，而谷氨酸脱羧酶 65（GAD65）在骨癌痛建模后 21 d 表达增多，GAD67 表达不变，主要在脊髓星形细胞中表达的 GAT-1 表达上调。此外，该研究还评估了外源性 GABA 和 GAT-1 抑制剂的镇痛效果，鞘内注射 GABA 和 NO-711（一种 GAT-1 抑制剂）呈剂量依赖性显著逆转骨癌痛的痛觉异常。

Chen 等[2] 发现脊髓 NLRP3 炎性小体可能成为骨癌痛治疗的新靶点。他们研究 NLRP3 炎性小体在骨癌痛大鼠模型形成过程中的细胞机制。行为学实验证实单次或连续给予 MCC950（NLPR3 炎性小体的一种小分子抑制物）显著减轻骨癌痛大鼠的机械性痛觉异常。骨癌痛模型脊髓中 NLRP3 炎性小体［包括 NLRP3、凋亡相关斑点样蛋白（ASC）、Caspase-1］的表达呈时相性上调；此外，被半胱氨酸门冬氨酸蛋白酶切割后的 IL-1β 也表达上调。连续给予 MCC950 可以抑制 NLRP3 炎性体的蛋白表达并且显著抑制 IL-1β 的上调。

Ni 等[3] 发现 NF-κB 依赖的 CXCL1-CXCR2 级联信号在胶质细胞和神经元联络以及骨癌痛的下行易化中发挥作用。Ni 等检测到骨癌痛大鼠腹外侧中脑导水管周围灰质（vlPAG）中磷酸化 NF-κB（pNF-κB）、CXCL1 和 CXCR2 表达增加，pNF-κB 在神经元和胶质细胞中表达。vlPAG 显微注射

NF-κB 抑制剂 BAY11-7082 可以减轻骨癌痛，减轻 CXCL1 的增加程度。CXCL1 在 vlPAG 主要表达于胶质细胞，注射 CXCL1 中和抗体可以减轻大鼠机械性痛觉异常。此外，在正常大鼠的 vlPAG 显微注射 CXCL1 可诱发痛觉过敏，骨癌痛大鼠 vlPAG 神经元（不是小胶质细胞和星形胶质细胞）中的 CXCR2 表达上调，CXCR2 的抑制物 SB225002 可以完全阻断 CXCL1 诱发的痛觉异常和骨癌痛的下行易化。

（二）神经病理性疼痛

脉冲射频（PRF）在神经病理性疼痛治疗中的作用受到广泛的关注。但是其理想的治疗位点及作用机制目前尚不明确。Jiang 等[4] 构建慢性压迫性神经损伤（CCI）大鼠神经病理性疼痛模型，观察背根神经节（DRG）及坐骨神经（SN）脉冲射频治疗的效果，发现 PRF-DRG 治疗的镇痛效果显著优于 PRF-SN，但两个位点的治疗均能缓解疼痛。同时，PRF-DRG 或 PRF-SN 均可逆转 CCI 大鼠血液中 IL-1β 和 TNF-α 水平的增强，下调脊髓 β- 连环蛋白（β-catenin）的表达。上述研究结果说明单次射频治疗可以缓解 CCI 大鼠疼痛行为学及血清炎性因子表达，并改善神经病理性疼痛大鼠脊髓关键性分子表达变化。

Ouyang 等[5] 发现坐骨神经损伤后大鼠腰段脊髓组蛋白去乙酰化酶 2（histone deacetylase 2，HDAC2）表达呈时间依赖性上调，鞘内注射 HDAC2 抑制剂曲古霉素 A 及 HDAC2 敲减抑制 HDAC2 上调，可有效缓解 CCI 大鼠的机械和热痛敏感。进一步研究还发现，疼痛抑制回路中的两种重要分子 GAD65 和 KCC2 在 CCI 大鼠脊髓的表达减少，而 HDAC2 敲减后这两种分子的表达水平得以部分恢复，因此 GAD65 和 KCC2 可能是 HDAC2 调控神经病理性疼痛的下游靶点。

为探讨益生菌对慢性疼痛的影响，Huang 等[6] 构建 CCI 与完全弗氏佐剂炎性痛 CFA 模型，分组后分别饲予罗伊乳杆菌 LR06（LR06）、双歧杆菌 BL5b（BL5b）。CCI 益生菌组、CFA 益生菌组分别与 CCI、CFA 组相比，组间机械痛、热痛差异无统计学意义，痛觉过敏未被缓解。同时 CCI 益生菌组、CFA 益生菌组也未能逆转 CCI 组、CFA 组被激活的小胶质细胞。这些结果表明，喂养罗伊乳杆菌 LR06（LR06）、双歧杆菌 BL5b（BL5b）并不能缓解 CCI、CFA 大鼠的痛觉过敏。有研究报道益生菌对内脏痛有较好的缓解作用，因此，益生菌对慢性疼痛的研究尚有待进一步验证。

Yuan 等[7] 的研究发现，八聚体结合转录因子（octamer transcription factor 1，OCT1）参与 CCI 诱导的神经病理性疼痛。CCI 术后同侧 L$_{4~5}$ 背根神经节内 OCT1 时间依赖性地上调。通过背根神经节微注射 siRNA 阻断 OCT1 上调能抑制 CCI 术后机械痛超敏、热痛敏感和冷超敏的发生和维持，并增强吗啡的镇痛作用。向 L$_{4~5}$ 背根神经节内注射编码 OCT1 全长的腺相关病毒载体可模拟 OCT1 的上调，使 Naïve 小鼠出现明显的机械痛超敏、热痛敏感和冷超敏。OCT1 参与神经病理性疼痛的可能机制为：OCT1 通过促进 DNA 甲基转移酶 Dnmt3a 表达，使背根神经节内 Oprm1 和 Kcna2 沉默，从而促进神经病理性疼痛的发生和维持。

有研究报道除了躯体症状，神经病理性疼痛患者还常发生快感缺失。Yang 等[8] 的研究发现，肠道菌群对神经病理性疼痛相关的快感缺失至关重要。通过糖水偏好实验将选择性坐骨神经损伤模型（SNI）大鼠分为快感缺失和非发生快感缺失两种表型，通过 16SrRNA 基因测序发现快感缺失的 SNI 大鼠的肠道菌群组成与假手术大鼠和非快感缺失 SNI 大鼠不同。并且，使用抗生素清除肠道细菌的小鼠（假无菌小鼠）出现疼痛和包括快感缺失在内的抑郁样表型。如果将快感缺失大鼠的粪便菌群移植到假无菌小鼠肠道内，会使疼痛和包括快感缺失在内的抑郁样表型进一步恶化。而移植非快感缺失大鼠的粪便菌群则显著改善假无菌小鼠的疼痛和包括快感缺失在内的抑郁样表型。因此，肠道菌群组成可能对神经病理性疼痛动物的疼痛及包括快感缺失在内的抑郁样表型具有重要作用。

Zhang 等[9]发现感觉神经元中电压门控钠通道（Nav1.8）对神经病理性疼痛的发生起重要作用。该团队发现葛根素可以剂量依赖性减轻紫杉醇诱导的神经病理性疼痛，这可能与其阻断背根神经节（DRG）内电压门控钠通道有关；Zhang 等进一步发现相比于河豚素不敏感型（TTX-R）钠通道，葛根素对河豚素敏感性（TTX-S）钠通道的阻断作用更为突出。进一步地，葛根素对神经病理性疼痛大鼠 DRG 内 Nav1.8 阻断效果更强，而其阻断效果可以被 Nav1.8 β1 亚基的 siRNA 消除，提示葛根素可能通过选择性阻断感觉神经元内 Nav1.8 β1 亚基来缓解神经病理性疼痛。

陈静等[10]采用坐骨神经分支选择性损伤法建立大鼠神经病理性疼痛模型，通过强迫游泳实验评估抑郁样行为，发现神经病理性疼痛大鼠机械缩足反应阈（MWT）降低，出现抑郁样行为，其杏仁体外侧核组蛋白去乙酰化酶 5（HDAC5）mRNA 表达上调，而其磷酸化（p-HDAC5）下调；对神经病理性疼痛大鼠腹腔内注射抗抑郁药物阿米替林（10 mg/kg）可缓解其痛觉过敏和抑郁样行为，下调 HDAC5mRNA 表达，上调 p-HDAC5 表达，提示阿米替林改善神经病理性疼痛大鼠抑郁的机制与促进杏仁体外侧核 HDAC5 的磷酸化水平有关。

崔珊珊等[11]采用左侧 L_5 脊神经结扎（SNL）建立大鼠神经病理性疼痛模型，通过高架十字迷宫测试和强迫游泳评价大鼠的焦虑样行为，发现 SNL 大鼠痛阈降低，在高架十字迷宫中的开放臂进入次数百分比和开放臂停留时间百分比显著缩短，大鼠挣扎游泳时间较对照组显著降低，即出现了焦虑样行为，对其前额叶皮质、海马、杏仁核内的胰高血糖素样肽 -1 结合受体（glucagon-like peptide-1 receptor，GLP-1R）表达进行检测发现，GLP-1R 蛋白水平显著下降。而鞘内注射 GLP-1R 激动剂 exendin-4 可提高 SNL 大鼠痛阈，挣扎游泳时间延长，在高架十字迷宫实验开放臂进入次数百分比和开放臂停留时间百分比均显著增加，即焦虑样行为改善；大鼠各脑区 GLP-1R 含量显著增高，提示神经病理性疼痛可诱导大鼠焦虑样行为，其机制可能是与前额叶皮质、海马、杏仁核内的 GLP-1R 表达降低有关。

（三）神经瘤疼痛

Sun 等[12]发现 5 周的规律游泳锻炼可以减轻神经瘤大鼠的疼痛行为，使神经损伤后血浆中的异常的瘦素和脂联素正常化。此外，规律游泳锻炼还可以逆转神经瘤中瘦素和脂联素的表达变化。在神经瘤局部给予外源性的瘦素抑制规律游泳锻炼对神经瘤疼痛的减轻作用，而局部给予脂联素可以减轻非规律游泳锻炼的神经瘤大鼠疼痛。实验揭示规律锻炼作用的内在机制，可能成为神经瘤疼痛的新靶点。

（四）炎性疼痛

Pan 等[13]研究揭示慢性炎性疼痛中 miRNA 和 CircRNA 相互作用的一种新的表观遗传学机制。研究中发现完全弗氏佐剂诱导的慢性炎性疼痛小鼠脊髓神经元中 CircRNA-Filip1 的表达上调，抑制其上调可以减轻小鼠的伤害性行为。而在野生小鼠脊髓过表达 CircRNA-Filip1 可导致热痛及机械痛觉过敏。同时还发现慢性炎性疼痛状态下，miRNA-1224 表达降低，而 miRNA-1224 通过 Ago2 依赖的方式结合和剪接 CircRNA-Filip1l 的前体（Pre-CircRNA-Filip1l），抑制成熟的 CircRNA-Filip1l 的表达，进而引起脊髓 CircRNA-Filip1 表达增加。*miRNA-1224* 基因敲除或 Ago2 过表达可导致小鼠的痛觉过敏，而敲除脊髓 *CircRNA-Filip1* 基因可逆转。最后，进一步证实 CircRNA-Filip1l 的靶蛋白为泛素蛋白 E3 连接酶 Ubr5，其在伤害性感受的调节中起着关键作用。这些结果表明，miRNA-1224 介导 Ago2 依赖的脊髓 CircRNA-Filip1l 表达的调节，通过靶向 Ubr5 来调控炎性疼痛的伤害性感受。

Han 等[14]研究发现胰岛细胞自身抗原 69（ICA69）对炎性疼痛小鼠持续的痛觉过敏有调节作用。该研究中采用完全弗氏佐剂（CFA）炎性疼痛小鼠模型，CFA＋电针刺激（EA）组小鼠于建模后，隔天电针刺激 30 min。与 CFA 组相比，CFA＋EA 组小鼠痛阈升高，且脊髓同侧 ICA69 mRNA 表达和 ICA69 蛋白水平均明显升高，ICA69 的表达在第 3 天左右达到高峰。*ICA69* 基因敲除可使得其与脊髓背角 C- 激酶 1（PICK1）互作减少，进而导致谷氨酸受体亚单位 2（GluR2）的 Ser880 位点磷酸化增加。电针刺激能促进 ICA69-PICK1 复合物的形成，减少 PICK1-GluR2 复合物的形成。敲除 *ICA69* 能抑制电针刺激的镇痛作用，而敲除 PICK1 则无相应作用。*ICA69* 基因敲除小鼠鞘内注射 ICA69 多肽可产生电针刺激类似的镇痛作用，并抑制 GluR2 磷酸化。该研究结果表明 ICA69 通过 PICK1 调节脊髓 GluR2 磷酸化，介导电针刺激对 CFA 炎性疼痛的镇痛作用。

（五）吗啡耐受及吗啡依赖

长期使用吗啡、芬太尼、羟考酮等阿片类药物治疗导致的药物耐受限制其临床应用。Huang 等[15]研究发现吗啡耐受小鼠脊髓内成群 miRNAs 表达发生改变，其中部分 miRNA 靶向目的蛋白参与吗啡耐受的形成。取材检测吗啡耐受小鼠脊髓组织内 miR-873a-5p 的表达，吗啡耐受小鼠脊髓内 miR-873a-5p 表达增加，抑制其上调可以恢复吗啡最大镇痛效能，经体外荧光素酶实验证实 miR-873a-5p 和 A20 mRNA 存在相互结合位点。慢病毒上调吗啡耐受小鼠中低表达的 A20，吗啡耐受的形成得以部分缓解和恢复，A20 经典下游炎症因子 p-NF-κB 活性同时被抑制，干扰吗啡耐受的形成，最后，研究进一步证实 miR-873a-5p 靶向 A20 参与吗啡镇痛效能的调控。这些结果表明，miR-873a-5p 主要通过抑制 A20 参与调控 p-NF-κB 途径参与吗啡耐受的形成。

阿片类药物依赖导致严重的社会问题，目前缺乏有效的治疗方法。Wu 等[16]采用连续 6 d，每天 3 次皮下注射递增剂量吗啡的方法建立吗啡依赖模型，以溶剂和丁丙诺啡为对照，观察地佐辛腹腔注射对大鼠吗啡依赖的影响。研究发现，1.25 mg/kg 地佐辛可有效降低吗啡依赖模型大鼠戒断反应及条件性位置偏爱；同时可缓解吗啡慢性处理诱发的大鼠伏隔核中的星形胶质细胞活化。阿片受体激动剂诱导的受体内吞是阿片类药物依赖发展和下游信号通路传导的机制之一，体外实验证明地佐辛可以阻断激动剂诱导的 kappa 阿片受体（KOR）内吞。地佐辛对去甲肾上腺素、血清素转运蛋白和 sigma-1 受体具有亲和力，而丁丙诺啡对这些靶标没有活性。上述结果提示地佐辛与丁丙诺啡具有不同的分子靶谱，具有治疗阿片依赖的潜在疗效。

（六）阿片类药物引发的痛觉过敏

阿片类药物仍然是治疗由癌症和组织损伤引起的中度和重度疼痛的最有效的镇痛药。治疗剂量的阿片类药物，如吗啡，通过 μ 阿片受体（MOR）产生镇痛作用。然而，除了镇痛作用，阿片类药物在动物和人体可以导致痛觉过敏。Sun 等[17]发现初级感觉神经元中的 MOR，特别是在脊髓的第一个感觉突触中突触前表达的 MOR，对于阿片类药物镇痛和阿片类药物引起的痛觉过敏均至关重要。实验构建条件性 Oprm1 敲除（Oprm1-cKO）小鼠，将 MOR 表达从背根神经节神经元中完全敲除。在对照小鼠中，全身性施用吗啡可有效抑制急性热和机械伤害感受及持续的炎性疼痛，但对 Oprm1-cKO 小鼠几乎没有作用；鞘内施用吗啡的镇痛作用在 Oprm1-cKO 小鼠中也大大减少。此外，在 Oprm1-cKO 小鼠中不存在慢性吗啡治疗引起的痛觉过敏。该实验证明初级感觉神经元中的 MOR 在阿片类药物全身给药镇痛及痛觉过敏中的关键作用。

（七）糖尿病性周围神经病理性疼痛

对于涉及神经系统的糖尿病患者，糖尿病性神经病病变是严重的并发症。Wu 等[18]发现 miR-193a 通过调控高迁移率族蛋白 1（HMGB1）参与神经性疼痛的发展。构建糖尿病小鼠模型后，检测到链脲菌素（STZ）诱导的糖尿病小鼠的腰椎背角中 miR-193a 表达降低，HMGB1 表达上调。miR-193a 抑制 HMGB1 在腰椎背角的表达，而 miR-193a 的过表达则减轻 STZ 诱导的糖尿病小鼠的神经性疼痛，同时抑制糖尿病小鼠的周围神经炎症，最后荧光素酶测定显示 miR-193a 和 HMGB1 mRNA 3′-UTR 区域之间的相互作用。该研究表明，miR-193a 可通过抑制 HMGB1 表达来减轻小鼠模型中的糖尿病神经性疼痛。

张欣等[19]发现辛伐他汀有望在一定程度上缓解糖尿病大鼠神经病变症状，并减轻全身性炎症反应。行为学实验表明糖尿病大鼠机械痛阈降低，辛伐他汀可一定程度地缓解大鼠机械性痛觉过敏。糖尿病大鼠脊髓背角中、晚期糖基化终末产物受体（RAGE）表达增加，以及 Akt、ERK、p38 和 JNK 等炎症通路关键激酶的磷酸化水平明显升高，而辛伐他汀可降低 RAGE 表达，并降低 Akt 和 JNK 的磷酸化水平。同时，糖尿病大鼠血清中氧化型低密度脂蛋白（ox-LDL）和 IL-1β 升高，辛伐他汀亦可降低血清中以上两者的浓度。

（邹望远）

参 考 文 献

[1]　Ge MM, Chen SP, Zhou YQ, et al. The therapeutic potential of GABA in neuron-glia interactions of cancer-induced bone pain. Eur J Pharmacol, 2019, 858: 172475.

[2]　Chen SP, Zhou YQ, Wang XM, et al. Pharmacological inhibition of the NLRP3 inflammasome as a potential target for cancer-induced bone pain. Pharmacol Res, 2019, 147: 104339.

[3]　Ni HD, Wang YG, An K, et al. Crosstalk between NFκB-dependent astrocytic CXCL1 and neuron CXCR2 plays a role in descending pain facilitation. J Neuroinflammation, 2019, 16 (1): 1.

[4]　Jiang R, Li P, Yao YX, et al. Pulsed radiofrequency to the dorsal root ganglion or the sciatic nerve reduces neuropathic pain behavior, decreases peripheral pro-inflammatory cytokines and spinal β-catenin in chronic constriction injury rats. Reg Anesth Pain Med, 2019, 44 (7): 742-746.

[5] Ouyang BH, Chen D, Hou XR, et al. Normalizing HDAC2 levels in the spinal cord alleviates thermal and mechanical hyperalgesia after peripheral nerve injury and promotes GAD65 and KCC2 expression. Front Neurosci, 2019, 13: 346.

[6] Huang JJ, Zhang CL, Wang J, et al. Oral lactobacillus reuteri LR06 or bifidobacterium BL5b supplement do not produce analgesic effects on neuropathic and inflammatory pain in rats. Brain Behav, 2019, 9 (4): e01260.

[7] Yuan JJ, Wen J, Wu SG, et al. Contribution of dorsal root ganglion octamer transcription factor 1 to neuropathic pain after peripheral nerve injury. Pain, 2019, 160 (2): 375-384.

[8] Yang C, Fang X, Zhan GF, et al. Key role of gut microbiota in anhedonia-like phenotype in rodents with neuropathic pain. Transl Psychiatry, 2019, 9 (1): 57.

[9] Zhang XL, Cao XY, Lai RC, et al. Puerarin relieves paclitaxel-induced neuropathic pain: the role of Na v 1. 8 β1 subunit of sensory neurons. Front Pharmacol, 2019, 9: 1510.

[10] 陈静，于剑锋，高文洁，等．阿米替林对神经病理性痛大鼠杏仁体外侧核 HDAC5 磷酸化的影响．中华麻醉学杂志，2019（5）：578-581.

[11] 崔珊珊，詹丽英，冯晓波，等．GLP-1 受体在神经病理性疼痛大鼠焦虑样行为中的作用．中国疼痛医学杂志，2019，25（6）：409-413，419.

[12] Sun LL, Lv YY, Tian JG, et al. Regular swimming exercise attenuated neuroma pain in rats: Involvement of leptin and adiponectin. J Pain, 2019, 20 (9): 1112-1124.

[13] Pan ZQ, Li GF, Sun ML, et al. MicroRNA-1224 splicing circularRNA- Filip1l in an Ago2-Dependent manner regulates chronic inflammatory pain via targeting Ubr5. J Neurosci, 2019, 39 (11): 2125-2143.

[14] Han KY, Zhang AQ, Mo YC, et al. Islet-cell autoantigen 69 mediates the antihyperalgesic effects of electroacupuncture on inflammatory pain by regulating spinal glutamate receptor subunit 2 phosphorylation through protein interacting with C-kinase 1 in mice. Pain, 2019, 160 (3): 712-723.

[15] Huang JJ, Liang X, Wang J, et al. miR-873a-5p targets A20 to facilitate morphine tolerance in mice. Front Neurosci, 2019, 13: 347.

[16] Wu FX, Babazada H, Gao H, et al. Dezocine alleviates morphine-induced dependence in rats. Anesth Analg, 2019, 128 (6): 1328-1335.

[17] Sun J, Chen SR, Chen H, et al. μ-Opioid receptors in primary sensory neurons are essential for opioid analgesic effect on acute and inflammatory pain and opioid-induced hyperalgesia. J Physiol, 2019, 597 (6): 1661-1675.

[18] Wu B, Guo Y, Chen Q, et al. MicroRNA-193a downregulates HMGB1 to alleviate diabetic neuropathic pain in a mouse model. Neuroimmunomodulation, 2019, 26 (5): 250-257.

[19] 张欣，申乐，黄宇光．辛伐他汀对糖尿病大鼠神经病理性疼痛和全身性炎症的影响及其分子机制．中国医学科学院学报，2019，41（3）：283-290.

第二节　疼痛医学的临床研究

疼痛是一种与实际或潜在组织损伤相关的感觉、情感、认知和社会维度的痛苦体验。急性疼痛可以演变为慢性难治性疼痛，严重影响人们的生活质量。全社会应该加强对疼痛危害的认识，规范对疼痛的评估和管理，早期诊断，积极治疗。围术期疼痛管理，顽固性慢性疼痛的治疗，是麻醉科医师和疼痛科医师关注的热点问题。随着超声引导神经阻滞技术的发展以及各种新型镇痛药物的应用，多模式镇痛在加速康复外科（enhanced recovery after surgery，ERAS）中发挥重要作用。慢性疼痛治疗的进展主要集中在非药物治疗（如针刺治疗、物理因子治疗、自身生活习惯调节等）、药物治疗、心理治疗、介入治疗及手术治疗几大方面。

一、术后疼痛管理的新进展

手术后疼痛（postoperative pain）是手术后即刻发生的急性疼痛，通常持续不超过 3～7 d。术后慢性痛常见于创伤大的胸科手术和需较长时间功能锻炼的关节置换等手术，有时疼痛会迁延数月或数年。术后痛是伤害性疼痛，术后痛如果不能在初始状态下被充分控制，则可能发展为慢性术后疼痛（chronic post-surgical pain，CPSP），其性质也可能转变为神经病理性疼痛或混合性疼痛。CPSP 多为中度疼痛，亦可为轻度或重度疼痛，持续达半年甚至数十年。近一年来，随着多模式镇痛和 ERAS 的发展，国内学者对术后痛的围术期管理研究方面取得了一些进展。

Chen 等[1]通过一项随机、双盲、对照研究比较程序化间歇大剂量输注（programmed intermittent bolus infusion，PIBI）局部麻醉药联合患者自控镇痛（patient-controlled analgesia，PCA）与持续输注（continuous infusion，CI）联合 PCA 相比用于连续椎旁阻滞（PVB）的优劣性。研究纳入 34 例接受胸腔镜单侧肺叶切除手术的患者，并于术前在 $T_{4\sim5}$ 水平插入椎旁导管。所有受试者均通过导管初始推注 15 ml 0.375% 罗哌卡因并于术后随机接受 PIBI（$n=17$）或 CI 联合 PCA（$n=17$），泵内药物为 0.2% 罗哌卡因 8 ml/h。记录直至术后 48 h 的疼痛评分、PCA 按压次数、局部麻醉药消耗量、患者满意度及曲马多的补救量。结果表明，PIBI 组的患者满意度更高，可提供更好的疼痛控制，术后局部麻醉药使用量低，且两组的曲马多补救量近似。证实关于接受 PVB 的胸腔镜单侧肺叶切除术患者的术后镇痛方式，PCA 与 PIBI 联合用药优于与 CI 联合。

55%～87% 接受开颅手术的患者在术后最初的 48 h 内出现中度至重度疼痛，对患者的术后康复产生负面影响。局部浸润镇痛（LIA）作为一种有前途的镇痛方法在临床上得到广泛的应用，它可以避免镇痛药的不良反应，但仅有较短的镇痛持续时间，在 LIA 中加入地塞米松可以为各种类型的手术提供显著的镇痛效果，并显著延长镇痛效果的持续时间，且未发生明显的并发症。Jia 等[2]为了证实在接受颅骨切开术的成年患者中，地塞米松＋罗哌卡因的超前头皮浸润与单独使用罗哌卡因相比是否可获得更优的术后镇痛效果，设计研究纳入 140 例计划在全身麻醉下行择期开颅术切除幕上肿瘤的成年患者，将其随机分为罗哌卡因＋地塞米松超前头皮浸润组（地塞米松组）或单纯罗哌卡因超前头皮浸润组（对照组），两组受试者均需要完成 6 个月的随访。主要结局指标是术后 48 h 内舒芬太尼的累积消耗量，研究结果为开颅术后疼痛管理提供一个新选择。

接受初次剖宫产的初产妇与接受第二次剖宫产的经产妇之间术后疼痛的差异尚不清楚。Duan 等[3]的研究旨在探讨初产妇与经产妇术后疼痛的差异。该研究仅对在椎管内麻醉下接受剖宫产的产妇进行前瞻性队列研究。共纳入 168 例患者，其中初产妇 67 例，经产妇 101 例。所有受试者均接受

0.2 mg/kg 氢吗啡酮和 4 mg/kg 氟比洛芬酯的患者自控静脉镇痛（patient-controlled intravenous analgesia，PCIA），泵设置为 2 ml/h 背景剂量，负荷剂量为 1 ml，锁定周期为 15 min。使用视觉模拟评分（visual analogus score，VAS）评价术后切口和内脏痛强度，将镇痛不充分定义为术后 48 h 内视觉模拟评分≥4。此外，还在随访期间通过电话评估术后第 1 周和第 4 周患者的疼痛状态。结果表明，年龄<30 岁的患者中，经产妇内脏痛镇痛不充分的发生率高于初产妇；两组之间 PCIA 的使用量无差异。此外，初产妇术后 4 周的疼痛发生率显著高于经产妇。结论证实接受二次剖宫产的经产妇在术后最初的 48 h 内切口疼痛镇痛不充分的发生率低于初产妇；年龄在 30 岁以下的经产妇可能更易出现内脏痛的术后镇痛不足。

儿科患者开颅术后经常能观察到疼痛的发生，这可能导致一些严重的术后并发症。但小儿神经外科术后镇痛的最佳方案尚未确定。Xing 等[4] 的研究旨在探讨小儿神经外科术后镇痛的最佳方案。该研究纳入 320 例 1～12 岁行开颅手术的患者，随机接受 4 种不同方案的 PCA：对照组生理盐水 100 ml，背景剂量为 2 ml/h，负荷剂量为 0.5 ml；芬太尼组背景剂量为 0.1～0.2 μg/（kg·h），负荷剂量 0.1～0.2 μg/kg；吗啡组背景剂量为 10～20 μg/（kg·h），负荷剂量 10～20 μg/kg；曲马多组背景剂量 100～400 μg/（kg·h），负荷剂量 100～200 μg/kg。分别记录术后疼痛评分及镇痛相关并发症。比较 4 组结果得出结论：与其他术后镇痛方式相比，吗啡 PCIA 或护士控制镇痛泵（nurse controlled intravenous analgesia，NCIA）镇痛是接受神经外科手术的儿科患者最安全有效的术后镇痛方案。

二、镇痛药物的研究进展

关于镇痛药物的研究，近一年来也取得了很多新颖、突破性的进展。

首先是多模式镇痛中超前镇痛对患者术后疼痛与恢复的影响。加巴喷丁是一种辅助抗癫痫药物，有助于减轻患者术后急性疼痛。但加巴喷丁对枕下或颞下开颅术后疼痛的影响尚不明确。Zeng 等[5] 的研究纳入 122 例经枕下或颞下入路择期开颅手术的患者，并随机分为安慰剂组和加巴喷丁组。加巴喷丁组患者术前一晚和麻醉诱导前 2 h 口服加巴喷丁 600 mg，安慰剂组患者口服 B 族维生素。主要结局指标为术后 24 h 的运动疼痛评分；次要结局指标包括其他时间点的疼痛评分、恶心呕吐发生率、镇静和镇痛药物的消耗量。结果表明，术前应用加巴喷丁明显缓解枕下或颞下开颅患者术后急性疼痛并降低呕吐发生率，但加巴喷丁多模式镇痛时应注意术后早期镇静。

腹腔镜下肝切除术术后镇痛尚无统一标准。开腹术后镇痛方案多采取硬膜外镇痛，虽可有效镇痛，但对腹腔镜肝切除患者的术后恢复影响较大，并不完全适合。之前尚无帕瑞昔布复合罗哌卡因用于腹腔镜肝切除术后镇痛的相关研究。Huang 等[6] 最新的研究探讨术前静脉注射帕瑞昔布复合罗哌卡因切口浸润对腹腔镜肝切除术患者的镇痛效果。该研究纳入 48 例腹腔镜肝切除术患者，将其随机分为联合组（帕瑞昔布联合罗哌卡因）和对照组。采用静息和运动时视觉模拟评分法比较两组镇痛效果，同时记录并比较两组患者的舒芬太尼消耗量、肠蠕动恢复时间、术后住院时间及不良反应（恶心呕吐）。结果证实，术前静脉注射帕瑞昔布复合罗哌卡因切口浸润用于腹腔镜肝切除术是一种简单、有效的术后镇痛方法，可缓解疼痛，促进恢复。

术后内脏痛在术后较为常见，既往研究证明羟考酮是一种有效的缓解方法。An 等[7] 的研究比较超前给予羟考酮与舒芬太尼对腹腔镜胆囊切除术后疼痛及血清炎症因子（TNF-α、IL-6、IL-10）水平的影响。该研究共纳入 40 例择期腹腔镜胆囊切除术患者，将其随机分为羟考酮超前组或舒芬太尼超前组。羟考酮组给予患者羟考酮 0.1 mg/kg（$n=20$），舒芬太尼组给予舒芬太尼 0.1 μg/kg（$n=20$）进行超前镇痛，评价术后 0 h、0.5 h、2 h、4 h、6 h、8 h 和 24 h 的疼痛 / 镇静评分并测定术前及术后 0 h、6 h 和 24 h 血清 TNF-α、IL-6 和 IL-10 的浓度。结果表明，与等效剂量舒芬太尼相比，0.1 mg/kg 羟考酮超前镇痛可有效抑制术后 2 h 和 4 h 的内脏痛，且炎症因子血清 TNF-α 水平更低。

同样是羟考酮，Xiong 等[8] 的研究观察术中静脉注射羟考酮对术后导尿管相关膀胱不适（catheter-related bladder discomfort，CRBD）的疗效。通过纳入 ASA Ⅰ～Ⅲ级全身麻醉下行经尿道前列腺电切术（transurethral resection of the prostate，TURP）患者 91 例，随机分为对照组（$n=45$），在手术结束前 10 min 接受安慰剂；羟考酮组（$n=46$），术中接受 0.03 mg/kg 羟考酮。评估术后 0、1/2 h、2 h 和 6 h CRBD 的发生率和严重程度（轻度、中度、重度），同时采用 VAS 评估疼痛强度，并记录这些患者术后 PCA 舒芬太尼用量及恶心呕吐、头晕、镇静过度的发生率。结果证实，术中给予羟考酮能有效预防 TURP 术后 CRBD 的发生，且无严重不良反应。

其次是镇痛药物在术后患者自控镇痛中的应用。Duan 等[9] 的研究旨在比较曲马多和氢吗啡酮用于二次剖宫产（CD）的术后镇痛作用及其抗焦虑和抗抑郁特性。该研究共纳入 106 例在椎管内麻醉下接受二次剖宫产的患者并将其随机分配到曲马多组（$n=53$）和氢吗啡酮组（$n=53$）。各组术后即刻分别采用氟比洛芬酯 4 mg/kg 复合曲马多（4 mg/kg）或氢吗啡酮（0.04 mg/kg）行 PCIA。评估术后切口及内脏痛疼痛数字评定量表（NRS）、医院焦虑抑郁量表（HADS）、早期下地行走时间及住院时间。结果证实，曲马多与氢吗啡酮用于二次剖宫产术后镇痛相比，对切口痛的镇痛效果相当。与氢吗啡酮相比，曲马多控制内脏痛的疗效较差，但曲马多有助于缓解产后早期的焦虑和抑郁情绪，改善患者的早期活动能力并缩短其住院时间。

Wang 等[10] 的研究比较地佐辛和舒芬太尼对乳腺癌根治术后镇痛患者 NK 细胞、CD4⁺细胞和 CD8⁺细胞活性的影响。该研究回顾性分析共计 76 例乳腺癌根治术患者的临床资料，接受地佐辛治疗 42 例为 D 组，接受舒芬太尼治疗 34 例为 S 组，分别于术后 3 h、12 h、24 h、48 h 采用 VAS 评价镇痛效果。两组术后 3 h VAS 评分，NK 细胞、CD4⁺细胞、CD8⁺细胞活性比较，差异均无统计学意义；S 组术后 12 h、24 h 和 48 h VAS 评分明显低于 D 组；D 组术后 3 h、12 h、24 h 和 48 h 的 NK 细胞和 CD4⁺细胞活性明显高于 S 组；D 组术后 3 h、12 h、24 h 和 48 h CD8⁺细胞活性明显低于 S 组。从而得出结论，地佐辛镇痛效果较舒芬太尼稍差，但更有利于术后早期免疫功能的恢复。

此外，关于传统药物的新应用研究，近一年来也取得了一定进展。Su 等[11] 的研究评价丙泊酚对大剂量瑞芬太尼诱导痛觉过敏的调节作用。该研究将 180 例行腹腔镜胆囊切除术患者随机分为七氟烷＋大剂量瑞芬太尼（SH）组、七氟烷＋小剂量瑞芬太尼（SL）组和丙泊酚＋大剂量瑞芬太尼（PH）组（$n=60$）。静脉给予咪达唑仑后，SH 组和 SL 组以七氟烷和瑞芬太尼诱导，PH 组以丙泊酚和瑞芬太尼诱导。麻醉维持期间，SH 组和 SL 组分别给予 0.3 μg/（kg·min）和 0.1 μg/（kg·min）七氟烷和瑞芬太尼，PH 组给予 0.3 μg/（kg·min）丙泊酚和瑞芬太尼。三组唤醒时间、拔管时间及瑞芬太尼总剂量比较，差异有统计学意义；与 SL 组比较，SH 组术后 6 h、24 h 脐周机械痛阈显著降低，术后 30 min、2 h 和 6 h VAS 评分显著升高；与 SH 组比较，PH 组术后 6 h、24 h 脐周机械痛阈明显升高，术后 30 min、2 h、6 h VAS 评分明显降低；PH 组首次使用 PCIA 时间明显晚于 SL 组；PH 组和 SL 组舒芬太尼总消耗量明显低于 SH 组；PH 组和 SH 组的心动过缓和术后寒战发生率均显著高于 SL 组。从而得出结论，输注大剂量瑞芬太尼加七氟烷麻醉引起术后痛觉过敏，可经丙泊酚静脉麻醉缓解。

带状疱疹后遗神经痛（postherpetic neuralgia，PHN）是一种目前尚不能有效治愈的严重神经病理性疼痛。近年来的研究提示，静脉输注利多卡因对 PHN 等神经病理性疼痛有治疗作用，但对于 PHN 患者输注利多卡因的最佳剂量和频率及该治疗的有效性和安全性仍需更多的临床研究证实。Tan 等[12] 最新的研究旨在评价常规静脉输注利多卡因对 PHN 的治疗效果。该研究纳入 60 例 PHN 患者并随机分为两组：对照组采用常规治疗，如抗癫痫药、镇痛药、神经营养药、椎旁脊神经阻滞和物理治疗等；利多卡因组除常规治疗外，每日输注利多卡因（4 mg/kg）。如果疼痛未得到充分控制，则给予额外的曲马多，并计算曲马多的平均消耗量。在每次输注前后评估疼痛强度，记录最后一天的爆发痛次数，并记录静脉输注利多卡因相关不良反应的发生率。结果表明，每日静脉注射利多卡因（4 mg/kg，连用 5 d）增强 PHN 治疗的转归，减少镇痛药用量，缩短住院时间且无明显不良反应。

三、其他镇痛技术的进展

近一年来，在针对顽固性疼痛方面，出现了很多新技术，针对顽固性疼痛的治疗日趋微创化，在保证疗效的前提下，疼痛微创治疗技术越来越受到疼痛科医师的关注。

首先是脉冲射频消融术对顽固性疼痛的作用。研究表明，翼腭神经节脉冲射频（PRF）用于治疗难治性丛集性头痛可迅速缓解症状且无明显不良反应。然而，PRF 治疗是否是药物治疗无效丛集性头痛患者的替代疗法有待于进一步评价。Li 等[13] 的多中心前瞻性研究预计纳入 80 例药物治疗无效的丛集性头痛患者，入组患者被随机分为两组：神经阻滞组（NB 组）和 PRF 组。所有患者均在 CT 引导下行翼腭神经节穿刺，NB 组将含有激素和局部麻醉药的混合物缓慢注射到患者体内；PRF 组患者采用 PRF 42 ℃治疗 360 s。治疗后观察丛集期持续时间、头痛发作时疼痛程度、头痛发作频率、每次头痛发作持续时间、辅助镇痛药物剂量、缓解持续时间和患者满意程度；比较两组术后 1 d、3 d、1 周、2 周、1 个月、3 个月、6 个月和 1 年的有效率，以及术中和术后不良事件。该研究的最终试验结果可为难治性丛集性头痛患者提供新的治疗策略。

眶下神经痛是引起面部疼痛的少见原因之一，目前针对该问题的研究较少，缺乏系统的治疗指南。之前的研究发现 42 ℃经皮无损 PRF 治疗可使眶下神经痛患者获得满意的疼痛缓解。然而，对 PRF 反应不佳的患者目前还没有理想的治疗方案。近期，PRF 联合 60 ℃连续射频（CRF）对三叉神经痛患者进行了成功治疗，有效率高且并发症轻微，Jia 等[14] 的观察性临床试验评价 42 ℃ PRF 联合 60 ℃ CRF 治疗对 42 ℃ PRF 反应差且不愿接受毁损性治疗或神经减压术的眶下神经痛患者的有效性和安全性。该研究观察了 28 例难治性眶下神经痛患者经过 10 min 3D 技术引导的 42 ℃ PRF 联合 270s 60 ℃ CRF 治疗的效果。有效标准为术后疼痛评分减少＞50%，同时计算 2 年随访期间内不同时间点的有效率。结果表明，对于顽固性眶下神经痛患者，42 ℃ PRF 联合 60 ℃ CRF 是一种有效、安全的治疗方法；此外，需要进行随访期更长的前瞻性、双盲随机对照试验，以评价该联合治疗是否可成为非手术治疗无效患者的替代疗法，避免这些患者接受毁损性治疗或创伤性更大的神经减压术。

关于三叉神经痛，近一年来出现了很多新型技术和研究。经皮经卵圆孔射频消融半月神经节常用于治疗下颌神经（V3）三叉神经痛（TN），但这种颅内入路的选择性和安全性较低。Huang 等[15]研究在 CT 引导下应用新型双极和单极技术经皮卵圆孔内射频消融的结局。该研究纳入 26 例仅下颌神经原发性三叉神经痛且卵圆孔直径>6 mm 的患者并根据其意向接受了单极（n＝12）或双极射频消融（n＝14）治疗。比较两组下颌神经以上镇痛成功、残留疼痛、复发疼痛及并发症的发生情况；使用离体蛋白模型比较单极与双极技术造成的热凝损伤的尺寸差异。结果表明，在治疗孤立性下颌神经三叉神经痛且卵圆孔直径>6 mm 的患者时，在 CT 引导下经皮下颌神经的卵圆孔射频消融既具有临床实用性又有效，而双极射频消融的残留和复发疼痛发生率较低，这可能是由于病变部位范围较大。

CT 引导的经圆孔（FR）入路上颌神经（V2）射频消融（RFA）在上颌神经三叉神经痛（TN）中的疼痛缓解率最高。然而，进入圆孔可能被蝶骨大翼阻塞。Huang 等[16]报道一种优化的 CT 引导下经皮上颌神经颞下圆孔治疗上颌神经三叉神经痛的方法，这项技术使用基于患者 CT 图像参数的个体化射频消融针。该研究纳入 176 例仅上颌神经三叉神经痛患者，若穿刺针经皮进入圆孔管被蝶骨大翼阻挡，则针尖向头侧倾斜 α 角（圆孔外口至皮肤进针点的直线与圆孔管长轴的夹角）进针，在通过电生理确认后进行上颌神经射频消融。随访术后长达 60 个月的上颌神经区疼痛缓解及三叉神经痛复发率，结果证实了通过圆孔进行上颌神经射频消融的个体化针改良技术治疗上颌神经三叉神经痛安全有效。

经皮射频热凝术（PRFT）已被广泛用于治疗三叉神经痛。之前尚无研究报道 PRFT 治疗肿瘤相关三叉神经痛（TRTN）的长期结局。Zheng 等[17]的研究评价 PRFT 作为 TRTN 替代治疗的长期疗效和安全性。该研究回顾性分析了单中心 2007 年 3 月至 2018 年 2 月接受 CT 引导下半月神经节 PRFT 治疗 TRTN 的 38 例患者的临床数据。结果表明所有患者在 PRFT 后 3 d 内均获得了满意的疼痛缓解；未记录到术中有严重并发症发生；5 例患者出现了术后并发症，包括咀嚼肌无力；尽管所有 38 例患者均出现面部感觉迟钝，但 Likert 量表评级表明患者的术后生活质量显著提高。结论证实，经皮射频热凝术是一种安全有效的治疗方法，应考虑作为肿瘤相关三叉神经痛治疗中疼痛控制的替代方法。未来有必要进行更大型的前瞻性、随机、多中心研究来验证此结论。

Zheng 等[18]的研究旨在评估大样本三叉神经痛患者接受半月神经节射频热凝术（RFT）后长期随访期间复发的相关危险因素。该研究对 2005—2017 年接受射频热凝术的 1481 例三叉神经病患者数据进行多中心回顾性分析。通过 Kaplan-Meier 方法评估无复发生存期（RFS）；通过使用单因素和多因素 Cox 回归分析确定所有患者特征的风险因素；用回归系数和受试者特征曲线模型的预后指数（PI）确定预后价值。结果表明，患者在射频热凝术治疗三叉神经痛后具有较高的复发风险，该研究还可能为射频热凝术术前的临床决策提供支持。

三叉神经带状疱疹后神经痛（TPHN）常表现为中重度疼痛、痛觉过敏和异常性疼痛，常规镇痛治疗效果差，严重影响生活质量。Ding 等[19]的回顾性研究评价脉冲射频（PRF）治疗 TPHN 的有效性。该研究选取单中心 2014 年 1 月至 2016 年 12 月期间接受治疗的共 90 例 TPHN 患者，根据入组顺序将患者随机分为两组（n＝45）：A 组，周围神经（眶上神经、眶下神经和颏神经）脉冲射频；B

组，半月神经节脉冲射频。在术后 1 周、1 个月、3 个月、6 个月和 1 年时间点对视觉模拟评分（VAS）、健康调查量表 36（SF-36）、总有效率及抗惊厥药和阿片类镇痛药用量情况进行随访评估。结果表明，脉冲射频可缓解 TPHN，半月神经节脉冲射频比周围神经脉冲射频更有效，提高了患者的生活质量。推荐使用半月神经节脉冲射频治疗三叉神经带状疱疹后神经痛。

　　脉冲射频用于带状疱疹后神经痛（PHN）的疗效可能各不相同，可能与治疗的持续时间有关。Ding 等[20]的研究评价了 CT 引导脉冲射频在不同时期和不同时间点对 PHN 的疗效和安全性。该研究纳入 150 例 PHN 患者，根据病程随机分为：A 组，急性期患者（$n=50$，病程<1 个月）；B 组，亚急性期患者（$n=50$，病程 1～3 个月）；C 组，慢性期患者（$n=50$，病程>3 个月）。所有患者均通过靶向胸背根神经节（DRG）进行脉冲射频治疗，观察不同时间点、手术前后的 VAS 评分、SF-36、治疗总有效率、抗癫痫药和镇痛药物用量。与术前相比，术后各时间点和各组均观察到 VAS 评分降低、SF-36 改善、抗癫痫药和镇痛药物用量减少。A 组疼痛缓解持续时间较长，且随时间推移逐渐减轻；A 组相比于 B 组、B 组相比于 C 组，前者 VAS 评分显著低于后者，前者 SF-36 显著高于后者，抗癫痫药和镇痛药物用量前者显著低于后者。此外，A 组、B 组、C 组总有效率分别为 88%、72%、52%。结论表明，CT 引导下以 DRG 为靶点的脉冲射频在不同时期治疗带状疱疹后神经痛均安全有效，但建议在带状疱疹急性期进行早期干预治疗。

　　此外关于疼痛的其他治疗技术，近一年来也取得了一定进展。经皮穴位电刺激（TEAS）是一种有效的镇痛措施，Tu 等[21]的研究纳入 120 例计划接受输尿管镜钬激光碎石术的患者，并随机分配到 T 组（TEAS 组，$n=60$）和 C 组（对照组，$n=60$）。T 组受试者采用 TEAS 进行术后镇痛，在术毕和术后 4 h、8 h、12 h 对双侧肾俞（BL23）和阴陵泉（SP9）实施 TEAS，并在接下来的 2 d 内对目标穴位重新实施 3 次 TEAS，当 TEAS 未能达到镇痛效果时，给予受试者 100 mg 的盐酸曲马多片。C 组受试者只给予盐酸曲马多片术后镇痛。主要结局指标为术毕（T0）、术后 4 h（T1）、术后 12 h（T2）、术后 24 h（T3）、术后 48 h（T4）的 VAS 评分和术后 48 h 内镇痛药物的消耗量和补救量；次要结局指标为不良反应和 T0、T1、T2、T3、T4 时 5- 羟色胺和 P 物质的血药浓度。结果表明，单纯应用穴位电刺激能有效缓解输尿管镜碎石术后疼痛、减少术后镇痛药用量、降低致痛物质血浆浓度及不良反应发生率。

（王　云　林育南）

参 考 文 献

[1]　Chen L, Wu Y, Cai Y, et al. Comparison of programmed intermittent bolus infusion and continuous infusion for postoperative patient-controlled analgesia with thoracic paravertebral block catheter: a randomized, double-blind, controlled trial. Regional Anesthesia & Pain Medicine, 2019, 44 (2): 240-245.

[2]　Jia Y, Zhao CM, Ren H, et al. Pre-emptive scalp infiltration with dexamethasone plus ropivacaine for postoperative pain after craniotomy: a protocol for a prospective, randomized controlled trial. J Pain Res, 2019, 12: 1709-1719.

[3]　Duan G, Yang G, Peng J, et al. Comparison of postoperative pain between patients who underwent primary and repeated

cesarean section: a prospective cohort study. BMC anesthesiol, 2019, 19 (1): 112-189.

[4]　Xing F, An LX, Xue FS, et al. Postoperative analgesia for pediatric craniotomy patients: a randomized controlled trial. BMC Anesthesiol, 2019, 19 (1): 53.

[5]　Zeng M, Dong J, Lin N, et al. Preoperative gabapentin administration improves acute postoperative analgesia in patients undergoing craniotomy. J Neurosurgi Anesth, 2019, 31 (4): 392-398.

[6]　Huang SS, Lv WW, Liu YF, et al. Analgesic effect of parecoxib combined with ropivacaine in patients undergoing laparoscopic hepatectomy. World J Clin Cases, 2019, 7 (18): 2704-2711.

[7]　An Y, Zhao L, Wang T, et al. Preemptive oxycodone is superior to equal dose of sufentanil to reduce visceral pain and inflammatory markers after surgery: a randomized controlled trail. BMC Anesthesiol, 2019, 19 (1): 96.

[8]　Xiong JC, Chen X, Weng CW, et al. Intra-operative oxycodone reduced postoperative catheter-related bladder discomfort undergoing transurethral resection prostate. A prospective, double blind randomized study. Urol J, 2019, 16 (4): 392.

[9]　Duan G, Bao X, Yang G, et al. Patient-controlled intravenous tramadol versus patient-controlled intravenous hydromorphone for analgesia after secondary cesarean delivery: a randomized controlled trial to compare analgesic, anti-anxiety and anti-depression effects. J Pain Res, 2019, 12: 49-59.

[10]　Wang F, Zhang X, Wang HH, et al. Effects of dezocine and sufentanyl for postoperative analgesia on activity of NK, CD4 (+) and CD8 (+) cells in patients with breast cancer. Oncol Lett, 2019, 17 (3): 3392-3398.

[11]　Su X, Zhu W, Tian Y, et al. Regulatory effects of propofol on high-dose remifentanil-induced hyperalgesia. Physiol Res, 2020, 69 (1): 157-164.

[12]　Tan X, Ma L, Yuan J, et al. Intravenous infusion of lidocaine enhances the efficacy of conventional treatment of postherpetic neuralgia. J Pain Res, 2019, 12: 2537-2545.

[13]　Li J, Ren H, Wang BG, et al. Multicentre, prospective, randomised, controlled, blinded-endpoint study to evaluate the efficacy and safety of pterygopalatine ganglion pulsed radiofrequency treatment for cluster headache: study protocol. BMJ Open, 2019, 9 (3): e26608.

[14]　Jia Y, Chen Z, Ren H, et al. The effectiveness and safety of 42 degrees C pulsed radiofrequency combined with 60 degrees C continuous radiofrequency for refractory infraorbital neuralgia: A prospective study. Pain Physician, 2019, 22 (3): E171-E179.

[15]　Huang B, Xie K, Chen Y, et al. Bipolar radiofrequency ablation of mandibular branch for refractory V3 trigeminal neuralgia. J Pain Res, 2019, 12: 1465-1474.

[16]　Huang B, Yao M, Liu Q, et al. Personalized needle modification for CT-guided percutaneous infrazygomatic radiofrequency ablation of the maxillary nerve through the foramen rotundum in order to treat V2 trigeminal neuralgia. J Pain Res, 2019, 12: 2321-2329.

[17]　Zheng C, Yitong J, Zipu J, et al. The long-term outcome of 3-dimensional CT-guided percutaneous radiofrequency thermocoagulation for tumor-related trigeminal neuralgia. Pain Physician, 2019, 22 (5): E467-E475.

[18]　Zheng S, Li X, Li R, et al. Factors associated with long-term risk of recurrence after percutaneous radiofrequency thermocoagulation of the gasserian ganglion for patients with trigeminal neuralgia: A multicenter retrospective analysis. Clin J Pain, 2019, 35 (12): 958-966.

[19] Ding Y, Hong T, Li H, et al. Efficacy of CT guided pulsed radiofrequency treatment for trigeminal postherpetic neuralgia. Fronti Neurosci, 2019, 13: 708.

[20] Ding YY, Li HX, Hong T, et al. Efficacy and safety of computed tomography-guided pulsed radiofrequency modulation of thoracic dorsal root ganglion on herpes zoster neuralgia. Neuromodulation, 2019, 22 (1): 108-114.

[21] Tu Q, Gan J, Shi J, et al. Effect of transcutaneous electrical acupoint stimulation on postoperative analgesia after ureteroscopic lithotripsy: a randomized controlled trial. Urolithiasis, 2019, 47 (3): 279-287.

第三节　疼痛与麻醉医学的内在联系与临床研究进展

围术期急、慢性疼痛治疗是临床麻醉工作中最重要的内容之一。近年来，随着麻醉学向围术期医学的延伸，聚焦于麻醉与疼痛在围术期相互影响的研究显著增加。在临床研究方面，主要在麻醉－疼痛－手术预后三者的相互影响，包括麻醉用药与术后疼痛的关系、新的疼痛监测指标指导下的围术期镇痛、镇痛对围术期应激和炎症反应的影响、疼痛对术后恢复的影响等方面取得较大进展。此外，在相关的机制研究中，有关术前神经功能障碍和术中超短效阿片类药物的应用导致术后慢性疼痛／痛觉过敏的机制，以及特定基因多态性如何影响阿片类药物的镇痛效果等成为中国学者关注的焦点。

一、麻醉用药对术后疼痛的影响

Yu 等[1] 观察比较接受挥发性麻醉的患者和接受丙泊酚全凭静脉麻醉（total intravenous anesthesia, TIVA）的患者在心脏手术后慢性疼痛（CPSP）的发生率。该研究为一项前瞻性的研究，在方法、测量和临床试验疼痛方面进行评估。招募 500 名年龄在 18 岁以上，进行体外循环（CPB），用于任何选择性的通过胸骨正中切开术进行的心脏手术，如瓣膜、冠状动脉、主动脉或联合手术的患者。将符合入选标准的患者按 1∶1 的比例随机分为挥发性麻醉组和 TIVA 组。该研究的主要观察指标是术后慢性疼痛在术后 3 个月、6 个月和 1 年的发生。该研究结果可能为两种麻醉方案对心脏手术后慢性疼痛的影响提供重要信息，并且使用经过验证的疼痛仪器来测量术后慢性疼痛，将增加目前可用的关于术后慢性疼痛的数据，术后慢性疼痛具有重要的临床意义，可以干扰患者的身体和情绪功能及生活质量。

景栋昆等[2] 观察手术末期瑞芬太尼逐级撤药对骨科手术患者术后痛觉过敏的影响。将 80 例择期行颈椎手术患者，分为逐级撤药组（G 组）和立即撤药组（A 组），每组 40 例。所有患者均行全凭静脉麻醉，静脉泵注丙泊酚 6～8 mg/（kg·h）和瑞芬太尼 0.08～0.20 μg/（kg·min），在手术结束时，G 组瑞芬太尼持续泵入，每 5 分钟泵入量减少麻醉维持量的 1/3，于术后 15 min 停止泵入；A 组在术后立即停止瑞芬太尼的泵入。通过对患者机械痛阈值测定、VAS 评分、舒芬太尼用量、术后苏醒时间、意识恢复时间、术后拔管时间及术后恶心呕吐、呼吸抑制、低血压和寒战等不良反应发生情况进行比较，得出结论，手术末期瑞芬太尼逐级撤药可以减轻颈椎手术患者术后痛觉过敏，降低患者术后疼痛感，并减少术后恶心呕吐、呼吸抑制的发生。

二、镇痛模式和药物的改进对术后恢复的影响

Zeng 等 [3] 术前给予加巴喷丁，观察其减轻枕下或颞下开颅患者术后 24 h 的急性疼痛状况，本研究为一项随机对照和双盲试验。该研究共计 122 名接受择期枕下或颞下入路开颅的患者被随机分为安慰剂组和加巴喷丁组，加巴喷丁组于术前 1 晚、麻醉诱导前 2 h 给予加巴喷丁 600 mg 口服，安慰剂组给予 B 族维生素。该研究主要观察指标是术后 24 h 运动疼痛评分，次要观察指标包括其他时间点的疼痛评分、恶心和呕吐发生率、镇静和镇痛药用量。研究结果显示，加巴喷丁可显著降低术后 24 h 内休息时（$P=0.001$）和运动时（$P=0.000$）的急性疼痛评分，但是术后 48 h 后没有效果。加巴喷丁可减少术后呕吐（$P=0.047$）和补救止吐（$P=0.033$），提高术后 2 h 镇静评分（$P<0.05$）。加巴喷丁降低术中丙泊酚的平均用量［0.7 mg/（kg·h）］和瑞芬太尼［1.3 g/（kg·h）］用量（$P=0.025$）；然而，它不能影响术后阿片的使用。以上结果提示，术前加巴喷丁可明显减轻枕下或颞下开颅患者术后急性疼痛及减少呕吐发生率，但用加巴喷丁进行多模式镇痛时，术后早期镇静应引起重视。

Chen 等 [4] 探究程序性间歇大剂量输注和持续输注局部麻醉药结合患者自控镇痛（PCA）胸椎旁阻滞（PVB）的有效性。研究将 34 例择期行胸腔镜单侧肺切除术且行胸椎旁神经阻滞的患者分为程序化间歇大剂量输注组（PIBI 组）和持续输注组（CI 组）。所有患者均在手术结束前 30 min 接受初始剂量为 0.375% 罗哌卡因 15 ml。程序性间歇大剂量输注组每小时推注 0.2% 罗哌卡因 8 ml，在 80 s 内完成间歇大剂量输注；对照组以 8 ml/h 的速度持续输注 0.2% 罗哌卡因。通过收集患者休息时和咳嗽时 NRS 的分数，PCA 中局部麻醉药的消耗量以及 PCA 使用频率。得出结论，在接受胸腔镜单侧肺切除术的患者中，程序性大剂量输注结合 PCA 进行局部麻醉比持续输注联合 PCA 能提供更好的术后镇痛效果。

Wei 等 [5] 探究胸腔镜 - 腹腔镜联合食管切除术术后硬膜外连续输注和间歇大剂量输注局部麻醉药的镇痛效果。研究将 60 例择期在硬膜外麻醉联合全身麻醉下行胸腔镜 - 腹腔镜联合食管切除术患者分为连续输注组（C 组）和间歇大剂量输注组（I 组）。所有患者均接受基础量为 0.3% 罗哌卡因和 1.5 μg/ml 芬太尼以 6 ml/h 的速度持续硬膜外输注。连续输注组可给予患者自控的额外 3 ml 硬膜外输注局部麻醉药（镇痛泵锁定时间 15 min），间歇组患者可根据需要接受间歇性推注 6 ml 局部麻醉药（镇痛泵锁定时间 30 min）。通过分析患者的视觉模拟评分（VAS）、所需麻醉药的剂量和住院时间等数据。得出结论，在胸腔镜 - 腹腔镜联合食管切除术术后，硬膜外间歇输注局部麻醉药术后镇痛效果更安全、有效，且大大减少局部麻醉药和阿片类药物的消耗。

段娜等 [6] 评价智能化患者自控镇痛（artificial intelligence patient controlled analgesia，AI-PCA）在手术后急性疼痛管理中的应用效果。将 3736 例实施择期外科手术并自愿使用术后镇痛泵的患者，按照管理方法不同分为观察组和对照组，对照组术后应用常规患者自控镇痛，观察组患者为术后采用 AI-PCA 系统信息监控结果并进行疼痛管理。对比两组患者中、重度疼痛（NRS≥4 分）的发生率、不良反应（恶心呕吐、过度镇静、瘙痒、头晕、呼吸抑制）及患者的满意率情况。结果显示，观察组患者术后中、重度疼痛发生率低于对照组，且差异有统计学意义（$P<0.01$）；观察组患者恶心呕吐、瘙痒、头晕的发生率均低于对照组，差异有统计学意义（$P<0.05$）；两组患者均未发生明显的呼吸抑

制；观察组患者镇痛满意率显著高于对照组，差异有统计学意义（$P<0.05$）。该研究得出以下结论：AI-PCA 系统能够协助医护人员提高手术后急性镇痛管理的质量，值得临床推广。

由于快速康复理念的推进，全膝关节置换术（total knee replacement，TKR）患者的术后镇痛越来越受到重视，因为这与患者的术后康复有较强联系。汪辉德等[7] 探究序贯降阶梯式与常规持续股神经阻滞（CFNB）在 TKA 的术后镇痛的效果。研究将 75 例择期在全身麻醉下行 TKA 的患者分为序贯降阶梯式组（S 组）和常规持续股神经阻滞组（C 组），序贯降阶梯式组在术后 24 h 内镇痛泵向股神经持续输注 0.5% 罗哌卡因，术后 24～48 h 罗哌卡因浓度降为 0.25%，48～72 h 为 0.125%，常规持续股神经阻滞组术后 72 h 内罗哌卡因浓度一直为 0.2%。通过评估患者术后 NRS 得分和股四头肌肌力（MQF）。得出结论，实施序贯降阶梯式的股神经阻滞更有助于减少 TKA 术后疼痛，并且能够加速患者的康复。

徐倩倩等[8] 探讨骨折患者术前预先应用纳布啡进行患者自控静脉镇痛（PCIA）的效果。研究选择 50 例急性四肢闭合性骨折等待手术患者，ASA Ⅰ～Ⅲ级，分为纳布啡组（N 组）和帕瑞昔布钠组（C 组），每组 25 例，N 组采用盐酸纳布啡 PCIA 方式进行术前镇痛，C 组静脉滴注帕瑞昔布钠 40 mg 的方式进行术前镇痛。记录用药前、用药后 12 h 和 24 h 患者 NRS 评分和失眠严重指数量表（ISI）评分。记录用药后 24 h 生活恢复质量量表（QoR-15）评分。记录吗啡追加情况及患者恶心呕吐、嗜睡、瘙痒、呼吸抑制、注射痛等不良反应情况。通过比较得出结论：术前应用纳布啡 PCIA，可缓解患者术前紧张、焦虑情绪，有利于术前准备，骨折患者对术后镇痛效果满意，提高了患者生活质量。

三、镇痛对围术期炎症、应激反应的影响

An 等[9] 比较了给予羟考酮与等效剂量舒芬太尼进行超前镇痛对腹腔镜胆囊切除术后疼痛及血清炎症因子（TNF-α、IL-6、IL-10）水平的影响。研究将 40 例行腹腔镜胆囊切除术患者随机分为羟考酮组和舒芬太尼组。麻醉诱导前分别给予羟考酮 0.1 mg/kg（羟考酮组，$n=20$）或舒芬太尼 0.1 μg/kg（舒芬太尼组，$n=20$）进行超前镇痛。结果发现，羟考酮组术后 2h 静息时、活动时和术后 4h 活动时 NRS 评分明显低于舒芬太尼组（$P<0.05$）。术后 6 h 和 24 h，羟考酮组血清 TNF-α 浓度均低于舒芬太尼组（$P<0.05$）。得出结论，认为给予羟考酮 0.1 mg/kg 超前镇痛能有效抑制术后 2h 和 4h 的内脏痛，且炎症标志物 TNF-α 水平低于等效剂量舒芬太尼。

为患有阿尔茨海默病（Alzheimer's disease，AD）的老年患者实施麻醉，如何降低体内应激反应、缓解术后疼痛、降低不良反应的发生率是临床麻醉的难点，常见的应激反应指标有皮质醇（Cor）和促肾上腺皮质激素（Glu）。张灵犀等[10] 探究在老年 AD 髋关节置换术中应用盐酸氢吗啡酮复合地佐辛的术后镇痛效果及对血清 Glu、Cor 水平的影响。研究将 120 例择期在全身麻醉下行全髋关节置换术（THR）且患有 AD 的老年患者（≥60 岁）分为对照组和观察组，对照组术后予以盐酸氢吗啡酮镇痛，观察组使用盐酸氢吗啡酮复合地佐辛进行镇痛。通过 VAS 和 Ramsay 评分评估镇痛效果和镇静效果并测量血清中 Cor 和 Glu，得出结论，吗啡联合地佐辛能够较好地缓解老年 AD 全髋关节置换术术后疼痛，且能够降低术后应激反应水平。

刘文君等[11] 观察氟比洛芬酯静脉注射联合利多卡因喷喉对全身麻醉围术期患者疼痛程度和炎

性及应激反应的影响。选取 80 例在全身麻醉下行腹腔镜子宫肌瘤切除术的患者，分为对照组（C组）、利多卡因组（L组）、氟比洛芬酯组（F组）、氟比洛芬酯联合利多卡因组（LF组），每组 20例。C组麻醉诱导前静脉注射 0.9% 氯化钠注射液，L组麻醉诱导起效后用 2% 利多卡因注射液喷喉，F组麻醉诱导前静脉注射 10 ml 氟比洛芬酯注射液，LF 组联合应用氟比洛芬酯注射液和利多卡因注射液。通过比较术前、术毕拔除气管导管时、术后 6 h 患者的平均动脉压和心率，检测患者血浆 IL-6 和皮质醇浓度，得出结论，氟比洛芬酯预先静脉注射联合利多卡因喷喉可以降低机体围术期应激与炎性反应。

四、疼痛对术后认知功能的影响

术后认知功能障碍（POCD）的机制与防治措施始终是围术期医学关注的热点，POCD 也是老年人术后常见并发症之一。Gan 等[12] 探讨羟考酮用于患者自控静脉镇痛（PCIA）对老年患者全髋关节置换术（THA）术后认知功能的影响。将 99 例年龄＞60 岁，ASA Ⅰ级或Ⅱ级接受单侧 THA 患者随机分为羟考酮组（O组）和舒芬太尼组（S组），均给予 PCIA 泵进行术后镇痛。O 组给予盐酸羟考酮0.15 mg/kg，S组给予枸橼酸舒芬太尼 0.15 mg/kg。主要结局指标是术后认知功能障碍的发生率，根据简易精神状态检查表（MMSE）和蒙特利尔认知评估（Montreal cognitive assessment，MoCA）分数的变化来诊断。次要结局指标包括血浆 S-100β 蛋白和神经元特异性烯醇化酶水平、术后镇痛药用量和不良反应发生率。从而得出结论，羟考酮 PCIA 用于老年患者全髋关节置换术术后，可降低 POCD 的发生率，改善术后认知功能，减少不良反应。

氟比洛芬酯作为一种非甾体抗炎药（NSAID），在多种手术中都有良好的镇痛效果，但对于 50岁以上患者宫颈癌根治术方面的研究较少。王佳等[13] 探究在 50 岁以上患者宫颈癌根治术的不同时间给予氟比洛芬酯对术后疼痛和认知功能障碍的影响。研究将 80 例择期行宫颈癌根治术的患者（年龄≥50 岁）按氟比洛芬酯的给药时间分为术前给药组和术后给药组。通过评价 VAS 评分和 MMSE 量表来判断患者的疼痛程度和认知功能，得出结论，术前给予患者氟比洛芬酯能够较好地抑制术后疼痛，并且可以改善患者的认知功能。

五、术中疼痛监测新方法

谢鹏程等[14] 使用手术体积描记指数（surgical pleth index，SPI）指导髋关节置换术术中疼痛管理，评价该方法的镇痛效果。手术体积描记指数是由脉搏血氧饱和度探头获得的脉搏波形转换而成，可反映手术疼痛引起应激反应的程度。研究将 60 例髋关节置换的患者分为常规镇痛组（T组）和指数监控镇痛组（S组），术中 T 组每 40 分钟给予舒芬太尼静脉注射 1 次，缝皮时追加注射 1 次；S组则仅在 SPI＞55 时才追加舒芬太尼 1 次，术中不变换体位并采取体温保护措施，术后 VAS 评分＞4 时进行补救镇痛。通过监测术中及术后患者心率、平均动脉压及 SPI 反映患者应激情况，同时记录术中镇静镇痛药物用量、术后补救镇痛情况、不同时段的患者镇痛满意度及不良反应发生情况。经过统计分析得出结论，在髋关节置换术中及术后通过 SPI 指导镇痛药物使用，可在减少药物用量及不良反应的同时，更好地控制手术疼痛，减轻患者的应激反应，实现了个体化疼痛管理。

六、围术期睡眠障碍导致术后慢性疼痛的机制

围术期睡眠障碍是术后持续性疼痛的危险因素，临床研究表明，术前和术后睡眠障碍的患者会经历更强烈、更持久的术后疼痛。睡眠障碍可能会改变背根神经节（DRG）的1型钙离子通道，从而延长术后疼痛恢复。Li 等[15]通过对睡眠障碍的大鼠行后足跖切开术而构建术后疼痛伴围术期睡眠障碍模型，以 Von Frey 刺激针和激光热等行为测试验证大鼠疼痛感觉，通过蛋白质印迹法和免疫荧光法检测大鼠背根神经节（外周痛觉的重要神经靶点）1型钙离子通道的表达，并以电生理测量法检测1型钙离子通道活性、神经元兴奋性，同时以腹腔注射钙离子通道阻滞剂和背根神经节细胞注射腺病毒等来验证睡眠障碍与术后疼痛的相关性。结果发现，术前和术后合并短期睡眠障碍的大鼠其腰段背根神经节1型钙通道的表达和活性增加，术后疼痛恢复延迟，但阻断这些通道会降低睡眠障碍对术后疼痛的影响。以上结果表明，1型钙离子通道表达和活性的增加与睡眠障碍介导的术后疼痛延长有关，1型钙离子通道可以作为治疗术后疼痛的潜在靶点。

七、术前焦虑或应激导致术后慢性痛的机制

术前焦虑可能与术后痛觉过敏有关，有研究表明，女性手术患者术前焦虑可通过延髓头端腹内区（RVM）细胞上胆囊收缩素2（CCK2）受体激活，以及 RVM 到脊髓的下端 5- 羟色胺投射系统反应、脊髓背角神经元中的 5- 羟色胺 2B（5-HT$_{2B}$）受体激活等调节术后痛觉敏感性。Jiang 等[16]通过对切除卵巢的大鼠予以雌激素替代、单次延长应激（SPS）、足底切口治疗及将各种受体激动剂、拮抗剂等注入去除卵巢的雌性大鼠的延髓头端腹内侧区和脊髓内等处理，研究雌性大鼠术前焦虑引起术后痛觉过敏的相关机制。研究结果发现，术前 SPS 可诱发雌鼠术后痛觉过敏，延髓头端腹内侧区的 CCK2 受体和 5-HT$_{2B}$ 受体的表达，通过免疫印迹法发现脊髓内蛋白激酶 Cγ（PKCγ）磷酸化和磷酸化 NMDA 受体亚基 1（p-NR1）表达增加；同时，显微镜下在 RVM 内注射 CCK2 受体激动剂 CCK-8 以及鞘内注射 5-HT$_{2B}$ 受体激动剂 BW723C86 都使具有足底切口的雌性大鼠产生痛觉过敏，而 CCK2 受体拮抗剂 YM022、5-HT$_{2B}$ 受体拮抗剂 RS127445、PKCγ 抑制剂 C37H65N9O13 都可减少雌性大鼠对相同刺激的敏感性；此外，电生理分析表明，通过 PKCγ 通路激活 5-HT$_{2B}$ 受体可增加浅表背角神经元的全细胞电流（I$_{Ba}$）。研究结果表明，雌性大鼠术前焦虑引起的术后痛觉过敏与下行疼痛通路有关，延髓头端腹内侧区的 CCK2 受体和脊髓内 5-HT$_{2B}$ 受体可能与该痛觉过敏机制相关。

术前应激可以延长术后疼痛的恢复，是术后慢性疼痛的危险因素，考虑可能与术前应激促进小胶质细胞释放促炎因子相关。Sun 等[17]通过在大鼠体内建立单次延长应激及足底切口等术前应激模型，并通过预先单次延长应激处理诱发大鼠焦虑样行为以及延长切口诱发大鼠机械异位疼痛等增加脊髓小胶质细胞的活化，检测分析术前应激与延长术后疼痛之间的机制。结果发现予以单次延长应激处理的大鼠，其脊髓小胶质细胞在脂多糖的刺激下可分泌更多促炎细胞因子，脊髓小胶质细胞较星形胶质细胞而言在启动单次延长应激预处理后诱导延长术后疼痛中发挥更重要的作用；该研究进一步探索

新兴抗炎靶点 α7 nAChR 的激动对单次延长应激预处理后引起的术后疼痛延长的治疗作用，结果发现围术期予以多次鞘内注射 PHA-543613（一种 α7 nAChR 的激动剂）或 PNU-120596（一种 II 型正性变构酶）可缩短单次延长应激术后疼痛持续时间，并抑制单次延长应激增强脊髓小胶质细胞的激活，但予以甲基牛扁碱（一种 α7 nAChR 的拮抗剂）预处理后，上述两种物质的的作用消除；PHA-543613 和 PNU-120596 的抗炎作用可能是通过直接调节小胶质细胞实现的。以上结果表明，脊髓小胶质细胞的活化在术前应激诱导术后疼痛延长中起关键作用，而 PHA-543613 和 PNU-120596 可能是预防术后疼痛时长变化的药物。

Gu 等[18] 研究术前焦虑激活大脑前扣带回皮质（ACC）区域星形胶质细胞对术后慢性疼痛的影响。选取成年雌性 SD 大鼠随机分为对照组、单次延长应激组（SPS 组）、单独子宫切除术组和 SPS＋子宫切除术组，建立术前焦虑模型后研究各组机械性刺激缩足阈值（PWMT）的变化来探究有无术后慢性疼痛的形成，并检测 ACC 区域星形胶质细胞中胶质纤维酸性蛋白（GFAP）的表达和检测该区域兴奋性突触后电流来研究其长期增强作用（LTP）。结果显示，仅 SPS＋子宫切除术组 PWMT 术后未恢复至对照组水平，表明该组形成了术后慢性疼痛；其 ACC 区域中 GFAP 表达结果显示仅该组的星形胶质细胞被激活；在建模后 3 周 ACC 区域进行兴奋性突触后电流测试结果表明，SPS＋子宫切除术组会影响 ACC 区域的突触增强，加强该区域 LTP。该研究证明，术前焦虑可以通过激活 ACC 区域的星形胶质细胞诱发术后慢性疼痛。

Zhang[19] 等探究术前焦虑相关的脊髓星形胶质细胞中糖皮质激素 - 糖皮质激素调节激酶 1- 三磷酸腺苷（GCs-SGK1-ATP）信号通路与术后痛觉过敏的关系。将成年雄性 SD 大鼠随机分组：C 组（空白对照组）、I 组（手术切口组）、A 组（SPS 组）、AI 组（SPS＋手术切口组）及 C＋Cort 组、I＋Cort 组、A＋Cort 组、AI＋Cort 组（分别注射皮质酮）。C＋RU486 组、I＋RU486 组、A＋RU486 组、AI＋RU486 组［分别注射 RU486（糖皮质激素受体拮抗剂）］。C＋GSK650394 和 AI＋GSK650394 组［分别注射 GSK650394（SGK1 抑制剂）］。C＋FC1 组和 AI＋FC1 组［在 SPS 前 30 min、切口前 30 min 及术后第 1、第 2、第 3、第 4、第 5 天注射 FC（星形胶质细胞抑制剂）］。C＋FC2 组和 AI＋FC2 组（术后第 7、第 8、第 9、第 10、第 11、第 12、第 13 天注射 FC）。在 SPS 前 24 h 和术后第 1～28 天评估 PWMT，用酶联免疫吸附法测定皮质酮水平，并检测 SGK1、IL-1 表达和 TNF-α 的表达。用 ATP 试剂盒测定 ATP 浓度。结果显示疼痛持续时间上 AI 组＞A 组＞I 组，且相比于 C 组，A 组和 AI 组的皮质酮、SGK1、ATP 水平明显升高，且皮质酮增强 SGK1 的表达和 ATP 的释放。在 A 组和 AI 组中，糖皮质激素受体拮抗剂抑制 SGK1 表达和 ATP 释放，从而减弱单次延长应激诱导的痛觉过敏，而 SGK1 抑制剂亦能减弱术后痛觉过敏。星形胶质细胞抑制剂于起始阶段注射不能延缓疼痛的发展，而在维持阶段的注射可缓解并阻止术后疼痛的进展。故该研究结果表明，单次延长应激增强星形胶质细胞 GCs 及 ATP 的表达，这意味着术前焦虑诱发的术后痛觉过敏依赖于 GCs-SGK1-ATP 信号通路。在 GCs 的刺激下，星形胶质细胞 SGK1 蛋白水平升高，促进 ATP 细胞外的释放。且脊髓星形胶质细胞在痛觉过敏的维持阶段起着关键性作用。FC 作用于维持阶段的星形胶质细胞可阻止术后痛觉过敏的病理性进展。

术前焦虑在择期手术患者中较为常见，与术后痛觉过敏密切相关。Wu 等[20] 在大鼠术前 24 h 使用单次延长应激，构建术前焦虑模型。结果发现单次延长应激加重术后疼痛，提高血清皮质酮水平。

既往研究表明，糖皮质激素与突触可塑性有关，脊髓 GABA 能活性降低可引起啮齿类动物的痛觉过敏。单次延长应激作用于大鼠的腰脊髓后使得谷氨酸脱羧酶 -65、谷氨酸脱羧酶 -67、GABA A 型受体 -1 亚基、GABA A 型受体 -2 亚基水平降低，提示 GABA 能系统受损。此外，大鼠在受到单次延长应激刺激后，使得促进 GABA 能突触发育的神经元 PAS 结构域蛋白 4 降低。不仅如此，腹腔注射糖皮质激素受体拮抗剂 RU486 而不是盐皮质激素受体拮抗剂螺内酯，被发现可以缓解单次延长应激引起的痛觉过敏，并逆转神经元 PAS 域蛋白 4 的减少和 GABA 能系统的损伤。神经元 PAS 结构域蛋白 4 的过度表达可以恢复单次延长应激对 GABA 能系统的损伤，而下调神经元 PAS 结构域蛋白 4 则起到相反的作用。体外用外源性皮质酮刺激大鼠脊髓神经元原代细胞后，神经元 PAS 结构域蛋白 4 和 GABA 能标记物下调，而 RU486 可以逆转这一下调。以上结果表明，术前焦虑导致脊髓 GABA 能系统损伤，使得糖皮质激素诱导的神经 PAS 域蛋白 4 下调，从而导致痛觉过敏。

八、持续瑞芬太尼用药导致术后痛觉过敏的机制

瑞芬太尼是一种超短效的阿片类受体激动剂，广泛应用于全身麻醉。然而，与其他类阿片类药物相比，瑞芬太尼经常引起痛觉过敏。越来越多的证据表明，瞬时受体电位（transient receptor potential，TRP）通道和神经胶质细胞活化与神经性疼痛和痛觉过敏有关。然而，TRP 通道和神经胶质细胞是否参与瑞芬太尼诱导的痛觉过敏仍不清楚。Hong 等[21]通过电热板和 Von Frey 刺激针来模拟热痛觉过敏和机械性痛觉过敏。用免疫印迹法检测背根神经节 TRPV1 蛋白和蛋白激酶 C（PKC）的表达，用实时荧光定量 PCR 法检测 Trpv1、Trpa1、Trpv4、Trpm8 等 mRNA 的水平，用 ELISA 法测定脊髓中 TNF-α、IL-1β 和 IL-6 的水平，用免疫荧光法分析脊髓星形胶质细胞的活化情况。结果发现，持续注射瑞芬太尼将引起热痛觉过敏和机械性痛觉超敏，并伴有背根神经节 TRPV1 和 PKC 蛋白上调。此外，瑞芬太尼还能增加 TNF-α、IL-1β 和 IL-6 水平，激活脊髓星形胶质细胞。以上结果表明，TRPV1 参与形成 TRPV1-pkc 信号通路，该通路使得瑞芬太尼诱导的术后痛觉过敏持续存在。此外，脊髓星形胶质细胞的激活和炎症反应也参与瑞芬太尼诱导的术后痛觉过敏。

Song 等[22]研究 TRPV1 对瑞芬太尼诱导的术后痛觉过敏中 NMDA 受体表达的情况。通过进行热板试验和冯·弗雷试验以评估热痛觉过敏和机械性痛觉过敏。鞘内注射卡培平（CPZ），蛋白质印迹法检测背根神经节（DRG）中 TRPV1、NMDA 受体、钙 / 钙调蛋白依赖性激酶 Ⅱ（CaMK Ⅱ）和蛋白激酶 C（PKC）的表达。应用免疫荧光分析法分析 TRPV1 的分布及 TRPV1 与 NMDA 受体亚基 1（NR1）之间的关系。结果发现，瑞芬太尼可引起热痛觉过敏和机械性术后痛觉过敏。输注瑞芬太尼后 DRG 中 TRPV1 活化，这可能是 NR1 的跨膜运输引起。根据行为测试，鞘内注射卡培平能够缓解瑞芬太尼引起的术后痛觉过敏，证实 TRPV1 与 NR1 转运有关。此外，CaMK Ⅱ/PKC 加强瑞芬太尼诱导的术后痛觉过敏。以上结果表明，TRPV1 受体参与瑞芬太尼引起的术后痛觉过敏。TRPV1 通过激活 DRG 中的 CaMK Ⅱ-PKC 信号通路，增加 NMDA 受体的转运以促进瑞芬太尼诱导的术后痛觉过敏。

舒瑞辰等[23]通过培养大鼠原代脊髓背角神经元细胞（2×10^5 个 / 孔的密度接种培养孔），并以随机数字表法将所培养的神经元细胞随机分为 4 组：对照组（C 组，$n=40$），瑞芬太尼组（R 组，

$n=40$），铁反应元件阴性二价金属离子转运体 1［DMT1（－）IRE］siRNA 组（siRNA 组，$n=32$）和 DMT1（－）IRE siRNA＋瑞芬太尼组（siRNA＋R 组，$n=32$）。各组予以相关处理后进行评价瑞芬太尼对大鼠脊髓背角神经元细胞铁代谢的影响。具体处理方法为：siRNA 组和 siRNA＋R 组于培养第 3 天进行 DMT1（－）IRE siRNA 转染，R 组和 siRNA＋R 组在终浓度 40 nmol/L 瑞芬太尼溶液中孵育 60 min，R 组和 siRNA＋R 组于瑞芬太尼孵育结束时、其余组于相应时点采用荧光探针法测定 ROS 和 Fe^{2+} 含量，采用 TBA 法测定丙二醛（MDA）含量，采用 calcein AM 和铁螯合剂检测细胞可变铁池（LIP）含量，R 组和 C 组采用蛋白质印迹法测定 DMT1（－）IRE 和 DMT1（＋）IRE 的表达。结果发现，R 组较 C 组的脊髓背角神经元细胞 DMT1（－）IRE 表达上调，Fe^{2+}、LIP、ROS 和 MDA 含量升高（$P<0.05$），但两组 DMT1（＋）IRE 表达差异无统计学意义（$P>0.05$）；siRNA＋R 组较 R 组的脊髓背角神经元细胞 Fe^{2+}、LIP、ROS 和 MDA 含量降低（$P<0.05$）。以上结果表明，瑞芬太尼可通过激活 DMT1（－）IRE 表达从而引起脊髓背角神经元细胞铁含量增加，该过程可能与瑞芬太尼诱发大鼠术后痛觉过敏的机制有关。

彭余楠等[24]通过建立老年雄性 SD 大鼠腹壁切口疝并在瑞芬太尼复合七氟烷麻醉下行腹壁切口疝修补术模型，检测老年雄性大鼠的机械痛觉异常和热痛觉过敏以及蛋白激酶 APKA 蛋白水平等，从而评价行腹壁切口疝修补术的老年雄性大鼠术中应用瑞芬太尼麻醉引起的术后痛觉过敏情况，继而进一步探索 PKA 作为 ephrinB/EphB 信号通路下游的效应分子介导 ephrinB/EphB 信号相关的痛觉过敏（remifentanil-induced hyperalgesia，RIH）发生机制。研究结果发现阻滞 EphB、PKA 活性可抑制瑞芬太尼诱发的机械性痛觉过敏和热痛觉过敏，阻滞 EphB 受体可抑制脊髓 PKA 的活化，阻滞 PKA 活性也可抑制 ephrinB/EphB 激活引起的痛觉过敏等。上述结果表明，PKA 作为 ephrinB/EphB 信号系统的下游作用位点可调节瑞芬太尼诱导的痛觉过敏，为临床上寻找治疗 RIH 的新靶点提供了理论依据。

九、基因多态性影响术后阿片类药物镇痛效果的机制

Ma 等[25]研究中国汉族肺癌患者中 P2RX7 基因 rs1718125 多态性与术后芬太尼镇痛效果之间的关系。通过聚合酶链反应和直接 DNA 测序检测 P2RX7 基因 rs1718125 多态性的基因型。根据基因分型结果，在研究人群中检测到 P2RX7 基因 rs1718125 多态性的 3 个基因型，分别是纯合子野生型（GG，46.22%）、杂合子突变型（GA，44.96%）和纯合子突变体（AA，8.82%）。术后镇痛采用患者自控静脉镇痛（PCIA），并记录其芬太尼的用量。采用 VAS 评估患者术后疼痛的严重程度。采用方差分析方法分析不同基因型组术后 VAS 评分及术后芬太尼镇痛用量的差异。结果发现，GA 组术后全身麻醉苏醒期及术后 6 h VAS 评分均显著增加（$P=0.041$ 和 $P=0.030$）。AA 组术后全身麻醉苏醒期、术后 6 h 和术后 24 h VAS 评分更高（$P<0.01$，$P=0.06$，$P=0.016$）。此外，GA 组和 AA 组患者术后 48 h 内需要更多的芬太尼来控制疼痛（所有 $P<0.05$）。以上结果表明，P2RX7 基因 rs1718125 多态性与肺癌患者术后疼痛及芬太尼用量显著相关。

Zhao 等[26]研究 OPRM1 基因和 ABCB1 基因多态性对胸腔镜辅助下肺癌根治术后舒芬太尼用量和镇痛效果的影响。Zhao 等采用 Sanger 测序法检测 OPRM1 基因和 ABCB1 基因多态性的基因型，术后均采用患者自控硬膜外镇痛（patient-controlled epidural analgesia，PCEA），并记录舒芬太尼在患

者术后 6 h、24 h 和 48 h 的用量及不良反应，采用 VAS 评估患者术后疼痛严重程度。结果发现携带 OPRM1 基因 rs1799971 位点和 rs1323040 位点以及 ABCB1 基因 rs2032582 位点和 rs1128503 位点的突变型纯合子患者的舒芬太尼在术后 6 h、24 h 和 48 h 的用量明显高于突变型杂合子组和野生型纯合子组，突变型杂合子肺癌患者在术后 6 h、24 h 和 48 h 的舒芬太尼用量明显高于野生型纯合子患者，差异具有统计学意义（$P<0.05$）。在 OPRM1 基因 rs563649 位点和 ABCB1 基因 rs1045642 位点，突变型杂合子、突变型纯合子和野生型纯合子患者在术后 6 h、24 h 和 48 h 的舒芬太尼用量差异无统计学意义（$P>0.05$）。肺癌患者 OPRM1 基因和 ABCB1 基因单核苷酸多态性（SNPs）在术后 6 h、24 h 和 48 h 时的 VAS 评分以及不良反应差异均无统计学意义（$P>0.05$）。以上结果表明，OPRM1 基因 rs1799971 和 rs1323040 多态性、ABCB1 基因 rs2032582 和 rs1128503 多态性与中国汉族肺癌根治术患者舒芬太尼的镇痛效果和用量有关。

（魏　珂　戴茹萍）

参 考 文 献

[1] Yu H, Zheng JQ, Hua YS, et al. Influence of volatile anesthesia versus total intravenous anesthesia on chronic postsurgical pain after cardiac surgery using the initiative on methods, measurement, and pain assessment in clinical trials criteria: study protocol for a prospective randomized controlled trial. Trials, 2019, 20 (1): 645.

[2] 景栋昆，杨智勇，吕锐，等. 手术末期瑞芬太尼逐级撤药可以减轻颈椎手术患者术后痛觉过敏. 临床麻醉学杂志，2019，35（3）：239-242.

[3] Zeng M, Dong J, Lin N, et al. Preoperative gabapentin administration improves acute postoperative analgesia in patients undergoing craniotomy: a randomized controlled trial. J Neurosurg Anesthesiol, 2019, 31 (4): 392-398.

[4] Chen LL, Wu Y, Cai Y, et al. Comparison of programmed intermittent bolus infusion and continuous infusion for postoperative patient-controlled analgesia with thoracic paravertebral block catheter: a randomized, double-blind, controlled trial. Reg Anesth Pain Med, 2019, 44 (2): 240-245.

[5] Wei K, Min S, Hao Y, et al. Postoperative analgesia after combined thoracoscopic-laparoscopic esophagectomy: a randomized comparison of continuous infusion and intermittent bolus thoracic epidural regimens. J Pain Res, 2019, 12: 29-37.

[6] 段娜，王韶双，董麦娟，等. 智能化患者自控镇痛改善术后急性疼痛的临床效果观察. 中国医刊，2019，54（09）：1011-1014.

[7] 汪辉德，钟庆，翁艳，等. 序贯降阶梯式与常规持续股神经阻滞在全膝关节置换术后镇痛中的效果比较. 临床麻醉学杂志，2019，35（9）：837-841.

[8] 徐倩倩，张云，李卉，等. 纳布啡静脉自控镇痛对骨折患者术前疼痛和生活质量的影响. 临床麻醉学杂志，2019，35（3）：253-255.

[9] An Y, Zhao L, Wang TL, et al. Preemptive oxycodone is superior to equal dose of sufentanil to reduce visceral pain and inflammatory markers after surgery: a randomized controlled trail. BMC Anesthesiol, 2019, 19 (1): 96.

[10] 张灵犀，邵静，戴近. 应用吗啡复合地佐辛对老年 AD 髋关节置换术后的镇痛效果及血清 Glu、Cor 水平的影响. 海南医学院学报，2019，25（16）：1232-1235，1241.

[11] 刘文君，孙杰，苏跃，等. 氟比洛芬酯超前镇痛联合利多卡因喷喉对围术期患者疼痛程度和炎性及应激反应的影响. 中国医药，2019，14（4）：595-599.

[12] Gan JH, Tu Q, Miao S, et al. Effects of oxycodone applied for patient-controlled analgesia on postoperative cognitive function in elderly patients undergoing total hip arthroplasty: a randomized controlled clinical trial. Aging Clin Exp Res, 2020, 32 (2): 329-337.

[13] 王佳，张春明，季莹，等. 氟比洛芬酯不同给药时机对老年宫颈癌根治术后疼痛及认知功能障碍的影响. 癌症进展，2019，17（19）：2329-2332.

[14] 谢鹏程，李占芳，赵晓红，等. 手术体积描记指数指导髋关节置换术中镇痛药使用的效果研究. 临床麻醉学杂志，2019，35（05）：451-453.

[15] Li Q, Zhu ZY, Lu J, et al. Sleep deprivation of rats increases postsurgical expression and activity of L-type calcium channel in the dorsal root ganglion and slows recovery from postsurgical pain. Acta Neuropathologica Communications, 2019, 7 (1): 217.

[16] Jiang M, Bo J, Lei Y, et al. Anxiety-induced hyperalgesia in female rats is mediated by cholecystokinin 2 receptor in rostral ventromedial medulla and spinal 5- hydroxytryptamine 2B receptor. J Pain Res, 2019, 12: 2009-2026.

[17] Sun R, Liu Y, Hou B, et al. Perioperative activation of spinal α7 nAChR promotes recovery from preoperative stress-induced prolongation of postsurgical pain. Brain Beha Immu, 2019, 79: 294-308.

[18] Gu D, Zhou M, Han C , et al. Preoperative anxiety induces chronic postoperative pain by activating astrocytes in the anterior cingulate cortex region. Rev Asso Med Bra, 2019, 65 (9): 1174-1180.

[19] Zhang ZX, Wu H, Liu Y, et al. The GCs-SGK1-ATP signaling pathway in spinal astrocytes underlied presurgical anxiety-induced postsurgical hyperalgesia. Anesth Anal, 2019, 129 (4): 1163-1169.

[20] Wu H, Huang YL, Tian XY, et al. Preoperative anxiety-induced glucocorticoid signaling reduces GABAergic markers in spinal cord and promotes postoperative hyperalgesia by affecting neuronal PAS domain protein 4. Mol Pain, 2019, 15: 1-15.

[21] Hong HK, Ma Y, Xie HT, et al. TRPV1 and spinal astrocyte activation contribute to remifentanil-induced hyperalgesia in rats. Neuroreport, 2019, 30 (16): 1095-1101.

[22] Song C, Liu P, Zhao Q, et al. TRPV1 channel contributes to remifentanil-induced postoperative hyperalgesia via regulation of NMDA receptor trafficking in dorsal root ganglion. J Pain Res, 2019, 12: 667-677.

[23] 舒瑞辰，李媛，张霄蓓，等. 瑞芬太尼对大鼠脊髓背角神经元铁代谢的影响. 中华麻醉学杂志，2019，38（05）：582-585.

[24] 彭余楠，臧婷，倪坤，等. 蛋白激酶 A 在老年大鼠腹壁切口疝术中应用瑞芬太尼诱发的痛觉过敏中的作用机制. 中华疝和腹壁外科杂志，2019，13（01）：27-31.

[25] Ma J, Li W, Chai Q, et al. Correlation of P2RX7 gene rs1718125 polymorphism with postoperative fentanyl analgesia in patients with lung cancer. Medicine (Baltimore) , 2019, 98 (7): e14445.

[26] Zhao ZH, Lv B, Zhao XD, et al. Effects of *OPRM1* and *ABCB1* gene polymorphisms on the analgesic effect and dose of sufentanil after thoracoscopic-assisted radical resection of lung cancer. Biosci Rep, 2019, 39 (1): BSR20181211.

第六章 麻醉药理研究进展

第一节 全身麻醉机制

2019—2020 年，中国学者在全身麻醉机制研究领域共发表论文 50 余篇，主要集中在神经核团和网络、神经发生相关机制、离子通道等机制。本文围绕麻醉深度监测的指标及不同药物作用机制进行回顾。

一、麻醉深度监测与分析

脑电图（electroencephalogram，EEG）是目前用以监测意识状态、评估麻醉深度、描述整体脑功能活动状态的重要临床监测手段，脑电信号主要采集自记录脑区附近皮质神经元电活动，在全身麻醉药物作用机制相关研究中发挥重要作用。且近年研究表明，尽管不同麻醉药物均可以诱导可逆性的意识消失，但由于其作用机制不同，往往在 EEG 信号记录中表现出显著差异性特征。因此，联合应用 EEG 记录与体内神经环路调控技术，探究全身麻醉诱导、维持、觉醒过程中不同脑区，各个类型神经递质系统的活性变化，以及对脑电频谱优势能量迁移的影响，对探究全身麻醉药物作用机制及描绘意识调控的脑神经网络具有重要意义。

Zhang 等 [1] 在 *Clinical Neurophysiology* 发表的研究中，应用 60 导皮质脑电记录仪监测 22 名患者 68 个功能脑区在清醒、浅麻醉、深麻醉等不同意识状态下的 EEG 信号图像，通过基于 K-means 的社群划分，将不同意识状态下的脑网络连接模式划分为 5 种特征模式。该研究发现，脑网络连接模式与麻醉深度密切相关，且无论是清醒还是麻醉状态下，大脑均存在脑网络连接模式的动态转变。高度提示麻醉药物引起的解剖学神经调控关系转变，可引起整体脑功能连接的模式转换，而这一转换过程是动态的，进一步验证麻醉期间脑功能并非完全处于静息水平。

除了优势能量识别、脑电频谱图分析等直观表现外，基于 EEG 信号对不同波段信号进行解析，对描绘麻醉诱导及觉醒阶段全脑功能连接性质变化具有重要意义。经验模态分解（empirical mode decomposition，EMD）在信号分解后的分量中可保留局部动力学特性，是 EEG 信号处理常用的分析方法。交叉频率相位幅度耦合分析表明，脑电低频波相位与高频波振幅的耦合关系与大脑感觉、意识、注意力、工作记忆等高级认知功能密切相关。Tsai 等 [2] 为了改善相位振幅耦合分析的功能，采用基于 EMD 的多时间尺度方法，通过相位振幅耦合的测量来评估麻醉诱导无意识状态期间大脑功能的变化。研究表明，无论是否应用氯胺酮麻醉，长期（低频）耦合在脑功能从有意识到无意识转换期均呈现衰退趋势。然而，应用氯胺酮在麻醉诱导时的相位耦合程度显著高于未加氯胺酮组。此外，不同波形成分构成的相位耦合关联在麻醉诱导阶段均存在显著变化。其中在麻醉诱导过程中，δ 波相位与 θ 波振幅的耦合由同相耦合变为异相耦合。与清醒状态不同的是，脑电信号耦合相位的变化在麻醉维持期的无意识状态下更容易发生突变。这表明麻醉期间脑功能网络连接仍处于动态转换阶段，但缺乏脑网络连接强度减弱，使得脑区连接模式的变化更为敏感。

除基于脑电信号的 BIS 等意识监测设备外，脑干听觉诱发电位（brainstem auditory evoked potential，BAEP）监测也是评估意识状态水平的重要技术手段，因此阐明全身麻醉药物对 BAEP 的影响机制，对解析 BAEP 数据，阐明全身麻醉药物作用的神经解剖部位，并实现意识的精准监测均具有重要意义。然而，由于声学刺激方案所限，全身麻醉对 BAEP 的影响特征尚不完全清楚。Huang 等 [3] 发表在 Neuroscience Letters 的研究中，记录小鼠下丘中央核听觉诱发电位（AEP-ICC）作为 BAEP，在戊巴比妥麻醉后每隔 10 min，以每秒 1 次的速率刺激并记录 AEP-ICC，同时测定戊巴比妥血药浓度（PBC）直至小鼠苏醒。研究发现，80 dB SPL（L80）潜伏期和神经纤维潜伏期变化率（ΔL）在戊巴比妥麻醉期间未呈现出规律性变化，而 50 dB SPL（L50）AEP-ICC 潜伏期和突触潜伏期变化率（ΔI）随戊巴比妥的代谢逐渐降低。其中，L50 和 ΔI 的变化与 PBC 下降呈指数关系，且 L50 与 ΔI 呈线性关系。该研究明确证实全身麻醉药物可作用于听觉脑干，同时全身麻醉并不改变 L80 和 ΔL，但可引起 L50 和 ΔI 显著增加，因此全身麻醉下监测 L80 和 ΔL 可评价听觉脑干及其下部结构的功能，而监测 L50 和 ΔI 指数可用以反映全身麻醉药物的血药浓度，即麻醉深度。

二、全身麻醉药物作用机制

（一）丙泊酚

丙泊酚（propofol）是一种短效的、新型快速的全身麻醉药物，因其起效迅速、作用时间短、苏醒快、术后恶心呕吐发生率低等优点，广泛应用于各年龄段的临床麻醉、重症监护室镇静及包括人工流产、宫腔镜、胃肠镜等在内的门诊短小手术及检查。主流观点认为丙泊酚的麻醉作用与中枢神经系统中 γ- 氨基丁酸（GABA）能神经递质的增强相关，表现为兴奋性传导的减弱及突触抑制的上调，同时与神经元细胞膜上的电压门控离子通道关系密切，但其发挥药物抑制效应的确切机制目前尚不明确。

丙泊酚的麻醉效应具有明显的剂量效应关系，因此，探究不同麻醉深度下局部核团及皮质 - 网状核 - 丘脑环路神经网络关联，并于各脑区神经递质水平相耦联，尤显重要。Yang 等 [4] 发表在 Journal of Anesthesia 的研究中，利用非线性动力学 EEG 分析方法，如近似熵（approximate entropy，ApEn）、互近似熵（cross-ApEn，C-ApEn）等，观察不同剂量丙泊酚麻醉下初级体感皮层 S1、丘脑腹后内侧核（VPM）、丘脑网状核（RTN）、脑桥网状核吻侧（PnO）的局部及环路关联性。发现丙泊酚麻醉对皮质的近似熵抑制显著高于皮质下脑区，且在丙泊酚诱导过程中，互近似熵的抑制更显著发生于皮质 - 皮质下联络而非皮质下结构之间。这提示丙泊酚引起的脑神经网络碎片化优先发生于皮质，并切断皮质与皮质下的功能耦联，是阻碍感觉形成及信息整合的重要形式。研究还利用微透析方法发现，丙泊酚显著降低 S1 脑区的谷氨酸和甘氨酸含量，增加 GABA 含量，同时降低 VPM 区谷氨酸含量，但增加 RTN 区谷氨酸含量。

丙泊酚麻醉时，EEG 表现出典型的低频振荡，目前认为这一现象与丘脑网状核（thalamic reticular nucleus，TRN）的调控作用密切相关，TRN 核团接收来自蓝斑（locus coeruleus，LC）发出的去甲肾上腺素能神经投射支配。Zhang 等[5]发表在 *The FASEB Journal* 上的研究发现，在小鼠 TRN 核团内微注射去甲肾上腺素（norepinephrine，NE）可显著推迟丙泊酚麻醉后觉醒时间［NE 注射组（486.60±57.32）s *vs.* 对照组（422.40±48.19）s］，并增加皮质 δ 波（0.1～4 Hz）振荡比例。同时 TRN 区注射 NE 显著降低丙泊酚介导意识消失的 EC_{50}。此外，应用化学遗传学"设计受体只被设计药物激活"（designer receptors exclusively activated by designer drugs，DREADDs）方法激活 LC-TRN 环路去甲肾上腺素能神经投射，同样可引起丙泊酚麻醉后意识恢复时间增加，丙泊酚麻醉所需 EC_{50} 降低，皮质脑电 δ 波振荡比例升高。全细胞膜片钳记录显示，该效应主要由 TRN 神经元 α_1 受体诱发的突触后抑制性电流（inhibitory postsynaptic currents，IPSCs）所介导。上述研究除详细描绘蓝斑去甲肾上腺素能神经递质系统在丙泊酚麻醉过程中的重要调节作用外，还为未来进一步探究丙泊酚及右美托咪定联合麻醉时的麻醉深度变化机制研究提供重要依据。

除整体麻醉效应外，丙泊酚对局部脑区的作用亦可引起除麻醉外的不同神经功能改变，并与神经元电活动密切相关。王文聪等[6]研究发现，传统观点的促觉醒脑区下丘脑外侧区也是丙泊酚发挥作用的重要部位。局部注射丙泊酚可显著缩短小鼠觉醒时间，增加非快速眼动（NREM）睡眠及快速眼动（REM）睡眠，通过对 EEG 的能量谱分析发现，外侧下丘脑给予丙泊酚后可引起 EEG 的低频 δ 波振荡增强，θ 波振荡减弱，并认为丙泊酚可引起动物觉醒和警觉程度下降。张瑜等[7]研究发现，1 μmol/L 丙泊酚灌流可使大鼠离体脑片海马 CA1 区场电位 θ 波频段明显增强，γ 波频段明显减弱，20 μmol/L、40 μmol/L、80 μmol/L 丙泊酚灌流则引起海马 CA1 区场电位全频段抑制。该研究提示，高、低剂量的丙泊酚可引起海马局部环路呈现差异性兴奋性变化，即低浓度丙泊酚对海马内部神经环路可能存在兴奋作用。

（二）异氟烷

异氟烷已有多年的临床应用历史，与其相关的全身麻醉及觉醒神经机制已得到较为详细的阐明。目前观点认为，下丘脑外侧区（lateral hypothalamus，LH）富集的促食素（Orexin）能神经递质系统在异氟烷全身麻醉后的意识恢复中发挥主动觉醒的扳机作用。然而，LH 区促食素神经元接收多种神经递质系统的调节，同时对下游中脑腹侧被盖区（VTA）、中缝背核（DRN）、丘脑室旁核（PVN）等多个脑区发出神经支配，究竟上述神经环路发挥何种生理作用，在异氟烷全身麻醉起效及觉醒过程中是否依然扮演促觉醒作用，仍需详细阐明。

Yang 等[8]发表在 *Neuropeptides* 的研究表明，DRN 核团内注射促食素 A/B 及其 1 型受体拮抗剂（SB-334867A）或 2 型受体拮抗剂（TCSOX2-29）对小鼠异氟烷全身麻醉的诱导时间均无显著影响，而在小鼠 DRN 区核团内注射 100 pmol Orexin A 可显著促进全身麻醉后觉醒，而核团内注射 SB334867A 则显著延长异氟烷全身麻醉后觉醒时间。EEG 监测结果显示，异氟烷麻醉维持期于小鼠 DRN 核团注射促食素 A 可诱导 EEG 信号向觉醒波转换，并降低爆发抑制率（burst suppression ratio，BSR）。形态学证据表明，外源性给予 DRN 区促食素 A 可逆转异氟烷全身麻醉引起的 DRN 区 5-HT

能神经元 c-Fos 表达率下降。上述研究表明，促食素 A 可通过逆转异氟烷麻醉对 DRN 区 5-HT 神经元的抑制作用发挥麻醉后促觉醒功能。

除 DRN 和 PVN 区外，VTA 区也是 LH 区促食素神经元重要的投射富集区。Li 等[9]发表于 *British Journal of Anaesthesia* 的研究就 LH-VTA 区促食素能神经投射在异氟烷麻醉中的促觉醒功能做系统阐述。研究表明，VTA 区核团内注射促食素 A（100 pmol）显著缩短异氟烷麻醉后觉醒时间，并降低麻醉稳定期爆发抑制率。VTA 区富集多巴胺能神经元，其表面同时表达有促食素 1 型和促食素 2 型两种神经递质受体，离体脑片灌流促食素 A 可显著增加 VTA 区多巴胺能神经元自发放电，并可经两种受体在异氟烷全身麻醉后共同介导促觉醒效应。光遗传调控 LH-VTA 的促食素能神经投射，可在体实现对全身麻醉后觉醒时间的缩短与延长。该研究充分证实，促食素神经元对 VTA 区多巴胺能神经元的兴奋性作用在异氟烷全身麻醉后介导促觉醒效应。

VTA 区不仅是 LH 区 Orexin 神经元的重要下游投射区，该区多种类型神经元亦与 LH 区 Orexin 神经元组成相互投射，维持生理及麻醉状态下的兴奋抑制稳态，在睡眠 - 觉醒及麻醉 - 苏醒中扮演重要角色。Yin 等[10]发表在 *Frontiers in Neural Circuits* 的研究显示，光遗传学激活 VTA 区 GABA 能神经元可显著增加异氟烷麻醉维持期 δ 波（0.1～4.0 Hz）能量，并降低 Gamma（>30 Hz）波能量，并使得 BSR 显著上升。兴奋小鼠 VTA 区 GABA 能神经元还可显著缩短异氟烷全身麻醉介导翻正反射消失时间（一种反映意识消失的动物行为表现），延长麻醉后翻正反射恢复时间（一种反映意识恢复的动物行为表现）。而利用光遗传学调节 VTA-LH 环路 GABA 能神经投射，可取得相同的调控效应。

郭永馨等[11]结合逆向突触调控及光遗传学方法评价丘脑室旁核（PVT）介导小鼠 Orexin 能神经元的全身身麻醉醉促觉醒效应，并发现光遗传逆向激活 PVT 区接收 LH 区 Orexin 能神经投射，可使异氟烷麻醉维持期 BSR 显著降低。同样顺行激活 LH-PVT 的 Orexin 能神经投射亦可显著促进小鼠麻醉期脑电向觉醒转化。

综合上述研究表明，LH 区 Orexin 神经元通过与多个脑区形成相互投射，调控下游促觉醒单胺类神经递质系统，发挥异氟烷麻醉后主动觉醒的扳机作用。

（三）七氟烷

在生理状态下脑内维持觉醒与控制唤醒的脑区同样在麻醉后意识恢复中发挥关键作用。臂旁核（parabrachial nucleus，PBN）是脑干结构中发挥觉醒调节作用的重要核团，其富含谷氨酸能神经元，以往研究证实该脑区受损常可引起患者苏醒障碍。Wang 等[12]发表在 *Anesthesiology* 的研究表明，应用化学遗传学方法激活臂旁核区谷氨酸能神经元，可显著延长七氟烷吸入麻醉的诱导时间，并缩短麻醉后觉醒时间，并增加七氟烷麻醉介导小鼠翻正反射消失（描述意识状态的一种小动物行为学指标）所需 ED_{50}。与此相反的是，化学遗传学方法抑制臂旁核区谷氨酸能神经元，可略微增加麻醉后觉醒时间。而在七氟烷麻醉稳定状态应用光遗传方法持续激活臂旁核区谷氨酸能神经元可介导脑电图出现类觉醒波样活动。此外，免疫组化实验进一步证实激活臂旁核脑区可引起七氟烷麻醉期间皮质和皮质下觉醒相关核团兴奋。该研究详细阐明臂旁核区谷氨酸能神经元在七氟烷麻醉中发挥促觉醒作用，可在未来成为缩短七氟烷麻醉后苏醒时间的新策略。

除谷氨酸能神经递质系统外，胆碱能神经递质系统活动亦受七氟烷麻醉较大影响。赵鹏程等[13]利用蛋白质印迹法，系统观察七氟烷麻醉对大鼠海马 α7 烟碱型乙酰胆碱受体（α7nAchR）、乙酰胆碱酯酶（AChE）和胆碱乙酰移位酶（ChaT）蛋白表达含量的影响。研究表明，3.4% 七氟烷 2 h 麻醉能显著抑制 ChaT、α7nAChR 的表达，但对 AChE 并无直接调控作用。应用 α7nAChR 激动剂 PNU-282987 能有效缓解吸入七氟烷对 α7nAChR、ChaT 抑制作用，并在 1 周左右达到表达高峰。单纯吸氧（氧浓度在 60% 左右）能增加 α7nAChR 蛋白含量，即在一定程度上对抗七氟烷的抑制作用。该研究不仅扩展了领域对七氟烷对脑内神经递质系统调节的影响，同时进一步提示七氟烷麻醉对 α7nAChR 介导的胆碱能抗炎通路在神经－免疫交互中存在重要的干预效应。

（四）氯胺酮

氯胺酮是临床常用的分离麻醉药，其在中枢神经系统中具有独特的作用机制，然而关于氯胺酮如何介导意识消失并同时在皮质诱发类觉醒脑电活动，仍未得到阐明。近年研究表明，丘脑－皮质系统在全身麻醉介导意识消失过程中发挥重要作用，然而该系统内电压门控钠离子通道是否也在氯胺酮麻醉中发挥作用尚未可知。Yin 等[14]发表在 Neuroreport 的研究中，应用全细胞膜片钳技术观察氯胺酮对丘脑－皮质环路锥体神经元电压门控钠离子通道的功能影响。研究发现氯胺酮可加速钠离子通道的失活过程，并减慢失活后的恢复速度，但对该离子通道的激活过程无作用。该研究揭示了一种氯胺酮介导的对丘脑－皮质网络连接的精细抑制作用机制，拓展了领域对氯胺酮介导全身麻醉效应机制的理解。

非人灵长类脑功能活动观察对于全身麻醉药物作用机制研究，要比啮齿类动物更接近人类，具有更为重要的转化意义。孙阮正奇等[15]应用食蟹猴观察长期亚麻醉剂量氯胺酮对青少年期前额叶和海马脑源性神经营养因子水平的影响，研究发现，1 个月的氯胺酮暴露使青少年食蟹猴活动度显著增加，3 个月氯胺酮暴露其使行走显著增加，而 6 个月氯胺酮暴露组食蟹猴移动和攀爬能力显著受损。病理研究显示，氯胺酮长期暴露导致前额叶和海马神经元数量减少，细胞排列紊乱，细胞间隙疏松、增大，部分细胞核固缩，同时伴随前额叶脑源性神经营养因子（BDNF）和 cAMP- 反应元件结合蛋白（CREB）表达水平显著降低。该研究不仅探究氯胺酮麻醉对非人灵长类接收麻醉后脑内神经调制活动特征性变化，亦对研究氯胺酮介导的学习记忆损害、多动注意力缺陷等围术期神经认知功能障碍提供重要方向。

除对神经元兴奋性活动的直接调节外，全身麻醉药物对星形胶质细胞活性也具有显著的抑制作用，然而该过程对全身麻醉下神经元突触传递是否存在影响，一直是领域内尚未解答的关键科学问题。目前观点认为，星形胶质细胞通过向神经元转递谷氨酸神经递质诱发慢内向电流（slow inward currents，SICs），介导星形胶质细胞源的神经元突触调节。Zhang 等[16]研究证实，麻醉剂量的丙泊酚和右美托咪定对 SICs 的频率和幅值无显著调节作用。氯胺酮可限制抑制 SICs 频率，并呈现浓度依赖，SICs 与关联神经元同步率在 30 μmol/L 氯胺酮作用下被抑制，300 μmol/L 下被彻底阻断。氯胺酮无法改变 D- 对羟基苯甘氨酸（DHPG）（一种星形胶质细胞 I 型代谢型谷氨酸受体激动剂）诱导的星形胶质细胞源谷氨酸释放，但是艾芬地尔（一种选择性离子型谷氨酸 NMDA 受体 1/2B 亚基拮抗剂）可以阻断全部的 SICs 且增加 30 μmol/L 氯胺酮对 SICs 的抑制性效应。这强烈提示，氯胺酮独有的麻醉效应可能与抑制星形胶质细胞向神经元的谷氨酸传递有关，且该效应与突触外的 GluN1/GluN2B 密切相关。更为特殊的是，低剂量氯胺酮（3 μmol/L）可抑制 SICs，而对微小兴奋性突触后电流（miniature excitatory postsynaptic currents，mEPSCs）无显著调节作用，而在 30 μmol/L 较高浓度下，氯胺酮对 SICs 的抑制率也显著高于 mEPSCs，这不同于传统观点认为氯胺酮作用于突触间的谷氨酸传递，深入证实氯胺酮对星形胶质细胞谷氨酸神经递质传递阻断效应可能在全身麻醉中发挥更大的贡献。上述研究发表于 *Frontiers in Cellular Neuroscience*，并揭示一种氯胺酮不同于丙泊酚和右美托咪定，且作用于星形胶质细胞的的特殊神经药理学机制，对进一步解析氯胺酮分离麻醉效应机制提供重要思路。

（五）苯二氮䓬类药物

苯二氮䓬类（benzodiazepines，BZDs）药物通过结合和变构调节 γ- 氨基丁酸 A 型（GABA$_A$）受体产生多种药理作用。体外研究表明，大剂量地西泮能介导产生 BZD 结合位点拮抗剂氟马西尼不能对抗的药理学作用。Cao 等[17] 发表在 *Life Science* 的研究证实，低剂量（10 mg/L、20 mg/L）地西泮可诱导斑马鱼幼体活动降低（提示处于镇静状态），且该效应可被氟马西尼或非选择性的 GABA$_A$ 受体拮抗剂荷包牡丹碱（Bicuculline）拮抗，而高剂量地西泮（30 mg/L）诱导斑马鱼幼体静止状态（提示处于麻醉状态）可被荷包牡丹碱（3 mg/L）阻断，而氟马西尼即便浓度达到 150 mg/L，依然不具备这一功能。Ro15-4513（一种与 α4/6/β3δ 受体 α+β- 界面相互作用的 BZD 拮抗剂）也未能有效对抗高剂量地西泮诱导的麻醉状态。此外，对于另一种苯二氮䓬类药物，氯硝西泮、氟马西尼也无法有效拮抗高剂量应用该药物所引起的麻醉效应。该研究扩充了传统观点认为的苯二氮䓬类药物介导麻醉效应产生的作用位点，即存在非经典 BZD 结合位点，且该位点可能位于 GABA$_A$ 受体的第二跨膜区，在高剂量 BZD 诱导的麻醉过程发挥重要功能。

（六）依托咪酯

依托咪酯是临床常用的静脉麻醉药物，多用于全身麻醉诱导。王袁等[18] 在探究对依托咪酯大鼠内侧前额叶皮质（mPFC）乙酰胆碱含量的影响时，利用微透析及高效液相色谱（HPLC）技术，明确依托咪酯诱导大鼠翻正反射消失（LORR）的最低有效诱导剂量和维持剂量为 3.5 mg/kg 和 32 mg/（kg·h）。依托咪酯致大鼠意识消失后，mPFC 细胞外液乙酰胆碱水平明显降低，停止静脉输注依托咪酯，细胞外液乙酰胆碱水平逐渐升高，但未能恢复到基础水平。张丽娜等[19] 在 Orexin 能神经元在依托咪酯麻醉中的促觉醒作用研究中发现，与对照脂肪乳剂组相比，依托咪酯麻醉 30 min 和 60 min 后，血浆 Orexin-A 含量下降，且有活性的 Orexin 神经元数目（c-Fos 表达阳性）减少，且与依托咪酯麻醉 30 min 组相比，60 min 组有活性的 Orexin 神经元数目进一步减少，但血浆 Orexin-A 含量与 30 min 组无差异。基底前脑区微注射 Orexin-A 30 pmol 或 100 pmol 对麻醉诱导无影响，但能显著缩短依托咪酯麻醉觉醒时间，但两剂量组差异无统计学意义。该研究提示，依托咪酯麻醉可抑制大鼠下丘脑 Orexin 神经元的活性，增加基底前脑区 Orexin-A 神经递质含量对依托咪酯麻醉具有促觉醒作用。

（赵广超 路志红 董海龙）

参 考 文 献

[1]   Zhang Y, Wang C, Wang Y, et al. Investigating dynamic functional network patterns after propofol-induced loss of consciousness. Clin Neurophysiol, 2019, 130 (3): 331-340.

[2]   Tsai FF, Fan SZ, Cheng HL, et al. Multi-timescale phase-amplitude couplings in transitions of anesthetic-induced unconsciousness. Scientific Reports, 2019, 9 (1): 7815.

[3]   Huang B, Yan L, Zhang Z, Yang X, et al. General anesthetic induced differential changes in latency of auditory evoked potential in the central nucleus of inferior colliculus of mouse. Neurosci Lett, 2019, 708: 134325.

[4]   Yang J, Wang W, Yong Z, et al. Propofol inhibits the local activity and connectivity of nuclei in the cortico-reticulo-thalamic loop in rats. J Anesth, 2019, 33 (5): 572-578.

[5]   Zhang Y, Fu B, Liu C, et al. Activation of noradrenergic terminals in the reticular thalamus delays arousal from propofol anesthesia in mice. FASEB J, 2019, 33 (6): 7252-7260.

[6]   王文聪，张超，刘利元，等. 丙泊酚对小鼠外侧下丘脑促觉醒脑区的作用及觉醒和意识水平的影响. 贵州医科大学学报，2019，44（9）：1016-1019.

[7]   张瑜，王英伟. 丙泊酚对大鼠离体海马 CA1 区场电位的作用. 临床麻醉学杂志，2019，35（5）：490-493.

[8]   Yang C, Zhang L, Hao H, et al. Serotonergic neurons in the dorsal raphe nucleus mediate the arousal-promoting effect of orexin during isoflurane anesthesia in male rats. Neuropeptides, 2019, 75: 25-33.

[9]   Li J, Li H, Wang D, et al. Orexin activated emergence from isoflurane anaesthesia involves excitation of ventral tegmental area dopaminergic neurones in rats. B J Anaesth, 2019, 123 (4): 497-505.

[10]   Yin L, Li L, Deng J, et al. Optogenetic/chemogenetic activation of GABAergic neurons in the ventral tegmental area facilitates general anesthesia via projections to the lateral hypothalamus in mice. Front Neural Circuits, 2019, 13: 73.

[11]   郭永馨，王丹，赵世毅，等. 丘脑室旁核介导小鼠 orexin 能神经元的全麻促觉醒效应：采用光遗传学方法评价. 中华麻醉学杂志，2019，39（3）：343-346.

[12]   Wang TX, Xiong B, Xu W, et al. Activation of parabrachial nucleus glutamatergic neurons accelerates reanimation from sevoflurane anesthesia in mice. Anesthesiology, 2019, 130 (1): 106-118.

[13]   赵鹏程，钟远平，朱昭琼. 七氟烷麻醉对大鼠海马 α7 烟碱型乙酰胆碱受体、胆碱酯酶和胆碱乙酰移位酶蛋白含量的影响. 临床麻醉学杂志，2019，35（02）：58-62.

[14]   Yin J, Fu B, Wang Y, et al. Effects of ketamine on voltage-gated sodium channels in the barrel cortex and the ventral posteromedial nucleus slices of rats. Neuroreport, 2019, 30 (17): 1197-1204.

[15]   孙阮正奇，王力，尹世平，等. 长期亚麻醉剂量氯胺酮对青少年期食蟹猴前额叶和海马脑源性神经营养因子水平的影响. 中国临床心理学杂志，2019，27（5）：859-862.

[16]   Zhang Y, Wu S, Xie L, et al. Ketamine within clinically effective range inhibits glutamate transmission from astrocytes to neurons and disrupts synchronization of astrocytic SICs. Front Cell Neurosci, 2019, 13: 240.

[17]   Cao Y, Yan H, Yu G, et al. Flumazenil-insensitive benzodiazepine binding sites in GABA$_A$ receptors contribute to

benzodiazepine-induced immobility in zebrafish larvae. Life Sci, 2019, 239: 117033.

[18] 王袁，潘云超，袁城栋，等. 依托咪酯对大鼠内侧前额叶皮质乙酰胆碱含量的影响. 神经解剖学杂志，2019，35（4）：413-417.

[19] 张丽娜，肖东方，董海龙，等. Orexin能神经元在依托咪酯麻醉中的促觉醒作用. 现代生物医学进展，2019，19（5）：17-20，68.

第二节　静脉麻醉药

一、基础研究

这类研究涉及的药物主要包括丙泊酚、右美托咪定和阿片类镇痛药，以及围绕这些药物对脑、心、肝等重要脏器的影响和对免疫与肿瘤的影响。

（一）丙泊酚

1. 丙泊酚与神经系统

（1）丙泊酚对脑代谢的影响：Chen 等[1]* 比较丙泊酚诱导的不同意识水平/麻醉状态下脑代谢模式的差异。他们采用不同剂量的丙泊酚静脉注射，分别诱导成年大鼠产生轻度镇静、深度镇静和麻醉状态。通过氟脱氧葡萄糖正电子发射断层扫描脑成像，研究大脑葡萄糖代谢的分布和地形的空间格局变化。结果表明，丙泊酚麻醉时，基础代谢显著降低，代谢空间分布改变。并且，在丙泊酚诱导的深部麻醉过程中，脑代谢网络的整体和局部效率受到破坏，表现为代谢连接性和能量效率降低。结论是，在丙泊酚麻醉过程中，脑代谢的空间和拓扑结构改变，与脑代谢连接性关系密切。

（2）丙泊酚的脑保护作用：Wang 等[2]* 研究丙泊酚在缺血性脑卒中动物模型中的脑保护作用及其相关机制。用丙泊酚处理缺血性脑卒中的小鼠模型，结果发现与对照组相比，脑卒中小鼠 α- 突触核蛋白的神经毒性聚集显著减少，梗死面积缩小，缺血性脑卒中后的神经功能缺损减轻。并且，丙泊酚诱导的 α- 突触核蛋白聚集的减少与雷帕霉素靶蛋白（mTOR）/核糖体蛋白 S6 激酶 β-1（S6K1）信号通路活性的增加和急性缺血性脑卒中后过度自噬的减少有关。得出结论，在急性缺血性脑卒中应用丙泊酚可以减少 α- 突触核蛋白聚集，下调脑卒中诱发的自噬，这一作用可能与丙泊酚激活 mTOR/S6K1 信号通路有关。

Ding 等[3] 则是分析丙泊酚对 TNF-α 诱导的人脑微血管内皮细胞（hCMEC/D3 细胞）中 MMP-9 表达的影响及其机制。将 hCMEC/D3 细胞先后用丙泊酚和 TNF-α 处理。结果发现，丙泊酚预处理下调 MMP-9 表达，加入 TNF-α 后 MMP-9 表达显著增加，Ⅳ 型胶原的表达下降。用 CaMK Ⅱ 抑制剂（KN93）、ERK 抑制剂（LY3214996）、NF-κB 抑制剂（PDTC）或钙离子螯合剂（BAPTA-AM）共处理后，TNF-α 对 MMP-9 的调节作用消失。并且，siRNA 敲除 MMP-9 可以逆转 TNF-α 诱导的 Ⅳ 型胶原的下调。将 hCMEC/D3 细胞与人星形胶质细胞共培养 6 d 建立体外血脑屏障模型，通过测量跨内皮电阻（TEER）来评估血脑屏障的通透性。TNF-α 处理可显著降低 TEER 值，而丙泊酚预处理或 siRNA 敲除 MMP-9 对血脑屏障起保护作用。得出结论，丙泊酚通过抑制 hCMEC/D3 细胞 Ca^{2+}/CAMK II /ERK/NF-κB 信号通路调节 TNF-α 诱导的 MMP-9 表达。丙泊酚可以改善 TNF-α 对血脑屏障完整性的损害作用，并减弱 TNF-α 对IV型胶原的抑制作用。

（3）丙泊酚的神经毒性作用和认知功能障碍：Xu 等[4] 研究自噬相关基因 5（ATG5）在丙泊酚诱导的小鼠胚胎成纤维细胞（MEF）体外自噬中的作用。结果发现，丙泊酚在临床相应剂量（10 μmol/L）下显著增强细胞存活和增殖，但在极高浓度（200 μmol/L）下可导致 ATG5$^{-/-}$ MEF 细胞死亡，而在 WT 细胞中则无此作用。ATG5$^{-/-}$ MEF 的双重作用可被 Ca^{2+} 通道拮抗剂阻断。并在 ATG5$^{-/-}$ MEF 中，丙泊酚浓度为 10 μmol/L 和 200 μmol/L 时，分别引起中度（促进细胞生长）和极高（导致细胞凋亡）的细胞质 Ca^{2+} 水平升高。此外，与野生型细胞相比，ATG5$^{-/-}$ MEF 在胞质空间和内质网释放更多的 Ca^{2+}，提示自噬缺陷使细胞内钙信号更容易受到外部刺激（丙泊酚）的影响。得出结论，ATG5 通过影响细胞内 Ca^{2+} 稳态在丙泊酚调节细胞存活和增殖中发挥作用。

Liang 等[5] 研究丙泊酚在神经干细胞（NSCs）发育过程中的作用及其机制。选择妊娠小鼠腹腔注射丙泊酚，6 h 后提取海马 RNA 和胚胎大脑蛋白，分析神经元特异性标记物的表达。另外，用丙泊酚处理从小鼠胚胎脑海马中分离出原代神经干细胞，进行细胞存活率、免疫染色和细胞迁移（transwell）测定，通过 RNA 测序（RNA-seq）和 qRT-PCR 分析，以鉴定丙泊酚调控的基因。结果发现，丙泊酚处理导致一组 Ca^{2+} 依赖的基因下调，并通过 CaMk II /485 位的磷酸化丝氨酸（pS485）/AMPK/ATF5 信号通路，调控 NSCs 的增殖、分化和迁移。

Qin 等[6] 关注丙泊酚对 SH-SY5Y 细胞神经元线粒体功能影响的分子机制。结果表明，临床相关剂量的丙泊酚以剂量和时间依赖的方式降低过氧化物酶体增殖激活受体 -γ 共激活因子 -1α（PGC-1α）的表达。浓度为 2% 时，丙泊酚抑制线粒体调节因子核呼吸因子 1 和线粒体转录因子 A，并损害神经元线粒体生物发生。这些损伤包括线粒体减少和线粒体与核 DNA 比率的降低，以及细胞色素 C 氧化酶活性的降低。PGC-1α 的过表达改善丙泊酚诱导的线粒体减少、ATP 产生和呼吸率的降低，表明 PGC-1α 介导丙泊酚对线粒体功能的影响。研究还发现丙泊酚通过抑制 cAMP- 反应元件结合蛋白（CREB）的激活和促进 PKA RI 的表达来抑制 PGC-1α，cAMP 可以逆转丙泊酚诱导的 PGC-1 减少。得出结论，PGC-1α 介导丙泊酚诱发的线粒体生物发生损伤和神经元线粒体功能障碍。

曹波等[7] 关注前额叶皮质与丙泊酚诱发大鼠认知功能障碍的关系。选取成功实施前额叶置管术的成年大鼠，于术后 7 d 时，在前额叶以 0.5 μl/2 min 的速度微量注射 50 μmol/L 丙泊酚 0.5 μl，给药后 15 min 进行 T 迷宫实验及旷场实验。结果发现，与以相同速度注射等量生理盐水的对照组相比，注射丙泊酚的大鼠 T 迷宫实验选择正确率降低（$P<0.05$），旷场实验总运动距离和站立次数差异无统计学意义（$P>0.05$）。得出结论，前额叶皮质可能在丙泊酚诱导的大鼠认知功能障碍中发挥作用。

2. 丙泊酚与免疫系统 Sun 等[8]* 利用原代培养的骨髓来源巨噬细胞、3 个小鼠巨噬细胞细胞系（RAW264.7、RAW-asc 和 J774）和小鼠模型，研究 NLRP3 激活和继发焦亡在丙泊酚诱导的细胞死亡中的作用。结果发现，大剂量丙泊酚能强裂解 caspase-1，抑制下游 IL-1β 和 IL-18 的合成。同时，NLRP3 沉默中度抑制 caspase-1 裂解和焦亡的比例，而 AIM2 水平升高，触发 NLRP3$^{-/-}$ 巨噬细胞焦亡的代偿途径。凋亡相关斑点样蛋白（ASC）可介导 NLRP3 和 AIM2 信号通路，在丙泊酚诱导的巨噬细胞焦亡中发挥作用。此外，该研究也表明，丙泊酚诱导凋亡启动子 caspase-9，随后裂解效应子 caspase-3 和 caspase-7，表明使用丙泊酚后凋亡和焦亡两种细胞死亡途径均被激活。

黄伯万等[9]关注小胶质细胞中丙泊酚对脂多糖（lipopolysaccharide，LPS）诱导的炎症反应的影响及其机制。采用 LPS（100 μg/L）处理建立小鼠小胶质细胞 BV2 神经炎症损伤模型，结果发现与对照组相比，LPS 细胞培养液中 TNF-α 水平显著升高（$P<0.01$），并且 TRPV1 mRNA 表达上调（$P<0.01$），丙泊酚处理 4 h 内细胞培养液中 TNF-α 水平显著降低（$P<0.01$），TRPV1 mRNA 表达下调（$P<0.01$）。采用丙泊酚或选择性 TRPV1 拮抗剂 AMG517 处理的 BV2 神经炎症损伤模型 TNF-α、IL-1β、IL-6 和 p-CaMK Ⅱ蛋白表达显著下调（$P<0.01$），细胞内 Ca^{2+} 浓度显著降低（$P<0.01$）。结论是丙泊酚通过下调 TRPV1 的表达，下调 p-CaMK Ⅱ的表达，降低细胞内 Ca^{2+} 浓度，从而下调 TNF-α、IL-1β 和 IL-6 的表达，抑制小胶质细胞的炎症反应。

Ji 等[10]研究丙泊酚对单核细胞 - 内皮细胞黏附的影响及其机制。利用 Cx43-sirnas 或 pc-DNA-Cx43 改变 U937 单核细胞中 Cx43 的表达。以临床麻醉浓度的丙泊酚作为 U937 单核细胞的预处理。然后检测细胞黏附、ZO-1、LFA-1、VLA-4、COX 和 MCP-1，以及 NF-κB/PI3K/Akt 信号通路。结果发现，Cx43 表达水平的变化显著影响细胞黏附和黏附分子，如 ZO-1、LFA-1、VLA-4、COX-2 和 MCP-1，NF-κB/PI3K/Akt 信号通路激活。结论是丙泊酚下调 U937 单核细胞表达 Cx43，抑制 NF-κB/PI3K/Akt 信号通路的激活，进而影响细胞黏附。

3. 丙泊酚与肿瘤

（1）丙泊酚对肿瘤干细胞的影响：Zhang 等[11]*研究丙泊酚对乳腺癌干细胞的作用及其分子机制。将体外培养的乳腺癌干细胞暴露于不同浓度、不同持续时间的丙泊酚中，通过慢病毒介导的 RNAi 技术下调 MDA-MB-231 细胞中 PD-L1 的表达，并检测丙泊酚作用下 shControl 和 shPD-L1 的乳腺细胞形成能力。结果发现，与对照组相比，丙泊酚处理 24 h 可诱导产生更多的乳腺细胞（$P=0.007\,2$）。丙泊酚下调 PD-L1 和 Nanog 表达，但是，对 shPD-L1 干细胞泌乳能力的抑制作用差异无统计学意义。在 PD-L1 敲除的乳腺干细胞中丙泊酚的抑制作用消失。丙泊酚对 BCSCs 生成乳腺细胞的抑制可能是通过 PD-L1 介导的，而 PD-L1 对维持 Nanog 表达具有重要作用。

郭冠军等[12]关注丙泊酚与高级别胶质瘤（high grade gliomal，HGG）细胞干细胞特性及增殖转移能力的关系。采用人 HGG 细胞 SHG-44，分别经过 0 μmol/L、10 μmol/L、50 μmol/L 和 100 μmol/L 浓度的丙泊酚处理 6 h。结果发现，中、高浓度丙泊酚处理后，NF-κB、CD133 及 Nestin 蛋白表达均高于空白对照组，48 h 及 72 h 时细胞增殖能力显著低于对照组。低浓度丙泊酚处理后 CD133 及 Nestin 蛋白表达高于对照组，72 h 时细胞增殖能力显著低于对照组。使用丙泊酚处理的 3 组细胞中 NF-κB、CD133 及 Nestin mRNA 表达显著高于对照组（$P<0.05$），侵袭及迁移细胞数均显著低于对照组（$P<0.01$）。得出结论，丙泊酚可通过抑制 NF-κB 介导的人 HGG 干细胞表型，降低细胞增殖转移能力。

（2）丙泊酚对肿瘤细胞增殖、侵袭和迁移能力的作用：Yu 等[13]*研究丙泊酚调节黑色素瘤细胞的增殖、侵袭和迁移的机制。用丙泊酚处理黑色素瘤细胞 A2058 细胞和 WM793B 细胞 24 h，结果发现，A2058 细胞和 WM793B 细胞的增殖、迁移和侵袭能力被显著抑制。与正常的人表皮黑色素细胞 HEMaLP 细胞相比，A2058 细胞和 WM793B 细胞中 miR-137 水平较低。丙泊酚诱导 miR-137 上调并降低 A2058 细胞和 WM793B 细胞的增殖能力、侵袭能力和迁移能力。而转染 miR-137 抑制剂可以逆转这些效应。此外，miR-137 靶向抑制成纤维细胞生长因子 9（FGF9）的表达。丙泊酚通过上调 miR-

137 有效下调 FGF9 表达。FGF9 过表达则抵消丙泊酚对 A2058 细胞和 WM793B 细胞恶性潜能的抑制作用。

Sun 等[14]* 关注的是丙泊酚对绒毛膜癌 JEG-3 细胞增殖和转移的影响。采用 CCK-8 法和 transwell 迁移 / 侵袭法分别测定细胞活力、迁移和侵袭能力；qRT-PCR 检测 miR-495、Akt1 和 Twist1 的表达。蛋白质印迹法分析上皮 - 间充质转化（epithelial-mesenchymal transition，EMT）、增殖相关因子及 TGF-β 通路蛋白的表达水平。结果发现，丙泊酚显著抑制细胞增殖、迁移和侵袭，降低 EMT 相关因子的释放。丙泊酚通过上调 miR-495，降低 Akt1 和 Twist1 的表达，而 Twist1 参与丙泊酚对 JEG-3 细胞中 TGF-β 信号失活的调控。抑制 miR-495 可逆转丙泊酚对 JEG-3 细胞增殖和转移的作用。结果提示，丙泊酚通过上调 miR-495 和下调 Twist1 抑制 JEG3 细胞增殖和转移。

Du 等[15]* 研究丙泊酚对乳腺癌 MCF-7 细胞的影响及其可能的调控机制。用丙泊酚处理 MCF-7 细胞，观察细胞生长和 EMT 的情况。结果发现，丙泊酚抑制 MCF-7 细胞的增殖和迁移，显著诱导细胞凋亡。同时丙泊酚下调 miR-21 表达和 EMT。过表达 miR-21 时，丙泊酚对 MCF-7 细胞增殖、凋亡和 EMT 的影响均减弱。此外，丙泊酚可通过 miR-21 依赖的途径下调磷脂酰肌醇 -3- 激酶 / 蛋白激酶 B（PI3K/Akt）信号通路和 Wnt a/β-catenin 通路的激活。结论是 miR-21 是丙泊酚的下游效应因子，丙泊酚通过下调 miR-21 表达进而抑制 MCF-7 细胞的增殖和 EMT。

Gao 等[16]* 研究丙泊酚在口腔鳞状细胞癌（OSCC）中的潜在作用及其调节机制。结果发现，丙泊酚可诱导 OSCC 细胞内的长非编码 RNA GAS5。升高的 GAS5 作为与 miR-1297 竞争的内源性 RNA，减弱其对 GSK3β 细胞的抑制作用，导致 GSK3β 升高，Mcl1 降低。此外，FoxO1 与 GAS5 的启动子结合，在丙泊酚处理下促进其转录。得出结论，丙泊酚以剂量依赖和时间依赖的方式抑制 OSCC 细胞的生长、促进细胞凋亡，FoxO1-GAS5-miR-1297-GSK3β 轴在丙泊酚诱导的 OSCC 细胞凋亡中发挥重要作用。

陈晨等[17] 同样关注 PI3K/Akt 信号通路在丙泊酚抑制人非小细胞肺癌 H1975 细胞迁移和侵袭力中的作用。结果发现，与对照组比较，丙泊酚处理的 H1975 细胞迁移和侵袭力减弱，磷酸化 Akt（p-Akt）及基质金属蛋白酶 -9（MMP-9）表达下调（$P<0.05$），PI3K/Akt 信号通路激动剂类胰岛素样生长因子 -1（IGF-1）处理的 H1975 细胞迁移和侵袭力增强，p-Akt 和 MMP-9 表达上调（$P<0.05$），丙泊酚联合 IGF-1 处理后，细胞迁移和侵袭力及 p-Akt 和 MMP-9 表达介于单独丙泊酚处理组和单独 IGF-1 处理组之间（$P<0.05$）。得出结论，丙泊酚抑制人非小细胞肺癌 H1975 细胞迁移和侵袭力的机制与阻断 PI3K/Akt 信号通路有关。

Gong 等[18] 研究丙泊酚抑制肝癌细胞生长和侵袭的潜在机制。采用手术切除的肝细胞癌（HCC）组织进行裸鼠皮下移植瘤和原位移植瘤实验。结果表明，丙泊酚可显著降低肿瘤体积和生长速度，减小体内肝原位移植瘤。并发现丙泊酚上调候选肿瘤抑制因子 miR-219-5p 的表达水平，逆转 Huh7 和 SMMC7721 细胞的上皮 - 间质转变。使用 miR-219-5p 抗体沉默丙泊酚诱导产生的 miR-219-5p，可以消除丙泊酚对肝癌细胞增殖、迁移和侵袭的抑制作用。得出结论，丙泊酚以磷脂酰肌醇蛋白 -3 为靶点，诱导 miR-219-5p 表达，导致 Wnt/β-catenin 信号通路下调，抑制肝细胞癌进展。

Zheng 等[19] 研究丙泊酚在肝细胞癌中的抗增殖和抗转移机制。采用不同浓度的丙泊酚处理 SMMC-7721 细胞后，分别用 3-（4，5- 二甲基噻唑 -2-yl）-2，5- 二苯四唑溴化试验评价细胞增殖，伤口愈合试验评价细胞活力，Transwell 法分析细胞的迁移和侵袭能力，蛋白质印迹法检测上皮细胞钙黏蛋白（E-cadherin）、波形蛋白（Vimentin）、MMP-2 和 MMP-9 蛋白水平，蛋白质印迹法和定量反转录 PCR 检测 Twist1 基因表达。结果发现，丙泊酚以剂量依赖的方式抑制 SMMC-7721 细胞的增殖、运动、迁移和侵袭。丙泊酚可下调波形蛋白、MMP-2、MMP-9 的蛋白水平，而上调上皮细胞钙黏蛋白的蛋白水平，抑制 Twist1 基因在 SMMC-7721 细胞中的表达，Twist1 过表达可部分逆转丙泊酚对 SMMC-7721 细胞的抑制作用。得出结论，丙泊酚通过下调 Twist1 的表达，抑制肝癌细胞的增殖、迁移和侵袭。

4. 丙泊酚对脏器的保护作用　李青文等[20] 研究 PI3K/Akt 信号通路在丙泊酚减轻大鼠肠缺血再灌注损伤中的作用。采用夹闭大鼠肠系膜上动脉 45 min，再灌注 2 h 的方法建立肠缺血再灌注损伤模型。再灌注即刻开始静脉输注丙泊酚 20 mg/（kg·h）至再灌注结束，取小肠黏膜测定 MDA 含量、SOD 活性、MPO 活性和 p-Akt 的表达水平。结果发现，与假手术组相比，缺血再灌注后的小肠组织 Chiu 评分、湿 / 干比、MDA 含量及 MPO 活性升高，SOD 活性及 p-Akt 表达水平降低（$P<0.05$），丙泊酚可以显著改善以上指标，PI3K 抑制剂预注射可逆转丙泊酚的肠黏膜保护作用。得出结论，丙泊酚通过激活 PI3K/Akt 信号通路，抑制炎症反应和氧化应激反应，从而减轻大鼠肠缺血再灌注损伤。

于向洋等[21] 研究丙泊酚预处理对肝缺血再灌注小鼠肾损伤时动力相关蛋白 1（Drp1）Ser637 去磷酸化的影响。在小鼠肝缺血再灌注模型建立前 30 min 腹腔注射 1% 丙泊酚 30 mg/kg，结果发现，与假手术组比较，缺血再灌注小鼠在术后 6 h 时血清尿素氮（BUN）及肌酐（Cr）水平，肾组织细胞凋亡指数升高，p-Drp1 Ser637 表达下调，Cyt-c、cleaved caspase-3 表达上调（$P<0.05$），电镜下部分线粒体肿胀并出现空泡变性，线粒体嵴排列不规律或断裂变短，丙泊酚预处理的缺血再灌注小鼠血清尿素氮和肌酐浓度、肾组织细胞凋亡指数降低，p-Drp1 Ser637 表达上调，Cyt-c、cleaved caspase-3 表达下调（$P<0.05$），线粒体超微结构明显改善。得出结论，丙泊酚预处理可减轻肝缺血再灌注小鼠肾损伤的机制与抑制 Drp1 Ser637 去磷酸化有关。

Wang 等[22] 进行丙泊酚改善心肌缺血再灌注损伤的机制研究。采用小鼠心肌缺血再灌注损伤体外模型和体外培养心肌细胞缺氧 / 复氧（H/R）。结果发现，丙泊酚或 TRPV4 拮抗剂 HC-067047 可减轻离体心肌细胞的缺血再灌注损伤。此外丙泊酚、HC-067047 或 TRPV4-siRNA 衰减 H/R 诱导的细胞内 Ca^{2+} 浓度（$[Ca^{2+}]_i$）增加和细胞活力降低。相反，TRPV4 激动剂 GSK1016790A 在体内和体外均可加重心肌损伤。丙泊酚预处理可以逆转 GSK1016790A 诱导的心肌损伤和细胞内 Ca^{2+} 超载。然而，丙泊酚与 HC-067047 联合应用，或将丙泊酚应用于转染 TRPV4-siRNA 的细胞，并不能产生额外的保护作用。此外，丙泊酚剂量依赖性地抑制由 TRPV4 介导的 GSK1016790A 和 4α-PDD 所致的 Ca^{2+} 内流。得出结论，丙泊酚通过抑制 TRPV4 通道，进而抑制细胞内 Ca^{2+} 超载，减轻心肌缺血再灌注损伤。

5. 丙泊酚对生殖系统的影响　Wang 等[23] 关注丙泊酚对睾丸间质细胞产生雄激素的抑制作用及其机制。研究采用来自 35 d 龄的雄性 SD 大鼠的未成熟 Leydig 细胞，进行 3 h 的丙泊酚处理。结果发现，丙泊酚显著降低促黄体生成素和 8- 溴－环磷酸腺苷（8- 溴 -cAMP），刺激睾丸间质细胞产生雄激素。50 µmol/L 丙泊酚增加 Lhcgr 表达，并且，3 µmol/L 丙泊酚和 50 µmol/L 丙泊酚均可下调 Cyp11a1 和 Cyp17a1 及其蛋白质表达，显著抑制 ERK1/2 的磷酸化，并诱导未成熟间质细胞产生

ROS。结论是丙泊酚通过直接抑制 HSD3B 活性和下调间质细胞中 Cyp11a1 和 Cyp17a1 的表达来抑制雄激素的产生。激素生成酶的抑制可能与丙泊酚处理后睾丸间质细胞产生雄激素的降低有关。然而，丙泊酚对雄激素产生的抑制作用是可逆的。

6. 丙泊酚与前药的关系　在丙泊酚达到有效剂量时，其水溶性前药往往携带过量的丙泊酚，并减慢丙泊酚的起效时间。给药后原药物的持续释放会导致丙泊酚在体内蓄积，苏醒延迟。Zhang 等[24] 将丙泊酚前药 HX0921 作为研究对象。HX0921 在大鼠血浆中释放丙泊酚的速度远快于磷丙泊酚（市面上的一种丙泊酚前药）。大鼠麻醉诱导所需的 50% 有效剂量的丙泊酚（ED_{50}）、HX0921 和磷丙泊酚分别为 5.78 mg/kg、22.19 mg/kg 和 42.44 mg/kg。使用 2 倍 ED_{50} 的剂量时，HX0921 组的麻醉起效时间明显短于磷丙泊酚组［0.26±0.15）min 和（2.24±0.35）min，$P < 0.01$］，麻醉维持时间也显著短于磷丙泊酚组［22.35±4.05）min 和（29.15±5.25）min，$P < 0.01$］。结论是由于 HX0921 携带的丙泊酚具有快速释放和分子利用率高的特点，因而起效快，作用时间短。

（二）右美托咪定

右美托咪定是一种高选择性的 α_2 肾上腺素能激动药，具有抗炎、抗应激、镇痛和降低术后认知功能障碍的作用，与 2018 年的相似，2019 年的基础研究仍主要关注其器官保护作用，尤其是对脑和肺的保护，同时也关注其抗炎作用、镇痛机制，以及对神经发育的影响。

1. 右美托咪定的器官保护作用

（1）右美托咪定对心脏的保护作用：罗敏等[25] 观察右美托咪定对心肌缺血再灌注（MIR）大鼠模型心肌梗死面积、心肌细胞凋亡及凋亡蛋白表达的影响。研究将 30 只 SD 大鼠，随机分为对照组（仅穿线而不结扎）、MIR 组（建立 MIR 模型）、干预组（建立 MIR 模型前给予右美托咪定预处理）。比较干预组与 MIR 组大鼠心肌梗死面积、危险区面积和心肌细胞凋亡率的差异，并比较 3 组大鼠心肌组织中 B 淋巴细胞瘤 -2（Bcl-2）、Bcl-2 相关 X 蛋白（Bax）及补体 3 蛋白表达水平的差异。结果发现，通过右美托咪定预处理可提高 MIR 大鼠模型心肌 Bcl-2 蛋白表达，降低 Bax 和补体 3 蛋白表达，减少心肌梗死面积，缓解大鼠心肌损伤，减少心肌细胞凋亡。

李红霞等[26] 探讨右美托咪定预先给药对大鼠肝缺血再灌注致大鼠心肌损伤时 Janus 激酶 / 信号转导和转录激活子（JAK/STAT）信号通路的影响。研究将 24 只成年雄性 SD 大鼠随机分为 3 组：假手术组（S 组）、肝缺血再灌注组（I/R 组）和右美托咪定预先给药组（D 组）。D 组于缺血前 30 min 腹腔注射右美托咪定 100 μg/kg。再灌注 8 h 时，于下腔静脉取血样，检测血清 cTnI、心型脂肪酸结合蛋白（H-FABP）、TNF-α、高迁移率族蛋白 B1（HMGB1）的浓度；然后处死大鼠，取心肌组织，测定 MDA 含量和 SOD 活性以及磷酸化 STAT1（p-STAT1）、磷酸化 STAT3（p-STAT3）和磷酸化 JAK2（p-JAK2）的表达水平，并在光镜下观察心肌病理学变化。结果发现，D 组血清 cTnI、H-FABP、TNF-α 和 HMGB1 的浓度降低，心肌组织 MDA 含量下降，SOD 活性升高，心肌病理学损伤减轻，p-JAK2、p-STAT1 和 p-STAT3 表达下调，心肌病理学损伤减轻，从而推测右美托咪定作用机制可能与其抑制 JAK/STAT 信号通路的激活有关。

梁小青等[27] 观察右美托咪定对脂多糖（LPS）诱导乳鼠心肌细胞 NF-κB 信号通路蛋白表达的影响。研究将 SD 乳鼠原代心肌细胞分离及培养后，分为对照组、模型组和实验组。模型组和实验组均给予 10 mg/ml 脂多糖处理 6 h，对照组则予以等量 0.9% 氯化钠溶液；在脂多糖干预前，实验组给予 10 ng/ml 右美托咪定预处理 1 h。给药 24 h 后，检测细胞培养上清液中一氧化氮（NO）、TNF-α、前列腺素 E_2（PGE_2）含量以及细胞 NF-κB 信号通路相关蛋白表达。结果发现，与模型组比较，对照组和实验组上述指标均显著降低。因此认为右美托咪定预处理通过调控 NF-κB 通路蛋白表达，抑制脂多糖诱导乳鼠心肌细胞炎性反应，从而减轻心肌损伤。

（2）右美托咪定对肺的保护作用：李梦倩等[28]* 评价右美托咪定对大鼠离体肺缺血－再灌注损伤（lung ischemia-reperfusion injury，LIRI）时受体相互作用蛋白激酶 3（RIPK3）/混合系列蛋白酶样结构域（MLKL）介导的肺组织细胞程序性坏死的影响。研究将 72 只 SD 成年雄性大鼠分成 3 组（$n=24$），即缺血再灌注损伤组（IR 组）、右美托咪定组（DEX 组）和对照组（C 组）。IR 组采用 IL-2 型离体肺灌流系统建立大鼠离体 LIRI 模型；DEX 组在复灌开始时于灌流液中加入右美托咪定 10 nmol/L；C 组只通气和灌流。结果发现，右美托咪定的加入能显著降低缺血再灌注肺湿 / 干比、肺泡损伤率（IAR），降低灌流液中丙二醛（MDA）含量及肺组织的 RIPK3 和 MLKL 蛋白含量，并提高灌流液中超氧化物歧化酶（SOD）活性。因此认为，右美托咪定可通过抑制 RIPK3/MLKL 介导的肺组织细胞程序性坏死来减轻大鼠离体肺缺血再灌注损伤。

李灵丰等[29] 评价右美托咪定对胸部撞击－失血性休克复苏致大鼠急性肺损伤时 NLRP3 炎症小体的影响。研究将 45 只 SPF 级健康雄性 SD 大鼠随机分为 3 组（$n=15$）：假手术组（Sham 组）、急性肺损伤组（ALI 组）和右美托咪定组（DEX 组）。采用胸部撞击－失血性休克复苏的方法制备大鼠急性肺损伤模型。DEX 组于胸部撞击后股静脉输注右美托咪定 5 μg/（kg·h）。结果发现，使用右美托咪定能提高急性肺损伤大鼠 PaO_2 和氧合指数，下调肺组织 NLRP3、caspase-1 和 ASC 表达，降低肺损伤评分、LDH 和 MPO 活性、血清 IL-1β 和 IL-18 浓度。因此认为，右美托咪定减轻胸部撞击－失血性休克复苏致大鼠急性肺损伤的机制与抑制 NLRP3 炎症小体激活、降低炎性反应有关。

（3）右美托咪定对其他脏器的保护作用：曹瑞娜等[30] 观察右美托咪定对肾缺血再灌注损伤（kidney ischemia-reperfusion injury，KIRI）中肾小球内皮糖萼的影响。研究将 28 只成年雄性 SD 大鼠随机分为 4 组，即假手术组（S 组）、假手术＋右美托咪定组（SD 组）、肾缺血再灌注组（R 组）和肾缺血再灌注＋右美托咪定组（RD 组），每组 7 只。术前 30 min SD 组和 RD 组腹腔注射右美托咪定 25 μg/kg，S 组和 R 组注射等体积生理盐水。S 组和 SD 组进行假手术，R 组和 RD 组建立缺血 45 min 再灌注 24 h 急性肾损伤模型。结果发现，右美托咪定能使肾缺血再灌注大鼠的血肌酐和尿素氮浓度明显降低，肾组织病理性损伤和肾小球内皮糖萼结构破坏程度明显减轻，同时使肾组织 Syndecan-1、Tie2 蛋白含量升高，类肝素酶 -1 蛋白含量降低。因此认为，右美托咪定可能通过保护和重建肾小球内皮糖萼减轻 KIRI，其机制可能与抑制类肝素酶 -1 及激活 Tie2 受体有关。

杨静等[31] 探究右美托咪定预先给药对大鼠肠缺血再灌注时 Toll 样受体 4（TLR4）/NF-κB 信号通路的影响。研究将要 24 只雄性 SD 大鼠分为 3 组（$n=8$）：假手术组（S 组）、肠缺血再灌注组（I/R 组）和右美托咪定预先给药组（DP 组）。采用夹闭大鼠肠系膜上动脉 1 h，恢复灌注 2 h 的方法建立肠缺血再灌注损伤模型。DP 组于缺血前 30 min 腹腔注射右美托咪定 100 μg/kg。再灌注 2 h 时采集大鼠心脏血样。结果发现，右美托咪定预处理能使肠缺血再灌注大鼠的肠黏膜 Chiu 评分、血清 I-FABP 浓度、肠组织 TNF-α 和 IL-1β 的含量降低，肠组织总蛋白 TLR4、MyD88、p-NF-κB p65 以及核蛋白

NF-κB p65 表达下调。研究认为，右美托咪定预先给药减轻大鼠肠缺血再灌注损伤的机制可能与抑制 TLR4/NF-κB 信号通路的激活有关。

2. 右美托咪定的抗炎作用 Gao 等[32]* 研究右美托咪定对大鼠颈髓损伤模型小胶质细胞反应、组织学和神经功能的影响。研究采用冲击器挫伤大鼠单侧（右）C5 脊髓，制作脊髓损伤模型。评估使用右美托咪定与否对其运动功能、损伤大小和炎症反应的影响。在小胶质细胞培养模型中也研究右美托咪定的作用。结果发现右美托咪定能明显改善同侧上肢运动功能障碍（梳洗和放置爪子），减少损伤面积，保留白质，减少损伤部位活化巨噬细胞。在右美托咪定治疗的大鼠损伤后，组织 RNA 表达显示促炎症标记物显著下调，抗炎和促分解 M2 反应上调。在脂多糖刺激培养的小胶质细胞中，右美托咪定具有与脊髓损伤相似的炎症调节作用。而右美托咪定对这些结果的益处主要被 α_2 肾上腺素能受体拮抗剂逆转。因此，研究认为右美托咪定能明显改善脊髓损伤后的神经功能，减轻组织损伤，其机制与神经炎症的调节有关，部分通过 α_2 肾上腺素能受体信号传导介导。

Li 等[33]* 探究右美托咪定在创伤性脑损伤（traumatic brain injury，TBI）中的保护作用，阐明其减轻神经炎症诱导的细胞凋亡的作用机制。研究建立大鼠体重下降模型，诱导 TBI 后 30 min 腹腔注射右美托咪定。通过测量脑组织含水量。采用末端脱氧核苷酸转移酶介导的 dUTP 缺口末端标记（TUNEL）方法，在组织病理切片上观察神经元凋亡，并检测炎症因子、TNF-α、IL-1β、IL-6 和 NF-κB 的水平。结果发现，右美托咪定能显著减少 TBI 大鼠的神经细胞凋亡，下调 caspase-3、Bax 上调和 Bcl-2 的水平，促进 Nrf2 的表达，上调 Nrf2 下游因子 HO-1 和 NQO-1 的表达，并明显抑制炎症反应因子、TNF-α、IL-1β、NF-κB 和 IL-6 的下调。研究认为，右美托咪定可能通过 Nrf2 信号途径减轻 TBI 模型大鼠炎症诱导的脑损伤。

3. 右美托咪定的辅助镇痛作用 顾凤香等[34] 探究 α_2 肾上腺素能受体与背根神经节神经元 Nav1.8 表达的关系，阐明右美托咪定减轻大鼠急性内脏痛的机制。研究将 32 只成年雄性 SD 大鼠随机分为 4 组（$n=8$）：对照组（C 组）、急性内脏痛组（VP 组）、右美托咪定组（D 组）和右美托咪定＋阿替美唑组（DA 组）。通过直肠注入 10^{-3} mmol/L 辣椒素 1.3 ml 制备大鼠急性内脏痛模型。造模前 20 min 时 DA 组经颈背部皮下注射阿替美唑 1 mg/kg，造模前 15 min 时 D 组和 DA 组分别经尾静脉注射右美托咪定 10 μg/kg，C 组和 VP 组在相应时点给予等容量生理盐水。制备模型后 1 h 时记录内脏痛行为学评分，计数 $L_{3\sim6}$ 背根神经节 Nav1.8 表达阳性神经元数并检测 Nav1.8 mRNA 的表达。结果发现，右美托咪定能使急性内脏痛大鼠的内脏痛行为学评分、Nav1.8 表达阳性神经元数和 Nav1.8 mRNA 表达水平降低。因此推测右美托咪定减轻大鼠急性内脏痛的机制与激动 α_2 肾上腺素能受体下调背根神经节神经元 Nav1.8 表达有关。

4. 右美托咪定对神经发育的影响 刘煜鑫等[35] 探究右美托咪定对新生大鼠海马神经元发育过程及脑源性神经营养因子（BDNF）- 酪氨酸受体激酶 B（TrkB）信号通路分子表达的影响。研究从新生的大鼠分离出海马神经元细胞并分为 4 组（对照组、1 μmol/L 右美托咪定处理组、5 μmol/L 右美托咪定处理组、50 μmol/L 右美托咪定处理组）进行体外培养，于处理后 2 d、4 d、6 d、8 d、10 d 检测细胞活性，并在 10 d 检测细胞凋亡情况、q-PCR 检测突触素（SYN）和突触后密度蛋白 95（PSD95）的 mRNA 表达水平，分析 BDNF、TrkB 及 N- 甲基 -D- 天冬氨酸（NMDA）受体蛋白表达情况。结果发现，与对照组相比，不同剂量右美托咪定处理组的神经元细胞活力差异无统计学意义，而 50 μmol/L

右美托咪定处理组中 SYN 和 PSD95 mRNA 的表达显著升高，BDNF 蛋白表达水平显着上调，p-N- 甲基 -D- 天冬氨酸（P-NMOA）受体的表达增加。研究认为，50 μmol/L 右美托咪定对大鼠海马神经元有一定的作用，其可能通过上调 BDNF 的表达和 N- 甲基 -D- 天冬氨酸受体的磷酸化水平来实现。

王宇恒等 [36] 探讨右美托咪定对妊娠期七氟烷吸入麻醉诱发仔鼠海马神经元发育损伤的影响及其相关机制。研究将 18 只妊娠期雌性 SD 大鼠随机分为 3 组：正常对照组（腹腔内注射 0.9% 氯化钠溶液 100 μl）、单纯七氟烷吸入麻醉组［吸入 1 最小肺泡浓度（MAC）的七氟烷 6 h 并腹腔内注射 0.9% 氯化钠溶液 100 μl］、右美托咪定复合七氟烷吸入麻醉组（吸入 1 MAC 的七氟烷 6 h 并腹腔内注射右美托咪定 100 μl）。于出生当天各实验组按窝别随机取仔鼠，并检测海马神经元活化型半胱氨酸天冬氨酸蛋白酶 -3（cleaved caspase-3）蛋白、海马神经生长相关蛋白 43（GAP-43）、神经型一氧化氮合酶（nNOS）mRNA、GAP-43 和 nNOS 蛋白表达。结果发现，右美托咪定的使用能降低七氟烷吸入麻醉仔鼠海马神经元内 cleaved caspase-3 蛋白表达，上调 GAP-43、nNOS mRNA 和 nNOS 蛋白表达。因此认为，右美托咪定对妊娠期七氟烷吸入麻醉诱发的仔鼠海马神经元发育损伤发挥一定的保护作用，其机制可能与上调 GAP-43、nNOS mRNA 和蛋白表达相关。

（三）阿片类药物

除了对阿片类药物痛觉过敏的机制和器官保护作用的关注以外，2019 年更多的研究关注阿片类药物对细胞增殖和凋亡的影响，尤其是对肿瘤细胞细胞学行为的影响。

1. 痛觉过敏的机制研究　舒瑞辰等 [37] 评价瑞芬太尼对大鼠脊髓背角神经元铁代谢的影响。研究将大鼠原代脊髓背角神经元随机分为 4 组：对照组（C 组，$n=40$）、瑞芬太尼组（R 组，$n=40$）、铁反应元件阴性二价金属离子转运体 1［DMT1（－）IRE］siRNA 组（siRNA 组，$n=32$）和 DMT1（－）IRE siRNA＋瑞芬太尼组（siRNA＋R 组，$n=32$）。siRNA 组和 siRNA＋R 组于培养第 3 天进行 DMT1（－）IRE siRNA 转染。R 组和 siRNA＋R 组在终浓度 40 nmol/L 瑞芬太尼溶液中孵育 60 min。R 组和 siRNA＋R 组于瑞芬太尼孵育结束时，其余组于相应时点测定 ROS、Fe^{2+}、MDA 含量、细胞可变铁池（LIP）含量；R 组和 C 组测定 DMT1（－）IRE 和 DMT1（＋）IRE 的表达。结果发现，与 C 组比较，R 组脊髓背角神经元 DMT1（－）IRE 表达上调，Fe^{2+}、LIP、ROS 和 MDA 含量升高，DMT1（＋）IRE 表达差异无统计学意义；与 R 组比较，siRNA＋R 组脊髓背角神经元 Fe^{2+}、LIP、ROS 和 MDA 含量降低。因此，研究认为，瑞芬太尼通过激活 DMT1（－）IRE 引起脊髓背角神经元铁含量增加，该过程可能与瑞芬太尼诱发大鼠术后痛觉过敏的机制有关。

李依泽等 [38] 评价瑞芬太尼诱发切口痛大鼠痛觉过敏与脊髓背角 Anotamins 家族成员膜蛋白 16C（TMEM16C）和 Slack 通道的关系。研究分为两部分进行。实验 I 取 24 只 1 月龄雄性 SD 大鼠，随机分为 4 组（$n=6$）：生理盐水组（S 组）、病毒载体组（V 组）、病毒载体＋瑞芬太尼＋切口痛组（VRI 组）和 AAV5-TMEM16C 过表达＋瑞芬太尼＋切口痛组（ORI 组）。经 $L_{4\sim5}$ 脊髓背角注射生理盐水（S 组）、病毒载体（V 组和 VRI 组）或 AAV5-TMEM16C（ORI 组）1 μl，30 d 时 VRI 组和 ORI 组尾静脉输注瑞芬太尼 1 μg/（kg·min）60 min，同时建立切口痛模型。后续测定热缩足潜伏期（TWL）和机械缩足反应阈（MWT），并取脊髓背角 $L_{4\sim5}$ 节段，测定总蛋白及膜蛋白 TMEM16C 和 Slack 的表达。实验 II 取 24 只 1 月龄雄性 SD 大鼠，随机分为 4 组（$n=6$）：生理盐水＋人工脑脊液（ACSF）

组（SA 组）、病毒载体＋ACSF（VA 组）、病毒载体＋瑞芬太尼组（VR 组）和 AAV5-TMEM16C 过表达＋瑞芬太尼组（OR 组）。经 $L_{4\sim5}$ 脊髓背角注射生理盐水（SA 组）、病毒载体（VA 组和 VR 组）或 AAV5-TMEM16C（OR 组）1 μl，30 d 时取 $L_{4\sim5}$ 脊髓切片在 ACSF（NSA 组和 VA 组）或含有 4 nmol/L 瑞芬太尼的 ACSF 中（VR 组和 OR 组）孵育 60 min。后续测定 Slack 通道电流的频率和振幅。结果发现，使用瑞芬太尼以后能使大鼠的 TWL 缩短，MWT 降低，脊髓背角总蛋白及膜蛋白 TMEM16C 和 Slack 表达下调，而 AAV5-TMEM16C 则能消除瑞芬太尼的上述效应。因此，研究认为，瑞芬太尼诱发切口痛大鼠痛觉过敏形成的机制与下调脊髓背角 MEM16C 表达，进而下调 Slack 通道表达有关。

2. 器官功能的保护作用 曾娟等[39]探讨氢吗啡酮对大鼠肾缺血再灌注损伤（KIRI）细胞凋亡的影响及其机制。研究将 SD 大鼠分为假手术组、实验组和模型组，每组 15 只。用夹闭双侧肾蒂构建肾缺血再灌注损伤模型。实验组于缺血即刻经股静脉注射氢吗啡酮 4 mg/kg，假手术组和模型组给予等容量乳酸钠林格液。用 TUNEL 法检测肾组织细胞凋亡，蛋白质印迹法检测肾组织 B 淋巴瘤 -xl 基因（*Bcl-xl*）、Bcl-2 相关 x 蛋白（Bax）表达。研究发现，与假手术组相比，实验组的细胞凋亡率和 Bax 蛋白相对表达量增高，Bcl-xl 蛋白的表达量降低；而与模型组相比，实验组的细胞凋亡率和 Bax 蛋白相对表达量降低，Bcl-xl 蛋白的表达量增高。研究认为，氢吗啡酮可减轻大鼠 IRI 程度，保护大鼠肾功能，其机制与调控肾组织凋亡相关因子的表达抑制细胞凋亡相关。

董文理等[40]探讨盐酸氢吗啡酮对缺血再灌注大鼠心肌损伤的影响。研究将 108 只健康 SPF 级雄性成年 SD 大鼠随机分为假手术（S）组、缺血再灌注（I/R）组和盐酸氢吗啡酮预先给药（H）组，每组 36 只，再灌注 120 min，检测血清 IL-6、IL-10、SOD 和 MDA 浓度，确定心肌梗死面积并检测心肌组织 Toll 样受体（TLR）-4、Bcl-2、Bax 和 cleaved caspase-3 的蛋白表达。结果发现，与 S 组比较，I/R 组 IL-6、IL-10 和 MDA 的浓度均明显升高，SOD 浓度明显降低，心肌梗死面积明显增加，TLR-4、Bax 和 cleaved caspase-3 的蛋白表达均明显升高，Bcl-2 蛋白表达明显降低；与 I/R 组比较，H 组的上述结果被逆转。因此研究认为，盐酸氢吗啡酮可通过对炎性因子 TLR-4 信号及凋亡相关的 Bcl-2、Bax 和 cleaved caspase-3 表达的调节对 I/R 大鼠损伤心肌起保护作用。

3. 对细胞增殖、凋亡的影响 殷亚鹏等[41]探讨芬太尼通过调节环氧合酶 2（Cox-2）对肝癌 SMCC-7721 细胞增殖、凋亡的影响。方法：培养人肝癌 SMCC-7721 细胞，分别检测不同浓度芬太尼（0 μg/L、0.5 μg/L、5 μg/L、50 μg/L）及下调或上调 Cox-2 对细胞增殖、凋亡的影响，并检测不同浓度芬太尼对细胞中 Cox-2 mRNA 和蛋白表达的影响。研究发现，芬太尼呈时间、浓度依赖性抑制肝癌细胞增殖，浓度依赖性诱导肝癌细胞凋亡；不同浓度芬太尼处理后，肝癌细胞中 Cox-2 mRNA 和蛋白表达均明显降低，呈浓度依赖性；沉默 Cox-2 可明显抑制肝癌细胞增殖，诱导细胞凋亡；上调 Cox-2 可逆转芬太尼抑制肝癌细胞增殖、诱导细胞凋亡的作用。研究认为，芬太尼具有抑制肝癌细胞增殖、诱导细胞凋亡的作用，其作用机制可能与芬太尼抑制 *Cox-2* 基因表达有关。

籍婷婷等[42]*评价舒芬太尼对周围神经损伤小鼠脊髓神经元凋亡的影响。研究将清洁级健康雄性 BALB/c 小鼠 150 只随机分为 3 组（*n*＝50）：假手术组（Sham 组）、周围神经损伤组（PNI 组）和舒芬太尼组（SF 组）。PNI 组和 SF 组建立单侧坐骨神经损伤模型，造模后 SF 组腹腔注射舒芬太尼 5.0 μg/kg，每天 1 次，连续 3 d。于术后 1 d、3 d、7 d、14 d 和 28 d（T0～T4）时随机处死 5 只小鼠，取脊髓 $L_{4\sim6}$ 节段观察病理学结果，检测神经元凋亡情况，并计算神经元凋亡指数（AI）。于 T0～T4 时处死 5 只小鼠取损伤同侧脊髓 $L_{4\sim6}$ 节段，检测 Bcl-2、Bax 和活化型 caspase-3 的表达，计算 Bcl-2/Bax 比值。研究发现，与 Sham 组比较，PNI 组和 SF 组 AI 升高，Bcl-2 表达下调，活化型 caspase-3 和 Bax 表达上调（$P<0.05$）；与 PNI 组比较，SF 组 AI 降低，Bcl-2 表达上调，活化型 caspase-3 和 Bax 表达下调，Bcl-2/Bax 比值升高。SF 组比 PNI 组神经病理学损伤减轻。因此，研究认为，舒芬太尼可抑制周围神经损伤小鼠脊髓神经元凋亡。

Li 等[43] 探讨阿片受体（MOR）是否调节肝癌干细胞（HCSCs）的自我更新。研究利用细胞功能分析、siRNA、shRNA、流式细胞术分类和其他分子生物学技术。结果表明，MOR 的表达与肝癌的进展呈正相关。沉默 MOR 可显著降低肝癌相关的体内外肿瘤发生率，显著延长荷瘤小鼠的生存期。此外，MOR 沉默将大大减少肝细胞癌的细胞集落形成，表明肿瘤的发生受到下调。

（四）氯胺酮

氯胺酮是一种 N- 甲基 -D- 天冬氨酸受体（NMDAR）拮抗剂，其抗抑郁作用已经得到临床公认，2019 年氯胺酮的基础研究仍关注其对神经认知功能的影响，但相关研究有所减少。

黄梦婷等[44] 评价 Ⅱ 组代谢型谷氨酸受体在多次给予氯胺酮致小鼠认知功能降低中的作用及其与海马糖原合成酶激酶 3β（GSK3β）表达的关系。研究将 45 只 SPF 级健康雌性 C57BL/6 小鼠随机分为 3 组（$n=15$）：对照组（C 组）、氯胺酮组（K 组）和 Ⅱ 组代谢型谷氨酸受体激动剂组（L＋K 组）。K 组和 L＋K 组腹腔注射氯胺酮 30 mg/kg，连续 14 d；L＋K 组于第 1 次注射氯胺酮前 30 min 腹腔注射 Ⅱ 组代谢型谷氨酸受体激动剂 LY354740 10 mg/kg；C 组给予生理盐水。末次给药次日行 Morris 水迷宫实验，随后处死小鼠取海马，测定 GSK3β、NR2A 和突触后致密蛋白 95（PSD95）的表达。结果发现，与 C 组比较，K 组逃避潜伏期延长，原平台象限停留时间缩短，原平台穿越次数减少，海马 GSK3β 和 NR2A 表达上调，PSD95 表达下调；而在 L＋K 组，上述氯胺酮的效应被消除。研究认为，Ⅱ 组代谢型谷氨酸受体参与了多次给予氯胺酮致小鼠认知功能降低的过程，与海马 GSK3β 表达上调有关。

刘邱阿雪等[45] 观察消旋体氯胺酮体外对星形胶质细胞表面谷氨酸转运体 1（glial glutamate transporter-1，GLT-1）、Na^+-K^+ 泵和生长相关蛋白 43（growth associated protein-43，GAP-43）表达的影响，探讨氯胺酮作用于星形胶质细胞的可能作用机制。研究选取 MK-801 及 AP-5 作为对照药物，检测氯胺酮处理不同时间后，星形胶质细胞表面 GLT-1、Na^+-K^+ 泵及 GAP-43 蛋白表达的变化。同时检测星形胶质细胞乳酸脱氢酶（lactate dehydrogenase，LDH）漏出率，观察氯胺酮处理 30 min 至 24 h 对细胞的毒性作用。结果发现，经氯胺酮处理能使星形胶质细胞表面 GLT-1 和 Na^+-K^+ 泵表达量明显增加，GAP-43 表达量明显减少。终浓度分别为 100 μmol/L、1 μmol/L、50 μmol/L 的氯胺酮、MK-801、AP-5 持续作用 24 h 后，离体培养原代星形胶质细胞的 LDH 漏出率与空白组差异无统计学意义。研究认为，消旋体氯胺酮可通过非 N- 甲基 -D- 天冬氨酸（NMDA）途径体外上调星形胶质细胞表面 GLT-1、Na^+-K^+ 泵表达；100 μmol/L 氯胺酮持续作用 24 h 对离体培养的原代星形胶质细胞无明显损伤。

温博伦等[46] 评价 LY354740 预先给药对氯胺酮暴露致青春期 C57BL/6 小鼠的空间学习记忆功能损害及焦虑水平改变的改善作用。研究将 39 只健康雌性 SPF 级 C57BL/6 小鼠随机分成氯胺酮组（K

组）、LY354740 预处理组（L 组）及空白对照组（C 组）。K 组和 L 组均腹腔注射质量分数为 30 mg/kg 氯胺酮，L 组注射氯胺酮前 30 min 注射质量分数为 10 mg/kg LY354740，C 组注射等量生理盐水。第 1 天注射结束 30 min 后取新鲜海马组织测定谷氨酸质量分数（$n=3$）。连续注射 2 周后进行旷场实验和 Morris 水迷宫等行为学实验（$n=10$）。结果发现，与 C 组比较，K 组谷氨酸明显上升，旷场实验中心区活动时间缩短，进入中心区频次减少，在 Morris 水迷宫测试中定位航行测试逃避潜伏期延长，空间探索测试到达原平台潜伏期延长，穿越原平台频次减少；而在 L 组与 K 组比较，氯胺酮的上述效应被消除。因此研究认为，LY354740 预先给药可以抑制氯胺酮诱发的海马谷氨酸增加，改善氯胺酮暴露所致青春期 C57BL/6 小鼠的空间学习记忆功能损害及焦虑水平上升。

（五）利多卡因

2019 年麻醉学者对利多卡因的抗炎作用进行了研究。徐桂萍等[47] 探讨不同时期持续静脉输注利多卡因对脓毒症大鼠肺组织中高迁移率族蛋白 B1（high mobility group box 1，HMGB1）基因表达的影响及机制。研究将 75 只健康雄性 SD 大鼠随机分成 5 组：假手术组（S 组）、盲肠结扎穿孔组（CLP 组）、CLP 前 3 h 输注利多卡因组（L1 组）、CLP 即刻输注利多卡因组（L2 组）以及 CLP 后 3 h 输注利多卡因组（L3 组）。S 组打开腹腔后缝合，其他各组采用 CLP 制备脓毒症模型。于 CLP 后 24 h 处死大鼠，检测血清中 IL-6、TNF-α、ALT、AST、Cr 以及 HMGB1 浓度，肺组织中 HMGB1 mRNA 的表达量。另取 50 只大鼠分组同上观察 72 h 生存情况。研究发现，与 S 组比较，CLP 组、L1 组、L2 组、L3 组均发生脓毒症，且血清 IL-6、TNF-α、HMGB1 浓度和肺组织中 HMGB1 mRNA 表达量均增高。而与 CLP 组相比，L1 组、L2 组、L3 组血清中 HMGB1、IL-6、TNF-α 以及肺组织中 HMGB1 mRNA 明显降低。研究认为，持续静脉泵注利多卡因可以有效降低脓毒症大鼠炎症因子的表达，抑制肺组织中 HMGB1 基因表达量，减轻脓毒症对肺的损伤。

张琳等[48]* 评价利多卡因对大鼠内毒素性肺损伤时 Ras 同源基因（Rho）/Rho 激酶（ROCK）信号通路的影响。研究将 40 只 SPF 级雄性 Wistar 大鼠随机分为 5 组（$n=8$）：对照组（C 组）、LPS 组和不同剂量利多卡因组（L1～3 组）。采用腹腔注射 LPS 5 mg/kg（0.1 ml）的方法制备内毒素性肺损伤模型。腹腔注射 LPS 前 1 h 时，L1～3 组分别腹腔注射利多卡因 2 mg/kg、4 mg/kg 和 8 mg/kg。注射后 6 h 时处死大鼠，制备支气管肺泡灌洗液（BALF），测定 IL-1β、IL-6 及 TNF-α 的浓度；取肺组织行肺损伤评分，计算湿/干比，测定髓过氧化物酶（MPO）活性，测定肺组织 Rho、ROCK1、ROCK2、肌球蛋白磷酸酯酶目标亚基 1（MYPT1）、磷酸化 MYPT1（p-MYPT1）和 ZO-1 的表达并计算 MYPT1 磷酸化水平。研究发现，与 LPS 组比较，L1～3 组肺组织 MPO 活性、肺损伤评分、肺湿/干比、BALF IL-1β、IL-6 及 TNF-α 浓度降低，肺组织 Rho、ROCK1 和 ROCK2 表达下调，MYPT1 磷酸化水平降低，ZO-1 表达上调。研究认为，利多卡因可抑制大鼠内毒素性肺损伤时 Rho/ROCK 信号通路活性，该作用可能与利多卡因的抗炎机制有关。

（六）其他

脂多糖刺激肝巨噬细胞，可增强肝免疫炎症反应，介导肝损伤，导致肝功能不全，而咪达唑仑对活化免疫和炎症反应有抑制作用，但机制尚不清楚。Li 等[49]* 探究咪达唑仑对脓毒症过度免疫炎症反应所致肝损伤及对炎症的肝巨噬细胞的影响。研究采用脂多糖和半乳糖胺（galactosamine）诱导的小鼠急性肝损伤模型，观察咪达唑仑的体内作用。采用脂多糖刺激的骨髓细胞，观察咪达唑仑对单核细胞的影响。研究发现，咪达唑仑可预防脂多糖加半乳糖胺所致小鼠肝组织损伤，降低血清丙氨酸转氨酶（ALT）水平。在机制上，咪达唑仑抑制脂多糖刺激的肝巨噬细胞和骨髓单核细胞产生的 TNF-α 和 IL-1β，降低细胞表面主要组织相容性复合物 II 类（MHC II）、CD40 和 CD86 的表达。这些结果可以被外周型苯二氮䓬受体（PBR）阻滞剂 PK-11195 逆转。因此研究认为，咪达唑仑可通过抑制肝巨噬细胞的炎症反应和免疫激活，防止脂多糖诱导的免疫性肝损伤。

（张冯江　张　宇　喻　田）

参 考 文 献

[1]* Chen Y, Bao W, Liang X, et al. Propofol anesthesia alters spatial and topologic organization of rat brain metabolism. Anesthesiology, 2019, 131 (4): 850-865.

[2]* Wang Y, Tian D, Wei C, et. al. Propofol attenuates α-synuclein aggregation and neuronal damage in a mouse model of ischemic stroke. Neurosci Bull, 2020, 36 (3): 289-298.

[3] Ding XW, Sun X, Shen XF, et. al. Propofol attenuates TNF-α-induced MMP-9 expression in human cerebral microvascular endothelial cells by inhibiting Ca^{2+}/CAMK II /ERK/NF-κB signaling pathway. Acta Pharmacol Sin, 2019, 40 (10): 1303-1313.

[4] Xu ZD, Wang Y, Liang G, et. al. Propofol affects mouse embryonic fibroblast survival and proliferation in vitro via ATG5- and calcium-dependent regulation of autophagy. Acta Pharmacol Sin, 2020, 36 (3): 289-298.

[5] Liang C, Du F, Wang J, et. al. Propofol regulates neural stem cell proliferation and differentiation via calmodulin-dependent protein kinase II /AMPK/ATF5 signaling axis. Anesth Analg, 2019, 129 (2): 608-617.

[6] Qin J, Li Y, Wang K. Propofol induces impairment of mitochondrial biogenesis through inhibiting the expression of peroxisome proliferator-activated receptor-γ coactivator-1α. J Cell Biochem, 2019, 120 (10): 18288-18297.

[7] 曹波，王潘，张超，等. 前额叶皮质与丙泊酚诱发大鼠认知功能障碍的关系. 中华麻醉学杂志，2019，39（6）：688-690.

[8]* Sun L, Ma W, Gao W, et. al. Propofol directly induces caspase-1-dependent macrophage pyroptosis through the NLRP3-ASC inflammasome. Cell Death Dis, 2019, 10 (8): 542.

[9] 黄伯万，黄强，姜远旭. 异丙酚通过 TRPV1 离子通道抑制 LPS 诱导的小胶质细胞炎症反应. 中国病理生理杂志，2019，035（6）：1101-1105.

[10] Ji H, Qiu R, Gao X, et al. Propofol attenuates monocyte-endothelial adhesion via modulating connexin43 expression in monocytes. Life Sci, 2019, 232: 116624.

[11]* Zhang X, Li F, Zheng Y, et al. Propofol reduced mammosphere formation of breast cancer stem cells via PD-L1/nanog in vitro. Oxid Med Cell Longev, 2019, 2019: 9078209.

[12] 郭冠军，阮雁捷，冯玉，等. 丙泊酚对高级别脑胶质瘤细胞干细胞特性及增殖转移能力的影响. 中华生物

医学工程杂志，2019，25（3）：257-261.

[13]* Yu H, Ma M, Wang X, et al. Propofol suppresses proliferation, invasion, and migration of human melanoma cells via regulating microRNA-137 and fibroblast growth factor 9. J Cell Physiol, 2019, 234 (12): 23279-23288.

[14]* Sun H, Wang Y, Zhang W. Propofol inhibits proliferation and metastasis by up-regulation of miR-495 in JEG-3 choriocarcinoma cells. Artif Cells Nanomed Biotechnol, 2019, 47 (1): 1738-1745.

[15]* Du Q, Zhang X, Zhang X, et al. Propofol inhibits proliferation and epithelial-mesenchymal transition of MCF-7 cells by suppressing miR-21 expression. Artif Cells Nanomed Biotechnol, 2019, 47 (1): 1265-1271.

[16]* Gao C, Ren C, Liu Z, et. al. GAS5, a FoxO1-actived long noncoding RNA, promotes propofol-induced oral squamous cell carcinoma apoptosis by regulating the miR-1297-GSK3β axis. Artif Cells Nanomed Biotechnol, 2019, 47 (1): 3985-3993.

[17] 陈晨，李清，李晶，等．PI3K/Akt 信号通路在异丙酚抑制人非小细胞肺癌 H1975 细胞迁移和侵袭力中的作用．中华麻醉学杂志，2019，039（1）：74-77.

[18] Gong T, Ning X, Deng Z, et al. Propofol-induced miR-219-5p inhibits growth and invasion of hepatocellular carcinoma through suppression of GPC3-mediated Wnt/β-catenin signaling activation. J Cell Biochem, 2019, 120 (10): 16934-16945.

[19] Zheng H, Fu Y, Yang T. Propofol inhibits proliferation, migration, and invasion of hepatocellular carcinoma cells by downregulating Twist. J Cell Biochem, 2019, 120 (8): 12803-12809.

[20] 李青文，谢景远，崔珊珊，等．PI3K/Akt 信号通路在丙泊酚减轻大鼠肠缺血再灌注损伤中的作用．中华麻醉学杂志，2019，039（3）：319-322.

[21] 于向洋，贾莉莉，喻文立，等．异丙酚预先给药对肝缺血再灌注小鼠肾损伤时 Drp1 Ser637 去磷酸化的影响．中华麻醉学杂志，2019，039（1）：113-116.

[22] Wang B, Wu Q, Liao J, et al. Propofol induces cardioprotection against ischemia-reperfusion injury via suppression of transient receptor potential vanilloid 4 channel. Front Pharmacol, 2019, 10: 1150.

[23] Wang Y, Ge F, Li X, et al. Propofol inhibits androgen production in rat immature leydig cells. Front Pharmacol, 2019, 10: 760.

[24] Zhang W, Yang J, Fan J, et al. An improved water-soluble prodrug of propofol with high molecular utilization and rapid onset of action. Eur J Pharm Sci, 2019, 127: 9-13.

[25] 罗敏，陈昌林，李明兵，等．右美托咪定对心肌缺血再灌注大鼠模型心肌梗死面积、心肌细胞凋亡及凋亡相关蛋白表达的影响．临床和实验医学杂志，2019，18（18）：1913-1916.

[26] 李红霞，翁亦齐，喻文立，等．右美托咪定预先给药对肝缺血再灌注致大鼠心肌损伤时 JAK/STAT 信号通路的影响．中华麻醉学杂志，2019，39（1）：44-47.

[27] 梁小青，杨寅愉．右美托咪定对脂多糖诱导心肌细胞炎性反应时 NF-κB 表达的影响．中国临床药理学杂志，2019，35（16）：1746-1748.

[28] 李梦倩，李彬，董铁立．右美托咪定对大鼠离体肺缺血再灌注损伤时 RIPK3/MLKL 介导程序性坏死的影响．临床麻醉学杂志，2019，35（9）：909-912.

[29] 李灵丰，吴晓静，孔倩，等．右美托咪定对胸部撞击－失血性休克复苏致大鼠急性肺损伤时 NLRP3 炎症

小体的影响. 中华麻醉学杂志，2019，39（6）：754-757.

[30] 曹瑞娜，夏瑞，夏中元. 右美托咪定减轻肾缺血再灌注损伤中肾小球内皮糖萼的破坏. 临床麻醉学杂志，2019，035（6）：580-584.

[31] 杨静，吴友平，徐岩，等. 右美托咪定预先给药对大鼠肠缺血再灌注时 TLR4/NF-κB 信号通路的影响. 中华麻醉学杂志，2019，39（1）：31-35.

[32] Gao J, Sun Z, Xiao Z, et al. Dexmedetomidine modulates neuroinflammation and improves outcome via alpha2-adrenergic receptor signaling after rat spinal cord injury. Br J Anaesth, 2019, 123 (6): 827-838.

[33]* Li F, Wang X, Zhang Z, et al. Dexmedetomidine attenuates neuroinflammatory-induced apoptosis after traumatic brain injury via Nrf2 signaling pathway. Ann Clin Transl Neurol, 2019, 6 (9): 1825-1835.

[34] 顾凤香，冷玉芳，吕继鹏，等. 右美托咪定减轻大鼠急性内脏痛的机制：α_2 肾上腺素能受体与背根神经节神经元 Nav1.8 表达的关系. 中华麻醉学杂志，2019，39（3）：361-364.

[35] 刘煜鑫，闫东. 右美托咪定对大鼠海马神经元生长发育的影响及其机制. 中国应用生理学杂志，2019，35（1）：69-73.

[36] 王宇恒，吴秀，李明选，等. 右美托咪定对妊娠期七氟烷吸入麻醉诱发仔鼠海马神经元发育损伤的影响. 海南医学院学报，2019，25（18）：1371-1375.

[37] 舒瑞辰，李媛，张霄蓓，等. 瑞芬太尼对大鼠脊髓背角神经元铁代谢的影响. 中华麻醉学杂志，2019，39（5）：582-585.

[38] 李依泽，张麟临，王春艳，等. 瑞芬太尼诱发切口痛大鼠痛觉过敏与脊髓背角 TMEM16C 和 Slack 通道的关系. 中华麻醉学杂志，2019，039（4）：462-466.

[39] 曾娟，邓丁玲，肖继，等. 氢吗啡酮对肾缺血再灌注损伤大鼠细胞凋亡的影响及其机制. 中国临床药理学杂志，2019，35（16）：1756-1758.

[40] 董文理，张郜，廖卫宁，等. 盐酸氢吗啡酮降低缺血再灌注大鼠心肌损伤. 中国老年学杂志，2019，39（13）：3242-3245.

[41] 殷亚鹏，崔魁，蒋刚健，等. 芬太尼调节 Cox-2 基因抑制肝癌细胞增殖和诱导细胞凋亡的机制研究. 中华生物医学工程杂志，2019，25（2）：200-205.

[42] 籍婷婷，张析哲，周琪，等. 舒芬太尼对周围神经损伤小鼠脊髓神经元凋亡的影响. 中华麻醉学杂志，2019，39（3）：331-334.

[43] Li Y, Li G, Tao T, et al. The μ-opioid receptor (MOR) promotes tumor initiation in hepatocellular carcinoma. Cancer Lett, 2019, 453: 1-9.

[44] 黄梦婷，温博伦，廑鹏，等. Ⅱ组代谢型谷氨酸受体在多次给予氯胺酮致小鼠认知功能降低中的作用：与海马 GSK3β 表达的关系. 中华麻醉学杂志，2019，39（5）：544-547.

[45] 刘邱阿雪，凌晓敏，方芳，等. 氯胺酮体外对星形胶质细胞表面脑保护相关受体表达的影响. 中国临床医学，2019，26（3）：437-444.

[46] 温博伦，陈伟明，陈晓彤，等. LY354740 改善氯胺酮暴露引起青春期 C57BL/6 小鼠的空间学习记忆功能损害与焦虑. 暨南大学学报·自然科学与医学版，2019，40（3）：261-267.

[47] 徐桂萍，李青青，张宇轩，等. 持续静脉泵注利多卡因对脓毒症大鼠肺组织高迁移率族蛋白 B1 基因表达

的影响. 国际麻醉学与复苏杂志，2019，40（5）：442-446.

[48]* 张琳，张伟，张加强，等. 利多卡因对大鼠内毒素性肺损伤时 Rho/ROCK 信号通路的影响. 中华麻醉学杂志，2019，39（1）：109-112.

[49]* Li J, Tan H, Zhou X, et al. The protection of midazolam against immune mediated liver injury induced by lipopolysaccharide and galactosamine in mice. Front Pharmacol, 2019, 9: 1528.

二、临床研究

2019 年有关静脉麻醉药的临床研究主要涉及右美托咪定、丙泊酚、纳布啡、氯胺酮等静脉麻醉药在围术期及有创检查中的应用效果观察。

（一）纳洛酮

免疫功能在围术期患者预后中发挥重要作用，小剂量阿片类受体拮抗剂可能改善免疫功能。Lin 等[1] 将 69 例接受胸腔镜肺癌切除术的患者随机分为纳洛酮组（$n=35$）和非纳洛酮组（$n=34$）。术后患者给予舒芬太尼和帕洛诺司琼术后镇痛，其中纳洛酮组的镇痛泵中加用 0.05 μg/（kg·h）纳洛酮。主要结局指标为阿片类生长因子（opioid growth factor，OGF）的水平，并通过自然杀伤细胞和 $CD4^+$/$CD8^+$ T 细胞比值评估免疫功能。研究发现，舒芬太尼自控镇痛基础上，与非纳洛酮组相比，输注 0.05 μg/（kg·h）纳洛酮可显著提高 OGF，同时使自然杀伤细胞和 $CD4^+$/$CD8^+$ T 细胞比值上升，围术期应用小剂量纳洛酮具备改善免疫功能的作用。

（二）右美托咪定

先天性心脏病的婴幼儿经胸心脏超声检查时应用右美托咪定滴鼻可产生良好的镇静效果，但其滴鼻镇静的半数有效剂量尚不确切。Yang 等[2] 进行一项前瞻性队列研究，纳入 18 月龄以下先天性心脏病患儿，将所有受试者分为发绀组及非发绀组，每组患儿接受的初始右美托咪定滴鼻剂量均为 2 μg/kg，并均以 0.25 μg/kg 的剂量递增或递减。结果发现，发绀型或非发绀型心脏病的婴幼儿患者经胸心脏超声检查时，应用右美托咪定滴鼻镇静的半数有效剂量（ED_{50}）分别为 3.2 μg/kg（95% CI 2.78～3.55）和 1.9 μg/kg（95% CI 1.69～2.06）。

经纤维支气管镜异物取出术的小儿患者，术中氧饱和度下降、体动、喉痉挛、支气管痉挛及呼吸暂停是常见的不良事件。右美托咪定作为一种高度选择性的 α 肾上腺素受体激动药，具有镇静和镇痛作用，且较少引起呼吸抑制。Bi 等[3]* 通过一项随机对照试验，探讨麻醉诱导前应用右美托咪定滴鼻是否可降低七氟烷吸入全身麻醉下纤维支气管镜异物取出术不良事件的发生率。通过对右美托咪定滴鼻组及安慰剂组比较，得出结论，麻醉诱导前 25 min 给予右美托咪定 1 μg/kg 滴鼻，可显著减少患儿纤维支气管镜异物取出术中喉痉挛、呼吸暂停、呛咳的发生率，且减少术后躁动。

既往研究表明肾上腺素能受体与乳腺恶性肿瘤细胞的生长可能有关，而右美托咪定作为选择性 $α_2$ 受体激动药，被证实可增加离体乳腺癌细胞的增殖，且可刺激小鼠乳腺癌细胞增长。Liu 等[4] 进行的一项随机对照试验，纳入 24 名拟行单纯乳房切除术联合前哨淋巴结活检或改良根治性乳房切除术的原发性乳腺癌患者，将其随机分为右美托咪定组（围术期输注右美托咪定 2 μg/kg）和对照组（输注相同体积的生理盐水），并于术前及术后 24 h 分别抽取患者静脉血，分离血清，再以 10% 血清孵育 MCF-7 细胞 24 h。主要结局为患者血清培养的 MCF-7 细胞术前与术后平均百分比变化。结果发现，应用右美托咪定的原发性乳腺癌患者的血清环境可加快 MCF-7 细胞的增殖、迁移和侵袭。

目前，右美托咪定滴鼻广泛应用于小儿非创伤性检查的镇静，有研究探讨应用右美托咪定滴鼻镇静的患儿心动过缓发生率，并确定相关的危险因素。Lei 等 [5]* 回顾性分析 2017 年 10 月至 2018 年 8 月昆明市儿童医院接受鼻内右美托咪定镇静用于非创伤性检查的患儿数据。在符合纳入标准的 9984 例患儿中，2.3% 的患儿用药后出现心动过缓，右美托咪定剂量越大，心动过缓的发生率越高，且男性患儿心动过缓的发生率高于女性患儿，多因素 Logistic 回归分析发现，男性患儿与心动过缓的发生率独立相关。另外，唤醒患儿即可有效改善心动过缓。

右美托咪定可抗交感神经及兴奋迷走神经，具有一定的抗心律失常作用，Liu 等 [6] 纳入 13 项随机对照研究进行荟萃分析，包括 1684 例受试者，比较右美托咪定与安慰剂或其他麻醉药物在成年心脏手术患者中的抗心律失常作用。主要结局指标为术后心房颤动的发生率，次要结局指标为术后心室颤动及室性心动过速的发生率、机械通气时长、ICU 住院时长及全因死亡率。结果发现，右美托咪定可显著降低心脏手术术后心房颤动（OR 0.75，95% CI 0.58～0.97，P＝0.03），室性心动过速（OR 0.23，95% CI 0.11～0.48，P＝0.000）的发生率，但不能降低心室颤动发生率、机械通气时长、ICU 住院时长及全因死亡率。

右美托咪定对术中脑氧饱和度及术后认知功能的影响是近期研究热点，Gao 等 [7]* 进行一项随机对照研究，纳入 60 例拟行冠状动脉旁路移植术的老年患者，随机分为右美托咪定组及安慰剂组。右美托咪定组受试者于切皮前 15 min 给予右美托咪定 1 μg/kg 泵注，并以 0.3～0.5 μg/（kg·h）的速度泵注至术毕。两组患者术中均进行脑氧饱和度的监测，并分别在术前 1 d、术后 72 h 及术后 7 d 评估简易精神状态检查表（MMSE）。结果显示，右美托咪定组受试者术中脑氧饱和度显著高于安慰剂组，术后 72 h 及术后 7 d 认知功能障碍发生率右美托咪定组明显低于对照组。研究结论为右美托咪定可减小冠状动脉旁路移植术患者术中脑氧饱和度下降幅度，并改善术后认知功能，降低术后认知功能障碍的发生率。

Ren 等 [8] 通过荟萃分析验证右美托咪定作为浸润麻醉佐剂的有效性和安全性。研究纳入 294 例拟在局部浸润麻醉下行腹部手术的受试者。结果显示，在术后 6 h、12 h、24 h 右美托咪定佐剂组的疼痛评分显著降低，并可减少术后镇痛药物用量。研究认为，右美托咪定作为浸润麻醉佐剂可有效降低局部浸润麻醉下行腹部手术患者的疼痛，并减少术后镇痛药物用量，且不增加术后恶心呕吐的发生率。

Wang 等 [9] 通过一项荟萃分析验证右美托咪定用于开颅手术的有效性及安全性。研究纳入 1348 例拟在全身麻醉下行开颅手术的患者，结果显示，术中应用右美托咪定辅助全身麻醉可有效减轻患者术后疼痛程度、降低术后恶心呕吐的发生率，降低高血压及心动过速的发生率，且不增加低血压及心动过缓的发生。从而得出结论，右美托咪定可作为开颅手术全身麻醉药物佐剂，具备减轻术后疼痛程度、降低恶心呕吐的发生率及维持术中血流动力学稳定的优点。

目前，对于围术期应用右美托咪定的抗抑郁作用研究尚不充分。Yu 等[10]* 进行一项随机对照双盲研究，验证右美托咪定对剖宫产患者术后抗抑郁的作用。研究纳入拟接受椎管内麻醉下行剖宫产手术的产妇 600 例，随机分为右美托咪定组或对照组，右美托咪定组产妇于分娩后接受 0.5 μg/kg 右美托咪定，术后自控静脉镇痛泵药物为右美托咪定联合舒芬太尼；安慰剂组产妇于分娩后接受相同体积生理盐水，术后自控静脉镇痛泵药物为舒芬太尼。结果显示，右美托咪定组产妇术后抑郁评分更低，术后疼痛程度更轻，术后睡眠质量更佳。得出结论，术中应用右美托咪定可减轻接受剖宫产产妇术后早期的抑郁症状。

（三）羟考酮

骨科手术中应用止血带导致的远端肢体缺血再灌注损伤是临床中常见的并发症。Cheng 等[11] 比较术中应用右美托咪定或羟考酮对止血带导致远端肢体缺血再灌注损伤的影响，通过对患者麻醉前、应用止血带后 30 min 及 6 h 血清 MDA、SOD、TNF-α、IL-6、脂肪酸结合蛋 3（fatty acid binding protein 3，FABP3）、内皮素 -1（endothelin-1，ET-1）和脑源性神经营养因子（BDNF）的测定，得出结论，羟考酮对改善止血带所致远端肢体缺血再灌注损伤的作用不劣于右美托咪定。

（四）丙泊酚

不同麻醉药物对恶性肿瘤患者预后可造成不同影响。Lai 等[12]* 通过一项回顾性队列研究，观察丙泊酚或地氟烷维持全身麻醉对肝内胆管癌开腹手术患者远期预后的影响。通过对 70 例患者的临床数据统计分析。结果发现，相比于地氟烷组，丙泊酚组的生存率更高，肿瘤转移率更低，但肿瘤复发率两组差异无统计学意义。

术后认知功能障碍是围术期常见的并发症，Ma 等[13] 通过建立大鼠术后认知功能障碍模型，对大剂量丙泊酚减轻术后认知功能障碍的机制进行研究。研究发现大剂量丙泊酚可显著减少空间记忆的丢失，蛋白组学和基因转录组学检测提示低剂量丙泊酚组的海马细胞骨架通路出现异常，而大剂量丙泊酚组则未见异常，蛋白质测定进一步证实海马肌动蛋白细胞骨架在低剂量丙泊酚组中出现解聚，而在大剂量丙泊酚组中保持正常。研究得出结论，大剂量丙泊酚麻醉可减缓术后认知功能障碍的发展，肌动蛋白细胞骨架异常与术后认知功能障碍的发生机制相关。

诸多研究比较丙泊酚与巴比妥类药物治疗难治性癫痫的有效性及安全性。Zhang 等[14] 通过荟萃分析纳入 7 项研究共 261 例患者，结果显示，相比于巴比妥类药物，丙泊酚治疗难治性癫痫具备更高的症状控制率、更短的起效时间且可降低气管插管的置入时长；在安全性方面，丙泊酚与巴比妥类药物相比，前者并不会显著降低患者血压。因此研究得出结论，与巴比妥类药物相比，丙泊酚可有效控制难治性癫痫，缩短气管插管置入时长，且不会降低患者血压。

（五）多沙普仑

无痛胃肠镜检查中，因联合应用丙泊酚和芬太尼而导致患者血氧饱和度降低的情况十分常见。Gu 等[15]* 对术中应用多沙普仑是否可降低无痛胃肠镜检查中低血氧饱和度的发生率进行研究。该研究纳入 110 例受试者，分为多沙普仑组及安慰剂组。应用丙泊酚诱导后，多沙普仑组静脉给予多沙普仑 50 mg，安慰剂组给予相同体积的生理盐水。结果发现，应用丙泊酚维持麻醉的无痛胃肠镜检查中，多沙普仑可降低检查中低血氧饱和度的发生率，且不增加丙泊酚用量、手术时长，对患者血流动力学的影响较小。

（六）瑞芬太尼

瑞芬太尼及右美托咪定在全身麻醉剖宫产手术中的应用尚存在争议，Yu 等[16]* 比较瑞芬太尼及右美托咪定在全身麻醉剖宫产中对产妇及新生儿的影响。研究纳入 120 例拟在全身麻醉下行剖宫产手术的受试者，分为瑞芬太尼组、右美托咪定组及安慰剂组，每组均以丙泊酚及肌松药进行诱导，瑞芬太尼组给予瑞芬太尼 0.5 μg/kg 诱导，2 μg/（kg·h）维持，右美托咪定组给予右美托咪定 0.5 μg/kg 诱导，0.5 μg/（kg·h）维持。结果发现，全身麻醉下剖宫产术中给予瑞芬太尼可减少血流动力学波动，给予右美托咪定新生儿 Apgar 评分更高，并可减少产妇术后疼痛程度及儿茶酚胺释放量。

Ouyang 等[17] 通过一项随机对照研究比较舒芬太尼、瑞芬太尼是否可有效抑制急诊创伤手术中机体应激反应。研究纳入 60 例急诊创伤患者，随机分为瑞芬太尼组或舒芬太尼组，瑞芬太尼组受试者于术中持续静脉泵注瑞芬太尼，舒芬太尼组受试者于术中间断给予舒芬太尼。研究结果显示，瑞芬太尼组受试者术中多个时间点的血浆皮质醇、肾上腺素、去甲肾上腺素及血糖水平更低，术中血流动力学更加平稳。由此得出结论，对于急诊创伤手术患者，相比于舒芬太尼，术中给予瑞芬太尼可有效减轻机体应激反应。

（七）纳布啡

术后疼痛是围术期常见的并发症，严重影响患者康复。Xi 等[18] 通过一项随机对照双盲研究，纳入 60 例拟行正颌手术的患者，分为纳布啡组及舒芬太尼组。两组分别给予 2 mg/kg 纳布啡或 2.5 μg/kg 舒芬太尼进行术后自控静脉镇痛。结果发现，纳布啡组术后疼痛评分更低、镇静评分更高，纳布啡组 TNF-α、IL-6、MDA 更低。本研究结论为纳布啡可为正颌手术患者提供满意的术后镇痛，其作用与减少机体炎症和氧化应激反应有关。

（八）布托啡诺

骨科手术区域阻滞麻醉中，由于患者的焦虑状态术中给予抗焦虑药物十分常见。Song 等[19] 在一项随机对照双盲研究中，将患者随机分为布托啡诺组和安慰剂组，并观察布托啡诺在接受区域麻醉下骨科手术患者中的镇静效果，探讨术前焦虑程度与术中布托啡诺需求量之间的关系。研究结果显示，布托啡诺组患者焦虑程度显著低于安慰剂组，且根据术前的焦虑评分可推算术中给予布托啡诺的合适剂量，公式为：布托啡诺（μg/kg）＝15.26＋（0.14× 术前焦虑评分）。

应用舒芬太尼为患者进行全身麻醉诱导，易出现呛咳，布托啡诺可能抑制呛咳的发生。Yin 等[20] 通过一项随机对照试验，纳入 120 例拟行颌面外科手术的患者，给予舒芬太尼（0.5 μg/kg）诱导 5 s 后分别给予 0.1 mg 布托啡诺或等量生理盐水。结果显示，小剂量布托啡诺（0.1 mg）可预防舒芬太尼诱导的呛咳发生，且血流动力学更加稳定。

（九）氯胺酮

氯胺酮的抗抑郁作用是近期研究热点。Dong 等[21] 进行一项随机对照研究，纳入 134 例重度抑郁患者并随机分为 3 组：常规电休克治疗组、间歇氯胺酮辅助电休克治疗组（电休克治疗期间每周给予 1 次氯胺酮）、重复氯胺酮辅助电休克治疗组（每次电休克治疗均给予氯胺酮 0.3 mg/kg）。结果显示，间歇或重复给予氯胺酮均可显著提高抑郁症状缓解率，提高电休克治疗效果，但重复氯胺酮辅助电休克治疗组精神并发症发生率显著高于间歇氯胺酮辅助电休克治疗组。得出结论，在电休克治疗的同时间歇给予氯胺酮可显著改善患者抗抑郁疗效，并减少精神并发症的发生。

氯胺酮可改善患者术后抑郁状态，但是否能预防产后抑郁尚不清楚。Ma 等[22] 通过一项随机对照研究，纳入 654 例拟行剖宫产的产妇，随机分为氯胺酮组及安慰剂组。于胎儿娩出 10 min 后分别给予氯胺酮 0.5 mg/kg 或同等体积的生理盐水，剖宫产术毕两组受试者均接受静脉镇痛。结果显示，氯胺酮组术后抑郁评分显著低于对照组，疼痛评分更低，且对于既往合并抑郁症状的产妇效果更为显著，从而认为围术期应用氯胺酮对剖宫产产妇术后抑郁状态具有预防作用。

Yin 等[23] 通过一项随机对照试验，探究老年患者接受无痛胃肠镜检查麻醉药物的最佳组合方式。研究纳入 120 例老年患者，分为丙泊酚＋盐水组、丙泊酚＋舒芬太尼（0.1 μg/kg）组、丙泊酚＋右美托咪定（0.4 μg/kg）组、丙泊酚＋氯胺酮（0.4 mg/kg）组，观察 4 组患者术中循环、呼吸指标及镇静程度等。结果显示，丙泊酚＋氯胺酮组术中血流动力学最为稳定，术中低血压、心动过缓、低氧血症的发生率最低。

（十）曲马多

Chu 等[24] 通过一项回顾性研究，比较曲马多和右美托咪定联合丙泊酚在超声引导下经皮微波热凝治疗肝癌中的麻醉效果和安全性。研究回顾性分析 176 例患者，结果显示，曲马多联合丙泊酚组患者术中及术后多个时点的心率、平均动脉压、血氧饱和度更加平稳，术后寒战发生率更低，术后疼痛程度更低。由此得出结论，与右美托咪定联合丙泊酚相比，曲马多联合丙泊酚更适用于经皮微波热凝肝癌治疗患者的麻醉。

（彭宇明　张鸿飞）

参 考 文 献

[1] Lin Y, Miao Z, Wu Y, et al. Effect of low dose naloxone on the immune system function of a patient undergoing video-assisted thoracoscopic resection of lung cancer with sufentanil controlled analgesia-a randomized controlled trial. BMC Anesthesiol, 2019, 19 (1): 236.

[2] Yang F, Li S, Shi Y, et al. Fifty percent effective dose of intranasal dexmedetomidine sedation for transthoracic echocardiography in children with cyanotic and acyanotic congenital heart disease. J Cardiothorac Vasc Anesth, 2020, 34: 966-971.

[3]* Bi Y, Ma Y, Ni J, et al. Efficacy of premedication with intranasal dexmedetomidine for removal of inhaled foreign bodies in children by flexible fiberoptic bronchoscopy: a randomized, double-blind, placebo-controlled clinical trial. BMC Anesthesiol, 2019, 19: 219.

[4] Liu Y, Sun J, Wu T, et al. Effects of serum from breast cancer surgery patients receiving perioperative dexmedetomidine on breast cancer cell malignancy: A prospective randomized controlled trial. Cancer Med, 2019, 8: 7603-7612.

[5]* Lei H, Chao L, Miao T, et al. Incidence and risk factors of bradycardia in pediatric patients undergoing intranasal dexmedetomidine sedation. Acta Anaesthesiol Scand, 2020, 64 (4): 464-471.

[6] Liu Y, Zhang L, Wang S, et al. Dexmedetomidine reduces atrial fibrillation after adult cardiac surgery: a meta-analysis of randomized controlled trials. Am J Cardiovasc Drugs, 2020, 20 (3): 271-281.

[7]* Gao Y, Zhu X, Huang L, et al. Effects of dexmedetomidine on cerebral oxygen saturation and postoperative cognitive function in elderly patients undergoing minimally invasive coronary artery bypass surgery. Clin Hemorheol Microcirc, 2020, 74 (4): 383-389.

[8] Ren Y, Shi W, Chen C, et al. Efficacy of dexmedetomidine as an adjuvant to local wound infiltration anaesthesia in abdominal surgery: A meta-analysis of randomised controlled trials. Int Wound J, 2019, 16 (5): 1206-1213.

[9] Wang L, Shen J, Ge L, et al. Dexmedetomidine for craniotomy under general anesthesia: A systematic review and meta-analysis of randomized clinical trials. J Clin Anesth, 2019, 54: 114-125.

[10]* Yu HY, Wang SY, Quan CX, et al. Dexmedetomidine alleviates postpartum depressive symptoms following cesarean section in Chinese women: a randomized placebo-controlled study. Pharmacotherapy, 2019, 39 (1): 994-1004.

[11] Cheng W, Wang M, Liu P, et al. Protective effects of dexmedetomidine and oxycodone in patients undergoing limb ischemia-reperfusion. Med Sci Monit, 2019, 25: 9073-9084.

[12]* Lai HC, Lee MS, Lin KT, et al. Propofol-based total intravenous anesthesia is associated with better survival than desflurane anesthesia in intrahepatic cholangiocarcinoma surgery. Medicine (Baltimore), 2019, 98 (51): e18472.

[13] Ma J, Williams J, Eastwood D, et al. High-dose propofol anesthesia reduces the occurrence of postoperative cognitive dysfunction via maintaining cytoskeleton. Neuroscience, 2019, 421: 136-143.

[14] Zhang Q, Yu Y, Lu Y, et al. Systematic review and meta-analysis of propofol versus barbiturates for controlling refractory status epilepticus. BMC Neurol, 2019, 19: 55.

[15]* Gu Z, Xin L, Wang H, et al. Doxapram alleviates low SpO_2 induced by the combination of propofol and fentanyl during painless gastrointestinal endoscopy. BMC Anesthesiol, 2019, 19: 216.

[16]* Yu Z, Zhang P, Wang H, et al. Effects of dexmedetomidine versus remifentanil on mothers and neonates during cesarean section under general anesthesia. Biomed Pap Med Fac Univ Palacky Olomouc Czech Repub, 2019. doi: 10.5507/bp.2019.055.

[17] Ouyang R, Ren H, Liu W, et al. Remifentanil inhibits the traumatic stress response in emergent trauma surgery. J Clin Lab Anal, 2019, 33 (8): e22971.

[18] Xi MY, Li SS, Zhang C, et al. Nalbuphine for analgesia after orthognathic surgery and its effect on postoperative inflammatory and oxidative stress: A randomized double-blind controlled trial. J Oral Maxillofac Surg, 2020, 78 (4): 528-537.

[19] Song B, Yang Y, Teng X, et al. Use of pre-operative anxiety score to determine the precise dose of butorphanol for intra-operative sedation under regional anesthesia: A double-blinded randomized trial. Exp Ther Med, 2019, 18 (5): 3885-3892.

[20] Yin F, Zhang T. A small dose of butorphanol prevents sufentanil-induced cough during general anesthesia induction. J Craniofac Surg, 2019, 30 (8): 2499-2501.

[21] Dong J, Min S, Qiu H, et al. Intermittent administration of low dose ketamine can shorten the course of electroconvulsive therapy for depression and reduce complications: A randomized controlled trial. Psychiatry Res, 2019, 281: 112573.

[22] Ma JH, Wang SY, Yu HY, et al. Prophylactic use of ketamine reduces postpartum depression in Chinese women undergoing cesarean section. Psychiatry Res, 2019, 279: 252-258.

[23] Yin S, Hong J, Sha T, et al. Efficacy and tolerability of sufentanil, dexmedetomidine, or ketamine added to propofol-based sedation for gastrointestinal endoscopy in elderly patients: A prospective, randomized, controlled trial. Clin Ther, 2019, 41 (9): 1864-1877.

[24] Chu C, Yi X, Sun J, et al. Comparison of anesthetic effects of dexmedetomidine and tramadol, respectively, combined with propofol in percutaneous microwave coagulation therapy for hepatocellular carcinoma. Oncol Lett, 2019, 18 (4): 3599-3604.

第三节　吸入麻醉药

一、基础研究

（一）吸入麻醉药对学习记忆的影响及其机制

1. 吸入麻醉药对发育期实验鼠学习记忆能力及其作用机制　这类研究涉及的药物主要包括七氟烷和异氟烷，主要围绕麻醉药诱导的神经毒性及神经炎症反应研究其发生机制，以及如何减轻吸入麻醉药导致的神经损害。

（1）七氟烷：七氟烷是临床上应用最广泛的吸入麻醉药，尤其在儿科手术领域。但大量实验表明发育期多次吸入七氟烷会对远期的学习记忆能力产生损害。最近的研究主要集中于七氟烷暴露对神经干细胞产生的影响，以及探索各种潜在的机制，研究如何保护大脑免受七氟烷暴露引发的学习记忆能力损害。Sun 等[1]用出生后第 7 天的 SD 大鼠连续暴露于 2% 七氟烷＋40% 氧气/空气中 2 h，随后用 Morris 水迷宫实验检测神经行为表现、用透射电镜观察海马组织病理学改变，发现新生大鼠单次七氟烷暴露会导致暂时性的、可逆的空间工作记忆障碍，这可能与海马 CA3 区突触超微结构损伤有关。Lu 等[2]在体外敲除神经干细胞的长链非编码 RNA（lncRNA）WNT5A-AS，并检测暴露于七氟烷后的神经干细胞的增殖、WNT5A 和受体样酪氨酸激酶的表达及活性氧水平。结果表明，抑制 lncRNA Wnt5A-AS 可以挽救神经干细胞；此外，Wnt5A/Ryk-ROS 信号可能是 lncRNA Wnt5A-AS 的下游靶点。Shao 等[3]使用 MIMIC 和抑制剂改变大鼠 miR-183 的表达，采用反转录定量聚合酶链反应和蛋白质印迹法进行检测和分析。结果显示，七氟烷麻醉通过调节

microRNA-183 介导的 NR4A2 抑制新生大鼠海马神经干细胞的神经发生。Yang 等[4] 研究氯化血红素对新生大鼠七氟烷暴露后的神经毒性的影响。结果显示，氯化血红素可减少新生大鼠神经细胞凋亡，改善线粒体动力学，对七氟烷诱导的认知功能障碍有保护作用，这种神经保护作用可能是通过增加脑红蛋白的表达来实现的。而 Zhang 等[5] 研究显示，脑红蛋白可通过抑制细胞凋亡，增加神经元数量，改善七氟烷所致的神经元损伤，这种保护作用可能与 HIF-1α 信号通路有关。之前有研究显示，多次七氟烷暴露通过系列通路使发育期海马载脂蛋白 E（ApoE）产生增多，导致术后认知功能障碍。徐革等[6] 发现，泛癸利酮（辅酶 Q10）可以减轻因多次七氟烷暴露所致的新生小鼠脑损伤，其机制与抑制海马 ApoE 表达上调有关。

（2）异氟烷：相关的研究集中在异氟烷导致学习记忆障碍的机制，以及如何预防异氟烷暴露产生的学习记忆损害。Tong 等[7] 用细胞发育制图的方法标记雄性和雌性转基因小鼠中的未成熟颗粒细胞，在标记的颗粒细胞 2 周时暴露于异氟烷 6 h，2 个月后对颗粒细胞的形态进行定量分析，研究发现，异氟烷处理不影响齿状回的大体结构，颗粒细胞出现在正确的亚区，说明长时间的异氟烷暴露不会损害颗粒细胞的整合。在 Hcrt-cre 大鼠麻醉过程中，Li 等[8] 在腹侧被盖区（VTA）内微量注射食欲肽，用免疫荧光法鉴定 VTA 内的食欲肽受体和多巴胺能神经元，运用光遗传学检测内源性食欲素介导的多巴胺能神经元的调节，发现食欲肽通过激活 VTA 中的多巴胺能神经元促进异氟烷麻醉后的苏醒。Zhao 等[9] 采用全细胞膜片钳技术记录小鼠急性脑片海马角锥体细胞钠电流，在临床相关的异氟烷浓度下，分析异氟烷对瞬时钠电流和持续性钠电流的作用。研究结果显示，临床相关浓度的异氟烷可抑制海马锥体神经元的短暂钠电流和持续性钠电流，这些机制可能与降低海马神经元的兴奋性和突触神经传递有关。Zhou 等[10] 研究异氟烷对电压门控钠通道（NAV）的亚型选择效应，与 Nav1.1 相比，Nav1.2 和 Nav1.6 受到更大的抑制，这可能有助于异氟烷在突触传递中的神经递质选择效应。

2. 吸入麻醉药对老年动物认知功能的影响及其作用机制 常用吸入麻醉药（七氟烷、异氟烷）可诱发老年患者的认知功能障碍，最近的研究继续探索吸入麻醉药影响老年患者认知功能的可能机制，并对如何预防吸入麻醉药诱发的认知功能障碍进行探索。

（1）七氟烷：七氟烷诱发认知功能障碍的机制与引起神经元炎症导致的细胞凋亡、神经元树突棘可塑性损害和抑制海马神经元发生等有关，损伤程度与七氟烷暴露浓度和暴露时间呈正相关。Gao 等[11] 发现，在短手术和七氟烷暴露下，手术可能是 β 淀粉样蛋白（Aβ）升高的主要原因，七氟烷可通过上调淋巴系统中的关键成分 AQP-4 来增加 Aβ 的清除。Cao 等[12] 发现异氟烷暴露后海马血管内皮生长因子（VEGF）蛋白表达增加，提示吸入麻醉诱导老年大鼠海马 VEGF 蛋白过度表达，用 2 mg/kg 的 VEGF 抗体 RB-222 预处理可部分消除脑毛细血管闭塞蛋白的降解，在 Morris 水迷宫实验中，抑制 VEGF 也能显著减轻异氟烷诱导的认知功能障碍，表明异氟烷暴露后脑内 VEGF 表达的升高与老年大鼠的 POCD 有关。Tian 等[13] 研究七氟烷暴露对大鼠的影响，重点是胰岛素样生长因子（IGF）信号的作用，结果表明七氟烷诱导的 miR-223-3p 上调抑制胰岛素样生长因子受体以削弱 IGF 信号转导，从而导致学习和记忆障碍。Xiong 等[14] 证明暴露于 2.5% 七氟烷导致基础前脑胆碱能神经元（BFCNs）的显著丢失，并导致空间记忆和恐惧记忆的损害。七氟烷暴露通过破坏 BFCNs 在大脑中的合成途径，显著降低神经生长因子

（NGF）的水平，NGF 代谢功能障碍导致七氟烷相关的 BFCNs 变性和随后的认知缺陷。

（2）异氟烷：异氟烷与神经发育障碍和神经退行性疾病有关，如阿尔茨海默病和老年性黄斑变性。朱明等[15]通过实验发现异氟烷可能通过激活 GSK-3β/β-catenin 信号通路使大鼠海马神经元细胞形态发生改变，从而造成认知功能障碍。Chen 等[16]研究黄芪甲苷（astragaloside，AS）的作用，发现 AS 预处理可减轻视网膜色素上皮细胞的细胞周期重入和促凋亡作用，且异氟烷诱导的视网膜色素上皮细胞肿瘤坏死因子受体相关因子 -5（TRAF5）和 NF-κB 的表达均高于 AS 预处理的细胞，提示 TRAF5 在其中起重要作用。

（二）吸入麻醉药预处理或后处理在器官保护方面的研究

1. 心肌保护作用 七氟烷作为一种心肌保护措施，阐明其病理生理机制具有重要的临床意义。Li 等[17]通过实验发现，HTK 液中加入七氟烷能减轻低温和缺血再灌注心律失常，这可能与丝氨酸368位 Cx43 磷酸化有关。王子君等[18]选取成年雄性 SD 大鼠 24 只，随机分为糖尿病组、七氟烷组和对照组，记录室性心律失常诱发情况，检测心室肌磷酸化 Cx43Ser368 的表达。发现七氟烷稳定糖尿病大鼠心室肌电传导功能的机制与降低 Cx43Ser368 的磷酸化水平有关。Yang 等[19]探讨七氟烷后处理是否通过促进线粒体自噬来减轻心肌细胞缺氧 - 复氧损伤，实验建立 H9C2 心肌细胞缺氧、复氧模型，复氧开始时给予 2.4% 七氟烷治疗。结果发现，缺氧 - 复氧损伤导致心肌细胞存活率显著降低，细胞损伤严重。七氟烷预处理可上调缺氧诱导因子 -1α 和 BNIP3 蛋白表达，促进自噬小体清除，减轻细胞损伤。Li 等[20]探讨七氟烷预适应对脂多糖诱导的脓毒症小鼠心肌功能障碍的影响及其可能机制。结果表明，在脂多糖攻击前暴露于 2% 七氟烷对心肌功能障碍有保护作用，七氟烷预适应可减轻内毒素血症时中性粒细胞浸润和炎性介质的释放。

2. 脑保护作用

（1）七氟烷：Xue 等[21]发现七氟烷后处理通过调节 Ezh2 对 Pten/Akt/mTOR 信号通路的调节，抑制新生大鼠过度自噬，对新生大鼠缺氧缺血性脑损伤具有神经保护作用。Cheng 等[22]将人 SH-SY5Y 细胞诱导分化为神经元样细胞，缺氧缺糖 1 h，七氟烷暴露 1 h，分别与自溶酶体抑制剂氯喹、自噬诱导剂雷帕霉素和自噬抑制剂 3- 甲基腺嘌呤共同孵育，发现糖氧剥夺通过增加自噬小体的形成和减少自噬小体的清除来增加自噬小体的积聚，减少自噬小体的积聚可能有助于七氟烷对神经元的保护。镇路明等[23]研究调节性 T 细胞是否参与七氟烷预处理诱导的小鼠脑缺血保护。结果显示，与对照组相比，七氟烷预处理可明显减轻小鼠脑缺血再灌注损伤，并且明显增加再灌注后 48 h 调节性 T 细胞的比例。

（2）异氟烷：异氟烷能改善大鼠的脑缺血再灌注损伤，其机制有减轻海马神经元损伤、促进血管生成等。Zhang 等[24]用 qPCR、蛋白质印迹法和免疫组化等方法检测异氟烷预处理（IP）对电磁脉冲（EMP）大鼠脑组织中促炎 / 抗炎小胶质细胞标志物及多种促炎和抗炎介质表达的影响，用细胞因子信号转导抑制因子 1（SOCS1）siRNA 在培养的 N9 小胶质细胞中检测 SOCS1 在 IP 中的作用，发现 IP 通过上调 SOCS1，将小胶质细胞极化从促炎表型转变为抗炎表型，从而改善 EMP 诱导的神经损伤。Li 等[25]用苏木精 - 伊红染色观察电磁脉冲和异氟烷预处理对神经元的影响，发现电磁脉冲暴露后，异常神经元数量增加，caspase-3、CD11b、TLR4 和 NFBp65 的表达也增加，而异氟烷预处理可以减少神经元凋亡，改善电磁脉冲所致的认知功能障碍。

3. 肺保护作用　种朋贵等[26]实验发现，七氟烷能够激活 Clara 细胞分泌蛋白的表达，从而抑制胞质型磷脂酶 A2（C-PLA2）表达进而使生成的 AA 下降，对单肺通气所致急性肺损伤有保护作用。七氟烷对哮喘小鼠也有保护作用，Lv 等[27]探究其机制，发现七氟烷可逆转过敏性肺组织中水通道蛋白 1（AQP1）、AQP5mRNA 表达和蛋白水平的下降，并抑制内质网应激反应。

（三）吸入麻醉药对肿瘤细胞的影响

吸入麻醉药对肿瘤细胞效应的研究集中在七氟烷。虽然一些研究表明七氟烷促进肿瘤生长，但另一些研究报道七氟烷具有抗癌活性。Chen 等[28]研究发现，七氟烷部分通过靶向 miR203/WNT2B/Wnt/β-catenin 轴抑制骨肉瘤细胞的增殖和侵袭。朱彦东等[29]的研究显示七氟烷会降低肿瘤细胞对顺铂的敏感性。Ding 等[30]研究发现，不考虑细胞来源和遗传背景，七氟烷通过靶向 RAS 和靶向 RhoA 显著抑制宫颈癌细胞的增殖和迁移。但张文文等[31]的研究显示，吸入性麻醉药能促进宫颈鳞癌 Caski 细胞的侵袭和迁移，同时异氟烷能促进子宫颈鳞癌细胞的增殖能力。Kang 等[32]探讨七氟烷对人卵巢癌增殖和侵袭的影响及其机制，发现七氟烷在体内外均能抑制卵巢癌的增殖，还能促进卵巢癌细胞凋亡，抑制卵巢癌细胞的迁移和侵袭，并与七氟烷剂量呈正相关。七氟烷通过调节 JNK 和 p38MAPK 信号通路影响卵巢癌的细胞生物学活性。Fan 等[33]研究七氟烷对结直肠癌的影响，在体外用不同浓度的七氟烷处理 SW620 细胞和 HCT116 细胞 6 h。采用 3-（4，5-二甲基噻唑 -2-yl）-2，5-二苯四唑溴化法和跨孔法测定七氟烷对细胞存活、迁移和侵袭的影响。结果表明，七氟烷通过 miR-203/Robo1 调控 ERK/MMP-9 通路，抑制大肠癌细胞的迁移和侵袭。Zhang 等[34]研究证明，七氟烷通过调节 miR-146b-5p 和 MMP16 抑制胶质瘤细胞的迁移和侵袭，但七氟烷对胶质母细胞瘤产生不同的影响，Lai 等[35]发现七氟烷可通过增加 CD44 的表达，来增加人胶质母细胞瘤细胞在体外的迁移、侵袭和集落形成能力，增加其在体内的肿瘤体积和侵袭、迁移能力。

（曹琳岩　王可心　曹学照　黑子清）

参 考 文 献

[1] Sun GY, Xie K, Sun ZY, et al. Sevoflurane induces temporary spatial working memory deficits and synaptic ultrastructure impairments in the hippocampus of neonatal rats. Eur Rev Med Pharmacol Sci, 2019, 23 (6): 2620-2629.

[2] Lu G, Zhao W, Rao D, et al. Knockdown of long noncoding RNA WNT5A-AS restores the fate of neural stem cells exposed to sevoflurane via inhibiting WNT5A/Ryk-ROS signaling. Biomed Pharmacother, 2019, 118: 109334.

[3] Shao CZ, Xia KP. Sevoflurane anesthesia represses neurogenesis of hippocampus neural stem cells via regulating microRNA-183-mediated NR4A2 in newborn rats. J Cell Physiol, 2019, 234 (4): 3864-3873.

[4] Yang F, Shan Y, Tang Z, et al. The neuroprotective effect of hemin and the related mechanism in sevoflurane exposed neonatal rats. Front Neurosci, 2019, 13: 537.

[5] Zhang Y, Yang F, Gao Y, et al. Neuroglobin protects offspring rats from neuronal damage induced by sevoflurane exposure to pregnant rats by inhibiting endogenous apoptosis. Int J Dev Neurosci, 2019, 76: 17-24.

[6] 徐革，杨曼，于洋，等. 辅酶Q10对多次吸入七氟醚致新生小鼠脑损伤时载脂蛋白E表达的影响. 中华麻醉学杂志，2019，39（11）：1302-1305.

[7] Tong DY, Godale CM, Kadakia FK. et al. Immature murine hippocampal neurones do not develop long-term structural changes after a single isoflurane exposure. Br J Anaesth, 2019, 123 (6): 818-826.

[8] Li J, Li H, Zhang X, et al. Orexin activated emergence from isoflurane anaesthesia involves excitation of ventral tegmental area dopaminergic neurones in rats. Br J Anaesth, 2019, 123 (4): 497-505.

[9] Zhao WL, Zhang MY, Liu J. et al. Isoflurane modulates hippocampal cornu ammonis pyramidal neuron excitability by inhibition of both transient and persistent sodium currents in mice. Anesthesiology, 2019, 131 (1): 94-104.

[10] Zhou C, Johnson KW, Herold KF, et al. pharmacology HHJTJo, therapeutics e. Differential inhibition of neuronal sodium channel subtypes by the general anesthetic isoflurane. J Pharmacol Exp Ther, 2019, 369 (2): 200-211.

[11] Gao X, Ming J, Liu S, et al. sciences CJJL. Sevoflurane enhanced the clearance of Aβ1-40 in hippocampus under surgery via up-regulating AQP-4 expression in astrocyte. Life Sci, 2019, 221: 143-151.

[12] Cao YY, Li ZQ, Ma LJ, et al. Isoflurane-induced postoperative neurovascular and cognitive dysfunction is associated with VEGF overexpression in aged Rats. J Mol Neurosci, 2019, 69 (2): 215-223.

[13] Tian Y, Song MR. Sevoflurane affects memory through impairing insulin-like growth factor receptor signaling. J Alzheimers Dis, 2019, 71 (3): 825-832.

[14] Xiong L, Xu WQ, Wang ZG. Nerve growth factor metabolic dysfunction contributes to sevoflurane-induced cholinergic degeneration and cognitive impairments. Brain Res. 2019, 1707: 107-116.

[15] 朱明，王玉蓉，朱联周. 异氟烷麻醉大鼠认知障碍的分子机制及其与GSK-3β/β-catenin信号通路的关系. 临床和实验医学杂志，2019，18（20）：2173-2176.

[16] Chen PJ, Shang AQ, Wang WW, et al. Astragaloside suppresses tumor necrosis factor receptor-associated factor 5 signaling pathway and alleviates neurodegenerative changes in retinal pigment epithelial cells induced by isoflurane. J cell Biochem, 2019, 120 (1): 1028-1037.

[17] Li Wc, Gao H, Gao J, et al. Antiarrhythmic effect of sevoflurane as an additive to HTK solution on reperfusion arrhythmias induced by hypothermia and ischaemia is associated with the phosphorylation of connexin 43 at serine 368. BMC Anesthesiol, 2019, 19 (1): 5.

[18] 王子君，高鸿，王贵龙，等. 七氟醚对糖尿病大鼠离体心脏心室肌Cx43Ser368磷酸化水平的影响. 中华麻醉学杂志，2019，39（9）：1067-1070.

[19] Yang L, Wu JJ, Xie P, et al. Sevoflurane postconditioning alleviates hypoxia-reoxygenation injury of cardiomyocytes by promoting mitochondrial autophagy through the HIF-1/BNIP3 signaling pathway. PeerJ, 2019, 7: e7165.

[20] Li JL, Liu PH, Li HM, et al. Sevoflurane preconditioning prevents septic myocardial dysfunction in lipopolysaccharide-challenged mice. J. cardiovasc Pharmacol, 2019, 74 (5): 462-473.

[21] Xue H, Xur, Wang S, et al. Sevoflurane post-conditioning alleviates neonatal rat hypoxic-ischemic cerebral injury via Ezh2-regulated autophagy. Drug Des Devel Ther, 2019, 13: 1691-1706.

[22] Cheng AB, Lu Y, Huang QB, et al. Attenuating oxygen-glucose deprivation-caused autophagosome accumulation may be involved in sevoflurane postconditioning-induced protection in human neuron-like cells. Eur J Pharmacol, 2019, 849:

84-95.

[23] 镇路明，贾文元，魏海东，等. 调节性 T 细胞参与七氟烷预处理诱导的小鼠脑缺血保护. 细胞与分子免疫学杂志，2019，35（7）：601-605.

[24] Zhang XJ, Lv MM, Zhu XQ, et al. Isoflurane preconditioning ameliorates electromagnetic pulse-induced neural damage by shifting microglia polarization toward anti-inflammatory phenotype via upregulation of SOCS1. Int Immunopharmacol, 2019, 68: 48-57.

[25] Li JJ, Deng B, Zhang XJ, et al. κIsoflurane preconditioning attenuates brain injury induced by electromagnetic pulse via the TLR4/NF-κB signaling pathway. Oxid Med cell Lorgev, 2019, 2019: 9653494.

[26] 种朋贵，丁瑜，高鸿. 七氟醚对单肺通气致肺损伤保护作用研究. 中国比较医学杂志，2019，29（4）：82-87.

[27] Lv CM, Wu HM, Wu L, et al. Sevoflurane modulates AQPs (1, 5) expression and endoplasmic reticulum stress in mice lung with allergic airway inflammation. Bio Sci Rep, 2019, 39 (11): BSR20193282.

[28] Chen MX, Zhou LS, Liao ZX, et al. Sevoflurane inhibited osteosarcoma cell proliferation and invasion via targeting miR-203/WNT2B/Wnt/β-Catenin axis. Cancer Manag Res, 2019, 11: 9505-9515.

[29] 朱彦东，刘钰. 七氟醚对骨肉瘤细胞增殖、侵袭、凋亡及化疗敏感性的影响. 临床麻醉学杂志，2019，35（2）：169-172.

[30] Ding J, Zhang LX, Zeng S, et al. Clinically relevant concentration of sevoflurane suppresses cervical cancer growth and migration through targeting multiple oncogenic pathways. Biochem Biophys Commun, 2019, 514 (4): 1179-1184.

[31] 张文文，薛芳，陆二梅，等. 吸入性麻醉药对宫颈鳞癌细胞生物学行为的影响. 浙江医学，2019，41（12）：1245-1248，前插 1243.

[32] Kang K, Wang Y. Sevoflurane inhibits proliferation and invasion of human ovarian cancer cells by regulating JNK and p38 MAPK signaling pathway. Drug Des Devel Ther, 2019, 13: 4451-4460.

[33] Fan LH, Wu Y, Wang JP, et al. Sevoflurane inhibits the migration and invasion of colorectal cancer cells through regulating ERK/MMP-9 pathway by up-regulating miR-203. Eur PHarmacol, 2019, 850: 43-52.

[34] Zhang L, Wang J, Fu EJ, et al. Sevoflurane suppresses migration and invasion of glioma cells by regulating miR-146b-5p and MMP16. Artif Cells Nanomed Biotechnol, 2019, 47 (1): 3306-3314.

[35] Lai RC, Shan WR, Zhou D, et al. Sevoflurane promotes migration, invasion, and colony-forming ability of human glioblastoma cells possibly via increasing the expression of cell surface protein 44. Acta Pharmacol Sin, 2019, 40 (11): 1424-1435.

二、临床研究

2019 年有关吸入麻醉药的临床研究主要涵盖以下几个方面：七氟烷与术后躁动、七氟烷在小儿麻醉中的研究、七氟烷与其他吸入麻醉药应用比较等。

七氟烷与术后躁动方面，Feng 等[1]探究不同浓度的七氟烷麻醉血中游离六氟异丙醇（hexafluoro-isopropanol，HFIP）浓度及不同浓度的七氟烷麻醉与术后躁动的发生率。HFIP 为七氟烷的代谢产物。

该研究选择择期腹腔镜胃肠道手术患者 60 名，随机分成 3 组（0.5 MAC 组、1.0 MAC 组、1.5 MAC 组）。3 组患者术中分别吸入 0.5～1.5 MAC 七氟烷，直至手术结束。患者在七氟烷麻醉后 30 min、60 min、120 min、180 min，以及停用七氟烷 60 min、180 min、300 min 抽取静脉血，采用气相色谱分析方法检测七氟烷以及游离 HFIP 浓度。采用镇静－躁动评分（sedation-agitation scale，SAS）及 VAS 评价 3 组患者不同时间点躁动的发生率以及术后疼痛情况。结果提示，3 组患者在七氟烷麻醉期间和麻醉结束之后静脉血中七氟烷以及游离 HFIP 浓度变化趋势保持一致。在 3 组患者中，七氟烷麻醉开始后 60 min 游离 HFIP 的血药浓度均达到峰值。与 0.5 MAC、1.0 MAC 组相比，1.5 MAC 组游离的 HFIP 最低，恢复时间最长（$P < 0.05$）。在术后恢复期间，3 组患者术后躁动及中度疼痛的发生率差异无统计学意义。该研究提示，当七氟烷浓度增加到 1.5 MAC 时，会抑制游离的 HFIP 的产生；术后躁动的发生率与不同浓度的七氟烷麻醉（1.5 MAC 以内）无关。

七氟烷在小儿麻醉应用方面，Zhang 等[2] 探究七氟烷与顺阿曲库铵联合用于新生儿气管插管时七氟烷的最低肺泡有效浓度。共有 31 名新生儿纳入试验。该研究采用 4% 七氟烷进行麻醉诱导，当患儿体动消失时，给予 2 mg/kg 顺阿曲库铵。采用机械通气使得 SpO_2 维持在 95%，呼气末二氧化碳分压（$PetCO_2$）维持在 35～45 mmHg。待呼气末七氟烷浓度达到预设值并稳定 15 min 后通过直接喉镜进行气管插管。如果插管后的心率比插管前增加 20%，或者平均动脉压增加 30% 及以上，则认为插管条件失败；否则，插管成功。七氟烷的浓度梯度采用 Dixon 方法确定，浓度梯度为 0.2%。研究结果提示，七氟烷联合顺阿曲库铵进行气管插管时新生儿的最低肺泡有效浓度为 2.76%±0.24%；当插管成功率为 50% 时，七氟烷潮气末浓度（ED_{50}）为 2.61%（95%CI 2.07%～2.88%），当插管成功率为 95% 时，潮气末七氟烷浓度（ED_{95}）为 3.28%（95%CI 2.95%～7.19%）。2 例新生儿在诱导期间出现低血压和心动过缓。该研究结果提示，七氟烷与顺阿曲库铵联合用于新生儿插管是可行和有效的，最低肺泡有效浓度为 2.76%±0.24%。但是，插管时应考虑心血管不良反应。在接受七氟烷麻醉的儿童中经常出现脑电图癫痫样放电改变。然而，对儿童接受七氟烷麻醉期间这种癫痫样放电模式的发生率、特征及危险因素了解甚少。Miao 等[3] 为系统评价七氟烷麻醉与儿童癫痫样脑电图放电之间的关系提供荟萃分析方案。该研究将系统地搜索截至 2018 年 12 月 PubMed、Embase、Cochrane Library 等数据库文献，应用 R 软件 3.5.1 进行计算及荟萃分析。本研究得出的结论将为七氟烷麻醉期间脑电图癫痫放电的发生、特征和危险因素提供新的证据。

在七氟烷与其他吸入麻醉药应用比较方面，Liu 等[4] 采用 40 项恢复质量评分量表（40-item quality of recovery score，QoR-40）评估在鼻窦手术中接受全凭静脉麻醉或地氟烷麻醉患者的恢复情况。该研究为前瞻性试验，共纳入 80 例（20～65 岁）接受内镜鼻窦手术的患者，随机分成丙泊酚和瑞芬太尼输注（TIVA）组或地氟烷吸入和瑞芬太尼输注（DES）组。在术前 6 h、术后 6 h 及术后第 1 天采用 QoR-40 评估患者的恢复情况。记录恶心呕吐的发生率，瑞芬太尼的使用剂量、出血量及对疼痛的治疗情况。此外，评估病变情况［以 Lund-Mackay（LM）评分为指标］对患者恢复质量的影响。该研究结果显示，与 DES 组相比，TIVA 组术后 6 h 的 QoR-40 评分明显增高（188.2 *vs.* 182.6，$P = 0.049$），表明 TIVA 组的患者恢复更好。TIVA 可使失血量更少（$P < 0.000\,1$）。与 DES 组相比，TIVA 组 LM 得分较高（≥12），与其 QoR-40 评分在术后 6 h（180.2 *vs.* 187.2，$P = 0.028$）及术后 1 d（181.5 *vs.* 190.3，$P = 0.003$）较低有关。该研究结果表明，使用 TIVA 的内镜鼻窦手术患者的恢复质量

要优于地氟烷麻醉。高 LM 评分与较差的恢复质量有关。Yang 等 [5] 探究七氟烷或异氟烷麻醉后对老年结肠癌患者的镇痛作用和对免疫功能的影响。该研究共纳入 2014 年 2 月至 2017 年 1 月接受结肠癌手术的 130 例患者，将其随机分成七氟烷组（SEV 组）和异氟烷组（ISO 组）。各组手术结束之后记录并分析疼痛评分、免疫指标、术后认知指标、拔管时间、苏醒时间及 S100R 蛋白表达情况。麻醉开始时间记为 T0，手术结束记录为 T1，术后 24 h 及 72 h 记为 T3、T4。该研究发现，SEV 组患者在手术后 5 min、1 h 和 3 h 的疼痛评分显著低于 ISO 组（$P=0.001$）。两组患者的 IL-6 水平在 T1 和 T2 时均高于 T0 时（$P=0.001$）。SEV 组 T2 和 T3 时 TNF-α 的水平显著高于 T0 时（$P=0.001$）。两组患者在 T2 和 T3 时的 CD80 水平明显高于 T0 时（$P=0.001$）。此外，SEV 组的拔管时间，语言反应时间和唤醒时间也明显短于 ISO 组（$P=0.001$）。该研究结果提示，对于老年结肠癌患者，七氟烷麻醉效果优于异氟烷。与异氟烷麻醉相比，七氟烷麻醉可以减轻疼痛程度，改善觉醒状态，增强免疫功能，值得临床推广。

在其他方面，Chai 等 [6] 系统阐述妊娠期暴露于七氟烷引起的胎儿神经毒性相关的病理机制，涉及氧化应激、神经炎症、神经细胞凋亡和突触特性的改变、tau 蛋白磷酸化和异常甲基化等。Wu 等 [7]* 探究终末期肾疾病（ESRD）患者的七氟烷最低苏醒肺泡有效浓度（MACawake）。该研究共纳入 30 名肾功能正常患者，拟在全身麻醉下手术及 30 名终末期肾病继发甲状旁腺功能亢进患者，拟在全身麻醉下行甲状旁腺切除加自体移植术。本研究采用 Dixon 的 up and down 序贯法对患者 MAC-awake 进行测定。采用 8% 七氟烷进行麻醉诱导，待患者意识消失后，将七氟烷浓度阶梯式调低至设定的浓度。两组中第一名受试患者七氟烷浓度均设定为 1.0%，待呼气末七氟烷浓度达到预设值并维持此浓度 15 min 后对患者进行唤醒试验，若患者能够按照指令睁开眼睛，则下一名患者的七氟烷呼气末浓度调高 0.2%～1.2%，并维持 15 min，重新进行唤醒试验。若第一名患者没有对指令做出反应，则下一名患者的呼气末浓度调低 0.2%～0.8%，维持 15 min 并进行唤醒试验，以此序贯法分别设定每一位患者的呼气末浓度。同时测定血清神经元特异性烯醇化酶的表达水平。该研究结果发现，ESRD 患者中七氟烷的 MACawake 值明显低于对照组 [0.56%（SD=0.10%）vs. 0.67%（SD=0.08%），$P=0.031$]。与对照组相比，ESRD 患者血清神经元特异性烯醇化酶水平明显增高 [16.4 ng/ml（SD=5.0）vs. 8.7 ng/ml（SD=2.9），$P<0.001$]。该研究提示，ESRD 患者的七氟烷 MAC-awake 值较正常肾功能患者减少，可能与 ESRD 患者中枢神经系统损伤有关。

（邓　萌　魏　恺）

参 考 文 献

[1]　Feng Y, Chen XB, Yuan WG, et al. Comparison of the level of free hexafluoro-isopropanol in adults' blood and the incidence of emergence agitation after anesthesia with different concentrations of sevoflurane in laparoscopic gastrointestinal surgery: a randomized controlled clinical trial. Clin Ther, 2019, 41 (11): 2263-2272.

[2]　Zhang B, Wang J, Li M, et al. Minimum alveolar concentration of sevoflurane with cisatracurium for endotracheal intubation in neonates. Med Sci Monit, 2019, 25: 7982-7988.

[3] Miao M, Xu Y, Cong X, et al. Epileptiform EEG discharges and sevoflurane in children: Protocol of a systematic review and meta-analysis. Medicine (Baltimore), 2019, 98 (40): e17401.

[4] Liu T, Gu Y, Chen K, et al. Quality of recovery in patients undergoing endoscopic sinus surgery after general anesthesia: total intravenous anesthesia vs desflurane anesthesia. Int Forum Allergy Rhinol, 2019, 9 (3): 248-254.

[5] Yang M, Yu Y, Liu Q. Analgesic effects of sevoflurane and isoflurane on elderly patients with colon cancer and their influences on immunity and postoperative cognitive function. Iran J Public Health, 2019, 48 (3): 444-450.

[6] Chai D, Cheng Y, Jiang H. Fundamentals of fetal toxicity relevant to sevoflurane exposures during pregnancy. Int J Dev Neurosci, 2019, 72: 31-35.

[7]* Wu Y, Jin S, Zhang L, et al. Minimum alveolar concentration-awake of sevoflurane is decreased in patients with end-stage renal disease. Anesth Analg, 2019, 128 (1): 77-82.

第四节 神经肌肉阻滞药

本年度有关神经肌肉阻滞药的研究主要集中在罗库溴铵、顺阿曲库铵、米库氯铵、神经肌肉阻滞药对麻醉深度监测和肿瘤预后的影响、神经肌肉功能障碍、神经肌肉阻滞深度的研究。

一、神经肌肉阻滞药作用机制

（一）罗库溴铵

赵海涛等[1]研究罗库溴铵用于保证通气的小儿支气管异物取出术麻醉的最佳剂量。选择年龄10~18个月，ASA分级Ⅰ~Ⅱ级，需行气管异物取出术的患儿90例，随机分为罗库溴铵剂量0.3 mg/kg、0.4 mg/kg、0.5 mg/kg的3组，每组30例。术中连续监测生命体征，记录麻醉诱导后（T0）、置入硬质支气管镜（T1）、钳取异物（T2）、术毕（T3）等时间点的心率、血压及脉搏氧饱和度、肌松起效时间、临床肌松时间、丙泊酚总量及麻醉满意度。结果发现，罗库溴铵剂量0.3 mg/kg组，置入硬质支气管镜和钳取异物时刻，患儿心率、血压高于其他两组患儿（$P < 0.05$）；罗库溴铵剂量0.4 mg/kg组和0.5 mg/kg组起效时间明显增快（$P < 0.05$）。罗库溴铵剂量0.5 mg/kg组起效时间最快（$P < 0.05$），临床肌松时间明显延长（$P < 0.05$）；罗库溴铵剂量0.4 mg/kg组和0.5 mg/kg组丙泊酚总量减少，镜检满意度增高（$P < 0.05$）。得出结论，应用小剂量罗库溴铵（0.4 mg/kg）可以保证通气的小儿支气管异物取出术，配合高频呼吸机控制通气，具有麻醉深度适合、不良反应较少、苏醒迅速及满意度高的特点，是较为理想的麻醉方式。

王祥等[2]对肺保护性通气所致呼吸性酸血症是否增加罗库溴铵神经肌肉阻滞的持续时间进行随机对照研究。选择择期全身麻醉手术的患者，随机分为两组：S组和L组；S组患者根据预测体重设 V_T 10 ml/kg，不实施呼气末正压通气（PEEP）；L组患者根据预测体重设 V_T 6 ml/kg，PEEP 5 cmH$_2$O。术中患者第一次抽搐后，立即给予罗库溴铵0.15 mg/kg。采用拇内收肌成串刺激加速度监测神经肌肉阻滞程度。记录静脉注射罗库溴铵即刻到第一次抽搐的首次自发恢复时间（T1）和从第一次抽搐后首次自发恢复到第 2 次恢复的时间（T2）。检测首次自发恢复和第二次自发恢复时动脉血 pH 值、$PaCO_2$、碱剩余（BE）和体温。结果显示，与 S 组比较，L 组 T1 和 T2 均明显延长（$P<0.05$）。与 S 组比较，首次自发恢复和第 2 次自发恢复时 L 组 pH 值明显降低，$PaCO_2$ 明显升高（$P<0.01$）。两组 BE 和体温差异无统计学意义。罗库溴铵具有类似于乙酰胆碱的季铵基团，具有带正电荷的季铵基和不带电荷的叔氨基，因此，罗库溴铵的神经肌肉阻滞效力在较低 pH 值下升高，在体外较高 pH 值下降低。得出结论，肺保护性通气所致呼吸性酸血症可延长罗库溴铵神经肌肉阻滞的持续时间。

罗库溴铵对老年人药效学的影响，国内外临床报道结果不一。夏一梦等[3] 观察罗库溴铵在长寿老年人（≥90 岁）、中等寿老年人（75～89 岁）、年轻老年人（60～74 岁）和中年人（45～59 岁）单次和重复静脉注射的肌松效应。研究纳入长寿老年人、中等寿老年人、年轻老年人各 20 例，ASA 分级 Ⅱ～Ⅲ 级；另以 ASA 分级 Ⅱ 级的中年患者 20 例作为对照。麻醉诱导以咪达唑仑 0.02 mg/kg、舒芬太尼 0.4 μg/kg、丙泊酚 1.5～2.0 mg/kg 静脉注射。然后在 10 s 内静脉注射罗库溴铵 0.5 mg/kg，待 4 个成串刺激后第 1 个肌颤搐（T1）完全消失时行气管插管。麻醉维持以丙泊酚 5～12 mg/（kg·h）静脉泵注，间断静脉注射舒芬太尼。T1 恢复至对照值（Tc）的 25% 时，追加罗库溴铵 0.1 mg/kg，以维持肌松。结果显示，①诱导剂量的罗库溴铵在长寿老年人、中等寿老年人、年轻老年人和中年人组的起效时间、无反应期、T1/Tc 25% 恢复时间差异均有统计学意义。长寿老年人、中等寿老年人、年轻老年人起效比中年人快（$P<0.05$），年龄越大，起效越快。长寿老年人、中等寿老年人、年轻老年人无反应期、T1/Tc 25% 恢复时间比中年人长，且年龄越大，时间越长（$P<0.05$）。长寿老年人相对应时间最长。②各次追加药的无反应期、T1/Tc25% 恢复时间，随着追加次数增多有逐渐延长的趋势。长寿老年人、中等寿老年人、年轻老年人时间比中年人长，且年龄越大，时间越长。③用新斯的明拮抗罗库溴铵明显缩短 T1/Tc 75% 恢复时间（$P<0.05$）。长寿老年人、中等寿老年人、年轻老年人 T1/Tc 75% 恢复时间比中年人长，且年龄越大，时间越长。得出结论，罗库溴铵在长寿老年人、中等寿老年人、年轻老年人起效都比中年人快。长寿老年人、中等寿老年人、年轻老年人无反应期、T1/Tc 25% 恢复时间都比中年人长。随着追加罗库溴铵次数增多，相应时间有逐渐延长的趋势，且年龄越大，时间越长。提示各年龄段老年人在应用罗库溴铵时，应适当控制用量和给药时间间隔，以免肌松恢复延迟。

刘娜等[4] 观察吸烟对成年男性患者全身麻醉术中罗库溴铵肌松作用时效和术后舌后坠及呼吸抑制等并发症的影响。方法：择期在全身麻醉下行泌尿外科手术的成年男性患者 100 例，年龄 20～60 岁，BMI 18～22 kg/m²，ASA 分级 Ⅰ～Ⅱ 级，根据患者是否吸烟分为非吸烟组（C 组）和吸烟组（S 组）；患者麻醉过程中采用 TOF Watch 监测仪行肌松监测，行 4 个成串刺激（TOF），记录并比较两组患者罗库溴铵起效时间、临床作用时间、恢复指数，比较两组患者年龄、BMI、手术时间、术前白蛋白水平，记录诱导丙泊酚、咪达唑仑及舒芬太尼剂量，记录入麻醉后监护治疗室时间、呕吐发生率、寒战发生率、呼吸抑制发生率、舌后坠发生率。结果显示，两组患者罗库溴铵起效时间、临床作用时间、恢复指数比较，差异无统计学意义（$P>0.05$）；两组患者年龄、BMI、手术时间、术前白蛋白水平、3 种诱导麻醉药剂量、入麻醉后监护治疗室时间、呕吐发生率、寒战发生率、呼吸抑制发生率、舌后坠发生率比较，差异亦无统计学意义（$P>0.05$）。得出结论，吸烟对成年男性患者全身麻醉手术罗库溴铵的临床作用时效及术后呼吸系统并发症发生率无明显影响。

糖尿病作为一种代谢性疾病，在早期即可损害神经肌肉接头，并引起突触后烟碱型乙酰胆碱受体改变。糖尿病这些病理变化可能导致罗库溴铵等肌松药的药效学改变。刘孝文等[5]观察糖尿病大鼠应用非去极化肌松药罗库溴铵后骨骼肌阻滞效应的药效学改变。方法：采用链脲菌素诱导建立糖尿病大鼠模型。采用随机数字表法将24只雄性SD大鼠分为正常对照组（$n=6$）、造模2周组（$n=6$）、造模4周组（$n=6$）和造模8周组（$n=6$）。按剂量累计法给予罗库溴铵，采用TOF刺激坐骨神经，在体检测胫前肌颤搐张力变化情况，获得罗库溴铵时效参数［起效时间、TOF的T4/T1比值（TOFr）恢复75%的时间（TOFr75）和恢复90%的时间（TOFr90）］，并通过四参数模型拟合剂量效应曲线，计算相应50%有效抑制浓度（IC_{50}）数值。结果显示，糖尿病大鼠罗库溴铵起效时间随糖尿病造模时间增加而逐渐延长，TOFr75和TOFr90时间则逐渐缩短，差异均有统计学意义（$P<0.001$）。罗库溴铵IC_{50}及95%置信区间在正常、糖尿病造模2周、造模4周和造模8周大鼠分别为0.37（0.35～0.38）mg/kg、0.44（0.43～0.46）mg/kg、0.59（0.57～0.61）mg/kg和0.64（0.61～0.66）mg/kg。与正常大鼠相比，糖尿病各组罗库溴铵IC_{50}均显著升高，而且随糖尿病造模时间延长罗库溴铵IC_{50}逐渐增加，差异均有统计学意义（$P<0.001$）。得出结论，糖尿病可引起大鼠骨骼肌对罗库溴铵敏感性降低，表现为剂量效应曲线右移，同时罗库溴铵起效时间延长，而肌松恢复时间明显缩短。

肿瘤化学治疗常导致周围神经系统病变。连燕虹等[6]观察新辅助化学治疗对胃癌手术患者罗库溴铵药效学的影响。纳入50例择期行开放胃癌根治术患者，25例术前未做化学治疗（N组），25例术前行新辅助化学治疗（C组）。静脉诱导患者入睡后，给予罗库溴铵0.9 mg/kg，当TOF为0时插入气管导管，T1恢复至对照值25%时追加罗库溴铵0.15 mg/kg。记录罗库溴铵起效时间（给药至T1为0时间，t1）、首剂作用时间（首次给药至T1达25%时间，t2）、临床肌松时间（T1从0恢复至25%时间，t3）、恢复指数（T1从25%恢复至75%所需时间，RI）和拔管时间（停用肌松药至T4/T1恢复至90%时间，t4）和罗库溴铵的总用量。结果显示，与N组相比，C组肌松药首次作用时间延长，临床肌松时间延长，术中罗库溴铵总用量减少，恢复指数和拔管时间延长（$P<0.05$）。两组患者起效时间无统计学差异（$P>0.05$）。得出结论，新辅助化学治疗可减少术中肌松药的使用量。

（二）顺阿曲库铵

顺阿曲库铵在体内经Hoffman降解，不依赖肝、肾功能，适用于肝移植手术的麻醉。但是在肝移植术中不同时期血流动力学波动和内环境改变比较明显，强喆等[7]*研究肝移植术中静脉输注顺阿曲库铵的药效学。共纳入择期肝移植患者20例，采用全凭静脉麻醉。顺阿曲库铵麻醉诱导剂量为0.15 mg/kg，待T1/T0恢复至10%时开始静脉输注顺阿曲库铵，初始速率为1.5 μg/（kg·min），根据肌松监测结果调节输注速度，维持T1/T0在10%。分别记录切肝期、无肝期及新肝期顺阿曲库铵输注总量及输注时间，计算单位时间用量；分别于切皮前、无肝期5 min和30 min、新肝期5 min和30 min、术毕时，记录体温和每搏量变异度（stroke volume variation，SVV），经桡动脉采集动脉血行血气分析，检测血K^+、Mg^{2+}、Ca^{2+}浓度，经颈内静脉采血检测血清Cr、BUN和β_2微球蛋白的浓度。结果显示，切肝期和无肝期顺阿曲库铵单位时间用量比较，差异无统计学意义（$P>0.05$）；与切肝期和无肝期比较，新肝期顺阿曲库铵单位时间用量增加（$P<0.05$）；与切皮前比较，无肝期30 min

和新肝期 5 min 时血 pH 值降低，新肝期 5 min、30 min 和术毕时血 Mg^{2+} 浓度降低，血清 Cr、BUN 和 β_2 微球蛋白的浓度升高，无肝期 5 min 时血 Ca^{2+} 浓度明显降低，无肝期 5 min 和 30 min 时 SVV 升高（$P<0.05$ 和 $P<0.01$）。得出结论，肝移植术新肝期静脉输注顺阿曲库铵的肌松效应减弱。

曹清香等[8]研究声带息肉支撑喉镜手术中顺阿曲库铵适合的最小剂量。选取 120 例行支撑喉镜手术的声带息肉患者，分为Ⅰ组（术中给予顺阿曲库铵 0.05 mg/kg）、Ⅱ组（术中给予顺阿曲库铵 0.075 mg/kg），两组各 60 例。比较不同患者不同时间点心率（HR）、平均动脉压（MAP）、收缩压（SBP）及舒张压（DBP）的变化情况，监测并比较不同时间点肌松程度，同时比较两组患者麻醉至气管插管时间、手术时间、停药至自主呼吸恢复时间、拔管时间及睁眼时间等情况。结果显示，两组患者不同时间点 MAP、DBP 及 HR 的比较，差异无统计学意义（$P>0.05$）。两组患者气管插管前 1 min 时 SBP 和 DBP 较入室稳定后均明显下降（$P<0.05$）。Ⅰ组患者 TOF 监测第 1 个颤搐幅度（T1）起效时间较Ⅱ组明显延长，T1 术中最低值、气管插管时 T1 值、置入支撑喉镜时 T1 值、取出支撑喉镜时 T1 值及拔管时 TOF 值较Ⅱ组均明显增高（$P<0.01$）。Ⅰ组患者麻醉诱导至气管插管时间、停药至自主呼吸恢复时间、拔管时间及睁眼时间较Ⅱ组明显缩短（$P<0.01$），而两组患者手术时间的比较，差异无统计学意义（$P>0.05$）。得出结论，支撑喉镜下行声带息肉切除术中应用顺阿曲库铵复合瑞芬太尼、丙泊酚靶控静脉麻醉效果显著，术中循环稳定，小剂量（0.05 mg/kg）顺阿曲库铵尽管未能完全阻止肌颤搐，但可满足气管插管和支撑喉镜手术的肌松需求，可减少手术的麻醉时间。在减少麻醉总用时和促进手术周转方面，小剂量（0.05 mg/kg）顺阿曲库铵的优势更为明显。

术中血液回收（intraoperative blood salvage，IBS）技术是临床常用的血液保护技术，可降低围术期异体输血的机会及用血量，减少异体输血的风险。但围术期自体血回输可能导致麻醉药物残留，增加围术期风险。王佳等[9]观察顺阿曲库铵应用于接受 IBS 患者的临床安全性。前瞻性分析比较接受全身麻醉下腰椎减压内固定手术的 50 例腰椎间盘突出患者。患者顺序纳入，前 25 例进入试验组，后 25 例进入对照组。全身麻醉后应用顺阿曲库铵作为肌松药，采用 IBS 技术于术中采集手术视野自体血并洗涤。术后入恢复室，常规监测 TOF 以评估肌肉恢复情况，拔除气管插管后每隔 5 min 记录 TOF 值，共观察 40 min。试验组患者于拔除气管插管后一次性输入术中收集的自体血，对照组于 40 min 观察结束后回输自体血。分析并比较两组患者术前及观察结束时的动脉血氧分压（PaO_2）和二氧化碳分压（$PaCO_2$），用于评估呼吸功能恢复情况。结果显示，两组 TOF 值随时间推迟呈上升趋势，但两组患者在 40 min 观察点 TOF 增加值差异无统计学意义 [（9.6±7.3）% $vs.$（9.5±8.1）%，$P=0.963$]。两组患者在观察结束时均出现一定程度的呼吸功能不全，但组间 $PaCO_2$ 增加量和 PaO_2 降低量差异均无统计学意义。得出结论，全身麻醉下接受 IBS 的患者使用顺阿曲库铵作为肌松药物是安全的。

（三）米库氯铵

米库氯铵是目前平衡麻醉中最短效的非去极化神经肌肉阻滞药，其最大优点是起效快、作用时间短、术后恢复快，适用于患儿短小手术的麻醉。杨斌等[10]评价米库氯铵对患儿全身麻醉诱导时脑电双频谱指数（BIS）值的影响。选择择期全身麻醉下行腹腔镜单侧疝囊高位结扎术患儿 40 例，分别于静脉注射米库氯铵或生理盐水即刻和注射后 5 min 记录 BIS 值，计算 BIS 值的变化率（ΔBIS

值＝注射后 5 min 时的 BIS 值－注射即刻 BIS 值）。该研究选择患儿全身麻醉诱导时米库氯铵的剂量为 0.25 mg/kg。结果表明，2 组 ΔBIS 值差异无统计学意义，说明米库氯铵对全身麻醉诱导时患儿的 BIS 值无影响。

甲状腺手术过程中应用神经监测技术，可以显著降低喉返神经损伤概率，但全身麻醉诱导中使用的常规剂量肌松药，是神经肌电信号监测的主要干扰因素之一。邹昀轩等[11] 评估喉返神经监测下甲状腺手术理想的米库氯铵麻醉诱导剂量。选取全身麻醉下该类型手术患者 120 例，ASA 分级 Ⅰ级或Ⅱ级，随机分为 4 组，每组 30 例。试验患者麻醉诱导依次静脉给予咪达唑仑 0.05 mg/kg、丙泊酚 1.5 mg/kg、依托咪酯 0.2 mg/kg、舒芬太尼 0.5 μg/kg。Ⅰ组患者未使用米库氯铵肌松药物，吸入地氟烷直至呼气末浓度达到 1.5 MAC 后使用可视喉镜插入喉返神经监测管；Ⅱ组、Ⅲ组、Ⅳ组分别静脉注射米库氯铵 0.08 mg/kg、0.12 mg/kg、0.16 mg/kg，3 min 后利用可视喉镜插入喉返神经监测导管。术中利用地氟烷维持麻醉深度，MAC 值维持在 1.2～1.4，不追加任何肌肉松弛药物。收集麻醉诱导前 1 min、诱导后 1 min、插入喉返神经监测管时、插入喉返神经监测管后 1 min、插入喉返神经监测管后 5 min 患者的血压、心率；收集插管条件评分（Cooper 评分）；自麻醉诱导开始 30 min 后，每隔 5 min 采用神经肌电信号监测仪（Nerve Integrity Monitor 3.0）收集神经肌电信号频率振幅数值，总计收集 7 次。结果显示，除 1 例患者因声带息肉插管失败，其余患者全部一次性插管成功。Cooper 评分：Ⅲ组、Ⅳ组数值明显高于Ⅰ、Ⅱ组（$P<0.05$）；Ⅰ组与Ⅱ组之间对比，差异无统计学意义（$P>0.05$）；Ⅲ组、Ⅳ组之间对比，差异无统计学意义（$P>0.05$）；在插管瞬间，Ⅰ、Ⅱ组血压、心率波动明显高于Ⅲ、Ⅳ组（$P<0.05$）；神经肌电信号振幅值在各时点与Ⅰ、Ⅱ组相比较，Ⅲ组明显降低（$P<0.05$），但仍然满足术中喉返神经监测要求；Ⅳ组在 30 min、35 min 时点信号缺失，40 min 后各时点与Ⅲ组比较明显降低（$P<0.05$）。得出结论，0.12 mg/kg 米库氯铵麻醉诱导能够提供甲状腺手术患者比较满意的气管插管条件，无明显气管插管不良反应，同时满足术中神经监测要求，是神经监测甲状腺手术麻醉诱导的理想浓度。

二、神经肌肉阻滞药对麻醉深度监测的影响

Xing 等[12] 观察七氟烷麻醉期间不同程度的神经肌肉阻滞对患者麻醉深度监测的状态熵和反应熵的影响。根据七氟烷浓度和神经肌肉阻滞程度，将 81 例女性患者随机分为 9 组（每组 $n=9$）。观察：①神经肌肉阻滞对状态熵和反应熵的影响，以及反应熵和状态熵之间的差异。②在不同程度的神经肌肉阻滞和七氟烷浓度下，尺神经强直刺激后熵的反应。结果显示，清醒状态下，组间反应熵或状态熵及反应熵和状态熵之间的差异无统计学意义（$P>0.05$）。在没有伤害性刺激的情况下，七氟烷浓度和神经肌肉阻滞对反应熵或状态熵，或反应熵与状态熵之间的差异均无统计学意义（均 $P>0.05$），但七氟烷浓度对状态熵影响差异有统计学意义（$P<0.05$）。伤害性刺激下，七氟烷浓度和神经肌肉阻滞对反应熵和状态熵及反应熵和状态熵之间的差异有统计学意义。得出结论，随着七氟烷浓度的增加，反应熵和状态熵降低。无伤害性刺激情况下，神经肌肉阻滞不影响熵。伤害性刺激下，神经肌肉阻滞药明显降低熵的变化，并且神经肌肉阻滞和七氟烷对熵有显著影响。

三、神经肌肉阻滞药对肿瘤转移的影响

Lv 等[13] 研究顺阿曲库铵对食管鳞状细胞癌（ESCC）上皮 - 间充质转化（EMT）的作用及其潜在的作用机制。Lv 等采用顺阿曲库铵处理 ECA-109 细胞，通过细胞计数试剂盒 -8 测定法检测细胞增殖，并通过蛋白质印迹法检测 TGF-β 和 phospho-Smad2/3 的表达，并将 TGF-β 应用于诱导 EMT。应用流式细胞仪、伤口愈合和细胞迁移分析评估细胞增殖、凋亡、侵袭和迁移。此外，采用蛋白质印迹法检测细胞周期相关蛋白，包括细胞周期蛋白 D1、P53 和 P21，以及 EMT 相关蛋白，包括 E- 钙黏蛋白（E-cad）、N- 钙黏蛋白（N-cad）、波形蛋白和 Slug。结果表明，顺阿曲库铵抑制 ESCC 细胞的增殖并促进其凋亡。顺阿曲库铵处理后，TGF-β 的表达和 Smad2/3 的磷酸化下调，并抑制 TGF-β 诱导的癌细胞侵袭和迁移。另外，细胞周期蛋白 D1 的表达水平降低，P53 和 P21 表达增加。另外，E-cad 的表达水平增加，而 N-cad、波形蛋白和 Slug 的表达水平显著降低。研究结果表明，通过 TGF-β/Smad 信号传导途径，使 ESCC 细胞暴露于顺阿曲库铵可以抑制 EMT，并减少细胞的侵袭和转移。

四、神经肌肉功能障碍相关研究

脓毒症引起的骨骼肌中烟碱型乙酰胆碱受体（nAChRs）的异常表达和分布可导致神经肌肉功能障碍。Lv 等[14] 针对神经凝集素是否通过凝集素 / 肌肉特异性激酶途径调节 nAChRs 来改善肌肉功能进行相关研究。Lv 等将大鼠进行 CLP 后，实验组肌内注射凝集素；对照组注射生理盐水。使用肌电图检测神经肌肉功能，测定血清细胞因子水平及相关蛋白和 mRNA 的表达。结果显示，与对照组或假手术组相比，实验组大鼠急性炎症状态和胫前肌神经肌肉功能障碍的减轻，与凝集素 / 肌肉特异性激酶途径的异常表达和 γ-nAChR 及 α7-nAChR 的表达增加有关。外源凝集素通过与凝集素有关的信号通路减轻神经肌肉功能障碍，并降低 γ-nAChR 及 α7-nAChR 的表达。Lv 等认为，凝集素表达下降可能导致骨骼肌功能障碍，脓毒症后早期提高肌内凝集素水平可能是治疗脓毒症引起的肌肉功能障碍的潜在策略。

五、神经肌肉阻滞深度的研究

术后残余神经肌肉阻滞是严重的临床问题，神经肌肉功能监测通常用于评估全身麻醉患者的神经肌肉功能恢复情况，然而应用并不普遍。Pei 等[15] 观察握力与 TOFr 之间的相关性，以检查评估握力是否可在临床上用于监测残留的神经肌肉阻滞。研究纳入 120 例全身麻醉下择期腹腔镜胆囊切除术的 ASA 分级 Ⅰ 级或 Ⅱ 级患者。患者随机接受 0.6 mg/kg 罗库溴铵或 0.2 mg/kg 顺阿曲库铵的麻醉诱导。在麻醉前及 TOFr 值为 0.7、0.8 和 0.9，使用电子设备测试所有患者的握力，评估 TOFr 值从 0.25 变为 0.75 和 0.9 所需的时间，进行 Spearman 等级相关性分析以计算握力与 TOFr 之间的相关性。结果表明，在全身麻醉患者恢复过程中，握力与 TOFr 之间存在显著相关性［握力恢复的相

关系数（r_s）＝0.886]。亚组分析显示，当 TOFr 为 0.7、0.8 和 0.9 时，使用罗库溴铵的患者和使用顺阿曲库铵的患者的平均最大握力值恢复均无差异（P 均＞0.05）。使用罗库溴铵的患者的 TOFr 从 0.25 恢复到 0.75，从 0.25 恢复到 0.9 的时间要比顺阿曲库铵患者更长（P 均＜0.001）。全身麻醉恢复过程中握力和 TOFr 之间存在很强的相关性，握力的评估可以用作评估术后残余神经肌肉阻滞的另一种策略。

机器人辅助腹腔镜下前列腺癌根治术损伤小、出血少，患者术后恢复快，但是由于机械臂较多，为了保证清晰的手术视野，需要在二氧化碳气腹和 Trendelenburg 体位下进行，陈珂等[16]探讨不同肌松深度（深度肌松和中度肌松）对机器人辅助腹腔镜下前列腺癌根治术患者早期术后恢复的影响。选取择期行机器人辅助腹腔镜下前列腺根治术患者 40 例，ASA 分级 Ⅱ～Ⅲ级。采用随机数字表法分为深度肌松组（D 组）20 例，中度肌松组（M 组）20 例。两组均在肌松监测下采用非去极化肌松药维持肌松程度，D 组维持肌松程度为强直刺激后单刺激肌颤指数 1 或 2，M 组维持肌松程度为 4 个成串刺激后保持出现 1 个或 2 个肌颤。记录 TOFr 恢复至 0.7 的时间、手术时间、平均气腹压力、平均胸内压（气道峰压和气道平台压）、气管拔管时间、出 PACU 的时间，患者术后肩部疼痛的评分和同一外科医师对手术条件评估"优"和"良"时平均气腹的压力。结果显示，术中 D 组平均气腹压、气道峰压和气道平台压分别是（10.5±0.7）mmHg、（20.6±1.1）mmHg、（18.3±1.1）mmHg，均低于 M 组（14.7±1.1）mmHg、（25.7±1.7）mmHg、（23.6±1.1）mmHg（P＜0.05）；D 组 TOFr 恢复至 0.7 的时间为（36±12）min，M 组为（26±11）min，D 组比 M 组延长（t＝2.747，P＝0.009）；D 组肩部疼痛评分（1.8±0.6）分，M 组为（3.0±0.3）分，D 组比 M 组评分降低（t＝－8.000，P＜0.001）。两组气管拔管时间、出 PACU 的时间无明显变化（t＝0.607，P＝0.547；t＝－0.280，P＝0.781）。得出结论，深度肌松能降低术中患者平均气道压及术后肩部疼痛的评分，改善患者的早期预后。

周影等[17]评价静脉泵持续静脉输注顺阿曲库铵，深度肌松联合低气腹压用于肥胖患者妇科腹腔镜手术的效果。择期腹腔镜下行全子宫切除术患者 60 例，ASA 分级 Ⅰ级或 Ⅱ级，采用随机数字表法分为 2 组（n＝30）：深度肌松＋低气腹压组（A 组）和中度肌松＋高气腹压组（B 组）。在肌松监测下静脉输注顺阿曲库铵维持肌松，A 组维持 4 个成串刺激肌颤搐（TOF）计数 0，强直刺激后单刺激肌颤搐计数（PTC）1 或 2，气腹压 10 mmHg；B 组维持 TOF 计数 1 或 2，气腹压 14 mmHg。评价术野满意度；记录恢复指数、TOF 比值恢复至 0.7 和 0.9 的时间；分别于气腹前 5 min（T0）、气腹平卧位 5 min（T1）、气腹手术位 5 min（T2）和术毕放气后 5 min（T3）时记录气道峰压。记录术后 48 h 内低氧血症、肩部疼痛、腹部疼痛的发生情况。结果显示，两组患者术野满意度比较差异无统计学意义（P＞0.05）。与 B 组比较，A 组恢复指数、TOF 比值恢复至 0.7 和 0.9 的时间延长，T1 和 T2 时气道峰压降低，术后肩部疼痛和腹部疼痛发生率降低（P＜0.05）。得出结论，与中度肌松联合高气腹压相比，深度肌松联合低气腹压可提供满意的手术操作空间，并降低术后疼痛的发生，但是会延长肌松恢复时间。

（赵　磊　杨立群）

参 考 文 献

［1］　赵海涛，石磊，王俊霞，等. 不同剂量罗库溴铵在小儿支气管异物取出术中的临床观察. 河北医药，
　　　2019，41（17）：2646-2648，2652.

[2]　王祥，郭宗锋，唐桂圣，等. 肺保护性通气所致呼吸性酸血症对罗库溴铵神经肌肉阻滞持续时间的影响.
　　　临床麻醉学杂志，2019，35（4）：366-368.

[3]　夏一梦，范秋维，徐悦，等. 罗库溴铵在老年人和中年人药效学比较. 外科理论与实践，2019，24（1）：
　　　60-64.

[4]　刘娜，王丰，周倩，等. 吸烟对成年男性罗库溴铵肌松作用时效及呼吸系统的影响. 贵州医科大学学报，
　　　2019，44（2）：231-234.

[5]　刘孝文，宫瑞松，刘真，等. 糖尿病大鼠罗库溴铵神经肌肉阻滞作用的药效学. 中国医学科学院学报，
　　　2019，41（2）：149-155.

[6]　连燕虹，姜慧芳，袁晓红，等. 新辅助化疗对胃癌手术患者罗库溴铵药效学影响. 中国临床药理学与治疗
　　　学，2019，24（10）：1161-1164.

[7]*　强喆，喻文立，于泳浩. 肝移植术中静脉输注顺阿曲库铵的药效学. 中华麻醉学杂志，2019，39（5）：
　　　590-592.

[8]　曹清香，任潇勤，王增娟. 声带息肉支撑喉镜手术中顺阿曲库铵适合的最小剂量研究. 河北医学，2019，
　　　25（9）：1508-1512.

[9]　王佳，赵霞，周海滨，等. 顺苯磺酸阿曲库铵不抑制患者接受术中血液回收后肌肉及呼吸功能的恢复：单
　　　中心前瞻性研究. 协和医学杂志，2019，（2）：138-142.

[10]　杨斌，杨艺，陈彬. 米库氯铵对患儿全麻诱导时 BIS 值的影响. 中华麻醉学杂志，2019，39（4）：503-504.

[11]　邹昀轩，张春璐，罗婵，等. 用不同浓度米库氯铵麻醉诱导对甲状腺手术患者术中肌电信号的影响. 中国
　　　实验诊断学，2019，（8）：1306-1309.

[12]　Xing Y, Xu D, Xu YY, et al. Effects of neuromuscular blockages on entropy monitoring during sevoflurane anesthesia.
　　　Med Sci Monit, 2019, 25: 8610-8617.

[13]　Lv W, Wang J, Zhang SB. Effects of cisatracurium on epithelial-to-mesenchymal transition in esophageal squamous cell
　　　carcinoma. Oncol Lett, 2019, 18 (5): 5325-5331.

[14]　Lv B, Min S, Xie F, et al. Alleviating sepsis-induced neuromuscular dysfunction linked with acetylcholine receptors by
　　　agrin. J Surg Res, 2019, 241: 308-316.

[15]　Pei DQ, Zhou HM, Zhou QH. Grip strength can be used to evaluate postoperative residual neuromuscular block recovery
　　　in patients undergoing general anesthesia. Medicine (Baltimore), 2019, 98 (2): e13940.

[16]　陈珂，王青，李元海. 肌松程度对机器人辅助腹腔镜下前列腺癌根治术病人早期术后恢复的影响. 安徽医

药，2019，23（9）：1762-1765.

[17] 周影，韩伟. 深度肌松联合低气腹压用于肥胖患者妇科腹腔镜手术的效果. 中华麻醉学杂志，2019，39
（6）：722-725.

第五节　局部麻醉药

一、利多卡因

本年度对利多卡因的研究主要体现在老药新用——抗肿瘤、抗炎方面，如抑制肿瘤细胞增殖、
侵袭、转移，降低脓毒症炎症因子等，为肿瘤和脓毒症治疗拓展新途径，也为未来麻醉治疗学的发展
拓展新思路。

Chen 等[1] 利用小鼠黑色素瘤动物模型，对利多卡因抑制黑色素瘤细胞的增殖作用及其相关机制
进行研究。对 BALB/C-nu/nu 小鼠腹腔注射黑色素瘤 A375 细胞造模，观察计算肿瘤体积和重量。然
后给予利多卡因或维莫非尼（vemurafenib）治疗，采用细胞计数试剂盒 -8 法、组织学染色、流式细
胞术、免疫组化染色和蛋白质印迹法等方法用于检测利多卡因和维莫非尼对 A375 细胞的作用。结果
表明利多卡因完全展现了与维莫非尼相类似的效果，对 A375 黑色素瘤细胞的增殖抑制呈剂量依赖性
和时间依赖性，对肿瘤集落的形成抑制也呈剂量依赖性。进一步研究显示，利多卡因可使细胞周期
停滞在 G_1 期且可抑制 Ki-67 的表达，并呈剂量依赖性，这种作用与抑制细胞外信号调节激酶（ERK）
的磷酸化相关。体内实验表明，静脉注射利多卡因可抑制肿瘤的体积和重量。因此，利多卡因可能为
黑色素瘤的治疗提供新选择。

Sui 等[2] 研究探讨利多卡因对小鼠胃癌细胞系 MKN45 的生长、迁移和侵袭的影响及其作用机
制。采用细胞计数试剂盒 -8 法、BrdU 染色法、流式细胞术和细胞迁移实验研究观察，表明利多卡
因可抑制 MKN45 细胞的存活、增殖、迁移和侵袭，同时促进其凋亡；并用 qRT-PCR 法检测 miR-
145 的相对表达量，表明给予利多卡因处理的 MKN45 细胞 miR-145 表达增强；而转染 miR-145 抑
制剂可提高细胞活力、增殖、迁移和侵袭，但抑制其凋亡。该研究认为利多卡因通过调节 miR-145
的表达而抑制 MEK/ERK 和 NF-κB 信号通路，从而抑制 MKN45 细胞的生长、迁移和侵袭，起到抑
制肿瘤转移发展的作用。Dong 等[3] 研究利多卡因对肺癌细胞的影响，结果表明，利多卡因剂量和
浓度依赖性降低肺癌细胞株 95D 的生存活力，荧光显微镜观察和流式细胞术检查均证实利多卡因
可诱导癌细胞凋亡，增加 Bad 和 Bax 表达而减少 Bcl-2。进一步蛋白质印迹法表明利多卡因通过抑
制磷酸肌醇 3 激酶 / 雷帕霉素信号转导通路靶点而抑制癌细胞的活性，提示利多卡因可能成为治疗
肺癌的一种有效方法。

徐桂萍等[4] 研究探讨利多卡因对脓毒症大鼠肺损伤及炎症因子表达的影响。将 100 只雄性成
年 SD 大鼠随机分为假手术组、盲肠结扎穿孔（CLP）组、利多卡因组和乌司他丁组，每组各 25
只。假手术组大鼠打开腹腔后缝合，其他各组采用 CLP 法制备脓毒症模型。利多卡因组大鼠在
给予 10 mg/kg 的负荷剂量后，以 10 mg/（kg·h）的剂量通过尾静脉持续泵注利多卡因 3 h；乌

司他丁组大鼠进行 CLP 的同时，以 10 万 U/（kg·h）的剂量通过尾静脉持续泵注乌司他丁 3 h；假手术组和 CLP 组用等量等渗氯化钠溶液代替。采用酶联免疫吸附试验（ELISA）法测定 4 组大鼠血清中 TNF-α、IL-6、HMGB1 表达水平，组间比较差异均有统计学意义（$P<0.05$）；假手术组 TNF-α［（40±11）ng/L］、IL-6［（41±9）ng/L］、HMGB1［（6.8±0.5）μg/L］表达水平最低，CLP 组 TNF-α［（302±46）ng/L］、IL-6［（411±44）ng/L］、HMGB1［（24.8±3.6）μg/L］表达水平最高；利多卡因组 TNF-α［（175±9）ng/L］、IL-6［（167±8）ng/L］、HMGB1［（14.8±1.8）μg/L］和乌司他丁组 TNF-α［（183±36）ng/L］、IL-6［（250±63）ng/L］、HMGB1［（15.4±1.5）μg/L］均较 CLP 组显著降低（P 均＜0.05）；利多卡因组 IL-6 表达水平明显低于乌司他丁组（$P<0.05$）。实时荧光定量 PCR 检测肺组织 HMGB1 mRNA 表达水平，4 组结果与上述炎症因子表达一致。苏木素－伊红（HE）染色结果显示假手术组大鼠肺泡大小均匀、结构完整，肺泡上皮细胞形态正常；CLP 组大鼠肺泡间隔增厚、间质充血水肿、炎症细胞浸润、肺泡塌陷；而利多卡因组和乌司他丁组病理学改变较 CLP 组均明显减轻，肺组织轻度水肿，肺泡及肺间质出现少量炎症。另外，徐柱萍等还观察了 4 组大鼠 72 h 死亡情况，4 组大鼠死亡构成比（0/10、9/1、4/6、3/7）比较，差异有统计学意义（$\chi^2=17.5$，$P<0.001$）。利多卡因组和乌司他丁组大鼠死亡构成比均较 CLP 组显著降低（P 均＜0.008）。该研究表明，持续静脉泵注利多卡因可以有效降低脓毒症大鼠炎症因子 TNF-α、IL-6 及 HMGB1 的表达，减轻脓毒症对肺组织的炎症反应，有效提高动物存活率。该研究为局部麻醉药在脓毒症治疗方面提供了新的参考。

二、布比卡因

本年度对布比卡因的研究除了临床麻醉效应方面外，较为深入的热点问题是布比卡因的毒性反应机制及处理。

布比卡因作为长效局部麻醉药，在 ERAS 理念下的围术期处理方案中具有独特的优势，国内对布比卡因脂质体注射液与传统盐酸布比卡因麻醉效应的研究较少。Ha 等[5]对行自体腹部组织乳房重建术的乳腺癌患者进行前瞻性、单盲、随机对照研究，采用布比卡因脂质体和传统盐酸布比卡因进行腹横肌平面阻滞（transversus abdominis plane block，TAPB），观察术后镇痛效果及快速康复情况。研究入选患者 44 例，每组 22 例，患者在手术完成后随机给予布比卡因脂质体 266 mg 或传统布比卡因 75 mg，行 TAPB 阻滞。观察结果表明两组患者术后疼痛评分、阿片类药物用量、术后康复评分、住院时间差异均无统计学意义。认为布比卡因脂质体注射液较传统盐酸布比卡因在此类患者的加速康复外科管理策略中未显示出优势。

Zhang 等[6]在该团队以往研究基础上，对固定剂量比例 35 mmol/L QXOH/10 mmol/L 左布比卡因局部麻醉药组合物（LL-1）在大鼠坐骨神经阻滞模型进行临床前药动学研究，大鼠行坐骨神经阻滞后采样监测、绘制血浆和局部组织 LL-1 浓度－时间曲线，QXOH 和左布比卡因在肌肉的最大质量分数分别为（727.22±43.38）μg/g 和（256.02±28.52）μg/g；在坐骨神经部位分别为（634.26±36.04）μg/g 和（429.63±48.64）μg/g；血浆中质量浓度分别为（711.71±25.14）ng/ml 和（114.40±10.19）ng/ml。QXOH 吸收进入循环时间［（0.71±0.06）h］显著快于左布比卡因［（4.11±0.39）h，$P=0.003$］。

QXOH 在血浆和局部组织中的半衰期差异（$P=0.329$），在血浆、肌肉和坐骨神经中分别为 2.64 h、3.20 h 和 3.79 h。左布比卡因的消除则不同，血浆消除半衰期［（4.89 ± 1.77）h，$P=0.036$］明显慢于肌肉［（1.38 ± 0.60）h］和坐骨神经［（1.28 ± 0.74）h］。单独使用左布比卡因时，血浆浓度达峰时间（T_{max}）为 1.07 ± 0.16 h，而左布比卡因与 QXOH 联合使用时，左布比卡因血浆 T_{max} 延长 4 倍，达到（4.11 ± 0.39）h。35 mmol/L QXOH/10 mmol/L 左布比卡因局部麻醉药组合物显示长效局部麻醉效应，其机制为 QXOH 延缓左布比卡因从注射部位进入循环的时间，左布比卡因加速细胞对 QXOH 的摄取，该研究为未来此类长效局部麻醉药的临床应用提供了参考。

布比卡因的毒性反应研究一直备受麻醉医师的关注。Zhao 等[7] 在体外培养人神经母细胞瘤细胞（SH-SY5Y）和新生小鼠 DRG 神经元建立布比卡因神经毒性模型，对 lncRNA MALAT1 基因在布比卡因诱导的神经毒性过程中的作用进行研究。结果表明，布比卡因处理可上调 lncRNA MALAT1 的表达，而敲除 lncRNA MALAT1 可以显著增加细胞死亡率，caspase-3 活性的检测也表明在 lncRNA MALAT1 基因下调组中的细胞凋亡率显著增加。另外，通过双荧光素报告试验筛选发现 miR-101-3p 是 MALAT1 直接靶点，lncRNA MALAT1 可以作为诱饵来聚集 miR-101-3p。进一步激活 MALAT1/miR-101-3p/PDCD4 轴可以保护细胞免受布比卡因的毒害。Zhang 等[8] 利用人神经母细胞瘤细胞研究布比卡因引起的神经毒性作用，探讨 microRNA-132（miR-132）在其中的调节机制。该研究发现 600 µmol/L 布比卡因能显著抑制 SH-SY5Y 细胞生存活力，通过增加活性 caspase-3 和剪切的 PARP1 水平而诱导细胞凋亡和神经毒性。更重要的是，miR-132 在经布比卡因处理的细胞中显著上调，而 miR-132 抑制剂能显著逆转。双荧光素酶报告检测提示 IGF1R 是 miR-132 在细胞中的直接结合靶点。进一步表明，布比卡因可显著降低 IGF1R 水平，而给予 miR-132 抑制剂则产生相反的作用。此外，应用 IGF1 可减弱布比卡因诱导的 SH-SY5Y 细胞凋亡和神经毒性。IGF1R 是 SH-SY5Y 细胞中布比卡因作用的下游靶点。因此，调控 MALAT1 或 IGF1R 可能是布比卡因神经毒性靶向治疗较为可能的分子靶标。

关于布比卡因诱发的心脏毒性一直为每位麻醉医师所警惕，虽然诱发的心脏停搏因脂肪乳的研究应用而使救治效果得到明显改善，但是对于脂肪乳临床应用途径及方式仍值得探讨。Liu 等[9] 针对布比卡因诱发心脏停搏的大鼠模型，采用经颈内静脉持续给予 20% 脂肪乳 LE（CV-infusion 组）、经尾静脉持续给予 20% 脂肪乳 LE（PV-infusion 组）和经尾静脉间断冲击剂量给予 20% 脂肪乳 LE（PV-bolus 组）进行救治，LE 的总量最大不超过 10 ml/kg。结果显示，在心脏停搏后复苏开始 2~40 min 的生存率、自主循环恢复率、收缩压、心率、心率与收缩压乘积和冠状动脉灌注压方面，尾静脉冲击剂量注射组、中心静脉持续输注组均显著高于尾静脉持续输注组（$P<0.01$）。血浆及心肌中布比卡因含量显著降低（$P<0.05$）。尾静脉冲击剂量注射组和中心静脉持续输注组大鼠心跳恢复时间和自主循环恢复时间明显短于尾静脉持续输注组（$P<0.05$）。在布比卡因诱发的心脏停搏大鼠模型中，与外周连续输注脂肪乳的方案相比，外周冲击剂量分次静脉注射脂肪乳的救治给药方案能产生更好的复苏效果，其效果与中心静脉持续输注脂肪乳的效果相当。该研究提示，对于布比卡因诱发的心脏停搏的复苏救治，在中心静脉通路不能有效建立的情况下，采用脂肪乳冲击剂量分次外周静脉注射是效果较好的给药方式。

三、罗哌卡因

罗哌卡因作为新型长效酰胺类局部麻醉药的一种，已越来越广泛地应用于临床麻醉、疼痛管理等各个方面，对其局部麻醉药毒性机制、在炎症和肿瘤中的作用、临床应用新进展等方面的研究也越来越深入。

围术期使用罗哌卡因可能会引起神经毒性和心脏毒性，然而，罗哌卡因毒性作用的分子机制仍然不清楚。Wang 等[10] 在体外培养的嗜铬细胞瘤 PC12 细胞系和人胶质瘤细胞系 U87 中测试不同浓度罗哌卡因对细胞形态、细胞存活率、细胞凋亡率及线粒体功能的影响。结果发现，罗哌卡因显著抑制细胞活性，促进神经胶质细胞的凋亡，抑制程度呈浓度依赖性。同时发现罗哌卡因可以促进 p38 磷酸化，从而上调 Fas 表达水平，引起线粒体形态和功能的一系列变化如线粒体膜电位下降，线粒体通透性过渡孔打开，细胞色素 C 释放，Bcl-2 家族成员移位等，从而引起神经细胞凋亡增加。这些结果揭示 MAPK/p38/Fas 信号通路在罗哌卡因神经毒性机制中的作用，提示 p38 抑制剂联合罗哌卡因可能是降低罗哌卡因引起的神经胶质细胞毒性的有效策略。Chen 等[11] 在人神经元 SH-5Y5Y 细胞系中，证实 0.5% 和 1% 的罗哌卡因可诱导线粒体蛋白 DRP1 裂变，造成线粒体形态改变及功能失调，从而引起细胞活性降低，细胞凋亡增加。Luo 等[12] 在 PC12 细胞系中也发现，罗哌卡因呈浓度依赖性地抑制细胞活性、促进细胞凋亡，并发现这些可能与 Fas/FasL 表达增多有关。

麻醉是否对癌症的预后有影响这一问题已被广泛讨论并仍存在争议。Su 等[13] 探讨罗哌卡因对肿瘤细胞黏附的影响。该研究体外培养人脐静脉内皮细胞系，在给予 TNF-α 之前先进行不同浓度的罗哌卡因预处理 30 min，测试 ICAM-1、CD62E、VCAM-1 等主要黏附分子的 RNA 表达水平，NF-κBp65、p-p65、IκBα、p-IκBα、IKKα/β 和 p-IKKα/β 等蛋白的磷酸化水平，以及进行细胞活力及肿瘤细胞黏附试验。结果显示，预加入临床常用浓度的罗哌卡因可以显著抑制 CD62E 表达水平，且罗哌卡因可有效抑制人肝癌细胞、结肠癌细胞、白血病单核细胞的黏附，NF-κBp65、IκBα、IKKα/β 蛋白磷酸化水平进行也被罗哌卡因显著抑制。该研究表明罗哌卡因降低肿瘤细胞的黏附，这可能是通过调节 CD62E 表达水平从而抑制 NF-κB 的激活实现的。这些结果可能会对麻醉是否影响癌症患者预后这一问题提供新的见解。另外，有研究发现罗哌卡因对炎症进展也有影响。Wu 等[14] 研究 RAW 264.7 巨噬细胞中罗哌卡因对脂多糖诱发的炎症反应的作用。结果显示其可以有效抑制巨噬细胞中 NO、PGE-2、TNF-α、IL-6 及 IL-1β 等炎症因子的生成及其合成酶的表达，还可抑制 MAPK、NF-κB 信号通路的功能，抑制巨噬细胞凋亡，在控制炎症反应中起积极作用。

随着罗哌卡因被广泛应用于无痛分娩、神经阻滞等临床麻醉过程中，探索低浓度罗哌卡因应用、寻求更安全有效的临床麻醉方法的相关研究也越来越多。Zhou 等[15] 设计回顾性研究，观察分娩镇痛过程中使用不同浓度罗哌卡因对产后发热率、炎性因子 IL-6 和 TNF-α 等水平的影响。该研究共纳入 2017 年 1 月至 2018 年 1 月 198 名实施分娩镇痛的产妇，试验组使用 0.075% 罗哌卡因复合舒芬太尼，对照组使用 0.1% 罗哌卡因复合舒芬太尼。观察结果显示，使用相比高浓度罗哌卡因组，较低浓度罗哌卡因组的患者第二产程时间显著缩短，产后发热率及产后炎症因子水平均明显降低。这些结果显示分娩镇痛使用 0.075% 较低浓度的罗哌卡因有缩短第二产程、降低产后发热率及减轻炎症反应的作用。Zhao 等 [16] 也研究低浓度罗哌卡因对产妇第二产程中子宫和腹壁肌肌电活动的影响。研究共入选 161 名产妇，其中 48 例产妇接受 0.062 5% 罗哌卡因患者自控硬膜外镇痛（PCEA）治疗，64 例接受 0.062 5% 左布比卡因 PCEA 治疗，49 例为空白对照无 PCEA 患者。结果显示，与布比卡因组相比，0.062 5% 罗哌卡因在第二产程中不抑制腹肌肌电活动，产妇和新生儿预后也与空白对照组相似。

（李晓稀　闫丽璇　张林忠　杨立群）

参 考 文 献

[1] Chen J, Jiao Z, Wang A, et al. Lidocaine inhibits melanoma cell proliferation by regulating ERK phosphorylation. J Cell Biochem, 2019, 120 (4): 6402-6408.

[2] Sui H, Lou A, Li Z, et al. Lidocaine inhibits growth, migration and invasion of gastric carcinoma cells by up-regulation of mir-145. BMC Cancer, 2019, 19 (1): 233.

[3] Dong Q, Mao Z. The local anaesthetic lignocaine exhibits potent antilung cancer cell activity by inhibiting the phosphoinositide 3-Kinases/Mammalian target of Rapamycin/Mammalian target of rapamycin pathway. Pharmacology, 2019, 104 (3-4): 139-146.

[4] 徐桂萍，李青青，张宇轩，等. 持续静脉泵注利多卡因对脓毒症大鼠急性肺损伤及炎症反应的影响. 中华危重症医学杂志，2019，012（3）：145-151.

[5] Ha AY, Keane G, Parikh R, et al. The analgesic effects of liposomal bupivacaine versus bupivacaine hydrochloride administered as a transversus abdominis plane block after abdominally based autologous microvascular breast reconstruction: a prospective, single-blind, randomized, controlled trial. Plast Reconstr Surg, 2019 , 144 (1): 35-44.

[6] Zhang Y, Yin Q, Gong D, et al. The preclinical pharmacological study of a novel long-acting local anesthetic, a fixed-dose combination of QXOH/Levobupivacaine, in rats. Front Pharmacol, 2019 , 10: 895.

[7] Zhao Y, Ai Y. Knockdown of lncRNA MALAT1 alleviates bupivacaine-induced neurotoxicity via the miR-101-3p/PDCD4 axis. Life Sci, 2019, 232: 116606.

[8] Zhang H, Lin J, Hu T, et al. Effect of miR-132 on bupivacaine-induced neurotoxicity in human neuroblastoma cell line. J Pharmacol Sci, 2019, 139 (3): 186-192.

[9] Liu L, Jin Z, Cai X, et al. Comparative regimens of lipid rescue from bupivacaine-induced asystole in a rat model. Anesth Analg, 2019, 128 (2): 256-263.

[10] Wang S, Lin Q, Wang Z, et al. Ropivacaine induces neurotoxicity by activating MAPK/p38 signal to upregulate Fas expression in neurogliocyte. Neurosci Lett, 2019, 706: 7-11.

[11] Chen Y, Yan L, Zhang Y, et al. The role of DRP1 in ropivacaine-induced mitochondrial dysfunction and neurotoxicity. Artif Cells Nanomed Biotechnol, 2019, 47 (1): 1788-1796.

[12] Luo Z, Zhang Z, Zhang F, et al. Ropivacaine mesylate exerts neurotoxicity via up-regulation of Fas/FasL expression in rat pheochromocytoma PC12 cells. Am J Transl Res, 2019, 11 (3): 1626-1634.

[13] Su Z, Huang, Ye X, et al. Ropivacaine via nuclear factor kappa B signalling modulates CD62E expression and diminishes

tumour cell arrest. J Anesth, 2019, 33 (6): 685-693.

[14] Wu L, Li L, Wang F, et al. Anti-inflammatory effect of local anaesthetic ropivacaine in lipopolysaccharide-stimulated RAW264. 7 macrophages. Pharmacology, 2019, 103 (5-6): 228-235.

[15] Zhou X, Li J, Deng S, et al. Ropivacaine at different concentrations on intrapartum fever, IL-6 and TNF-α in parturient with epidural labor analgesia. Exp Ther Med, 2019, 17 (3): 1631-1636.

[16] Zhao B, Qian X, Wang Q, et al. The effects of ropivacaine 0. 0625% and levobupivacaine 0. 0625% on uterine and abdominal muscle electromyographic activity during the second stage of labor. Minerva Anestesiol, 2019, 85 (8): 854-861.

第七章　麻醉方法研究进展

第一节　气 道 管 理

一、影像学技术用于气道管理

（一）超声预测患儿困难插管

高铮铮等[1]* 利用超声测量出的皮肤声门间距（distance from skin to vocal folds，DSV）、颈部直径（d）及两者的比值（R），用来比较三者预测患儿困难插管的效能。将全身麻醉气管插管患儿，按Cormack-Lehane（C&L）分级分为两组。C&L 分级 Ⅰ～Ⅱ 级为容易插管组，C&L 分级 Ⅲ～Ⅳ 级为困难插管组。在诱导后面罩通气时，超声下测量 DSV，测量计算 d 和 R，比较 3 种指标预测困难插管的能力。结果显示：容易插管组 DSV 明显长于困难插管组。R 用于预测困难插管的曲线下面积为0.807，临界值为 0.090，其敏感度为 70.83%，特异度为 83.33%。因此，在<3 岁的患儿中，应用超声测量并计算 DSV 与颈部直径的比值可较为准确地预测困难气道。

（二）螺旋 CT 评估阻塞型睡眠呼吸暂停低通气综合征患者气道

纪雪霞等[2] 评估阻塞型睡眠呼吸暂停低通气综合征（obstructive sleep apnea hypopnea syndrome，OSAHS）患者气道及下颌骨三维解剖特点与麻醉气管插管方式和次数。收集行全身麻醉手术且已行头颈部螺旋 CT 扫描的正常气道及 OSAHS 气道患者各 30 例，应用 Dolphin 软件对患者的气道进行三维重建及气道分析，对患者的下颌骨进行三维重建及测量。同时，记录患者麻醉气管插管的方式和次数。分析显示，OSAHS 患者气道的气道体积，气道的矢状向、水平向和冠状向最小横截面积均较正常患者偏低，下颌距离较正常患者偏低；下颌角角度与正常患者无明显区别，而 OSAHS 患者麻醉插管的方式和次数与正常患者相比区别较大。结果表明，OSAHS 患者气道及下颌骨三维解剖特点存在明显差异，利用气道和下颌骨的解剖学特点进行分析，可为临床全身麻醉前气道评估和气管插管提供参考依据。

（三）螺旋 CT 重建技术引导气管狭窄患者气管插管

李亚东等[3] 探讨应用多层螺旋 CT 重建技术提高气管狭窄患者麻醉质量及安全性的可行性。该研究选择患甲状腺疾病，且入院后经 X 线检查提示气管出现不同程度受压狭窄的患者 32 例，研究对患者进行多层螺旋 CT 扫描，同时进行 CT 模拟支气管镜及后处理技术处理，收集 32 例患者的临床及影像学资料，分析多层螺旋 CT 重建技术对气管狭窄患者麻醉质量的影响及安全性。经整理影像学资料发现，32 例患者中，气管狭窄程度分级 I 级者 24 例，气管狭窄程度分级 II 级者 8 例。经 CT 模拟支气管镜图像测量，32 例患者中气管狭窄最严重处直径 3.1～9.1 mm，平均直径（6.71±1.21）mm；气管狭窄最严重处横截面积 0.80～1.26 cm²，平均横截面积（1.00±0.69）cm²。以 CT 图像资料为根据，气管插管全身麻醉中，32 例患者均成功完成麻醉诱导，第一次气管插管成功率为 100%。血氧饱和度为 95%～100%，呼气末二氧化碳分压为 25～40 mmHg，术中、拔管后未发生气管插管并发症。结果显示，麻醉前应用多层螺旋 CT 重建技术，气管狭窄患者第一次插管成功率高，多层螺旋 CT 重建技术对提高气管狭窄患者气管插管安全性、麻醉质量意义重大。

二、插管工具

（一）一次性内镜与纤维支气管镜的比较

经鼻气管插管（nasotracheal intubation，NTI）是口腔颌面外科常用的气管插管方式。Yu 等[4] 评估 Disposcope 一次性内镜与纤维支气管镜在引导经鼻气管插管的应用。该研究将 60 例患者随机分为两组，分别接受纤维支气管镜（纤支镜组）和 Disposcope 一次性内镜（内镜组）引导经鼻气管插管。NTI 时间定义为从纤维支气管镜或无菌吸痰管插入鼻腔到正确通过声门插入气管插管的时间。在完成 NTI 后 5 min 用直接喉镜观察鼻出血，并根据下列改进的标准分为 4 个等级：无鼻出血、轻度鼻出血、中度鼻出血、重度鼻出血。结果显示，纤支镜组完成 NTI 时间明显长于内镜组（38.4 s *vs.* 24.1 s）。轻度鼻出血纤支镜组 8 例，内镜组 7 例，两组均无中、重度鼻出血发生，拔管后均未见明显鼻部疼痛。该研究认为，以纤维支气管镜或 Disposcope 一次性内镜引导均可成功完成 NTI，且无严重并发症。然而，与纤维支气管镜相比，Disposcope 一次性内镜所需操作时间更短。

（二）Clarus 可视管芯气管插管教学

陈佩玲等[5] 比较视频法和颈前光斑法两种操作技术对 Clarus 可视管芯（Clarus video system，CVS）引导气管插管学习曲线的影响。纳入能熟悉运用直接喉镜但无 Clarus 可视管芯运用经验的 10 名第一年或第二年的麻醉科住院医师随机分为两组，分别运用颈前光斑法和视频法对择期全身麻醉手术患者进行 CVS 插管。记录每个学员首个 25 例患者气管插管情况，用累积和（CUSUM）方法建立学习曲线，运用累积和分析法算出掌握相应插管技术所需的最少例数。记录插管时间、插管成功率、两组导管沾染少量血迹和轻度咽喉痛等插管相关不良反应发生情况。结果：颈前光斑组掌握行 CVS 插管技术所需最少例数明显少于视频法操作组。提示，运用 Clarus 可视管芯行气管插管是一项学习曲线短、操作上手快、损伤小的实用性技能。对于正常气道，采用颈前光斑技术时 Clarus 可视管芯的学习曲线优于视频法。

（三）软质激光气管插管引光器

李新鹏等[6] 评价软质激光气管插管引光器引导患儿气管插管术的效果。选择行经口气管插管全身麻醉手术患儿 90 例，ASA 分级为 I 级或 II 级，年龄 4～8 岁。采用随机数字表法分为两组（n＝

45）：软质激光气管插管引光器组（A 组）和直接喉镜组（B 组）。麻醉诱导后，A 组在软质激光气管插管引光器引导下行气管插管术，B 组在直接喉镜引导下行气管插管术。记录气管插管期间高血压和心动过速的发生情况、气管插管时间和成功情况。记录术后 24 h 咽痛、声嘶、失声及吞咽困难的发生情况。结果显示，与 B 组比较，A 组首次气管插管成功率升高，气管插管时间缩短，高血压、心动过速和咽痛的发生率降低。与直接喉镜相比，软质激光气管插管引光器引导患儿气管插管术的效果更佳。

（四）自制鼻道扩充器用于经鼻气管插管

宋修响等[7] 评价自制鼻道扩充器用于经鼻气管插管术的效果。选取需清醒经鼻气管插管术患者 80 例，年龄 21～63 岁，ASA 分级 I 级或 II 级。采用随机数字表法分为棉棒组（I 组）和自制鼻道扩充器组（II 组），每组 40 例。I 组采用棉棒扩充鼻腔，II 组采用自制鼻道扩充器扩充鼻腔。两组均实施清醒盲探经鼻气管插管术。于入室后 5 min（T0）、气管导管过后鼻孔即刻（T1）、插管成功即刻（T2）和气管插管成功后 5 min（T3）时记录平均动脉压和心率；记录气管插管时间、鼻腔黏膜损伤发生情况和气管导管通过鼻腔时患者的舒适度评分。结果：与 I 组比较，II 组 T1、T2 时平均动脉压和心率降低，气管插管时间缩短，鼻腔黏膜损伤发生率降低。与 T0 时比较，II 组 T2 时、I 组 T1、T2 时平均动脉压和心率升高。自制鼻道扩充器用于经鼻气管插管术的效果优于传统方法，有效减轻鼻腔损伤，提高患者舒适度。

三、喉罩

（一）喉罩对颈内静脉的影响

近年来，随着喉罩（LMA）广泛应用于临床麻醉，LMA 对颈内静脉的影响引起越来越多的关注。Zhang 等[8] 探讨不同类型 LMA（Supreme LMA、Guardian LMA、I-gel LMA）的置入对右侧颈内静脉的影响，将 102 名择期接受全身麻醉下腹腔镜手术的患者随机分为 3 组：Supreme LMA 组（第一组）、Guardian LMA 组（第二组）、I-gel LMA 组（第三组），监测颈内静脉和颈总动脉在 LMA 置入前后高点、中点和低点的重叠指数（overlap index，OI），超声模拟探针穿过颈内静脉和颈总动脉的比例，以及在 LMA 置入前后颈内静脉中点的横截面积和血流速度。结果显示，放置 Supreme LMA、Guardian LMA 或 I-gel LMA 可以增加重叠指数，降低颈内静脉穿刺率，增加误入颈总动脉的发生率，并导致颈内静脉充血，LMA 的类型不影响颈内静脉的穿刺难度，并且推荐超声引导颈内静脉穿刺。

（二）小儿加强喉罩

儿童的保护性反射较弱，且胃液量相对较大，这导致儿童易发生反流误吸，全身麻醉过程中气管插管易损伤儿童喉部。而喉罩是临床小儿麻醉中最为常用的声门上气道装置，与气管插管相比，其对咽喉部刺激小，置入时血流动力学稳定，提高患儿术后舒适度，同时也方便麻醉科医师对气道的管理。通常根据患儿体重选择使用不同型号的喉罩。

Sun 等[9] 探究 300 名在 Trendelenburg 体位腹腔镜手术中接受加强喉罩患儿的反流和误吸发生率

并评估其可行性，通过测定唾液与喉、面部和周围区域相对应部位的 pH 值以确定术中是否发生反流误吸。结果发现，9.67% 的患儿为可疑反流，3% 的患儿为可疑误吸，但均未观察到明显的反流或误吸。此外，>3 岁和超重患儿疑似反流发生率较高，因此通过严格禁食、禁水和严格掌握喉罩适应证，在儿童 Trendelenburg 体位腹腔镜手术中应用加强喉罩是可行的。

（三）喉罩的选择标准

声门上气道装置，尤其是 LMA 已被广泛用于短期手术的气道管理，选择合适的 LMA 尺寸对于 LMA 的安全和有效使用非常重要。Zhu 等[10] 前瞻性地评价基于环 - 颏距离的方法和基于体重的方法在成人 LMA 最佳尺寸选择中的有效性，将患者随机分为环 - 颏（cricoid-mental，CM）距离组和体重组，主要监测指标为口咽漏气压（oropharyngeal leak pressure，OLP），次要指标包括整体置入成功率、置入尝试次数、成功置入时间、置入简便性、光纤视野评分、机械通气期间吸气峰压和术后喉咽部发病率。结果显示，CM 距离组患者的 OLP 高于体重组，且 CM 距离组第一次置入成功率和总体置入成功率均较体重组显著提高，故基于 CM 距离的标准是成人经典 LMA 尺寸选择的更好的标准。

（四）喉罩套囊内压

当使用声门上通气装置时，足够的套囊内压对于保证足够的密封功能以保护气道免受分泌物的影响并实现足够的正压通气是非常重要的。Liu 等[11] 研究 Ambu AuraFlex 喉罩不同套囊内压在小儿腹腔镜手术中的可行性和有效性，该研究包括 72 名患儿，在置入 Ambu AuraFlex 喉罩后，分别在 10 cmH$_2$O、30 cmH$_2$O 和 60 cmH$_2$O 的套囊内压下分别测量口咽漏气压、气道峰压、光纤视图、黏膜变化和并发症。结果表明，在儿童腹腔镜手术中，30 cmH$_2$O 的套囊内压足以满足 Ambu AuraFlex 喉罩的密闭要求，虽然 60 cmH$_2$O 套囊内压的口咽漏气压与 30 cmH$_2$O 相似，但 60 cmH$_2$O 的套囊内压无任何额外的益处。

Chen 等[12] 探讨喉罩压在小儿手术气道管理中的应用。选择行全身麻醉的儿童 138 例，分为 A 组（20 cmH$_2$O 压力组）、B 组（40 cmH$_2$O 压力组）与 C 组（60 cmH$_2$O 压力组）。使用气囊压力计将所有患儿的喉罩套囊压力调节至指定数值。比较 3 组患儿的手术情况、喉罩置入情况、口咽漏气压、气道峰压、呼出潮气量差值（ΔV_T）及不良反应。结果显示，A、B、C 组喉罩首次置入成功率分别为 89.13%、100.00%、93.47%。B、C 组口咽漏气压高于 A 组，C 组高于 B 组，B、C 组 ΔV_T 低于 A 组，B 组低于 C 组，不良反应发生率分别为 39.11%、15.21%、28.23%。研究显示，小儿气道管理中喉罩最适套囊压为 40 cmH$_2$O，能有效提高口咽漏气压，降低 ΔV_T 和不良反应发生率，值得临床进一步推荐和应用。

（五）全身麻醉剖宫产中 Supreme 喉罩的应用

产科气道并发症是孕产妇发病和死亡的重要原因。气管内插管被认为是气道管理的标准，但 LMA 已作为抢救气道被纳入产科气道管理指南。在这项随机对照等效性试验中，Yao 等[13] 比较 Supreme LMA（SLMA）与气管插管（endotracheal intubation，ETT）在剖宫产产科气道管理中的作用。在全身麻醉择期剖宫产术的患者中随机接受 SLMA 或 ETT 进行气道管理。主要指标为首次尝试插管成功，听诊双肺呼吸音正常和呼气末二氧化碳波形出现为插管成功。次要结果包括通气时间、密封压力、通气和血流动力学参数、临床误吸发生次数、胎儿结局和气道装置相关的母体不良反应。结果显示，与 ETT 组相比，SLMA 可使有效通气时间缩短；两组通气参数、母胎结局相似，无误吸发生。因此，SLMA 可作为一种气道管理技术，用于评估的低风险产科患者，与 ETT 相比，两组置入成功率相似，SLMA 通气时间缩短及血流动力学更稳定。Yao 等的发现与气道指南一致，建议 LMA 在管理产科气道中作为二线设备。

（六）影响喉罩放置的相关因素

An 等[14] 评估经典喉罩在不同头部位置及是否使用肌肉松弛药时的气道放置和通气情况。该试验为随机双盲临床试验。选择全身麻醉下行输尿管结石手术的 132 名患者，根据头部位置和肌肉松弛药的使用，随机分为 4 组。用一个 8 cm 高的枕头来实现嗅物位。插管时间、间歇正压通气时的气道峰压、气道平均压和 LMA 位置的纤维光学评分进行评估。记录所有不良反应。数据分析采用 ANOVA、双因素方差分析（2-way ANOVA）、x^2 检验、CMH 检验（Cochran-Mantel-Haenszel test）和 Kruskal-Wallis 检验。分析显示，第一次尝试插入时间、纤维光学评分、气道峰压、气道平均压组间均无差别。然而，未使用肌肉松弛药组不良反应发生率高于使用肌肉松弛药组。结果表明，使用嗅物位和肌肉松弛药可使 LMA 插入稍容易，但不影响纤维光学评分或通气参数。使用肌肉松弛药可降低不良反应的发生率。

四、肥胖患者的气道管理

（一）声门上喷射供氧与通气

声门上喷射供氧与通气（supraglotic jet oxygenation and ventilation，SJOV）可保证呼吸抑制患者，甚至是呼吸暂停患者足够的氧合，但是关于 SJOV 在肥胖患者的应用仍有待研究。Liang 等[15] 研究探讨使用魏鼻喷管（WEI Nasal Jet tube，WNJ）进行 SJOV 治疗肥胖患者的有效性和安全性，这些肥胖患者在静脉麻醉下不经气管插管行宫腔镜检查术。将静脉麻醉下行宫腔镜检查的肥胖患者随机分为 3 组：对照组，面罩维持氧供（100% 氧气，氧流量 6 L/min）；WNJ-O_2 组，WNJ 维持氧供（100% 氧气，氧流量 6 L/min）；WNJ-SJOV 组，SJOV 通过 WNJ 喷射通气（100% 氧气，驱动压 0.1 MPa，呼吸频率 15 次/分，I/E 1/1.5）。麻醉期间连续监测脉搏血氧饱和度、呼气末二氧化碳、血压、心率、心电图、脑电双频指数。采用两径法测量 WNJ-SJOV 组 SJOV 前后胃窦的超声横截面积。WNJ 置入深度约 12.34 cm。研究结果显示，SJOV 能有效且安全地维持肥胖患者充分的氧合，减少术中不自主的肢体摆动、扭髋和咳嗽的发生率，从而提高手术安全性。

（二）右美托咪定对病态肥胖的影响

已有研究表明，使用右美托咪定可显著降低七氟烷最低肺泡有效浓度，减少其用量，但其对病态肥胖患者的影响仍有待研究。Wan 等[16] 评估在自主呼吸的病态肥胖患者中，静脉注射右美托咪定（DEX）对七氟烷抑制声门上气道工具（supraglottic airway device，SAD）置入时反应的 EC_{50} 的影响。选择体重指数为 40～57 kg/m² 计划在全身麻醉下行减重手术的病态肥胖患者，随机分配到接受不同治疗的 2 组：S 组，静脉注射生理盐水；D 组，在 10 min 内静脉注射右美托咪定 1 µg/kg 之后，以 0.5 µg/（kg·h）的速度静脉泵注。首先吸入 5% 七氟烷进行麻醉诱导，将呼气末七氟烷浓度（ETsev）调整为目标值。患者对声门上气道插入的反应被分为"移动"或"不移动"。所有交叉点的中点平均值定义为成功插入 SAD 的七氟醚 EC_{50}。此外，概率回归分析用于确定 SAD 插入 50%（EC_{50}）和 95%（EC_{95}）时的 ETsev。研究结果显示，静脉注射右美托咪定组成功插入 SAD 时的七氟烷 EC_{50} 明显低于静脉注射盐水组。在自主呼吸的病态肥胖患者中，静脉注射右美托咪定可将七氟烷抑制 SAD 置入时反应的 EC_{50} 降低约 40%。

五、通气模式的选择

（一）自主通气在胸腔镜手术中的应用

二次对侧胸外科手术是一项具有挑战性的手术，很少被提及。Lan 等[17]进行一项回顾性研究，以探讨自主通气在胸腔镜手术的可行性。该研究回顾性收集 2015 年 1 月 1 日至 2018 年 12 月 30 日进行二次对侧胸腔镜手术的病例，分为机械通气组（MV-VATS 组）和自主通气组（SV-VATS 组）。采用倾向性评分匹配分析来平衡差异。主要观察指标是呼吸力学和血流动力学，次要指标是术后恢复和并发症。结果显示：自主通气组（SV-VATS 组）手术时间、麻醉时间缩短，呼吸压力峰值降低，术中镇痛药使用减少。术中和麻醉后监测治疗室（PACU）监测生命体征和氧合稳定。自主通气组（SV-VATS 组）的喉罩拔管时间、胸管持续时间、术后住院时间均短。但是重症监护病房住院时间、术后临床并发症及 X 线胸片检查结果无明显差别。自主通气组（SV-VATS 组）术后白细胞计数和中性粒细胞比例较低，术后 $PaCO_2$ 值偏高。可见，对于术中生命体征平稳且不增加术后并发症的对侧胸外科手术患者，自主通气胸腔镜手术是一种可行的手术方法。

（二）面罩通气

Wu 等[18]探究腹腔镜胆囊切除术患者在麻醉诱导过程中不同通气量的面罩通气对胃内充气的影响。全身麻醉下进行腹腔镜胆囊切除术的患者被随机分为 3 组，面罩通气量分别控制在 6 ml/kg（V6 组），8 ml/kg（V8 组）或 10 ml/kg（V10 组）。在麻醉诱导期间，面罩通气时间 120 s。通过超声检查和腹腔镜直视法分别评估通气前、后胃内气体量，同时监测呼吸参数。结果显示，V10 组的胃内充气发生率明显高于 V6 组和 V8 组，但 V6 组和 V8 组之间差异无统计学意义。在面罩通气 120 s 期间，V6 组出现二氧化碳积累趋势，而 V10 组表现出过度换气的迹象。因此，通气量为 8 ml/kg 的面罩通气似乎具有足够的预充氧作用，并避免在腹腔镜胆囊切除术的麻醉诱导过程中出现过多的胃内充气情况。

该研究主要设定面罩通气的潮气量，Zhang 等[19]的另一项研究探讨面罩通气最佳压力水平。该研究探讨了可最大限度地降低胃内充气风险，同时提供足够的肺通气的面罩通气压力水平。患者被随机分成两组（P10，P15），控制压力通气期间施加的吸气压力分别为 10 cmH_2O 和 15 cmH_2O。使用丙泊酚和舒芬太尼诱导麻醉，不给予肌肉松弛药。睫毛反射丧失时开始面罩通气 2 min。在面罩通气前、后使用超声测量横截面胃窦面积并记录呼吸参数。结果显示，P10 组平均潮气量约为 7 ml/kg，同期 P15 组平均潮气量＞11 ml/kg。而超声检查所示，与 P10 组相比，P15 组的胃窦面积显著增加。因此，在非肥胖患者中，舒芬太尼和丙泊酚麻醉诱导期间，10 cmH$_2$O 的吸气压力可以减少适当肺通气的胃内充气的发生率。

（三）肺保护通气策略

肺保护性通气策略（lung protective ventilation strategy）最初是在急性呼吸窘迫综合征（ARDS）和其他原因导致的呼吸衰竭的治疗中提出的机械通气策略，其目的是在进行机械通气支持的同时，保护肺组织免受呼吸机相关肺损伤（ventilator-induced lung injury，VILI）。肺保护性通气策略实质在于：①限制潮气量或控制平台压防止吸气末肺容积过高，减少容积伤和气压伤；②利用呼气末正压（positive end expiratory pressure ventilation，PEEP）通气，使更多肺泡维持开放状态以减少肺不张；③行肺复张策略以改善局灶性肺不张，提升肺顺应性；④控制 FiO$_2$ 以避免氧化应激损伤。

全身麻醉手术中机械通气一直以大潮气量的间歇正压通气为主，随着对肺保护性通气策略的重视和其在临床的广泛应用，越来越多的证据表明，肺保护性通气策略在全身麻醉机械通气中可以发挥有益的作用。Liu 等[20]探究肺保护通气策略对中、老年患者腹腔镜根治性胃切除术后肺氧合功能及全身麻醉患者术后肺部并发症（postoperative pulmonary complications，PPCs）的影响。该研究选择择期行腹腔镜下根治性胃切除术患者，随机分为传统通气（CV）组和肺保护性通气（PV）组，CV 组患者采用 10 ml/kg 的潮气量并且不使用 PEEP，PV 组患者采用 7 ml/kg 的潮气量、个体化 PEEP 及每 30 分钟规律使用肺复张。监测两组患者围术期的氧合指数（oxyenation index，OI）、改良临床肺部感染评分（modified clinical pulmonary infection score，mCPIS）及 PPCs。结果显示，腹腔镜下根治性胃切除术期间使用肺保护性通气显著改善肺的氧合功能，降低中、老年患者术后早期 mCPIS 评分和 PPCs 发生率，对于机械通气时间＞6 h 的患者更明显。

Wang 等[21]*探讨不同的 PEEP 水平的机械通气对 Trendelenburg 体位下腹部腹腔镜手术的患者的术中肺保护作用。该研究将 60 例行腹腔镜手术的患者随机分为 4 组：PEEP 分别为 0 cmH$_2$O、4 cmH$_2$O、8 cmH$_2$O 和 12 cmH$_2$O。比较麻醉期间不同时间点动态肺顺应性（dynamic lung compliance，Cdyn），无效腔与潮气量之比（V$_D$/V$_T$）和肺内分流比（Q$_S$/Q$_T$）。结果提示，使用 PEEP 时，Cdyn 升高，其中 PEEP＝8 cmH$_2$O 和 PEEP＝12 cmH$_2$O 的 V$_D$/V$_T$ 显著提高，同时 PEEP＝12 cmH$_2$O 中的 Q$_S$/Q$_T$ 明显高于其他组。可见，中等水平 PEEP（8 cmH$_2$O）足以改善 Cdyn 和降低 V$_D$/V$_T$ 而不增加 Q$_S$/Q$_T$，这被认为是 Trendelenburg 体位下腹腔镜手术期间术中肺保护通气的最佳 PEEP。

六、单肺通气

（一）肥胖患者的单肺通气

肥胖患者皮下大量脂肪堆积，胸廓活动度减少，内脏器官周围大量脂肪，引起膈肌上抬，加之腹部饱满限制患者呼吸运动。患者肺顺应性下降，功能残气量、补呼气量和肺泡通气量降低，呼吸做功明显增加。为了减少呼吸做功，患者常采取低潮气量、增加呼吸频率的方式呼吸。潮气量的降低使小气道提前关闭，引起肺内分流增加和氧分压降低。胸科手术行单肺通气时一般常采用侧卧位，非通气侧肺血流减少，缺氧性肺血管收缩使血液流向通气良好的肺组织，通气侧肺血流增加。由于肥胖患者肺顺应性降低，气道压力增高，使流向通气侧肺血减少，术中低氧血症的发生率升高。大潮气量和高气道压通气引起的肺过度牵张，是肺损伤的独立危险因素。

针对以上问题，Shi 等[22]将肺复张策略（alveolar recruitment strategy，ARS）联合 PEEP 策略应用在肥胖患者胸部手术单肺通气中，该研究共纳入 ASA 分级Ⅱ～Ⅲ级拟行选择性肺叶切除术肥胖患者 36 名，随机分为两组：对照组（C 组）和保护性通气组（P 组）。在 P 组中，单肺通气开始时给予肺复张一次。然后，在 7 mmHg 的 PEEP 下通气并自动通气。检测指标包括血气分析并计算 Q_S/Q_T 的值、IL-6 和 TNF-α 的浓度及肺部感染评分（clinical pulmonary infection score，CPIS）等。结果显示，与对照组相比较，保护性通气组 P_{plat} 和 P_{peak}、$PaCO_2$ 和 Q_S/Q_T、IL-6 和 TNF-α 的浓度均降低。可见，肺复张联合 PEEP 的通气策略可以更好地降低肥胖患者的气道压力和血液中伤害性炎性细胞因子的产生。此外，它还可以降低开胸手术期间和术后 6 h 的 Q_S/Q_T，改善氧合指数并保持内部环境的酸碱平衡。

（二）选择性单肺叶通气

史志国等[23]将支气管封堵器用于单叶肺隔离，该研究选择择期全身麻醉下右侧开胸胸椎结核病灶清除内固定手术患者 48 例，男 30 例，女 18 例，年龄 31～65 岁，BMI 18～27 kg/m^2，ASA 分级Ⅱ级或Ⅲ级。随机分为支气管封堵器组（E 组）和双腔支气管导管组（D 组），每组 24 例。两组患者麻醉诱导后，E 组单腔支气管导管插管后，在纤维支气管镜引导下置入支气管封堵器；D 组置入双腔支气管导管。分别于单肺通气前 5 min（T0）、单肺通气 30 min（T1）、关胸双肺通气 5 min（T2）记录气道峰压（P_{peak}）、气道平台压（P_{plat}）、动态肺顺应性（Cdyn）；分别于 T0、T1、T2 和术后 18 h（T3）时抽取动脉血和中心静脉血，记录 pH 值、$PaCO_2$，并计算 Q_S/Q_T、氧合指数（OI）；在 T0、T3 时用酶联免疫吸附法测定支气管肺泡灌洗液中 IL-6、TNF-α 的浓度，术后访视患者有无咽喉疼痛或声嘶；观察术后 7 d 呼吸循环并发症。结果显示，使用支气管封堵器进行肺叶隔离技术可以降低单肺通气气道压力、改善 Cdyn，促进 CO_2 排出和改善氧合指数，降低肺损伤，降低术后咽部疼痛和声嘶，有利于维持患者内环境的稳定。

七、特殊阻断装置

（一）支气管封堵器的放置与定位

单肺通气是胸科手术中非常重要的麻醉技术之一，支气管封堵器（bronchial blocker，BB）与单腔气管导管配合用于单肺通气，适用于困难气道、小儿、老年人、肺功能不全、选择性肺段阻塞等患者。目前临床上支气管封堵器的放置多采用纤维支气管镜调整定位的方法。

（二）支气管封堵器的临床应用

近年来，支气管封堵器的应用越来越广泛。Zhang 等[24]的研究比较支气管封堵器（BB）与双腔导管（double-lumen tube，DLT）在微创心脏手术（minimally invasive cardiac surgery，MICS）中的治疗价值。该研究纳入 60 例接受 MICS 治疗的患者，随机分为 DLT 组和 BB 组，分别记录插管时间、导管定位、导管移位发生率、术后咽喉痛和声嘶、体外循环时间、$SpO_2 < 90\%$（$PaCO_2 < 60$ mmHg）维持时间、平均动脉压和心率、SpO_2、PaO_2、$PaCO_2$、$PetCO_2$、平均气道压和气道峰值压力、外科医师对麻醉的满意度以及短期并发症。结果显示，支气管封堵器的插管时间和置管时间明显长于双腔导管，但是在气管插管后生命体征、气道峰压、术后咽喉痛和声嘶等方面明显优于双腔导管。

杨晴等[25]一项对 48 例行开胸胸椎结核病灶清除内固定术的患者进行研究，该研究将支气管封堵器用于选择性肺叶隔离。结果显示，选择性肺叶隔离技术可以降低单肺通气气道压力、改善 Cdyn，促进 CO_2 排出，降低肺损伤，降低术后咽部疼痛和声嘶，有利于维持患者内环境的稳定。

八、小儿气道管理

（一）小儿喉罩通气

在小儿麻醉领域，喉罩是重要的气道管理工具。自 20 世纪 90 年代初起，符合小儿气道解剖结构的多种型号小儿喉罩逐渐出现，喉罩的密闭性和通气效果也得到极大改善。Sun 等[9]将加强型喉罩用于 Trendelenburg 体位腹腔镜手术。该研究观察 300 名全身麻醉下在 Trendelenburg 体位腹腔镜高位结扎疝囊的儿童。通过唾液 pH 值精确测定反流和抽吸，确定喉罩气道 pH 值，以及喉罩上与喉、面部和周围区域相对应的部位 pH 值。并观察不同部位是否有食物残渣，以确定手术中是否有回流或吸入。结果提示，通过严格禁食、禁水和严格选择喉罩适应证，在儿童的 Trendelenburg 体位腹腔镜手术中应用加强型喉罩是可行的。

随着喉罩在小儿麻醉中的应用，越来越多的研究表明喉罩通气的使用改善儿童围术期肺部不良反应。然而，由于样本量小，其中一些研究的结果仍存在争议。有一项荟萃分析比较喉罩通气和其他气道工具对儿童围术期呼吸不良反应（the perioperative respiratory adverse events，PRAEs）的影响，该荟萃分析检索了截至 2018 年 5 月 29 日以来 Cochrane Library、PubMed、Embase 和 Web of Science 的随机对照试验，研究指标为围术期肺部不良反应（包括呼吸暂停、喉痉挛、去氧饱和度、咳嗽、发热、肺啰音和肺部感染）。结果显示，使用喉罩通气患儿围术期呼吸不良反应、主要围术期呼吸不良反应和次要围术期呼吸不良反应发生率均显著降低。与气管内插管（ETTs）相比，喉罩通气也显著降低围术期呼吸不良反应发生率。进一步分析发现，喉罩通气降低儿童术后咳嗽、肺啰音、肺部感染的发生率[26]。

（二）GlideScope 可视喉镜

GlideScope 可视喉镜由一次性视芯套和可重复使用的视芯组成，由于其独特的 60° 弯曲和摄像头距离镜片前端 3 cm 的设计，具有喉部显露清晰、操作简单、损伤小和降低插管操作难度的优点。但是在新生儿中尚未有使用的报道。Tao[27]比较 GlideScope 可视喉镜与直接喉镜（direct laryngoscope，DL）在新生儿气管插管中的应用，该研究选取 70 例新生儿，主要观察指标为插管时间（time to intubate，TTI），其次还评估所有新生儿首次插管成功率、插管尝试、不良反应、用 GS 和 DL 获得的声门视图。结果显示，GlideScope 可视喉镜并没有降低所有新生儿及 C&L 分级 Ⅰ 级和 Ⅱ 级的新生儿的 TTIs，但明显缩短 C&L 分级 Ⅲ、Ⅳ 级新生儿的 TTIs，并改善声门显露。

（三）超声在小儿气道管理中的应用

超声具有安全、无创、实时、可重复等优点，随着高分辨率便携式超声仪器的改进，超声在临床各学科的应用越来越广泛。近年来，超声在气道管理中的应用研究取得很大的发展，已广泛应用于困难气道预测、气道解剖定位、气管导管定位、气管拔管预测等，但是超声在小儿气道管理方面的应用研究较少。

（四）Pierre-Robin 综合征新生儿气道管理

Pierre-Robin 综合征是一组复杂临床表现多样的先天性畸形，其特征为下颌骨发育不全（小颌畸形或颌后缩）、舌后坠及其所致的上气道梗阻，常伴发腭裂。这类患儿行手术治疗是对麻醉医师的巨大挑战。赵龙德等[28]研究经鼻气管插管用于 Pierre-Robin 综合征新生儿全身麻醉手术气道管理的效果。该研究选取择期行下颌骨牵张成骨术的 Pierre-Robin 综合征足月新生儿 60 例，分为经鼻气管插管组（N 组）和经口气管插管组（O 组）。比较了两组患儿气管插管成功情况、气管插管时间、气管插管期间心率、MAP、SpO_2 和并发症发生情况；记录气管拔管时间及气管拔管后并发症发生情况。结果显示，经鼻气管插管组气管插管时间缩短，首次气管插管成功率升高，气管插管后 2 min 时心率和 MAP 降低，气管插管期间最低 SpO_2 升高，气管插管期间咽部软组织损伤发生率和气管拔管后声嘶发生率明显降低。可见，经鼻气管插管可用于全身麻醉手术 Pierre-Robin 综合征新生儿的气道管理，且效果优于经口气管插管。

（田首元　王　鑫　左明章）

参 考 文 献

[1]* 高铮铮，张建敏，滑蕾，等. 超声在预测患儿困难气管插管中的应用. 临床麻醉学杂志，2019，35（2）：141-143.

[2] 纪雪霞，邱倩琪，周国斌，等. 阻塞性睡眠呼吸暂停低通气综合征患者气道及下颌骨三维解剖特点与麻醉气管插管. 中国临床解剖学杂志，2019，（5）：498-502.

[3] 李亚东，张侃. 应用多层螺旋 CT 重建技术提高气管狭窄患者麻醉质量及安全性的可行性研究. 中国 CT 和 MRI 杂志，2019，17（11）：61-63.

[4] Yu J, Hu R, Wu L, et al. A comparison between the Disposcope endoscope and fibreoptic bronchoscope fornasotracheal intubation: a randomized controlled trial. BMC Anesthesiol, 2019, 19 (1): 163.

[5] 陈佩玲，马武华，庄月容，等. 颈前光斑法和视频法在 Clarus 可视管芯引导气管插管学习中的比较. 临床麻醉学杂志，2019，35（4）：335-339.

[6] 李新鹏，章艳君，刘金柱，等. 软质激光气管插管引光器引导患儿气管插管术的效果. 中华麻醉学杂志，

2019，039（3）：350-352.

[7] 宋修响，张丽峰，宋启京. 自制鼻道扩充器用于经鼻气管插管术的效果. 中华麻醉学杂志，2019，39（1）：81-83.

[8] Zhang JJ, Qu ZY, Hua Z, et al. Effect of different types of laryngeal mask airway placement on the right internal jugular vein: A prospective randomized controlled trial. World J Clin Cases, 2019, 7 (24): 4245-4253.

[9] Sun XL, Li J, Wang ZY, et al. Reinforced laryngeal mask in pediatric laparoscopic surgery. J Coll Physicians Surg Pak, 2019, 29 (10): 915-918.

[10] Zhu Y, Shen W, Lin Y, et al. Cricoid-mental distance-based versus weight-based criteria for size selection of classic laryngeal mask airway in adults: a randomized controlled study. J Clin Monit Comput, 2019, 33 (5): 759-765.

[11] Liu X, Tan X, Zhang Q, et al. A randomized crossover comparison of airway sealing with the laryngeal mask airway ambu auraflex at three intracuff pressures in pediatric laparoscopic surgery. Am J Perinatol, 2019. doi: 10. 1055/s-0039-1696643.

[12] Chen G, Sun B, Lin Q, et al. A study on cuff pressure of laryngeal mask for airway management of child patients undergoing operation. Minerva Pediatr, 2020, 72 (2): 89-94.

[13] Yao WY, Li SY, Yuan YJ, et al. Comparison of supreme laryngeal mask airway versus endotracheal intubation for airway management during general anesthesia for cesarean section: a randomized controlled trial. BMC Anesthesiol, 2019, 19 (1): 123.

[14] An G, Fang B, Wang Z. Comparing the insertion and ventilation of laryngeal mask airway according to the patient's head position and muscle relaxation use. A prospective clinical trial. Saudi Med J, 2019, 40 (7): 687-693.

[15] Liang H, Hou Y, Sun L, et al. Supraglottic jet oxygenation and ventilation for obese patients under intravenous anesthesia during hysteroscopy: a randomized controlled clinical trial. BMC Anesthesiol, 2019, 19 (1): 151.

[16] Wan L, Shao LJ, Liu Y, et al. Dexmedetomidine reduces sevoflurane EC_{50} for supraglottic airway device insertion in spontaneously breathing morbidly obese patients. Ther Clin Risk Manag, 2019, 15: 627-635.

[17] Lan L, Jiang L, Zhang C, et al. Feasibility of spontaneous ventilation in secondary contralateral thoracic surgery. Med Sci Monit, 2019, 25: 9085-9093.

[18] Wu TL, Shao G, Yu GC, et al. Effect of facemask ventilation with different ventilating volumes on gastric insufflation during anesthesia induction in patients undergoing laparoscopic cholecystectomy. Saudi Med J, 2019, 40 (10): 989-995.

[19] Zhang Q, Zhou Q, Zhang J, et al. Gentle facemask ventilation during induction of anesthesia. Am J Emerg Med, 2019 Aug 15.

[20] Liu J, Meng Z, Lv R, et al. Effect of intraoperative lung-protective mechanical ventilation on pulmonary oxygenation function and postoperative pulmonary complications after laparoscopic radical gastrectomy. Braz J Med Biol Res, 2019, 52 (6): e8523.

[21]* Wang Y, Wang H, Wang H, et al. Exploring the intraoperative lung protective ventilation of different positive end-expiratory pressure levels during abdominal laparoscopic surgery with Trendelenburg position. Ann Transl Med, 2019, 7 (8): 171.

[22] Shi ZG, Geng WM, Gao GK, et al. Application of alveolar recruitment strategy and positive end-expiratory pressure

combined with autoflow in the one-lung ventilation during thoracic surgery in obese patients. Thorac Dis, 2019, 11 (2): 488-494.

[23] 史志国，宋艳华，傅强. 选择性肺叶隔离技术在胸椎结核开胸手术中的应用. 临床麻醉学杂志，2019，35（3）：73-77.

[24] Zhang C, Yue J, Li M, et al. Bronchial blocker versus double-lumen endobronchial tube in minimally invasive cardiac surgery. BMC Pulm Med, 2019, 19 (1): 207.

[25] 杨晴，马传根，信文启，等. 帝视内窥镜引导支气管封堵器放置与定位的价值. 临床麻醉学杂志，2019（8）：515-517.

[26] Jiang J, Ma DX, Li B, et al. Videolaryngoscopy versus direct laryngoscopy for nasotracheal intubation: A systematic review and meta-analysis of randomised controlled trials. J Clin Anesth, 2019, 52: 6-16.

[27] Tao B, Liu K, Zhao P, et al. Comparison of glideScope video laryngoscopy and direct laryngoscopy for tracheal intubation in neonates. Anesth Analg, 2019, 129 (2): 482-486.

[28] 赵龙德，王建设，费建，等. 经鼻气管插管用于全麻手术 Pierre-Robin 序列征新生儿气道管理的效果. 中华麻醉学杂志，2019，39（4）：467-470.

第二节 麻 醉 维 持

　　麻醉维持是临床麻醉的最主要组成部分，合理的麻醉维持方法和管理策略可以保证临床麻醉工作的安全，也才能创造安全稳定的手术环境，并有助于患者的转归和预后。2019 年有关麻醉维持的研究内容主要涉及产科麻醉和液体治疗等方面。

　　再次剖宫产手术采用硬膜外麻醉，经常造成镇痛不全，影响产妇就医体验和舒适度。Yan 等[1]*观察瑞芬太尼对硬膜外麻醉下再次剖宫产产妇的舒适度和母婴安全的影响。研究共纳入 80 例行再次剖宫产的产妇，将产妇随机分为瑞芬太尼辅助硬膜外麻醉组（R 组）和单纯硬膜外麻醉组（E 组），每组 40 例。其中，R 组术中持续静脉输注瑞芬太尼辅助硬膜外麻醉，而 E 组依据术中情况额外硬膜外腔追加 0.75% 罗哌卡因或静脉注射氯胺酮辅助镇痛。分别记录产妇的基线资料、生命体征、VAS 评分、舒适度评分和不良反应（产妇呼吸抑制和低血压、新生儿脐血 pH 值和 Apgar 评分等）的发生情况。该研究最终对 R 组 39 例和 E 组 38 例产妇进行统计学分析，研究结果显示两组患者基线资料的差异无统计学意义（$P>0.05$），R 组产妇的舒适度评分明显高于 E 组 [（9.1 ± 1.0）vs.（7.5 ± 1.3），$P<0.001$]，VAS 评分的最大值也显著低于 E 组 [（1.8 ± 1.2）vs.（4.1 ± 1.0），$P<0.001$]，而母婴不良反应的差异无统计学意义（$P>0.05$）。该研究结论认为，持续输注小剂量瑞芬太尼能够显著改善硬膜外麻醉下再次剖宫产产妇的舒适度体验，且没有明显的母婴不良反应。李杰等[2] 探讨围术期患者因素和麻醉方式对再次剖宫产术中出血风险的影响。该研究通过检索电子病历系统，回顾 2442 例再次剖宫产产妇的病历资料，根据术中出血标准（术中出血≥500 ml）分为明显出血（marked hemorrhage，MH）组（MH 组，$n=494$）和非明显出血（non-marked hemorrhage，NMH）组（NMH 组，$n=1948$），应用 Logistic 回归分析筛选术中出血的危险因素。采用倾向性匹配分析比较全身麻醉（genera anesthesia，GA）组与非全身麻醉组（NGA 组）术中明显出血发生率、新生儿窒息和住院时间的差异。MH 组术中出血量明显大于 NMH 组，Logistic 回归结果显示，再次剖宫产术中出血的危险因素包括前置胎盘（$OR=38.269$）、宫缩乏力（$OR=10.047$）、胎盘粘连（$OR=5.045$）和全身麻醉（$OR=2.922$）等。采用倾向性匹配纳入流产史、产前贫血、ASA 分级、前置胎盘、胎盘粘连、盆腹腔粘连和宫缩乏力 7 项影响因素进行匹配，结果显示，GA 组 1 min 新生儿窒息率明显高于 NGA 组（14% vs. 3%，$P<0.05$），住院时间也明显长于 NGA 组（$P<0.05$）。该研究结论认为，全身麻醉可增加再次剖宫产术中出血风险和新生儿窒息发生率，并延长住院时间。包特博沁等[3] 评价不同麻醉方式对合并前置胎盘伴胎盘植入二胎剖宫产母婴结局的影响。该研究选取行二胎剖宫产术合并前置胎盘伴胎盘植入的单胎产妇，根据麻醉方式分为硬膜外麻醉组（E 组）和全身麻醉组（G 组）。分别记录胎儿娩出时间、手术时间、产后出血和术中低血压发生情况、术中出血量、输血量、晶体液和胶体液用量、促宫缩药使用≥2 种情况、外科止血措施实施情况、子宫切除情况、产后血红蛋白（Hb）浓度、术后转入 ICU 情况和住院时间；并记录新生儿的早产情况、出生后 1 min 和 5 min 时的 Apgar 评分、转入新生儿科及死亡情况。该研究累计纳入产妇 269 例，其中择期再次剖宫产（elective repeat cesarean section，ERCS）的产妇 219 例，一胎顺产二胎剖宫产（cesarean section after vaginal birth，CAVB）的产妇 50 例。研究结果显示，与 G 组比较，E 组中急诊比率低，产前血红蛋白浓度高，手术时间和术后住院时间缩短，术中出血量、输血量、晶体液和胶体液用量、产后出血发生率、外科止血措施实施率、子宫切除率和术后转入 ICU 的比率低（$P<0.05$）；CAVB 产妇：与 G 组比较，E 组产后出血发生率和外科止血措施实施率降低，新生儿 1 min 和 5 min 时的 Apgar 评分≤7 分比率、转入新生儿科比率降低（$P<0.05$）。该研究结论认为，对于合并前置胎盘伴胎盘植入二胎剖宫产，硬膜外麻醉比全身麻醉的母婴不良事件更少，该类产妇行剖宫产术应优选硬膜外麻醉。

张延荣等[4] 比较全身麻醉与硬膜外麻醉两种不同麻醉方法对中、重度肺动脉高压产妇剖宫产术预后的影响。该研究选取在全身麻醉或硬膜外麻醉下行剖宫产术的中、重度肺动脉高压产妇，依照麻醉方法分为全身麻醉组和硬膜外麻醉组。分别记录产妇术后 5 d 内最高体温、术后 3 d 内最低 SpO_2（鼻导管吸氧 2～4 L/min）、ICU 停留时间、术后抗生素使用时间、肺动脉高压靶向药物的使用情况、实验室检查结果（血液生化、凝血功能）、术后机械通气情况、住院时间和住院费用，并记录新生儿 Apgar 评分、体重，新生儿及产妇术后院内并发症及院内死亡情况。采用 Cox 回归分析筛选中、重度肺动脉高压产妇剖宫产术预后的危险因素。该研究纳入 57 例产妇，其中全身麻醉组 21 例，硬膜外麻醉组 36 例。研究结果显示，与全身麻醉组比较，硬膜外麻醉组需要术后机械通气率更低，产妇院内不良事件发生率和死亡率更低，术后白蛋白水平高，部分凝血活酶时间缩短（$P<0.05$），其余指标的差异无统计学意义（$P>0.05$）。Cox 回归分析结果显示，麻醉方式和术前 SpO_2 低是中、重度肺动脉高压产妇剖宫产术不良事件和死亡的独立危险因素，全身麻醉下行剖宫产的产妇不良事件发生风险和死亡风险高于椎管内麻醉（$P<0.05$）。该研究结论认为，与全身麻醉比较，硬膜外麻醉下行剖宫产术的中、重度肺动脉高压产妇预后更好。

王刚等[5] 评价腹横肌平面（transversus abdominis plane，TAP）阻滞联合布托啡诺 PCIA 用于全身麻醉剖宫产术后镇痛的效果。该研究选取行全身麻醉剖宫产术产妇 90 例，依据术后的镇痛方法随机分为 3 组（n＝30）：TAP 阻滞组（TAP 组）、布托啡诺组 PCIA（B 组）和 TAP 阻滞联合布托啡诺 PCIA 组（TB 组）。TAP 组术毕在超声引导下行 TAP 阻滞，双侧分别注射 0.375% 罗哌卡因 20 ml；B 组于术毕前 30 min 静脉注射布托啡诺 1 mg，术毕行 PCIA（配方为布托啡诺 8 mg＋昂丹司琼 8 mg，用 0.9% 氯化钠注射液稀释至 100 ml，背景剂量 2 ml/h，PCA 剂量 0.5 ml，锁定时间 15 min）；TB 组于术毕前 30 min 静脉注射布托啡诺 1 mg，术毕联合应用 TAP 阻滞和布托啡诺 PCIA。术后 VAS 评分≥4 分时，肌内注射吗啡 10 mg 补救镇痛。记录术后 48 h 内吗啡使用情况；记录苏醒期间躁动和术后 48 h 内不良反应的发生情况。研究结果显示，TAP 组和 TB 组产妇均未见穿刺部位血肿及局部麻醉药中毒等不良反应的发生。与 TAP 组比较，TB 组术后寒战发生率和吗啡使用率降低（P＜0.05）；与 B 组比较，TB 组术后恶心、呕吐发生率和吗啡使用率降低（P＜0.05）。该研究认为 TAP 阻滞联合布托啡诺 PCIA 用于全身麻醉剖宫产术后镇痛的效果优于单独应用 TAP 阻滞或布托啡诺 PCIA。

目标导向液体治疗（goal-directed fluid therapy，GDFT）是以血流动力学指标为基础，实时监测容量变化，指导液体治疗以增加器官灌注及氧供的个体化补液方法。该方法既可以避免液体过负荷，同时又可以减少液体不足的情况。其中每搏量变异度（stroke volume variation，SVV）是 GDFT 的重要指标之一。Liu 等 [6] 观察 GDFT 对接受腹腔镜结直肠手术患者组织氧合的影响。该研究选取择期行腹腔镜结直肠手术的患者 74 例，分为以 SVV 指导的 GDFT 组（G 组，SVV＞13% 并持续 2 min 时，于 10 min 内给予 200 ml 胶体液）和以血流动力学参数等为指导的常规液体治疗组（C 组，监测 SVV 但是遮盖显示，麻醉医师和外科医师盲法）。分别于麻醉诱导前（T1）、气管插管后（T2）、气腹中（T3、T4 和 T5）、放气腹（T6）和手术结束后（T7）7 个时间点测定前臂、足部和脑组织局部氧饱和度（rSO$_2$）以及血流动力学指标，并记录患者术后转归指标。研究结果显示，G 组患者胶体液用量多于 C 组（P＜0.05），SVV 在 T4、T5 和 T6 显著低于 C 组（P＜0.05）。同时，G 组患者在 T4、T5、T6 和 T7 时心指数、前臂和足部 rSO$_2$ 均显著高于 C 组（P＜0.05），而两组患者脑组织 rSO$_2$、住院时间和术后并发症等的差异无统计学意义（P＞0.05）。该研究结论认为，尽管 GDFT 不增加腹腔镜结直肠患者的脑组织 rSO$_2$，但可以改善前臂和足部 rSO$_2$，这有助于改善外周组织的灌注及氧供，降低组织缺氧的风险。尹哲等 [7] 评价在 SVV 指导下 GDFT 对老年心功能不全患者股骨骨折术后恢复的影响。该研究选取行股骨骨折手术且术前存在心功能不全的老年患者 52 例，男 18 例，女 34 例，年龄＞65 岁，ASA 分级Ⅲ～Ⅳ级，心功能Ⅲ～Ⅳ级。随机分为 SVV 组和对照组，每组 26 例。SVV 组患者在 SVV＞10% 时，输注琥珀酰明胶 3 ml/kg，并将 SVV 调整在 7%～10%；而对照组术中持续输注复方乳酸钠 8 ml/（kg·h）。分别于术前及术后测定动脉血乳酸（Lac）浓度，术前及术后测定左心室射血分数（LVEF），记录术中血管活性药的使用情况及麻醉相关不良事件的发生情况。研究结果显示，SVV 组术后 1 h 动脉血乳酸明显降低（P＜0.05），术后 2 h 的左心室射血分数明显升高（P＜0.05）。而两组术中使用血管活性药和麻醉相关不良反应的差异均无统计学意义（P＞0.05）。该研究的结论认为，对于老年心功能不全的手术患者，术中 GDFT 有利于改善组织器官的灌注及氧合，进而改善患者预后。冯芳等 [8] 观察 GDFT 对脊柱侧弯矫形手术患者术中局部脑氧饱和度和术后并发症的影响。该研究选取择期全身麻醉下行脊柱侧弯矫形手术患者 60 例，随机分为观察组和对照组，分别采取中心静脉等指导的传统液体管理方法（若 CVP＜8 mmHg 超过 1 min 则快速从右侧颈内静脉输注聚明胶肽注射液 5 ml/kg，直至 CVP＞8 mmHg 时暂缓聚明胶肽的输注速度）和 SVV 指导下行 GDFT［若 SVV＞10%，心排血指数（CI）＞2.5 L/（min·m^2），则快速输注聚明胶肽 50 ml/min，直至 SVV＜10%］。记录麻醉诱导前（T0）、麻醉诱导后（T1）、俯卧位时（T2）、切皮时（T3）、内固定时（T4）、矫形时（T5）、术毕（T6）的 rSO$_2$，并计算 rSO$_2$ 平均值、最小值及比较基础值下降的最大百分比。两组液体管理方案均给予复方乳酸钠 8 ml/（kg·h）作为基础补液量，额外输注胶体液和（或）血管活性药维持适当的液体治疗参数。记录术中晶体液和胶体液用量、总输液量、出血量、尿量及去甲肾上腺素的使用情况。并记录术后住院期间肺部炎症、恶心、呕吐、心律失常、发热及低血压等并发症的发生情况。研究结果显示，观察组术中晶体液用量、总尿量明显减少（$P＜0.05$），胶体液用量明显增加（$P＜0.05$），去甲肾上腺素使用量明显减少（$P＜0.05$），术中 rSO$_2$ 平均值、最小值明显升高（$P＜0.05$），术后住院期间肺部炎症及恶心、呕吐发生率明显降低（$P＜0.05$）。该研究认为 GDFT 可以升高脊柱侧弯矫形手术患者术中 rSO$_2$，减少术后住院期间肺部炎症及恶心、呕吐的发生。赵梨园等[9] 研究不同液体治疗方式对胸腔镜肺叶切除术患者术后转归的影响，评价术中 GDFT 与限制性液体治疗的优劣势。该研究选取择期全身麻醉下行胸腔镜肺叶切除术患者 54 例，随机分为 GDFT 组（G 组）和限制性液体治疗组（R 组），每组 27 例。G 组在经食管超声多普勒监测仪（oesophageal Doppler monitor，ODM）监测下，以校正血流时间（FTc）≥350 ms 和 SVV 小于补液前水平的 10% 为目标行液体管理；R 组根据失血量 1∶1 输注羟乙基淀粉注射液行限制性液体管理。分别于气管插管前（T1）、侧卧位后即刻（T2）、单肺通气开始即刻（T3）、单肺通气结束即刻（T4）和手术结束即刻（T5）记录 MAP、心率、SpO$_2$、FTc、SV 和 CI，并记录术中液体出入量、术后并发症的发生情况、住院时间、ICU 入住和院内死亡情况。研究结果显示，G 组 T4、T5 时 FTc、SVV 和 CI 较 R 组升高（$P＜0.05$），而两组术后并发症发生率和住院时间比较差异无统计学意义（$P＞0.05$）。不同于之前部分研究采用传统补液方法作为对照，该研究对照组采取限制性输液。该研究结论认为，对胸腔镜肺叶切除术患者术中应用 GDFT 与限制性液体治疗，这两种方法的术后转归情况相似。

（徐　懋　徐军美）

参 考 文 献

[1]* Yan W, Xiong Y, Yao Y, et al. Continuous intravenous infusion of remifentanil improves the experience of parturient undergoing repeated cesarean section under epidural anesthesia, a prospective, randomized study. BMC Anesthesiol, 2019, 19 (1): 243.

[2] 李杰，段光友，曾义，等. 围术期患者因素和麻醉方式对再次剖宫产术中出血风险的影响. 临床麻醉学杂志，2019，35（11）：1070.

[3] 包特博沁，牛玲霞，聂冰清，等. 不同麻醉方式对合并前置胎盘伴植入二胎剖宫产母婴结局的影响. 中华麻醉学杂志，2019，39（11）：1367.

[4] 张延荣，代思思，高晓薇，等. 麻醉因素对中重度肺动脉高压产妇剖宫产术预后的影响. 中华麻醉学杂

志，2019，39（1）：14.

[5]　王刚，杜洪印，丁梅，等. TAP 阻滞联合布托啡诺 PCIA 用于全麻剖宫产术后镇痛的效果. 中华麻醉学杂志，2019，39（2）：189.

[6]　Liu F, Lv J, Zhang W, et al. Randomized controlled trial of regional tissue oxygenation following goal-directed fluid therapy during laparoscopic colorectal surgery. Int J Clin Exp Pathol, 2019, 12 (12): 4390.

[7]　尹哲，高铁梅，李德超，等. 目标导向液体治疗对老年心功能不全患者股骨骨折术后恢复的影响. 临床麻醉学杂志，2019，35（9）：882.

[8]　冯芳，胡西贝，韩明明，等. 目标导向液体治疗对脊柱侧弯矫形手术患者术中局部脑氧饱和度和术后并发症的影响. 临床麻醉学杂志，2019，35（4）：319.

[9]　赵梨园，岳悦，王露露，等. 术中目标导向液体治疗对胸腔镜肺叶切除术患者术后转归的影响：与限制性液体治疗比较. 中华麻醉学杂志，2019，39（1）：84.

第三节　区 域 麻 醉

随着超声可视化技术的普及，加速康复外科以及多模式镇痛等理念的实践，超声引导区域麻醉特别是外周神经阻滞技术得到更加广泛的临床应用和研究，2019 年国内麻醉医师发表区域麻醉相关中、英文文章 150 余篇，研究热点集中在筋膜层阻滞、区域麻醉对手术后患者预后的影响、局部麻醉药佐剂等。

一、胸段椎旁间隙阻滞

Chen 等[1] 比较连续椎旁间隙阻滞程序化间歇大剂量输注局部麻醉药（PIBI 组）与持续输注局部麻醉药（CI 组）在胸腔镜手术术后镇痛的效果。研究选取 40 例单侧胸腔镜手术患者，全身麻醉诱导后在超声引导下经 $T_{4\sim5}$ 间隙穿刺置管，手术结束前 30 min 经导管注射 0.375% 罗哌卡因 15 ml，PIBI 组每小时单次 80 s 内脉冲式输注 0.2% 罗哌卡因 8 ml，CI 组 0.2% 罗哌卡因 8 ml/h 持续输注。观察两组镇痛效果、局部麻醉药消耗量及患者满意度等指标。发现手术 48 h 内 PIBI 组镇痛效果优于 CI 组，局部麻醉药的消耗量也显著少于 CI 组，患者满意度更高。结论认为 PIBI 输注压力更高，局部麻醉药扩散范围更广泛，脉冲式输注模式对各种连续外周神经阻滞都具有优势。

疝修补术是老年患者常见的手术类型，目前认为区域麻醉技术特别是外周神经阻滞优于椎管内麻醉和全身麻醉。Xie 等[2] 比较椎旁间隙阻滞和蛛网膜下腔麻醉在老年疝修补手术麻醉的应用。65 例老年男性患者被分为两组，椎旁间隙阻滞组（PrB 组）在超声引导下行 T_{12} 和 L_1 椎旁间隙两点阻滞，分别注射 0.5% 罗哌卡因各 10 ml；蛛网膜下腔阻滞组（SAB 组）在 $L_{3\sim4}$ 间隙穿刺注射 0.5% 罗哌卡因 3 ml。研究发现 PVB 组术中循环更加稳定，术后镇痛更加完善，持续时间更长，尿潴留等并发症更少，同时患者满意度也更高。

Tong 等[3] 观察老年胸科手术患者椎旁间隙阻滞对术后并发症发生率的影响。154 例老年胸科手术中 34 例全身麻醉复合椎旁间隙阻滞，观察复合椎旁间隙阻滞患者和没有复合椎旁间隙阻滞患者术后肺部并发症、心血管并发症及镇痛效果、PACU 停留时间、住院时间等情况。研究发现复合椎旁间隙阻滞能够提供较长时间的术后镇痛，老年患者术后肺部并发症发生率较低，主要是术后肺不张发生率降低，而心血管并发症发生率两组没有差异。全身麻醉复合区域麻醉包括椎旁间隙阻滞、前锯肌平面阻滞等目前已经成为胸科手术常规麻醉方式，对促进患者术后康复、减少并发症的发生等具有优势。

非插管胸腔镜手术麻醉是目前受到推崇的方法，认为可以减少术后并发症，这得益于区域麻醉技术的开展。Li 等[4] 观察 57 例胸腔镜肺叶切除患者，在右美托咪定、瑞芬太尼、丙泊酚镇静下插入鼻咽通气管或喉罩给氧，在 $T_{4\sim6}$ 节段进行多点椎旁间隙阻滞，0.4% 罗哌卡因各点 3 ml，或者肋间神经阻滞 0.4% 罗哌卡因每个节段 8 ml，术中手术医师以 2% 利多卡因 3 ml 经胸腔镜进行迷走神经阻滞以避免患者呛咳，术中维持患者自主呼吸。15 例患者术中出现低血压，2 例出现低氧血症，术后 24 h 内镇痛效果良好。除 1 例患者因手术损伤血管需要术中气管插管外，其他患者都比较顺利完成手术。研究结果显示，非气管插管保留自主呼吸镇静复合椎旁间隙阻滞或肋间神经阻滞和迷走神经阻滞是传统胸科手术麻醉可行而且安全的替代方法。

二、筋膜层阻滞

近年来随着对解剖的进一步认识，越来越多的筋膜层阻滞得到临床应用和研究，如前锯肌平面阻滞、腰方肌阻滞、腹横肌平面阻滞、髂筋膜阻滞等。

（一）前锯肌平面阻滞

前锯肌平面阻滞位置表浅，操作简单，被应用于胸科和乳腺手术镇痛。Chen 等[5] 研究前锯肌平面阻滞和局部浸润在胸腔镜手术中的应用。前锯肌平面阻滞组于腋中线第 5～6 肋间水平在超声引导下将 0.25% 罗哌卡因 0.4 ml/kg 注射于前锯肌表面，局部浸润组根据手术方式单点或多点手术部位注射 0.25% 罗哌卡因，两组患者术后都接舒芬太尼 PCA，并观察不同时间节点镇痛效果和 24 h 内舒芬太尼消耗量。研究发现，前锯肌平面阻滞组在术后 8 h 内患者安静和咳嗽时的 VAS 评分均显著低于局部浸润组，舒芬太尼消耗量也显著低于局部浸润组。显示胸腔镜手术患者实施前锯肌平面阻滞相比局部浸润可以提供更加优良的术后早期镇痛和更少的镇痛药消耗。

Wang 等[6] 比较单次前锯肌平面阻滞和椎旁间隙阻滞在单孔胸腔镜手术的应用，前锯肌平面阻滞组、椎旁间隙阻滞组和对照组各 41 例，椎旁间隙阻滞组在超声引导下行 T_5 或者 T_6 水平阻滞并注射 0.375% 罗哌卡因 20～25 ml，前锯肌平面阻滞组将相同剂量的罗哌卡因注射到前锯肌表面，3 组患者术后都进行 PCA 静脉镇痛，术后在不同时间节点观察镇痛效果和阿片类药物消耗量。结果发现，术后 6 h 内前锯肌平面阻滞组和椎旁间隙阻滞组镇痛效果明显优于对照组，24 h 内阿片类药物消耗量也少于对照组，而前锯肌平面阻滞组和椎旁间隙阻滞组间差异无统计学意义。结论认为两种阻滞技术都可以为单孔胸腔镜手术患者提供良好的术后镇痛，而前锯肌平面阻滞操作较椎旁间隙阻滞更为简单。

（二）腰方肌阻滞

腰方肌阻滞也是近年来兴起的一种新的筋膜层阻滞技术，被广泛应用于腹部手术及髋部手术的麻醉和镇痛。

Kang 等 [7] 研究不同穿刺路径的腰方肌阻滞在剖宫产手术后镇痛效果。94 例剖宫产手术都在腰硬联合麻醉下完成，术后将产妇分为 4 组：QL_2 组（0.2% 罗哌卡因双侧各 30 ml）、QL_3 组（0.2% 罗哌卡因双侧各 30 ml）、QL_2＋QL_3 组（0.2% 罗哌卡因双侧 4 点各 15 ml）、硬膜外镇痛组（0.15% 罗哌卡因 6 ml，含吗啡 2 mg）。所有 4 组产妇均进行吗啡静脉 PCA 持续 48 h，观察不同时间节点镇痛效果、吗啡消耗量及不良反应。研究发现硬膜外组镇痛效果最好，吗啡消耗量最少，其次为 QL_2＋QL_3 组，各组之间不良反应无显著差异。结论认为腰方肌阻滞镇痛效果与穿刺路径和注射局部麻醉药位置密切相关。

Zhu 等 [8] 研究连续腰方肌阻滞在肝手术术后镇痛的应用，将 63 例开放肝手术患者分为两组：连续腰方肌阻滞组（CQLB 组）和静脉自控镇痛组（PCIA 组）。CQLB 组全身麻醉诱导前超声引导下在 L_2 椎体水平行 QL_3 穿刺置管，0.4% 罗哌卡因 0.6 ml/kg 作为负荷剂量，术后以 0.2% 罗哌卡因持续输注（CI）5 ml/h，负荷量（Bolus）5 ml，时间锁定 15 min，每小时最大剂量为 20 ml；PCIA 组采用舒芬太尼，观察两组术中镇痛药用量、术后镇痛效果、胃肠道功能恢复、下床活动时间和不良反应。研究发现，术后 48 h 内 CQLB 组镇痛评分无论是安静还是咳嗽时均显著低于 PCIA 组，胃肠功能恢复和术后下床时间也显著早于 PCIA 组。结论认为 CQLB 组术后镇痛效果优良，促进患者康复。

（三）腹横肌平面阻滞

腹横肌平面阻滞（transversus abdominis plane block，TAPB）是一种表浅的、简单的也是相对安全的筋膜层阻滞，已被广泛用于腹部手术镇痛，而在产科手术应用相对较少。Gao 等 [9] 研究超声引导腹横肌平面阻滞在剖宫产术后镇痛的效果。100 例产妇在蛛网膜下腔阻滞下完成剖宫产手术，术后被随机分为两组：T 组在超声引导下行双侧 TAPB，双侧各注射 0.33% 罗哌卡因 30 ml；P 组静脉舒芬太尼 PCA。术后 24 h 内观察镇痛效果及恶心、呕吐等不良反应发生率。结果发现两组产妇术后 24 h 内各时间节点镇痛效果相似，但 TAPB 恶心、呕吐发生率较低。

（四）髂筋膜阻滞

髂筋膜阻滞被广泛应用于髋部手术麻醉及镇痛，但是局部麻醉药使用量较大，特别是对老年患者存在局部麻醉药中毒的风险。Zhang 等 [10] 研究老年患者罗哌卡因髂筋膜阻滞后的药动学。40 例老年股骨颈骨折患者于超声引导下进行髂筋膜阻滞镇痛，L 组为注射 0.375% 罗哌卡因 0.7 ml/kg，H 组为注射 0.5% 罗哌卡因 0.7 ml/kg，阻滞完成后 20 min 比较两组镇痛效果。在髂筋膜阻滞完成即刻和完成后 15 min、30 min、45 min、60 min、90 min、120 min 等时间节点各抽取静脉血，采用液相色谱－电喷雾电离－串联质谱联用技术测总罗哌卡因浓度及游离血浆浓度。研究结果发现，髂筋膜阻滞后两组 VAS 评分均显著下降，而 H 组 VAS 评分更低。H 组罗哌卡因最高血浆总浓度和游离血浆浓度均高于 L 组，在髂筋膜阻滞后 30 min 两组血药浓度均达到峰值，随后呈时间依赖性下降，两组患者都未出现局部麻醉药中毒的表现。结论认为，老年人行大容量髂筋膜阻滞时，应使用较低浓度局部麻醉药以降低中毒风险。

三、下肢神经阻滞

超声引导下肢神经阻滞方法众多，近年来研究多集中在不同阻滞技术对膝关节手术患者术后下肢运动功能的影响，热点是收肌管阻滞和股神经阻滞的比较。

Lan 等 [11] 研究连续收肌管阻滞在内侧单髁膝关节置换术（unicomdylar knee a rthroplasty，UKA）术后镇痛效果和股四头肌肌力的影响。42 例在蛛网膜下腔阻滞下行 UKA 患者，术中均用 0.2% 罗哌卡因 100 ml、羟考酮 10 mg 及肾上腺素 0.5 mg 进行关节囊周围局部浸润（local infiltration analgesia，LIA）并进行预防性多模式镇痛。术后在 PACU 对所有患者进行收肌管置管，并随机双盲分为两组：收肌管组采用 0.2% 罗哌卡因，行连续收肌管阻滞镇痛；对照组为注入等容积生理盐水，速度均为 6 ml/h，持续 48 h。观察安静和运动时镇痛效果、爆发性疼痛、股四头肌张力、下床活动距离、患者满意度及相关不良反应等。发现术后 48 h 内，收肌管组镇痛效果完善，爆发性疼痛出现时间更晚；股四头肌张力与生理盐水组无差异，而且患者下床活动距离更长。UKA 患者连续收肌管阻滞复合 LIA，术后镇痛效果优良且不影响股四头肌张力，有利于患者术后早期功能锻炼。

Xin 等 [12] 比较膝关节镜半月板切除术后，收肌管阻滞（0.3% 罗哌卡因 30 ml）、股神经阻滞（0.3% 罗哌卡因 30 ml）和空白对照（等容积生理盐水）对膝关节功能恢复的影响。3 组患者均在喉罩全身麻醉下完成手术。术后首要观察指标是术后 30 d 膝关节康复 HSS 评分。研究结果发现，收肌管阻滞组和股神经阻滞组术后 30 d 膝关节 HSS 评分均优于对照组，而前两组之间没有差异，术后镇痛评分前两组之间亦无差异。然而，收肌管阻滞组对术后股四头肌张力影响略小。

四、细针蛛网膜下腔阻滞

Huang 等 [13] 研究微创蛛网膜下腔阻滞在抗凝治疗产妇剖宫产手术麻醉的应用。将 202 例进行抗凝治疗（阿司匹林、低分子肝素、丹参）拟行剖宫产的产妇纳入研究。试验组用 27G 笔尖式细穿刺针，对照组用传统 22G 穿刺针，两组产妇都按照蛛网膜下腔阻滞常规在 $L_{2\sim3}$ 间隙穿刺。首要观察指标是术后腰部疼痛、术后 5 d 内硬脊膜穿刺后头痛（postdural puncture headache，PDPH）发生率，次要观察指标为穿刺时 VAS 评分、术后 3 d 内穿刺点疼痛 VAS 评分。研究发现所有产妇均无 PDPH 发生，两组产妇术后 3 d 内腰部疼痛评分无显著差异，而细针蛛网膜下腔阻滞组穿刺时 VAS 评分和术后 24 h 穿刺点 VAS 评分低于对照组，试验组产妇满意度高于对照组。研究结果显示，用 27G 笔尖式细针，可减轻穿刺时及术后 24 h 穿刺点处疼痛，提高产妇满意度。

Tang 等 [14] 观察 25G 穿刺针侧隐窝入路单次蛛网膜下腔阻滞在老年患者髋部手术的应用。将 60 例老年髋部手术患者分为两组，C 组 25G 穿刺针在 $L_{3\sim4}$ 间隙传统垂直正中穿刺，L 组于 $L_{3\sim4}$ 间隙经小关节内侧缘到侧隐窝穿刺。结果发现两组具有相近的穿刺次数和穿刺成功率，尽管 L 组神经根刺激症状有增高趋势（未见统计学差异）。结论认为，经侧隐窝穿刺单次蛛网膜下腔阻滞是一种安全有效的技术，特别是传统穿刺路径失败时可以作为替代方法。

五、局部麻醉药佐剂的应用研究

随着神经阻滞的广泛开展，越来越多的研究关注局部麻醉药佐剂的使用以改善神经阻滞效果、延长阻滞时间，虽然大多数的局部麻醉药佐剂是超说明书使用，存在很多包括安全性、作用机制等方面的争议，但依然成为研究热点。

Zhang 等[15] 研究胸腔镜肺叶切除术肋间神经阻滞局部麻醉药复合地塞米松和（或）右美托咪定对阻滞效果的影响。80 例手术患者被分为单纯罗哌卡因组（R 组，0.5% 罗哌卡因 28 ml＋2 ml 生理盐水）、地塞米松组（RS 组，局部麻醉药＋地塞米松 10 mg）、右美托咪定组（RM 组，局部麻醉药＋1 μg/kg 右美托咪定）、地塞米松复合右美托咪定组（RSM 组，局部麻醉药＋10 mg 地塞米松＋1 μg/kg 右美托咪定）。肋间神经阻滞由手术医师经胸腔镜下行 6 个节段阻滞，每个节段 5 ml 药液。术后观察各组镇痛持续时间、芬太尼镇痛药消耗量、患者满意度等。研究发现 RSM 组镇痛持续时间最长，而 RS 组和 RM 组镇痛持续时间相比对照 R 组均显著延长（$P<0.001$）。芬太尼消耗量 RSM 组最低，而 RS 组和 RM 组均少于 R 组（$P<0.001$）。而各组之间不良反应的发生率无差异。结论认为，肋间神经阻滞局部麻醉药复合地塞米松和右美托咪定可以显著延长神经阻滞作用时间且无不良反应发生。

Gao 等[16] 研究胸腔镜肺叶切除手术竖脊肌平面阻滞罗哌卡因复合地塞米松或右美托咪定对阻滞效果的比较。将 96 例患者分为 3 组：R 组 0.5% 罗哌卡因 30 ml、RS 组 0.5% 罗哌卡因＋10 mg 地塞米松、RM 组 0.5% 罗哌卡因＋右美托咪定 1 μg/kg。3 组患者均于全身麻醉诱导前在超声引导下 T_5 横突水平行竖脊肌平面阻滞，术后静脉 PCA。首要观察指标是术后 72 h 内 PCA 使用情况，次要指标观察术中镇痛药和麻醉药的使用量、术后不同时间节点 VAS 评分、感觉阻滞维持时间、PCA 启动时间及恶心呕吐等不良事件发生率。结果发现，术中各组镇痛药和麻醉药的消耗量无差异，RM 组术后 24 h 内各时间节点 VAS 评分显著低于 R 组，而感觉阻滞持续时间显著长于 R 组和 RS 组，PCA 首次启动时间显著晚于 R 组和 RS 组，RM 组 PCA 镇痛药的消耗量最少，不良反应发生率各组间无差异。结论认为，竖脊肌平面阻滞罗哌卡因复合右美托咪定可以延长阻滞持续时间，改善镇痛效果，并优于地塞米松。

Yang 等[17] 研究低浓度罗哌卡因复合右美托咪定对膝关节置换术（total knee arthroplasty，TKA）后对股四头肌张力的影响。将 90 例 TKA 患者随机分为 3 组：H 组以 0.2% 罗哌卡因 20 ml 作为首次股神经阻滞剂量注射，L 组注射 0.1% 罗哌卡因 20 ml，LD 组注射含右美托咪定 2 μg/kg 的 0.1% 罗哌卡因 20 ml。所有患者均在喉罩全身麻醉下完成手术，术后镇痛采用外周神经阻滞自控镇痛（patient controlled nerve analgesia，PCNA）：H 组为 0.2% 罗哌卡因，L 组和 LD 组为 0.1% 罗哌卡因，3 组输注速率均为 5 ml/h。术后 72 h 内分次进行股四头肌张力测试，并观察各组镇痛效果和吗啡消耗量。结果发现，LD 组术后 12 h 股四头肌张力高于其他两组；术后 24 h 和 48 h 肌力测试，LD 组明显优于其他两组；H 组和 LD 组术后 VAS 评分无显著差异，而 L 组吗啡消耗量最大。结论认为，TKA 手术患者以 0.1% 罗哌卡因复合右美托咪定 2 μg/kg 行股神经阻滞可更好地保持股四头肌张力，同时镇痛效果完善。

近年来，随着多模式镇痛、ERAS 等理念的实践，一方面，中国区域麻醉的临床应用和研究得到较快发展，特别是超声引导的外周神经及筋膜层阻滞得到广泛应用。从技术层面看，与国外同步；从覆盖面看，即使基层医院麻醉科也得到普及推广，区域麻醉相关研究也越来越成为重要领域之一；从研究水平上看，中国区域麻醉的相关研究技术创新是短板，很少有涉及区域麻醉相关尸体解剖的研究，而这正是区域麻醉技术创新的科学基础。同时，中国区域麻醉相关研究绝大多数是单中心小样本的研究，一些研究结论也需要得到更多研究来验证。另一方面，目前我国超声引导区域麻醉开展并不均衡，没有统一的操作规范，在适应证选择上也存在较大差异，这都对研究的科学性带来挑战。中国区域麻醉研究的优势是我们可以用来研究的样本量巨大，各级医院麻醉医师对超声引导区域麻醉的认可度高，目前各种规范化操作培训也在推进，我们相信未来中国区域麻醉研究水平一定可以得到进一步提升。

（万　里　米卫东）

参 考 文 献

[1]　Chen L, Wu YQ, Cai YY, et al. Comparison of programmed intermittent bolus infusion and continuous infusion for postoperative patient-controlled analgesia with thoracic paravertebral block catheter: a randomized, doubleblind, controlled trial. Reg Anesth Pain Med, 2019, 44: 240-245.

[2]　Xie PC, Zhang NN, Wu YM, et al. Comparison between ultrasound-guided paravertebral nerve block and subarachnoid block for elderly male patients under unilateral-opened inguinal hernia repair operation: A randomised controlled trial. Int J Surg, 2019, 68: 35-39.

[3]　Tong CY, Zhu HW, Li B, et al. Impact of paravertebral blockade use in geriatric patients undergoing thoracic surgery on postoperative adverse outcomes. J Thorac Dis, 2019, 11 (12): 5169-5176.

[4]　Li HW, Huang DQ, Qiao K, et al. Feasibility of non-intubated anesthesia and regional block for thoracoscopic surgery under spontaneous respiration: a prospective cohort study. Brazilian Journal of Medical and Biological Research, 2020, 53 (1): e8645.

[5]　Chen GD, Li YF, Zhang YX, et al. Effects of serratus anterior plane block for postoperative analgesia after thoracoscopic surgery compared with local anesthetic infiltration: a randomized clinical trial. Journal of Pain Research, 2019, 12: 2411-2417.

[6]　Wang LP, Wang Y, Zhan, X, et al. Serratus anterior plane block or thoracic paravertebral block for postoperative pain treatment after uniportal video-assisted thoracoscopic surgery: a retrospective propensity-matched study. J Pain Res, 2019, 12: 2231-2238.

[7]　Kang WB, Lu DH, Yang XY, et al. Postoperative analgesic effects of various quadratus lumborum block approaches following cesarean section: a randomized controlled trial. J Pain Res, 2019: 12 2305-2312.

[8]　Zhu Q, Li L, Yang ZY, et al. Ultrasound guided continuous quadratus lumborum block hastened recovery in patients undergoing open liver resection: a randomized controlled, open-label trial. BMC Anesthesiol, 2019, 19 (1): 23.

[9] Gao YC, Guo MZ, Du HY, et al. Clinical study of ultrasound-guided transverses abdominis plane block for analgesia after cesarean section. Medicine, 2019, 98 (41): e17542.

[10] Zhang FF, Lv C, Yang LY, et al. Pharmacokinetics of ropivacaine in elderly patients receiving fascia iliaca compartment block. Exp Ther Med, 2019, 18 (4): 2648-2652.

[11] Lan F, Shen YY, Ma YH, et al. Continuous adductor canal block used for postoperative pain relief after medial unicondylar knee arthroplasty: a randomized, double-blind, placebocontrolled trial. BMC Anesthesiol, 2019, 19 (1): 114.

[12] Xin J, Zhang YB, Li Q, et al. Adductor canal block is similar to femoral nerve block for the quality of rehabilitation after arthroscopic partial meniscectomy. Knee Surg, Sports Traumatol Arthros, 2020, 28 (7): 2334-2342.

[13] Huang D, Zhu LJ, Chen J, et al. Minimally invasive spinal anesthesia for cesarean section in maternal anticoagulation therapy: a randomized controlled trial. BMC Anesthesiol, 2019, 19 (1): 11.

[14] Tang ZR, Zhang C, Xu ZF, et al. Observation of single spinal anesthesia by 25G needle puncture through a lateral crypt for hip surgery in elderly patients. Medicine, 2019, 98 (27): e16334.

[15] Zhang PP, Liu SJ, Zhu JM, et al. Dexamethasone and dexmedetomidine as adjuvants to local anesthetic mixture in intercostal nerve block for thoracoscopic pneumonectomy: a prospective randomized study. Reg Anesth Pain Med, 2019, 8: 1-6.

[16] Gao ZX, Xiao YM, Wang Q, et al. Comparison of dexmedetomidine and dexamethasone as adjuvant for ropivacaine in ultrasound-guided erector spinae plane block for video-assisted thoracoscopic lobectomy surgery: a randomized, double-blind, placebo-controlled trial. Ann Transl Med, 2019, 7 (22): 668.

[17] Yang XY, Kang WB, Xiong W, et al. The effect of dexmedetomidine as adjuvant to ropivacaine 0. 1% for femoral nerve block on strength of quadriceps muscle in patients undergoing total knee arthroplasty: A double-blinded randomized controlled trial. J Pain Res, 2019, 12: 3355-3363.

第四节　术　中　监　测

手术麻醉的顺利进行离不开术中各项监测的应用，随着近年来麻醉监测仪器及方法的改进与完善，更为麻醉的成功实施保驾护航。术中监测主要包括以下几个方面：麻醉深度监测、血压监测、术中镇痛监测与疼痛管理、血氧饱和度监测、气道监测及液体监测等，现对 2019—2020 年术中监测研究新进展进行如下归纳。

一、麻醉深度监测

（一）脑电双频谱指数监测

脑电双频谱指数（bispectral index，BIS）是以脑电图来判断镇静水平和监测麻醉深度的较为准确的方法。数值为 100 代表清醒状态，0 代表完全无脑电活动状态（大脑皮质抑制），一般认为 BIS 值为 85～100 为正常状态，65～85 为镇静状态，40～65 为麻醉状态，<40 可能呈现爆发抑制。

1. BIS 监测的应用 BIS 是一个客观衡量镇静和全身麻醉水平的指标。Zhang 等[1] 对 13 项随机临床试验进行荟萃分析和试验序贯分析（trial sequential analysis，TSA）来探究 BIS 监测是否有助于提高内镜手术的安全性、缩短手术时间或促进恢复。该荟萃分析发现 BIS 监测下的内镜手术镇静有助于减少术中缺氧，然而，并不能缩短手术时间、促进康复或提高患者和内镜医师的满意度。

BIS 监测同样广泛应用于小儿麻醉中。Wang 等[2] 开展一项前瞻性研究旨在探讨丙泊酚麻醉下的 1～12 岁儿童 BIS 值与年龄的确切关系。该研究将患者分成 11 个年龄组，监测注射后 0 s（注射丙泊酚后立即）、30 s、40 s、50 s、60 s、90 s、120 s、180 s 和 240 s 不同时间点的 BIS 值。结果显示，丙泊酚麻醉时 BIS 值与年龄密切相关，可分为两组：1 岁＜年龄≤5 岁和 5 岁＜年龄≤12 岁。在同一时间点，高年龄组的 BIS 值低于低年龄组的 BIS 值。

Zheng 等[3] 利用 BIS 监测，比较依托咪酯和丙泊酚在麻醉诱导过程中对血流动力学、自主呼吸和角膜反射的影响。该研究将成人患者随机分为两组，在麻醉诱导过程中分别输注依托咪酯或丙泊酚。在整个诱导过程中，监测平均血压和心率，并记录意识丧失时间（loss of conciousness，LOC）、BIS、有无自主呼吸和角膜反射。结果表明，与注射丙泊酚相比，选择依托咪酯进行麻醉诱导对患者血流动力学的影响较小。接受依托咪酯治疗的患者在 LOC 时的 BIS 值较低，更多患者存在自主呼吸和角膜反射。

2. BIS 监测与围术期神经认知紊乱发生率的关系 围术期神经功能紊乱（PND）是一种常见的临床并发症，有报道称 BIS 指导下的麻醉可以影响 PND 的发生。然而，麻醉深度是否能调节术后认知功能障碍还需要进一步明确。Miao 等[4] 通过对 4023 名 60 岁以上的老年患者进行荟萃分析，探讨 BIS 监测与 PND 发生率之间的关联。结果表明，无明确证据表明 BIS 监测麻醉可降低老年患者术后谵妄（postoperative delirium，POD）、神经认知延迟恢复（delayed neurocognitive recovery，DNR）和术后神经认知紊乱（neurocognitive disorder，NCD）的发生率。

2019 年，湘雅医院麻醉科 Quan 等[5] 开展一项临床试验探究 BIS 监测对接受腹部手术的老年患者短期术后认知功能障碍（POCD）的影响。通过检测 120 名 60 岁以上患者血浆中 C 反应蛋白（CRP）、白介素（IL）-1β、IL-10、S-100β 和去甲肾上腺素（NE）浓度以量化 POCD。结果表明，与浅麻醉相比，全凭静脉的深度麻醉可减少老年患者腹部手术后短期 POCD 的发生，并抑制术后外周炎症。

3. BIS 监测对术后死亡率的影响 目前麻醉深度是否影响术后死亡率仍不确定，因此 Liu 等[6] 通过对 38 722 例患者进行分析表明，在随访＞90 d 或接受心脏手术的患者中，低 BIS 值与高死亡率之间存在显著相关性；但在随访 30 d 或接受非心脏手术的患者中，并不存在此相关性。因此，该研究表明麻醉深度与长期死亡率之间存在显著相关性，但在术后 30 d 时并不明显。

（二）脑电图监测

BIS 监测指导下的麻醉深度虽广泛应用于临床麻醉中，但其算法在儿童中存在误差，因此在儿科麻醉中并不可靠。脑电图（EEG）分析可直接监测大脑的神经生理学活动，Beekoo 等[7] 通过比较不同年龄组手术患者在 1.0 MAC 七氟烷全身麻醉下的脑电图和 BIS 值，深入探究年龄与脑电图之间的相关性。结果表明，BIS 值与脑电图频率显著相关，而分析脑电图波可更准确地判断麻醉深度。

（三）新麻醉深度指数监测

2019 年，首都医科大学附属北京朝阳医院麻醉科、天津医科大学总医院麻醉科、首都医科大学附属北京友谊医院麻醉科、浙江大学第二附属医院麻醉科等开展多中心临床研究将麻醉监测系统中新麻醉深度指数与全凭静脉麻醉中 BIS 效果进行比较[8]。新麻醉深度指数又称为麻醉指数（Ai），基于样本熵（SampEn）、95% 光谱边缘频率（95% sef）和爆发抑制率（BSR）计算得出。结论表明 Ai 与 BIS 作用类似，并揭示了 SampEn 在表示意识水平方面的优势。

二、血压监测

（一）无创连续血压仪的使用

有创动脉压虽更为准确，但因其有创性操作使其应用受到限制。连续无创动脉血压仪（continuous noninvasive arterial pressure，CNAP）是一种可用于术中监测连续无创血压的测量装置。但其准确性是否随年龄变化及高血压、低血压发生的可测性尚不清楚。Wang 等[9] 对 48 例接受全身麻醉手术的不同年龄段患者直接动脉压监测（intra-arterial pressure，IAP）及对侧手臂的 CNAP 进行监测。通过对成对血压数据进行统计学分析发现，CNAP 与 IAP 在测量平均动脉压（MAP）方面一致，但收缩压和舒张压与 IAP 的一致性较低，尤其是对于老年患者。CNAP 预测高血压和低血压发作的能力不如 IAP。因此，CNAP 监测适用于年轻患者和血流动力学稳定的手术中，但对于有动脉硬化、糖尿病或预期有血压波动手术的老年患者不推荐使用。

（二）控制性降压

控制性降压已被证明可以减少术中出血，减少异体输血，改善手术视野，但其临床安全性仍存在争议。Jiang 等[10] 通过对 30 个骨科手术中应用控制性降压的研究进行荟萃分析，旨在评估骨科手术中控制性降压的安全性和益处。主要结果为总死亡率，次要结果为术中失血量、输血量和严重的术后不良反应。然而由于样本容量有限，基于现有的证据，目前仍不能明确控制性降压在骨科手术中的安全性，尽管它可能在不同年龄段、平均动脉压水平、手术类型、降压方法中都能减少术中失血量和输血量。

（三）术中低血压风险控制

术中低血压（intraoperative hypotension，IOH）可能与手术相关的急性肾损伤（acute kedney injury，AKI）有关。然而，对引发 AKI 的低血压持续时间却鲜有报道。Tang 等[11] 对 4952 例接受非心脏手术患者（2011—2016 年）进行回顾性队列研究。研究表明，当术中 MAP＜55 mmHg＞10 min 时，术后发生 AKI 的风险显著增加。即使对于 60 岁以下的患者，也建议严格控制血压。

三、术中镇痛监测与分层镇痛管理

（一）术中镇痛监测

术中镇痛药物剂量不足或过量都可能对患者造成伤害。许多研究已经证明了痛觉监测工具的临床优势，但仍存在相互矛盾的结果。为明确这一问题，Jiao 等[12] 通过荟萃分析比较镇痛与伤害性刺激指数（analgesia nociception index，ANI）、手术体积描记指数（surgical pleth index，SPI）及瞳孔测量法指导阿片类镇痛管理的效果。与常规镇痛相比，镇痛监测减少了术中阿片类药物的用量。在全身麻醉术镇痛管理中，镇痛监测似乎比标准临床实践更具有优势。然而，未来的研究应侧重于确定适当的指标，以客观评估儿童的疼痛程度；并开展大规模多中心试验，以证明丙泊酚麻醉中镇痛监测的临床优势。

（二）分层镇痛管理

术后疼痛对患者来说是难以忍受的，可能会延迟患者康复。尽管围术期多模式镇痛已应用多年，但其效果仍有待提高。Peng 等[13] 以风险评估为基础，实施全面的围术期疼痛咨询和分层管理方案，以提高术后镇痛效果和患者满意度。这项前瞻性试验性研究将患者随机分为接受常规多模式镇痛（常规组）与接受围术期疼痛风险评估、分层镇痛和咨询（分层镇痛组）。比较两组患者术后疼痛强度、补救镇痛、术后恢复质量（40 份恢复质量问卷）、围术期阿片类药物总用量、镇痛满意度及镇痛费用。结果表明，在手术疼痛风险评估和咨询的基础上实施分层镇痛方案提升患者对镇痛满意度，提高康复质量，而不增加医疗费用，有助于提高围术期多模式镇痛临床应用的效果。

四、血氧饱和度监测

（一）脑氧饱和度和组织氧饱和度的相关性

术中维持最佳组织氧合至关重要；然而，不同组织氧饱和度的测量是否相关尚不确定。Fan 等[14] 采用组织近红外光谱技术，每 2 秒同时记录接受脊柱手术或机器人子宫切除术的患者前额脑组织氧饱和度（$SctO_2$）和四肢躯体组织氧饱和度（$SstO_2$），结果显示术中 $SctO_2$ 和 $SstO_2$ 测量值存在较大的差异，没有明显的相关性，提示两者不可互换。

（二）脑氧监测与术后认知功能障碍

术后认知功能障碍（POCD）的发生率及危险因素在极端 Trendelenburg 体位和气腹的机器人辅助根治性膀胱切除术（RARC）中仍有争议。Li 等[15] 开展前瞻性观察性试验探究脑氧监测是否能够提示 RARC 中 POCD 的发生率及可能的危险因素。检测患者术前、术后动脉血气、S-100β、C 反应蛋白（CRP）和认知功能障碍量表，同时采用 Z 评分对 POCD 进行分析和综合评价。并且测量术中不同时间点的心率、平均动脉压、中心静脉压、呼气末 CO_2 分压和脑氧饱和度。研究表明，极端 Trendelenburg 体位和气腹的 RARC 不显著增加 POCD 的发生率，也不引起过度灌注。炎症标志物 C

反应蛋白和年龄可能是 POCD 的独立危险因素。

五、液体监测

扩容越来越多地应用于机械通气患者的液体管理。灌流变异指数（pleth variability index，PVI）已被证明能够可靠地预测前负荷反应；近年发表了大量关于 PVI 的研究，因此需要对荟萃分析进行更新。Liu 等[16] 纳入 25 项研究中 975 名机械通气患者，分析 PVI 预测前负荷的准确性。结果表明，PVI 的可靠性是有限的，但它在非手术机械通气患者的床边监测中发挥重要作用。输注胶体扩容的患者可能更适合 PVI。

（刘子萌　邹　杰　达娃普珍　曹学照　马　虹）

参 考 文 献

[1] Zhang H, Lu Y, Wang L, et al. Bispectral index monitoring of sedation depth during endoscopy: a meta-analysis with trial sequential analysis of randomized controlled trials. Minerva Anestesiol, 2019, 85 (4): 412-432.

[2] Wang F, Zhang J, Yu J, et al. Variation of bispectral index in children aged 1～12 years under propofol anesthesia: an observational study. BMC Anesthesiol, 2019, 19 (1): 145.

[3] Zheng H, Zhu Y, Chen K, et al. The effect of etomidate or propofol on brainstem function during anesthesia induction: a bispectral index-guided study. Drug Des Devel Ther, 2019, 13: 1941-1946.

[4] Miao M, Xu Y, Sun M, et al. BIS index monitoring and perioperative neurocognitive disorders in older adults: a systematic review and meta-analysis. Aging Clin Exp Res, 2019, doi: 10. 1007/s40520-019-01433-x.

[5] Quan C, Chen J, Luo Y, et al. BIS-guided deep anesthesia decreases short-term postoperative cognitive dysfunction and peripheral inflammation in elderly patients undergoing abdominal surgery. Brain Behav, 2019, 9 (4): e01238.

[6] Liu YH, Qiu DJ, Jia L, et al. Depth of anesthesia measured by bispectral index and postoperative mortality: A meta-analysis of observational studies. J Clin Anesth, 2019, 56: 119-125.

[7] Beekoo D, Yuan K, Dai S, et al. Analyzing electroencephalography (EEG) waves provides a reliable tool to assess the depth of sevoflurane anesthesia in pediatric patients. Med Sci Monit, 2019, 25: 4035-4040.

[8] Fu Y, Xu T, Xie K, et al. Comparative evaluation of a new depth of anesthesia index in ConView® system andthe bispectral index during total intravenous anesthesia: A multicenter clinical trial. Biomed Res Int, 2019, 2019: 1014825.

[9] Wang Z, Chen G, Lu K, et al. Investigation of the accuracy of a noninvasive continuous blood pressure device in different age groups and its ability in detecting hypertension and hypotension: an observational study. BMC Anesthesiol, 2019, 19 (1): 223.

[10] Jiang J, Zhou R, Li B, et al. Is deliberate hypotension a safe technique for orthopedic surgery?: a systematic review and meta-analysis of parallel randomized controlled trials. J Orthop Surg Res, 2019, 14 (1): 409.

[11] Tang Y, Zhu C, Liu J, et al. Association of intraoperative hypotension with acute kidney injury after noncardiac surgery in patients younger than 60 years old. Kidney Blood Press Res, 2019, 44 (2): 211-221.

[12] Jiao Y, He B, Tong X, et al. Intraoperative monitoring of nociception for opioid administration: a meta-analysis of randomized controlled trials. Minerva Anestesiol, 2019, 85 (5): 522-530.

[13] Peng LH, Min S, Jin JY, et al. Stratified pain management counseling and implementation improving patient satisfaction: a prospective, pilot study. Chin Med J (Engl) , 2019, 132 (23): 2812-2819.

[14] Fan X, Lin L, Li G, et al. Do cerebral and somatic tissue oxygen saturation measurements correlate with each other during surgery? J Clin Monit Comput, 2020, 34 (3): 483-490.

[15] Li Y, Huang D, Su D, et al. Postoperative cognitive dysfunction after robot-assisted radical cystectomy (RARC) with cerebral oxygen monitoring an observational prospective cohort pilot study. BMC Anesthesiol, 2019, 19 (1): 202.

[16] Liu T, Xu C, Wang M, et al. Reliability of pleth variability index in predicting preload responsiveness of mechanically ventilated patients under various conditions: a systematic review and meta-analysis. BMC Anesthesiol, 2019, 19 (1): 67.

第五节 超声应用

2019 年检索到被 PubMed 收录的相关英文文献 43 篇，其他中文核心期刊收录的文献 502 篇，出版相关书籍 4 部。根据三条原则（①有临床指导意义；②在本年度文献中技术应用和技术创新性较好；③兼顾内容完整性）筛选出 46 篇文献进行总结和述评。

一、床旁与重症超声

重症超声从关注器官结构转向关注器官功能，从关注诊断转向监测和治疗，展现了超声在危重症疾病诊治过程中的重要作用，共选取研究 10 篇进行综述。

（一）超声评估肺功能在机械通气患者中的应用

张成等[1] 探讨膈肌超声在脑卒中后机械通气患者脱机中的评估价值。通过测量患者左、右侧及双侧平均的膈肌移动度（diaphragm excursion，DE），评估各项呼吸指标预测价值。结果表明，膈肌超声可有效评估脑卒中后机械通气患者的脱机结局，结合自主呼吸试验（SBT），其有效性优于传统脱机指标。

谢永鹏等[2] 探讨 ARDS 患者机械功（MP）与肺部超声评分（LUS）的相关性及其对预后的评估价值。结果表明，中、重度 ARDS 患者 MP 与 LUS 评分具有显著相关性；MP 和 LUS 评分可早期对中、重度 ARDS 患者 28 d 预后进行评估。

（二）超声评估肺不张在儿童中的应用

Wu 等[3] 观察改良肺超声在先天性心脏病患儿呼气末正压通气下肺再充气评估和监测中的应用，以探究肺超声最佳扫查区域。最后得出结论：下后侧区域肺超声更能反映肺不张的变化，通过重点扫查下后侧区域评估肺不张节省了检查时间。呼气末 5 cmH$_2$O 正压通气有利于先天性心脏病患儿肺再充气并减少肺不张发生率。

Sun 等[4]选取择期全身麻醉下行先天性心脏病手术的患儿,随机分为 5 cmH$_2$O 呼气末正压组和标准治疗对照组。结果表明,肺后下部的肺部超声检查更有可能反映肺不张的变化并节省检查时间,5 cmH$_2$O 呼气末正压可能对肺部疾病有益,可以减少但不能消除先天性心脏病患儿的肺不张。

(三)超声评估胃内容物在胃排空减慢的特殊类型患者中的应用

Zeng 等[5]选择 75 例择期心脏手术患者,随机分为 P12、P15、P20 三组(面罩通气时气道峰压分别为 12 cmH$_2$O、15 cmH$_2$O、20 cmH$_2$O)。气管插管后测量并记录此时胃窦的横截面积。结果表明,麻醉诱导时以 12~20 cmH$_2$O 的压力面罩加压给氧可以保证足够的氧供,但 20 cmH$_2$O 的压力可能导致反流的概率增加,经食管超声心动图(TEE)是探查胃内进气的有效方法之一。

Chen 等[6]进行一项纳入 24 例单胎妊娠妇女的前瞻性观察性研究,探究超声测量的胃窦面积与孕妇胃内液体容积的关系。最后得出结论,在孕妇中超声床旁胃窦面积测量可以为评估胃内容物和胃容积提供定量信息,具体计算公式为:胃容积(ml)=270.76+13.68×胃窦面积-1.20×妊娠天数。结果表明,床旁超声检查胃窦区可为评估孕妇的胃内容物和胃体积提供信息。Zhou 等[7]探究床旁超声在 2 型糖尿病择期手术患者中评估胃内容物的意义。比较糖尿病患者和非糖尿病患者饮水 2 h 和清淡饮食 6 h 后饱胃发生率、胃排空时间,并对饱胃的危险因素进行回归分析,最后得出 2 型糖尿病患者在目前的禁食禁饮指南下几乎 50% 仍是饱胃状态,对于 2 型糖尿病尤其是合并糖尿病相关眼病的患者推荐术前超声胃内容物扫查。Gao 等[8]进行一项纳入 116 例患者的前瞻性研究,分析经腹肠道超声检查评估急性胃肠道损伤的可行性,通过超声测定肠道多项检查指标,确定急性胃肠损伤超声评分,计算 GUTS 方案评分。结果显示,经腹肠道超声检查是评估危重患者胃肠道损伤的有效手段,肠道超声检查指标,尤其是肠蠕动程度,可用于预测喂养不耐受。

(四)其他相关研究

周然等[9]探讨重症超声病理生理导向急诊检查方案及诊疗流程(POCCUE 方案)对重症患者急性呼吸循环障碍的诊疗准确性。研究结果表明,与传统治疗组相比,POCCUE 方案较传统诊疗方法在急性呼吸循环障碍中可能有着更高的诊断及治疗准确率,有临床应用于重症监测、评估和治疗的潜力。宋海波教授团队也将连续超声监测(CEM)技术应用于患者在非产科手术时胎儿的监测[10],这种新技术快速广泛的普及,促使我们更需要设计标准化、规范化、可视化及信息化的培训体系,以保证临床医师能规范地应用这一技术。

二、超声用于心血管评估方面的研究

2019 年有关超声在心血管评估方面的研究总共 10 篇,其中 2 篇是个案报道,1 篇是实验室研究,1 篇描述性研究,其余均为临床研究。

Liu 等[11]研究 TEE 对于评估孤立性房间隔缺损的患儿和婴儿肺动脉高压的可行性和准确性,推荐将 TEE 测得的肺动脉收缩压(pulmonary arterial systolic pressure,PASP)作为行心脏手术的患儿肺动脉压的筛查和监测工具，但不能用作诊断工具。Wang 等[12] 在全国范围内对心血管医院进行调查，约90% 的医院已购买 TEE（大部分在超声科），45% 医院的麻醉医师在术中进行 TEE 检查，但仅 15% 的医院麻醉医师符合基础 TEE 培训要求。68% 的麻醉医师 TEE 在心血管外科手术期间显著促进了麻醉管理。能够独立进行 TEE 检查的麻醉医师人数不足，必须提供标准化培训、正式的认证流程和政府付款模式更改，以确保在中国提供高质量的 TEE 服务和更好的手术效果。

秦学伟等[13] 总结对缩窄性心包炎患者行心包剥脱术中使用 TEE 的经验，认为术中 TEE 监测有助于控制术中输液、维持围术期循环及内环境稳定，为此类患者围术期麻醉管理提供安全保障。朱鹏等[14] 分析单纯 TEE 引导下经皮行房间隔缺损封堵术的临床资料，认为 TEE 引导下可以完成大多数房间隔缺损经皮封堵术，避免放射线可能引起伤害，取得良好的临床应用效果。轩继中等[15] 报道一男性患者行心包穿刺引流术过程中出现心脏穿透性损伤，随即置入 6F "J" 形导管以封闭心脏破口，行心包穿刺引流见血性心包积液引出，急查胸部 CT 提示 6F "J" 形导管由心尖进入左心室，弯曲尖端达主动脉瓣上方，后在 TEE 引导下取出该异物。

安博静等[16] 通过智能三维右心室模型重建（3DKBR）技术对右心功能参数的监测，探讨中、老年房间隔缺损患者介入封堵术后右心室逆重构情况。吴春霞等[17] 探讨 TEE 在经皮左心耳封堵围术期应用价值。杜鑫等[18] 认为超声心动图在心房颤动的新型治疗方式中具有重要的作用。心腔内超声近年来发展迅速，可作为 TEE 的一种替代检查。王杨等[19] 对陆军军医大学新桥医院第 1 例超声引导心尖径路经导管主动脉瓣置入术进行报道，认为由于经心尖主动脉瓣置换（TA-TAVI）术中需进行左心室心尖穿刺置管等操作，完善的麻醉管理是手术成功的重要因素。

三、超声在区域阻滞中的应用

近年来，超声引导平面阻滞及筋膜间阻滞因操作相对简单、安全性高，逐渐获得重视并被广泛应用于临床。

（一）超声引导在斜方肌阻滞、腹横肌阻滞、腹直肌鞘阻滞、前锯肌平面阻滞等筋膜间阻滞中的应用

Yao 等[20] 研究超声引导下竖脊肌平面阻滞（erector spinae plane block，ESPB）对于改良乳腺癌根治术的术后镇痛和恢复的效果。结果表明，ESPB 可提高术后 24 h 的 15 项恢复质量量表（QoR-15）评分，降低术后 8 h 疼痛评分、减少阿片类药物用量及缩距 PACU 停留时间。Wang 等[21] 观察乳腺癌改良根治术中复合全身麻醉以及胸长神经联合前锯肌平面阻滞的术后镇痛效果及不良事件，探究前锯肌平面阻滞联合胸长神经阻滞在乳腺手术中应用的有效性和安全性。结果表明，胸长神经联合前锯肌平面阻滞可以为乳腺癌手术提供更好的围术期镇痛。Zhu 等[22] 研究连续前路腰方肌阻滞对于开腹肝切除患者术后疼痛和恢复的效果。结果表明，超声引导下腰方肌前阻滞可以减轻术后咳嗽时疼痛，缩短首次下床和排气时间，促进开放肝手术后康复。Zhu 等[23] 研究肋下入路腰方肌阻滞应用于腹腔镜肾切除术的镇痛效果。结果表明，腰方肌阻滞可降低术中瑞芬太尼及术后 24 h 舒芬太尼用量，减少补救性镇痛药物用量，缩短首次下床和排气时间，促进开放肝手术后康复，改善患者预后。孙慧娟

等[24]探究超声引导下腹横肌平面阻滞（TAP）联合术后盐酸羟考酮或吗啡患者自控静脉镇痛（PCIA）在胃肠肿瘤根治术中的应用。结果表明，超声引导下双侧 TAP 阻滞联合盐酸羟考酮 PCIA 应用于胃肠肿瘤根治术后患者，镇痛效果确切且无明显用药不良反应。Li 等[25]探究右美托咪定联合超声引导下腹直肌鞘阻滞对开放胃切除手术血流动力学及术后疼痛的影响。结果发现，右美托咪定联合腹直肌鞘阻滞使腹部探查过程中循环更加稳定且术后镇痛效果更好。于媛媛等[26]对比内侧入路和外侧入路胸腰筋膜间平面（thoracolumbar interfascial plane，TLIP）阻滞对腰椎融合患者术后镇痛效果的影响。结果显示，与单纯 PCIA 组比较，内侧入路组和外侧入路组术中丙泊酚和瑞芬太尼用量减少，术后48 h 内镇痛泵按压次数、镇痛泵药物用量和帕瑞昔布用量减少。吴健等[27]观察超声引导下连续改良腹股沟韧带上髂筋膜阻滞在全髋关节置换术后的镇痛效果。结果证实，超声引导下连续改良腹股沟韧带上髂筋膜阻滞能提供良好的镇痛，促进患者早期功能锻炼和康复。

（二）超声引导下椎管内麻醉及椎旁阻滞的研究

Li 等[28]在产妇中对比传统解剖定位和超声定位蛛网膜下腔阻滞（腰椎麻醉，简称腰麻）穿刺。结果显示，超声定位组首次穿刺成功率、患者满意度明显高于解剖定位组；超声定位组的皮肤穿刺及进针次数、穿刺时间均明显低于解剖定位组。Xie 等[29]在腹股沟疝修补术的老年男性患者中对比椎旁阻滞和腰麻。结果表明，椎旁阻滞组的血流动力学更稳定，阻滞操作及术后镇痛时间更长，并可减少术后 24 h 的芬太尼用量及 VAS 评分。陈三冬等[30]评价超声引导经骶管硬膜外阻滞用于全身麻醉幼儿肺叶切除术后镇痛的效果。结果显示，与单纯全身麻醉相比较，超声引导经骶管硬膜外阻滞用于全身麻醉幼儿肺叶切除术后镇痛效果好，不良反应少。Fang 等[31]观察竖脊肌平面阻滞和椎旁阻滞对于开胸肺切除患者在术后镇痛、穿刺成功率及不良反应方面的差异，探究超声引导下单次竖脊肌平面阻滞在开胸患者中的应用。结果表明，术前单次竖脊肌平面阻滞联合术后舒芬太尼 PCA 可为开胸手术患者提供和椎旁阻滞类似的镇痛效果，而不良事件发生率更低。Yang 等[32]研究超声引导下胸椎旁阻滞和肋间神经阻滞应用于不插管胸腔镜手术的安全性和可行性。结果证实，超声引导胸椎旁阻滞可为不插管胸腔镜手术提供安全可靠的局部麻醉。

（三）超声在其他深部神经阻滞中的应用

Zhang 等[33]研究超声引导联合神经刺激器应用于深部神经阻滞能否降低局部麻醉药全身毒性。结果表明，超声引导、乙型肝炎病毒（HBV）感染和女性是腰丛阻滞及坐骨神经阻滞局部麻醉药全身毒性的危险因素，建议联合使用超声和神经刺激引导行腰丛阻滞，从而提高临床安全性。邹颖华等[34]评价超声引导下改良前路组（穿刺针与超声束几乎垂直）坐骨神经阻滞用于全身麻醉行膝关节或远端部位骨科手术患者的效果。结果证实，改良前路坐骨神经阻滞便于操作，且超声下显像清晰。

四、超声引导血管穿刺技术

（一）超声引导在疑难血管穿刺置管中的应用

Quan 等[35]研究聚焦声学阴影定位超声新技术对于幼儿桡动脉置管成功率及穿刺时间和并发症的

影响，探究该新技术在幼儿中的应用价值。结果发现，使用双线声学阴影定位超声引导下桡动脉穿刺置管在幼儿中应用能提高一次成功率以并缩短超声定位和穿刺时间。Liu 等[36] 探究改良动态短轴平面外定位针尖位置的超声引导下桡动脉穿刺在新生儿中应用的优势。结果发现，改良超声动态短轴平面外针尖定位桡动脉穿刺应用于新生儿能提高一次成功率和总成功率，并缩短操作时间，降低穿刺并发症发生率。王杏等[37] 发现实时超声引导比体表解剖标志定位在颈内静脉置管术中更具有优势，可作为临床急诊患者建立深静脉通路的较好选择。

（二）不同超声引导平面技术在中心静脉穿刺置管中的优劣对比

Lv 等[38] 对随机对照试验进行荟萃分析，发现长轴、短轴和斜轴超声引导方法在首过成功率、平均成功时间、成功之前的平均尝试次数或血肿发生率方面差异无统计学意义。吴文等[39] 比较长轴、短轴和斜轴平面超声引导下颈内静脉穿刺置管的临床效果，发现使用斜轴平面行颈内静脉穿刺置管术可降低危重患者行颈内静脉穿刺置管术中误穿颈总动脉的风险和缩短穿刺时间。卢增停等[40] 比较斜轴和短轴平面法超声引导右颈内静脉穿刺置管在肥胖患者腹腔镜手术麻醉中的安全性和有效性，发现斜轴平面法可缩短穿刺置管时间，减少改变进针方向的次数，降低误穿颈总动脉的风险。Yao 等[41] 观察 858 例患者锁骨下腋下静脉输液的超声引导下数据，认为超声引导的斜轴 / 平面内入路是一种安全可靠的替代方法。叶江等[42] 比较超声引导下长轴及短轴法外周中心静脉导管（peripherally inserted cental catheter，PICC）中的应用价值，研究发现，超声长轴引导法比短轴法一次穿刺成功率高，穿刺成功用时少，且并发症少。

（三）辅助设备对超声引导下血管穿刺技术的促进作用

Quan 等[43] 在超声探头上使用双显影线来改进超声引导桡动脉穿刺技术，不仅有助于缩短超声定位和穿刺时间，而且还可以提高幼儿桡动脉穿刺的成功率。许巧巧等[44] 应用 Wiguide 磁导航超声引导桡动脉穿刺置管，可有效缩短穿刺时间，提高穿刺成功率。赵晓维等[45] 应用自行设计制作的超声探头固定架改进超声引导下外周静脉留置针穿刺技术，有效提高静脉穿刺困难患者一针穿刺成功率，减少穿刺次数，缩短穿刺时间，减轻穿刺疼痛程度。

（王　晟　崔旭蕾　朱　涛）

参 考 文 献

[1] 张成，黄怀，沈丹彤，等. 膈肌超声对脑卒中后机械通气患者脱机的评估研究. 中华医学超声杂志（电子版），2019，16（11）：832-837.

[2] 谢永鹏，钱颖，刘克喜，等. ARDS 患者机械功与肺部超声评分的相关性以及二者对预后的评估价值. 中华危重病急救医学，2019，31（6）：704-708.

[3] Wu L, Hou Q, Bai J, et al. Modified lung ultrasound examinations in assessment and monitoring of positive end-

expiratory pressure-induced lung reaeration in young children with congenital heart disease under general anesthesia. Pediatr Crit Care Med, 2019, 20 (5): 442-449.

[4] Sun L, Wu L, Zhang K, et al. Lung ultrasound evaluation of incremental PEEP recruitment maneuver in children undergoing cardiac surgery. Pediatr Pulmonol, 2020, 55 (5): 1273-1281.

[5] Zeng J, Jia ZJ, Peng L, et al. Detection of gastric inflation using transesophageal echocardiography after different level of pressure-controlled mask ventilation: a prospective randomized trial. J Clin Monit Comput, 2020, 34 (3): 535-540.

[6] Chen XB, Chen FH, Zhao QS, et al. Ultrasonographic measurement of antral area for estimating gastric fluid volume in pregnant women. J Clin Anesth, 2019, 53: 70-73.

[7] Zhou L, Yang Y, Yang L, et al. Point-of-care ultrasound defines gastric content in elective surgical patients with type 2 diabetes mellitus: a prospective cohort study. BMC Anesthesiol, 2019, 19 (1): 179.

[8] Gao T, Cheng MH, Xi F C, et al. Predictive value of transabdominal intestinal sonography in critically ill patients: a prospective observational study. Critical Care, 2019, 23 (1): 378.

[9] 周然，尹万红，刘冰洋，等. 重症超声病理生理导向急诊检查方案及诊疗流程（POCCUE）在重症患者急性呼吸循环障碍中的价值研究. 四川大学学报：医学版，2019，50（6）：792-797.

[10] Gu J, Song H, Zhou W, et al. Transabdominal continuous echocardiographic monitoring of fetuses. Int J Obstet Anesth, 2019, 39: 146-148.

[11] Liu L, Li S, Ye M, et al. Utility of transesophageal echocardiography for intra-operatively assessing pulmonary artery pressure across an isolated ventricular septal defect in children. Echocardiography, 2019, 36 (5): 948-953.

[12] Wang S, Wei JF, Yuan S, et al. Intraoperative transesophageal echocardiography during cardiovascular surgery in China. J Cardiothorac Vasc Anesth, 2019, 33 (5): 1343-1350.

[13] 秦学伟，陈宣伶，姚兰. 经食管超声心动图在心包剥脱术容量监测中的应用. 山东医药，2020，60（5）：69-72.

[14] 朱鹏，万俊，陈雄，等. 单纯经食管超声心动图引导下经皮房间隔缺损封堵术的疗效分析. 中国心血管病研究，2019，17（11）：971-974.

[15] 轩继中，程兆云，葛振伟，等. 经食管超声引导下心脏异物取出术一例. 临床外科杂志，2020，28（1）：57-58.

[16] 安博静，科雨彤，于惠梅，等. 中老年房间隔缺损患者经皮穿刺封堵术后的右心功能评估. 中国超声医学杂志，2019，35（10）：901-903.

[17] 吴春霞，王静，谌勉，等. 经食管超声心动图在左心耳封堵术中的应用价值研究. 中华医学超声杂志（电子版），2019，16（9）：641-646.

[18] 杜鑫，薛禹辰，杨清. 超声心动图在心房颤动诊疗中的应用进展. 中国医药，2019，14（9）：1430-1433.

[19] 王杨，钟河江，李洪，等. 超声引导心尖径路经导管主动脉瓣置入术的麻醉管理1例. 重庆医学，2019，48（1）：178-180.

[20] Yao YS, Li H, He QL, et al. Efficacy of ultrasound-guided erector spinae plane block on postoperative quality of recovery and analgesia after modified radical mastectomy: randomized controlled trial. Reg Anesth Pain Med, 2019, doi: 10.1136/rapm-2019-100983.

[21] Wang W, Song W, Yang C, et al. Ultrasound-guided pectoral nerve block I and serratus-intercostal plane block alleviate postoperative pain in patients undergoing modified radical mastectomy. Pain Physician, 2019, 22 (4): E315-E323.

[22] Zhu Q, Li L, Yang ZY, et al. Ultrasound guided continuous quadratus lumborum block hastened recovery in patients undergoing open liver resection: a randomized controlled, open-label trial. BMC Anesthesiol, 2019, 19 (1): 23.

[23] Zhu M, Qi Y, He H, et al. Analgesic effect of the ultrasound-guided subcostal approach to transmuscular quadratus lumborum block in patients undergoing laparoscopic nephrectomy: a randomized controlled trial. BMC Anesthesiol, 2019, 19 (1): 154.

[24] 孙慧娟，蔡水峰，沈丹杰．盐酸羟考酮或吗啡静脉自控镇痛泵联合超声引导下腹横肌平面阻滞在胃肠肿瘤根治术后的镇痛效果．中国肿瘤临床与康复，2019，26（2）：198-201.

[25] Li Y, Jiang X, Wang J, et al. Intravenous dexmedetomidine combined with ultrasound-guided rectus sheath block for open gastrectomy: a prospective randomized trial. J Gastrointest Surg, 2020, 24 (6): 1290-1297.

[26] 于媛媛，陈怀龙，逄坤芳，等．不同入路胸腰筋膜间平面阻滞对腰椎融合术患者术后镇痛效果的影响．中华麻醉学杂志，2019，39（2）：224-227.

[27] 吴健，赵亮．超声引导下连续改良腹股沟韧带上髂筋膜阻滞对全髋关节置换术后镇痛效果的影响．临床麻醉学杂志，2019，35（10）：969-972.

[28] Li MZ, Ni X, Xu ZD, et al. Ultrasound-assisted technology versus the conventional landmark location method in spinal anesthesia for cesarean delivery in obese parturients: A randomized controlled trial. Anesth Analg, 2019, 129 (1): 155-161.

[29] Xie PC, Zhang NN, Wu YM, et al. Comparison between ultrasound-guided paravertebral nerve block and subarachnoid block for elderly male patients under unilateral-opened inguinal hernia repair operation: a randomised controlled trial. Int J Surg, 2019, 68: 35-39.

[30] 陈三冬，赵梨园，贾英萍，等．超声引导经骶管硬膜外阻滞用于全麻幼儿肺叶切除术后镇痛的效果．中华麻醉学杂志，2019，39（9）：1092-1094.

[31] Fang B, Wang Z, Huang X. Ultrasound-guided preoperative single-dose erector spinae plane block provides comparable analgesia to thoracic paravertebral block following thoracotomy: a single center randomized controlled double-blind study. Ann Transl Med, 2019, 7 (8): 174-181.

[32] Yang H, Dong Q, Liang L, et al. The comparison of ultrasound-guided thoracic paravertebral blockade and internal intercostal nerve block for non-intubated video-assisted thoracic surgery. J Thorac Dis, 2019, 11 (8): 3476-3481.

[33] Zhang XH, Li YJ, He WQ, et al. Combined ultrasound and nerve stimulator-guided deep nerve block may decrease the rate of local anesthetics systemic toxicity: a randomized clinical trial. BMC Anesthesiol, 2019, 19 (1): 103.

[34] 邹颖华，姚军，严海，等．超声引导下改良前路坐骨神经阻滞用于全麻骨科手术患者的效果．中华麻醉学杂志，2019，39（4）：451-454.

[35] Quan Z, Zhang L, Zhou C, et al. Acoustic shadowing facilitates ultrasound-guided radial artery cannulation in young children. Anesthesiology, 2019, 131 (5): 1018-1024.

[36] Liu L, Tan Y, Li S, et al. "Modified dynamic needle tip positioning" short-Axis, out-of-Plane, ultrasound-guided radial artery cannulation in neonates: a randomized controlled trial. Anesth Analg, 2019, 129: 178-183.

[37] 王杏. 实时超声在急诊困难颈内静脉穿刺置管术中的应用. 医学临床研究, 2019, 36（1）：140-142.

[38] Lv Y, Liu H, Yu P, et al. Evaluating the long-, short-, and oblique-axis approaches for ultrasound-guided vascular access cannulation. J Ultrasound Med, 2019, 38 (2): 347-355.

[39] 吴文, 聂昆, 夏婧, 等. 不同超声引导平面技术在颈内静脉穿刺置管术中的临床应用. 临床麻醉学杂志, 2016, 32（5）：449-452.

[40] 卢增停, 陈丽敏, 何绮桃. 两种超声平面引导颈内静脉穿刺置管在肥胖患者腹腔镜手术麻醉中的应用比较. 中国内镜杂志, 2019, 25（4）：65-69.

[41] Yao M, Xiong W, Xu L, et al. A modified approach for ultrasound-guided axillary venipuncture in the infraclavicular area: A retrospective observational study. J Vasc Access, 2019, 20 (6): 630-635.

[42] 叶江, 阮佳泉, 梁旭, 等. 超声引导下长轴及短轴法在 PICC 中的应用价值. 海南医学, 2018, 29（9）：1296-1298.

[43] Quan Z, Zhang L, Zhou C, et al. Acoustic shadowing facilitates ultrasound-guided radial artery cannulation in young children [J]. Anesthesiology, 2019, 131 (5): 1018-1024.

[44] 许巧巧, 陈荣民, 熊娟, 等. 磁导航超声引导用于桡动脉穿刺的探索. 中华超声影像学杂志, 2019, 28（9）：794-797.

[45] 赵晓维, 王霞, 王欣然. 改进超声引导下外周静脉留置针穿刺技术在静脉穿刺困难患者中的应用效果. 实用心脑肺血管病杂志, 2019, 27（12）：110-113.

第八章　麻醉安全与麻醉并发症

第一节　麻　醉　安　全

麻醉安全永远都排在临床麻醉的第一位，从广义上讲，所有对麻醉措施、药物、管理、规范等的研究与改进，目的都是为了麻醉更安全，无论是致力于提高存活率，还是减少并发症。此处，仅精选临床麻醉中容易导致急性危险并有较高死亡率的相关研究文献。

一、麻醉安全相关研究

（一）临床研究

已有研究对去甲肾上腺素与去氧肾上腺素治疗剖宫产产妇低血压的疗效进行比较。Xu 等[1] 研究比较去甲肾上腺素和麻黄碱的疗效。Xu 等将 97 例择期剖宫产术患者分为两组，一组麻醉后立刻给予去甲肾上腺素 4 μg/min（N 组，$n=48$），另一组给予麻黄碱 4 mg/min（E 组，$n=49$），用滴定法将收缩压维持在基线的 80%～120%。当收缩压达到预定的下限时，给予 8 μg 去甲肾上腺素单次量。主要观察结果是心动过速的发生率，次要观察结果包括心动过缓、高血压、低血压、严重低血压、低血压发作、抢救次数、血流动力学执行误差［包括执行误差中位数（MDPE）和执行误差绝对中位数（MDAPE）］。收集新生儿 Apgar 评分及脐动脉（UA）血气资料。结果显示，N 组患者经历较少的心动过速［4.2% $vs.$ 30.6%，$P=0.002$，OR 0.11（95% CI 0.02～0.47）］，较低的标准化心率（HR）［（70.3±11）次/分 $vs.$（75±11）次/分，$P=0.04$，差值：（4.7±2.2）（95% CI 0.24～9.1）次/分］和低的心率 MDPE［（1.3±9.6）次/分 $vs.$（8.4±13.5）次/分，$P=0.003$，差值：（3.1±1.8）（95% $CI-$ 0.6～6.7）次/分］。N 组最低心率和最高心率均低于 E 组（P 均<0.05）。同时，N 组标准收缩压（SBP）低于 E 组（$P=0.04$）。新生儿的脐动脉血气分析显示 N 组较 E 组 BE 值较高而乳酸水平较低（$P<0.001$）。其他血流动力学变量，产妇和新生儿结局相似。研究结果提示，静脉滴注去甲肾上腺素 4 μg/min 与基线值相比，发生心动过速的患者少，波动小，心率低，胎儿压力小。此外，与麻黄碱相比，去甲肾上腺素输注降低标准收缩压。

去甲肾上腺素不容易引起心动过缓和心排血量下降，是去氧肾上腺素的潜在替代品。Xu 等[2] 研究 90% 的择期剖宫产（CD）妇女在使用脊柱和硬膜外联合麻醉（CSE）后预防或逆转低血压所需的最佳去甲肾上腺素剂量（ED_{90}）。将 80 名接受择期剖宫产的患者随机分配到预防组和抢救组。如果女性的收缩压（SBP）维持在基线的 80% 以上，下一个患者有 8/9 的机会接受相同的剂量或 1/9 的机会接受较低的剂量。如果患者的收缩压不能维持，则对下一个患者使用更高的剂量。主要结果是成功地使用去甲肾上腺素将收缩压维持在基线的 80% 以上，直到分娩后。次要结果包括恶心、呕吐、呼吸困难、头晕、高血压、低血压和补充使用阿托品和去甲肾上腺素引起的心动过缓、麻醉上感觉水平、脐静脉（UV）血气分析和 1～5 min 的 Apgar 评分。采用等渗回归方法估计 90% 有效剂量（ED_{90}）和 95% CI。结果：用等渗回归方法估计去甲肾上腺素预防剂量的 ED_{90} 为 10.85 μg（95% CI 9.20～11.67），去甲肾上腺素抢救剂量的 ED_{90} 为 12.3 μg（95% CI 10.0～12.8）。

　　昂丹司琼已被证明可以减少产科和非产科手术的脊髓麻醉中低血压的发生率和对血管加压素的需求，然而，这种影响的程度尚未完全量化。Xiao 等[3] 在一项平行对照、随机、双盲临床研究中，确定腰硬联合麻醉下行择期剖宫产的患者，在接受单剂量静脉注射昂丹司琼 4 mg 或生理盐水，然后采用去氧肾上腺素预防低血压的 ED_{50}。所得 ED_{50} 值用于评估昂丹司琼和安慰剂对血管加压素需求的影响。Xiao 等于摆体位进行椎管内穿刺前 10 min，将 60 例产妇随机分为昂丹司琼组和生理盐水对照组。预防性注射去氧肾上腺素以预防低血压。各组第 1 例患者以 0.5 μg/（kg·min）的速度输注去氧肾上腺素。基于前面患者的反应调整输注速度，增量或减量幅度为 0.05 μg/（kg·min）。去氧肾上腺素每组预防低血压的 ED_{50} 通过对序贯法的统计分析得出。采用 Probit 回归比较计算出相对平均效价，采用敏感性分析比较两组间去氧肾上腺素 ED_{50} 值。结果发现，昂丹司琼组［0.24（0.10～0.38）mg/（kg·min）］比盐水组［0.32（0.14～0.47）mg/（kg·min］去氧肾上腺素输注率的 ED_{50} 低（$P<0.001$）。昂丹司琼组［（316.5±25.9）μg］分娩前去氧肾上腺素总消耗量低于对照组［（387.7±14.7）μg］。昂丹司琼组与对照组相比，去氧肾上腺素的相对中位效价估计为 0.74（95% CI 0.37～0.95）。本研究结果提示，在腰硬联合麻醉下，剖宫产患者静脉注射昂丹司琼 4 mg 可使预防性注射去氧肾上腺素防止低血压的 ED_{50} 降低约 26%。

　　血管内栓塞已成功用于治疗脑动静脉畸形（BAVM），可单独或联合手术切除应用，神经外科医师广泛推荐用于手术后控制性低血压，但是关于术后控制性低血压困难预测因素的研究仍然很少。Liu 等[4] 分析术后控制性低血压实施困难的潜在危险因素。回顾性分析 2010 年 1 月至 2015 年 12 月所有接受 BAVM 栓塞的患者。记录人口统计学特征、临床表现、BAVM 特征、围术期用药、血流动力学特征、治疗相关信息和结果相关数据。采用单因素分析和 Logistic 回归分析方法找出相关的危险因素。结果发现，75 例患者在术后第 1 天就发现实施控制性低血压的困难。Logistic 回归分析显示较高的 S-M 分级是栓塞术后难以实现控制性低血压的独立危险因素（OR 2.058，95% CI 1.364～3.105，$P=0.001$），S-M 分级包括 BAVM 病灶大小、深静脉引流和脑功能区，较高的 S-M 分级与较高的 BAVM 手术风险相关。而术中给药右美托咪定是潜在的独立保护因素（OR 0.356，95% CI 0.133～0.956，$P=0.040$）。

　　Chen 等[5] 研究术前简易智力状态评估量表（Mini-Cog）测试是否可以预测接受普外科手术的老年患者的术后死亡率。研究纳入 2015 年 10 月至 2017 年 12 月计划在全身麻醉下接受普外科手术的 65 岁以上老年患者。Mini-Cog 得分≤2 被认为是异常和可能存在认知障碍。比较术前 Mini-Cog 评分正常或异常的患者 1 年全因死亡率。共有 551 例患者（333 名女性）纳入研究，平均年龄 71（$SD=7$）岁，183 例（33.2%）患者术前 Mini-Cog 评分≤2。结果发现，研究人群一年全因死亡率为 18.0%，认知障碍组（24.0%）明显高于正常组（15.0%）（$P=0.009$）。Kaplan-Meier 生存分析显示，认知障碍患者的 1 年死亡率显著高于认知正常患者（log-rank 检验，$P=0.008$），即使调整混杂因素（RR 1.6，95% CI 1.1～2.4，$P=0.03$）。两组患者术后并发症发生率（13.0% $vs.$ 13.7%，$P=0.894$）、住院时间［（10.2±7.4）d $vs.$（10.4±8.3）d，$P=0.136$］、术后重症监护室住院时间（14.8% $vs.$ 11.7%，$P=0.308$）差异无统计学意义。因此，提示 Mini-Cog 可用于确定老年患者在择期手术后 1 年死亡率增加的风险。

Dong 等[6]通过一项随机对照试验研究证实非止血带技术对全膝关节置换术（TKA）患者术后急、慢性疼痛的缓解作用。Dong 等将 122 例老年 TKA 患者随机分为 T 组（58 例）和 H 组（64 例）。T 组在 TKA 术中使用电子充气止血带，H 组患者在术中使用控制性低血压但不使用止血带。应用数字评定量表（NRS）评分评估患者在手术后第 1、第 2、第 3、第 7 天疼痛水平，根据 3 个月和 1 年期随访的结果确定慢性疼痛的发生率，同时根据膝关节的活动范围（AROM）来评估膝关节的功能恢复情况。术后 7 d 采用蒙特利尔认知评估量表（MoCA）进行认知功能评估。结果发现，术后 7 d NRS 评分和 AROM 评分差异无统计学意义。随访 1 年后，H 组慢性疼痛发生率（25.0%）低于 T 组（41.4%），AROM 评分 H 组高于 T 组。H 组在第 1 天、第 2 天 MoCA 评分低于 T 组。这些结果提示，非止血带联合控制性低血压技术可缓解 TKA 术后慢性疼痛，促进患者的长期康复。

舒芬太尼静脉注射会引起咳嗽。Lin 等[7]研究评价预注射小剂量瑞芬太尼对舒芬太尼在全身麻醉诱导期引起的咳嗽的抑制作用。这是一项 2019 年 1 月 10 日至 2019 年 3 月 1 日进行的前瞻性随机对照试验。共有 100 名在全身麻醉下行择期手术的患者纳入该研究，最后 84 名患者随机分配到两个相等大小组（$n=42$）：瑞芬太尼组（R 组），在注射舒芬太尼前 1 min，静脉注射瑞芬太尼 0.3 mg/kg（稀释至 2 ml）；对照组（C 组），同期给予 2 ml 生理盐水（NS）处理。两组患者均在 5 s 内完成注射。然后在 5 s 内注射舒芬太尼 0.5 mg/kg，记录注射后 1 min 内发生的咳嗽次数。不管有无咳嗽，在舒芬太尼注射 1 min 后，应用依托咪酯 0.3 mg/kg、顺阿曲库铵 0.15 mg/kg 进行全身麻醉诱导。记录瑞芬太尼给药前（T0）、给药后 3 min（T1）、插管后 1 min（T2）和插管后 3 min（T3）时间点的平均动脉压和心率。R 组和 C 组患者咳嗽发生率分别为 4.8% 和 31%。与 C 组比较，R 组咳嗽发生率及严重程度均显著低于 C 组（$P<0.01$）。两组患者全身麻醉诱导时平均动脉压、心率差异无统计学意义（$P>0.05$）。小剂量瑞芬太尼预处理能有效、安全地降低舒芬太尼麻醉诱导时的咳嗽发生率和严重程度，可作为抑制舒芬太尼所致咳嗽的替代治疗方法。要注意肌僵和呼吸抑制的风险，此研究并未涉及。

Chen 等[8]研究剖宫产术中全身麻醉对产妇脐带血气值及术中血流动力学的影响。将 112 例剖宫产产妇随机分为两组，GA（全身麻醉）组 56 例，SE（腰麻和硬膜外联合麻醉）组 56 例。比较两组之间的脐带血气分析值、Apgar 评分、术中失血、平均动脉压、心率、总手术时间、从麻醉到胎儿娩出和从切皮到胎儿娩出的时间间隔，以及不良反应的发生率和新生儿窒息、术后患者满意度。结果发现：两组之间总手术时间、Apgar 评分、新生儿窒息率、脐动脉和脐静脉的脐带血气分析值、术中失血、从切皮到胎儿娩出的时间间隔没有差异无统计学意义（P 均>0.05）。GA 组从麻醉到胎儿娩出的时间间隔比 SE 组明显更短（$P<0.05$）。GA 组恶心呕吐、寒战的发病率明显低于 SE 组（P 均<0.05）。GA 组在术后患者满意度明显高于 SE 组（$P<0.05$）。这些结果提示，全身麻醉对剖宫产术中脐带血气分析值和 Apgar 评分影响不大，能保证较好的血流动力学稳定性。此外，全身麻醉具有快速诱导的

特点，因此在临床应用中很有价值。

经皮压迫三叉神经节（PCTG）被用于治疗三叉神经痛。PCTG 相关的三叉神经心脏反射（TCR）可引起剧烈的血流动力学障碍。Wang 等[9] 探讨丙泊酚麻醉深度对 PCTG 过程中血流动力学变化的影响。研究共纳入 120 名接受三叉神经痛 PCTG 治疗的患者，并随机分配至对照组和研究组。对照组于 PCTG 穿刺之前接受静脉注射生理盐水预处理，麻醉深度维持脑电双频谱指数（BIS）40～60；研究组于 PCTG 穿刺之前静脉注射丙泊酚 1～2 mg/kg 进行预处理，并在 PCTG 之前加深麻醉至 BIS<40。监测并记录在麻醉诱导前 1 min（T1）、麻醉诱导后 1 min（T2）、穿刺前 1 min（T3）、穿刺时刻（T4）、当针进入卵圆孔时（T5）在球囊压迫三叉神经（T6）和此后 1 min（T7）、拔出喉罩（LMA）前 1 min（T8）及之后 1 min（T9）这 9 个时间点的平均动脉压、心率、心排血量、系统血管阻力和 BIS，在 T5 和 T6 时间点观察 TCR 的发生率。结果发现与对照组相比，研究组在手术过程中几个点的平均动脉压较低，但两组在任何点的心率没有差异。与对照组相比，研究组的心排血量较高，系统血管阻力较低。对照组在 T5 和 T6 时间点 TCR 患者 42 例（70.0%）和 52 例（86.7%），研究组 37 例（67.1%）和 45 例（75.0%）。两组间 TCR 发生率无差异。提示丙泊酚加深麻醉深度可部分减轻 PCTG 相关的血压升高，但不能改变心率的突然降低。

Hu 等[10] 比较利多卡因和右美托咪定在甲状腺手术后拔管期的镇咳效果。Hu 等将 180 例甲状腺手术患者随机分为利多卡因组［利多卡因 1.5 mg/kg 单次注射之后以 1.5 mg/（kg·h）速率滴注］、右美托咪定组［右美托咪定 0.5 mg/kg 单次注射之后 0.4 mg/（kg·h）滴注］和对照组（生理盐水滴注组），每组 60 例。主要观察指标为咳嗽。次要指标包括血流动力学、意识时间、引流量、术后视觉模拟评分和不良反应。结果显示，利多卡因组（28.3%）和右美托咪定组（31.7%）咳嗽发生率明显低于对照组（66.7%）（$P=0.000$）。利多卡因组（13.3%）和右美托咪定组（13.4%）中、重度咳嗽发生率明显低于对照组（43.4%）（$P<0.05$）。与利多卡因组和右美托咪定组比较，对照组拔管时平均动脉血压和心率均有显著升高（$P<0.05$）。与对照组比较，利多卡因组和右美托咪定组术后 48 h 内引流量均明显减少（均 $P<0.05$）。与对照组比较，利多卡因组和右美托咪定组术后视觉模拟评分明显降低（$P<0.05$）。与利多卡因组和对照组相比，右美托咪定组恢复意识时间更长（$P<0.05$）。右美托咪定组有 35 例患者心动过缓，利多卡因组和对照组无心动过缓者。提示利多卡因和右美托咪定都能有效减轻甲状腺手术后气管拔管期间的咳嗽和血流动力学改变。

Li 等[11] 比较静脉输注利多卡因和右美托咪定预防导尿管相关膀胱不适（CRBD）的效果。将 120 例行择期剖腹子宫切除术或子宫肌瘤切除术并需膀胱置管的患者随机分为 3 组，每组 40 例。L 组给予利多卡因 2 mg/kg，之后持续输注利多卡因 1.5 mg/（kg·h）；D 组给予右美托咪定 0.5 mg/kg，之后持续输注右美托咪定 0.4 mg/（kg·h）；C 组给予等量生理盐水。在到达麻醉后恢复室于术后 0 h、1 h、2 h、6 h 评估 CRBD 的发生率和严重程度（轻、中、重度）。结果显示，L 组、D 组在 0 h、1 h、2 h CRBD 发生率明显低于 C 组，但 3 组 CRBD 在各时间点的严重程度差异无统计学意义。为治疗 CRBD 所用曲马多的需求量，L 组和 D 组低于 C 组。D 组镇静明显高于 L 组和 C 组，但其他不良反应差异无统计学意义。结果提示，静脉输注利多卡因和右美托咪定可降低 CRBD 的发生率，减少治疗 CRBD 额外所需的曲马多，但对 CRBD 的不同严重程度无影响。

Liu 等[12] 研究评估通过机械滴管给药对舒芬太尼致咳嗽（SIC）的有效性。选取 200 例全身麻醉患者进行研究。患者通过"T"形连接器（C组）或机械滴管（M组）以1 ml/s的速度输注0.3 mg/kg的舒芬太尼。咳嗽严重程度分为无（0）、轻度（1～2）、中度（3～5）、重度（＞5），并在开始注射舒芬太尼5 min后评估SIC的发生率。同时也记录全身麻醉诱导期间出现低血压、高血压、心动过缓、心动过速、低氧血症、呕吐、误吸等不良反应。主要结果是SIC的发生率。次要结果是SIC和其他不良反应的严重程度。结果发现，M组SIC发生率明显低于C组（2% *vs.* 21%，$P=0.000$），中度咳嗽发生率差异有统计学意义（M组0，C组11%，$P=0.001$）。其他不良反应发生率两组比较差异无统计学意义（$P>0.05$）。结果提示，舒芬太尼通过机械滴管在全静脉麻醉诱导期间应用可明显减轻SIC的发生。

孙媛等[13]评价右美托咪定对精神分裂症患者术后谵妄的预防效果。纳入全身麻醉下行急诊手术的精神分裂症患者90例，ASA分级Ⅰ级或Ⅱ级，性别不限，年龄20～60岁，体重45～90 kg，均有长期服用抗精神病药物史。采用随机数字表法将患者分为3组（$n=30$）：高剂量右美托咪定组（HD组）、低剂量右美托咪定组（LD组）和对照组（C组）。HD组、LD组分别于麻醉诱导前经10 min静脉注射右美托咪定1.0 μg/kg、0.5 μg/kg，随后分别以0.4 μg/（kg·h）、0.2 μg/（kg·h）持续输注至术毕。采用丙泊酚-瑞芬太尼-七氟烷维持麻醉，维持BIS值40～55，术后48 h内行PCIA，维持VAS评分≤3分。气管插管术后30 min时记录呼气末七氟烷浓度（ETsev）；于术后6 h、1 d、2 d及3 d时记录睡眠质量评分；记录麻醉苏醒期和术后3 d内谵妄的发生情况。记录术后心动过缓、低血压、低氧血症的发生情况。结果显示，与C组比较，HD组ETsev、术后各时点睡眠质量评分、麻醉苏醒期和术后3 d内谵妄发生率（3%）降低，LD组ETsev、术后6 h时睡眠质量评分和麻醉苏醒期谵妄发生率降低（$P<0.05$），术后3 d内谵妄发生率差异无统计学意义（$P>0.05$）。与LD组比较，HD组ETsev、术后3 d内谵妄发生率降低（$P<0.05$）。3组患者术后心动过缓、低血压、低氧血症发生率比较差异无统计学意义（$P>0.05$）。得出结论，右美托咪定负荷剂量1.0 μg/kg、维持剂量0.4 μg/(kg·h)可有效预防精神分裂症患者术后谵妄。

彭璐等[14]探讨急性颅脑损伤手术患者的术前熵指数在伤情判断及预后评估中的应用价值。选取急性颅脑损伤手术患者61例，术前测定并记录所有患者在3种状态（无刺激、声音刺激、疼痛刺激）下的熵指数。根据术前格拉斯哥昏迷评分（Glasgow coma scale，GCS）分为伤情较轻组（GCS 9～15分）和伤情较重组（GCS≤8分），比较两组患者在3种状态下的熵指数；另外，根据术后3个月的格拉斯哥预后评分（Glasgow outcome scale，GOS）分为预后良好组（GOS 4～5分）和预后不良组（GOS≤3分），比较两组患者在3种状态下的熵指数。61例患者均纳入最终分析，其中伤情较轻组19例，伤情较重组42例，伤情较重组患者在无刺激、声音刺激、疼痛刺激状态下的熵指数均低于伤情较轻组（$P<0.01$）；预后良好组34例，预后不良组27例，预后不良组患者在无刺激、声音刺激、疼痛刺激状态下的熵指数均低于预后良好组（$P<0.01$）。得出结论，急性颅脑损伤手术患者的术前熵指数可作为判断颅脑损伤严重程度及评估患者预后的指标。

金约西等[15]研究多种方法联合预防学龄前儿童全身麻醉恢复期躁动的效果。纳入择期单眼斜视矫正术患儿450例，性别不限，年龄3～6岁，体重16～25 kg，ASA分级Ⅰ级或Ⅱ级，采用随机数字表法分为3组（$n=150$）：常规预防组（Ⅰ组）、咪达唑仑-常规预防组（Ⅱ组）和卡通视频辅助入室-麻醉后监测治疗室（PACU）期间家属陪伴-常规预防组（Ⅲ组）。Ⅰ组喉罩置入后经10 min

静脉输注右美托咪定 0.3 μg/kg；在Ⅰ组基础上，Ⅱ组等候区静脉输注咪达唑仑 0.05 mg/kg，Ⅲ组家属陪伴患儿观看由患儿选定的卡通动画片入室，PACU 期间由家属陪伴。记录入室时焦虑评分、麻醉诱导期合作度量表评分、恢复期躁动发生情况和程度、苏醒时间和 PACU 停留时间。结果显示，与Ⅰ组比较，Ⅱ组和Ⅲ组入室时焦虑评分和麻醉诱导期合作度量表评分降低，恢复期躁动发生率（Ⅰ组 25.3%，Ⅱ组 12.0%，Ⅲ组 3.3%）降低，Ⅱ组苏醒时间和 PACU 停留时间延长（$P<0.05$）；与Ⅱ组比较，Ⅲ组恢复期躁动发生率降低（$P<0.05$）。3 组恢复期躁动程度构成比差异无统计学意义（$P>0.05$）。得出结论，卡通视频辅助入室 –PACU 期间家属陪伴 – 常规预防联合法可有效地预防学龄前儿童全身麻醉恢复期躁动的发生。

韦敏等[16] 评价腹腔镜手术老年患者围术期停用阿司匹林的风险 – 收益。择期腹腔镜胆囊切除术患者 88 例，年龄≥65 岁，性别不限，ASA 分级Ⅱ级或Ⅲ级，服用阿司匹林一级预防心血管疾病。采用随机数字表法分为两组（$n=44$）：不停用组（N 组），围术期不停用阿司匹林；停用组（D 组）：术前 7 d 停用，术后 3 d 恢复服用阿司匹林。于术前 24 h（T0）、术后 30 min（T1）和术后 24 h（T2）时采集静脉血标本，采用血栓弹力描记法（TEG）检测凝血功能：凝块反应时间、凝固时间、α 角、最大振幅和凝血指数。记录 TEG 参数低于 / 高于正常值有临床意义的发生情况。记录术中出血量、术后引流情况、术后 48 h 内因出血再次手术情况、围术期输血及输液量、术后 30 d 内心血管不良事件（心肌缺血、下肢静脉血栓形成、肺栓塞等）的发生情况。结果显示，与 N 组比较，D 组术中出血量和输液量、术后引流率和引流量、术后 48 h 因出血再手术发生率和住院时间差异均无统计学意义（P 均>0.05），T1～T2 时 α 角、最大振幅和凝血指数升高，凝块反应时间缩短，凝块反应时间低于正常值有临床意义的发生率升高（$P<0.05$）。心血管不良事件发生率 D 组（7%）与 N 组（0）比较，差异无统计学意义（$P>0.05$）。得出结论，腹腔镜手术老年患者围术期停用阿司匹林不仅未减少围术期出血量，临床无获益，而且可诱发血液高凝状态，增加心血管不良事件的风险，因此建议围术期不停用阿司匹林。

罗伟等[17] 评价喉上神经阻滞联合瑞芬太尼和右美托咪定在困难气道患者中的临床应用效果。选择 2017 年 1 月至 2018 年 12 月，来本院就诊的 80 例困难气道患者为观察对象，将 80 例患者随机分为试验组和对照组。两组患者均采用超声引导下喉上神经阻滞。药物上，试验组使用瑞芬太尼复合右美托咪定，对照组使用右美托咪定，后使用可视软性喉镜行气管插管术。对比两组患者入室后 5 min、插管即刻、插管后 3 min 在心率、呼吸频率、血压、血氧分压以及呛咳、恶心、躁动等应激反应临床评价指标上的差异。结果显示，入室后 5 min，两组患者在各项评价指标上差异均无统计学意义（P 均>0.05）；插管时、插管后 3 min，试验组的心率、血压均小于对照组，差异均有统计学意义（P 均<0.05），而两组呼吸频率、血氧饱和度在插管时对照入室后 5 min 均有轻度降低，差异均无统计学意义（P 均>0.05），试验组呛咳、恶心、躁动等应激反应的发生率均低于对照组，差异均具有统计学意义（P 均<0.05）。得出结论，喉上神经阻滞联合瑞芬太尼和右美托咪定应用于困难气道患者，可有效减少插管时的呛咳、恶心、躁动等不良反应，降低生命体征的波动，在保证患者安全的情况下增强对气管插管带来刺激的耐受性和舒适性。

邹月等[18] 探讨甲状腺术后出现危及生命的窒息性血肿的危险因素，为临床工作提供参考。方法：通过病历检索系统，筛选出甲状腺术后出血导致危及生命的窒息性血肿患者 14 例（出血组），同时在该病历系统中按照手术时期、手术医师、麻醉方式等限定条件以 1 ：2 的比例进行配对，选择未出血的甲状腺手术患者 28 例（对照组）。比较两组患者的基本资料及相关指标，应用多因素 Logistic 回归分析确定甲状腺术后出血导致危及生命的窒息性血肿的危险因素。结果显示，出血组接受甲状腺全切术比例低于对照组，病理类型中乳头状癌比例低于对照组，术后住院时间长于对照组，差异均有统计学意义（P 均＜0.05）。多因素 Logistic 回归分析结果显示，手术方式是甲状腺术后出血导致气道梗阻的危险因素，接受甲状腺部分切除术发生该并发症的风险是接受甲状腺全切术的 9.116 倍。得出结论，甲状腺部分切除术是甲状腺术后出现窒息性血肿的独立危险因素。

张云亮等[19]探讨长时间的 Trendelenburg 体位下人工气腹对老年患者局部脑氧饱和度（regional cerebral oxygen saturation，rScO$_2$）以及颅内压的影响。选择 2019 年 2—6 月解放军总医院第一医学中心收治的择期在全身麻醉下行机器人辅助腹腔镜前列腺癌手术的老年患者 40 例，应用近红外光谱技术（near-infrared spectroscopy，NIRS）连续监测 rScO$_2$，明确术中脑氧供需平衡的情况；应用超声无创测量视神经鞘直径（optic nerve sheath diameter，ONSD），间接反映颅内压。通过术中连续监测 rScO$_2$、ONSD、有创 MAP、心率和动脉血气等指标以及术后使用谵妄量表评估谵妄，分析长时间 Trendelenburg 体位下气腹对大脑血流动力学的影响。结果显示，随着头低位和气腹时间的延长，rScO$_2$ 逐渐升高，由基础值的 66.3%±5.2% 逐渐增加到头低位开始后的 72.1%±5.7%，差异有统计学意义（P＜0.05）；头低位 30 min 后 MAP 由基础值的（83.7±7.0）mmHg 升高至（99.6±10.1）mmHg，差异有统计学意义（P＜0.05）；头低位 120 min 后 ONSD 由基础值的（3.9±0.3）mm 增加到（4.6±0.3）mm，差异有统计学意义（P＜0.05）；恢复平卧位后三者均下降到基础值左右。术后随访发现 2 例（5%）谵妄。得出结论，Trendelenburg 体位下人工气腹导致老年患者大脑过度灌注，头低位 120 min 后颅内压升高明显；术后患者发生谵妄可能与年龄、头低位时间相关；围术期监测 rScO$_2$ 和测量 ONSD 对老年患者脑氧供需平衡和个体化的血压管理具有重要指导意义。

曹建平等[20]评价琥珀酰明胶注射液预防宫内胎儿窘迫和新生儿心脑损害的效果。选择 2016 年 7 月至 2017 年 12 月在沈阳医学院附属中心医院接受剖宫产术的 69 例产妇为研究对象，根据麻醉方法不同分为对照 1 组、对照 2 组、观察组，每组 23 例，全部产妇施行常规蛛网膜下腔阻滞，对照 1 组仅给予蛛网膜下腔阻滞，对照 2 组进行麻醉穿刺操作前 30 min 内给予高渗盐晶胶复合液静脉滴注，观察组麻醉穿刺操作前 30 min 内给予 4% 琥珀酰明胶注射液静脉滴注，20 min 后施行蛛网膜下腔阻滞。比较 3 组产妇麻醉效果、新生儿娩出后 1 min 及 5 min 的新生儿评分情况，检测脐动脉血乳酸脱氢酶、肌酸激酶同工酶、肌酸激酶、天冬氨酸转氨酶、心肌肌钙蛋白、pH 值、动脉血氧分压及动脉血二氧化碳分压水平。结果显示，3 组新生儿动脉血氧分压、动脉血二氧化碳分压、血清乳酸脱氢酶、肌酸激酶同工酶、肌酸激酶和天冬氨酸转氨酶比较，差异有统计学意义（P＜0.05）；进一步两两比较，观察组和对照 2 组动脉血氧分压高于对照 1 组 [（37.9±14.9）mmHg 和（34.7±13.9）mmHg vs.（28.3±10.1）mmHg]，观察组和对照 2 组动脉血二氧化碳分压低于对照 1 组 [（48.6±6.9）mmHg 和（50.3±5.9）mmHg vs.（57.2±7.9）mmHg]（P＜0.05）；观察组和对照 2 组的血清乳酸脱氢酶、肌酸激酶同工酶、肌酸激酶、天冬氨酸转氨酶水平均低于对照 1 组 [（278±34）U/L 和（299±40）U/L vs.（513±70）U/L，（28±9）U/L 和（33±11）U/L vs.（58±21）U/L，（236±48）U/L 和（279±54）U/L vs.（578±76）U/L，（37±8）U/L 和（42±10）U/L vs.（54±19）U/L；P 均＜0.05]。3 组剖宫产妇女的下肢阻滞情况和麻醉效果比较差异无统计学意义（$P>0.05$）。Bromage 评分 3 组均为 3 级。得出结论，对剖宫产妇女施行蛛网膜下腔阻滞前，静脉滴注 4% 琥珀酰明胶注射液具有较好的预扩容和预防低血压的作用，过敏体质者可选择输注高渗盐晶胶复合液进行预扩容，可以有效预防胎儿宫内窘迫和新生儿心脑损伤。

陆原等[21] 分析使用 25G 笔尖式腰麻针对患者蛛网膜下腔阻滞后的头痛发生率、疼痛程度以及术后平卧等的防治效果。本试验为单中心、前瞻性、随机盲法试验，分两阶段实施试验。第一阶段选择肛肠外科短小手术患者 60 例，随机均分为普通 22G 腰麻针组（A1 组）与 25G 笔尖式腰麻针组（A2 组）；第二阶段仍选择肛肠外科短小手术患者 60 例，随机均分为去枕平卧位组（B1 组）与非去枕舒适卧位组（B2 组），两组均采用 25G 笔尖式腰麻针。比较不同阶段各组间头痛发生率及术后第 1、第 3、第 5 天头痛 VAS 评分。结果显示，A1 组的头痛发生率及术后第 1、第 3、第 5 天头痛 VAS 评分均高于 A2 组（$P<0.05$），而 B1 组与 B2 组的头痛发生率及术后第 1、第 3、第 5 天头痛 VAS 评分比较差异无统计学意义（$P>0.05$）。得出结论，应用 25G 腰麻针能有效减少患者蛛网膜下腔阻滞后的头痛发生率，减轻患者头痛程度，并可采取垫枕舒适卧位，以提高患者术后舒适度。

杜丽等[22] 研究氟比洛芬酯减轻欧普乐喉罩引发患者术后咽喉部不适的有效性。120 例 ASA 分级 I 级或 II 级，择期全身麻醉下行乳腺癌手术的成年患者被随机分为对照组（I 组）和试验组（II 组），每组 60 例。I 组麻醉诱导前 30 min 静脉注射 5 ml 中 / 长链脂肪乳，II 组麻醉诱导前 30 min 静脉注射 5 ml（50 mg）氟比洛芬酯。记录两组患者欧普乐喉罩的放置次数、放置时间、拔出喉罩表面是否有血迹、术后咽喉部不适的发生率及不适程度。结果显示，II 组患者咽喉部不适发生率（33.3%）低于 I 组患者（45%）（$P<0.05$），且 II 组患者咽喉部不适的 VAS 评分低于 I 组患者（$P<0.05$）。得出结论，麻醉诱导前 30 min 静脉注射氟比洛芬酯可降低欧普乐喉罩引发患者术后咽喉部不适的发生率，且能减轻咽喉部不适的程度。

（二）基础研究

卢璐等[23] 研究七氟烷麻醉对创伤性脑损伤大鼠认知功能障碍的影响。将健康雄性 Wistar 大鼠 120 只（2~3 月龄，体重 190~220 g），采用随机数字表法分为 4 组（$n=30$）：对照组（C 组）、创伤性脑损伤组（T 组）、七氟烷麻醉组（S 组）和创伤性脑损伤＋七氟烷麻醉组（T＋S 组）。T 组和 T＋S 组使用 40 g 重锤自 20 cm 高处自由落下撞击大鼠左顶骨窗的方法制备创伤性脑损伤模型。12 d 后 S 组和 T＋S 组吸入 3% 七氟烷 3 h；C 组和 T 组吸入纯氧 3 h。分别于麻醉前 1 d 和麻醉后 3 d、7 d 时，每组随机取 10 只大鼠行 Morris 水迷宫实验。水迷宫实验结束后处死大鼠，取海马组织，采用流式细胞术测定海马神经元凋亡率和胞质钙离子浓度，采用免疫组化法检测葡萄糖调节蛋白 78（GRP78）和 CAAT 增强子结合蛋白同源蛋白 CCAAT/ 增强子结合蛋白同源蛋白（CCAAT/enhancer-binding protein homologous protein，CHOP）的表达水平，采用蛋白质印迹法测定 caspase-3 和 caspase-12 的表达水平。结果显示，与 C 组比较，S 组、T 组和 T＋S 组逃避潜伏期延长，穿越平台次数减少，海马神经元凋亡率和胞质钙离子浓度增加，海马组织 caspase-3、caspase-12、CRP78 和 CHOP 的表达上调（$P<0.05$）；与 T 组和 S 组比较，T＋S 组逃避潜伏期延长，穿越平台次数减少，海马神经元凋亡率和胞质钙离子浓度增加，海马组织 caspase-3、caspase-12、CRP78 和 CHOP 的表达上调（$P<0.05$）。

得出结论，七氟烷麻醉可加重创伤性脑损伤大鼠认知功能障碍，其机制可能与加重内质网应激致钙超载的程度，增加海马神经元凋亡率有关。

唐李娟等[24]研究机械通气诱发小鼠海马神经元凋亡与哺乳动物雷帕霉素靶蛋白（mTOR）信号通路的关系。将健康雄性 C57BL/6 小鼠 50 只（8～10 周龄，体重 20～25 g）采用随机数字表法分为两组（$n=25$）：对照组（C 组）和机械通气组（V 组）。C 组自主呼吸，V 组机械通气 6 h。机械通气结束后 1 d 和 3 d 时行旷场实验和场景恐惧实验。机械通气结束后 1 d 时取海马组织，采用蛋白质印迹法检测 mTOR、磷酸化 mTOR（p-mTOR）、微管相关蛋白 1 轻链 3 Ⅱ（LC3 Ⅱ）的表达，计算 p-mTOR/mTOR 比值；采用 TUNEL 法检测海马神经元凋亡指数。结果显示，与 C 组比较，V 组中央区停留时间延长，跨格次数减少，僵直时间百分比降低，LC3 Ⅱ 表达上调，p-mTOR/mTOR 比值和凋亡指数升高（$P<0.05$）。得出结论，机械通气诱发小鼠海马神经元凋亡的机制可能与 mTOR 信号通路激活有关。

（三）荟萃分析和综述

对于计划拔管后的患者，高流量鼻道通气（HFNC）的疗效仍不确定。因此，Zhu 等[25]通过对拔管后呼吸衰竭和其他结果进行荟萃分析，以明确量化 HFNC 对计划拔管后患者的益处。Zhu 等检索 MEDLINE、Embase、Web of Science 和 Cochrane Library 从创建到 2018 年 8 月的所有数据。两位研究人员对研究进行筛选，并独立收集数据，包括随机对照试验（RCT）和交叉研究。主要结果为拔管后呼吸衰竭。结果显示，共有 10 项试验纳入本研究（7 项随机对照试验和 3 项交叉试验；HFNC 组，856 例；常规氧疗组，852 例。与常规氧疗相比，HFNC 可显著降低拔管后呼吸衰竭（RR 0.61，95% CI 0.41～0.92，$z=2.38$，$P=0.02$）和呼吸频率标准化平均差异（SMD）-0.70，95% CI -1.16～-0.25，$z=3.03$，$P=0.002$]，增加 PaO_2（SMD 0.30，95% CI 0.04～0.56，$z=2.23$，$P=0.03$）。HFNC 组与常规氧疗组在再插管率、ICU 和住院时间、舒适度评分、$PaCO_2$、ICU 和医院死亡率、严重不良事件等方面差异无统计学意义。这项荟萃分析表明，与常规氧疗相比，HFNC 可显著降低拔管后呼吸衰竭和呼吸频率，增加 PaO_2，并可安全用于计划拔管后患者。随后，Luo 等[26]对这项工作又提出 3 个建设性的建议，Zhu 等也对这些建议做出了回应，使得这项工作更具价值。

二、麻醉并发症防治的研究

（一）临床研究

Xu 等[27]分析 33 例临床诊断为恶性高热患者的 CO_2 清除率、$PetCO_2$、SpO_2、体温和心率的变化趋势。其中 4 例患者完整连续采集了分钟通气资料。在这些情况下，CO_2 清除峰值与基线值之比和 $PetCO_2$ 清除峰值与基线值之比分别为 3.5±0.7 和 1.7±0.2。SpO_2 最低点为 98%±2%，峰值温度为（38.4±0.6）℃，峰值心率为（116±7）次 / 分。在给予首剂丹曲林后的（25±16）min 内，CO_2 清除量恢复到基线的 110% 以内。本研究的主要发现是：①每分钟 CO_2 清除量的增加比其他常用的临床诊断参数发生得更早、幅度更大；②丹曲林的效果可以通过微小的 CO_2 清除量返回到接近基线的值来可靠地评估。Xu 等认为，目前用于临床诊断恶性高热事件的变量不反映代谢率的增加。

Huang 等[28] 探讨不同麻醉方式对术后肺部感染的影响。研究者选取 2015 年 1 月至 2018 年 8 月行手术的 120 例患者，分为 A 组 40 例、B 组 40 例、C 组 40 例。A 组采用吸入麻醉，B 组采用全凭静脉麻醉，C 组采用硬膜外阻滞联合全身麻醉。除肺部影像学检查外，记录患者术后白细胞计数、平均动脉压等参数。通过图像分析，硬膜外阻滞联合全身麻醉术后并发肺部感染 1 例，A 组和 B 组术后并发肺部感染分别为 7 例和 8 例。在心率和平均动脉压波动方面，C 组患者心率和平均动脉压较低，而 A 组和 B 组患者心率和平均动脉压较高。A 组与 B 组术后肺部感染差异无统计学意义。由此可见，硬膜外阻滞联合全身麻醉对术后肺部感染的不良影响远小于其他两种麻醉方式，对术后肺部感染的影响最小。因此，硬膜外阻滞联合全身麻醉对术后肺部感染的影响最小。

Tan 等[29] 通过一项前瞻性多中心观察性研究，明确中国汉族和藏族产妇剖宫产术后吗啡致瘙痒症（EMIP）的发生率及相关危险因素。随访时间分别为吗啡给药后 3 h、6 h、12 h、24 h 和 48 h。主要结果为 EMIP 发生率。其他细节也被记录用于危险因素筛选。共纳入 284 名接受剖宫产的产妇，247 名完成研究。EMIP 的总发病率为 18.6%（247 人中 46 例）。注射吗啡后瘙痒发作时间为（5.6±4.8）h（平均值 ±SD），瘙痒持续时间为（14.0±8.8）h。用过敏史、血清素受体拮抗剂、芬太尼、硬膜外吗啡量和 VAS 评分 5 个变量建立 Logistic 回归模型。结果表明，过敏史（$P<0.001$）和血清素受体拮抗剂与 EMIP 的发生显著相关（$P<0.05$）。EMIP 发病率在此项研究中为 18.6%。吗啡过敏阳性病史和未使用血清素受体拮抗剂是 EMIP 发生的潜在危险因素。

Zhou 等[30] 通过一项回顾性队列研究，探讨在单纯左心室舒张功能不全的患者中，较高程度的舒张功能不全与术后发生主要不良心血管事件（MACEs）的高风险是否相关。Zhou 等收集 2015 年 1 月 1 日至 2015 年 12 月 31 日接受非心脏手术的单纯超声心动图舒张功能不全（射血分数≥50%）成人患者资料。主要终点是住院期间发生的术后 MACEs，包括急性心肌梗死、充血性心力衰竭、卒中、非致命性心搏骤停和心源性死亡。通过多变量 Logistic 模型评估舒张功能障碍等级和心肌梗死发生之间的关系。最终纳入 2976 例患者。结果发现：其中 297 人（10.0%）在术后发生 MACEs。校正混杂因素后，3 级舒张功能障碍与术后发生 MACEs 的高风险相关（OR 1.71，95% CI 1.28～2.27），与 1 级和 2 级舒张功能障碍相比，差异有统计学意义（$P<0.001$）。与 1 级和 2 级相比，3 级舒张功能障碍患者出现更多的非 MACE 并发症（未校正的 OR 1.44，95% CI 1.07～1.95，$P=0.017$）。结果提示，在单纯舒张功能不全的非心脏手术患者中，有 10.0% 的患者在术后住院期间发生心肌梗死；3 级舒张功能障碍与更大的 MACEs 风险相关。

如果不采取预防措施，30% 以上接受手术的患者将经历术后恶心呕吐（PONV）。有大量研究探讨与 PONV 相关的因素，其中 Tao 等[31] 研究围术期静脉注射羟考酮对 PONV 发生率的影响。Tao 等将在全身麻醉下择期行妇科腹腔镜手术的 ASA 分级 Ⅰ 级或 Ⅱ 级妇科患者随机分为羟考酮组和舒芬太尼组。羟考酮组静脉给予羟考酮进行麻醉诱导、维持及术后镇痛，舒芬太尼组使用舒芬太尼。主要结果变量是 PONV 的发生率，次要结果是评估首次 PONV 的时间、最严重 PONV 的评分、不同时间点的术后疼痛评分、血流动力学和不良反应。结果发现，与舒芬太尼相比，羟考酮降低 13.5% 的 PONV 发生率（$P=0.041$）。羟考酮组术后首次呕吐时间比舒芬太尼组长。不同时间点的术后疼痛评分和血流动力学在羟考酮组和舒芬太尼组之间具有可比性。结果提示，在腹腔镜手术的妇科患者中，静脉使用羟考酮进行麻醉诱导、麻醉维持和术后镇痛，PONV 的发生率低于静脉使用舒芬太尼。而羟考酮和舒芬太尼在术中具有相同的稳定血流动力学和术后镇痛效果。

术后恶心呕吐（PONV）是妇科腹腔镜手术患者常见的并发症，单一的镇吐方法难以达到良好的效果。Ma 等[32] 探讨多模式干预是否能减少妇科腹腔镜手术患者的 PONV。Ma 等将 153 例接受妇科腹腔镜手术的患者随机分为对照组和多模式组。多模式组在麻醉诱导前 15 min 静脉注射右美托咪定 1 μg/kg。麻醉诱导后用 0.375% 罗哌卡因 30 ml 行双侧腹横肌平面阻滞。术后 24 h 评估术后恶心呕吐评分、视觉模拟评分和布鲁格曼舒适度评分（BCS）。结果显示，多模式组在 2 h、6 h 和 24 h 的恶心呕吐评分明显低于对照组。多模式组在 0～24 h BCS 评分显著高于对照组。得出结论，多模式干预可以改善 PONV，提高患者舒适度。

肺癌患者术后经常出现功能下降和生活质量下降的情况。Liu 等[33] 探讨短期的、以家庭为基础的、多模式的预康复方案对非小细胞肺癌（NSCLC）患者进行电视胸腔镜肺叶切除术的围术期功能恢复的影响。Liu 等对 73 例患者进行随机对照试验。预康复组患者（37 例）术前接受为期 2 周的多模式干预方案，包括有氧运动和阻力运动、呼吸训练、补充乳清蛋白营养咨询和心理指导。对照组（36 例）接受常规临床护理。评估员不知道患者的分配情况。主要结果是测量围术期功能能力，即手术前 1 d 和术后 30 d 的 6 min 步行距离（6MWD）。建立线性混合效应模型分析围术期 6MWD。其他结果包括肺功能、残疾和心理测量评估、住院时间（LOS）、短期恢复质量、术后并发症和死亡率。结果发现，康复的中位持续时间为 15 d。预康复组围术期平均 6 min 步行距离比对照组高 60.9 m［95% CI（32.4～89.5）m，$P<0.001$］。除了用力肺活量（FVC）［预康复组增加 0.35 L，95% CI（0.05～0.66），$P=0.021$］外，两组在肺功能、残障和心理评估、LOS、短期恢复质量、术后并发症和死亡率方面无差异。这些结果提示，为期 2 周以家庭为基础、多模式的预康复计划可以改善肺癌胸腔镜肺叶切除术患者的围术期功能。

全身麻醉患者有各种呼吸道并发症，术后咽喉痛（POST）是最常见的。虽然在临床实践中已经采取预防和治疗 POST 的措施，但 POST 的控制仍然不尽如人意。Lu 等[34] 研究穴位贴敷预防和治疗全身麻醉术后呼吸道并发症的效果。Lu 等将 880 例 ASA 分级 I 级或 II 级并接受全身麻醉的患者随机分为对照组和试验组。患者进入手术室后，将膏药敷在指定穴位（天柱、连泉、大椎等穴），观察穴位贴敷预防和治疗全身麻醉术后呼吸道并发症的临床疗效。结果表明，术前采用穴位贴敷可以显著降低术后呼吸道并发症的发生率，且效果持续 24 h。包括对呛咳、分泌物增多、术后咽喉痛、恶心呕吐都有很好的防治效果。结果提示，采用穴位贴敷，为预防和治疗全身麻醉术后呼吸道并发症提供了一种简单、安全、高效、持久的方法。

（二）基础研究

机械通气（MV）是临床重症、手术和麻醉患者的重要支持。然而，机械通气的并发症，特别是呼吸机所致的肺损伤（VILI）可使病程和预后恶化。消退素 D1（RvD1）是一类内源性多不饱和脂肪酸衍生物，对多种肺部炎症性疾病具有保护作用。然而，RvD1 在 VILI 发病过程中的作用机制尚未完全阐明。Sun 等[35] 的研究发现，RvD1 确实对 VILI 有保护作用，包括抑制炎症反应、减少组织损伤和改善肺功能。RvD1 的保护作用与其剂量呈正相关。这一研究提示，RvD1 在 VILI 中具有提高血

红素氧合酶 -1（HO-1）表达和降低高迁移率组染色体蛋白 B1（HMGB-1）表达的作用。HO-1 可通过抗炎、抗氧化、抗凋亡等多种机制发挥对机体的保护作用。HMGB1 是体内的强效炎症反应因子，可加重机体炎症反应。这一研究表明，在机械通气所致肺损伤模型中，RvD1 可以改善肺炎症，减少肺组织病理改变。RvD1 的保护作用与 HO-1 表达升高、HMGB1 表达降低密切相关。此外，研究还发现 RvD1 可以增加 Nrf2 的表达和抑制 NF-κB 的表达。HO-1 的特异性抑制剂 ZnPP 能明显抑制 RvD1 在 VILI 中的保护作用。当 HO-1 受到抑制时，肺部病理损伤和炎症反应明显加重，肺功能明显减弱。此外，HMGB1 的表达显著增加，说明 HO-1-HMGB1 通路在 RvD1 对机械通气肺损伤的保护作用中发挥重要作用。

衡冰冰等[36] 研究丙泊酚对鞘内注射吗啡所致瘙痒大鼠脊髓膨大中胃泌素释放肽受体（gastrin-releasing peptide receptor，GRPR）的影响，并探讨其缓解瘙痒的可能作用机制。将 30 只造模成功的大鼠随机分为 8 min、16 min、24 min、32 min、60 min 组 5 组，分别在 40 μg/kg 吗啡鞘内注射 10 min 后的第 8、第 16、第 24、第 32、第 60 分钟处死，行蛋白质印迹法检测脊髓膨大处 GRPR 蛋白表达水平。另将 48 只造模成功的大鼠随机分为对照组、丙泊酚组、生理盐水组和脂肪乳剂组 4 组，经鞘内注射相同容量生理盐水或吗啡 40 μg/kg 后 10 min，分别经颈内静脉注射相同容量的生理盐水 80 μl/kg、丙泊酚 0.8 mg/kg、生理盐水 80 μl/kg 或脂肪乳剂 80 μl/kg。每组选择 6 只大鼠用摄像机记录注射生理盐水或吗啡前 30 min 和注射后 60 min 内的搔抓次数。其余大鼠在给药 10 min 后的第 32 分钟处死，用于蛋白质印迹法及免疫荧光检测脊髓膨大处 GRPR 蛋白的表达情况。蛋白质印迹法检测结果显示，32 min 组大鼠 GRPR 蛋白表达量明显减少（$P<0.05$），其余各组之间差异无统计学意义。与生理盐水组及脂肪乳剂组相比，丙泊酚组搔抓次数减少（$P<0.01$）；蛋白质印迹法检测结果显示，对照组及丙泊酚组的 GRPR 蛋白表达量较低（$P<0.05$），生理盐水组与脂肪乳剂组的表达量相近。得出结论，低剂量丙泊酚静脉注射可缓解大鼠鞘内注射吗啡所致搔抓行为，并减少瘙痒大鼠脊髓膨大中 GRPR 的表达。

（三）荟萃分析和综述

在老年髋部骨折患者中，麻醉技术是否与死亡率和并发症相关尚不清楚。Chen 等[37] 通过荟萃分析研究评估老年患者髋部骨折手术麻醉技术的术后效果。Chen 等通过检索 Cochrane Library、PubMed、Embase、MEDLINE、CNKI 和 CBM，检索时效为从数据库创立到 2018 年 5 月 25 日。评估接受髋部骨折手术的老年患者（≥60 岁）围术期麻醉技术［全身麻醉或局部（硬膜外 / 脊柱外 / 神经轴外）］效果的观察性研究和随机对照试验（RCT）被包括在内。两名研究者独立筛选研究并进行数据提取。采用 I 检验和 χ^2 检验评估异质性。计算二分数据的优势比（OR）、连续数据的平均差（MD）和 95% 置信区间（CI）来评估合并数据。共纳入 11 项回顾性研究和 2 项 RCT。全身麻醉组和区域麻醉组之间 30 d 死亡率无差异（OR 0.96，95% CI 0.86～1.08，$P=0.51$）。住院死亡率（OR 1.26，95% CI 1.17～1.36，$P<0.001$）、急性呼吸衰竭（OR 2.66，95% CI 2.34～3.02，$P<0.001$）、住院时间（MD 0.33，95% CI 0.24～0.42，$P<0.001$）和再入院（OR 1.09，95% CI 1.01～1.18，$P=0.03$）在区域麻醉组显著降低。肺炎（OR 0.99，95% CI 0.91～1.07，$P=0.79$）、心力衰竭（OR 0.97，95% CI 0.86～1.09，$P=0.62$）、急性心肌梗死（OR 1.07，95% CI 0.99～1.16，$P=0.10$）、急性肾衰竭（OR 1.32，95% CI 0.97～1.79，$P=0.07$）、脑血管意外（OR 1.08，95% CI 0.82～1.42，$P=0.58$）、术后谵妄

（OR 1.51，95% CI 0.16～13.97，P＝0.72）、深静脉血栓形成 / 肺栓塞（OR 1.42，95% CI 0.84～2.38，P＝0.19）两种麻醉方法发生率相似。结果提示，全身麻醉与住院死亡率、急性呼吸衰竭、住院时间延长和再入院率增高有关。有证据表明，区域麻醉与围术期预后改善有关。在得出最终结论之前，需要进行大规模的随机对照试验来探索老年髋部骨折患者的最佳麻醉技术。

在非心脏手术中，术中低血压可能导致术后不良结果，术中低血压（IOH）水平或持续时间与术后不良事件的关系尚不清楚。An 等[38]进行一项荟萃分析，以确定 IOH 如何影响非心脏手术中的急性肾损伤（AKI）、心肌损伤和死亡率。研究者通过检索 PubMed（Medline）、Embase、Springer、Cochrane Library、Ovid 和谷歌 Scholar，检索非心脏手术术中低血压和预后的相关临床试验。共纳入 15 项观察性研究。荟萃分析表明，在进行非心脏手术，术中低血压［平均动脉压（MAP）＜60 mmHg］1 min 以上与风险增加有关，包括术后急性肾损伤（AKI）（1～5 min：OR 1.13，95% CI 1.04～1.23，I^2＝0，P＝0.003；5～10 min：OR 1.18，95% CI 1.07～1.31，I^2＝0，P＝0.001；＞10 min：OR 1.35，95% CI 1.1～1.67，I^2＝52.6%，P＝0.004）、心肌损伤（1～5 min：OR 1.16，95%A CI 1.01～1.33，I^2＝30.6%，P＝0.04；5～10 min：OR 1.34，95% CI 1.01～1.77，I^2＝70.4%，P＝0.046；＞10 min：OR 1.43，95% CI 1.18～1.72，I^2＝39.4%，P＜0.000 1）。术中低血压 1～5 min 与术后 30 d 死亡率无关（OR 1.15，95% CI 0.95～1.4，I^2＝0，P＝0.154），但术中低血压超过 5 min，术后 30 d 死亡率的风险增加（OR 1.11，95% CI 1.06～1.17，I^2＝51.9%，P＜0.000 1）。这项荟萃分析提示，在非心脏手术中，术中低血压与术后 AKI、心肌损伤和 30 d 死亡率的增加相关；术中 MAP＜60 mm Hg 超过 1 min 应避免。

Hua 等[39]通过荟萃分析评价布托啡诺对依托咪酯所致肌阵挛的预防作用。Hua 等通过检索 PubMed、Embase、Cochrane Library 和 CNKI 数据库，收集 2019 年 1 月之前在不受语言限制的情况下研究布托啡诺对依托米酯诱导的肌阵挛影响的随机对照试验（RCT）。主要结果是依托咪酯诱导的肌阵挛的发生率。次要结果包括不同程度的肌阵挛发生率和不良反应发生率。计算二元结果的相对危险度（RRs）。所有统计分析采用 RevMan 5.3 软件进行。Hua 等共确定 6 个 RCT，共 608 名患者报告依托咪酯诱导的肌阵挛的发生率。在合并分析中，布托啡诺组依托咪酯诱导的肌阵挛发生率明显低于对照组（RR 0.15，95% CI 0.10～0.22，P＜0.000 01）。亚组分析显示，布托啡诺可显著降低轻度肌阵挛（RR 0.41，95% CI 0.25～0.68，P＝0.000 5）、中度肌阵挛（RR 0.18，95% CI 0.09～0.34，P＜0.000 01）和重度肌阵挛（RR 0.04，95% CI 0.01～0.10，P＜0.000 01）。此外，布托啡诺并没有增加依托咪酯术后恶心呕吐（RR 3.0，95% CI 0.32～28.42，P＝0.34）或头晕（RR 6.79，95% CI 0.84～54.84，P＝0.07）的发生率。结果提示，布托啡诺能有效预防依托咪酯所致肌阵挛的发生，减轻依托咪酯所致肌阵挛的强度，且不引起术后恶心呕吐和头晕。

阿片类药物性便秘（OIC）是长期应用阿片类药物治疗患者常见的不良反应。纳地美定（naldemedine）是一种新型的外周作用的 μ 阿片受体拮抗药，用于治疗 OIC 而不影响中枢镇痛。Song 等[40]荟萃分析评估纳地美定治疗 OIC 的有效性和安全性。Song 等通过 MEDLINE、Embase、Web of Science 和 Cochrane Library、"ISRCTN Register" 和 "clinicaltrials .gov"（截至 2018 年 8 月）进行检索。最后共包括 5 个随机临床试验（共 1751 名参与者），3 个观察试验探讨纳地美定对非癌症患者 OIC 的治疗，2 个试验观察癌症患者 OIC 的治疗，所有的比较都使用随机效应模型。对以下亚组进行亚组分析：纳地美定 0.1 mg 组，纳地美定 0.2 mg 组，纳地美定 0.4 mg 组，癌症患者组，非癌症患者组。分析结果显示，纳地美定提高反应者比例和自发排便频率。纳地美定组的严重不良反应（AEs）发生率高于安慰剂组，特别是在癌症患者亚组。纳地美定患者在治疗期间发生的不良反应为轻度至中度，耐受性良好。这项荟萃分析的结果将指导未来的研究人员评估纳地美定对阿片类药物性便秘的治疗作用。

　　麻醉后寒战会使患者感到不适，甚至加重病情，然而，目前还没有一种理想的药物可以预防麻醉后的寒战。Li 等[41]通过荟萃分析评价蛛网膜下腔和硬膜外右美托咪定已被证明具有抗寒战作用。Li 等通过电子检索确定报告寒战的随机安慰剂对照试验，然后比较成人选择性手术中蛛网膜下腔和硬膜外右美托咪定与安慰剂。使用 Review Manager 5.3、STATA 15.0 和 GRADE-pro 3.6 软件进行数据评估和汇总分析。共 22 项研究（1389 例患者）纳入这项荟萃分析。麻醉后寒战发生率由安慰剂组的 20.10% 下降到右美托咪定组的 10.30%（RR 0.48，95% CI 0.39～0.59，$z=6.86$，$P<0.000\ 01$，$I^2=$ 32%）。非印度人、硬膜外麻醉及剖宫产组抗寒战效果较好。蛛网膜下腔亚组中剂量>5 μg 抗寒战效果明显优于剂量≤5 μg。蛛网膜下腔和硬膜外右美托咪定增加心动过缓的发生率，对恶心、呕吐无影响，缩短阻滞的发生时间，延长阻滞和镇痛的持续时间。然而，它的降压和镇静作用仍不确定。结果提示，右美托咪定作为蛛网膜下腔硬膜外辅助药物，可剂量依赖性地降低麻醉后寒战的发生率。然而，对于原发性心动过缓的患者应谨慎对待。

（徐志鹏　蔡宏伟　仓　静　李天佐）

参 考 文 献

[1] Xu SQ, Mao M, Zhang SS, et al. A randomized double-blind study comparing prophylactic norepinephrine and ephedrine infusion for preventing maternal spinal hypotension during elective cesarean section under spinal anesthesia: A CONSORT-compliant article. Medicine (Baltimore), 2019, 98 (51): e18311.

[2] Xu T, Zheng J, An XH, et al. Norepinephrine intravenous prophylactic bolus versus rescue bolus to prevent and treat maternal hypotension after combined spinal and epidural anesthesia during cesarean delivery: A sequential dose-finding study. Ann Transl Med, 2019, 7 (18): 451.

[3] Xiao F, Wei C N, Chang XY, et al. A prospective, randomized, double-blinded study of the effect of intravenous ondansetron on the effective dose in 50% of subjects of prophylactic phenylephrine infusions for preventing spinal anesthesia-induced hypotension during cesarean delivery. Anesth Analg, 2020, 131 (2): 564-569.

[4] Liu Y, Liang F, Xu M, et al. Risk factors of difficult cases of deliberate postoperative hypotension after endovascular embolization in patients with brain arteriovenous malformation. Ann Palliat Med, 2019, 8 (5): 559-564.

[5] Chen DX, Chen J, Yang H, et al. Mini-Cog to predict postoperative mortality in geriatric elective surgical patients under general anesthesia: a prospective cohort study. Minerva Anestesiol, 2019, 85 (11): 1193-1200.

[6] Dong J, Min S, He KH, et al. Effects of the nontourniquet combined with controlled hypotension technique on pain and long-term prognosis in elderly patients after total knee arthroplasty: A randomized controlled study. J Anesth, 2019, 33 (5): 587-593.

[7]　Lin WD, Sun J, Fu SY. A small dose of remifentanil pretreatment suppresses sufentanil-induced cough during general anesthesia induction: a randomized, double-blind, placebo-controlled trial. BMC Anesthesiol, 2019, 19 (1): 164.

[8]　Chen Y, Liu WW, Gong X, et al. Comparison of effects of general anesthesia and combined spinal/epidural anesthesia for cesarean delivery on umbilical cord blood gas values: A double-blind, randomized, controlled study. Med Sci Monit, 2019, 25: 5272-5279.

[9]　Wang CM, Guan ZY, Wang QC, et al. The effect of depth of anesthesia on hemodynamic changes induced by therapeutic compression of the trigeminal ganglion. J Neurosurg Anesthesiol, 2019. doi: 10.1097/ANA-0000000000000612.

[10]　Hu SH, Li YH, Wang SB, et al. Effects of intravenous infusion of lidocaine and dexmedetomidine on inhibiting cough during the tracheal extubation period after thyroid surgery. BMC Anesthesiol, 2019, 19 (1): 66.

[11]　Li SY, Li H, Ni J, et al. Comparison of intravenous lidocaine and dexmedetomidine infusion for prevention of postoperative catheter-related bladder discomfort: a randomized controlled trial. BMC Anesthesiol, 2019, 19 (1): 37.

[12]　Liu MQ, Li ZC, Wang S, et al. Application via mechanical dropper alleviates sufentanil-induced cough: A prospective, randomized, single-blinded trial. Trials, 2019, 20 (1): 170.

[13]　孙媛，王莉，陈欢，等．右美托咪定对精神分裂症患者术后谵妄的预防效果．中华麻醉学杂志，2019，39（3）：268-271.

[14]　彭璐，李敏，颜学军．术前熵指数在急性颅脑损伤手术患者伤情判断及预后评估中的应用．国际麻醉学与复苏杂志，2019，6：540-543.

[15]　金约西，吴温馨，姜婉娜，等．多种方法联合预防学龄前儿童全身麻醉恢复期躁动的效果．中华麻醉学杂志，2019，39（4）：401-404.

[16]　韦敏，钟海燕，都义日，等．腹腔镜手术老年患者围术期停用阿司匹林的风险－收益评价．中华麻醉学杂志，2019，39（5）：526-529.

[17]　罗伟，吴婕婷，张子银，等．喉上神经阻滞联合瑞芬太尼和右美托咪定在困难气道中的应用效果评价．解放军预防医学杂志，2019，37（18）：137-139.

[18]　邹月，虞雪融．甲状腺手术后出现危及生命窒息性血肿的危险因素分析．河北医科大学学报，2019，40（9）：1055-1057，1062.

[19]　张云亮，李皓，米卫东，等．Trendelenburg 体位下人工气腹对老年患者局部脑氧饱和度及颅内压影响的研究．北京医学，2019，41（8）：637-640.

[20]　曹建平，朱静：琥珀酰明胶注射液预防宫内胎儿窘迫和新生儿心脑损害的效果评价．医学综述，2019，25（16）：3289-3293，3298.

[21]　陆原，李广明．25G 笔尖式腰麻针预防腰麻术后头痛的效果研究．西南国防医药，2019，29（9）：911-914.

[22]　杜丽，张宏伟，张可贤．氟比洛芬酯减轻欧普乐喉罩引发患者咽喉部不适的随机对照临床研究．四川医学，2019，40（8）：794-797.

[23]　卢璐，张琦，陈旭光，等．七氟烷麻醉对创伤性脑损伤大鼠认知功能障碍的影响．中华麻醉学杂志，2019，39（4）：425-429.

[24]　唐李娟，陈婷，郑锋，等．机械通气诱发小鼠海马神经元凋亡与 mTOR 信号通路的关系．中华麻醉学杂志，2019，39（4）：422-424.

[25] Zhu YF, Yin HY, Zhang R, et al. High-flow nasal cannula oxygen therapy versus conventional oxygen therapy in patients after planned extubation: a systematic review and meta-analysis. Crit Care, 2019, 23 (1): 180.

[26] Luo MS, Huang GJ, Wu L. High-flow nasal cannula oxygen therapy versus conventional oxygen therapy in patients after planned extubation. Crit Care, 2019, 23 (1): 344.

[27] Xu ZP, Jiang YD, St J P, et al. Increase in carbon dioxide removal for early diagnosis of malignant hyperthermia: A retrospective study from a large medical center in North America. J Clin Anesth, 2019, 58: 73-74.

[28] Huang QQ, Weng DG, Yuan JQ, et al. Clinical analysis of different anesthesia methods for pulmonary infection after perioperative operation. J Infect Public Health, 2019, S1876-0341 (19): 30311—30319.

[29] Tan X, Shen L, Wang L, et al. Incidence and risk factors for epidural morphine induced pruritus in parturients receiving cesarean section: A prospective multicenter observational study. Medicine (Baltimore), 2019, 98 (40): e17366.

[30] Zhou Y, Liu L, Cheng T, et al. Grade 3 echocardiographic diastolic dysfunction is associated with increased risk of major adverse cardiovascular events after surgery: a retrospective cohort study. Anesth Analg, 2019, 129 (3) : 651-658.

[31] Tao B, Liu K, Wang DD, et al. Effect of intravenous oxycodone versus sufentanil on the incidence of postoperative nausea and vomiting in patients undergoing gynecological laparoscopic surgery. J Clin Pharmacol, 2019, 59 (8): 1144-1150.

[32] Ma K, Wu XX, Chen YQ, et al. Effect of multimodal intervention on postoperative nausea and vomiting in patients undergoing gynecological laparoscopy. J Int Med Res, 2019, 47 (5): 2026-2033.

[33] Liu ZG, Qiu T, Pei LJ, et al. Two-week multimodal prehabilitation program improves perioperative functional capability in patients undergoing thoracoscopic lobectomy for lung cancer: A randomized controlled Trial. Anesth Analg, 2019, 131 (3): 840-849.

[34] Lu XH, Zhang XM, Liu SL, et al. Clinical research on prevention and treatment of respiratory tract complications with acupoint application after operation under general anesthesia. J Craniofac Surg, 2019, 30 (1): e85-e92.

[35] Sun ZP, Wang FQ, Yang Y, et al. Resolvin D1 attenuates ventilator-induced lung injury by reducing HMGB1 release in a HO-1-dependent pathway. Int Immunopharmacol, 2019, 75: 105825.

[36] 衡冰冰，戴舒阳，杨丹峰，等. 丙泊酚对吗啡鞘内注射所致瘙痒大鼠脊髓内胃泌素释放肽受体的影响. 中国临床药理学与治疗学，2019，24（7）：759-765.

[37] Chen DX, Yang L, Ding L, et al. Perioperative outcomes in geriatric patients undergoing hip fracture surgery with different anesthesia techniques: A systematic review and meta-analysis. Medicine (Baltimore), 2019, 98 (49): e18220.

[38] An R, Pang QY, Liu HL. Association of intra-operative hypotension with acute kidney injury, myocardial injury and mortality in non-cardiac surgery: A meta-analysis. Int J Clin Pract, 2019, 73(10): e13394.

[39] Hua J, Miao S, Shi M, et al. Effect of butorphanol on etomidate-induced myoclonus: A systematic review and meta-analysis. Drug Des Devel Ther, 2019, 13: 1213-1220.

[40] Song XS, Wang DW, Qu XY, et al. A meta-analysis of naldemedine for the treatment of opioid-induced constipation. Expert Rev Clin Pharmacol, 2019, 12 (2): 121-128.

[41] Li YZ, Jiang Y, Lin H, et al. Subarachnoid and epidural dexmedetomidine for the prevention of post-anesthetic shivering: A meta-analysis and systematic review. Drug Des Devel Ther, 2019, 13: 3785-3798.

第二节　神经系统并发症

一、术后认知功能障碍

（一）临床研究

Zhang 等[1]用功能 MRI 研究静息状态下老年患者术后早期认知功能障碍发病前自发性脑活动的改变。Zhang 等纳入 80 例行大肠癌手术接受胸或腹部手术的高龄患者进行研究。术前至少 1 d 进行静息状态功能 MRI 扫描。分别于术前及出院时进行神经心理测试（NPTs）。术前比较术后认知功能障碍（POCD）患者和非 POCD 患者之间的区域同质性（ReHo）和休眠状态功能连通性（RSFC）的差异。通过调整部分相关的混杂因素，分析 NPTs 与 ReHo 或 RSFC 之间的关系。结果发现，POCD 患者和非 POCD 患者之间右侧海马/旁海马检测到差异有统计学意义（$P<0.001$，GRF 校正是一种聚类层次上的多重比较校正方法，POCD 患者与非 POCD 患者间的聚类大小 >49）。POCD 患者与非 POCD 患者术前相比，RSFC 在右侧海马/旁海马和右侧颞中/下回增加（$P<0.001$，GRF 校正为多重比较）。RSFC 与 Z 评分总分显著相关（$r=0.46$，95% CI 0.234～0.767，$P=0.002$）；调整混杂因素后，与数字符号替换测试的 Z 评分也相关（$r=0.31$，95% CI 0.068～0.643，$P=0.046$）。这个研究提示在术后早期发病的老年 POCD 患者中可能存在术前大脑自发活动的改变；术前自发脑电活动异常患者易发生 POCD 倾向的神经机制需要进一步研究。

贾雪松等[2]研究老年患者腹腔镜术中局部脑氧饱和度（rSO_2）变化率与术后早期认知功能的关系。纳入择期全身麻醉下行腹腔镜结直肠癌根治术患者 50 例，ASA 分级Ⅰ～Ⅱ级，年龄 65～80 岁，于麻醉诱导前 5 min（T0）、气管插管后 5 min（T1）、体位改变后 5 min（T2）、体位改变后 1 h（T3）、停止气腹后 5 min（T4）、气腹结束体位变为平卧位后 5 min（T5）记录 rSO_2，计算 T3 时 rSO_2 变化率。于术前 1 d、术后 3 d 行 MMSE 评分，根据 MMSE 评分将患者分为认知障碍组和非认知障碍组。结果显示，与非认知障碍组比较，认知障碍组 T2～T5 时 rSO_2 升高，rSO_2 变化率增大（$P<0.05$）。术中 rSO_2 变化率与术后 3 d MMSE 评分呈负相关（$r=-0.516$，$P<0.01$）。得出结论，老年患者腹腔镜术中 rSO_2 变化率升高可能与术后早期认知功能障碍的发生有关。

术后认知功能障碍的诊断需要复杂的神经心理测试，且常常延迟。早期发现或预测可能的生物标志物对预防和治疗 POCD 至关重要。Han 等[3]探讨术前唾液皮质醇水平筛查和患者 POCD 风险升高之间的关系。Han 等将 120 例 >60 岁行非心脏大手术的患者纳入研究，分别在术前 1 d、术后 1 周进行神经心理测试。在术前 1 d 的早晚收集唾液样本。POCD 定义为至少 2 项不同测试的 Z 分数 $\leqslant-1.96$。主要结果是诊断为 POCD。研究的主要目的是评估上午（AM）和晚上（PM）唾液皮质醇水平的比率与 POCD 的存在之间的关系。研究结果发现，术后 1 周 POCD 的发生率为 17.02%（16/94，95% CI 9.28%～24.76%）。较高的术前 AM/PM 唾液皮质醇比预测 POCD 的早期发病（OR 1.56，95% CI 1.20～2.02）；甚至在调整 MMSE 评分之后仍具有预测优势（OR 1.55，95% CI 1.19～2.02，$P=0.001$）。POCD 患者唾液皮质醇 AM/PM 比值的 ROC 曲线下的面积为 0.72（95% CI

0.56～0.88，$P=0.006$）。最佳截断值为 5.69，灵敏度为 50%，特异度为 91%。术前唾液腺皮质醇 AM/PM 比值与早期 POCD 存在显著相关。这一生物标志物可能对筛查高风险的患者及进一步阐明 POCD 的病因有潜在的实用价值。

He 等[4]研究术前胰岛素抵抗是否是 POCD 的独立预测因子。He 等一项前瞻性观察性临床研究中纳入 124 例 60 岁及以上的胃肠手术患者。所有患者在术前和术后 7 d 完成一系列的神经心理测试。POCD 被定义为在两项或两项以上的神经心理测试中，至少下降 1.5 标准差（SD）。并且测定血浆肿瘤坏死因子 α（TNF-α）、C 反应蛋白（CRP）和 S-100 蛋白的浓度。通过胰岛素抵抗稳态模型（HOMA-IR）评估患者的胰岛素抵抗状态。采用多变量 Logistic 回归模型和受试者工作特性（ROC）曲线评估 HOMA-IR 和 POCD 之间的关系。结果发现，51 例患者（41.1%）在术后 7 d 诊断为 POCD。POCD 组术前 HOMA-IR 值明显高于无 POCD 组。POCD 组在术后各时间点 CRP 和 TNF-α 均显著增高（$P<0.05$）。即使对混杂变量进行调整，术前 HOMA-IR 值仍是 POCD 的独立预测因子（调整 OR 1.88，95% CI 1.18～2.99），并且在二分类中，与低于阈值的个体相比，超过 HOMA-IR 阈值（HOMA-IR>2.6）的个体发生 POCD 的风险是对照组的 3 倍（OR 3.26，95% CI 1.07～9.91）。HOMA-IR ROC 曲线下面积为 0.804（95% CI 0.725～0.883，$P<0.001$）。最佳截断值为 0.583，灵敏度为 84.3%，特异性为 74%。在基线（$r^2=0.43$，$P<0.01$）和术后 1 d（$r^2=0.386\,1$，$P<0.01$），HOMA-IR 值与 TNF-α 浓度呈正相关。得出结论，术前胰岛素抵抗是 POCD 发生的有效预测因子。针对胰岛素抵抗的针对性预防和治疗策略可能是对 POCD 高危患者的有效干预。

Zhang 等[5]研究右美托咪定辅助全身麻醉对老年结直肠癌术后早期认知功能障碍的影响。Zhang 等纳入 2012 年 3 月至 2015 年 6 月，贵州省人民医院 140 例全身麻醉下行根治性结直肠癌手术患者，其中右美托咪定组 80 例，生理盐水组 60 例。记录手术情况并比较两组患者术后认知功能障碍（POCD）发生率和 MMSE 评分。用 ELISA 测定血清 S-100 蛋白和白介素-6（IL-6）水平。结果发现，右美托咪定组麻醉时间及术中出血量均明显低于生理盐水组（$P<0.05$）。术后第 1 天、第 3 天两组患者 MMSE 评分均低于术前（$P<0.05$），右美托咪定组术后认知障碍的发病率明显低于生理盐水组（$P<0.05$），血清 IL-6、S-100 蛋白水平较术前升高（$P<0.05$），生理盐水组血清 IL-6、S-100β 水平明显高于右美托咪定组（$P<0.05$）。研究还发现，年龄、麻醉时间、术中出血量、IL-6 和 S-100 蛋白的表达是 POCD 的影响因素。年龄≥70 岁、麻醉时间≥3 h、术中出血量≥350 ml、IL-6 和 S-100 蛋白的高表达是发生 POCD 的重要因素（$P<0.05$）。右美托咪定可明显改善老年结直肠癌患者术后认知功能障碍。

Zhang 等[6]对结直肠癌术后早期 POCD 的危险因素进行研究。选取 80 例在全身麻醉下行结直肠癌手术患者。术前和术后第 7 天进行神经心理测试。采用多变量 Logistic 回归模型分析 POCD 的危险因素。结果发现，19 例患者诊断为 POCD，占 24.7%。糖尿病史（OR 8.391，95% CI 2.208～31.882，$P=0.012$），手术后禁食 3 d（OR 5.236，95% CI 1.998～13.721，$P=0.001$），手术后第 2 天的全身炎症反应综合征（systemic inflammatorsy response syndrome, SIRS）评分>3（$OR=6.995$ 95% CI 1.948～25.111，$P=0.003$）是早期 POCD 结直肠癌患者的危险因素。

Yan 等[7]比较硬膜外镇痛和静脉镇痛对老年宫颈癌根治早期术后认知功能障碍（POCD）的影响。研究纳入 74 例年龄 60～78 岁的患者，患者体重指数（BMI）18～25 kg/m²；ASA 分级Ⅰ～Ⅲ

级，接受宫颈癌根治性切除术。将患者分为硬膜外组（E 组）和静脉组（P 组），每组 37 例。所有患者在硬膜外麻醉和全凭静脉麻醉下接受手术。术后患者自控镇痛（PCA）72 h。E 组使用硬膜外镇痛和 P 组使用静脉镇痛，记录患者信息和测定外周血中性粒细胞计数、C 反应蛋白（CRP）水平和 IL-6 浓度分别在手术前即刻（T0）、术后 24 h（T1）、术后 48 h（T2）和 72 h（T3）。同时记录 T1、T2 和 T3 时点的 VAS 评分，评测 T0、T1、T2 和 T3 时的 MMSE 评分。根据患者术前和术后 MMSE 评分的差异，诊断 POCD。结果显示，术后两组 CRP 和 IL-6 水平均显著升高（T1～T3）。E 组 CRP、IL-6 水平在各检测时间点均显著低于 P 组（$P<0.05$）。E 组在 T1、T2、T3 时 VAS 评分明显低于 P 组（$P<0.05$）。E 组 POCD 发生率明显低于 P 组（$P<0.05$）。总的来说，与静脉镇痛相比，术后硬膜外镇痛降低宫颈癌根治术患者的全身炎症反应、疼痛感和 POCD 的发生率。

Yan 等[8] 对既往存在神经功能紊乱与围术期神经功能紊乱（PND）的相关性进行研究。研究通过记录围术期神经认知障碍的发生率、围术期神经认知变化，分析髋关节置换术后影响围术期神经认知变化的因素。将计划行髋关节置换手术的患者纳入试验组（$n=499$），将无任何手术计划的骨关节炎患者纳入对照组（$n=499$）。认知测试在纳入时及此后的 1 周、3 个月、1 年和 4 年进行评估。个体的神经认知障碍定义为该测试参数的均值低于标准值 2 SD。神经认知障碍被定义为在所有参数中至少有 2 个参数差异具有统计学意义。研究结果发现，与首次测试相比，3 个月后试验组围术期神经认知障碍患者数量增加（从 55 例到 81 例，$P=0.021$）。4 年后，试验组围术期神经认知障碍患者数量显著下降（从 55 例到 3 例，$P<0.0001$）。随访 3 个月结束时，老年患者（$P=0.002$）和既往有神经认知障碍的患者（$P=0.005$）围术期神经认知障碍发生率较高。结果提示，年龄和已有的神经认知障碍是预测围术期神经认知障碍风险的指标。

Wu 等[9] 探索老年患者髋部骨折术后 POCD 的预测因素。Wu 等纳入因髋部骨折接受手术的老年人（年龄≥65 岁）。术前 1 d 和术后 7 d 进行神经心理评估，采用 Z 评分法定义 POCD。比较有无 POCD 的患者的临床资料和实验室检查数据。采用二元单因素分析和多元 Logistic 回归分析进行危险因素评估。通过受试者工作特征（ROC）曲线分析，研究术后第 1 天丙二醛（MDA）对 POCD 的预测价值。研究结果发现，最终纳入分析的 198 例患者中，51 例患者在术后 7 d 内出现 POCD，发生率为 25.8%。经多因素 Logistic 回归分析，术后 1 d MDA 的表达是 POCD 的唯一独立危险因素（OR 1.12，95% CI 1.03～1.23，$P=0.017$）。ROC 曲线分析显示，术后 1 d 的 MDA 是 POCD 的预测因子，曲线下面积（AUC）为 0.683（95% CI 0.590～0.775，$P<0.001$）。结果提示，术后 1 d 的 MDA 是老年髋部骨折患者发生 POCD 的独立危险因素和预测指标。

炎症反应增强与术后认知功能障碍（POCD）相关的报道越来越多。糖皮质激素受体（GR）信号在炎症的抑制中起重要作用。Wang 等[10] 通过前瞻性队列研究评估老年患者接受择期手术的 GR 信号转导。Wang 等纳入 126 名在全身麻醉下接受髋部骨折手术的老年患者进行研究。术前 1 d 和术后 7 d 测定血浆皮质醇水平和白细胞中 GR 和 FK506 结合蛋白 51（FKBP51）的表达水平。术后用 VAS 评估术后疼痛。术前及术后 1 周进行神经心理测试。在 2 个或 2 个以上的测试项目中下降 1 个或 1 个以上的标准差被认为发生 POCD。患者术后 1 周 POCD 发生率为 28.3%。POCD 患者的皮质醇和 FKBP51 水平明显高于非 POCD 患者（$P<0.05$）。POCD 患者术后 12 h VAS 评分高于非 POCD 患者（$P<0.05$）。POCD 组与非 POCD 组间 GR 表达水平差异无统计学意义。结果提示，老年髋部骨折术

后 POCD 与白细胞 FKBP51 高表达及糖皮质激素抵抗有关。

Gao 等[11]探讨老年患者全关节置换术后发生 POCD 的潜在危险因素。Gao 等纳入 257 名年龄≥65 岁的老年患者，在全身麻醉下接受择期全关节置换术治疗骨关节炎。由一位经验丰富的精神科医师在术前 1 d 和术后 7 d 对患者的认知功能进行评估。采用单因素和多因素 Logistic 回归分析筛选与 POCD 相关的危险因素。通过受试者工作特征（ROC）曲线分析评估血清 25-羟基维生素 D［25（OH）D］水平对 POCD 的预测价值。研究结果发现，257 例入组患者中，55 例（21.4%）在术后 7 d内发生 POCD。多因素 Logistic 回归分析发现血清 25-羟基维生素 D 水平是唯一独立的 POCD 危险因素（OR 1.77，95% CI 1.13～2.78，P＝0.016）。其曲线下面积为 0.687，截断值为 11.2 ng/ml，灵敏度为41.82%，特异度为 78.71%，95% CI 0.617～0.757，P＜0.001。

脑损伤与术后谵妄（POD）和术后认知功能障碍（POCD）的发病机制有关。S100A12 参与炎症过程，最近被认为是脑损伤的生物标志物。Li 等[12]通过研究明确了老年患者髋部骨折术后血清 S100A12 水平与 POD、POCD 相关。在这项前瞻性、观察性研究中，检测 186 名患者术前、术后血清和 186 名对照组血清中的 S100A12 水平，并根据有无 POD 和 POCD 对患者进行分类。研究结果发现，患者术后血清 S100A12 水平明显高于对照组，而术前没有差别。术后 C 反应蛋白与 S100A12水平呈独立正相关（t＝8.797，P＜0.001）。术后 S100A12 水平和年龄与发生 POD 的风险独立相关（S100A12 水平，OR 1.166，95% CI 1.045～2.087，P＝0.001；年龄，OR 1.243，95% CI 1.073～1.419，P＝0.012），与发生 POCD 的风险也独立相关（S100A12 水平，OR 1.157，95% CI 1.030～1.986，P＝0.003；年龄，OR 1.228，95% CI 1.054～1.387，P＝0.014）。术后 S100A12 水平对 ROC 曲线下面积的预测能力高于年龄，两者联合应用显著高于单独应用的预测能力。研究提示，术后血清 S100A12 水平升高与炎症密切相关，且与 POD 和 POCD 的发生独立相关，证实血清 S100A12 可作为老年髋部骨折患者预测 POD 和 POCD 的潜在生物标志物。

Qin 等[13]研究持续吸入七氟烷对老年肺癌根治术患者认知功能及 NADPH 氧化酶亚基 NOX2、NOX4 等氧化应激反应蛋白表达的影响。研究者将老年肺癌根治术患者分为七氟烷组和丙泊酚组，每组 52 例。分别持续吸入七氟烷和丙泊酚维持麻醉。比较两组患者的认知功能和肺功能指标。测定两组外周血单核细胞中 NOX2、NOX4 蛋白水平及血清 S100b。结果发现，术后 24 h，七氟烷组肺功能指标 FEV₁、FVC、VC 均高于丙泊酚组（P＜0.001、P＝0.008、P＝0.002）。在手术结束和术后 24h，七氟烷组的 MMSE 评分高于丙泊酚组（P 值均＜0.001），S100b 水平低于丙泊酚组（P＝0.003、P＜0.001），七氟烷组外周血单核细胞 NADPH 氧化酶亚基 NOX2 和 NOX4 蛋白水平低于丙泊酚组（P＝0.033、P＜0.001、P＜0.001、P＜0.001）。结果提示，全身麻醉吸入七氟烷与丙泊酚静脉麻醉相比，对老年肺癌根治术患者短期认知功能影响不大，能有效改善肺功能。其机制可能与 NOX2 和 NOX4蛋白表达降低有关。

在麻醉中有很多药物可能会影响患者术后的认知功能，抗胆碱能药物即是其中的一种。盐酸戊乙奎醚（PHC，长托宁）作为一种新型抗胆碱能药物，在临床已得到广泛应用。在临床实践中许多患者尤其是老年患者，虽然术后出现明显的认知功能障碍，但由于存在肺部感染，为了减少分泌物又不得不用抗胆碱药物。因此，Xu 等[14]研究 PHC 对全身麻醉老年肺癌患者术后认知功能及炎症因子的影响，并确定其临床优势和劣势。Xu 等纳入 90 例在全身麻醉下接受择期胸腔镜肺癌手术的老年患者，将其划分为 PHC 组（$n = 30$）、阿托品组（$n = 30$）和生理盐水对照组（$n = 30$）。用 MMSE 检测患者认知功能，精神错乱评估法（CAM）检测患者谵妄。与阿托品组和对照组相比，PHC 组术后视物模糊的发病率较高（$P < 0.05$）。PHC 组其他不良反应的发生率高于对照组（所有 $P < 0.05$），但是和阿托品组没有区别（所有 $P > 0.05$）。在术前和术后第 1 天 3 组 MMSE 评分差异无统计学意义（$P > 0.05$），但 3 组的术后第 1 天 MMSE 得分较术前降低（所有 $P < 0.05$），在术后第 4 天和第 7 天，PHC 组和阿托品组的 MMSE 得分不仅低于对照组，也低于术前和术后第 1 天。术后第 4 天和第 7 天，PHC 组 POCD 和 POD 发生率一直居高不下，甚至还有增加，显著高于阿托品组和对照组，也高于术后第 1 天。这些结果提示，PHC 使老年肺癌患者全身麻醉胸腔镜手术术后认知功能障碍和术后谵妄的发生率升高，并且在术后一段时间内呈进行性升高。

磷酸化神经丝重亚单位-H（pNF-H）是中枢神经系统轴突的主要结构蛋白，其表达增加与中枢神经系统损伤显著相关。因此，Zhang 等[15] 探讨老年髋关节置换术患者发生 POCD 的潜在危险因素，尤其确定 pNF-H 是否可以作为老年髋关节置换术患者 POCD 的预测因子。Zhang 等设计一项单中心前瞻性观察研究，将计划在硬膜外麻醉下行髋关节置换术的老年骨关节炎患者纳入研究。用酶联免疫吸附法测定血清 pNF-H，其值＞70.5 pg/ml 为 pNF-H 阳性。术前 1 d 进行基线和术后第 7 天的神经心理评估。POCD 的定义根据 Z 记分法计算。采用单因素和多因素 Lgistic 回归分析评估 POCD 的危险因素。最终纳入 287 例患者，术后 7 d 内发生 POCD 的患者 55 例，其发生率为 19.2%。最后的多元 Logistic 回归分析显示，较高的 pNF-H 阳性是 POCD 的唯一独立危险因素（OR 2.03，95% CI 1.21～3.29，$P = 0.012$）。得出结论，术前血清 pNF-H 表达升高是老年髋关节置换术患者 POCD 发生的独立危险因素，提示中枢神经系统解剖损伤与 POCD 密切相关。

王冬婷等[16] 探讨血清 S100β 蛋白、神经元特异性烯醇酶（NSE）、C 反应蛋白（CRP）及 IL-6 水平与老年术后认知功能障碍的相关性。选取于本院择期手术的老年患者 119 例，在术前 1 d 和术后 1 d、3 d、7 d 进行 MMSE 检查，根据术后 1 d 的评分将患者分为 POCD 组和非 POCD 组，对所有患者于术前 1 d 及术后 1 d、3 d、7 d 的 S100β 蛋白、NSE、CRP 及 IL-6 变化情况进行检测和分析。将 38 例患者纳入 POCD 组，81 例纳入非 POCD 组。术后 7 d 时 MMSE 评分，POCD 组仍低于术前 1 d 水平（$P < 0.05$），而非 POCD 组可恢复至术前 1 d 水平（$P > 0.05$）；POCD 组术后 1 d、3 d、7 d 时 S100β 蛋白、NSE 及 CRP、IL-6 浓度均显著高于该组术前 1 d 水平及相同时间点的非 POCD 组水平（P 均＜0.05），非 POCD 组患者术后 1 d、3 d 时 S100β 蛋白、NSE、CRP 和 IL-6 浓度显著高于术前 1 d（$P < 0.05$），但术后 7 d 时 S100β 蛋白、NSE 浓度可恢复至术前 1 d 水平（$P > 0.05$）；POCD 组术后 1 d 的 MMSE 评分与 S100β 蛋白、NSE 及 IL-6 均呈负相关（$P < 0.05$），与 C 反应蛋白水平无相关性（$P > 0.05$）。结论：老年患者术后血清 S100β 蛋白、NSE、C 反应蛋白、IL-6 浓度升高与 POCD 的发生有关，且 S100β 蛋白、NSE 及 IL-6 水平与 MMSE 评分呈负相关，早期监测上述炎性因子可对 POCD 的预防、病情判断和早期干预提供依据。

芮海涛等[17] 探讨乌司他丁对老年脑肿瘤患者全身麻醉切除术后不同疗效指标的影响。选择行全身麻醉切除术的老年脑肿瘤患者 60 例，随机分为乌司他丁组（U 组）与生理盐水组（C 组），各 30 例。记录两组不同时间段机体炎症反应、认知功能状态、术后恢复质量及早期 POCD 发生率的差异。结果显示，在 T3 时刻，U 组的血清 IL-1β 水平明显低于 C 组，IL-8 水平明显高于 C 组（$P < 0.05$），

T1、T2 时刻组间比较差异无统计学意义（$P>0.05$）；在 T1、T2 及 T3 时刻，两组的血清 S100β 及 NSE 水平比较均无统计学意义（$P>0.05$）。术后 7 d、术后 1 个月两组的 MMSE、术后恢复质量评分量表评分均低于术前，且在术后 7 d 时，U 组的 MMSE、PQRS 评分均明显高于 C 组（$P<0.05$）；术后 1 个月，两组的 MMSE、PQRS 评分比较无统计学意义（$P>0.05$）。术后 7 d 及术后 1 个月，U 组与 C 组的 POCD 发生率比较，差异均无统计学意义（$P>0.05$）。得出结论，乌司他丁可通过减轻机体炎症反应来降低老年脑肿瘤患者全身麻醉切除术后脑细胞损伤，进而减少 POCD 发生，对于患者术后精神质量恢复有重要作用。

张敏等[18]研究乌司他丁对老年脊柱手术患者术后早期认知功能和血清基质金属蛋白酶-9（MMP-9）及 IL-6 水平的影响。选择 2016 年 2 月至 2017 年 2 月首都医科大学宣武医院骨科收治的 80 例行腰椎减压＋内固定术的老年患者（ASA 分级 Ⅰ～Ⅱ级）作为研究对象，采用随机双盲对照原则分为乌司他丁组和对照组，每组 40 例。乌司他丁组在切皮前静脉滴注乌司他丁 10 000 U/kg，术后第 1 天和第 2 天静脉滴注乌司他丁 5000 U/kg；对照组给予 0.9% 氯化钠溶液。认知功能由神经内科医师在手术前 1 d 和术后第 7 天通过蒙特利尔认知评估量表测试。患者的血液标本采集时间点为切皮前（T0）、术毕（T1）、术后 24 h（T2）及 72 h，（T3），分别测定血清 MMP-9 和 IL-6 水平，并对两组的认知功能和血清 MMP-9 及 IL-6 水平进行比较。结果显示，术后第 7 天，乌司他丁组的术后认知功能障碍发生率为 15%（6/40），低于对照组［42.5%（17/40）］（$P<0.05$）。两组患者的血清 MMP-9 和 IL-6 水平在 T1、T2 升高，T3 下降；与对照组相比，乌司他丁组在 T1、T2、T3 时的血清 MMP-9 和 IL-6 水平明显降低（$P<0.05$）。两组血清 MMP-9 和 IL-6 水平的组间、时点间、组间和时点间交互作用比较，差异均有统计学意义（$P<0.01$）。得出结论，乌司他丁干预可以有效改善老年脊柱手术患者的术后认知功能，其机制可能与保护血脑屏障及减轻炎症反应相关。

（二）基础研究

Xiong 等[19]研究 miR-125b-5p 在七氟烷诱导的认知障碍中的作用。首先用七氟烷建立大鼠模型，采用 Morris 水迷宫（MWM）实验检测认知障碍。HE 染色观察海马。慢病毒-miR-125b-5p 抑制因子转染大鼠，降低 miR-125b-5p。荧光素酶报告基因实验证实 miR-125b-5p 和 LIMK1 之间的相互作用。实时定量逆转录聚合酶链反应（qRT-PCR）和蛋白质印迹法检测 mRNA 及相关基因 mRNA 表达水平。结果发现，七氟烷引起大鼠认知功能障碍，表现为潜伏期长、平台交叉少。此外，在七氟烷麻醉大鼠和七氟烷处理 SH-SY5Y 细胞中，miR-125b-5p 均观察到上调。miR-125b-5p 的降低可以防止七氟烷诱导的大鼠海马细胞凋亡和炎症。此外，LIMK1 是 miR-125b-5p 的靶基因。si-LIMK1 可以恢复七氟烷诱导的 SH-SY5Y 细胞的凋亡，而 miR-125b-5p 抑制剂可以缓解七氟烷诱导的细胞凋亡。最后，与 Morris 水迷宫实验中七氟烷麻醉大鼠相比，miR-125b-5p 抑制剂缩短寻找平台的时间，增加平台交叉次数。与此同时，LIMK1 的表达显著增加。这些结果提示 miR-125b-5p 抑制剂可以通过靶向 LIMK1 对七氟烷诱导的认知障碍起到保护作用。

Xu 等[20]研究七氟烷和 miR-96 之间的关系，试图确定七氟烷介导胰岛素样生长因子-1 受体（IGF1R）影响新生大鼠认知功能障碍的机制。Xu 等鉴定 miRNA 表达差异与七氟烷浓度之间的关系。通过应用不同浓度（1%、2% 和 4%）的七氟烷，结合 miR-96 模拟物或抑制剂，研究七氟烷潜在的调控机制。利用靶预测程序，测定荧光素酶活性，以验证 miR-96 是否靶向作用于 IGF1R。测定 IGF1R、Bcl-2、Bax、caspase-3 mRNA 和蛋白水平，检测海马神经元凋亡情况。采用 Morris 水迷宫测试和降压测试对学习和记忆能力进行评估。得到的结果强调了 miR-96 与七氟烷浓度的正相关关系，而 miR-96 被证实对 IGF1R 具有负靶向作用。Xu 等的分析表明，与 1% 或 2% 七氟烷相比，4% 七氟烷显著降低 IGF1R 和 Bcl-2 的水平，提升 mir-96、Bax 和 caspase-3 水平导致海马神经元细胞凋亡增加，学习记忆能力下降。证实 miR-96 mimic 的添加会加剧七氟烷对大鼠海马神经元及认知功能的影响。本研究的关键发现突出了 miR-96 在七氟烷麻醉致新生大鼠认知功能异常（cognitive dysfaction，CD）的潜在机制中通过下调 IGF1R 发挥的作用。

近年来，越来越多的证据表明，神经免疫 miRNAs 可调节神经和免疫过程，在神经炎症中发挥重要作用。因此，Lu 等[21] 研究神经免疫 miRNA 对 POCD 的影响。Lu 等假设神经免疫 miRNAs 通过介导海马神经炎症参与手术诱导的成年小鼠认知障碍。Lu 等采用 miRNA 芯片检测 POCD 小鼠海马中 miRNA-181b-5p 表达，并在 POCD 小鼠模型中通过实时定量聚合酶链反应（qPCR）在体内验证。随后测定 POCD 小鼠脂多糖（LPS）刺激的 BV-2 小胶质细胞和海马组织中 miRNA-181b-5p 的表达。然后通过在培养的 BV-2 细胞系中转染 miRNA-181b-5p 模拟 / 阻断物，并在手术 / 麻醉前海马内注射 miRNA-181b-5p 激动剂，进行功能缺失和过表达研究，以确定 miRNA-181b-5p 在神经炎症和认知障碍中的作用。采用 qPCR、蛋白质印迹法和 ELISA 检测促炎介质的表达。免疫荧光染色观察小胶质细胞的活化情况。此外，Lu 等还使用生物信息学分析和双荧光素酶分析来预测和验证 miRNA-181b-5p 的潜在靶点。结果表明，经 LPS 处理的 BV-2 小胶质细胞，神经免疫 miRNA-181b-5p 过表达可以抑制促炎介质的 mRNA 和蛋白表达，包括 TNF-α、IL-1β 和单核细胞化学引诱物蛋白-1（MCP-1）；而 miRNA-181b-5p 抑制剂诱导上述促炎因子表达上调。进一步的生物信息学分析显示，miRNA-181b-5p 被预测可能靶向 TNF-α 的 3′ 不翻译区（UTR），双荧光素酶检测发现 miRNA-181b-5p 在 TNF-α 的 3′-UTR 中的结合位点。重要的是，术前将 miRNA-181b-5p 激动剂注入小鼠海马，改善海马依赖记忆，同时降低 POCD 小鼠海马促炎因子的表达，降低小胶质细胞的激活。总的来说，这些发现表明 miRNA-181b-5p 通过抑制小鼠海马神经炎症，降低早期 POCD。Lu 等还强调在 POCD 背景下研究 miRNA 的重要性，并确定 miRNA-181b-5p 是改善 POCD 的一个新的潜在治疗靶点。

最近，越来越多的证据支持 microRNAs（miRNAs）参与调节人类神经疾病的神经炎症，而神经炎症特别是海马炎症可以促进 POCD 的发生。因此，Chen 等[22] 研究先天免疫应答的关键调节因子 miR-146a 在手术诱导的海马炎症和认知障碍中的作用。Chen 等检测经脂多糖刺激后的 BV-2 小胶质细胞和 POCD 小鼠海马组织中 miR-146a 的表达。通过在培养的 BV-2 细胞系中转染激活 / 阻断 miR-146a 和在手术 / 麻醉前海马内注射 miR-146a 表达的激活剂 / 阻断剂，进行功能缺失和过表达研究，以确定 miR-146a 在神经炎症和认知障碍中的作用。采用 qPCR、蛋白质印迹法和 ELISA 检测下游接头蛋白和促炎细胞因子的表达水平。免疫荧光染色观察小胶质细胞的活化情况。结果发现，脂多糖刺激 BV-2 小胶质细胞和 POCD 小鼠海马组织中 miR-146a 表达增加。通过在细胞系中转染激活 / 阻断 miR-146a 来调节 miR-146a 表达，可以调节 miR-146a 下游靶点（IRAK1 和 TRAF6）的 mRNA 和蛋白表达水平，以及促炎细胞因子（TNF-α、IL-1b 和 IL-6）的释放。此外，过表达 miR-146a 减轻 POCD 小鼠海马以来的学习和记忆障碍，同时伴随着 IRAK1/TRAF6/NF-κB 信号通路的降低和海马小胶质激活减少。相反，敲低 miR-146a 的表达可能会加重 POCD 小鼠海马依赖性的学习记忆缺陷和海马炎症。总的来说，这一研究的发现证明了 miR-146a 在 POCD 的发病机制中的重要作用，并提示 miR-146a 可能是 POCD 的潜在治疗靶点。

长链非编码 RNA（lncRNA）可能在 POCD 的发病过程中发挥重要作用。xi 等 [23] 研究并确定参与 POCD 发展的潜在关键 lncRNA。Li 等采用芯片技术分析 POCD 小鼠和对照组小鼠海马组织中 lncRNA 和 mRNA 的表达情况。通过基因本体学（gene ontology，GO）和 KEGG 通路富集分析，探讨异常基因的功能。然后，测量海马区主要受影响的生物过程的重要因素，构建了相关编码－非编码共表达（CNC）网络。最后，Li 等研究在 POCD 中涉及的 lncRNA 和靶 mRNA 的潜在关键对。结果显示，此项研究共鉴定出 868 个差异 lncRNA 和 690 个差异 mRNA。GO 和 KEGG 分析表明差异基因主要表达与炎症和凋亡信号通路相关。手术诱导的炎性细胞因子和细胞凋亡在老年小鼠海马组织中显著增加。在 CNC 网络分析中，Li 等还发现 lncRNA uc009qbj.1 与凋亡相关基因 *Vrk2* 水平呈正相关。lncRNA ENSMUST00000174338 与炎症和凋亡相关基因 *Smad7* 的表达呈正相关。lncRNA NONMMUT00000123687 通过结合炎症调节的转录因子 Meis2 介导基因表达。结果提示，这些潜在的关键 lncRNA 和 mRNAs 可能通过介导神经炎症或凋亡在 POCD 的发生发展中发挥关键作用。

周晓娜等 [24] 探讨右美托咪定对脾切除术后老年大鼠海马长链非编码 RNA BACE1-AS 的影响。选取 18 月龄、体重 400～540 g 健康雄性 SD 大鼠 180 只，采用随机数字表法将其分为 5 组（$n=36$）：对照组（C 组）、假手术组（D 组）、手术组（O 组）、生理盐水组（S 组）、右美托咪定组（Y 组）。C 组不做任何处理，D 组麻醉后切皮但不实施手术，O 组麻醉后行脾切除术，Y 组切除脾前 5 min 给予腹腔注射右美托咪定 50 μg/kg；S 组于切除脾前 5 min 给予腹腔注射等量生理盐水。采用 Morris 水迷宫法记录大鼠逃避潜伏期和游泳路径，采用 HE 染色观察海马 CA3 区病理学变化，实时荧光定量 PCR 法测定 lncRNA BACE1-AS 和 BACE1mRNA 的表达。采用蛋白质印迹法检测 Aβ、APP 及 BACE-1 的表达。结果显示，与 C 组、D 组比较，O 组、S 组和 Y 组大鼠术后逃避潜伏期和游泳路径延长，海马 lncRNA BACE1-AS、BACE1 mRNA、Aβ、APP 及 BACE-1 的表达上调；与 O 组、S 组比较，Y 组大鼠术后逃避潜伏期和游泳路径缩短，海马 lncRNA BACE1-AS、BACE1 mRNA、Aβ、APP 及 BACE-1 的表达下调。与术前比较，O 组、S 组和 Y 组术后 1 d、3 d、7 d 大鼠逃避潜伏期和游泳路径延长。得出结论，右美托咪定可改善老龄大鼠围术期神经认知障碍，其机制可能与抑制老年大鼠海马长链非编码 RNA BACE1-AS 表达有关。

李晓晓等 [25] 研究围术期神经功能紊乱（PND）小鼠海马长链非编码 RNA（lncRNA）表达的变化及生物信息学分析。清洁级雄性 C57BL/6 小鼠 30 只，12～14 周龄、体重 25～30 g，采用随机数字表法分为两组（$n=15$）：对照组（C 组）和 PND 组。采用异氟烷麻醉下行胫骨骨折切开复位内固定术制备 PND 模型。于术后 1 d、3 d、7 d 时行 Morris 水迷宫实验、旷场实验和条件恐惧实验。术后 3 d 行为学测试后处死小鼠，取海马组织，行高通量基因测序筛选差异表达的 lncRNA，并对结果进行 GO 功能分析和 KEGG 信号通路分析。结果显示，与 C 组相比，PND 组术后各时点逃避潜伏期延长，靶象限停留时间百分比和场景恐惧记忆实验僵直时间百分比降低（$P<0.05$）。高通量基因测序共筛选出 121 个差异性表达的 lncRNA，其中 69 个上调，52 个下调。GO 功能分析发现，多种生物学过程

如突触传递、胆碱能神经递质、脂联素分泌与调节等存在差异。KEGG 信号通路分析结果显示，胆碱能突触、MAPK 信号通路、胰高血糖素信号通路、TNF 信号通路、NOD 样受体、Toll 样受体、趋化因子信号通路等存在差异。得出结论，PND 小鼠海马存在 121 个差异性表达的 lncRNA，与这些 lncRNA 和靶基因相关的炎症反应、神经突触传递、能量代谢等可能与 PND 发病机制有关。

Zhang 等[26] 通过 PI3K/Akt 信号通路，研究解聚素和 ADAM2 沉默对未成熟大鼠异氟烷诱导的认知功能障碍的影响。Zhang 等选用 1 周龄健康 SD 大鼠接受异氟烷麻醉。然后应用 shADAM2 或渥曼青霉素（PI3K/Akt 信号通路抑制剂）以检测 ADAM2 和 PI3K/Akt 信号通路对大鼠认知功能的影响。采用 Morris 水迷宫和被动回避实验检测大鼠的认知功能。TUNEL 染色检测海马 CA1 区神经元凋亡。实验结果表明，异氟烷麻醉导致逃逸潜伏期、反应时间、错误数和 TUNEL 阳性神经元增加，被动回避实验中潜伏期缩短。在使用 shADAM2 处理后，除了潜伏期延长外，逃逸潜伏期、反应时间、错误数量和 TUNEL 阳性细胞均有所减少，而使用渥曼青霉素处理则出现相反的趋势。shADAM2 激活 PI3K/Akt 信号通路，导致 PI3K 和 Akt 的表达升高。研究发现，沉默 ADAM2 可以通过激活未成熟大鼠 PI3K/Akt 信号通路来缓解异氟烷诱导的认知功能障碍。

Li 等[27] 研究雷帕霉素改善七氟烷致老年大鼠认知功能障碍的机制。Li 等将 50 只 SD 大鼠随机分为对照组、七氟烷组、雷帕霉素预处理组、TLR4 抑制剂组和 3MA 自噬抑制剂组。采用水迷宫实验评价大鼠的认知和记忆能力，苏木精、伊红染色观察脑组织病理改变，用 TUNEL 法检测脑组织的凋亡，ELISA 检测脑损伤标志物及炎症因子的变化，蛋白质印迹法分析或定量逆转录聚合酶链反应进行确定的自噬相关蛋白和 TLR4 / MyD88 / NF -κB 信号通路在大脑组织的表达。结果表明，雷帕霉素能改善七氟烷致老年大鼠认知功能障碍，其作用包括减轻脑组织伤、抑制细胞凋亡和激活自噬，雷帕霉素通过抑制 TLR4/ MyD88 / NF -κB 信号通路的活性来实现上述作用。

Guo 等[28] 研究乌司他丁减轻异氟烷诱导的 Fiser -344 大鼠认知能力下降的机制。Guo 等将大鼠分为 4 组：对照组（仅 0.9% 生理盐水）、异氟烷（暴露于 1.2% 异氟烷）、异氟烷＋乌司他丁组（暴露于 1.2% 异氟烷后静脉注射 100 000 U/kg 乌司他丁）和乌司他丁＋异氟烷组（静脉注射 100 000 U/kg 乌司他丁后暴露于 1.2% 异氟烷）。各组处理完成后，分别用 ELISA 测定脑组织 TNF-α 和 IL-1 的蛋白浓度；蛋白质印迹法测定 β - 淀粉样蛋白（A β）和裂解的 caspase-3 的表达。Barnes 迷宫测试后用 TUNEL 法测定脑内凋亡细胞的比例。结果发现，在 Barnes 迷宫训练和测试中，暴露于异氟烷损害大鼠的学习能力，而在暴露于异氟烷前后应用乌司他丁可以减轻这种现象。异氟烷暴露后凋亡细胞比例和裂解的 caspase-3 表达增加，说明异氟烷可诱导神经元凋亡，而乌司他丁前处理和后处理均可减弱这一作用。不仅如此，在异氟烷暴露后 16 h，大鼠脑组织内 TNF-α、IL-1 和 A β 的表达增加，乌司他丁前处理和后处理均可阻断这些表达增加。Guo 等的结论认为，乌司他丁抑制大鼠脑内神经元凋亡的作用可能是通过抑制 Aβ42 和细胞因子表达发挥作用的，这些作用都有助于减轻异氟烷所致大鼠认知功能障碍。此外，异氟烷暴露前乌司他丁预处理比乌司他丁后处理更有效。

Miao 等[29] 研究并确定人参皂苷 Rg1 是否能减弱异氟烷 / 手术诱导的神经认知障碍和 Sirtuin3（Sirt3）功能障碍。Miao 等对 C57BL/6J 雄性小鼠腹腔注射 10 mg/kg 人参皂苷 Rg1，持续 8 d，之后接受 1.4% 异氟烷加腹部手术 2 h 处理。神经认知功能通过巴恩斯迷宫测试进行评估。测定海马组织中活性氧（ROS）、耗氧率（OCR）、线粒体膜电位（MMP）、Sirt3 表达及去乙酰化活性。结果表明，异氟烷/手术诱导海马依赖性学习记忆障碍，海马组织中 ROS 水平升高，OCR、MMP、Sirt3 表达和去乙酰化活性降低。异氟烷/手术前人参皂苷 Rg1 处理可显著改善学习记忆能力，降低 ROS 水平，提高 OCR、MMP、Sirt3 表达和去乙酰化活性。综上所述，本实验表明人参皂苷 Rg1 治疗可减轻异氟烷/手术诱导的神经认知障碍和 Sirt3 功能障碍。

刺藤皂苷 E（EE）是刺藤皂苷的主要成分，对认知有明显的保护作用。Xu 等[30] 研究刺藤皂苷 E 对异氟烷诱导的认知功能障碍的神经保护作用，并探讨其可能的机制。用新物体识别和 Morris 水迷宫实验评估学习和记忆。研究发现，在异氟烷暴露下，年老的大鼠对新物体的偏好较低，在目标区域停留的时间也较短。然而，刺藤皂苷 E（50 mg/kg，腹腔注射）可以减轻这种健忘。Xu 等进一步的研究将重点放在与学习和记忆相关的可能的保护分子上，如乙酰胆碱（ACh）和胆碱乙酰转移酶（ChAT）、烟碱乙酰胆碱受体（α7-nAChR）和 NR2B。异氟烷暴露后海马和血清中乙酰胆碱含量降低；同时，ChAT、α7-nAChRs 和 NR2B 的表达下调。这些异常状态可以通过刺藤皂苷 E 处理来逆转。研究结果表明，刺藤皂苷 E 可能是一种潜在的治疗异氟烷诱导的认知功能障碍的药物。可能的机制是其通过增强 ChAT 保护神经，促进乙酰胆碱的合成，进而影响 α7-nAChR-NR2B 复合物的表达。

脑源性神经营养因子（BDNF）对认知和记忆功能至关重要，中枢神经系统中 BDNF 的异常表达可能会损害这些功能。临床研究表明，在麻醉和手术后出现认知障碍的患者中 BDNF 表达降低，但其分子机制尚不清楚。表观遗传调控在认知中起着重要的作用。H3K9 的高甲基化对转录沉默和认知障碍的发病至关重要。Wu 等[31] 研究 H3K9 三甲基化在麻醉和手术过程中抑制 BDNF 的表达和损害记忆的机制。本研究采用异氟烷吸入麻醉开腹、行为检测、蛋白质印迹法、实时定量逆转录聚合酶链反应（qRT-PCR）、染色质免疫沉淀（ChIP）和免疫组织化学。麻醉和手术后海马 BDNF 表达降低。认知障碍影响记忆形成，但不影响回忆。H3K9 三甲基化下调 BDNF 表达。BDNF 的过表达或外源性 BDNF 的应用改善麻醉和手术引起的记忆形成障碍。因此，抑制 H3K9 三甲基化和增加 BDNF 的表达可能有助于在临床环境中预防围术期神经认知障碍（PND）。

Wang 等[32] 探讨哺乳动物雷帕霉素（mTOR）信号转导靶点是否与 PND 有关，他们通过研究确定来探讨手术是否激活老年大鼠 mTOR 信号通路导致 PND，mTOR 抑制剂雷帕霉素能否缓解 PND。Wang 等将老年大鼠随机分为正常对照组（C 组）、异氟烷（I 组）、手术组（S 组）和雷帕霉素组（R 组），I 组、S 组、R 组接受麻醉，之后 S 组、R 组行脾切除术，R 组术后给予雷帕霉素。用 Morris 水迷宫实验测试大鼠术后的空间学习和记忆能力。结果发现，与其他组比较，S 组逃避潜伏期（即找到平台的时间）明显高于 S 组，目标象限游泳时间比 S 组低。R 组逃避潜伏期明显低于 S 组，目标象限游泳时间比 S 组高。Wang 等认为，脾切除术后 mTOR 信号通路的改变导致老年大鼠 PND，雷帕霉素可缓解 PND。

肠道微生物衍生代谢物氧化三甲胺（TMAO）最近被证明通过增加周围组织的氧化应激和炎症，参与许多疾病的发病机制。因此，Meng 等[33] 研究循环氧化三甲胺升高是否会影响手术引起的认知能力下降。Meng 等对衰老大鼠分别给予溶剂对照和氧化三甲胺处理 3 周。2 周的处理后，这些大鼠接受假手术或剖腹手术。手术 1 周后，接受剖腹手术的大鼠表现出海马依赖的认知功能障碍，具体表现为环境相关的静止不动时间缩短，这与血浆促炎细胞因子水平升高、小胶质细胞介导的神经炎症和海马中活性氧（ROS）产生增加有关。经氧化三甲胺处理后，术前及术后 1 周血浆氧化三甲胺水平升高，进一步增加小胶质细胞介导的神经炎症和海马区 ROS 的生成，导致开腹手术组认知功能障碍加重，假手术组则没有。氧化三甲胺降低两组抗氧化酶甲硫氨酸亚砜还原酶 A（MsrA）的表达。研究结果表明，循环氧化三甲胺升高可下调海马体中的抗氧化酶 MsrA，这可能会增加手术诱导氧化应激的易感性，加剧手术后老年大鼠的神经炎症和认知能力下降。围术期降低循环氧化三甲胺水平可能是防止血液内高氧化三甲胺水平老年患者认知功能障碍加剧的新策略。

Zhang 等[34] 研究外源性脂联素通过海马丝裂原活化蛋白激酶（MAPK）信号通路对异氟烷致老年认知功能障碍大鼠的干预作用。Zhang 等选取 15～20 月龄健康 SD 大鼠 60 只，体重 400～500 g。将这些大鼠随机分为 4 组：对照组、麻醉组、脂联素干预组、p38-MAPK 拮抗剂组，对照组大鼠吸入 4 L / min 的纯氧 4 h，但是其他 3 组的大鼠通过吸入异氟烷进行处理，时间也为 4 h。在吸入异氟烷过程中异氟烷的初始浓度为 3.5%，1 h 后将浓度下降到 2.2%，2 h 后直到结束异氟烷浓度为 1.7%。然后，在对照组和麻醉组大鼠腹腔内注射 0.5 ml 生理盐水，脂联素干预组和 p38-MAPK 拮抗剂组大鼠注射脂联素（300 mg/kg），同时给 p38-MAPK 拮抗剂组大鼠注射 0.5 ml p38-MAPK 拮抗剂 20 mg/kg，1 次 / 天，连续 3 天。在第 1、第 3、第 7 天分别进行 Morris 水迷宫实验，每个时间点有 5 只大鼠参与实验，记录大鼠逃避潜伏期和游泳路线长度。采用逆转录 - 聚合酶链反应（RT-PCR）和蛋白质印迹法检测海马组织中 p38 mRNA 和蛋白的表达。结果发现，任何时间点的逃避潜伏期和游泳路线的长度在麻醉组干预后明显长于对照组（$P < 0.05$），脂联素干预组比麻醉组显著缩短（$P < 0.05$），但 p38-MAPK 拮抗剂组和麻醉组没有区别（$P > 0.05$）。p38-MAPK 的 mRNA 和蛋白质表达在任何时间点麻醉组都高于对照组（$P < 0.05$），脂联素干预组比麻醉组显著降低（$P < 0.05$），但 p38-MAPK 拮抗剂组和麻醉组没有区别（$P > 0.05$）。研究结果提示，外源性脂联素可改善异氟烷麻醉老年大鼠认知功能障碍，可能是通过抑制海马 p38-MAPK 信号通路实验的。

Xu 等[35] 研究中枢胆碱能神经元变性促进 POCD 发生的作用与机制。Xu 等观察麻醉 / 手术（阑尾切除术）对成年和老年小鼠学习记忆的影响，并检测胆碱乙酰转移酶（ChAT）、乙酰胆碱酯酶（AChE）、囊状乙酰胆碱转运体（VAChT）和胆碱转运体（CHT）水平。分别在老年小鼠中使用 AChE 阻断剂多奈哌齐，在成年小鼠中使用胆碱特异性免疫毒素 -p75-saporin（mu-p75-sap）预处理后进行结果分析。采用 Morris 水迷宫测定麻醉 / 手术小鼠的学习记忆变化。蛋白质印迹法检测中枢胆碱能系统生物标志物蛋白水平的变化。Xu 等发现麻醉 / 手术导致的记忆衰退和中枢胆碱能生物标志物（ChAT 和 VAChT）衰减在老年小鼠中同时出现，而在成年小鼠中没有。多奈哌齐预处理可减少老年小鼠中枢胆碱能损伤，并防止麻醉 / 手术后学习和记忆衰退。相比之下，当 mu-p75-sap 预损伤中枢胆碱能神经元时，麻醉 / 手术后成年小鼠出现认知功能障碍。这些结果提示中枢胆碱能神经元变性促进 POCD 的发展。

含有 a5 亚单位的 GABA$_A$ 型受体（a5 GABA$_A$Rs）是一个独特的亚群，特异性地分布在哺乳动物海马中，并介导海马神经元的强直性抑制电流。低剂量异氟烷可增强这些电流，异氟烷与学习记忆障碍有关。a5 GABA$_A$Rs 的逆激动剂如 L-655708 能够逆转幼年动物低剂量异氟烷引起的短期记忆缺陷。然而，这些负变构调节剂是否对老年大鼠有同样的作用尚不清楚。因此，Zhao 等[36] 研究 L-655708 对低剂量（1.3%）异氟烷诱导的老年大鼠学习记忆损伤的影响。年轻（3 个月大）和老龄（24 个月大）Wistar 大鼠在 1.3% 异氟烷麻醉前 0.5 h 或麻醉后 23.5 h 随机应用 L-655708。Morris 水迷宫实验测试表明，在麻醉前或麻醉后注射 L-655708 可以逆转年轻大鼠的记忆缺陷。但在老年大鼠中，仅在麻醉前使用 L-655708 也有类似的效果。通过逆转录－聚合酶链反应发现，低剂量异氟烷降低衰老海马神经元中 a5 GABA$_A$Rs 的 mRNA 表达，而在幼体中则升高。这些结果表明，L-655708 可以预防但不能逆转 1.3% 异氟烷诱导的老年 Wistar 大鼠空间学习和记忆损伤。

连接蛋白 43（Cx43）是间隙连接的重要组成部分，在神经炎症中起重要作用。Ju 等[37] 研究 Cx43 在 POCD 过程中的作用。Ju 等建立老年小鼠胫骨骨折的 POCD 模型。采用 Morris 水迷宫实验测试认知功能。收集海马组织用于 RT-PCR、蛋白质印迹法和免疫荧光测定。结果发现，在水迷宫实验中，手术小鼠到达目标平台的时间比对照组长。手术小鼠海马 IL-1、TNF-α 和 TNF-α mRNA 表达明显增加。手术组海马 Cx43 蛋白含量增加。Gap26 是 Cx43 半通道的特异性阻断剂，用其处理后可降低 Cx43 蛋白的表达，以及 IL-1β 和 TNF-α mRNA 的表达，提高迷宫测试的成绩。结果提示，老年小鼠胫骨骨折内固定可诱导 Cx43 半通道断开，增强海马神经炎症，导致认知功能障碍。Gap26 可减轻海马区神经炎症，改善术后认知功能。

Tian 等[38] 探讨 NL1 对术后认知功能障碍（POCD）小鼠神经雷素-1b（Nrx1b）表达水平和小清蛋白（PV）间神经元兴奋性的影响。Tian 等将 80 只 10 月龄 C57BL/6 雄性小鼠随机分为 4 组：对照组、对照组＋空载体（对照组＋EV）组、麻醉手术＋空载体（POCD＋EV）组、麻醉手术＋NL1 过表达组（POCD＋NL1 组），每组 20 只。采用开场实验和条件恐惧实验分析 4 组小鼠的行为差异。蛋白质印迹法检测 NL1、PV 和 Nrx1b 的表达水平，免疫共沉淀检测 NL1 和 Nrx1b 的结合。进一步检测海马区突触后密度蛋白 95（PSD95）的表达水平和 PV 间神经元兴奋性的变化。结果发现，对照组与对照组＋EV 组各指标差异无统计学意义（$P > 0.05$）。与对照组＋EV 组相比，POCD＋EV 组环境相关静止不动时间百分比明显降低，POCD＋NL1 组和 POCD＋EV 组环境相关静止不动时间百分比明显升高（$P < 0.01$）。在声光电相关恐惧测验中，4 组间静止不动时间差异无统计学意义（$P > 0.05$）。在 POCD 小鼠中过表达 NL1 后，PV、Nrx1b 的蛋白表达升高，PSD95 蛋白表达升高，NL1 和 Nrx1b 的蛋白表达增强，使 PV 间神经元的兴奋性显著增强。NL1 的过表达可上调 POCD 小鼠 PV、Nrx1b 神经元和 PSD95 的表达水平，增强 NL1 与 Nrx1b 神经元的相互作用，进一步增加 PV 间神经元的兴奋性，从而恢复海马依赖记忆和认知功能障碍。

Yan 等[39] 研究自噬在 POCD 发生发展中的作用与机制。Yan 等在七氟烷麻醉或阑尾切除术诱导的 POCD 大鼠模型发现，自噬的重要调节因子腺苷酸活化蛋白激酶 α1（adenosine monophosphate activated protein kinase，AMPK α1）显著下调。在 Morris 水迷宫测试中，AMPK α1 的过表达改善 POCD，表现为逃避潜伏期减少，目标象限游泳时间、游泳距离和跨平台时间增加。AMPK α1 的过表达通过增加自噬信号 LC3-Ⅱ 和 Beclin1 的表达激活自噬，降低 POCD 大鼠海马组织中 p62 的表达。此外，3- 甲基腺嘌呤阻断自噬，部分减弱 AMPK α1 介导的 POCD 改善。此外，AMPK α1 的过表达可上调 POCD 大鼠海马组织中 p-AMPK 和 Sirt1 的表达。有趣的是，通过化合物 C（compound C）抑制 AMPK 信号有效地减弱 AMPK α1 介导的 POCD 改善，同时 p-AMPK、Sirt1、LC3-Ⅱ 和 Beclin1 的下调及 p62 的上调。因此，Yan 等认为，过表达 AMPK α1 可以通过 AMPK- sirt1 和自噬信号通路改善 POCD。

海马区神经炎症在 POCD 中起重要作用。组蛋白去乙酰化酶（HDACs）最近被确认为神经炎症的关键调节因子。MS-275 是 HDAC 的抑制剂，据报道具有神经保护作用。因此，Wu 等[40]研究 MS-275 预处理对大鼠神经炎症的抑制作用及其预防 POCD 的机制。在本研究中，麻醉/手术损害大鼠的认知功能，表现在 Morris 水迷宫实验中，逃避潜伏期增加和穿越平台次数减少。机制是通过激活小胶质细胞和神经炎症，降低 PSD-95 的表达。然而，MS-275 预处理可减轻术后认知障碍的严重程度。此外，MS-275 预处理降低海马中活化的小胶质细胞水平，增加 PSD95 蛋白的表达。预处理与 MS-275 减少 NF-κB-p65 蛋白表达及其在核内的积聚，以及减轻海马内神经炎症反应（产生促炎细胞因子包括 TNF-α 和 IL-1β）。此外，MS-275 降低海马区 HDAC2 的表达和 HDAC 活性，而在经溶剂处理的大鼠中，海马区 HDAC2 的表达和 HDAC 活性增强。这些结果表明，MS-275 通过抑制 HDAC 降低大鼠海马的神经炎症，从而减轻术后认知功能障碍。

Li 等[41]研究 Shh 共受体 Smoothened（Smo）激动剂 purmorphamine（PUR）对大鼠 POCD 模型的影响。PUR 可与 Smo 拮抗剂竞争性结合到 Smo，并激活 Smo。Li 等将 18 月龄雄性大鼠在 7% 水合氯醛麻醉下进行胫骨骨折髓内固定术，以模拟人类临床手术。实验分组为假手术＋溶剂组、假手术＋PUR 组、POCD＋溶剂组和 POCD＋PUR 组。术后 6 h 腹腔注射剂量为 15 mg/（kg·d）的 PUR，连续 3 d。术后 1 d、3 d、7 d 老年大鼠进行 Morris 水迷宫实验，之后立即处死以观察此时点相关蛋白的表达。研究结果发现，与 POCD＋溶剂组和假手术＋PUR 组比较，POCD＋PUR 组恢复神经功能损伤（$P=0.01$）。PUR 的应用可诱导术后第 1 天 Shh 表达上调（$P=0.02$），第 3 天继续上调（$P=0.008$），但在第 7 天下调（$P=0.03$）。蛋白质印迹法和免疫荧光分析都显示，PUR 处理后老龄大鼠齿状回自噬标记物 LC3 显著升高（$P=0.006$），但 p62 降解增加（$P=0.000$）。重要的是，LC3 主要存在于海马的突触前膜和突触后膜中。Li 等认为，在大鼠 POCD 模型中 Shh 与自噬存在一定的关系，为 Shh 信号通路介导的 POCD 神经保护和认知保护机制研究提供了新的视角。同时结果也为临床药物的发展提供了一个潜在的靶点。

Toll 样受体 3（TLR3）在海马依赖性工作记忆中发挥重要作用。Chen 等[42]研究 TLR3 在 POCD 发展中的作用。在本研究中，Chen 等假设麻醉和手术过程中细胞外 RNA（exRNAs）的增加，特别是双链 RNA（dsRNAs），可以激活 TLR3 信号通路介导 POCD。应用 POCD 的小鼠模型，20～22 月龄野生型（WT）小鼠接受单侧肾切除术，结果发现，手术组的神经细胞和小胶质细胞都出现 TLR3 表达水平增加。与 WT 小鼠相比，*TLR3* 敲除（KO$^{-/-}$）小鼠改善海马依赖记忆，减少炎性细胞因子的产生和细胞凋亡。体外和体内模型都发现 exRNAs 和（或）TLR3 共定位的增加。值得注意的是，给予 TLR3/dsRNA 复合物抑制剂可以降低海马 dsRNA 水平和 TLR3 表达，降低海马炎性细胞因子的产生和凋亡，从而改善海马依赖记忆。这些结果表明，在应激条件下存在的 exRNAs，特别是 dsRNAs，可能会触发 TLR3 激活，启动下游的炎症和凋亡信号，在 POCD 的发生中发挥重要作用。

都义日等[43]探讨乌司他丁对手术创伤致大鼠术后认知功能障碍（POCD）的影响及作用机制。将 60 只 Wistar 大鼠随机分为对照组、POCD 组、乌司他丁组各 20 只。术前 5 d 先行空间获得性实验学习。对照组注射生理盐水；POCD 组行全身麻醉脾切除术制备 POCD 模型，注射生理盐水；乌司他丁组在制备 POCD 模型前后注射乌司他丁。术后 3 d、7 d 评估各组大鼠的行为学变化；测定海马及前额皮质组织中丙二醛（MDA）、超氧化物歧化酶（SOD）、肿瘤坏死因子 α（TNF-α）、白细胞介素 1β（IL-1β）及核因子 κB（NF-κB）的含量。结果显示，术后 3 d，POCD 组大鼠停留时间短于对照组，穿台次数少于对照组，工作记忆潜伏时间长于对照组，MDA 含量高于对照组，SOD 含量低于对照组，POCD 组大鼠 TNF-α、IL-1β 和 NF-κB 水平均高于对照组（P＜0.05）；乌司他丁组大鼠停留时间短于对照组，长于 POCD 组，穿台次数多于 POCD 组，工作记忆潜伏时间长于对照组，短于 POCD 组；MDA 含量高于对照组，低于 POCD 组；SOD 含量低于对照组，高于 POCD 组；TNF-α、IL-1β 和 NF-κB 水平均高于对照组，低于 POCD 组（P＜0.05）。术后 7 d，对照组和乌司他丁组大鼠停留时间短于术后 3 d，工作记忆潜伏时间长于术后 3 d；对照组和乌司他丁组 MDA 含量高于术后 3 d，POCD 组 MDA 含量低于术后 3 d；对照组 SOD 含量低于术后 3 d，POCD 组、乌司他丁组 MDA 含量高于术后 3 d；POCD 组和乌司他丁组 TNF-α 水平低于术后 3 d；3 组 IL-1β 和 NF-κB 水平低于术后 3 d（P＜0.05）；POCD 组大鼠停留时间短于对照组，工作记忆潜伏时间长于对照组；乌司他丁组大鼠停留时间短于对照组，长于 POCD 组，工作记忆潜伏时间长于对照组，短于 POCD 组；POCD 组大鼠 MDA 含量高于对照组，SOD 含量低于对照组，乌司他丁组大鼠 MDA 含量高于对照组，低于 POCD 组，SOD 含量低于对照组，高于 POCD 组，POCD 组大鼠 TNF-α、IL-1β 和 NF-κB 水平均高于对照组，乌司他丁组 IL-1β 水平低于 POCD 组（P＜0.05）。结论表明，乌司他丁通过清除氧自由基、抑制炎症反应，对改善 POCD 具有积极的作用。

间充质干细胞（mesenchymal stem cells，MSCs）广泛应用于各种组织器官的再生和修复，值得注意的是，最近的研究表明，由于间充质干细胞高水平地分泌 BDNF、NGF、VEGF、bFGF 等活性蛋白，间充质干细胞预处理培养基（MSC-CM）具有抗炎、抗氧化、组织再生和损伤保护作用。但是 MSC-CM 是否对 POCD 有保护作用尚不清楚。因此，Jiang 等[44]研究 MSC-CM 在 POCD 小鼠模型中的治疗效果及其作用机制。Jiang 等将 60 C57BL／6 小鼠随机分为 3 组：对照组、POCD 组和 POCD ＋ MSC-CM 组。采用左肝叶切除术建立 POCD 小鼠模型，对照组小鼠实施假手术，POCD ＋ MSC-CM 组的小鼠在手术后立即经小鼠尾静脉注射 200 μl 的 MSC-CM。采用 Morris 水迷宫测定小鼠术后 1 d、3 d、7 d 的认知功能。ELISA 检测术后 3 d 脑组织 IL-1、IL-6、TNF-α 和 MDA 水平，蛋白质印迹法检测脑源性神经营养因子（BDNF）蛋白水平。结果发现，左肝叶切除引起小鼠的认知功能下降，脑内 IL-1、IL-6、TNF-α 和 MDA 水平升高，BDNF 表达下降，而给予 MSC-CM 显著逆转这些变化。Jiang 等认为，MSC-CM 可以改善小鼠 POCD，其保护作用与炎症因子水平降低、氧化应激减弱和 BDNF 表达增加有关。

吕红杰等[45]研究瘦素对原位肝移植术大鼠脑损伤和远期认知功能的影响。选取清洁级雄性 SD 大鼠 90 只，3 月龄，体重 200～250 g，采用随机数字表法分为 3 组（n＝18）：假手术组（S 组）、肝缺血再灌注组（I/R 组）和瘦素组（L 组）。I/R 组和 L 组行原位肝移植术制备肝缺血再灌注损伤模型；L 组于缺血即刻腹腔注射瘦素 1 mg/kg，S 组和 I/R 组腹腔注射等容量生理盐水。术后 3 d 时处死 12 只大鼠并取脑组织，光镜下观察海马 CA1 区病理学结果，采用 TUNEL 法检测海马神经元凋亡情况，计算凋亡率，蛋白质印迹法法检测海马水通道蛋白 4（AQP4）和蛋白激酶 C（PKC）的表达水平。余下 6 只大鼠于术后 30 d 时进行 Morris 水迷宫实验评价远期认知功能。结果显示，与 S 组比较，I/R 组和 L 组海马组织神经元凋亡率升高，AQP4 和 PKC 表达上调，逃避潜伏期延长，平台所在象限滞留时间缩短（P＜0.05）；与 I/R 组比较，L 组海马组织神经元凋亡率降低，AQP4 和 PKC 表达下调，逃避潜伏期缩短，平台所在象限滞留时间延长（P＜0.05）。得出结论，瘦素可减轻原位肝移植术大鼠脑损伤，其机制可能与下调 PKC 和 AQP4 的表达有关；瘦素还可改善原位肝移植术大鼠远期认知功能。

张津玮等[46]研究右美托咪定对大鼠胫骨骨折手术所致术后认知功能障碍的影响。方法：第 1 阶段，选择 16 只雄性 SD 大鼠，随机分为对照组和胫骨骨折组，于胫骨骨折手术造模后 1 d、3 d、5 d、7 d 分别测定两组大鼠行为学指标及海马区 CX3CL1 蛋白及 CX3CL1 mRNA 的表达变化。第 2 阶段，选择 24 只雄性 SD 大鼠，随机分为对照组、胫骨骨折组和胫骨骨折+CX3CL1 中和抗体组。分别测定各组大鼠行为学指标及海马区 CX3CL1 蛋白的表达变化。第 3 阶段，选择 24 只雄性 SD 大鼠，随机分为对照组、胫骨骨折组及胫骨骨折+Dex 组。分别测定各组大鼠行为学指标及海马区 CX3CL1 蛋白和 CX3CL1 mRNA 的表达变化。造模后 1 d、3 d、5 d、7 d，胫骨骨折组大鼠的新异臂探索时间明显低于对照组（$P<0.05$）；胫骨骨折组大鼠海马区 CX3CL1 蛋白和 CX3CL1 mRNA 的表达明显低于对照组（$P<0.05$）；胫骨骨折+CX3CL1 中和抗体组大鼠新异臂探索时间明显低于胫骨骨折组；胫骨骨折+CX3CL1 中和抗体组大鼠海马区 CX3CL1 蛋白的表达明显低于胫骨骨折组；Dex 组大鼠新异臂探索时间明显长于胫骨骨折组（$P<0.05$）；Dex 组大鼠海马区 CX3CL1 蛋白及 CX3CL1 mRNA 的表达明显高于胫骨骨折组（$P<0.05$）。结论表明，Dex 可以通过提高 CX3CL1 的表达减轻大鼠胫骨骨折手术所致的术后认知功能障碍。

Cai 等[47]研究迷走神经刺激（VNS）对 POCD 中起到保护作用的机制。Cai 等采用刺激迷走神经支配的外耳道的无创迷走神经刺激法（耳穴迷走神经刺激法，aVNS），替代在颈部切口直接刺激迷走神经的方法，探讨该方法对老年 POCD 模型大鼠手术致认知功能障碍的治疗效果。结果观察到 aVNS 的治疗减轻剖腹探查手术后的术后记忆损伤，在 Morris 水迷宫测试中可以看出 aVNS 缩短逃避潜伏期和游泳距离。此外，aVNS 还能减少老年大鼠术后海马的凋亡。与这些有益作用相伴的是，Cai 等发现 aVNS 处理可减轻术后神经炎症，即 IL-1β、TNF-α 的蛋白表达及 NF-κB 的核内蛋白表达降低，阿尔茨海默病相关的病理变化如在 AT8 和 Ser396 的 Tau 磷酸化、Aβ40 及 Aβ42 的水平在老龄大鼠的海马均降低。总之，研究首次揭示了 aVNS 对 POCD 的神经保护作用。这可能是由于抑制神经炎症和阿尔茨海默病相关的病理。本研究提示无创 aVNS 可能是临床治疗 POCD 的一种有前景的方法。

Li 等[48]研究右美托咪定改善丙泊酚诱导的新生儿神经毒性的机制。由于糖原合酶激酶-3 b（GSK-3b）、细胞周期素依赖性激酶-5（CDK5）和 RhoA 激酶（RhoA）途径在神经发育中起着重要作用。这项研究的目的在于在探讨 GSK-3、CDK5 和 RhoA 通路是否参与右美托咪定的神经保护。将 7 d 大的（P7）SD 大鼠用丙泊酚麻醉 6 h。在丙泊酚暴露前使用不同浓度的右美托咪定进行处理。观察海马区神经细胞凋亡、神经元增殖及神经递质水平。同时观察 GSK-3 b 抑制剂 SB415286、CDK5 抑制剂 roscovitine 或 RhoA 抑制剂 Y276321 对丙泊酚诱导的神经毒性的影响。结果发现，丙泊酚诱导海马神经元和星形胶质细胞凋亡，抑制 DG 区神经元增殖，下调海马区 γ 氨基丁酸（GABA）和谷氨酸水平，损害长期认知功能。50 μg/kg 右旋美托咪定预处理可降低上述不良反应。此外，丙泊酚通过在暴露后短时间内降低 GSK-3 b 磷酸化（ser 9），增加 CDK5 激活因子 P25 的表达，并增加其在 CRMP2 上的靶点磷酸化，从而激活 GSK-3 b 磷酸化和 CDK5 通路，但不激活 RhoA 通路。这些影响可通过使用 50 μg/kg 右美托咪定预处理得到逆转。此外，SB415286 和 roscovitine，而不是 Y276321，可以减弱丙泊酚诱导的神经细胞凋亡、脑细胞增殖抑制、GABA 和谷氨酸下调及学习和记忆功能障碍。研究结果表明，右美托咪定通过抑制新生大鼠海马中 GSK-3、Akt /CRMP2 和 CDK5/CRMP2 通路的激活，降低丙泊酚诱导的神经毒性和神经认知障碍。

麻醉可能导致幼鼠神经毒性和神经认知障碍，但潜在的机制仍有待确定。同时，自噬参与脑发育，并参与神经退行性疾病的发生。因此，Wang 等[49]研究七氟烷对幼龄小鼠海马自噬和认知功能的影响。Wang 等采用出生 6 d 的小鼠进行研究，在出生后第 6、第 7、第 8 天每天暴露于 3% 七氟烷 2 h，第 8 天麻醉后提取幼鼠的海马。用蛋白质印迹法检测小鼠海马自噬相关的 LC3 水平、LC3 - Ⅱ 与 LC3 - Ⅰ 的比值及 SQSTM1/P62 水平。Wang 等使用不同组的小鼠在出生后 31～37 d 通过 Morris 水迷宫实验进行行为测试。结果发现，七氟烷麻醉提高幼龄小鼠 LC3-Ⅱ 水平和 LC3-Ⅱ/LC3-Ⅰ 比值，降低幼龄小鼠海马 P62 水平，引起小鼠认知功能障碍。自噬抑制剂 3-甲基腺嘌呤可减弱小鼠自噬激活，改善七氟烷诱导的认知障碍。因此，研究结果提示，七氟烷麻醉可能通过激活幼鼠海马自噬而导致幼鼠认知功能损伤。

七氟烷可引起发育中神经的毒性，表现为幼年动物的记忆和学习障碍。Li 等[50]研究 nectin1 和促肾上腺皮质激素释放激素受体 1（CRHR1）在七氟烷诱导的新生小鼠学习障碍和树突棘缺失中的作用。Li 等用 3% 七氟烷和 60% O_2 或 60% O_2 对新生 7 d 的小鼠处理 6 h。采用 Y 迷宫、新物体识别测试和 Morris 水迷宫实验对认知功能进行评价。用蛋白质印迹法检测海马 nectin-1 和 L-afadin 的表达。在小鼠 7 d 和 2 个月大时，使用高尔基染色探测海马体的树突棘形态。新生小鼠暴露于七氟烷减少海马 nectin-1 水平，这种减少从七氟烷暴露后 1 h 到 2 个月都可以发现。空间记忆和工作记忆及树突棘数量在成年后有所好转，过表达 nectin-1 过度和 CRHR1 拮抗剂安他拉明可以逆转上述损伤。Nectin-1 沉默导致空间学习障碍、树突棘缺失和 L-afadin 蛋白表达降低。结果提示，七氟烷诱导的 nectin-1 和 L-afadin 表达下降是通过海马区 CRHR1 信号介导的，研究结果可用于开发旨在降低吸入七氟烷神经毒性的针对性干预技术。

孙鼐等[51]探讨不同浓度异氟烷麻醉对新生大鼠远期认知功能的影响及作用机制。将 40 只 7 d 龄的新生 SD 大鼠随机分为 5 组（$n=8$）：吸入空气正常对照组（A 组），1.2%、1.8% 异氟烷单次吸入组（B 组、C 组），1.2%、1.8% 异氟烷多次吸入组（D 组、E 组）。吸入异氟烷 3 周后行认知功能测试。认知功能测试完成后处死大鼠，取海马组织，行免疫组织化学荧光染色，检测海马 N-甲-D-天冬氨酸受体-2（NMDAR2）、谷氨酸转运体（GLAST）表达水平。结果显示，与 A 组比较，B 组、C 组、D 组、E 组定位航行实验逃逸潜伏期均显著延长，空间探索实验探索时间均显著缩短，差异有统计学意义（$P<0.05$）；与 A 组比较，B 组、C 组、D 组、E 组海马 NMDAR2、GLAST 表达均显著升高，且 C 组高于 B 组，E 组高于 D 组，差异有统计学意义（$P<0.05$）。得出结论，吸入异氟烷麻醉可能通过诱导海马 NMDAR2、GLAST 表达上调，导致新生大鼠远期认知功能降低，且吸入高浓度异氟烷对海马 NMDAR2、GLAST 表达上调作用更显著。

曹福羊等[52]探讨七氟烷对新生大鼠远期认知功能和海马果蝇相关蛋白 3（TRB3）表达的影响。将出生 7 d 的 SD 大鼠 28 只，体重 12～18 g，随机分为两组（$n=14$）：对照组（CON 组）和七氟烷麻醉组（SEV 组）。在采用不同吸入处理结束后 24 h，每组抽取 6 只大鼠用蛋白质印迹法检测海马组织内 TRB3 及磷酸化的丝氨酸/苏氨酸蛋白激酶（p-Akt）。两组分别在幼鼠成长至 21 d 和 56 d 时采用 Morris 水迷宫实验评估大鼠的学习和记忆能力。结果显示，与 CON 组比较，SEV 组在 21 d 和 56 d 开始的 Morris 水迷宫实验中，大鼠的逃避潜伏期显著延长，第 3 象限活动时间显著减少，原平台范围内的穿越次数减少（$P<0.05$）；与 CON 组比较，吸入七氟烷结束后 24 h 时 SEV 组海马 TRB3 表达显著上调，p-Akt（Ser473）表达显著下调（$P<0.05$）。结论表明，新生期吸入 3% 七氟烷 6 h 对大鼠幼年及成年期认知功能产生影响，且对新生大鼠海马组织内 TRB3 及 p-Akt（Ser473）的表达产生影响。

（三）荟萃分析和综述

一些对地塞米松对 POCD 或术后谵妄（POD）影响的研究，结论并不一致。因此，Li 等[53] 一项荟萃分析，以确定地塞米松对全身麻醉后成人 POCD 和 POD 的影响。Li 等纳入 Cochrane Library 检索到的在 Cochrane 中心注册的对照试验（截至 2018 年 11 月 17 日），MEDLINE OvidSP（1946 年至 2018 年 11 月 16 日）和 Embase OvidSP（1974 年至 2018 年 11 月 16 日）检索到的随机对照试验，这些研究用于评估在成年人（年龄≥18 年）全身麻醉应用地塞米松后 POCD 和 POD 的发病率。Li 等按照建议分级、评估、发展和评价框架来评估证据的质量。研究结果发现，共纳入 5 项研究（3 项关于 POCD 发生率的研究，地塞米松组 855 人，安慰剂组 538 人；2 项关于 POD 发生率的研究，地塞米松组 410 人，安慰剂组 420 人）。地塞米松组与安慰剂组术后 30 d POCD 发生率差异无统计学意义（RR 1.00，95% CI 0.51～1.96，$P=1.00$，$I^2=77\%$），POD 发生率差异无统计学意义（RR 0.96，95% CI 0.68～1.35，$P=0.80$，$I^2=0\%$）。然而，由于对此两项分析的证据有限，临床异质性也存在一定的局限性，并且 Li 等认为 POCD 和 POD 术后发生率的证据质量非常低。Li 等认为，按这项荟萃分析显示，预防性地应用塞米松并不能降低 POCD 和 POD 的发生率。要在这一领域取得进展，还需要对 POCD 和 POD 的预防策略进行试验，以及更好地了解这些复杂综合征的病理生理学。

帕瑞昔布（parecoxib）是一种广泛应用的选择性环氧合酶-2（COX-2）抑制剂，具有良好的围术期抗炎镇痛作用。已有研究探讨其对 POCD 的影响。Huang 等[54] 通过对随机对照试验进行荟萃分析，评估帕瑞昔布在术后认知功能障碍治疗中的效果。Huang 等通过 PubMed、Cochrane Library 和 Embase 数据库，检索截至 2017 年 10 月的相关研究。选择固定效应模型来分析数据的异质性。使用 Windows 版本的 Review Manager Version 5.3 执行统计分析。结果发现，共 4 个 RCT 纳入 904 例手术患者。荟萃分析显示，与对照组相比，帕瑞昔布可显著降低术后第 1、第 3、第 5、第 7 天 POCD 的发生率；术后第 2 天，IL-6 和 S100b 浓度降低。同时帕瑞昔布组吗啡、芬太尼和曲马多的消耗量低于对照组。这项荟萃分析表明，帕瑞昔布治疗早期 POCD 在 7 d 内有效，在术后 2 d 内降低 IL-6 和 S100b 浓度。然而，目前的研究存在样本量小、证据质量有限等局限性，需要进一步大范围、选择精心设计的随机对照试验进行荟萃分析验证。

右美托咪定的神经保护作用在基础研究和临床研究中都有报道，但关于术后神经认知功能的证据尚不清楚。Yang 等[55] 对神经认知功能和炎症因子研究的结果进行荟萃分析，以研究右美托咪定对全身麻醉术后患者 POCD 和炎症的影响。Yang 等在多个数据库中检索文献，并根据精确的纳入标准选择研究。通过检索 PubMed、Embase、Cochrane Library、中国学术期刊全文数据库（CNKI）和谷歌 Scholar，查找右美托咪定对全身麻醉患者 POCD 和炎症影响的随机对照试验。两位研究者独立筛选文献，提取数据，并根据纳入和排除标准评估方法学的质量。对 POCD 发病率的合并 ORs、神经认知评估评分和炎症水平的平均差异进行荟萃分析，并进行亚组分析。用 Stata 12.0 进行荟萃分析。结果显示，共纳入 26 个随机对照试验研究。与对照组相比，围术期右美托咪定治疗在术后第 1 天显著降低 POCD 的发病率（合并 *ORs* 0.59，95% *CI* 0.45～2.95）和改进的简易精神状态检查表（MMSE）评分［标准化均数差（SMD）＝1.74，95% *CI* 0.43～3.05］。此外，同生理盐水 / 对照组相比，围术期右美托咪定处理显著降低 IL-6（*SMD* −1.31，95% *CI* −1.87～−0.75，*P*＜0.001）和 TNF-α（*SMD* −2.14，95% *CI* −3.14～−1.14，*P*＜0.001）。在按手术类型、年龄、对照类型和研究区域分层分析中，右美托咪定和应用生理盐水的患者之间差异具有统计学意义。研究认为，与生理盐水对照组和对照用药组相比，围术期应用右美托咪定可显著降低 POCD 和炎症发生率，术后神经认知功能更好。

手术和麻醉后的 IL-1b 介导的神经炎症与 POCD 密切相关，但其确切的作用机制仍有待探索。越来越多的证据表明，线粒体衍生的活性氧（mtROS）通过 NLRP3 炎性小体的氧化还原传感器与 IL-1b 的表达密切相关。因此，Wei 等[56]推测 POCD 的机制涉及 mtROS/NLRP3 炎症小体 /IL-1b 激活信号通路。此外，Wei 等推测，在 POCD 中，由 α7nAChR 介导的胆碱能抗炎通路可能是 mtROS/NLRP3 炎性小体 /IL-1b 激活信号通路的上游。为验证假设，Wei 等提供了涉及不同范式的实验方案、小胶质细胞和行为研究。mtROS、NLRP3 炎症小体和 IL-1b 炎症小体在这些不同阶段之间，以及与 mtROS 和 NLRP3 炎症小体激动剂和抑制剂的结合，可以通过敲除小鼠、小干扰核糖核酸、流式细胞术、免疫共沉淀和 Morris 水迷宫实验等技术来探索。Wei 等认为 NLRP3 炎性小体是一种新的预防和治疗 POCD 的靶点。

二、术后谵妄

（一）临床研究

在血管内治疗手术中监测局部脑氧饱和度（rSO_2），可以实时监测脑氧饱和度，避免严重的脑功能障碍。Wang 等[57]通过一项临床队列试验探讨接受血管内手术的患者谵妄的发生率。Wang 等监测 43 例全身麻醉和脑内血管手术患者的 rSO_2。用 CAM 检测术后谵妄的发生情况。多因素 Logistic 回归分析确定谵妄的主要预测因子。结果发现，谵妄组与非谵妄组 rSO_2 差异有统计学意义。在 Wang 等的队列研究中，谵妄的发生率为 35%，rSO_2 去饱和评分较高与重度谵妄显著相关（较高的 CAM 评分，*OR* 1.002，*P*＝0.021）。无谵妄组和谵妄组收缩压最大下降分别为 24.86（21.78～27.93）mmHg 和 32.98（28.78～37.19）mmHg，多因素分析差异有统计学意义（*P*＝0.002），但与谵妄关系不密切（*P*＝0.512）。麻醉、机械通气时间和两种血管危险因素在两组间差异有统计学意义，但与谵妄结果的相关性较差。结果提示，rSO_2 去饱和度评分升高是血管内手术后谵妄发生的预测因素。监测 rSO_2 对于管理血管内手术期间的控制性低血压和减少术后谵妄是非常重要的。

崔博等[58]观察不同 BIS 值对老年骨科麻醉术后谵妄（POD）发生率的影响。选择 2015 年 1 月至 2017 年 12 月宁城县中心医院麻醉科 100 例行人工半髋关节置换术患者，ASA 分级 I～II 级，年龄≥65 周岁，术前无谵妄及严重痴呆。麻醉选择均为全凭静脉麻醉，应用丙泊酚及舒芬太尼诱导麻醉，术中应用丙泊酚及瑞芬太尼输注泵维持麻醉，术中持续监测 BIS，调节镇静深度，将患者随机分为深度镇静组（A 组，术中 BIS 值 30～40）和浅度镇静组（B 组，术中 BIS 值 50～60）。术前及术后应用 ICU 患者精神错乱评估法（confusion assessment method intensive care unit，CAM-ICU）评定患者是否发生谵妄。结果显示，浅度镇静组术后谵妄发生率为12%，深度镇静组术后谵妄发生率为28%，差异有统计学意义（$P<0.05$）。得出结论，老年骨科手术患者术中BIS值维持在50~60有助于减少术后谵妄的发生。

Qi等[59]调查老年患者全关节置换术（TJA）后术后谵妄（POD）的独立预测因子。按照纳入标准，Qi等连续入组2016年10月至2019年1月在硬膜外麻醉下行择期单侧髋关节或膝关节置换术≥65岁的患者。POD的诊断遵循第5版《精神障碍诊断与统计手册》（DSM V，2013）的指导。人血清白蛋白的相对变化（ΔAlb）定义为（术前白蛋白值－术后第2天最低值）/术前白蛋白值×100%的绝对值。通过受试者工作特性（ROC）曲线分析，评估ΔAlb对POD的预测值和截止值。采用单因素和多因素Logistic回归分析进行评价，评估POD的风险因素。研究共纳入328例患者。结果发现，其中68位（20.7%，68/328）患者在术后7 d内发生POD。ΔAlb是POD的有效预测因子，曲线下面积（AUC）为0.821，敏感度为76.15%，特异度为70.59%（$P<0.001$）。单因素和多因素Logistic回归分析表明，ΔAlb是预测POD的唯一独立危险因素（OR 2.43，95% CI 1.17~4.86，$P=0.015$）。

邵先红等[60]观察氟哌啶醇对老年髋关节置换手术患者术后谵妄（POD）的影响。将择期行单侧髋关节置换手术患者60例，男34例，女26例，年龄65~85岁，ASA分级Ⅰ~Ⅲ级，随机分为氟哌啶醇组（H组）和对照组（C组）。两组麻醉方法相同，手术结束后均行PCIA。H组，舒芬太尼2 μg/kg＋氟比洛芬酯3 mg/kg＋氟哌啶醇5 mg；C组，舒芬太尼2 μg/kg＋氟比洛芬酯3 mg/kg，均由生理盐水配制成100 ml，以2 ml/h的速度持续静脉泵注48 h。观察并记录术后1 h、6 h、12 h、24 h、36 h、48 h Ramsay镇静评分和VAS评分。记录术后第1~3晚睡眠质量评分。采用CAM评定POD。记录术后心动过缓或心动过速、嗜睡、恶心呕吐和锥体外系症状等不良反应的发生情况。结果显示，与C组比较，H组术后6 h和12 h的Ramsay镇静评分明显升高（$P<0.05$），术后6 h和12 h的VAS评分明显降低（$P<0.05$），术后第1晚和第2晚睡眠质量评分明显降低（$P<0.05$）。H组有2例（6.7%）发生POD，明显少于C组的9例（30.0%）（$P<0.05$）。H组术后恶心呕吐的发生率明显低于C组（$P<0.05$）。两组其他不良反应发生率差异无统计学意义。结论表明，术后行PCIA中加入5 mg氟哌啶醇可以降低老年髋关节置换手术患者术后谵妄的发生率，且改善术后转归。

俞红丽等[61]探讨右美托咪定对60岁以上骨科手术患者术后谵妄的影响。选择同济大学附属第十人民医院收治的120例择期行骨科非肿瘤手术治疗的60岁以上患者作为研究对象，采用随机数字表法将其分为术中术后右美托咪定组、术中右美托咪定组和对照组，每组40例。术中术后右美托咪定组和术中右美托咪定组于麻醉诱导前给予右美托咪定0.5 μg/kg负荷量，术中给予右美托咪定0.3 μg/kg直至手术缝皮结束，对照组将右美托咪定换为等量0.9%氯化钠溶液；术中右美托咪定组和对照组术后镇痛泵用药为酒石酸布托啡诺注射液0.2 mg/kg，术中术后右美托咪定组为酒石酸布托啡诺注射液0.15 mg/kg＋右美托咪定100 μg。记录患者的自主呼吸恢复时间、拔除气管导管时间（拔管时间）、定向力恢复时间、Aldrete评分≥9分时间等麻醉恢复相关指标，统计术后心动过缓、低血压、高血压等不良事件发生情况，并记录术中血管活性药物用量。在入手术室时（T0）、右美托咪定负荷量或0.9%氯化钠溶液泵注后（T1）、放置喉罩后（T2）、手术开始（T3）、术毕拔除喉罩后（T4）、出手术室时（T5）各时间点，记录患者的心率、收缩压（SBP）、舒张压（DBP）和脉搏血氧饱和度

（SpO₂）。记录患者术后 1 h、6 h、24 h、48 h 的 Ramsay 镇静评分和 Price-Henry 疼痛评分。在麻醉苏醒期和术后 1～4 d 采用 CAM 评估患者术后谵妄发生情况。结果显示，3 组患者间各项麻醉恢复指标和不良事件发生率的差异均无统计学意义（P 值均＞0.05）。术中术后右美托咪定组和术中右美托咪定组的阿托品用量显著多于对照组（P 值均＜0.05），尼卡地平用量显著少于对照组（P 值均＜0.05）。术中术后右美托咪定组和术中右美托咪定组 T1～T5 时间点的心率、SBP、DBP 均显著低于同组 T0 时间点（P 值均＜0.05），两组 T1～T5 时间点各血流动力学指标均平稳；对照组 T1、T3 和 T4 时间点的心率，以及 T1～T3 时间点的 SBP 和 DBP 均显著低于同组 T0 时间点（P 值均＜0.05）。术中术后右美托咪定组和术中右美托咪定组 T2、T4 和 T5 时间点的心率，T2 时间点的 SBP，以及 T4 和 T5 时间点的 DBP 均显著低于对照组同时间点（P 值均＜0.05）。术中术后右美托咪定组术后 6 h、24 h、48 h 的 Price-Henry 疼痛评分均显著低于同组术后 1 h（P 值均＜0.05），且逐渐降低，组内各时间点间 Ramsay 镇静评分的差异均无统计学意义（P 值均＞0.05）；术中右美托咪定组和对照组术后 6 h、24 h、48 h 的 Ramsay 镇静评分均显著低于同组术后 1 h（P 值均＜0.05），Price-Henry 疼痛评分均显著高于同组术后 1 h（P 值均＜0.05）；术中术后右美托咪定组术后 6 h、24 h、48 h 的 Ramsay 镇静评分均显著高于对照组同时间点（P 值均＜0.05），Price-Henry 疼痛评分均显著低于对照组同时间点（P 值均＜0.05）。3 组间麻醉苏醒期谵妄发生率的差异无统计学意义（P＞0.05），术中术后右美托咪定组术后 1～4 d 的谵妄发生率（2.5%）显著低于术中右美托咪定组（7.5%）和对照组（20.0%，P 值均＜0.05）。得出结论，右美托咪定应用于 60 岁以上骨科手术患者麻醉中可维持血流动力学稳定。与单纯术中使用右美托咪定相比，术中和术后持续应用右美托咪定可进一步降低术后谵妄发生率。

　　徐鸣等[62]分析股骨粗隆间骨折股骨近端防旋髓内钉（PFNA）内固定术后谵妄发生的危险因素，并探讨外科 Apgar 评分对术后谵妄的预测价值。纳入 2013 年 1 月至 2017 年 5 月行 PFNA 内固定手术治疗的 158 例股骨粗隆间骨折。将术后发生谵妄的患者纳入谵妄组，未发生谵妄的患者纳入无谵妄组。采用单因素分析和多因素 Logistic 回归分析确定术后谵妄发生的危险因素，并绘制外科 Apgar 评分预测术后谵妄的 ROC 曲线。结果显示，49 例（31.0%）术后出现谵妄。多因素 Logistic 回归分析结果发现，冠状动脉粥样硬化性心脏病是术后谵妄发生的独立危险因素，而男性、外科 Apgar 评分高者谵妄发生率低。ROC 分析结果发现，外科 Apgar 评分预测术后谵妄发生的曲线下面积为 0.628，临界值为 6 分，外科 Apgar 评分≤6 分预测术后谵妄的敏感度为 0.55（95% CI 0.40～0.69），特异度为 0.63（95% CI 0.54～0.72）。结论表明，术中低外科 Apgar 评分是股骨粗隆间骨折 PFNA 内固定术后谵妄发生的独立危险因素，外科 Apgar 评分≤6 分对于术后谵妄发生具有预测价值，但灵敏度和特异度不高。

　　张杨等[63]探讨气管插管全身麻醉对老年糖尿病患者髋部骨折术后谵妄及认知功能改变的影响。选取自 2017 年 8 月至 2018 年 8 月进行治疗的老年糖尿病患者髋部骨折患者 104 例，随机分为对照组和研究组，分别采取硬膜外麻醉和气管插管全身麻醉方式。比较两组患者的术后谵妄发生率、简易精神状态检查表（MMSE）评分和生命质量（QOL）评分。结果显示，研究组的术后谵妄发生率明显低于对照组患者（P＜0.05）；研究组患者在术后 12 h、72 h、1 周和 1 个月的 MMSE 评分都明显高于对照组患者（P＜0.05）；治疗前，两组患者的 QOL 评分差异无统计学意义（P＞0.05），治疗后，研究组患者的 QOL 评分明显高于对照组患者（P＜0.05）。得出结论，气管插管全身麻醉可降低老年糖尿病患者髋部骨折患者术后谵妄发生率，有利于改善患者的认知能力。

焦裕霞等[64]探讨老年膝关节置换患者围术期褪黑素血清质量浓度与苏醒期谵妄发生的关系，并比较不同麻醉方式对褪黑素血清浓度的影响。将择期行膝关节置换患者随机分为两组，即全身麻醉组和全身麻醉联合股神经阻滞麻醉组（联合麻醉组）。所有患者对治疗及试验方案知情同意，且得到医院伦理委员会批准。分别检测患者进入手术室实施麻醉前和手术结束后停止输注一切麻醉药物后静脉血中褪黑素的血清质量浓度。在拔除喉罩即刻，根据护理谵妄筛查量表进行苏醒期谵妄发生情况评估。结果与结论：①联合麻醉组与全身麻醉组比较苏醒期谵妄发生率差异无统计学意义（$P>0.05$），但是联合麻醉组苏醒期谵妄评分低于全身麻醉组，差异有统计学意义（$P<0.05$）。②联合麻醉组术后褪黑素质量浓度与术前差异无统计学意义（$P>0.05$）；全身麻醉组术后褪黑素质量浓度较术前明显下降，差异有统计学意义（$P<0.05$）。③联合麻醉组术前术后褪黑素质量浓度差值显著小于全身麻醉组，差异有统计学意义（$P<0.05$）。④Spearman相关分析结果表明，苏醒期谵妄评分与术后褪黑素质量浓度呈负相关（$r=-0.429$，$P<0.05$）；苏醒期谵妄评分与术前术后褪黑素质量浓度差值呈正相关（$r=0.741$，$P<0.05$）。⑤提示全身麻醉联合股神经阻滞麻醉能够显著降低老年膝关节置换患者的苏醒期谵妄评分，其机制可能与抑制褪黑素血清质量浓度下降有关。

Shi等[65]进行一项前瞻性队列研究，确定术后谵妄与日常生活活动和术后死亡率长期下降之间的关系。Shi等纳入65岁以上接受股近端钉手术、髋关节置换术、全身麻醉切开复位内固定手术的患者。在术前及术后第1、第2、第4天采用模糊评估算法诊断谵妄。日常生活活动采用中文版《日常生活活动量表》（14～56分）进行评估，术前认知功能采用MMSE（0～30分）进行评估。在麻醉和手术后24～36个月进行随访评估，包括日常生活活动和死亡率。结果发现，130名患者（80岁±6岁，24%男性）中，34人（26%）在住院期间发生术后谵妄。有32%的参与者没有随访，最终有88名参与者被纳入数据分析。术后谵妄患者的日常生活活动下降更大［（16 ± 15）$vs.$（9 ± 15），$P=0.037$］，与术后没有谵妄的参与者相比，36个月死亡率更高［29%（8/28）$vs.$ 9%（7/75）；$P=0.009$］。结果提示，术后谵妄与长期的不利结果有关，包括日常生活活动更大程度的下降和术后死亡率更高。

Sun等[66]进行双盲、随机、安慰剂对照试验，以确定右美托咪定是否可以降低老年普通外科患者非心脏手术后谵妄的发生率。Sun等纳入年龄为65岁或以上，接受重大择期非心脏手术，没有计划住ICU的患者。符合纳入条件的患者在术后立即通过患者自控静脉镇痛装置接受右美托咪定［0.1 μg/（kg·h）］或安慰剂（生理盐水）治疗。主要结果是术后前5 d谵妄的发生率，次要结果包括术后主观疼痛评分和主观睡眠质量。这项研究的时间是从2018年1月到2019年1月。共有557名患者纳入研究，随机分配接受右美托咪定（$n=281$）或安慰剂（$n=276$）治疗。右美托咪定组和安慰剂组术后谵妄发生率差异无统计学意义［11.7%（281人中的33人）$vs.$ 13.8%（276人中的38人），$P=0.47$］。与安慰剂组相比，右美托咪定组疼痛数值评分明显降低，术后3 h、12 h、24 h和48 h的疼痛评分更低 $P<0.05$），术后前3 d的Richards Campbell睡眠测试结果显著改善（P均$<0.000\ 1$）。右美托咪定相关不良事件在两组间相似。结果提示，术后持续输注右美托咪定并不能降低老年普通外科患者择期非心脏手术后谵妄的发生率。

Cheng等[67]探讨全身麻醉或深度镇静下经支气管镜干预时急性高碳酸血症是否会导致术后谵妄。2016年2至12月连续对119名接受支气管镜干预的患者进行前瞻性研究。诊断为POD患者28

例（23.8%）。POD 患者的平均年龄高于非 POD 患者（$P<0.01$），血气分析 $PaCO_2$（$P<0.01$）、PaO_2（$P<0.01$）、pH 值（$P<0.01$）均差异有统计学意义。多因素分析显示，年龄（$P<0.01$）、手术时间（$P=0.01$）和 PO_2（$P=0.01$）是 POD 的独立预测因素，高碳酸血症（$P=0.54$）不是 POD 的预测因素。年龄、手术时间和 PO_2 被确定为 POD 的独立预测因素，而在接受支气管镜干预的患者中，中度高碳酸血症不太可能导致 POD。

Shi 等[68]通过一项双盲、多中心、随机研究，探讨围术期应用右美托咪定全身麻醉维持对老年患者心脏手术后 POD 发生及持续时间的影响。Shi 在 2009 年 6 月至 2016 年 12 月，纳入 164 名接受心脏手术的患者。由计算机生成的随机序列按 1∶1 比例分配患者接受右美托咪定或丙泊酚全身麻醉维持。术后前 5 d，每天采用 CAM-ICU 对 POD 进行评估。结果发现，右美托咪定组与丙泊酚组 POD 发生率差异无统计学意义（$P=0.075\,8$）。右美托咪定处理的患者与丙泊酚处理的患者相比，谵妄的中位发病时间延迟（第 2 天 vs. 第 1 天），谵妄持续时间缩短（2 d vs. 3 d）。右美托咪定治疗的患者也表现出较低的 VAS 评分和较少的阿片类药物消耗。与其他术后结果相比差异无统计学意义。

Shi 等[69]探讨单剂量右美托咪定对七氟烷麻醉患儿苏醒期谵妄（ED）的影响，并通过长期随访观察术后行为变化。将年龄 2～7 岁、美国麻醉学学会（ASA）分级 I 级或 II 级、计划行扁桃体切除（腺样体切除）和不行扁桃体切除的患者，随机分为两组，分别在麻醉诱导 10 min 后给予右美托咪定 0.5 μg/kg（D 组）或体积匹配的生理盐水（C 组）。主要结果为拔管后 30 min 内 ED 的发生率。其他结果包括疼痛发生率、拔管时间、麻醉后检测治疗室（PACU）拔管后住院时间、不良事件和术后不良行为改变（NPOBCs）发生率。结果显示，90 名儿童完成了这项研究。与对照组（C 组）相比，右美托咪定降低 ED 发生率（31.1% vs. 53.3%，$P=0.033$）及降低疼痛发生率（28.9% vs. 57.8%，$P=0.006$），但延长了拔管时间（$P<0.001$）。两组间 PACU 拔管后的住院时间和不良事件的百分比相似。D 组患者出院后 1 d、7 d NPOBCs 发生率明显降低（33.3% vs. 60.0%，$P=0.011$%；24.4% vs. 46.7%，$P=0.028$），但第 30 天差异无统计学意义。

刘松彬等[70]观察右美托咪定复合氟比洛芬酯对老年腹腔镜胆囊切除术患者苏醒期躁动的影响。选择拟在全身麻醉下行腹腔镜胆囊切除术（laparoscopic cholecystectomy，LC）受试者 60 例，年龄 60～82 岁，平均年龄（68.3±5.6）岁，ASA 分级 I～III 级，根据随机数字表分为观察组和对照组，每组 30 例。观察组受试者麻醉诱导前 15 min，静脉泵注右美托咪定 0.5 g/kg 加 20 ml 生理盐水，10 min 内注射完毕；手术结束前 10 min，静脉注射 5 ml 氟比洛芬酯注射液 50 mg。对照组受试者麻醉诱导前 15 min，静脉泵注 20 ml 生理盐水；手术结束前 10 min，静脉注射 5 ml 生理盐水。记录两组受试者术前平均动脉血压（MAP）、心率（HR），术中瑞芬太尼、丙泊酚用量，拔管前 Riker 镇静躁动评分，拔管即刻 MAP、HR，术后 1 h Ramsay 评分和术后 1 h VAS 评分。结果显示，两组术前 MAP、HR，术中瑞芬太尼和丙泊酚用量差异无统计学意义（$P>0.05$）。观察组术后拔管即刻 MAP 较对照组低 [（99.00±87.47）mmHg vs.（109.87±8.61）mmHg，$P<0.05$]；术后 HR 也较对照组低 [（77.30±8.18）次/分 vs.（82.00±5.63）次/分，$P<0.05$]。观察组 Riker 镇静躁动评分较对照组低 [（4.30±0.65）分 vs.（3.50±0.86）分，$P<0.05$]；观察组 VAS 评分较对照组低 [（2.77±0.90）分 vs.（1.90±0.92）分，$P<0.05$]，两组术后 Ramsay 评分差异无统计学意义（$P>0.05$）。得出结论，老年 LC 患者静脉注射右美托咪定复合氟比洛芬酯可以有效减轻患者拔管期间的躁动。

赵三军等[71]研究对比静吸复合麻醉和全凭静脉麻醉对学龄前小儿患者疝修补术后谵妄的影响。选择 2016 年 9 月至 2017 年 8 月，第 82 集团军医院收治的 55 例年龄<7 岁、能清楚自我表达的学龄前儿童作为研究对象，择期在全身麻醉下行疝修补术，随机分为静吸复合麻醉组（Inh 组）和全凭静脉麻醉组（Ven 组）。采用 2～3 mg/kg 丙泊酚静脉麻醉诱导，术中麻醉维持采用静吸复合麻醉（七氟烷－瑞芬太尼）或全凭静脉麻醉（丙泊酚－瑞芬太尼），并且维持一定麻醉深度（BIS 值 45～55）。术后 1 h、3 d，分别利用小儿麻醉后谵妄（the pediatric anesthesia emergence delirium，PAED）评定量表判定患者是否有谵妄表现。同时比较不同麻醉方式下麻醉苏醒时间、定向力恢复时间和患儿家属满意度。结果显示，Inh 组和 Ven 组术后 1 h 的 PAED 评分分别为（7.44±0.71）分、（5.64±0.56）分，患儿家属对麻醉满意度评分分别为（3.82±0.29）分、（3.04±0.26）分，差异均有统计学意义（P<0.05）。Inh 组和 Ven 组术后 3 d 的 PAED 评分中位数均为 0，差异无统计学意义（P>0.05）。得出结论，相比全凭静脉麻醉（丙泊酚＋瑞芬太尼），静吸复合麻醉（七氟烷＋瑞芬太尼）方式导致较多学龄前儿童疝修补术后早期发生谵妄。

朱敏等[72]探讨胃癌腹腔镜手术患者发生苏醒期躁动的危险因素。选择 2014 年 6 月至 2018 年 6 月收治的行腹腔镜手术的胃癌患者 496 例为研究对象，分析患者苏醒期躁动发生情况，收集患者资料，包括性别、年龄、体重、是否合并高血压、是否合并糖尿病、术前有无焦虑、术中出血量、手术时间、麻醉时间、苏醒时间、术后疼痛情况、全身麻醉方式，并采用多因素 Logistic 回归分析探讨影响胃癌腹腔镜手术患者发生苏醒期躁动的危险因素。结果显示，496 例行腹腔镜手术的胃癌患者中，34 例发生苏醒期躁动，发生率为 6.85%。多因素 Logistic 回归分析表明，男性、术前焦虑、手术时间>3 h、术后疼痛及静吸复合全身麻醉均为胃癌腹腔镜手术患者发生苏醒期躁动的独立危险因素（P 值均<0.05）。得出结论，胃癌腹腔镜手术患者苏醒期躁动受多种因素影响，临床需针对高危因素采取有效的预防措施，以降低苏醒期躁动发生率。

刘广宇等[73]评估术前肾小球滤过率与老年危重患者术后谵妄发生风险的关系。此研究是对前期一项随机对照研究 700 例非心脏手术后收住 ICU 老年患者资料的二次分析。根据慢性肾病流行病合作工作组公式计算术前肾小球滤过率估算值（estimated glomerular filtration rate，eGFR）。术后前 7 d 采用 CAM-ICU 每日 2 次评估谵妄发生情况。采用单因素 Logistic 回归分析筛选与术后谵妄发生可能相关的因素；将 P<0.05 的因素纳入多因素 Logistic 回归模型，分析校正混杂因素后术前 eGFR 与术后谵妄的关系。结果显示，全部 700 例患者术前 eGFR 中位数为 72.0 ml/（min·1.73 m²），低 eGFR[<72.0 ml/（min·1.73 m²）]患者术后谵妄发生率高于高 eGFR[72.0 ml/（min·1.73 m²）]患者（19.1% vs. 12.6%，P=0.017）。校正混杂因素后，术前 eGFR 高者术后谵妄发生风险降低[OR 0.990，95% CI 0.980～1.000，P=0.041]，术前 eGFR<72.0 ml/（min·1.73 m²）是术后谵妄的独立危险因素（OR 1.796，95% CI 1.157～2.789，P=0.009）。得出结论，对于非心脏手术后收住 ICU 的老年患者，术前低 eGFR 伴随术后谵妄风险增加。

朱曼华等[74]评价右美托咪定联合罗哌卡因腹横肌平面阻滞对老年患者腹腔镜手术后谵妄的影响。选择择期行腹腔镜胃癌根治术的老年患者 120 例，ASA 分级Ⅱ～Ⅲ级，年龄 65～80 岁，随机分为 3 组（n=40）：单纯全身麻醉组（G 组）、罗哌卡因腹横肌平面阻滞组（R 组）和右美托咪定联合罗哌卡因腹横肌平面阻滞组（DR 组）。G 组行单纯全身麻醉，DR 组和 R 组在麻醉诱导前于超声引导下行双侧腹横肌平面阻滞，DR 组每侧注射 0.25% 罗哌卡因复合右美托咪定（1 μg/kg）25 ml，R 组每侧注射 0.25% 罗哌卡因 25 ml。3 组均采用静脉复合全身麻醉，术后均予以静脉自控镇痛。记录手术时间和术中出血量、输液量、丙泊酚及瑞芬太尼的用量，以及术后 24 h 舒芬太尼的用量，评估术后 6 h、12 h、24 h、48 h VAS 评分和术后 3 d 内患者谵妄的发生情况。观察并记录不良反应发生情况。结果显示，与 G 组相比，DR 组术中丙泊酚用量显著减少（$P<0.05$），且 DR 组术中瑞芬太尼用量显著少于 R 组和 G 组（$P<0.05$）。与 G 组相比，DR 组和 R 组术后 24 h 舒芬太尼的用量显著减少（$P<0.05$），DR 组术后 6 h、12 h 的 VAS 评分显著降低（$P<0.05$），R 组术后 6 h 的 VAS 评分显著降低（$P<0.05$）。与 G 组相比，DR 组术后 3 d 内谵妄的发生率显著降低（28% vs. 8%，$P<0.05$），术后恶心呕吐和苏醒期躁动的发生率降低（$P<0.05$），3 组均无呼吸抑制发生。得出结论，右美托咪定复合罗哌卡因腹横肌平面阻滞可减少老年腹腔镜胃癌根治术患者术后谵妄的发生，减少术中全身麻醉药物用量，术后镇痛效果佳。

徐莉等[75]观察丙泊酚和七氟烷在神经阻滞复合喉罩全身麻醉的小儿骨科手术中，对小儿术后苏醒期躁动的影响。选择本院小儿骨科手术患儿 80 例，随机分成丙泊酚组和七氟烷组。患儿采用改良耶鲁术前焦虑量表（the modified Yale preoperative anxiety scale，m-YPAS）评估后入手术室，常规静脉诱导后置入喉罩机械通气，采用不同的麻醉药物进行维持，随后在局部麻醉下行超声引导神经阻滞。所有患儿在恢复自主呼吸后氧饱和度均维持在 95% 以上，拔除喉罩送至苏醒室。观察比较两组患儿苏醒时的拔管时间、小儿麻醉后谵妄（PAED）评分及儿童疼痛行为量表（the face，legs，activity，cry，consolability behavioral tool，FLACC）评分和 Richmond 躁动－镇静量表（Richmond agitation and sedation scale，RASS）评分。结果显示，丙泊酚组和七氟烷组患儿的 m-YPAS 评分分别为（26.94±11.07）分、（26.10±8.22）分，差异无统计学意义（$P=0.699$）。丙泊酚组拔管时间明显长于七氟烷组 [（9.95±5.27）min vs.（5.30±2.94）min]，PAED 评分明显低于七氟烷组 [（7.15±2.30）分 vs.（9.50±2.44）分]，苏醒期躁动发生率明显低于七氟烷组（5% vs. 15%），上述指标比较，差异均有统计学意义（P 值均<0.001）。躁动患儿的 FLACC 评分为 3～8 分，RASS 评分为 −3～−2 分，处于轻度至中度镇静状态。得出结论，小儿骨科手术神经阻滞复合喉罩全身麻醉术后苏醒躁动仍有发生；丙泊酚维持麻醉术后躁动发生率较七氟烷低，使患儿舒适安全，值得临床推广。

（二）荟萃分析和综述

Lu 等[76]通过对随机临床试验荟萃分析的系统综述和试验序贯分析，探讨睡眠和昼夜节律干预对预防术后谵妄的有效性。这项研究检索和筛选确定 13 项在干预、手术类型及评估谵妄、睡眠和昼夜节律的方法上存在很大异质性的试验。荟萃分析显示，与对照组相比，睡眠和昼夜节律干预与术后谵妄发生率降低相关（RR 0.48，95% CI 0.29～0.78）。接受干预和未接受干预（对照组）的谵妄发生率分别为 8.6% 和 20.7%。试验序列分析的结果支持睡眠和昼夜节律干预与对照组相比显著减少谵妄的说法。亚组分析发现，睡眠和昼夜节律有积极效果的干预与谵妄风险降低相关（$P<0.001$），睡眠和昼夜节律没有改善的干预（$P=0.114$）或没有评估的干预（$P<0.858$）不降低谵妄风险右美托咪定镇静（$P<0.001$）和定时强光照射（$P=0.006$）似乎可以减少术后谵妄。总之，目前只有有限的证据表明，针对睡眠和昼夜节律的健康策略是预防术后谵妄的有效方法。

三、神经毒性

(一)临床研究

MicroRNAs（miRNAs）调节与脑疾病相关的各种基因，因此循环 miRNA 可能作为这些神经系统疾病的生物标志物。Feng 等[77] 之前发现 miR-221-3p 在重度抑郁（MDD）患者脑脊液和血清中高表达，因此继续研究 miR-221-3p 是否可以作为围术期患者抑郁情绪的生物标志物。Feng 等首先根据健康调查表 -9（PHQ-9）评估患者的不同抑郁情绪程度，然后通过实时定量 PCR 检测患者围术期血清 miR-221-3p 的相对表达。结果发现，miR-221-3p 在轻度抑郁情绪组（PHQ-9 得分 5～9 分）的表达水平是正常组（PHQ-9 得分 0～4 分）的 2.21 倍，而在中度和重度抑郁情绪组（PHQ-9 得分≥10 分）miR-221-3p 表达水平是正常组的 3.66 倍。然后通过 miRNA 标准曲线获得血清 miR-221-3p 的绝对定量。Feng 等发现血清 miR-221-3p 的含量与抑郁情绪呈正相关；当血清 miR-221-3p＞$1.7×10^7$ 拷贝 /μg RNA 时，PHQ-9 评分均高于 6 分。随后，Feng 等发现 miR-221-3p 通过靶向干扰素调节因子 2（IRF2）间接增加星形胶质细胞中干扰素（IFN)-α 的表达，miR-221-3p 通过 IRF2/IFN-α 通路参与氯胺酮和帕罗西汀诱导的抗神经炎信号级联反应。研究结果表明，升高的血清 miR-221-3p 可以用作生物标志物标记围术期患者的抑郁情绪。

严重的分娩疼痛是产后抑郁的重要危险因素，早期抑郁与长期抑郁风险增加有关；而在分娩过程中使用硬膜外镇痛可降低产后抑郁的风险。Liu 等[78] 通过一项多中心、前瞻性、纵向研究，探讨分娩椎管内镇痛是否与 2 年抑郁风险降低有关。Liu 等将 599 名准备阴道分娩的单胎头位妊娠的未产妇女纳入研究。主要观察指标：在分娩时、产后 6 周和产后 2 年使用爱丁堡产后抑郁量表筛查抑郁症状。10 分或 10 分以上作为抑郁的阈值。主要终点是分娩后 2 年出现抑郁。采用多变量 Logistic 回归模型分析椎管内镇痛与 2 年抑郁症发展之间的关系。508 名产妇完成 2 年的随访。结果发现，观察对象中 368 例（72.4%）在分娩过程中接受椎管内镇痛，140 例（27.6%）没有接受。椎管内分娩镇痛组的 2 年抑郁发生率低于无分娩镇痛组［7.3%（27/368）和 13.6%（19/140），$P=0.029$］。校正混杂因素后，在分娩过程中使用椎管内镇痛显著降低分娩后 2 年抑郁的风险（OR 0.455，95% CI 0.230～0.898，$P=0.023$）。研究提示，对于计划经阴道分娩的单胎头位妊娠的未产妇女，在分娩过程中使用椎管内镇痛可以降低分娩后 2 年的产妇抑郁风险。

神经认知功能障碍常发生在实体器官移植后，影响 15%～30% 的肝移植受者。Sun 等[79] 探讨肝移植手术前后神经认知的变化及影响神经认知变化的相关因素。Sun 等在胆道闭锁患儿 2 岁之前接受儿童亲属肝移植前 1 周，采用 Bayley 婴儿发育量表 Ⅱ（BSID-Ⅱ）进行测试，包括精神发展指数（MDI）和精神运动发育指数（PDI），肝移植半年后再次评估移植对神经认知的影响。根据测试结果将患儿分为正常组和异常组。采用 Logistic 回归分析两组临床资料与神经认知发育的关系。结果术后半年较术前神经认知有一定改善。移植前后 BSID-Ⅱ亚量表评分显著低于预期。术前血氨和胆红素水平是移植半年后 MDI 的独立危险因素，术前白蛋白和胆红素水平是 PDI 的危险因素。结果提示，肝移植可明显改善儿童神经认知功能，术后神经认知与术前营养发育密切相关。

黄海金等[80] 研究依托咪酯对高龄患者麻醉术后应激反应及认知功能的影响。选取高龄手术患者

80 例进行研究，按照随机数字表法分组，40 例为对照组，采用丙泊酚麻醉，40 例为观察组，以依托咪酯进行麻醉，两组麻醉诱导方式相同；对两组患者术后应激反应情况、认知功能情况进行对比。结果显示，麻醉前 5 min 比较，两组皮质醇水平差异无统计学意义（$P>0.05$）；手术结束时及手术后 24 h 比较，观察组均明显低于对照组（$P<0.05$）；术后 48 h，两组血浆皮质醇水平均恢复正常，组间对比差异无统计学意义（$P>0.05$）；麻醉诱导前，两组去甲肾上腺素、肾上腺素水平比较差异无统计学意义（$P>0.05$），术后 12 h 比较，观察组均明显低于对照组（$P<0.05$）；两组术前 1 d、术后 1 d、术后 5 d 比较，简易智能状态量表评分差异均无统计学意义（$P>0.05$）；拔管后，观察组躁动评分、警觉 / 镇静评分均明显低于对照组（$P<0.05$）。得出结论，依托咪酯在高龄患者麻醉中可发挥一定的积极作用，且可对肾上腺皮质功能产生短暂、可逆的抑制作用，且不会增加术后认知功能障碍。

邓城旗等[81] 分析手术麻醉对学龄前儿童发育的影响。选择 2017 年 5 月 1 日至 2018 年 5 月 1 日就诊于解放军总医院第四医学中心 445 例拟行手术的 0～6 岁患儿作为研究对象，根据不同试验目的，对儿童进行如下分组。①根据儿童既往手术麻醉史，将其分为手术麻醉组（GA 组，$n=120$）和未经历手术麻醉组（Non-GA 组，$n=325$），并选择同期本院幼儿园儿童作为空白对照（Naive 组，$n=168$）；②根据儿童曾经历手术麻醉的次数将 GA 组分为 3 个亚组：单次麻醉组（Single 组）、2 次麻醉组（Twice 组）、3 次及以上多次麻醉组（Multiple 组）；③根据儿童经历手术麻醉累计总时长，将 GA 组分为<3 h 组与≥3 h 组。收集和总结入组儿童基本情况和手术麻醉暴露情况，由专业人员为儿童进行丹佛发育筛查测试（DDST），观察 0～6 岁不同组儿童 DDST 结果，以及手术麻醉次数和手术麻醉总时间对 DDST 结果的影响。结果显示，在 0～6 岁儿童中，Naive 组、Non-GA 组及 GA 组的 DDST 筛查阳性率分别为 6.0%、6.5% 和 12.5%，其中 Naive 组与 Non-GA 组相比，差异无统计学意义（$P=0.825$），而与 Non-GA 组相比，GA 组 DDST 阳性率显著增高，差异有统计学意义（$P=0.038$）。对 DDST 各能区进行比较发现，GA 组儿童比 Non-GA 组儿童在个人 - 社会方面表现较差，差异有统计学意义（$P=0.025$）。在 0～3 岁（含 3 岁）儿童中，Non-GA 组与 GA 组患儿的 DDST 阳性率分别为 3.9% 和 18.6%，差异有统计学意义（$P=0.019$），而 3～6 岁儿童各组间比较，差异无统计学意义（$P>0.05$）。在 GA 组中，经历单次、2 次及多次手术麻醉的儿童，其 DDST 阳性率差异无统计学意义（$P=0.784$），但手术麻醉总时长≥3 h 患儿的 DDST 阳性率为 18.7%，与<3 h 患儿（DDST 阳性率 2.2%）相比，差异有统计学意义（$P=0.008$）。得出结论，经历手术麻醉对学龄前儿童，尤其 0～3 岁儿童的发育有一定影响。手术麻醉总时间可能与儿童发育障碍呈正相关。

许际平等[82] 研究麻醉苏醒期不同剂量的多沙普仑对患儿心率的影响。选取 2015 年 5 月至 2017 年 8 月于日照市中心医院在氯胺酮全凭静脉麻醉下行斜疝或鞘膜积液手术患儿 80 例，性别不限，年龄 1～6 岁，ASA 分级Ⅰ～Ⅱ级，采用随机数字表法将其分为 A 组、B 组、C 组、D 组 4 组，每组 20 例。麻醉诱导：静脉注射氯胺酮 2 mg/kg，依托咪酯 0.01 mg/kg；麻醉维持：间断静脉注射氯胺酮 1 mg/kg、依托咪酯 0.01 mg/kg；麻醉复苏：A 组、B 组和 C 组分别静脉注射多沙普仑 1.5 mg/kg、1.0 mg/kg、0.5 mg/kg，D 组静脉注射生理盐水 2 ml，时间均为 1 min。记录患儿在病房时（T0）的心率；抱入手术室至切皮前（T1）、切皮至手术结束（T2）、静脉注射多沙普仑（或生理盐水）前、后 5 min（T3、T4）时段的最高心率。比较各组静脉注射前后心率增幅的差异和心电图的变化，观察各组肺水肿、心室颤动的例数。结果显示，A 组、B 组、C 组、D 组 4 组患儿心率在 T1 时和 T2 时比较，差异均无统计学意义（$P>0.05$）；T4 时 A 组、B 组和 C 组患儿的心率分别为（156.9±7.2）次 / 分、（143.2±4.2）次 / 分、（127.2±4.8）次 / 分，较 T3 时 [（111.6±6.3）次 / 分、（109.5±5.8）次 / 分、（109.6±4.1）次 / 分] 加快，差异均有统计学意义（$P<0.05$）；D 组患儿 T4 时的心率 [（114.8±4.8）次 / 分，与 T3 时 [（108.5±4.7）次 / 分] 比较，差异无统计学意义（$P>0.05$）；A 组、B 组、C 组、D 组 4 组患儿的心率在 T4 时比较，差异均有统计学意义（$P<0.05$）；A 组、C 组和 D 组患儿 T4 时分别与 T1、T2 时比较，心率均加快，差异均有统计学意义（$P<0.05$），而 B 组的心率比较差异无统计学意义（$P>0.05$）；注射药物前后，A 组、B 组、C 组、D 组患儿的心率增幅分别为（45.4±5.4）次 / 分、（33.7±2.8）次 / 分、（17.7±3.1）次 / 分、（6.4±1.0）次 / 分，差异均有统计学意义（$P<0.05$）。T3 和 T4 时 4 组心电图类型均为窦性心动过速，均未发现肺水肿和心室颤动病例。得出结论，氯胺酮全凭静脉麻醉的患儿苏醒期静脉注射多沙普仑 1.0 mg/kg 以下引发心率增幅和最高心率较小，安全性高。

（二）基础研究

局部麻醉药在全身吸收时会引起严重的毒性，可引起心血管和中枢神经系统损伤。快速静脉注射脂肪乳（LE）是严重局部麻醉全身毒性的标准治疗方法，LE 减轻中枢神经系统毒性的生物学机制尚不清楚。以往的研究表明，局部麻醉药引起大脑兴奋性和抑制性传递的失衡。因此，Nie 等[83] 研究在布比卡因诱导的中枢神经系统中毒后，LE 对谷氨酸和 GABA 诱导的 CA1 锥体神经元电流的影响。Nie 等进一步描述这些细胞的突触后修饰，试图阐明 LE 解救布比卡因诱导的中枢神经系统毒性的机制。SD 大鼠接受静脉注射溶于生理盐水或 LE 的布比卡因 [1 mg/（kg·min）]，或者不含布比卡因的脂肪乳 5 min。制备急性脑片，应用全细胞膜片钳技术和全细胞记录技术来描述动作电位性质，包括在海马 CA1 区锥体神经元的微型兴奋性、抑制性突触后电流、突触后整合电流及兴奋和抑制性传输。用蛋白质印迹法检测 $GABA_A$ 受体表达水平，HE 染色和 TUNEL 染色分别检测细胞结构和凋亡水平。在 CA1 锥体神经元中，布比卡因显著增加动作电位数量，而显著减少基强度、第一峰间间隔（ISI）和超极化激活阳离子电流（Ih）。在 50 ms 间隔刺激下，LE 处理显著降低小分子抑制突触后电流的频率，并增强 GABA 诱导的配对脉冲比。结果提示，调控 $GABA_A$ 水平是改善布比卡因全身吸收后中枢神经系统毒性的一个很有前景的机制。

Wang 等[84] 研究右美托咪定是否能够抑制七氟烷诱导的神经炎症。Wang 等将大鼠随机分为对照组（$n=10$）、七氟烷低剂量组（$n=10$）、七氟烷高剂量组（$n=10$）、溶媒组（$n=10$）、右美托咪定组（$n=10$）和右美托咪定＋LY294002（PI3K 特异性抑制剂）组（$n=10$）。溶媒组、右美托咪定组和右美托咪定＋LY294002 组大鼠均采用高剂量七氟烷暴露。用蛋白质印迹法检测促炎细胞因子（IL-6、IL-8、TNF-α）的表达及磷脂酰肌醇 3-羟基激酶 / 蛋白激酶 B/ 哺乳动物雷帕霉素靶蛋白（PI3K/Akt/mTOR）途径的活性水平。结果发现，七氟烷麻醉导致大鼠皮质和海马区促炎细胞因子水平升高，而抑制 PI3K/Akt/mTOR 通路的激活。右美托咪定处理可降低促炎细胞因子水平并阻止 PI3K/Akt/mTOR 通路失活。此外，PI3K/Akt/mTOR 通路的抑制剂 LY294002 可降低右美托咪定的抗炎活性。这些数据表明 PI3K/Akt/mTOR 通路参与七氟烷诱导的神经炎症，右美托咪定激活 PI3K/Akt/mTOR 信号有助于降低七氟烷的神经炎症作用。

过度暴露于全身麻醉药如氯胺酮，可能会对未成熟人脑造成永久性损伤。Zhao 等[85] 使用人胚胎干细胞（hESC）来源的神经元模型，评估人 microRNA 735（hsa-miR-375）在体外调控氯胺酮诱导的神经细胞死亡和神经毒性中的机制。在体外培养中，用氯胺酮孵育 hESC 源性神经元 72 h 后，分别检测细胞存活率、活性氧活性、神经细胞凋亡、神经突变性和 hsa-miR-375 基因表达。结果发现，氯胺酮可以诱导神经死亡，增加活性氧、引起神经细胞凋亡、神经突变性和 hsa-miR-375 上调。此外，慢病毒介导的 miR-375 下调保护氯胺酮诱导的神经细胞死亡和神经毒性。hsa-miR-375 可直接或反向调控人脑源性神经营养因子（BDNF）。此外，BDNF 下调在功能上逆转 miR-375 下调对氯胺酮诱导的神经细胞死亡和神经毒性具有保护作用。这项研究表明，hsa-miR-375 在麻醉诱导的神经细胞死亡和神经毒性中是一个活跃的调节器，并可能通过对 BDNF 基因的反向调控来起作用。

云燕等[86]探讨丙泊酚对老年雄性大鼠海马生物钟基因及促肾上腺素皮质激素释放因子（CRF）受体亚型（CRF1R）表达的影响。取 2015 年 3 月至 2017 年 5 月进行实验的老年 SD 大鼠 60 只，随机数字法分为空白对照组、小剂量丙泊酚组和大剂量丙泊酚组各 20 只。大、小剂量丙泊酚组分别给予 50 mg/kg、30 mg/kg 丙泊酚腹腔麻醉，空白对照组给予相同剂量的乳剂，采用事件相关电位测试剂及眼动测定评估 3 组干预前后认知功能情况，分别在老年 SD 大鼠苏醒后进行水迷宫实验，测定完毕后断颈处死取海马组织，利用实时定量聚合酶链反应完成海马生物钟基因测定；利用荧光定量聚合酶链反应技术测定 CRF1R 相对表达量。结果显示，大剂量丙泊酚组药物使用后电位 P300 的潜伏期显著高于小剂量丙泊酚组和空白对照组（$P<0.05$），电位 P300 波幅及眼动凝视点数（NEF）、反应性探索评分（RSS）显著低于小剂量丙泊酚组和空白对照组（$P<0.05$），游泳路径长度、找到平台时间均显著长于小剂量丙泊酚组和空白对照组（P 值均<0.05），游泳速度显著小于小剂量丙泊酚组和空白对照组（$P<0.05$）；小剂量丙泊酚组药物使用后游泳路径长度、找到平台时间均显著长于空白对照组（P 值均<0.05），游泳速度显著小于空白对照组（$P<0.05$）；大剂量丙泊酚组药物使用后 1 h、6 h、24 h 海马生物钟基因、CRF1R 相对表达量均显著低于小剂量丙泊酚组和空白对照组（P 值均<0.05），且小剂量丙泊酚组显著低于空白对照组（$P<0.05$）。得出结论，丙泊酚会对老年雄性大鼠认知功能产生不同程度的影响，且呈浓度依赖性，能影响海马生物钟基因及 CRF1R 表达水平。

张冬雪等[87]探讨一氧化碳释放分子 3（CORM-3）在减轻失血性休克复苏大鼠认知功能障碍及皮质神经细胞焦亡中的作用。将 168 只清洁级健康雄性 SD 大鼠按随机数字表法分为 4 组：假手术组、失血性休克复苏组、CORM-3 组和灭活一氧化碳释放分子 3（iCORM-3）组，每组 42 只。后 3 组大鼠建立失血性休克复苏模型，CORM-3 组在复苏结束后立即向股静脉注射 CORM-3（4 mg/kg），iCORM-3 组立即向股静脉注射 iCORM-3（4 mg/kg）。假手术组和失血性休克复苏组只注射含二甲基亚砜（DMSO）的等量生理盐水。失血性休克复苏模型的制备方法为：通过股动脉放血将平均动脉压降至 25～35 mmHg 并维持 60 min，随后将收集的血液在 15 min 内回输体内达到初始血压水平作为复苏，必要时输注生理盐水。于复苏结束后 12 h 处死大鼠取皮质，采用气相分析法测定皮质区一氧化碳含量，蛋白质印迹法检测皮质区细胞核内核转录相关因子 2（Nrf2）、BTB-CNC 异体同源体 1（Bach1）及细胞质内血红素氧合酶-1（HO-1）、IL-1β 和 IL-18 的表达，通过免疫荧光染色法测定活化 caspase-1-Cy3/神经元特异性核蛋白（NeuN）-FITC/DAPI 阳性细胞数，计算皮质神经元焦亡率。最后于复苏后 30 d 行旷场实验评价大鼠认知功能。结果显示，与假手术组比较，失血性休克复苏组、CORM-3 组和 iCORM-3 组在复苏后 12 h 时皮质区一氧化碳含量增加，皮质神经元焦亡率升高，Nrf2/Bach1 比率上调，HO-1、IL-1β 和 IL-18 表达上调，大鼠跨格次数和直立次数减少，中央停留时间延长，差异均有统计学意义（$P<0.05$）。与失血性休克复苏组和 iCORM-3 组比较，CORM-3 组在复苏后 12 h 时皮质区 CO 含量增加，皮质神经元焦亡率降低，Nrf2/Bach1 比率上调，HO-1 表达增加，IL-1β 和 IL-18 表达下降，大鼠跨格次数和直立次数增加，中央停留时间缩短，差异均有统计学意义（$P<0.05$）。得出结论，CORM-3 可降低失血性休克复苏大鼠皮质神经细胞焦亡率，缓解认知功能障碍，其机制可能与上调 Nrf2/Bach1 比例后增加 HO-1 表达有关。

籍婷婷等[88]研究舒芬太尼对周围神经损伤小鼠脊髓神经元凋亡的影响。将清洁级健康雄性 6～8 周龄，体重 18～22 g 的 BALB/c 小鼠 150 只，采用随机数字表法分为 3 组（$n=50$），假手术组（Sham 组）、周围神经损伤组（PNI 组）和舒芬太尼组（SF 组）。PNI 组和 SF 组建立单侧坐骨神经损伤模型，造模后 SF 组腹腔注射舒芬太尼 5.0 μg/kg，Sham 组和 PNI 组给予等容量生理盐水，每天 1 次，连续 3 d。于术后 1 d、3 d、7 d、14 d 和 28 d（T0～T4）时随机处死 5 只小鼠取脊髓 $L_{4～6}$ 节段，HE 染色后光镜下观察病理学结果，采用 TUNEL 法检测神经元凋亡情况，计算神经元凋亡指数（AI）。于 T0～T4 时处死 5 只小鼠取损伤同侧脊髓 $L_{4～6}$ 节段，采用蛋白质印迹法检测 Bcl-2、Bax 和活化型 caspase-3 的表达，计算 Bcl-2 表达和 Bax 表达的比值（Bcl-2/Bax 值）。结果显示，与 Sham 组比较，PNI 组和 SF 组 AI 升高，Bcl-2 表达下调，活化型 caspase-3 和 Bax 表达上调（$P<0.05$）；与 PNI 组比较，SF 组 AI 降低，Bcl-2 表达上调，活化型 caspase-3 和 Bax 表达下调，Bcl-2/Bax 值升高（$P<0.05$）。SF 组比 PNI 组神经病理损伤减轻。得出结论，舒芬太尼可抑制周围神经损伤小鼠脊髓神经元凋亡。

杨洋等[89]研究新生大鼠七氟烷麻醉后海马 α7 烟碱型乙酰胆碱受体（α7nAChR）、乙酰胆碱酯酶（AChE）和乙酰转移酶（ChAT）表达的变化。取 7 日龄，体重 25～40 g 健康 SD 大鼠 72 只，雌雄不拘，采用随机数字表法分为 3 组（$n=24$）：对照组（C 组）、空氧组（A/O 组）和七氟烷组（S 组）。A/O 组吸入运载气体（1 L/min 空气＋1 L/minO_2）2 h，S 组吸入 3.4% 七氟烷＋运载气体 2 h。于吸入结束后 2 h、1 周及 4 周各随机选取 8 只大鼠，处死后取海马组织，分别采用蛋白质印迹法和 RT-PCR 法检测 α7nAChR、AChE、ChAT 及其 mRNA 的表达水平。结果显示，与 A/O 组比较，S 组吸入结束后各时点 α7nAChR mRNA 表达下调，α7nAChR 吸入结束后 2 h 时表达下调，1 周时表达上调；AChE mRNA 吸入结束后 2 h 时表达上调，4 周时表达下调，吸入结束后 4 周时 AChE 表达下调；吸入结束后 2 h 时 ChAT mRNA 表达上调，吸入结束后各时点 ChAT 表达下调（$P<0.05$）。得出结论，新生大鼠七氟烷麻醉后海马 α7nAChR 表达出现先下调后上调趋势，ChAT 和晚期 ACHE 表达下调；上述蛋白表达趋势与其 mRNA 表达趋势有差异，提示七氟烷可能通过其他途径影响蛋白的表达。

郭远波等[90]探讨乌司他丁预处理对异氟烷介导的大鼠海马神经元线粒体途径凋亡的影响及可能的机制。将 36 只 SD 雄性大鼠被随机分为对照组、异氟烷组和乌司他丁组，每组 12 只。对照组不给予任何处理，异氟烷组和乌司他丁组采用 0.75% 异氟烷急性暴露 6 h，而乌司他丁组在采用 0.75% 异氟烷急性暴露前，先给予 50 000 U/kg 乌司他丁预处理。以 TUNEL 染色检测细胞凋亡，JC-1 探针检测线粒体膜电位（Δψm），蛋白质印迹法检测细胞色素 C 释放及 caspase-3 活性，H2DCFDA 探针检测细胞内活性氧（ROS）。结果显示，与对照组比较，异氟烷组海马神经元凋亡显著增加（$P<0.05$），而乌司他丁组显著下降（$P<0.05$）；异氟烷组神经元线粒体 Δψm 显著降低（$P<0.05$），乌司他丁组

显著提高（$P<0.05$）；异氟烷组海马神经元 ROS、细胞色素 C 释放及 caspase-3 活性均显著增加（$P<0.05$），而乌司他丁组显著降低（$P<0.05$）。得出结论，乌司他丁可以抑制异氟烷介导的大鼠海马神经元凋亡，其机制可能与抑制线粒体途径凋亡有关。

舒瑞辰等[91]研究瑞芬太尼对大鼠脊髓背角神经元铁代谢的影响。培养大鼠原代脊髓背角神经元，以 $2×10^5$ 个 / 孔的密度接种培养孔，采用随机数字表法分为 4 组：对照组（C 组，$n=40$）、瑞芬太尼组（R 组，$n=40$）、铁反应元件阴性二价金属离子转运体 1［DMT1（-）IRE］siRNA 组（siRNA组，$n=32$）和 DMT1（-）IRE siRNA＋瑞芬太尼组（siRNA＋R 组，$n=32$）。siRNA 组和 siRNA＋R组于培养第 3 天进行 DMT1（-）IRE siRNA 转染。R 组和 siRNA＋R 组在终浓度 40 nmol/L 瑞芬太尼溶液中孵育 60 min。R 组和 siRNA＋R 组于瑞芬太尼孵育结束时、其余组于相应时点采用荧光探针法测定 ROS 和 Fe^{2+} 含量，采用 TBA 法测定 MDA 含量，采用 calcein AM 和铁螯合剂检测细胞可变铁池（LIP）含量，R 组和 C 组采用蛋白质印迹法测定 DMT1（-）IRE 和 DMT1（＋）IRE 的表达。结果显示，与 C 组比较，R 组脊髓背角神经元 DMT1（-）IRE 表达上调，Fe^{2+}、LIP、ROS 和 MDA 含量升高（$P<0.05$），DMT1（＋）IRE 表达差异无统计学意义（$P>0.05$）；与 R 组比较，siRNA＋R 组脊髓背角神经元 Fe^{2+}、LIP、ROS 和 MDA 含量降低（$P<0.05$）。结论表明，瑞芬太尼通过激活 DMT1（-）IRE，引起脊髓背角神经元铁含量增加，该过程可能与瑞芬太尼诱发大鼠术后痛觉过敏的机制有关。

王金鑫等[92]研究七氟烷复合丙泊酚麻醉对轻度认知功能障碍（MCI）大鼠术后脑组织核不均一性核糖核蛋白 A2（hnRNPA2）表达的影响。将雄性 SD 大鼠，16～18 月龄，采用结扎双侧颈总动脉致其重度狭窄的方法建立 MCI 模型。取 MCI 模型制备成功的大鼠 48 只，采用随机数字表法分为 4 组（$n=12$），即假手术组（SH 组）、七氟烷麻醉组（S 组）、丙泊酚麻醉组（P 组）和七氟烷复合丙泊酚麻醉组（SP 组）。S 组吸入 3% 七氟烷；P 组静脉输注丙泊酚 40 mg/（kg·h）；SP 组吸入 1.7% 七氟烷，静脉输注丙泊酚 20 mg/（kg·h）。3 组麻醉时间均为 3 h。待大鼠翻正反射消失后，行胫骨骨折切开复位内固定术。术后 7 d 时行 Y 迷宫实验，计算新异臂（N 臂）停留时间百分比；行旷场实验，记录活动总路程和中央区活动时间；然后处死大鼠，取脑组织，分别采用免疫荧光法和蛋白质印迹法测定海马 hnRNAP2 和 γ-氨基丁酸 A 型受体 α1 亚基（GABA$_A$-α1）的表达水平。结果显示，与 SH 组比较，S 组和 P 组 N 臂停留时间百分比降低，海马 hnRNPA2 表达上调，GABA$_A$-α1 表达下调，SP 组海马 hnRNPA2 表达上调（$P<0.05$），N 臂停留时间百分比和海马 GABA$_A$-α1 表达差异无统计学意义（$P>0.05$）；与 S 组或 P 组比较，SP 组 N 臂停留时间百分比升高，海马 hnRNPA2 表达下调，GABA$_A$-α1 表达上调（$P<0.05$）；4 组间活动总路程及中央区活动时间比较，差异无统计学意义（$P>0.05$）。得出结论，七氟烷复合丙泊酚麻醉不加重 MCI 大鼠术后认知功能障碍的机制可能与上调脑组织 hnRNPA2 表达，维持 GABA$_A$-α1 稳定表达有关。

梁小丽等[93]研究右美托咪定（Dex）预处理对新生期吸入七氟烷大鼠青年期及成年期海马神经元凋亡的影响。将 60 只新生雄性大鼠随机分为单纯七氟烷吸入组（七氟烷组）、Dex 预处理组＋七氟烷吸入（Dex 预处理组）与空白对照组（空白对照组），每组 20 只。七氟烷组在出生后的第 7、第 14、第 21 天腹腔注射 3 ml/kg 生理盐水，此后吸入 2.6% 七氟烷 4 h，Dex 预处理组将 20 μg/kg 右美托咪定溶于 3 ml/kg 生理盐水，于相同时间点腹腔注射后吸入 2.6% 七氟烷 4 h，空白对照组腹腔给予 3 ml/kg 生理盐水后放入相同环境中吸入运载气体 4 h。于青年期（37 日龄）和成年期（97 日龄）测定海马神经元凋亡情况及海马中激活型 caspase-3 蛋白表达。结果表明，七氟烷组青年期和成年期海马凋亡神经元数量、激活型 caspase-3 相对表达量均高于同期 Dex 预处理组和空白对照组（P 值均<0.01）。3 组青年期与成年期海马凋亡神经元数量、激活型 caspase-3 相对表达量组内比较，差异均无统计学意义（P 值均>0.05）。得出结论，右美托咪定预处理可显著减少新生期吸入七氟烷大鼠青年期和成年期海马神经元凋亡，从而保护脑组织。

（三）荟萃分析和综述

Zhang 等[94] 通过荟萃分析评估右美托咪定对成人全身麻醉后躁动（EA）和恢复结果的影响。Zhang 等通过 PubMed、Cochrane 中心对照试验登记册、Embase、Web of Science 和 Clinial Trails. gov 检索相关的随机对照试验（RCT），这些试验用于研究右美托咪定与安慰剂对全身麻醉后成人 EA 的影响。主要结果是 EA 的发生率，次要结果包括全身麻醉后的其他恢复结果。总共有 12 个 RCT（842 名参与者）符合入选标准。常规随机效应荟萃分析表明，围术期静脉注射右美托咪定可有效预防 EA（RR 0.49，试验序贯分析（TSA)-校正 95% CI 0.35~0.68，P<0.000 01]。TSA 显示 EA 发病率的荟萃分析达到所需的信息量（370）。此外，接受右美托咪定治疗的患者需要镇痛的人数较少（P=0.000 9）。右美托咪定的拔管时间更长（P=0.03），低血压更常见（P=0.03）。结果提示，右美托咪定可有效降低 EA 发生率，降低术后镇痛需求。

（徐志鹏　柴小青　褚海辰　李天佐）

参 考 文 献

[1] Zhang X, Li H, Lv Y, et al. Premorbid alterations of spontaneous brain activity in elderly patients with early postoperative cognitive dysfunction: a pilot resting-state functional MRI study. Front Neurol, 2019, 10: 1062.

[2] 贾雪松，谢淑华，魏颖，等. 老年患者腹腔镜术中 rSO$_2$ 变化率与术后早期认知功能的关系. 中华麻醉学杂志，2019，39（4）：408-410.

[3] Han Y, Han L, Dong MM, et al. Preoperative salivary cortisol AM/PM ratio predicts early postoperative cognitive dysfunction after noncardiac surgery in elderly patients. Anesth Analg, 2019, 128(2): 349-357.

[4] He X, Long G, Quan C, et al. Insulin resistance predicts postoperative cognitive dysfunction in elderly gastrointestinal patients. Front Aging Neurosci, 2019, 11: 197.

[5] Zhang J, Liu GQ, Zhang FX, et al. Analysis of postoperative cognitive dysfunction and influencing factors of dexmedetomidine anesthesia in elderly patients with colorectal cancer. Oncol Lett, 2019, 18 (3): 3058-3064.

[6] Zhang Y, Bao HG, Lv YL, et al. Risk factors for early postoperative cognitive dysfunction after colorectal surgery. BMC Anesthesiol, 2019, 19 (1): 6.

[7] Yan W, Mao HJ, Qiu P. Effects of different analgesia regimens on early post-operative cognitive dysfunction in elderly patients undergoing radical resection of cervical carcinoma. Exp Ther Med, 2019, 18 (2): 1465-1469.

[8] Yan L, Liu Q, Zhu Y, et al. Association of preexisting neurocognitive impairments and perioperative neurocognitive

disorders for hip joint replacement surgery: a prospective cohort study. Med Sci Monit, 2019, 25: 4617-4626.

[9]　Wu CX, Gao B, Gui Y. Malondialdehyde on postoperative day 1 predicts postoperative cognitive dysfunction in elderly patients after hip fracture surgery. Biosci Rep, 2019, 39 (6): BSR. 20190166.

[10]　Wang LW, Zhu MJ, Li Y, et al. FKBP51 is associated with early postoperative cognitive dysfunction in elderly patients undergoing hip fracture surgery. Medicine (Baltimore), 2019, 98 (5): e14037.

[11]　Gao B, Zhu BB, Wu CX. Preoperative serum 25-Hydroxyvitamin D level, a risk factor for postoperative cognitive dysfunction in elderly subjects undergoing total joint arthroplasty. Am J Med Sci, 2019, 357 (1): 37-42.

[12]　Li QH, Yu L, Yu ZW, et al. Relation of postoperative serum S100A12 levels to delirium and cognitive dysfunction occurring after hip fracture surgery in elderly patients. Brain Behav, 2019, 9 (1): e01176.

[13]　Qin Y, Ni JP, Kang L, et al. Sevoflurane effect on cognitive function and the expression of oxidative stress response proteins in elderly patients undergoing radical surgery for lung cancer. J Coll Physicians Surg Pak, 2019, 29(1):12-15.

[14]　XU HY, Qingting W, Xiaoling S，et al. Penehyclidine hydrochloride on postoperatively cognitive function. Med Hypotheses, 2019, 129: 109246.

[15]　Zhang HF, Zheng JW, Wang RC, et al. Serum phosphorylated neurofilament heavy subunit-H, a potential predictive biomarker for postoperative cognitive dysfunction in elderly subjects undergoing hip joint arthroplasty. J Arthroplasty, 2019, 34 (8): 1602-1605.

[16]　王冬婷，杨彪．血清 S100β 蛋白、NSE、CRP 及 IL-6 水平与老年术后认知功能障碍的关系分析．海南医学院学报，2019，25（13）：1016-1020.

[17]　芮海涛，李荣华，李秋云，等．乌司他丁对老年脑肿瘤患者全麻切除术后早期认知功能障碍（POCD）发生率的影响．贵州医药，2019，43（6）：862-865.

[18]　张敏，冯鲲鹏，吴岚，等．乌司他丁对老年脊柱手术患者术后早期认知功能和血清 MMP-9 及 IL-6 水平的影响．医学综述，2019，25（15）：3106-3110.

[19]　Xiong J, Wang HJ, Mu F, et al. MiR-125b-5p inhibitor might protect against sevoflurane-induced cognitive impairments by targeting LIMK1. Curr Neurovasc Res, 2019, 16 (4): 382-391.

[20]　Xu C, Niu JJ, Zhou JF, et al. MicroRNA-96 is responsible for sevoflurane-induced cognitive dysfunction in neonatal rats via inhibiting IGF1R. Brain Res Bull, 2019, 144: 140-148.

[21]　Lu YY, Xu X, Dong R, et al. MicroRNA-181b-5p attenuates early postoperative cognitive dysfunction by suppressing hippocampal neuroinflammation in mice. Cytokine, 2019, 120: 41-53.

[22]　Chen L, Dong R, Lu YY, et al. MicroRNA-146a protects against cognitive decline induced by surgical trauma by suppressing hippocampal neuroinflammation in mice. Brain Behav Immun, 2019, 78: 188-201.

[23]　Li M, Chen C, Zhang W, Y et al. Identification of the potential key long non-coding RNAs in aged mice with postoperative cognitive dysfunction. Front Aging Neurosci, 2019, 11: 181.

[24]　周晓娜，殷税香，陈佳，等．右美托咪定对脾切除术后老年大鼠海马长链非编码 RNA BACE1-AS 的影响．实用医学杂志，2019，35（14）：2204-2209.

[25]　李晓晓，王彬，董瑞，等．围术期神经认知障碍小鼠海马长链非编码 RNA 表达的变化及生物信息学分析．中华麻醉学杂志，2019，39（3）：304-308.

[26] Zhang BJ, Yuan CX. Effects of ADAM2 silencing on isoflurane-induced cognitive dysfunction via the PI3K/Akt signaling pathway in immature rats. Biomed Pharmacother, 2019, 109: 217-225.

[27] Li Y, Liu LD, Tian Y, et al. Rapamycin improves sevoflurane-induced cognitive dysfunction in aged rats by mediating autophagy through the TLR4/MyD88/NF-κB signaling pathway. Mol Med Rep, 2019, 20 (4): 3085-3094.

[28] Guo MY Zhu XQ, Xu H, et al. Ulinastatin attenuates isoflurane-induced cognitive dysfunction in aged rats by inhibiting neuroinflammation and β-amyloid peptide expression in the brain. Neurol Res, 2019, 41(10): 923-929.

[29] Miao HH, Wang M, Wang HX, et al. Ginsenoside Rg1 attenuates isoflurane/surgery-induced cognitive disorders and sirtuin 3 dysfunction. Biosci Rep, 2019, 39 (10): BSR 20190069.

[30] Xu L, Chai XQ. Eleutheroside E attenuates isoflurane-induced cognitive dysfunction by regulating the α7-nAChR-NMDAR pathway. Neuroreport, 2019, 30 (3): 188-194.

[31] Wu T, Sun XY, Yang X, et al. Histone H3K9 trimethylation downregulates the expression of brain-derived neurotrophic factor in the dorsal hippocampus and impairs memory formation during anaesthesia and surgery. Front Mol Neurosci, 2019, 12: 246.

[32] Wang B, Dong R, Lin X, et al. Relationship between mTOR signaling activation and postoperative neurocognitive disorder in aged rats. Cogn Behav Neurol, 2019, 32 (3): 193-200.

[33] Meng F, Li N, Li DL, et al. The presence of elevated circulating trimethylamine N-oxide exaggerates postoperative cognitive dysfunction in aged rats. Behav Brain Res, 2019, 368: 111902.

[34] Zhang JC, Zhang WJ, Zhao Q, et al. Adiponectin improves isoflurane-induced cognitive dysfunction in elderly rats via inhibiting p38-MAPK signal pathway in hippocampus. Eur Rev Med Pharmacol Sci, 2019, 23 (3 suppl): 171-176.

[35] Xu H, Chen L, Zhang X, et al. Central cholinergic neuronal degeneration promotes the development of postoperative cognitive dysfunction. Lab Invest, 2019, 99 (7): 1078-1088.

[36] Zhao ZF, Du L, Gao T, et al. Inhibition of α5 GABA$_A$ receptors has preventive but not therapeutic effects on isoflurane-induced memory impairment in aged rats. Neural Regen Res, 2019, 14 (6): 1029-1036.

[37] Ju HH, Wang YA, Shi QQ, et al. Inhibition of connexin 43 hemichannels improves postoperative cognitive function in aged mice. Am J Transl Res, 2019, 11 (4): 2280-2287.

[38] Tian M, Zhou Y, Qiu LL, et al. NL1 expression level in Nrx1β and the excitability of PV interneurons in mice with POCD. Exp Ther Med, 2019, 17 (4): 3117-3123.

[39] Yan WJ, Wang DB, Ren DQ, et al. AMPKα1 overexpression improves postoperative cognitive dysfunction in aged rats through AMPK-Sirt1 and autophagy signaling. J Cell Biochem, 2019, 120 (7): 11633-11641.

[40] Wu Y, Dou J, Wan X, et al. Histone deacetylase inhibitor MS-275 alleviates postoperative cognitive dysfunction in rats by inhibiting hippocampal neuroinflammation. Neuroscience, 2019, 417: 70-80.

[41] Li PJ, Guo YQ, Ding PY, et al. Neuroprotective effects of a Smoothened receptor agonist against postoperative cognitive dysfunction by promoting autophagy in the dentate gyrus of aged rats. Neurol Res, 2019, 41 (10): 867-874.

[42] Chen C, Gao R, Li M, et al. Extracellular RNAs-TLR3 signaling contributes to cognitive decline in a mouse model of postoperative cognitive dysfunction. Brain Behav Immun, 2019, 80: 439-451.

[43] 都义日，刘斌，郎海云，等. 乌司他丁对手术创伤致大鼠术后认知功能障碍的影响及相关机制研究. 河北

医科大学学报，2019，40（7）：842-846.

[44]　Jiang Y, Gao HB, Yuan HB, et al. Amelioration of postoperative cognitive dysfunction in mice by mesenchymal stem cell-conditioned medium treatments is associated with reduced inflammation, oxidative stress and increased BDNF expression in brain tissues. Neurosci Lett, 2019, 709: 134372.

[45]　吕红杰，董丽娟，李红军. 瘦素对原位肝移植术大鼠脑损伤和远期认知功能的影响. 中华麻醉学杂志 2019，39（3）：327-330.

[46]　张津玮，张小宝，钱海涛，等. 右美托咪定可减轻大鼠胫骨骨折手术所致的术后认知功能障碍. 南方医科 大学学报，2019，39（3）：292-297.

[47]　Cai L, Lu K, Chen X, et al. Auricular vagus nerve stimulation protects against postoperative cognitive dysfunction by attenuating neuroinflammation and neurodegeneration in aged rats. Neurosci Lett, 2019, 703: 104-110.

[48]　Li J, Guo M, Liu Y, et al. Both GSK-3β/CRMP2 and CDK5/CRMP2 pathways participate in the protection of dexmedetomidine against propofol-induced learning and memory impairment in neonatal rats. Toxicol Sci, 2019, 171 (1): 193-210.

[49]　Wang X, Dong Y, Zhang Y, et al. Sevoflurane induces cognitive impairment in young mice via autophagy. PLoS One, 2019, 14: e0216372.

[50]　Li YZ, Zhang LL, Wang CL, et al. Sevoflurane-induced learning deficits and spine loss via nectin-1/corticotrophin-releasing hormone receptor type 1 signaling. Brain Res, 2019, 1710: 188-198.

[51]　孙鼐，宋琼，张伟，等. 不同浓度异氟醚麻醉对新生大鼠远期认知功能的影响. 实用药物与临床，2019，22（6）：585-588.

[52]　曹福羊，武屹爽，侯爱生，等. 七氟醚对新生大鼠远期认知功能和海马 TRB3 表达的影响. 神经解剖学杂志，2019，35（2）146-150.

[53]　Li LQ, Wang C, Fang MD, et al. Effects of dexamethasone on post-operative cognitive dysfunction and delirium in adults following general anaesthesia: a meta-analysis of randomised controlled trials. BMC Anesthesiol, 2019, 19 (1): 113.

[54]　Huang S, Hu H, Cai YH, et al. Effect of parecoxib in the treatment of postoperative cognitive dysfunction: A systematic review and meta-analysis. Medicine (Baltimore), 2019, 98(1): e13812. doi:10.1097/MD.0000000000013812.

[55]　Yang W, Kong LS, Zhu XX, et al. Effect of dexmedetomidine on postoperative cognitive dysfunction and inflammation in patients after general anaesthesia: A PRISMA-compliant systematic review and meta-analysis. Medicine (Baltimore), 2019, 98 (18): e15383.

[56]　Wei PH, Yang F, Zheng Q, et al. The potential role of the NLRP3 inflammasome activation as a link between mitochondria ROS generation and neuroinflammation in postoperative cognitive dysfunction. Front Cell Neurosci, 2019, 13: 73.

[57]　Wang XH, Feng KP, Liu HX, et al. Regional cerebral oxygen saturation and postoperative delirium in endovascular surgery: a prospective cohort study. Trials, 2019, 20 (1): 504.

[58]　崔博，李文忠，王天龙，等. BIS 指导麻醉深度管理对改善老年骨科手术患者术后谵妄的作用. 北京医学，2019，41（8）：743-745.

[59]　Qi JM, Liu C, Chen LA, et al. Postoperative serum albumin decrease independently predicts delirium in the elderly subjects after total Joint arthroplasty. Curr Pharm Des, 2020, 26 (3): 386-394.

[60] 邵先红，李元海，刘骏达. 氟哌啶醇对老年髋关节置换手术患者术后谵妄的影响. 临床麻醉学杂志，2019，35（6）：548-551.

[61] 俞红丽，陈明慧，孙世宇，等. 右美托咪定对60岁以上骨科手术患者术后谵妄的影响. 上海医学，2019，42（6）：362-367.

[62] 徐鸣，卢燕，李燕妮，等. 外科Apgar评分对股骨粗隆间骨折PFNA内固定术后谵妄的预测价值. 中国骨与关节损伤杂志，2019，34（2）：121-125.

[63] 张杨，王艳：气管插管全麻对老年糖尿病患者髋部骨折术后谵妄及认知功能改变的影响. 哈尔滨医科大学学报，2019，53（3）：269-271，279.

[64] 焦裕霞，周群，范凯乐，等. 麻醉方法与老年膝关节置换患者血清褪黑素质量浓度和苏醒期谵妄的关系. 中国组织工程研究，2019，23（28）：4468-4473.

[65] Shi ZY, Mei XC, Li C, et al. Postoperative Delirium Is Associated with Long-term Decline in Activities of Daily Living. Anesthesiology, 2019, 131 (3): 492-500.

[66] Sun YY, Jiang MM, Ji YJ, et al. Impact of postoperative dexmedetomidine infusion on incidence of delirium in elderly patients undergoing major elective noncardiac surgery: a randomized clinical trial. Drug Des Devel Ther, 2019, 13: 2911-2922.

[67] Cheng QH, Li L, Yang MY, et al. Moderate hypercapnia may not contribute to postoperative delirium in patients undergoing bronchoscopic intervention. Medicine (Baltimore), 2019, 98 (22): e15906.

[68] Shi C, Jin J, Qiao L, et al. Effect of perioperative administration of dexmedetomidine on delirium after cardiac surgery in elderly patients: a double-blinded, multi-center, randomized study. Clin Interv Aging, 2019, 14:571-575.

[69] Shi M, Miao S, Gu T, et al. Dexmedetomidine for the prevention of emergence delirium and postoperative behavioral changes in pediatric patients with sevoflurane anesthesia: a double-blind, randomized trial. Drug Des Devel Ther, 2019, 13: 897-905.

[70] 刘松彬，王华婴. 右美托咪定复合氟比洛芬酯对老年腹腔镜胆囊切除术患者苏醒期躁动的影响. 老年医学与保健，2019，25（3）：358-360，401.

[71] 赵三军，肖剑锐，于洋，等. 静吸复合麻醉和全凭静脉麻醉对小儿疝修补术后谵妄的影响对比. 中华疝和腹壁外科杂志（电子版），2019，13（2）：134-137.

[72] 朱敏，冉俊辉，陈洁. 胃癌腹腔镜手术患者发生苏醒期躁动的危险因素分析. 中国医学前沿杂志（电子版），2019，11（7）：117-119.

[73] 刘广宇，苏仙，孟昭婷，等. 术前肾小球滤过率低伴随老年患者术后谵妄风险增加：对随机对照研究数据的二次分析. 国际麻醉学与复苏杂志，2019，40（5）：452-457.

[74] 朱曼华，裴晴晴，漆勇，等. 右美托咪定联合罗哌卡因腹横肌平面阻滞对老年患者腹腔手术后谵妄的影响. 中国新药与临床杂志，2019，38（7）：417-421.

[75] 徐莉，许巧巧，夏维，等. 丙泊酚和七氟烷对小儿骨科手术苏醒期躁动的影响. 骨科，2019，10（2）：130-133.

[76] Lu Y, Li YW, Wang L, et al. Promoting sleep and circadian health may prevent postoperative delirium: A systematic review and meta-analysis of randomized clinical trials. Sleep Med Rev, 2019, 48: 101207.

[77] Feng JG, Wang MZ, Li M, et al. Serum miR-221-3p as a new potential biomarker for depressed mood in perioperative

patients. Brain Res, 2019, 1720: 146296.

[78]　Liu ZH, He ST, Deng CM, et al. Neuraxial labour analgesia is associated with a reduced risk of maternal depression at 2 years after childbirth: A multicentre, prospective, longitudinal study. Eur J Anaesthesiol, 2019, 36 (10): 745-754.

[79]　Sun Y, Jia L, Yu H, et al. The effect of pediatric living donor liver transplantation on neurocognitive outcomes in Children. Ann Transplant, 2019, 24: 446-453.

[80]　黄海金，朱小萍，闵佳，等. 依托咪酯对高龄患者麻醉术后应激反应及认知功能的影响. 中国老年学杂志，2019，39（16）：3978-3980.

[81]　邓城旗，李萌萌，杨静，等. 手术麻醉对学龄前儿童发育的影响. 解放军医学杂志，2019，44（1）：31-36.

[82]　许际平，宋开玲，丁治玲，等. 麻醉苏醒期不同剂量多沙普仑对患儿心率的影响. 海南医学，2019，30（16）：2110-2113.

[83]　Nie H, Bai ZX, Li ZZ, et al. Intravenous lipid emulsion modifies synaptic transmission in hippocampal CA1 pyramidal neurons after bupivacaine-induced central nervous system toxicity. J Neurochem, 2020, 154 (2): 144-157.

[84]　Wang N, Wang M. Dexmedetomidine suppresses sevoflurane anesthesia-induced neuroinflammation through activation of the PI3K/Akt/mTOR pathway. BMC Anesthesiol, 2019, 19 (1): 134.

[85]　Zhao X, Shu F, Wang X, et al. Inhibition of microRNA-375 ameliorated ketamine-induced neurotoxicity in human embryonic stem cell derived neurons. Eur J Pharmacol, 2019, 844: 56-64.

[86]　云燕，吴江，高志勇. 丙泊酚对老年雄性大鼠海马生物钟基因及 CRF1R 表达的影响. 中国老年学杂志，2019，39（14）：3497-3500.

[87]　张冬雪，李妍，白杨，等. CORM-3 在减轻失血性休克复苏大鼠认知功能障碍及皮质神经细胞焦亡中的作用. 中华神经医学杂志，2019，18（7）：649-655.

[88]　籍婷婷，张析哲，周琪，等. 舒芬太尼对周围神经损伤小鼠脊髓神经元凋亡的影响. 中华麻醉学杂志，2019，39（3）：331-334.

[89]　杨洋，钟远平，赵鹏程，等. 新生大鼠七氟醚麻醉后海马 α7nAChR、AChE 和 ChAT 表达的变化. 中华麻醉学杂志，2019，39（3）：279-282.

[90]　郭远波，王研，张登文，等. 乌司他丁对异氟烷介导的大鼠海马神经元凋亡的影响. 南方医科大学学报，2019，39（7）：850-854.

[91]　舒瑞辰，李媛，张霄蓓，等. 瑞芬太尼对大鼠脊髓背角神经元铁代谢的影响. 中华麻醉学杂志，2019，39（5）：582-585.

[92]　王金鑫，王海云，李唐，等. 七氟醚复合丙泊酚麻醉对轻度认知功能障碍大鼠术后脑组织 hnRNPA2 表达的影响. 中华麻醉学杂志，2019，5：539-543.

[93]　梁小丽，张洁，刘程曦，等. 右美托咪定预处理对新生期吸入七氟醚大鼠青年及成年期海马神经元凋亡的影响. 山东医药，2019，59（23）：23-26.

[94]　Zhang J, Yu Y, Miao S, et al. Effects of peri-operative intravenous administration of dexmedetomidine on emergence agitation after general anesthesia in adults：a meta-analysis of randomized controlled trials. Drug Des Devel Ther, 2019, 13: 2853-2864.

第三节　呼吸系统并发症

围术期呼吸系统并发症的发生率对患者的预后有着重要的影响。2019 年呼吸系统并发症的文献主要关注麻醉方式、通气模式、术中监测及术后镇痛模式对围术期呼吸系统并发症的影响、肺部并发症的早期诊断，以及拔管后呼吸抑制的预防。

Huang 等[1] 比较不同麻醉方式对患者术后肺部感染的影响。120 例患者被分为全凭吸入麻醉组（A 组）、全凭静脉麻醉组（B 组）和全身麻醉复合硬膜外麻醉组（C 组），观察并记录患者术后肺部影像学资料，以及白细胞计数和动脉血压。结果发现，C 组患者肺部感染的发生率明显低于其他两组，且该组患者术后心率和平均动脉压均低于其他两组，而 A 组和 B 组患者的肺部感染发生率和血流动力学参数差异均无统计学意义。因此认为，全身麻醉复合硬膜外的麻醉方式对患者术后肺部感染的影响最小。

陈凤等[2] 探讨压力控制容量保证（PCV-VG）通气模式对腹腔镜全子宫切除术患者呼吸力学及气体交换指标的影响。50 例接受择期腹腔镜全子宫切除术的患者随机分为容量控制（VCV）组和压力控制容量保证（PCV-VG）组，设定相同呼吸参数。分别记录插管后 5 min（T0）、建立气腹后每间隔 30 min（分别为 T1～T4）及放气后 5 min（T5）的吸入潮气量（V_{Tinsp}）、气道峰值压力（P_{peak}）、气道平均压（P_{mean}）、内源性呼气末正压（$PEEP_i$）、肺顺应性（Compl）及呼气末二氧化碳分压（$PetCO_2$）的值。并记录各时间点血气分析中 pH 值、PaO_2、$PaCO_2$，并计算出二氧化碳排出量（VCO_2）、动脉血 - 呼气末二氧化碳分压差（$Pa-etCO_2$）、氧合指数（OI）及生理无效腔（V_d/V_T）。比较拔管时间、术后 24 h 肩背部疼痛情况及术后住院天数。结果与 T0 时比较，两组除 V_T 及 PaO_2 差异无统计学意义（$P>0.05$），其余指标变化差异均有统计学意义（$P<0.05$）。得出结论，妇科腹腔镜下全子宫切除术中 PCV-VG 模式降低气道峰值压力，提高患者平均气道压，提高肺顺应性，改善血气结果，有利于 CO_2 排出，提高氧合且减少无效腔量，更适合用于气腹伴头低足高位的患者。

刘彬彬等[3] 通过同步膈肌超声和肺超声评价人工气腹下膈肌移动度和肺不张的超声影像学变化，探讨人工气腹手术麻醉时可能出现气体交换异常的机制。随机选择行气管插管全身麻醉下腹腔镜胆囊切除术患者 37 例。分别在麻醉前自主呼吸时（T0）、麻醉后机械通气 5 min 时（T1）、人工气腹稳定后 5 min（T2）、机械通气时人工气腹结束后 5 min（T3）、气管导管拔除后 15 min（T4）采用 M 型超声监测膈肌移动度及采用 B 超监测肺部超声影像。分别记录膈肌移动度及上 BLUE 点、下 BLUE 点和膈肌点所监测的超声影像进行肺部超声（LUS）评分。结果发现，①T1～T4 时点膈肌移动度测量值与 T0 时点比较都下降（$P<0.01$）；膈肌移动度在 T2 时点最小，与其他各时点比较，差异有统计学意义（$P<0.01$）；膈肌移动度在 T4 与 T0 时点比较，差异有统计学意义（$P<0.01$）。②T1～T4 时点 LUS 评分比 T0 时点显著增高（$P<0.01$）；LUS 评分在 T2 时点最大，与其他各时点比较，差异有统计学意义（$P<0.01$）；T4 时点 LUS 评分与 T0 时点比较，差异有统计学意义（$P<0.01$）。结论：采用超声可以同步监测膈肌移动度和肺泡萎陷（肺不张），显示全身麻醉气腹胆囊切除术会引起较严重的

肺泡萎陷（肺不张），由人工气腹后膈肌移动度明显受限所致；这种肺下部的肺泡萎陷（肺不张）是可恢复的，但在麻醉复苏期仍不能恢复到麻醉前水平。

蒋宝峰等[4]探讨无痛结肠镜检查中，$PetCO_2$预测低氧血症的敏感性，分析发生呼吸抑制的危险因素。120例接受择期无痛结肠镜检查的患者根据术中是否达到呼吸抑制（$PetCO_2 \geqslant 50$ mmHg或波形消失 $\geqslant 15$ s），将患者分为呼吸抑制组（D组）与非呼吸抑制组（N组）。记录两组患者性别、年龄、手术时长、丙泊酚总用量、BMI、阻塞型睡眠呼吸暂停综合征（obstructive sleep apnea syndrome，OSAS）史，观察从呼吸抑制开始到低氧血症（$SpO_2 < 90\%$）出现的间隔时间，以及从低氧血症警报值出现到低氧血症的间隔时间。结果发现，年龄及BMI是呼吸抑制的独立危险因素。受试者工作特征曲线（receiver operating characteristic curve，ROC曲线）显示年龄、BMI及年龄联合BMI对于呼吸抑制均具有一定的预测作用，其中，年龄加BMI的ROC曲线下面积大于两独立变量。与N组比较，D组在预测低氧血症方面具有优势，两组差异有统计学意义（$P < 0.05$）。监测$PetCO_2$较传统的SpO_2能更早地预测低氧血症的出现，其中呼吸抑制平均早于低氧血症（$SpO_2 < 90\%$）63.9 s。

Zhu等[5]通过观察拔管后呼吸衰竭的发生情况对高流量鼻导管（high-flow nasal cannula，HFNC）通气对计划拔管的作用进行荟萃分析。10例随机对照试验研究和交叉研究被纳入分析，其中HFNC组856例，常规氧疗（conventional oxygen therapy，COT）组852例。结果显示，HFNC组患者拔管后呼吸抑制的发生率及呼吸频率均低于COT组，前者的PaO_2水平高于后者，而两组患者的再插管率、ICU及总住院天数、舒适度、$PaCO_2$、ICU及院内死亡率等差异无统计学意义。因此，HFNC可明显减少计划拔管后患者呼吸抑制的发生率，使患者的呼吸频率更慢、PaO_2水平更高，因而可安全地用于计划拔管后的患者。

（周姝婧　苏殿三　俞卫锋）

参 考 文 献

[1] Huang Q, Weng DG, Yuan JQ, et al. Clinical analysis of different anesthesia methods for pulmonary infection after perioperative operation. J Infect Public Health, 2019. doi: org/10. 1016/j. jiph. 2019. 09. 011

[2] 陈凤，颜明，张萍. PCV-VG对腹腔镜全子宫切除术患者呼吸力学及气体交换功能的影响. 医学研究杂志，2019，48（8）：145-149.

[3] 刘彬彬，余革，温晓晖，等. 超声监测气管内全麻患者人工气腹下膈肌移动度和肺不张. 实用医学杂志，2019，35（12）：1984-1988，1992.

[4] 蒋宝峰，王金璇，翟学花，等. 无痛结肠镜检查中呼气末二氧化碳分压预测低氧血症敏感性及呼吸抑制危险因素分析. 国际麻醉学与复苏杂志，2019，40（6）：544-548.

[5] Zhu YF, Yin HY, Zhang R, et al. High-flow nasal cannula oxygen therapy versus conventional oxygen therapy in patients after planned extubation: a systematic review and meta-analysis. Critical Care, 2019, 23 (1): 180.

第四节　消化系统并发症

2019 年发表的关于麻醉后消化系统并发症的研究，与以往相似，以术后恶心呕吐的研究为主，也关注术后胃肠功能的恢复和术后肝功能的变化等。另外，也有学者关注麻醉与手术并发症的关系，同时也出现一些中医学方法与消化系统并发症的研究。

一、术后恶心呕吐

宋连刚[1]观察术中输注含糖配方的醋酸钠林格液对头低位腹腔镜术后恶心呕吐（postoperative nausea and vomiting，PONV）的影响。通过检测患者术后 1 h、6 h 和 24 h 恶心呕吐发生率及评分，以及镇吐药物使用率，结果发现，麻醉后输入含糖配方的醋酸钠林格液补液组术后 1 h 和 6 h 恶心呕吐发生率低于乳酸林格液补液组，术后 24 h 恶心呕吐发生率两组差异无统计学意义。观察组术后恶心呕吐评分在各时间点均低于对照组（$P<0.05$），镇吐药物使用率低于对照组（$P<0.05$）。得出结论，术中输注含糖配方的复方醋酸钠林格液有助于减少头低位腹腔镜手术后恶心呕吐发生率，并降低严重程度。

陈颖等[2]探讨术中液体治疗对甲状腺手术患者术后恶心呕吐的影响。试验根据性别和液体治疗量将患者分为男性 10 ml/kg 组、男性 30 ml/kg 组、女性 10 ml/kg 组和女性 30 ml/kg 组。结果发现，男性 30 ml/kg 组苏醒期和术后 24 h 内的 PONV 发生率均显著低于其他 3 组。由此得出结论，术中一定容量液体治疗可有效降低男性甲状腺手术患者 PONV 发生率。程鹏飞等[3]研究葡萄糖输注对无痛胃镜术后恶心呕吐的影响。试验于术前 30 min 给予观察组 200 ml/h 速度静脉滴注 5% 葡萄糖溶液，对照组给予生理盐水。结论证实 5% 葡萄糖溶液可以降低无痛胃镜 PONV 的发生率和严重程度，效果类似于预防性应用托烷司琼。因此，从经济方面和并发症等因素考虑，5% 葡萄糖溶液作为无痛胃镜 PONV 预防措施更为安全有效。

路敏等[4]探讨乌司他丁联合地塞米松对结直肠癌患者腹腔镜术后恶心呕吐及肝肾功能的影响。发现乌司他丁与地塞米松单用均对肝功能产生保护作用，但是否具有协同作用仍需进一步研究；地塞米松能够减少结直肠癌患者腹腔镜 PONV 的发生，而乌司他丁并不能够加强地塞米松单用对 PONV 发生率的降低作用。

王东披等[5]探讨 5-HT$_3$ 受体拮抗药昂丹司琼在日间手术使用过程的安全性及其对术后 24 h 内恶心呕吐的预防效果。结果发现，预防性给予昂丹司琼的患者 PONV 和术后呕吐（postoperative vomiting，POV）发生率明显降低。就麻醉方式而言，昂丹司琼在基础麻醉复合局部浸润麻醉中对 PONV/POV 的预防作用效果优于复合骶管神经阻滞。就手术方式而言，昂丹司琼对 POV 的预防作用在鞘膜积液手术中最为理想。采用基础麻醉复合骶管神经阻滞（RR 1.712，95% CI 1.097～2.672，$P=0.017$）、接受腹股沟斜疝手术（RR 1.946，95% CI 1.262～3.000，$P=0.002$）和男性（RR 1.829，95% CI 1.081～3.095，$P=0.023$）是导致术后 POV 的危险因素。试验得出结论，昂丹司琼可有效降低日间手术患儿 PONV 和 POV 的发生率，加速患儿术后康复进程，增加就医舒适度。推荐在日间手术（尤其是下腹部腹股沟斜疝和鞘膜积液手术）患儿中使用昂丹司琼以预防 PONV/POV。

程莉莉等[6]观察甲泼尼龙、雷莫司琼及两者联合用药治疗全静脉麻醉下乳腺癌改良根治术患者术后恶心呕吐（PONV）的镇吐效果。将手术结束前 30 min 时静脉滴注甲泼尼龙（40 mg）及雷莫司琼（0.3 mg）的患者与静脉滴注甲泼尼龙（40 mg）及静脉滴注雷莫司琼（0.3 mg）组相比，PONV 发生率显著降低，由此得出在全静脉麻醉下单侧乳腺癌改良根治术时，甲泼尼龙与雷莫司琼镇吐效果相当，两者联合用药疗效优于单独用药。

郑少华等[7]探讨联合应用托烷司琼和地塞米松预防女性患者无痛胃镜诊疗后恶心呕吐的效果。试验将 333 名患者随机分为托烷司琼＋地塞米松干预组（TD 组）、托烷司琼＋生理盐水干预组（TS 组）、地塞米松＋生理盐水干预组（DS 组）、生理盐水干预组（SS 组），发现与 SS 组比较，TD 组、TS 组和 DS 组患者恶心呕吐发生率显著降低，离院时间显著缩短。而 TD 组患者恶心呕吐发生率显著低于其他组，且 TD 组患者离院时间显著短于其他组。由此得出结论，托烷司琼联合地塞米松可有效预防女性患者无痛胃镜诊疗后恶心呕吐的发生，并缩短离院时间。张冲[8]对昂丹司琼与地塞米松联用对腹腔镜妇科手术术后恶心呕吐疗效进行分析。试验发现昂丹司琼与地塞米松联用，可以增强治疗 PONV 效果，减少并发症，适合临床应用和推广。

Tao 等[9]探讨静脉注射羟考酮与舒芬太尼对妇科腹腔镜手术患者术后恶心呕吐发生率的影响。试验将患者按照麻醉诱导、维持及术后镇痛中使用羟考酮或舒芬太尼进行分组。结果发现，羟考酮组 PONV 的发生率降低，首次呕吐时间推迟。试验得出结论，在腹腔镜手术的妇科患者中，静脉使用羟考酮进行麻醉诱导、麻醉维持和术后镇痛的恶心呕吐发生率低于静脉使用舒芬太尼，而羟考酮和舒芬太尼在术中具有相同的稳定血流动力学和术后镇痛效果。

Ma 等[10]探讨多模式干预对妇科腹腔镜术后恶心呕吐的影响。多模式组在麻醉诱导前 15 min 静脉注射右美托咪定 1 μg/kg。麻醉诱导后用 0.375% 罗哌卡因 30 ml 行双侧腹横肌平面阻滞。术后 24 h 评估术后恶心呕吐评分、视觉模拟评分和布鲁格曼舒适度评分（BCS）。结果显示，多模式组在 2 h、6 h 和 24 h 的恶心和呕吐评分明显低于对照组。多模式组在 0~24 h BCS 评分显著高于对照组。得出结论，多模式干预可以改善 PONV，提高患者舒适度。多模式方法也可以促进妇科患者手术后的恢复。

张岑等[11]探讨薄荷油对中老年患者（≥40 岁）术后恶心呕吐的发生率及首次发生时间的影响。发现返回麻醉后监测治疗室（PACU）抹薄荷油的患者 PONV 的发生率显著低于不抹薄荷油的对照组患者，且首次发生时间显著晚于对照组。得出结论，薄荷油可降低中老年患者 PONV 的发生率，延缓 PONV 的发生。

于洋等[12]通过静脉注射格拉司琼与内关穴注射 0.9% 氯化钠溶液观察对妇科腹腔镜手术患者术后恶心呕吐的影响。试验分为双侧非穴位注射 0.9% 氯化钠＋静脉注射格拉司琼组、双侧内关穴注射 0.9% 氯化钠＋静脉注射 0.9% 氯化钠组和双侧内关穴注射 0.9% 氯化钠＋静脉注射格拉司琼组，根据术后 12 h 的恶心视觉模拟评分（NVAS）评估恶心呕吐的严重程度，观察给予镇吐药的剂量及次数、肛门首次排气时间及术后 24 h 的疼痛评分，在入手术室后、拔管清醒后、术后 12 h 检测患者胃动素水平。结果显示，双侧内关穴注射 0.9% 氯化钠＋静脉注射格拉司琼组恶心呕吐发生率下降，术后 12 h 胃动素水平明显降低，术后肛门首次排气时间缩短。得出结论，静脉注射格拉司琼联合内关穴注射 0.9% 氯化钠能有效降低妇科腹腔镜手术后恶心呕吐的发生率，且能促进术后首次排气，有利于快速康复。

纪璇等[13]探讨艾灸疗法在腹腔镜阑尾切除术术后镇痛、镇吐的临床效果。试验将术后应用艾灸疗法的观察组与不予干预的对照组进行比较，发现两组患者的麻醉时间、瑞芬太尼用量、手术时间以及苏醒时间差异无统计学意义；与对照组相比，观察组治疗后 2 h、4 h 的内脏镇痛 VAS 评分、躯体镇痛 VAS 评分及牵涉镇痛 VAS 评分、术后恶心呕吐、呼吸抑制、头痛头晕、皮肤瘙痒等不良反应发生率均下降，术后追加的氟比洛芬酯的次数减少（$P<0.05$）。得出结论，对行腹腔镜阑尾切除术的患者术后实施艾灸疗法，有助于提高患者围术期舒适性，降低不良反应的发生率，减轻患者痛苦，值得在临床推广应用。

郭苗苗等[14]探讨老年患者胃肠道手术术后恶心呕吐的危险因素。试验通过回顾性分析发现，1021 例老年患者中，PONV 发生率为 7.3%。与老年患者 PONV 显著相关的危险因素有年龄≥75 岁（OR 1.74，$P=0.027$）、女性（OR 1.69，$P=0.039$）、术中使用七氟烷（OR 2.32，$P=0.013$）、术中低血压（累计时间>20 min）（OR 1.64，$P=0.048$）、术后使用阿片类镇痛药（OR 2.14，$P=0.002$）及术后感染（OR 2.03，$P=0.009$）、术中低血压（OR 6.28，$P=0.006$）。得出结论，老年患者胃肠道手术 PONV 的发生与围术期多因素相关。维持血流动力学平稳，避免术中低血压的发生，术中避免吸入性麻醉药的使用，积极预防术后感染，合理地减轻患者术后疼痛，减少术后阿片类镇痛药的使用可能是降低老年患者 PONV 风险的重要措施。

谢菡等[15]探究全身麻醉下行脊柱侧弯矫形术的青少年患者发生术后呕吐的危险因素，同时利用倾向评分匹配来排除混杂因素来评估预防性应用镇吐药物的有效性，为术后呕吐管理提供临床参考。通过 Logistic 回归分析发现，晕动病史或术后恶心呕吐史、术后使用芬太尼是术后呕吐的独立危险因素。预防性使用镇吐药物的患者术后呕吐发生率低于未预防性使用镇吐药物的患者（$P<0.01$）。得出结论，有晕动病史或 PONV 史和术后应用阿片类药物是青少年脊柱侧弯矫形术后呕吐的危险因素，预防性应用地塞米松和（或）昂丹司琼可以降低术后呕吐发生的风险。

李游等[16]通过计算机检索 Embase、Cochrane Library、Pubmed 数据库，纳入 7 个随机对照试验，采用循证医学的方法系统评价右美托咪定对小儿七氟烷麻醉后呕吐的影响。结果显示，没有足够的证据表明右美托咪定的应用可以降低小儿七氟烷麻醉后呕吐的发生率（OR 0.59，95% CI 0.35～1.02，$P>0.05$）。由此得出，围术期应用右美托咪定并不能降低术后呕吐的发生率。试验证实，舒芬太尼联合丙泊酚对机体应激反应影响较小，可更有效地维持患者的血流动力学稳定，术后麻醉并发症发生率低，值得在临床推广应用。

二、麻醉对胃肠功能的影响

高玉华等[17]探讨醋酸林格液用于目标导向液体治疗对老年胃肠道肿瘤手术患者血气及肠道功能的影响。试验发现醋酸林格液用于老年患者行胃肠道肿瘤根治术中，能更好地维持围麻醉期酸碱平衡，明显降低患者血乳酸（Lac）、脂多糖（LPS）、降钙素原（PCT）的浓度，减少患者住院时间，但对胃肠功能的恢复无明显改善。

洪波等[18]观察舒芬太尼联合丙泊酚对腹腔镜下子宫肌瘤剔除术患者的应激反应及胃肠动力的影响。结果发现，与瑞芬太尼联合丙泊酚麻醉的对照组相比，舒芬太尼联合丙泊酚麻醉的观察组患者建立气腹 10 min 时、术毕时和气管拔管后 30 min 时的心率、平均动脉压、血清胃动素（MTL）和胃泌素（GAS）均显著低于对照组；观察组患者的苏醒时间显著长于对照组，但肠鸣音恢复时间、初次排气时间显著短于对照组，且观察组患者术后并发症发生率显著降低。

杨贵英等[19]研究布托啡诺对用舒芬太尼和曲马多术后镇痛的腰椎手术患者肠道功能的影响。通过观察患者术后疼痛 NRS 评分、面部表情评分、镇静评分、恶心 NRS 评分、呕吐 NRS 评分、瘙痒 NRS 评分、腹胀评分和呼吸抑制等，发现舒芬太尼、曲马多、格拉司琼复合布托啡诺镇痛组与舒芬太尼、曲马多、格拉司琼镇痛组相比，镇痛不全、腹胀、恶心呕吐的发生率均降低，瘙痒、呼吸抑制和镇静评分两组差异没有统计学意义。得出结论，舒芬太尼复合布托啡诺和曲马多镇痛效果较好，腹胀和恶心呕吐等不良反应小，对肠道功能恢复要求较高患者的手术后镇痛可选择含有布托啡诺的配方。

王成夭等[20]在腹横肌平面阻滞（TAP）在产科加速康复中的应用价值的研究中发现，TAP＋硬膜外镇痛组比 TAP＋静脉镇痛组开始进食和肛门排气时间明显提前，但是 TAP＋硬膜外镇痛组的产妇尿潴留和腹胀的不良反应多于 TAP＋静脉镇痛组。得出结论，腹横肌平面阻滞联合多模式镇痛不仅能提高剖宫产术后的镇痛效果，同时也是推动加速康复外科理念在剖宫产围术期应用的一种积极方法。

余岚等[21]探讨右美托咪定对宫颈癌根治术患者肠道功能的影响。试验将麻醉诱导前 10 min 予以 0.5 μg/kg 右美托咪定稀释后在 10 min 泵注完，随后以 0.4 μg/（kg·h）持续泵注至术毕前 40 min 的患者纳入观察组，以同样方法予以等容量生理盐水的患者纳入对照组。结果显示，观察组在手术结束时、手术后 2 h 和术后 24 h 血清 IL-6、TNF-α、DAO、D-LAC 水平均低于对照组；观察组术后肠鸣音恢复时间、术后首次排便时间及总住院时间均短于对照组。提示右美托咪定可减轻宫颈癌根治术患者炎性反应和肠黏膜损伤，促进肠道功能更快恢复。

范学明等[22]评价经皮穴位电刺激对全身麻醉腹腔镜结直肠癌根治术患者术后肠黏膜损伤的影响。试验将患者随机分为经皮穴位电刺激＋全身麻醉组和单纯全身麻醉组，经皮穴位电刺激＋全身麻醉组静吸复合麻醉诱导前 30 min 时，经皮电刺激双侧内关、合谷、足三里及上巨虚、下巨虚穴持续至术毕，频率为 2 Hz 或 100 Hz，疏密波，强度以患者能耐受的最大电流为宜（3～8 mA）。试验设定术前 24 h（T0）、入室时（T1）、术毕即刻（T2）、术后 24 h（T3）和术后 72 h（T4）不同时间点，通过 ELISA 法测定血浆肠型脂肪酸结合蛋白（I-FABP）和二胺氧化酶（DAO）浓度，通过 QoR-9 量表评估术后康复质量。试验发现，与 T1 相比，两组患者 T2、T3 的血浆 I-FABP 和 DAO 浓度升高；与 T0 相比，两组患者 T3、T4 的 QoR-9 评分降低；而与单纯全身麻醉组相比，经皮穴位电刺激＋全身麻醉组 T2～T4 时血浆 I-FABP 浓度及 T2、T3 时血浆 DAO 浓度降低，术后 T3 和 T4 时 QoR-9 评分升高。提示经皮穴位电刺激可减轻全身麻醉腹腔镜结直肠癌根治术患者术后肠黏膜损伤。

米智华等[23]观察经天枢穴超声电导透皮导入大承气汤对胃癌根治术患者术后早期恢复质量的影

响。对照组术后实施常规治疗和护理，超声电导透皮给药组在对照组护理的基础上，选取双侧天枢穴（脐中旁开两寸），采用超声电导仪经皮导入大承气汤，每次 30 min，每天 2 次。治疗结束后继续保留中药贴片 30 min。超声电导透皮给药组的患者术后首次肠鸣音出现时间、排气时间、排便时间提前，血浆胃动素（motilin，MTL）、血清胃泌素（gastrin，GAS）水平显著升高。观察组在术后 24 h 和 48 h 的恢复质量评分（Quality of Recovery-40，QoR-40）、情绪状态、身体舒适度、心理支持、自理能力及总评分均高于对照组，疼痛评分低于对照组。由此得出结论：经天枢穴超声电导透皮导入大承气汤可促进胃癌根治术患者术后胃肠道功能恢复，提高术后早期恢复质量。

三、麻醉对肝功能的影响

蒋静文等[24]探讨熊去氧胆酸联用腺苷蛋氨酸（思美泰）对妊娠肝内胆汁淤积症（intrahepatic cholestasis of pergnancy，ICP）重症患者瘙痒程度、妊娠结局及肝功能的影响。试验将 76 位 ICP 重症患者随机分为采用熊去氧胆酸联用腺苷蛋氨酸进行治疗的研究组和采用熊去氧胆酸进行治疗的对照组，发现治疗 7 d 后两组患者的瘙痒程度评分均明显降低，且研究组低于对照组。治疗 7 d 后两组患者的天冬氨酸转氨酶（AST）、丙氨酸转氨酶（ALT）、总胆汁酸（TBA）、胆红素（TB）水平均明显降低，且研究组低于对照组，研究组患者早产、胎儿窘迫、羊水胎粪污染的发生率低于对照组，而两组的新生儿窒息发生率和新生儿体质量差异无统计学意义。得出结论，熊去氧胆酸联用腺苷蛋氨酸可有效缓解 ICP 重症患者的瘙痒程度，改善肝功能和妊娠结局，临床疗效显著，具有积极的临床意义。

四、麻醉对手术并发症的影响

尹源等[25]比较无痛肠镜与普通肠镜中肠穿孔的发生率。结果发现，无痛肠镜组患者满意度明显高于普通肠镜组，两组患者血氧饱和度、操作时间的差异无统计学意义；无痛肠镜组生命体征更平稳但肠穿孔发生率显著增高。试验得出结论，无痛肠镜对患者生命体征的影响较普通肠镜小，患者满意度更高，但肠穿孔发生率高于普通肠镜。

（黄　丹　董铁立　苏殿三　俞卫锋）

参 考 文 献

[1] 宋连刚. 醋酸钠林格液减少头低位腹腔镜术后恶心呕吐的效果观察. 西南国防医药，2019，29（8）：857-859.

[2] 陈颖，殷佳晗，丁雯，等. 术中液体治疗对甲状腺手术患者术后恶心呕吐的影响. 上海医学，2019，42（2）：81-83.

[3] 程鹏飞，余胭，黎笔熙. 葡萄糖输注对无痛胃镜术后恶心呕吐的影响. 华南国防医学杂志，2019，7：500-502.

[4]　路敏，王月新，杨静，等. 乌司他丁联合地塞米松对结直肠癌腹腔镜术后恶心呕吐（PONV）和肝肾功能的影响. 实用药物与临床，2019，22（5）：493-497.

[5]　王东披，黄文芳，赵佳莲，等. 昂丹司琼对日间手术患儿术后恶心呕吐的预防作用研究. 临床小儿外科杂志，2019，18（9）：757-762.

[6]　程莉莉，朱美琳，董有静. 甲强龙联合雷莫司琼治疗全静脉麻醉下乳腺癌改良根治术患者术后恶心呕吐的效果. 中国医科大学学报，2019，48（8）：756-759.

[7]　郑少华，李欣，每晓鹏. 托烷司琼联合地塞米松预防女性患者无痛胃镜诊疗后恶心、呕吐的效果. 南昌大学学报·医学版，2019，59（2）：58-61.

[8]　张冲. 昂丹司琼与地塞米松联用对腹腔镜妇科手术术后恶心呕吐疗效分析. 山西医药杂志，2019，48（7）：816-818.

[9]　Tao BD, Liu K, Wang DD, et al. Effect of intravenous oxycodone versus sufentanil on the incidence of postoperative nausea and vomiting in patients undergoing gynecological laparoscopic surgery. J Clin Pharmacol, 2019, 59 (8): 1144-1150.

[10]　Ma K, Wu XX, Chen YQ, et al. Effect of multimodal intervention on postoperative nausea and vomiting in patients undergoing gynecological laparoscopy. J Int Med Res, 2019, 47 (5): 2026-2033.

[11]　张苓，刘明明，范隆，等. 薄荷油对中老年患者术后恶心呕吐的影响分析. 北京医学，2019，41（1）：68-69.

[12]　于洋，樊宏，程远，等. 格拉司琼静脉注射联合氯化钠穴位注射对术后恶心呕吐的影响. 中华医学杂志，2019，99（33）：2606-2610.

[13]　纪璇，蔡凯鹏，郭绪铿. 艾灸疗法在腹腔镜阑尾切除术术后镇痛、镇吐的临床研究. 中国医师杂志，2019，21（5）：746-748.

[14]　郭苗苗，朱慧杰，薄晗，等. 老年患者胃肠道手术术后恶心呕吐的危险因素分析. 国际麻醉学与复苏杂志，2019，40（1）：25-29.

[15]　谢菡，张和，马正良，等. 青少年脊柱侧弯矫形术后呕吐的危险因素分析. 药物流行病学杂志，2019，28（8）：518-522.

[16]　李游，王吨卫，李魁亮，等. 右美托咪啶对小儿七氟醚麻醉后呕吐影响的 Meta 分析. 中国地方病防治杂志，2019，34（2）：208-209.

[17]　高玉华，韩涛，任雪艳，等. 醋酸林格液用于目标导向液体治疗对老年胃肠道肿瘤手术患者血气及肠道功能的影响. 广东医学，2019，40（5）：706-709.

[18]　洪波，易洪章，方天明. 舒芬太尼联合异丙酚对腹腔镜下子宫肌瘤剔除术患者的应激反应及胃肠动力的影响. 医学临床研究，2019，36（4）：742-744.

[19]　杨贵英，李洪，李炫，等. 布托啡诺术后镇痛对腰椎手术患者肠道功能的影响. 局解手术学杂志，2019，28（3）：188-191.

[20]　王成夭，咸淑悦，马敏，等. 腹横肌平面阻滞在产科加速康复中的应用价值. 武汉大学学报（医学版），2019，40（2）：284-287.

[21]　余岚，王晓军. 右美托咪定辅助麻醉对宫颈癌根治术患者肠道功能的影响. 现代肿瘤医学，2019，27（16）：2917-2920.

[22]　范学明，章放香，黄玲，等. 经皮穴位电刺激对全麻腹腔镜结直肠癌根治术患者术后肠黏膜损伤的影响.

中华麻醉学杂志，2019，39（1）：52-55.

[23] 米智华，董大龙，于大朋，等. 经天枢穴超声电导大承气汤对胃癌根治术患者术后早期恢复质量的影响. 国际麻醉学与复苏杂志，2019，40（1）：11-15.

[24] 蒋静文，陈嘉丽，邬瑞霞，等. 熊去氧胆酸联用思美泰对妊娠期肝内胆汁淤积症重症患者瘙痒程度、妊娠结局及肝功能的影响. 现代生物医学进展，2019，19（6）：1168-1171.

[25] 尹源，罗卿. 无痛肠镜与普通肠镜对肠穿孔发生率的影响比较. 实用临床医药杂志，2019，23（10）：69-71.

第五节　围术期并发症

一、围术期低体温并发症

围术期低体温是麻醉和手术期间常见的并发症，特别在儿科手术中，围术期低温的发生率可高达46.6%。Lai 等[1] 研究认为患者的年龄、体重指数、手术时长、手术种类、术中失血及输液量、麻醉种类和手术室温度等都是重要的影响因素。围术期低温可导致术后伤口感染、凝血功能障碍、心血管事件及苏醒延迟等并发症，关注围术期低体温的危害并积极预防对患者的康复具有重要的临床意义。

（一）围术期低体温对机体的影响

Li 等[2] 的一项研究观察 1467 例行胸腔镜手术的成年患者，发现其中 72.7% 的患者术中发生低体温，术中低体温发生的危险因素包括年龄、体重指数、手术时长、手术时机、手术室温度，以及是否在全身麻醉中联合椎旁阻滞。术中发生低体温患者与未发生低体温患者的平均住院日分别为 9 d 和 8 d，差异具有统计学意义。

围术期低体温可对凝血功能产生较大的影响。Pan 等[3] 的研究显示，在全髋关节置换术和全膝关节置换术中，术中低体温的发生率分别为 13.1% 和 14.0%，术中体温与失血量呈负相关，而术中低温是全髋关节置换术中输血的独立危险因素，因此在这类手术中，维持体温是减少术中出血的重要措施。周慧等[4] 回顾性分析 214 例行外科手术患者的临床资料，根据围术期是否出现低温（体温＜36℃）分为观察组（$n=110$）与对照组（$n=104$）。所有患者均采用红外测温仪测量围术期不同时间点的耳温，全自动血凝仪测定术前凝血功能相关指标，血栓弹力测定仪测定术后血栓弹力图参数。结果显示，观察组麻醉 30 min、手术开始、手术 30 min 及手术结束时的体温均显著低于对照组；观察组凝血功能参数中凝血酶原时间（PT）、活化部分凝血活酶时间（APTT）、凝血酶时间（TT）水平明显高于对照组，而 D-二聚体、纤维蛋白原（FIB）、血小板聚集试验（PAgT）水平均显著低于对照组；观察组的血栓弹力图参数 R、K 显著高于对照组，α、MA 及 CI 明显低于对照组。该研究提示围术期低温的患者存在凝血功能抑制，出血风险增大，其机制可能为低温减弱纤维蛋白原的作用并导致凝血酶生成不足，从而抑制凝血过程。血栓弹力图可准确地反映围术期低温患者的凝血功能状态。

除凝血功能外，围术期低体温对神经系统也有显著的影响。Wang 等 [5] 发现心肺转流中的主动脉低温对患者的镇静和镇痛水平有极大的影响，如低温可导致神经传导速度降低，同时也可影响镇痛药物在体内的药动学，降低药物清除率，升高药物的效应室浓度。低温对镇静、镇痛的效应可通过意识指数、伤害感受指数来评估，因为这 2 个指数与心肺转流过程中的体温有较好的相关关系。Liu 等 [6] 的一项动物实验研究发现，在丙泊酚麻醉中的低体温可导致新生期大鼠海马神经元凋亡率增加，同时 p-ERK 与 p-CREB 表达水平下调，但对大鼠远期学习记忆能力无明显影响。

（二）围术期低体温的防治

强制空气加温是利用对流加热学方法，用可控的方式将暖流空气分配到患者肌肤，如充气式加温仪，它是一种目前常用的术中加温方法。Xu 等 [7] 的研究发现，为术中发生低体温的老年患者复温，与常规保温毯或将强制空气加温设置到 38 ℃相比，将强制空气加温设置到 42 ℃可获得最快的复温速度和最高的复温效能，且心律失常和术后寒战发生率较低。Liu 等 [8] 的荟萃分析显示，单纯强制空气加温与非空气加温方法相比，全髋关节置换术和全膝关节置换术中患者的核心温度、舒适度、失血量、寒战和低体温发生率差异无统计学意义。Chen 等 [9] 一项荟萃分析纳入 18 个临床试验，观察 1953 例接受剖宫产手术的产妇，发现联合强制空气加温、液体加温及保暖服的术中保温策略是能有效降低寒战发生率的方案，传导加温床垫联合液体加温则可有效减少术中低体温的发生。此外，针对腹腔镜手术的患者，徐翠等 [10] 研究发现，对建立气腹用的二氧化碳加温、加湿可更好地维持普外科行腹腔镜手术患者的术中体温，且这种获益随手术时间的延长而更为显著。Tong 等 [11] 研究在儿童腹腔镜手术中，加温、加湿气腹二氧化碳的方法可有效降低患儿术后低体温和寒战的发生率，同时缩短术后肠道运动恢复的时间，由此减少患儿的总住院时间。同样，在老年患者腹腔镜手术中运用加温、加湿二氧化碳气腹或普通气腹联合强制空气加温方法，均可有效降低老年患者术中低体温、凝血功能紊乱、术后咳嗽痛的发生率，同时还可减少舒芬太尼的用量、缩短术后排气时间及住院时间。除此以外，Zhao 等 [12] 的研究证实，通过加热、加湿的机械通气也可改善术中低体温。在常温胸腹主动脉瘤修复手术中，与传统水循环变温毯相比，加热、加湿机械通气联合水循环变温毯在手术的前 2 h 可获得更高的体温，同时术中失血量、抗凝药用量更少，以及在院死亡率更低。Zheng 等 [13] 一项荟萃分析回顾 249 个研究的结果，发现采用术前加温方法可明显降低术后切口感染的发生率，其中特别值得注意的是，术中利用强制空气加温联合液体变温毯复合加温的效果要明显优于单纯使用强制空气加温，因此建议手术前应用复合加温方法预防切口感染。

二、围术期凝血功能并发症

围术期凝血功能受到患者自身因素、手术创伤、麻醉、抗凝及抗血小板药物的使用、术中出血及输血等复杂因素的影响。监测围术期凝血功能的变化，并针对不同的原因采取相应的处理策略，可有效减少患者围术期多种并发症，降低死亡率，缩短住院时间、减少医疗费用，具有重要的临床意义。

蔡亮 [14] 等探讨全身麻醉及神经阻滞麻醉对髋关节置换术患者围术期凝血功能的影响。102 例行髋关节置换术的患者，被随机分为观察组和对照组，每组各 51 例。观察组采用神经阻滞麻醉，对照组采用全身麻醉，观察对比不同麻醉方式对患者围术期凝血功能的影响。结果显示，两组患者手术时间及术中出血量差异无统计学意义；但行全身麻醉患者术后 0.5 h 的血栓弹力图（TEG）反应时间与术前 0.5 h、手术开始 1 h 相比明显缩短，且其凝集块形成速率及最大振幅、凝血综合指数明显增高，而神经阻滞麻醉对髋关节置换术患者围术期凝血功能影响较小，相关并发症更少。

刘云[15]等观察自体血液回输在老年患者全髋关节置换术中对凝血功能的影响。将 40 例择期行全髋关节置换手术的老年患者，随机分成为自体血液回输组和异体输血组，采用 TEG 测定纤维蛋白原形成时间、血凝块生成时间、最大振幅及凝血综合指数水平。结果发现，异体输血组术前、术中和术后患者血液呈不同程度的高凝状态，采用自体血液回输虽然对凝血功能有一定的影响，但在正常范围内，可减轻患者高凝状态。

针对 34 例需要行全髋关节和膝关节置换术的血友病患者，Huang 等[16]进行回顾性研究，根据术中是否使用氨甲环酸将患者分为氨甲环酸组和非氨甲环酸组，结果发现，氨甲环酸组患者围术期失血量及输血量较少，同时术后膝关节疼痛、水肿和炎症的程度降低，膝关节功能恢复更佳。

经尿道前列腺电切术（transurethral resection of the prostate，TURP）和钬激光前列腺剜切除术（holmium laser enucleation of the prostate，HoLEP）均易导致围术期凝血酶和纤溶激活，Bai 等[17]一项研究观察到，患者凝血酶原片断（prothrombin fragment，PF）1＋2、抗凝血酶复合物（thrombin-antithrombin complex，TAT）、组织型纤溶酶原激活物（tissue plasminogen activator，t-PA）、纤溶酶原激活物抑制剂-1（plasminogen activator inhibitor-1，PAI-1）等指标的水平在术后第 1 天达到峰值。行 TURP 的患者与行 HoLEP 患者相比，PF1＋2 与 TAT 更高，而 t-PA 与 PAI-1 两组患者差异无统计学意义。

新冠肺炎患者可发生凝血功能紊乱，我国学者秦志均等[18]回顾性分析 2020 年 2 月 2 日至 2020 年 3 月 25 日在武汉大学人民医院东院出院或死亡的新冠肺炎患者 111 例，根据病情危重程度及临床结局分为普通型组（A 组，36 例）、重症存活组（B 组，35 例）、重症死亡组（C 组，40 例），比较各组凝血功能相关指标。结果发现，各组患者凝血酶原时间（PT）、凝血酶时间（TT）、活化部分凝血活酶时间（APTT）、纤维蛋白原（FIB）、抗凝血酶Ⅲ（AT-Ⅲ）和血小板（PLT）均有不同程度的改变。C 组患者中 PT、TT 增高，FIB、AT-Ⅲ、PLT 降低比例均显著高于 A 组和 B 组，D - 二聚体、纤维蛋白降解产物在 A、B、C 三组间呈现"阶梯式"增高。由此得出结论：新冠肺炎患者机体凝血功能紊乱发生比例较高，且符合弥散性血管内凝血（DIC）病理生理特征，随着病情严重程度增加，可能出现 DIC 进程加剧并引发不良临床结局。

三、其他麻醉相关并发症

（一）药物相关并发症

1. 用药错误（medication error，ME） 围术期 4%～10% 的用药可能会出现错误，超过 1/3 的错误可导致患者受到伤害。ME 发生率差异较大，源于不同的研究设计、医院模式、ME 定义等多种因素。ME 在围术期更为高发的原因在于，围术期药物管理通常绕过标准的安全检查：电子医嘱输入、药房审核发药、给药前双人核对及给药时的多重护理检查等。另外，手术室内高压、高效、紧凑的工作节奏也增加医护人员用药错误导致患者损伤的概率。因此，频繁的麻醉用药过程更容易出现用药错误。儿童患者出现 ME 的风险较成年人更高，这源于他们的用药量需要根据体重仔细计算，抗生素和阿片类药物最容易发生用药错误。

常见用药错误类型包括人为计算错误、输注技术错误、药物品种识别错误、标记错误，给药途径、溶剂选择等用法错误，以及用量执行错误等，药物剂量错误和药物品种选择错误最为常见。于楠等[19]发现，当用药复杂性增加、麻醉医师疲劳或经验不足时更容易出现意外给药和错误用药。几乎一半的错误发生在药物制备过程中。影响围术期用药安全的因素主要涉及药品、环境、人员 3 个方面。例如，标签和包装相似的药物邻近摆放、医疗场景紧急、医务人员疲劳工作、多人参与药物制备、缺乏标准化的用药标签和记录系统、缺乏持证药剂师的监督及在药物制备和给药过程中分散注意力等。

用药错误普遍存在，从根本上我们应该认识到，许多所谓的"错误"实际上都是违规行为，这些行为不仅仅是"无意地做了错事"，而是"尽管没有恶意，但却故意做出了违背社会、组织、行业等保障病人安全规定的做法"。目前，还没有确定的彻底消除用药错误的办法，但大部分的用药错误是可以预防的。薄禄龙等[20]认为，减少用药错误的发生，需要从技术和管理两个方面着手。技术上采取有效的措施，如条形码技术，使用自动麻醉推车、采用专有颜色编码的预充注射器和相应的特定注射器接头防止交叉连接等，应成为标准做法。2019 年来自杭州儿童医院的 Wu 等[21]报道了一种自主研发的医疗设备，能够识别和麻醉剂量和配药中的定量错误，这个装置由两部分组成：第一部分是包括记录、广播和传感器功能的电子部分，当装有药物的注射器被放置在电子设备上或从电子设备上取下时，该设备将自动广播记录的内容，提示麻醉医师再次核对药物；第二部分为托盘部分，能容纳 5 个甚至更多的注射器，注射器上的药品标签面向麻醉医师，托盘的对应凹槽也提前进行相应标签，以便核对，通过与传统取药方法比较，发现这种新型医疗托盘明显缩短取药时间，并提高药物核查率。来自南通大学第二附属医院的黄海燕等[22]也设计了一种新型医用麻醉治疗盘替代当前临床工作中使用的常规无菌盘，在麻醉诱导期、术中维持期、术毕拔管期，通过新型治疗盘取药的错误率为 4.4%、7.3%、4.0%，明显低于对照组的 36.0%、39.6%、37.4%（$P<0.001$），大大提高了麻醉用药的安全性，提高了麻醉医师和护士的满意度，缩短了麻醉诱导的时间，提高了工作效率。李刚等[23]和蔡艳珍[24]从管理类策略角度进行探讨，认为就像医务人员在手术过程中必须遵守无菌原则一样，在麻醉进程中的多个危险时刻也需要关键的指引和警示，提醒麻醉医师避免所有非必要或违规行为。主要管理类策略包括提供自动化设备，配备专业人员参与围术期用药管理和加强相关人员的专业技能培训，更新麻醉管理系统等，以上措施均可降低围术期麻醉用药错误的发生率。目前应用于临床的 SAFER Sleep 系统，配备有条形码阅读器，可以与计算机、扬声器和触摸屏相连，通过彩色条形码标签，可以在给药前自动进行视觉验证，还可听取麻醉医师的口语信息进行听觉验证，并且可在给药后自动生成患者的麻醉记录，避免了误记和漏记。唐国民[25]报道利用电子化麻醉信息系统，设置麻醉数据采集与预警、麻醉医师工作站、手术护理系统三项管理系统，实现临床信息共享、数据实时采集、麻醉过程控制、实施风险预警、案例回顾分析等功能后，麻醉相关医疗差错发生率从 0.94% 下降为 0.02%，麻醉医师文书书写质量显著提高，也有效避免了医师不熟悉药物或操作不当导致的用药

错误。另外，刘姗等[26]认为，围术期人员可以从药物决策支持系统（如剂量计算器、最大剂量检查）中获益，可以在围术期过程中自动获得有关药物种类或错误监测的警报。例如，在用药一定时间后系统自动提示麻醉医师检查患者血压，或者当使用超量药物时发出警报，特别是在工作人员很忙或忘记的情况下，与传统麻醉管理模式相比，自动信息化管理系统能大大降低麻醉药品记录错误，提高药品识别的准确率，保障患者用药安全。

张惠等[27]撰写的《围术期用药安全专家共识（2018）》已经明确指出要加强围术期药品的管理，减少用药差错，规范用药程序和剂量，认真记录用药情况，简化制剂。医疗机构负责人应保持警惕，组建跨学科团队，制订、监督和评估围术期药物管理计划的实施，并反省医疗管理流程中的任何漏洞；麻醉科负责人要与药房供应链沟通，尽可能使用一次性小瓶和预充注射器的药物，加强内部人员培训；一线的麻醉医师要进行合理的轮班与详细的交班，减少因为疲劳导致的用药错误，提高责任感、敬畏心，避免"投机取巧""得过且过""掩耳盗铃"的心理，制定个体化避免分心的方法，在可能影响患者安全的各种场景中保持警惕；必要时，药房应提供药师监督，并调查所有药品不良事件。多学科、多层次、多角度的协作方法将有助于最小化药物安全事件。

2. 药物不良反应（adverse drug reaction） 与用药错误相似，药物不良反应的结局范围从轻微到严重，从患者体动、血流动力学不稳定到感染、缺氧、死亡等。这些结果提示麻醉医师在使用任何一种药物尤其是容易发生不良反应的药物前，应该从多个方面进行考虑，包括：①患者是否存在机体功能和手术风险的恶化，令药物更容易引起毒性或不良反应；②使用或停用这一药物而出现相关不良事件时，造成的危害是否大于临床收益；③是否已有其他更安全的替代药物来规避药物不良反应的发生。近两年，在以下几个方面对于麻醉药物相关不良反应给予较多关注。

（1）术前是否常规应用镇静药：过去几十年，国内在择期手术前给患者使用苯巴比妥钠是非常普遍的，但随着脑功能保护研究的深入，发现术前使用镇静药会增加患者术后认知功能障碍、苏醒延迟、谵妄等脑损害风险，在老年患者中更为突出。近10年来，国内已有越来越多的医院摒弃了择期手术术前常规使用镇静药的做法，只应用在小儿患者、极度焦虑或甲状腺功能亢进症等特殊病情的患者，或者更改为具有脑保护作用的其他静脉麻醉药。例如，在拟行纤维支气管镜下气管异物取出术的学龄前儿童，Bi等[28]发现术前用右旋美托咪定1 μg/kg滴鼻具有镇静、镇痛作用，可减少纤维支气管镜切除术中喉痉挛、屏气和咳嗽的发生率，减少术后躁动，且没有延长恢复时间。在患有非发绀性先天性心脏病的儿童心脏手术前后，张敬等[29]前瞻性地招募47名需要镇静进行经胸心脏彩色超声检查的儿童，采用Dixon序贯法探究右美托咪定滴鼻镇静的ED_{50}，设定初始剂量为2.0 μg/kg，结果发现，非发绀性先天性心脏病患儿心脏术前右美托咪定镇静ED_{50}为1.84 μg/kg，术后为3.38 μg/kg。另外，比起用药种类和药量的调整，加强评估尤其是小儿的有效评估同样重要。Lin等[30]应用镇静兴奋量表（sedation-agitation scale，SAS）评价咪达唑仑的个体化给药在小儿支气管镜清醒镇静检查中的作用，在达到理想镇静效果的同时减少咪达唑仑剂量，减少不良反应，Lin等推荐在局部麻醉和清醒镇静下进行支气管镜检查的患儿应推广使用这一评估量表。

（2）右美托咪定导致的意外多尿：随着右美托咪定在围术期的广泛应用，人们越来越关注其不良反应，最常见的是心动过缓和低血压。但在临床应用中，还能见到不少使用右美托咪定后尿量明显增多的患者，其中的机制仍不明确，因此尚无有效的预防方法。2020年国内Chen等[31]报道的一例口腔科手术患者术中使用单次负荷剂量（0.6 μg/kg）的右美托咪定就引起长时间的、明显的多尿，右美托咪定输注完成后 2 h 内尿量就达到约 1900 ml，14 h 手术期间的总尿量为 7000 ml。后期尿量变少的原因是麻醉医师使用垂体后叶素静脉注射 2～3 U/ h，治疗后 2 h 尿量降至 500 ml/h。高文莉等[32] 总结既往的病例报告，发现无论剂量或输注速率如何，右美托咪定都可能是利尿作用的"触发点"，多尿在右美托咪定开始输注后 2 h 内出现，并在停药不久后缓解。

（3）吸入麻醉药和琥珀胆碱诱发恶性高热（malignant hyperthermia，MH）：邓梦秋等[33] 通过抢救疑似家族遗传性恶性高热成功案例总结出，恶性高热是一种具有家族遗传性的肌肉病，主要由挥发性吸入麻醉药和去极化肌松药琥珀酰胆碱触发骨骼肌的异常高代谢。在活检证实的恶性高热事件中，只有 1% 是由琥珀酰胆碱单独引发的。恶性高热易感者并不是每次全身麻醉都会出现恶性高热，只有约 1/3 的易感体质者会突发骨骼肌代谢加速。一旦发病，病情进展迅速，表现为全身肌肉痉挛、体温急剧持续升高、耗氧量急速增加、CO_2 大量生成，产生呼吸性酸中毒和代谢性酸中毒，在没有特异性治疗药物的情况下，一般的临床降温及治疗措施难以控制病情进展，最终患者可因多器官衰竭而死亡，包括心律失常（心搏骤停）、肾功能不全（肾衰竭、高钾血症）和弥散性血管内凝血。

既往发现大多数恶性高热易感者在骨骼肌细胞内质网上的钙离子释放通道——雷诺丁受体 1（RYR1）存在遗传缺陷。值得注意的是，一个家庭中可能存在 1 个以上的突变，因此，即使一个家庭成员的突变筛查呈阴性，也不意味着可以完全排除恶性高热患者。另外，还需警惕清醒恶性高热的患者，即易感性家庭成员在热环境和（或）剧烈运动后就出现发热和（或）肌肉痉挛，对这类患者，即使使用非恶性高热诱发性的麻醉药也应该谨慎。

恶性高热特异性诊断的实验室检查包括突变基因的检测和肌肉挛缩试验。恶性高热相关突变基因检测可以作为高危人群的筛查手段，并且其家庭成员中也应该进行评估，以确定恶性高热的易感性。然而，目前并不是所有恶性高热的突变基因都已被鉴定出来，因此基因检测具有很高的假阴性率，灵敏度甚至低于 50%。相对而言，有创的肌肉体外挛缩试验（in vitro contracture test，IVCT）被认为是排除恶性高热的"金标准"，敏感度为 99%，特异度为 94%。尽管有高达 20% 的假阳性率，但阴性结果通常可直接排除 MH 的诊断。现阶段，全世界只有 15 个经认证的机构可以执行 IVCT，而国内可以进行恶性高热诊断性实验的医疗机构就更少了，并且新鲜的肌肉组织必须在经过认证的肌肉活检中心获得，这也导致了不少可疑、高危患者无法及时在术前识别。

特效药丹曲林的早期和正确应用可以使恶性高热发作的死亡率从 80% 降至 10% 以下，因此其已成为治疗恶性高热的关键特效药物，唐瞻贵等[34] 编写的 2020 年我国《口腔医疗中恶性高热临床诊治中国专家共识》将其作为 1A 类证据推荐。首先，应根据实际体重使用 2.5 mg/kg 丹曲林的初始静脉注射。如果给予初始剂量后症状没有改善，则在最初 24 h 内，剂量可达 10 mg/kg。丹曲林每瓶剂量为 20 mg，且不易溶解，制备需要时间和人力。Ryanodex 是一种纳米丹曲林钠混悬液，是过去 30 年中恶性高热治疗方案的重大改善，每瓶的治疗剂量为 250 mg/5 ml，可在不到 1 min 的时间内完成溶解和注射。另外，香港大学深圳医院 的 Xu 教授[35] 基于儿茶酚胺参与暴发性恶性高热的高血流动力学反应，以及硫酸镁对儿茶酚胺释放的有效控制和镁、钙对肌肉收缩的相反作用，提出硫酸镁可能是在等待丹特罗林治疗的同时延缓暴发性恶性高热（fulminant malignant hyperthermia，f-MH）进展的一种选择。在基础研究方面，Zhao 等[36] 对 $SR-Ca^{2+}$-释放 /Ca^{2+} 泄漏机制做了较全面的总结，认为其中具有潜在的重要治疗靶点，可能会为骨骼肌的生理和病理生理研究开辟另一条途径；而前向性使用 TRPV1、TRPC3/6 和钠钙变换体（NCX）的激活剂可以为治疗不同类型的肌病提供新的治疗靶点。

王颖林等[37] 认为临床上仍然有恶性高热易感人群或高危患者可以安全使用的麻醉药物，包括咪达唑仑等抗焦虑药；静脉麻醉药如右美托咪定、依托咪酯、氯胺酮、丙泊酚；局部麻醉药最常用的布比卡因、利多卡因、罗哌卡因；非去极化肌肉松弛药顺阿曲库铵、罗库溴铵、维库溴铵；以及所有的阿片类药物和一氧化二氮。2020 年，国内恶性高热急救热线——"华西云"平台开放，这使得更多基层医院的医师，可以更及时、更直接地得到恶性高热的救援和治疗指导。

（二）操作相关并发症

1. 意外的眼部损伤（eye injury） 全身麻醉期间的眼外伤归因于直接机械损伤、暴露性角膜病变和化学损伤。在非眼科手术患者中非计划眼外伤的发生率为 0.056%，其中最常见的是角膜擦伤（占 0.034%）。国内普遍使用胶带或敷贴封闭上、下眼睑，仍有术后眼损伤的个案报道。2019 年张宁等[38] 报道 1 例青年女性患者于全身麻醉头低位下行"腹腔镜下全子宫切除术"，术中眼睑自然闭合完全，但在术后发现角膜擦伤，使用左氧氟沙星眼药水滴眼、氧氟沙星眼膏涂抹和无菌纱布湿敷治疗 6 d 后才完全康复。全身麻醉期间角膜损伤的麻醉相关危险因素包括眼睑闭合不全、贝尔现象（主动闭眼）缺失、角膜瞬目反射丧失、泪液分泌减少、泪膜稳定性降低、静脉流出压增加、眼内压升高等。麻醉医师通常站在患者头端操作，因此更需要警惕：①在面罩通气、梳理各种导线管道时意外擦伤患者角膜；②当眼睛用软膏覆盖时，可以增加麻醉气体对角膜的刺激，这在使用面罩吸入维持麻醉的患儿尤其要注意；③警惕手术铺巾或器械直接擦伤或压迫患者的眼睛；④在使用胶带或粘合敷料之前，务必确保眼睑完全闭合；⑤在恢复期，警惕患者用戴着指夹式脉搏血氧仪的手揉眼睛；⑥手术操作消毒时防止消毒液（10% 聚维酮碘水溶液除外）意外进入眼内，导致角膜化学性损伤。

术后视力丧失（postoperative visual loss，POVL）是围术期更为严重的眼并发症，其具体发病原因及机制尚未完全阐明，主要原因为缺血性视神经病变（ischemic optic neuropathy，ION）和视网膜中央动脉阻塞（central retinal artery occlusion，CRAO），罕见原因包括皮质盲、急性闭角型青光眼、后部可逆性脑病综合征等，一旦发生，预后不佳，患者生活质量明显降低。

郭洪明等[39] 研究认为，由于俯卧位是最容易导致眼压升高的手术体位，美国麻醉协会在 2019 年更新了脊柱手术相关围术期视力丧失指南，建议在摆放俯卧位时，保持患者头颈部在中立位置，避免颈部屈曲旋转以减轻颈部血管的挤压；在长时间的俯卧位手术，有必要对存在多种 POVL 高风险因素的患者使用头架来代替马蹄形、C 形或环形凝胶垫，适当的头高足低也可一定程度的降低眼压。但总的来说，由于围术期视力丧失目前缺乏有效治疗手段，因此警惕、预防仍然是避免围术期眼外伤的最佳方法。

2. 围术期麻醉相关感染（infection） 围术期感染是临床上外科常见的并发症，常见的术后感染包括手术部位感染（surgical site infection，SSI）、肺部感染、泌尿系感染及导管相关性血流感染（catheter-related blood stream infection，CRBSI）等，但这些感染是否直接与麻醉气管插管、机械通气、钠石灰更换、静脉通道反复加药、中心静脉穿刺等操作相关，一直有争议。

范杞森等[40] 认为伴随着无痛分娩观念的普及，越来越多的医院响应政策开展硬膜外麻醉分娩镇痛，但患者出现产时发热并不少见，具体机制尚未阐明，可能与非感染性炎症、硬膜外导管的影响、创伤、局部麻醉药物的影响、体温调节等相关。对此，南京市妇幼保健院的 Fan 等[41]一项纳入3000 例硬膜外无痛分娩病例的研究比较持续硬膜外镇痛和程序性间断硬膜外镇痛（每小时注射 10 ml 0.08% 罗哌卡因和 0.4 μg/ml 舒芬太尼）对产后发热发生率的影响。结果显示，程序性间断硬膜外镇痛组从镇痛后 4 h 开始一直持续到分娩的产妇发热发生率明显低于持续硬膜外输入镇痛组（4 h, 2.6% vs. 4.2%；分娩时，5.6% vs. 7.9%；分娩后 1 h：3.9% vs. 6.2%），两组的围生期发热率分别是 5.8% 和 8.4%，同时，程序性间断硬膜外镇痛也能获得良好的镇痛效果。

2019 年 12 月末在我国武汉地区暴发新型冠状病毒肺炎（简称新冠肺炎，COVID-19），是 2003 年严重急性呼吸综合征（SARS）之后麻醉医师面临的又一次巨大挑战。如何避免在新冠肺炎患者手术时发生医务人员感染和患者交叉感染，成为麻醉医师工作的重中之重。在疫情中心的武汉麻醉医师 Zhao 等[42]指出，必须保证每个患者一次性使用所有麻醉设备、用具和药物；与呼吸道接触的麻醉设备，如视频喉镜镜片、气管导管、过滤器、呼吸球囊、吸痰管等，一次性使用后应丢弃；同时，若有疑似者接受手术，手术室应在手术日结束时或手术后立即进行彻底消毒灭菌。消毒包括麻醉机常规消毒、全手术室紫外线照射、消毒喷雾和拖把消毒。感染控制小组应检查所有这些程序，以便进行回溯。此外，在医院经常接触病毒性呼吸道感染患者的医护人员可能会将感染传染给其他人。外出操作的麻醉医师回到手术室时要换回手术室的衣服和鞋也不容忽视。因此，在 2019 年疑似新冠肺炎感染的地区，将插管、会诊或术后患者转运后进入手术室前，应严格遵守预防规程和消毒措施，禁止将任何可能受到污染的衣物带回手术室。

3. 气管插管后单侧喉麻痹（Tapia 综合征）　气管插管后单侧喉麻痹是发生在气管内插管全身麻醉患者的一种罕见并发症，与手术体位、手术时间、气管导管的固定方式密切相关，主要表现为单侧迷走神经和舌下神经功能短暂性缺损。Tapia 综合征并非俯卧位手术独有，包括鼻中隔成形术、下颌骨修复、颧骨骨折修复、冠状动脉旁路移植术、主动脉瓣或二尖瓣置换术、关节镜肩峰成形术、乳房切除术，甚至使用喉罩的肝移植术都有病例报道，并且其中有患者出现永久性的神经损伤。Tapia 综合征的发病原因主要来自气管导管对口咽侧壁和下咽施加的额外压力，因为在这里，舌下神经会横越过迷走神经去支配舌肌，在它们交叉处的局部压迫会对两条神经造成神经损伤。当颈部过度弯曲时，下颌骨支被推向颈椎和两条脑神经的较近位置，这使得两条神经被夹在气管导管、下颌骨支和颈椎横突之间而发生压迫性、缺血性损伤。

目前，由于对 Tapia 综合征的症状、机制认识不足，其真实发病率很可能被低估。尽管大多数患者能完全恢复，但有些患者确实患有永久性的神经功能缺损。麻醉医师应该在固定导管时就注意导管在患者口内的走行和位置，尤其是长时间特殊体位的手术，就像我们需要预防意外脱管、舌咬伤、牙齿脱落、勺状软骨脱位、颞下颌关节脱位那样，提高警惕，预防这类罕见并发症的发生。

4. 全身麻醉术后咽喉痛（postoperative sore throat，POST）　全身麻醉后与气管插管相关的咽喉痛会影响患者的康复和满意度。目前临床上常用于预防咽喉痛的方法主要包括选择合适直径的气管导管、静脉应用小剂量地塞米松、导管前端涂抹利多卡因软膏或丁卡因、术后雾化吸入皮质类固醇等。对于插双腔支气管导管（double-lumen tube，DLT）的患者而言，更容易出现术后的咽喉痛、声嘶等并发症。Liu 等[43]在身材矮小的亚洲女性评价两种双腔支气管导管型号选择策略，发现基于环状软骨环横径联合左主支气管直径为标准的选择策略比单纯以左主支气管直径为标准的策略准确度更高（87.5% *vs* 60.0%，*P*＝0.010），且更能减少插管带来的术后咽喉痛（*P*＝0.001）。Li 等[44] 一项对利多卡因的荟萃分析（27 个随机对照试验，3049 名患者）显示，与对照组相比，导管套囊预充利多卡因和静脉注射利多卡因在预防术后 1 h 和 24 h POST 的效果显著，并可降低术后咳嗽的发生率；而涂抹利多卡因凝胶和利多卡因喷雾剂则没有显示出明显效果；只有囊内应用利多卡因可降低声嘶的发生率。传统中医中药方面，Tan 等[45] 的临床对照研究显示，术后常规口服罗汉果汤可降低气管插管全身麻醉术后咽喉痛的发生及严重程度。Lu 等[46] 的研究显示术前天柱、廉泉、大椎等穴位贴敷可以明显缓解术后咳嗽、咳痰等不适。

5. 硬脊膜穿破后头痛 (post-dural puncture headache，PDPH) 硬脊膜穿破后，有超过 52% 的患者会出现头痛。原因为脑脊液持续泄漏引起的颅内脑脊液压力降低和继发于颅内压降低的代偿性脑血管扩张。临床常见表现有：术后 12～48 h 出现头痛，7 d 内缓解，抬头或坐起时加重，平卧减轻或消失。头痛于额部和枕部明显，可能伴有恶心呕吐、头晕、耳鸣等不适。我国的专家共识推荐预防及治疗措施包括麻醉后延长患者卧床时间；大量口服液体或静脉输液；蛛网膜下腔阻滞麻醉尽量选择非切割穿刺针；经 24～48 h 非手术治疗无效的严重患者可采用硬膜外隙充填法。ASA 指南推荐应使用笔尖式脊椎麻醉穿刺针代替斜坡式脊椎麻醉穿刺针以减少术后头痛的风险。曹锡清教授[47] 对既往文献及指南总结后认为，硬膜意外穿透后顺势蛛网膜下腔置管的安全性已被证实：一方面可以有效地降低 PDPH 发病率，减轻头痛程度，减少需要硬膜外血补丁（epidural blood patch，EBP）治疗的人数，避免了重复硬膜外置管和再次发生打穿硬膜的风险；另一方面，改善了分娩镇痛和麻醉阻滞的质量，避免了换位硬膜外阻滞后局部麻醉药起始用量及维持剂量带来的困惑；提高了麻醉成功率，提高了母婴安全。另外，PDPH 还可能会引起恶心、呕吐、颈部僵硬、听力改变、耳鸣、耳胀甚至丧失听觉，发病率与针头大小有关；视觉障碍主要涉及颅内第Ⅵ对脑神经，眶外肌肉麻痹后表现为复视，需要尽快治疗；若转变为持续性头痛，并伴有癫痫、抽搐等症状，应警惕静脉窦血栓。

（张　益　蒋　明　荷秋兰　黄文起）

参 考 文 献

[1] Lai L L, See MH, Rampal S, et al. Significant factors influencing inadvertent hypothermia in pediatric anesthesia. J Clin Monit Comput, 2019, 33 (6): 1105-1112.

[2] Li YN, Liang HS, Feng Y, Prevalence and multivariable factors associated with inadvertent intraoperative hypothermia in video-assisted thoracoscopic surgery: a single-center retrospective study. BMC Anesthesiol, 2020, 20 (1): 25.

[3] Pan P, Song K, Yao Y, et al. The impact of intraoperative hypothermia on blood loss and allogenic blood transfusion in total knee and hip arthroplasty: a retrospective study. Biomed Res Int, 2020, 2020: 1096743.

[4] 周慧，唐国民，陈淑萍，等. 围手术期低体温对手术患者凝血功能的影响. 浙江创伤外科，2019，24（4）：826-828.

[5] Wang X, Zhang, J, Feng K, et al. The effect of hypothermia during cardiopulmonary bypass on three electro-

encephalographic indices assessing analgesia and hypnosis during anesthesia: consciousness index, nociception index, and bispectral index. Perfusion, 2020, 35 (2): 154-162.

[6] Liu WB, Tan XG, Xiong XL, et al. Effects of hypothermia during propofol anesthesia on learning and memory ability and hippocampal apoptosis in neonatal rats. J Anesth, 2019, 33 (1): 9-16.

[7] Xu H, Xu, G, Ren C, et al. Effect of forced-air warming system in prevention of postoperative hypothermia in elderly patients: A Prospective controlled trial. Medicine (Baltimore), 2019, 98 (22): e15895.

[8] Liu S, Pan Y, Zhao Q, et al. The effectiveness of air-free warming systems on perioperative hypothermia in total hip and knee arthroplasty: A systematic review and meta-analysis. Medicine (Baltimore), 2019, 98 (19): e15630.

[9] Chen W A, Liu CC, Mnisi Z, et al. Warming strategies for preventing hypothermia and shivering during cesarean section: A systematic review with network meta-analysis of randomized clinical trials. Int J Surg, 2019, 71: 21-28.

[10] 徐翠，齐向秀. 加温加湿二氧化碳气腹对普外科腹腔镜手术病人影响的观察. 临床外科杂志，2019，27（11）：953-956.

[11] Tong M M, Xu XJ, Bao XH. Clinical effects of warmed humidified carbon dioxide insufflation in infants undergoing major laparoscopic surgery. Medicine (Baltimore), 2019, 98 (27): e16151.

[12] Zhao R, Qiu J, Wu J, et al. Effect of heated humidified ventilation on intraoperative core temperature and prognosis in normothermic thoraco-abdominal aortic aneurysm repair. J Thorac Dis, 2020, 12 (3): 276-283.

[13] Zheng, X Q, Huang JF, Lin JL, et al. Effects of preoperative warming on the occurrence of surgical site infection: A systematic review and meta-analysis. Int J Surg, 2020, 77: 40-47.

[14] 蔡亮，黄静媛. 全身麻醉及神经阻滞麻醉对髋关节置换术患者围手术期凝血功能的影响. 血栓与止血学，2019，25（4）：672-673，676.

[15] 刘云，吴玉龙，陈德兴，等. 自体血液回输对髋关节置换术围术期凝血功能的影响. 重庆医学，2019，48（9）：112-114.

[16] Huang Z Y, Huang Q, Zeng HJ, et al. Tranexamic acid may benefit patients undergoing total hip/knee arthroplasty because of haemophilia. BMC Musculoskelet Disord, 2019, 20 (1): 402.

[17] Bai F, Feng S, Xu C, et al. Transurethral resection versus holmium laser enucleation of the prostate: A prospective randomized trial comparing perioperative thrombin generation and fibrinolysis. Medicine (Baltimore), 2019, 98 (15): e15223.

[18] 秦志均，刘磊，李怡，等. 不同类型新型冠状病毒肺炎患者凝血功能特征及其临床意义. 武汉大学学报（医学版），2020，1-5·doi：1671-8852.2020.0285.

[19] 于楠，边原，闫峻峰，等. 围术期麻醉用药错误及预防措施现状. 实用药物与临床，2019，22（1）：80-85.

[20] 薄禄龙. 主动作为：预防围手术期麻醉用药错误. 健康报，vol 2020-05-12（005）.

[21] Wu X, Ye G, Guo L, A novel device to prevent errors in medication dosing and dispensing. Transl Pediatr, 2020, 9 (2): 133-136.

[22] 黄海燕，葛建云，顾海燕，等. 一种新型麻醉治疗盘的设计及在手术中的应用. 中华现代护理杂志，2019，25（19）：2447-2450.

[23] 李刚，贺端端，张江超，等. 提高麻醉安全与质量措施分析. 继续医学教育，2020，34（2）：146-148.

[24] 蔡艳珍. 安全用药 3A 法则在围术期用药安全管理中的应用. 中医药管理杂志，2020，28（3）：204-205.

[25] 唐国民. 利用麻醉信息系统提高麻醉质量安全. 中医药管理杂志，2020，28（03）：77.

[26] 刘姗，周鹏蕾，吴丽，等. 临床决策支持系统的知识库建设与思考. 医院管理论坛，2020，37（1）：76-77，68.

[27] 张惠，刘艳红，易杰，等. 围术期用药安全专家共识（2018）. 麻醉安全与质控，2019，3：1-6.

[28] Bi Y, Ma Y, Ni J, et al. Efficacy of premedication with intranasal dexmedetomidine for removal of inhaled foreign bodies in children by flexible fiberoptic bronchoscopy: a randomized, double-blind, placebo-controlled clinical trial. BMC Anesthesiol, 2019, 19（1）: 219.

[29] 张敬，于晴，刘阳，等. 右美托咪定滴鼻镇静在非紫绀性先心病小儿心脏手术前后的半数有效剂量. 南方医科大学学报，2020，40（6）：864-868.

[30] Lin Z, Shen K, Zhai S, et al. Application of sedation-agitation scale in conscious sedation before bronchoscopy in children. Medicine (Baltimore), 2019, 98 (1): e14035.

[31] Chen Z, Chen T, Ye H, et al. Intraoperative dexmedetomidine-induced polyuria from a loading dose: a case report. J Int Med Res, 2020, 48 (4): 300060520910643.

[32] 高文莉，戴中亮. 全身麻醉期间静脉滴注右美托咪定致多尿一例并文献复习. 新医学，2020，51（3）：227-230.

[33] 邓梦秋，蒋鑫，陈巍，等. 疑似家族遗传性恶性高热抢救成功一例. 临床麻醉学杂志，2020，36：204-205.

[34] 唐瞻贵，步荣发，郭伟，等. 口腔医疗中恶性高热临床诊治中国专家共识. 中国口腔颌面外科杂志，2020，18（01）：1-9.

[35] Xu X. Magnesium sulfate-An effective agent could delay the progression of fulminant malignant hyperthermia. Med Hypotheses, 2019, 124: 118-120.

[36] Zhao P, Liu XM, Sun QC, et al. Overactivation of the sodium-calcium exchanger and transient receptor potential in anesthesia-induced malignant hyperthermia. IUBMB Life, 2019, 71 (12): 2048-2054.

[37] 王颖林，王军. 中国防治恶性高热专家共识. 中华医学杂志，2018，98（38）：3052-3059.

[38] 张宁，朴美花，王美堃，等. 全身麻醉非眼科手术患者术后发生眼损伤 2 例报告及文献复习. 吉林大学学报（医学版），2019，45（1）：156-159.

[39] 郭洪明. 手术体位对眼压的影响及护理研究进展. 护理管理杂志，2020，20（1）：39-43.

[40] 范杞森，林建国，肖晓山. 硬膜外麻醉分娩镇痛产时发热的研究进展. 现代妇产科进展，2020，29（8）：632-633，637.

[41] Fan Y, Hou W, Feng S, et al. Programmed intermittent epidural bolus decreases the incidence of intra-partum fever for labor analgesia in primiparous women: A randomized controlled study. Arch Gynecol Obstet, 2019, 300 (6): 1551-1557.

[42] Zhao S, Ling K, Yan H, et al. Anesthetic management of patients with COVID 19 infections during emergency procedures. J Cardiothorac Vasc Anesth, 2020, 34 (5): 1125-1131.

[43] Liu s, Qi WX, Mao YQ. et al. Predicting the Size of a Left double-lumen tube for Asian women based on the combination

of the diameters of the cricoid ring and left main bronchus: A randomized, prospective, controlled trial. Anesth Analg, 2020, 130 (3): 762-768.

[44] Li H, Yue Y, Qu Y, et al. Lidocaine for postoperative sore throat: a meta-analysis of randomized controlled trials. Minerva Anestesiol, 2020, 86 (5): 546-553.

[45] Tan H L, Liang YK, Li YM, et al. Effects of luo han guo on throat complications associated with tracheal intubation: A randomized controlled trial. J Int Med Res, 2019, 47 (7): 3203-3211.

[46] Lu X H, Zhang XM, Liu SL, et al. Clinical research on prevention and treatment of respiratory tract complications with acupoint application after operation under general anesthesia. J Craniofac Surg, 2019, 30 (1): e85-e92.

[47] 曹锡清，于春华，王芸. 硬膜外穿透后头痛的诊疗进展. 麻醉安全与质控，2019，3（1）：41-50.

第九章　围术期器官保护研究进展

第一节　器官保护的基础研究

一、脑保护

2019 年度脑保护相关研究主要集中在缺血性脑卒中的缺血再灌注损伤和老年人认知功能障碍，探讨药物或其他治疗的保护作用及其可能机制。先前研究表明，炎症反应在缺血性脑卒中的发病和发展过程中扮演着复杂和重要的角色。甲异靛（meisoindigo，美索靛蓝）可通过抑制白细胞趋化性和迁移来减轻炎症。Ye 等[1] 提出甲异靛也可以预防缺血性脑卒中的假设，评估了其潜在机制。首次证明甲异靛可通过阻断 NLRP3 炎性小体的激活并通过抑制 TLR4 /NF-κB 来调节小胶质细胞 / 巨噬细胞的极化，从而减轻体内和体外实验中由缺血性脑卒中引起的脑损伤信号通路。

含溴结构域的蛋白质 4（BRD4）是溴和末端（BET）家族的成员，促进各种类型的组织和细胞中的炎症反应。 因此，Zhou 等[2] 在小鼠大脑中动脉闭塞（MCAO）模型中检查脑缺血再灌注损伤后 BRD4 的作用。结果表明，BRD4 表达与小鼠 MCAO 后神经胶质激活和脑缺血再灌注损伤相关，使用其选择性抑制剂 JQ1 抑制 BRD4 对小鼠脑缺血再灌注损伤具有保护作用。通过抑制炎症和凋亡，在星形胶质细胞和小胶质细胞中证实 BRD4 抑制对脑缺血性脑损伤的保护作用，阻断 BRD4 的表达可能是脑卒中治疗的潜在治疗策略。

硫化氢（H_2S）是一种气体神经调节剂，它还具有抗氧化和抗炎特性，并被发现在脑缺血再灌注损伤中发挥神经保护作用。Tao 等[3] 探讨硫化氢预处理对短暂性大脑中动脉闭塞模型小鼠脑缺血再灌注损伤的作用，调查内源性和外源性 H_2S 在缺血性脑卒中小鼠模型中的作用。用 H_2S 预处理动物，然后进行大脑中动脉闭塞手术，并通过新的物体识别测试评估行为结果。 老年小鼠在缺血后显示出过度炎症和更严重的认知障碍，而外源性 H_2S 治疗抑制炎症并减弱行为障碍。H_2S 的抗炎作用是通过抑制 NF-κB 介导的。 该研究结果表明，内源性和外源性 H_2S 都参与对缺血再灌注诱导的脑损伤的神经保护作用。提示 H_2S 在卒中治疗中的转化医学潜力。

另有研究表明，血脑屏障分解是脑缺血再灌注损伤的主要事件。作为天然生物类黄酮，槲皮素可能对血脑屏障功能障碍起到保护作用。 Jin 等[4] 探讨槲皮素对大鼠全脑缺血再灌注（I / R）损伤模型的影响，并探讨其可能的作用机制。 将雄性大鼠随机分为 4 组：假手术组，I / R 组，槲皮素治疗组（25μmol/ kg，每日 2 次，连续 3 d，I / R 前）和槲皮素 / DKK-1 治疗组。 进行相关动物实验和细胞生化实验。结果表明，槲皮素可减轻脑水肿和血脑屏障渗漏，改善血脑屏障功能障碍。 槲皮素可以增加胶质附着蛋白-1（ZO-1）、闭锁蛋白-5（Claudin-5）、β-连环蛋白（β-catenin）和淋巴增强因子-1（LEF1）的表达，降低基质金属蛋白酶9（MMP-9）、糖原合成酶激酶-3β（GSK-3β）和Axis抑制蛋白（Axin）的表达。所有这些槲皮素的保护作用都可以被Dickkopf相关蛋白1（DKK-1）逆转。因此，槲皮素可以减轻大鼠全脑缺血后的血脑屏障功能障碍，其机制可能与经典Wnt/β-catenin信号通路的激活有关。得出结论：槲皮素可以通过激活典型的Wnt/β-catenin通路来减弱MMP-9的激活，最终保护I/R损伤中的血脑屏障功能。

还有研究发现，右美托咪定可以通过减少氧化应激和减少炎症介质的释放来减轻大鼠的缺血再灌注损伤。Zhu等[5]探讨右美托咪定调理后对大鼠局灶性脑缺血再灌注损伤的炎症反应和自噬作用的影响。建立SD大鼠局灶性脑缺血模型，探讨右美托咪定后处理对大鼠空间学习记忆能力、脑梗死面积、细胞凋亡的影响，海马CA1区神经细胞的病理变化及其参与JNK信号转导的分子机制。结果表明，右美托咪定后处理可改善大鼠局灶性脑缺血再灌注损伤所致的学习记忆障碍，减轻炎症反应和自噬作用。其作用机制可能与抑制JNK通路激活、影响炎症因子和自噬相关蛋白的表达有关。

Li等[6]研究评估GSK3β和β-catenin在右美托咪定保护缺血性损伤中的作用。采用大鼠大脑中动脉闭塞（MCAO）模型，观察缺血半暗带中PI3K/Akt/GSK3β和Wnt/β-catenin通路的激活，探讨这两条通路在右美托咪定抗脑缺血再灌注损伤中的作用。研究结果表明：通过激活PI3K/Akt/GSK3β途径及激活下游Wnt/β-catenin途径，右美托咪定治疗可减轻暴露于脑缺血再灌注大鼠的脑损伤。Wnt/β-catenin途径在保护大鼠脑缺血再灌注损伤中可能起重要作用。

研究发现，长链非编码RNA（lncRNA）异常表达于神经元细胞和人脑中，参与神经退行性疾病的发生。Sun等[7]探讨lnc-EPIC1在过氧化氢（H_2O_2）处理的神经元细胞中的表达和潜在功能。在SH-SY5Y神经元细胞和原代人神经元培养物中，H_2O_2下调lnc-EPIC1和关键MYC靶点（细胞周期蛋白A1、CDC20和CDC45）。表明lnc-EPIC1在H_2O_2诱导的神经元细胞毒性中具有功能活性。异位过度表达lnc-EPIC1可增加MYC靶点的表达，并显著减轻H_2O_2诱导的神经元细胞死亡和凋亡。相反，lnc-EPIC1 siRNA促进H_2O_2诱导的神经元死亡，lnc-EPIC1 siRNA对神经元细胞也有细胞毒性。CRISPR/Cas9法敲除MYC也促进H_2O_2诱导的SH-SY5Y细胞死亡。有意义的是，MYC基因敲除消除了lnc-EPIC1在H_2O_2刺激的神经元细胞中的诱导作用。提示MYC是lnc-EPIC1的主要靶点。这些结果表明H_2O_2下调lnc-EPIC1抑制MYC功能，可能是H_2O_2诱导神经元死亡的重要机制。该文报道了lnc-EPIC1通过直接与MYC相互作用促进神经元细胞存活的新机制，靶向lnc-EPIC1可能是一种新的神经元氧化损伤保护策略。

脑缺血再灌注损伤时，miRNAs在中枢神经系统受损神经的再生和修复中执行大量的生物学功能。据报道，七氟烷是脑缺血再灌注损伤中有效的神经保护剂。Zhang等[8]探讨七氟烷可以防止miR-181a诱导的脑缺血再灌注损伤。通过体内、外实验，体外大脑中动脉闭塞（MCAO）大鼠模型和体内氧-葡萄糖剥夺/复氧（loxygen glucose deprivation/reoxygenation，OGD/R），进行蛋白质印迹分析以评估凋亡相关蛋白的表达。荧光素酶报告基因测定用于证实miR-181a和X连锁凋亡抑制蛋白（XIAP）之间的相互作用。结论认为，七氟烷预处理可能通过抑制miR-181a和促进XIAP在体外和体内对脑缺血再灌注损伤进行保护。

七氟烷是一种常用于小儿麻醉诱导和维持的吸入剂。SIRT2主要是一种胞质蛋白，在中枢神经系统（CNS）中高度表达。证据表明 SIRT2 在几种神经退行性疾病中积累。Wu 等[9] 探讨 SIRT2 抑制通过调节小胶质细胞的激活减弱七氟烷诱导的大鼠学习和记忆缺陷。数据表明，七氟烷诱导大鼠海马中 SIRT2 的过度表达。SIRT2 抑制剂 AK7 预处理可逆转七氟烷引起的海马依赖性认知障碍。此外，AK7 给药减轻七氟烷引起的神经炎症和小胶质细胞活化。AK7 抑制小胶质细胞中促炎性 / M1 相关标记，并增加抗炎性 / M2 相关标记。所以，AK7 可能通过将小胶质细胞从 M1 型转变为 M2 型来预防七氟烷引起的神经炎症。得出结论，SIRT2 抑制可能通过调节小胶质细胞 M1/M2 极化而发挥抗炎作用。SIRT2 的下调可能是减轻麻醉诱导的发育神经毒性的新型治疗靶点。

Zhang 等[10] 既往报道过 1 MAC 的异氟烷（1 MAC-ISO）后处理可显著减轻大鼠脑缺血再灌注损伤，发挥神经保护作用。然而，其保护作用的机制尚未完全阐明。有研究表明，激活 Wnt/β-catenin 通路可以通过抑制细胞凋亡来减轻脑缺血再灌注损伤。在 2019 年报道的研究[10]中，应用大鼠大脑中动脉闭塞（MCAO）模型和一些靶向抑制剂来研究 Wnt/β-catenin 信号通路在异氟烷后处理诱导的神经保护作用中的作用。此外，还探讨了 TGF-β1/Smad3 和 Wnt/β-catenin 信号通路在异氟烷后处理诱导的神经保护作用中的关系。得出结论：异氟烷后处理可通过激活 Wnt /β-catenin 信号通路减少脑缺血再灌注损伤，可能与 TGF-β/ Smad3 信号通路有关。

俞陈陈等[11] 探讨姜黄素对高血压病大鼠全脑缺血再灌注时海马神经元损伤及血清皮质酮、海马血清和糖皮质激素诱导激酶 1（SGK1）表达的影响。将雄性 WKY 大鼠和自发性高血压（SH）大鼠，随机分为 5 组：假手术组（W-Sham 组、S-Sham 组）、缺血再灌注组（W-I R 组、S-I R 组）和姜黄素组（S-Cur）。制备全脑缺血再灌注模型。结果表明，与假手术组比较，缺血再灌注组学习和记忆能力下降，海马 CA1 区神经元损伤加重，血清皮质酮水平增加，海马 SGK1 表达上调（$P<0.05$）；与 W-I R 组比较，S-I R 组学习和记忆能力下降，海马 CA1 区神经元损伤加重，血清皮质酮水平增加（$P<0.05$），海马 SGK1 蛋白表达下调（$P<0.05$）；而姜黄素组学习和记忆能力明显改善，海马 CA1 区神经元损伤减轻，血清皮质酮水平下降（$P<0.05$），海马 SGK1 蛋白表达上调（$P<0.05$）。得出结论，姜黄素减轻高血压大鼠全脑缺血再灌注海马神经元损伤的机制可能与抑制皮质酮、上调 SGK1 表达有关。

绿茶多酚（GTP）已被报道具有神经保护作用。Song 等[12] 旨在探讨绿茶多酚能否改善异氟烷麻醉所致的长期认知功能障碍，并探讨其可能的机制。实验取 6 周大的雄性 C57BL / 6J 小鼠用 1.6% 异氟烷处理 6 h。在麻醉前分别对模型小鼠腹膜内给予 25 mg/kg 的绿茶多酚多剂量药物，连续 7 d，并在第 7 天给予 75 mg/kg 剂量的药物。进行条件恐惧和新物体识别实验来评估小鼠的认知。研究结果表明，异氟烷麻醉 6 h 后，会在麻醉后前 3 d 引起认知障碍。同时，海马 SOD 下降，p-CaMK Ⅱ、p-CREB 和 BDNF 的表达水平也下调。异氟烷麻醉后第 3 天，每天给予绿茶多酚 25mg / kg 可显著减轻认知功能障碍。此外，每天 25 mg / kg 的绿茶多酚可以有效缓解异戊烷引起的 SOD 下降，以及 p-CaMK Ⅱ、p-CREB 和 BDNF 的水平。但是，单剂量绿茶多酚 75 mg / kg 则无明显作用。数据表明，绿茶多酚减轻异氟烷引起的认知功能障碍，这种积极作用可能与其抗氧化特性有关。

卢璐[13] 等研究七氟烷麻醉对创伤性脑损伤大鼠认知功能障碍的影响。将健康雄性 Wistar 大鼠 120 只采用随机数字表法分为 4 组（$n = 30$）：对照（C）组、创伤性脑损伤（T）组、七氟烷麻醉（S）组和创伤性脑损伤＋七氟烷麻醉（T＋S）组，其中 T 组和 T＋S 组制备创伤性脑损伤模型。12 d

后，S 组和 T＋S 组吸入 3% 七氟烷 3 h；C 组和 T 组吸入纯氧 3 h。分别于麻醉前 1 d 和麻醉后 3 d 和 7 d 时，每组随机取 10 只大鼠行水迷宫实验。实验结束后处死大鼠，取海马组织，进行相关实验研究。结果表明，与 C 组比较，S 组、T 组和 T＋S 组逃避潜伏期延长，穿越平台次数减少，海马神经元凋亡率和胞质钙离子浓度增加，海马组织 caspase-3、caspase-12、CRP78 和 CCAAT/ 增强子结合蛋白同源蛋白（CHOP）的表达上调（$P<0.05$）；与 T 组和 S 组比较，T＋S 组也有上述结果。得出结论，七氟烷麻醉可加重创伤性脑损伤大鼠认知功能障碍，其机制可能与加重内质网应激致钙超载的程度、增加海马神经元凋亡率有关。

阿尔茨海默病（AD）被认为是最常见的痴呆症。近年来文献报道，神经炎症在神经退行性疾病（如阿尔茨海默病）中起着重要作用。研究人员正瞄准通过降低炎症介质来降低阿尔茨海默病发病率。一些研究表明手术麻醉中使用异氟烷导致术后认知功能障碍发生与炎症介质相关。近年来，氯胺酮由于能减少促炎细胞因子而显示出抗炎作用。Wang 等[14] 探讨氯胺酮通过磷酸肌醇 3 激酶（PI3K）/ 蛋白激酶 B（Akt）/ 糖原合成酶激酶 3β（GSK-3β）途径对异氟烷诱导的大鼠认知功能障碍的神经保护作用。实验将大鼠分成 6 组，用氯胺酮和美金刚处理大鼠。使用 Morris 水迷宫实验对认知功能评估。结论认为，氯胺酮显著增强认知功能，具有抗炎、抗氧化作用，对异氟烷所致的认知功能障碍具有神经保护作用。氯胺酮显著抑制异氟烷诱导大鼠 IL-1β、TNF-α、IL-6、caspase-6 和 p21WAF1/CIP1、p53 的表达，上调 PI3K/Akt/GSK-3β 的表达。

陈旭光等[15] 探讨电针改善老龄大鼠术后认知功能障碍的机制与海马神经元线粒体途径凋亡的关系。将 18 月龄、体重 500～550 g 健康雄性 SD 大鼠 72 只，采用随机数字表法分为 3 组（$n=24$）：对照（C）组、手术（O）组和电针（EA）组。EA 组电针刺激百会和大椎穴 30 min，选用疏密波，频率 2/15 Hz，电流强度 1 mA，每天 1 次，连续刺激 5 d。电针刺激结束后，O 组和 EA 组在 3% 七氟烷麻醉下行剖腹探查术，分别于术前 1 d 和术后 3 d、7 d 时行水迷宫实验检测大鼠认知功能，水迷宫实验结束后处死大鼠取海马组织。与 C 组比较，O 组和 EA 组术后逃避潜伏期延长，穿越原平台次数减少，海马神经元凋亡率下降，caspase-3 和 Cytc 表达上调（$P<0.05$）。结论表明，电针改善老龄大鼠术后认知功能障碍的机制可能与抑制海马神经元线粒体途径凋亡有关。

（易　斌　嵇富海　贾慧群）

参 考 文 献

[1] Ye YZ，Jin T，Zhang X, et al. Meisoindigo protects against focal cerebral ischemia-reperfusion injury by inhibiting NLRP3 inflammasome activation and regulating microglia/macrophage polarization via TLR4/NF-κB signaling pathway. Front cell Neurosci, 2019, 13: 553.

[2] Zhou Y, Gu Y, Liu JM. BRD4 suppression alleviates cerebral ischemia-induced brain injury by blocking glial activation via the inhibition of inflammatory response and pyroptosis. Biochem Biophys Res Commun, 2019, 519(3): 481-488.

[3] Tao L,Yu Q Zhao P, et al, Preconditioning with hydrogen sulfide ameliorates cerebral ischemia/reperfusion injury in a mouse model of transient middle cerebral artery occlusion. Chem Bio Interact, 2019, 310: 108738.

[4] Jin Z, Ke JJ, Guo PP, et al, Quercetin improves blood-brain barrier dysfunction in rats with cerebral ischemia reperfusion via Wnt signaling pathway. Am J Transl Res, 2019, 11(8): 4683-4695.

[5] Zhu YL, Li SH, Liu JY, et al, Role of JNK signaling pathway in dexmedetomidine post-conditioning-induced reduction of the inflammatory response and autophagy effect of focal cerebral ischemia reperfusion injury in rats. Inflammation, 2019, 42(6): 2181-2191.

[6] Li P, Zhang Y, Liu H. The role of Wnt/β-catenin pathway in the protection process by dexmedetomidine against cerebral ischemia/reperfusion injury in rats. Life Sci, 2019, 236: 116921.

[7] Sun J, Zheng JY, Li Y, et al. LncRNA EPIC1 downregulation mediates hydrogen peroxide-induced neuronal cell injury. Aging, 2019, 11(23): 11463-11473.

[8] Zhang Y, Shan Z, Zhao Y et al. Sevoflurane prevents miR-181a-induced cerebral ischemia/reperfusion injury. Chem Biol Interac, 2019, 308: 332-338.

[9] Wu ZY, Zhang Y, Zhang YN, et al. Sirtuin 2 inhibition attenuates sevoflurane-induced learning and memory deficits in developing rats via modulating microglial activation. Cell Mol Neurobiol, 2020, 40(3): 437-446.

[10] Zhang GX,Ge MY, Han ZW, et al. Wnt/β-catenin signaling pathway contributes to isoflurane postconditioning against cerebral ischemia-reperfusion injury and is possibly related to the transforming growth factorβ1/Smad3 signaling pathway. Biomed Pharmacother, 2019, 110: 420-430.

[11] 俞陈陈，刘树群，刘建龙，等. 姜黄素对高血压病大鼠全脑缺血再灌注时海马神经元损伤及皮质酮、SGK1 表达的影响. 中国临床药理学与治疗学，2019，24（7）：737-743.

[12] Song YT, Li XX, Gong XD, et al. Green tea polyphenols improve isoflurane-induced cognitive impairment via modulating oxidative stress. J Nutr Biochem, 2019, 73: 108213.

[13] 卢璐，张琦，陈旭光，等. 七氟醚麻醉对创伤性脑损伤大鼠认知功能障碍的影响. 中华麻醉学杂志，2019，39（4）：425-429.

[14] Wang RW,Zhang ZH, Kumar M, et al. Neuroprotective potential of ketamine prevents developing brain structure impairment and alteration of neurocognitive function induced via isoflurane through the PI3K/Akt/GSK-3β pathway. Drug Des Devel Ther, 2019, 13: 501-512.

[15] 陈旭光，何金华，李亚南，等. 电针改善老龄大鼠术后认知功能障碍的机制与海马神经元线粒体途径凋亡的关系. 中华麻醉学杂志，2019，39（1）：40-43.

二、心血管保护

2019 年度围绕心肌缺血再灌注损伤的保护机制取得新的突破，为临床缺血性心脏病的预防和治疗提供了依据和思路。

据报道 lncRNA 转移相关肺腺癌转录本 1（MALAT1）在心肌缺血再灌注损伤中高表达，且与自噬密切相关。Wang 等[1] 在培养的 H9C2 心肌细胞中建立氧 - 葡萄糖剥夺 / 复氧（OGD/R）模型 6 h 后再氧合 - 葡萄糖 4 h。通过定量 PCR 和免疫印迹法实时测量 OGD/R 后细胞损伤和自噬水平，并通过荧光素酶报告实验证实 miR-20b 与 MALAT1、beclin1 的关系。结果发现 OGD/R 模型建立后，

MALAT1 和 beclin1 的表达、细胞损伤水平显著提高 [乳酸脱氢酶的释放，（222.4±29.4）U/L vs.（577.5±27.4）U/L；肌酸激酶 MB 同工酶（CK-MB），（1.0±0.2）U/L vs.（4.3±0.4）U/L；心肌肌钙蛋白 I（cTn-I），（1.0±0.3）μg/L vs.（3.0±0.3）μg/L ；$P<0.05$]，自噬水平也显著提高，而细胞活力 [100.0 vs.（54.2±1.2），$P<0.05$]、miR-20b 和 P62 的表达降低，均呈下降趋势，上述数据被 MALAT1 siRNA 显著逆转。此外，还有荧光素酶报告分析结果证实 MALAT1 直接结合 miR-20b-5p 和作为 miR-20b-5pd 的 ceRNA 的调节 beclin1 功能。因此，MALAT1 过表达被拮抗及 MALAT1 基因下调增强 miR-20b-5p 对 beclin1 相关心肌细胞自噬在 OGD/R 损伤中的抑制作用。该研究证实 LncRNA MALAT1 通过海绵化 miR-20b 以增强 beclin1 介导的自噬促进 OGD/R 诱导的心肌细胞损伤。

Li 等 [2] 对心肌缺血再灌注损伤后的脊髓蛋白质组进行系统分析。采用夹闭冠状动脉左前降支 30 min，再灌注 2 h 的方法建立大鼠心肌缺血再灌注损伤模型，造成明显的组织病理学和功能性心肌损伤。然后利用稳定同位素二甲基标记定量蛋白质组学策略，成功地对 2362 个分布和相关性较好的共享蛋白进行定量。其中，33 个蛋白在心肌缺血再灌注损伤后表达上调，57 个蛋白在脊髓中表达下调，涉及多种生物学过程、分子功能和细胞成分。在此基础上，建立 I/R 损伤调控的脊髓蛋白相互作用网络，包括细胞凋亡、微管动力学、应激激活信号和细胞代谢。这些心脏‐脊髓相互作用有助于解释心脏事件的明显随机性，并为未来预防心肌 I/R 损伤的新疗法提供新的见解。

Huang 等 [3] 验证 miR-155 通过调节 Sirtuin1（SIRT1）影响七氟烷对小鼠心肌 I/R 的保护作用。研究采用冠状动脉左前降支结扎法建立小鼠心肌 I/R 模型。I/R 小鼠分别给予七氟烷、七氟烷＋micro RNA-155（miR-155）拟似物阴性对照（NC）或七氟烷＋miR-155 拟似物处理。用实时定量聚合酶链反应和蛋白质印迹法检测 miR-155 和 SIRT1 的表达，然后评价心功能和血流动力学改变。采用 Evans 蓝 -2，3，5- 三苯基四氮唑氯化物染色法和末端脱氧核苷酸转移酶介导的 dUTP 缺口末端标记法分别评价心肌梗死范围和心肌细胞凋亡。在 I/R 小鼠中，miR-155 高表达，SIRT1 低表达。SIRT1 确定为 miR-155 的靶基因。七氟烷可降低心肌组织 miR-155 的表达，增加 SIRT1 的表达，从而促进心功能，缩小梗死面积，抑制心肌细胞凋亡。上调 miR-155 可逆转七氟烷的以上作用。该研究发现 miR-155 靶向并负性调节 SIRT1 的表达，可抑制七氟烷对小鼠心肌 I/R 损伤的保护作用。

Ge 等 [4] 以 H9C2 心肌细胞为研究对象，探讨 miR-181c-5p 在心肌细胞 I/R 损伤中的作用及其可能的机制。研究采用大鼠原代 H9C2 心肌细胞经缺氧 / 复氧（H/R，缺氧 6 h 再复氧 6 h）诱导细胞损伤。结果表明，缺氧 / 复氧可显著增加 H9C2 细胞 miR-181c-5p 的表达，而非 miR-181c-3p 的表达。与此相同的，在大鼠心脏 I/R 模型中，miR-181c-5p 的表达也显著增加。通过 agomir 转染的 miR-181c-5p 过表达明显加重 H/R 诱导的细胞损伤（乳酸脱氢酶水平升高，细胞活力降低），并加剧 H/R 诱导的细胞凋亡（caspase-3 表达增强，Bax/Bcl-2 表达增强，TUNEL 阳性细胞增多）。而体外实验中 miR-181c-5p 的抑制作用则相反。利用计算预测算法预测蛋白酪氨酸磷酸酶非受体 4（PTPN4）基因是 miR-181c-5p 的潜在靶基因，并通过荧光素酶报告基因实验进行验证。miR-181c-5p 过表达可显著降低 H9C2 心肌细胞 PTPN4 的 mRNA 和蛋白表达。此外，PTPN4 基因敲除可明显加重缺氧 / 复氧诱导的 H9C2 心肌细胞 LDH 水平升高、caspase-3 表达和细胞凋亡，这模拟了 miR-181c-5p 在 H9C2 心肌细胞中的促凋亡作用。这些结果提示 miR-181c-5p 以 PTPN4 为靶点加重缺氧 / 再灌注诱导的心肌细胞损伤和凋亡，miR-181c-5p/PTPN4 信号可能为抗心肌 I/R 损伤提供新的策略。

（一）新靶向治疗方法以及各类药物对心肌缺血再灌注损伤的保护作用

Zhu 等[5] 探讨 NADPH 是否对心肌缺血再灌注（I/R）损伤有保护作用。通过结扎大鼠冠状动脉左前降支 30 min，再灌注 2 h，制造心肌 I/R 损伤模型，再灌注开始时静脉注射 NADPH［4 mg/（kg·d）、8 mg/（kg·d）、16mg/（kg·d），静脉注射］。结果显示，静脉给药后 4 h，血浆和心脏组织中 NADPH 浓度显著升高。外源性 NADPH（8～16 mg/kg）可显著缩小心肌梗死面积，降低血清乳酸脱氢酶（LDH）和心肌肌钙蛋白 I（cTn-I）水平。外源性 NADPH 显著降低心肌细胞凋亡率，减少 PARP 和 caspase-3 的裂解。外源 NADPH 减少线粒体空泡化，增加线粒体膜蛋白 COXIV 和 TOM20，降低 BNIP3L，增加 Bcl-2，保护线粒体功能。对氧 - 葡萄糖剥夺 / 复氧（OGD/R）的新生大鼠心肌细胞（NRCM）的体外实验显示，NADPH（60 nmol/L、500 nmol/L）预处理可明显挽救细胞活力，抑制缺氧 / 复氧诱导的细胞凋亡。NADPH 预处理显著增加 OGD/R 处理的 NRCM 中 AMPK 的磷酸化，下调 mTOR 的磷酸化。化合物 C 作为 AMPK 抑制剂，可阻断 NADPH 诱导的 NRCM 的 AMPK 磷酸化和心肌保护作用。外源性 NADPH 通过激活 AMPK/mTOR 通路，抑制线粒体损伤和心肌细胞凋亡，对心肌 I/R 损伤起到保护作用。NADPH 可能是预防和治疗心肌缺血性疾病的潜在候选药物。

Wang 等[6] 验证阿片 -GPCR 信号是否通过小窝蛋白传递到线粒体以介导心脏保护作用。研究采用百日咳毒素（PTX）或生理盐水处理小鼠。36 h 后，每组小鼠被随机分为 δ 阿片受体激动剂 SNC121 组或生理盐水组，分别于体内 I/R 前 15 min 腹腔注射 SNC121 或生理盐水。比较各组心肌梗死面积，免疫印迹法检测小窝蛋白表达。用电镜观察小窝和线粒体的结构。比色法测定线粒体通透性转换孔（mPTP）开放程度，通过 Oxygraph-2k 测定线粒体呼吸功能。研究发现，应用阿片受体激动剂治疗减少 I/R 损伤后的心肌梗死范围，增加小窝蛋白的表达，减少线粒体 mPTP 的开放，并改善线粒体的呼吸功能。电镜分析表明，阿片类药物诱导心肌细胞形成小凹，并促进向线粒体易位，但这些保护作用可被 PTX 阻断。综上所述，阿片类药物预处理的保护作用机制依赖于 Gi 信号，Gi 信号促进小窝蛋白移位到线粒体，维持线粒体的功能完整性，增强心脏应激适应。对这一途径的验证证明了阿片类药物在心脏保护领域中具有新的作用靶点。

Cheng 等[7] 建立鞘内吗啡预处理（intrathecal morphine preconditioning，ITMP）的 I/R 大鼠模型，通过分别使用鞘内注射慢病毒 -NGF 或 shRNA，使得脊髓中的 NGF 过度表达或沉默。测定 $T_{2\sim6}$ 脊髓中中枢神经生长因子（nerve growth factor, NGF）、原肌球蛋白受体激酶 A（Trka）和辣椒素 1 瞬时电位感受器（TRPV1）水平。结果表明，I/R 引起的心肌损伤指标在 ITMP 后下降，包括增加的心肌梗死面积、心律失常评分和血清肌钙蛋白水平等。但是，脊髓 NGF 的过度表达逆转这些指标的下降，并降低 ITMP 引起的 TRPV1 表达和磷酸化。相反地，脊髓 NGF 表达的沉默却增强 ITMP 介导的心脏保护作用。区域 NGF 沉默后脊髓 TRPV1 的磷酸化和表达显著降低。这些发现表明 ITMP 的心脏保护作用可能通过介导脊髓 NGF 的表达来实现，其中涉及痛觉感受器 TRPV1。在开发治疗缺血再灌注所致心肌损伤的新药方面，NGF 可能是一个潜在的靶点。

Xu 等[8] 发现鞘内吗啡预处理（ITMP）可以减少动物实验中心肌缺血再灌注损伤（ischemia-reperfusion injury，I/RI）的发生。瞬时受体电位香草酸亚型 1（TRPV1）在心脏感觉神经元中高表达，当心肌缺血时发挥重要作用。研究通过夹闭大鼠左冠状动脉 30 min 并开放灌注 2 h 建立 I/RI

动物模型。蛛网膜下腔置管并分 3 组，分别注射吗啡、TRPV1-shRNA 干扰质粒、选择性 TRPV1 拮抗剂。I/RI 后，TRPV1 蛋白质及磷酸化水平均显著升高，背根神经节（DRG）中 TRPV1 免疫荧光强度增加，并与 μ 类阿片受体共定位。鞘内注射 TRPV1-shRNA、TRPV1 拮抗剂可明显降低 I/RI 引起的心肌损伤和 DRG-TRPV1 的表达。而 ITMP 也明显抑制 DRG-TRPV1 蛋白表达及磷酸化，减小 I/RI 所致心肌梗死面积并降低心律失常评分。鞘内注射选择性 μ 受体拮抗剂可以逆转 ITMP 对 TRPV1 的抑制作用。此外，I/RI 激活 DRG-cAMP，鞘内注射选择性 cAMP-PKA 抑制剂可减轻心肌损伤。最后，吗啡与阿片受体结合后可在细胞水平抑制 PKA 激活的 TRPV1 通道活性。表明心肌缺血再灌注时 DRG- TRPV1 激活和表达增加导致心脏损伤。ITMP 通过调控 cAMP 途径抑制 DRG-TRPV1 活性以发挥心脏保护作用。因此，在心肌缺血再灌注损伤时，抑制 DRG-TRPV1 活性可能是一种新的治疗方法。

（二）各种麻醉药物对心肌缺血再灌注损伤的保护作用

各种麻醉药物对心肌缺血再灌注损伤的保护作用及其机制研究在 2019 年度仍不断深入。

Li 等[9]发现在再灌注时给予丙泊酚可以保护心脏不受缺血再灌注（I/R）损伤。研究通过大鼠结扎冠状动脉左前降支 30 min，再灌注 2 h。再灌注前 10 min 丙泊酚预处理（0.01 mg/g）。体外研究 H9C2 培养心肌细胞缺氧/复氧（H/R）损伤后的心肌缺血再灌注损伤。体外对丙泊酚进行预处理，在 H/R 损伤前的培养基中添加 25 mol/L 丙泊酚。丙泊酚预处理可显著增加 I/R 损伤大鼠 miRNA-451 表达，降低 HMGB1 表达，减少梗死面积，以及 I/R 诱导的心肌细胞凋亡。研究发现，在丙泊酚预处理下，I/R 损伤前 48 h miRNA-451 敲除可增加 HMGB1 的表达、梗死面积和 I/R 诱导的大鼠心脏心肌细胞凋亡。这些体外研究结果在体内得到证实，H/R 损伤前 48 h miRNA-451 的沉默增加 HMGB1 的表达和 H/R 诱导的 H9C2 细胞凋亡。此外，荧光素酶活性测定和功能获得研究发现，丙泊酚可降低 miRNA-541 的靶点 HMGB1。研究首次证明了丙泊酚介导的心肌对心肌缺血再灌注损伤的保护依赖于 miRNA-451/HMGB1，为预防丙泊酚麻醉中 I/R 损伤提供了新的靶点。

Chen 等[10]通过右美托咪定的预处理可能可以抑制 HMGB1 在心肌细胞中的表达，从而抑制 I/R 介导的细胞坏死。研究发现缺氧/复氧（H/R）显著增加细胞损伤：细胞活性 [（100%±3.26%）vs.（53.33%±3.29%），$P<0.01$]，CK-MB [1 vs.（3.25±0.26），$P<0.01$]，cTnI [1 vs.（2.69±0.31），$P<0.01$]，炎症因子如 TNF-α [（1±0.09）vs.（2.57±0.12），$P<0.01$]，IL-1β [（1±0.33）vs.（3.87±0.41），$P<0.01$] 和 IL-6 [（1±0.36）vs.（3.60±0.45），$P<0.01$] 和伴有 HMGB1 蛋白水平明显升高的细胞坏死性凋亡。这些变化都可被右美托咪定的预处理所抑制。此外还发现，抑制 HMGB1 的表达可以增强右美托咪定预处理的保护作用。

Yu 等[11]研究 microRNA 在右美托咪定心肌保护中的作用及机制。研究通过建立大鼠心肌缺血再灌注模型，利用 MiRanda、MiRDB 和 TargetScan 等手段检测再灌注后大鼠心肌细胞 miRNAs 的表达，并以此预测相关靶基因。使用过氧化氢（H_2O_2）模拟缺血再灌注损伤，并将 miR-665 的模拟物、抑制剂、AK1 和 Cnr2 的 siRNA 转染到 H9C2 中。采用实时定量聚合酶链反应定量检测 miR665、Ak1 和 Cnr2，并观察细胞凋亡情况。使用蛋白质印迹法检测 caspase-3、Bcl-2、Bax、AK1 和 Cnr2 的表达水平。使用荧光素酶分析证实 miR-665 与 AK1 和 Cnr2 的 3' 端非翻译区相结合。研究发现与缺血再灌注组相比，右美托咪定预处理可下调 miR-665 在心肌细胞中的表达。右美托咪定预处理可降低氧化应激反应引起的细胞凋亡和 miR-665 的表达。另外，上调 miR-665 表达将加剧氧化应激反应，抵消右美托咪定的作用。而下调 miR-665 表达也可减少细胞凋亡，但通过抑制 AK1 和 Cnr2 将加重细胞凋亡。荧光素酶实验结果表明，miR-665 下调 AK1 和 Cnr2 的表达水平。综上所述，右美托咪定预处理通过下调 miR-665 的表达和上调 AK1 和 Cnr2 的表达对心肌缺血再灌注损伤起到保护作用。

Qiao 等[12]研究七氟烷在大鼠心肌缺血再灌注损伤过程中对一氧化氮（NO）释放和自噬通量的影响。研究采用雄性大鼠，在再灌注前 15 min，在使用或不适用七氟烷［1.0 最小肺泡浓度（MAC）］的情况下，进行 30 min 缺血和 2 h 再灌注。研究发现，七氟烷缺血后处理（SPC）显著改善再灌注后血流动力学性能，减轻缺血后心肌梗死，减少烟酰胺腺嘌呤二核苷酸的消耗，减少心脏组织细胞色素 C 的释放。此外，SPC 显著增加内皮一氧化氮合酶（NOS）和神经元一氧化氮合酶的磷酸化，提高心肌一氧化氮合酶活性和 NO 的产生。而 NOS 的抑制剂 N- 硝基 -L- 精氨酸甲酯（L-NAME）可消除上述所有影响（L-NAME，10 mg/kg，静脉注射）。Qiao 等还观察到心肌 I/R 诱导的心肌组织中自噬体的积累，主要表现为微管相关蛋白 1 中轻链 3 II / I 比例的增加，Becline 1 和 P62 上调，溶酶体相关膜蛋白 2 表达降低。SPC 显著降低 I/R 受损的自噬通量，并可被 L-NAME 阻断。此外，使用自噬通量阻滞剂 L-NAME（10 mg/kg，腹腔内注射）预处理会增加 SPC 处理后的心脏中的自噬体的积累，并阻断 SPC 诱导的心脏保护作用。这一结果同样在离体心脏的 I/R 损伤大鼠模型中也观察到了，这表明 SPC 通过 NO 依赖性机制恢复 I/R 受损的自噬通量来保护大鼠心脏免受心肌再灌注损伤。

Zhao 等[13]研究靶向脂滴表面蛋白 5（PLIN5）的 microRNA（miR-370）对七氟烷麻醉预处理（SAP）小鼠的影响。通过建立小鼠左心室心肌缺血再灌注损伤（IRI）模型，评估心肌梗死面积和心功能来确定 SAP 的作用。通过与 miR-370 模拟物、miR-370 抑制剂或 siRNA 联合作用分析 miR-370 在 I/RI 小鼠心肌细胞内对 PLIN5 的潜在调控机制，并观察心肌细胞增殖、细胞周期分布和细胞凋亡情况。另外，SAP 处理的 I/R 小鼠注射 miR-370 抑制剂，验证 SAP 的作用机制。结果表明，SAP 的应用对心肌缺血再灌注具有心脏保护作用。在出现 I/RI 的小鼠中，miR-370 的表达下调，但 SAP 提高 miR-370 的表达。miR-370 负靶向 PLIN5 可激活过氧化物酶体增殖物激活受体（PPAR）信号通路，导致 PPARγ 表达降低，PPARα 表达增加。结果还表明 miR-370 的升高或敲除 PLIN5 将促进心肌细胞增殖。miR-370 通过 caspase-3 表达降低，Bcl-2 表达增加抑制心肌细胞凋亡。此外，SAP 还通过抑制 PPARγ 减轻 I/R 损伤。本研究证明 SAP 诱导 miR-370 上调可抑制 PLIN5 依赖的 PPAR 信号通路，减轻心肌缺血再灌注损伤，从而表现出心肌保护作用。

Chen 等[14]研究小鼠模型中经七氟烷预处理后 miR-874 对心脏 I/R 损伤的影响。建立小鼠心肌 I/R 损伤模型后，给予七氟烷进行预处理。当 miR-874 与 JAK2/STAT3 信号通路被抑制时，观察 miR-874 在 I/R 损伤中的作用机制。使用 TdT 介导的 TUNEL 染色检测心肌细胞凋亡，双荧光素酶报告基因检测确定 miR-874 与 STAT3 的靶向关系。检测 JAK2/STAT3 信号通路与凋亡相关基因的表达。起初，在 I/R 小鼠中观察到 miR-874 的上调。之后，观察到抑制 miR-874 可改善 I/R 小鼠的心功能、抑制心肌细胞凋亡和激活 JAK2/STAT3 信号通路。抑制心肌细胞凋亡的表现为与

B 细胞淋巴瘤 -2（Bcl-2）相关联的 X 蛋白 B（Bax）减少和 Bcl-2 增加。抑制 miR-874 后，其靶基因 *STAT3* 被上调。最后，Chen 等还观察到，当 JAK2/STST3 信号通路被阻断时，miR-874 的作用消失。研究结果表明，SEV 预处理的小鼠模型中，miR-874 通过 JAK2/STAT3 信号通路靶向作用于 STAT3 而减轻心脏 I/R 损伤。

Qi 等 [15] 探讨在使用七氟烷的情况下，microRNA-145（miR-145）通过调控颗粒酶 K（GZMK）的表达产生对小鼠心肌缺血再灌注损伤的保护作用。通过结扎左冠状动脉建立小鼠的心肌 I/R 模型。使用逆转录聚合酶链反应和蛋白质印迹法分析来检测小鼠心肌组织中的 miR-145 和 GZMK 表达。观察心肌组织病理改变、心肌细胞超微结构、心肌梗死面积和心肌细胞凋亡的变化。使用 蛋白质印迹法分析来检测凋亡相关蛋白 cleaved-caspase-3、Bax 和 Bcl-2 的表达。用分光光度法检测心肌组织中丙二醛、髓过氧化物酶、超氧化物歧化酶的含量。用酶联免疫吸附法检测小鼠血清中白细胞介素 -1（IL-1）、IL-6 和 TNF-α 的水平。心肌缺血再灌注损伤后，小鼠的氧化应激水平和炎症因子表达增加。七氟烷后处理的小鼠心肌缺血再灌注损伤减少。七氟烷后处理可能通过 miR-145 调节 GZMK 来实现对小鼠心肌缺血再灌注损伤的保护作用。抑制 miR-145 表达可降低七氟烷后处理对小鼠心肌缺血再灌注损伤的保护作用。GZMK 低表达可削弱 miR-145 对七氟烷后处理小鼠心肌缺血再灌注损伤的抑制作用。研究提示七氟烷后处理可能通过上调 miR-145 表达和下调 GZMK 表达来对心肌缺血再灌注损伤产生保护作用。

（董　榕　罗　艳　于布为）

参 考 文 献

[1]　Wang S, Yu WQ, Deng F, et al. LncRNA MALAT1 promotes oxygen-glucose deprivation and reoxygenation induced cardiomyocytes injury through sponging miR-20b to enhance beclin1-mediated autophagy. Cardiovasc Drugs Ther, 2019,33(6):675-686.

[2]　Li SY, Li ZX, He ZG, et al. Quantitative proteomics reveal the alterations in the spinal cord after myocardial ischemia-reperfusion injury in rats. Int J Mol Med, 2019,44(5):1877-1887.

[3]　Huang G, Hu X. Downregulation of microRNA-155 stimulates sevoflurane-mediated cardioprotection against myocardial ischemia/reperfusion injury by binding to SIRT1 in mice. J Cell Biochem, 2019,120(9):15494-15505.

[4]　Ge L, Cai Y,Ying F, et al. miR-181c-5p exacerbates hypoxia/reoxygenation-induced cardiomyocyte Apoptosis via targeting PTPN4. Oxid Med Cell Longev, 2019, 2019: 1957920.

[5]　Zhu JW, Chai XM, Zhang LW, et al. Exogenous NADPH ameliorates myocardial ischemia-reperfusion injury in rats through activating AMPK/mTOR pathway Acta Pharmacol Sin, 2020,41(4):535-545.

[6]　Wang JW, Wu AS. Mechanistic insights into δ -opioid-induced cardioprotection: involvement of caveolin translocation to the mitochondria. Life Sci, 2020,247:116942.

[7]　Cheng XY cc, He SF hcx, Zhang L czw, et al. Spinal NGF induces anti-intrathecal opioid-initiated cardioprotective effect via regulation of TRPV1 expression. Eur J Pharmacol, 2019, 844:145-155.

[8]   Xu S, Cheng X, Pan Y, et al. Inhibition of DRG-TRPV1 upregulation in myocardial ischemia contributes to exogenous cardioprotection. J Mol Cell Cardiol, 2020,1(138):175-184.

[9]   Li YM, Hu LH, Zhou G, et al. Propofol-mediated cardioprotection dependent of microRNA-451/HMGB1 against myocardial ischemia-reperfusion injury. J Cell Physiol, 2019, 234(12):23289-23301.

[10] Chen J, Zhou X, Cao J, et al. Dexmedetomidine preconditioning protects cardiomyocytes against hypoxia/reoxygenation-induced necroptosis by inhibiting HMGB1-mediated inflammation. Cardiovasc Drugs Ther, 2019,33(1):45-54.

[11] Yu J, Yang W, Pu Y, et al. Involvement of miR-665 in protection effect of dexmedetomidine against oxidative stress injury in myocardial cells via CB2 and CK1. Biomed. Pharmacother, 2019,115:108894.

[12] Qiao SG, Sun B, Qiu J, et al. Sevoflurane postconditioning protects against myocardial ischemia/reperfusion injury by restoring autophagic flux via an NO-dependent mechanism. Acta Pharmacol Sin, 2019, 40(1):35-45.

[13] Zhao YB, Shan RG, Zhao J, et al. MicroRNA-370 protects against myocardial ischemia/reperfusion injury in mice following sevoflurane anesthetic preconditioning through PLIN5-dependent PPAR signaling pathway. Biomed. Pharmacother, 2019,113. 108697.

[14] Chen PJ, Yang JP, Shang AQ, et al. microRNA-874 inhibition targeting STAT3 protects the heart from ischemia-reperfusion injury by attenuating cardiomyocyte apoptosis in a mouse model. J Cell Physiol, 2019,234(5):6182-6193.

[15] Qi Z, Jin F, Huang YL, et al. Role of microRNA-145 in protection against myocardial ischemia/reperfusion injury in mice by regulating expression of GZMK with the treatment of sevoflurane. J Cell Physiol, 2019. doi: 10. 1002/jcp.28323.

三、肺保护

急性肺损伤（ALI），通常伴随着大量炎症细胞的浸润，从而导致过度炎症反应的发生，危重者可发展为急性呼吸窘迫综合征（ARDS），威胁生命。消退素 D1（resolvin D1，RvD1）是一种内源性脂质介质，具有抗炎和促溶作用。Zhang 等[1]用脂多糖（LPS）诱导的小鼠肺损伤模型来探讨 RVD1 对肺部炎症反应、中性粒细胞内流和肺损伤的影响。结果显示，与未经 RvD1 治疗的小鼠相比，治疗组小鼠肺病理改变明显改善，肿瘤坏死因子 α（TNF-α）浓度降低，中性粒细胞浸润减弱。此外，RvD1 可减轻 LPS 诱导的中性粒细胞浸润。最后，RvD1 抑制剂 BOC-2 可逆转其保护作用。由此得出结论，RvD1 通过抑制中性粒细胞浸润而改善脂多糖诱导的 ALI。

厄洛替尼是全球首个作用于表皮生长因子酪氨酸激酶的小分子抑制剂。表皮生长因子受体（epidermal growth factor receptor，EGFR）已被报道可以启动炎症反应，Tao 等[2]研究 EGFR 在脂多糖诱导的小鼠急性肺损伤模型中的作用，并探讨其抑制剂厄洛替尼是否影响肺损伤的进展。首先检测 ALI 模型建立后不同时间点磷酸化 EGFR（p-EGFR）/EGFR 比值，模型建立前 1 h 给予不同浓度的厄洛替尼，并在 p-EGFR/EGFR 比值达峰时采集样本。检测肺损伤指标并进行组间比较。EGFR 和 Toll 样受体 4（TLR4）/ 核因子 κB（NF-κB）信号转导因子，包括 p-EGFR、p-Akt、p-ERK1/2、p-p65、肿瘤坏死因子 α（TNF-α）和白细胞介素 1β（IL-1β）。检测其浓度发现，在 LPS 刺激后 24 h，p-EGFR/EGFR 比值达峰，此刻肺损伤最严重。厄洛替尼显著降低脂多糖诱导的支气管肺泡灌洗液（BALF）中总细胞、中性粒细胞和蛋白质的渗出。同时厄洛替尼降低

TNF-α 和 IL-1β 的表达，下调 p-p65 蛋白水平的表达以及抑制 Akt 和 ERK1/2 信号通路的激活。总之，厄洛替尼通过抑制 EGFR 激活、下调 NF-κB 介导的促炎细胞因子的分泌而减轻脂多糖诱导的 ALI，并呈剂量相关性。

酸性预处理（APC）可以防止肺移植或体外循环中肺缺血再灌注损伤，为了探讨 APC 保护的机制，Qu 等[3] 采用生物信息学方法预测潜在的关键因素。首先，在 GEO 和 STRING 数据库中筛选出与肺损伤和缺血再灌注（I/R）有关的基因 GSE6730。其次，建立动物模型，并用基质金属蛋白酶 9（MMP-9）选择性抑制剂（4- 苯氧基苯基磺酰基）甲基硫醚验证 MMP-9 对 I/R 肺损伤的影响。MMP-9 是一种与 ALI 相关的未知基因，与 IL-1B、IL-6 和 IL-8 相关。对 GSE67370 的分析表明，I/R 后 MMP-9 过度表达，包括 MMP-9 在内的这些炎症因子在 I/R 时表达均升高。然而，在加入 MMP-9 抑制剂（4- 苯氧基苯基磺酰基）甲基硫醚后肺损伤有所改善，MMP-9 水平降低。与 I/R 组比较，APC 可逆转缺血所致肺损伤，MMP-9、IL-1β、IL-6 和 IL-8 均下降。由此得出结论，APC 可能通过抑制 MMP-9 的表达预防 I/R 肺损伤。

盐酸戊乙奎醚（PHC）已被发现具有抗凋亡特性，并可能减弱全身炎症反应。激活的 Fas/Fas 配体（FasL）信号通路可能是 ALI 过程中的重要病理生理发展机制。Kong 等[4] 探索大鼠 ALI 中，PHC 对 Fas/FasL 信号通路的调节作用的分子机制。首先，建立大鼠的胸部钝挫伤和失血性休克 ALI 模型，模型建立前或其后给予 PHC。模型建立后 6 h，采集血样和肺组织，用生化指标监测肺损伤的程度和与肺损伤相关的关键信号通路。结果表明 PHC 可有效地减轻肺损伤，改善氧合，减轻肺组织病理学损伤，减少多形核中性粒细胞计数，降低 Fas、FasL、caspase-8、caspase-3、TNF-α、IL-6 和 IL-1β 表达。由此得出结论，PHC 可能通过抑制 Fas/FasL 信号通路具有抗凋亡作用，对 ALI 大鼠具有肺保护作用。

催产素（OT）是一种在下丘脑室旁核和视上核合成的神经垂体激素，已被报道有抗炎症效应。An 等[5] 探讨催产素对脂多糖诱导的急性肺损伤的治疗作用及可能的作用机制。首先建立脂多糖诱导的小鼠急性肺损伤模型，并在腹腔注射脂多糖前 30 min 用催产素治疗。2 h 后观察催产素对肺组织病理学和肺湿 / 干比（W/D）的影响，检测支气管肺泡灌洗液中髓过氧化物酶（MPO）活性、炎性细胞因子的水平和炎症蛋白的表达。结果表明，催产素显著降低脂多糖诱导的肺组织损伤、W/D 比值、MPO 活性和 IL-1β、IL-18、IL-6 水平。注射催产素前 90 min 给予其受体拮抗剂（L-368，899）进一步证明催产素在脂多糖诱发的急性肺损伤中的作用。结果显示，给予催产素拮抗剂（L-368，899）后，催产素不能减轻上述炎症反应。综上所述，催产素可以减少脂多糖诱发的急性肺损伤的炎症反应。

柴胡皂苷 V（CsV），一种来源于粳稻的生物活性化合物，据报道有抗炎作用。Su 等[6] 研究 CsV 对脂多糖诱发的小鼠急性肺损伤的保护作用及潜在作用机制。在急性肺损伤模型建立前，分别给予小鼠 CsV（5 mg/kg、10 mg/kg、20 mg/kg）。治疗 4 d。建模 24 h 后，检测小鼠肺组织病理改变、肺湿 / 干比和 MPO 活性。光镜下检测支气管肺泡灌洗液中炎症细胞，包括总细胞、中性粒细胞、巨噬细胞及促炎细胞因子 TNF-α、IL-1β、IL-6 水平，以及检测肺组织中的 LXRα 和 NF-κB 的表达。结果显示，CsV 预处理可减轻肺组织损伤，降低湿 / 干比和 MPO 活性。此外，CsV 还减少支气管肺泡灌洗液中脂多糖诱导的炎症细胞数量增加和促炎症细胞因子 TNF-α、IL-1β 和 IL-6。CsV 明显抑制 NF-κB 信号通路的激活，剂量依赖性地增加 LXRα 的表达。离体实验证明 LXRα 抑制剂 GGPP 可逆转 CsV 的抗炎作用。由此得出结论，CsV 通过激活 LXRα 从而对脂多糖诱发的急性肺损伤有保护作用。

为了探讨右美托咪定对大鼠肺缺血再灌注损伤的影响及作用机制，Liang 等 [7] 将健康雄性 SD 大鼠分为假手术组、肺缺血再灌注（I/R）组和右美托咪定预处理（Dex）组。结果发现，I/R 组 IL-6、TNF-α、IL-10 和 IL-1 水平显著升高，而 Dex 组 IL-6、TNF-α、IL-10 和 IL-1 的表达水平降低。此外，I/R 组大鼠肺组织中 MDA 和 MPO 的活性明显升高，Dex 组则逆转 MDA 和 MPO 的升高。相较于 I/R 组，Dex 组大鼠肺组织超氧化物歧化酶（SOD）和过氧化氢酶（CAT）活性增强；HIF-1α、p-Akt 和 HIF 的表达增加。Dex 组，大鼠肺组织中 HIF-1a、p-Akt、caspase-3、caspase-9 mRNA 的表达明显减少。由此得出结论，大鼠肺缺血再灌注可引起严重肺损伤。右美托咪定在转录水平激活 PI3K/Akt 信号通路减轻肺缺血再灌注损伤。

为了探讨移植内皮祖细胞（EPC）治疗机械通气致肺损伤（VILI）的有效性，Ju 等 [8] 将大鼠随机分为 3 组：假手术组（S 组）、VILI 组（V 组）、VILI＋EPC 移植（VE）组。结果发现，EPC 可抑制 VILI 导致的 PaO_2/FiO_2 比值下降、肺湿 / 干重比和总蛋白浓度的增加。EPC 可显著降低 BALF 中 TNF-α、IL-1β、IL-8、MMP-9、pNF-κB 和 MLC、中性粒细胞弹性蛋白酶水平和中性粒细胞计数，抗炎因子 IL-10 水平升高，肺部组织学损伤和凋亡则显著减少。由此得出结论，EPC 移植通过改善上皮通透性，抑制局部和全身炎症和减少凋亡从而改善 VILI。

肺缺血再灌注损伤（lung ischemia-reperfusion injury，LIRI）是肺移植术后的主要并发症。膜联蛋白 A1（Annexin A1，Anx A1）可改善各种受损脏器的炎症反应。为了探讨肺移植后 AnxA1 对 LIRI 的作用及其机制，Gong 等 [9] 将大鼠分为 4 组：假手术组、生理盐水组、Ac2-26 组和 Ac2-26/L-NIO 组。结果发现，与生理盐水组相比，Ac2-26 组 PaO_2 升高，而 Ac2-26/L-NIO 组 PaO_2 降低；Ac2-26 组肺湿 / 干重比、总蛋白浓度、促炎因子和诱导型一氧化氮合酶水平显著降低，而抗炎因子和内皮一氧化氮合酶（eNOS）水平则显著升高；Ac2-26 减轻肺组织损伤和细胞凋亡，而这种改善可被 L-NIO 逆转。由此得出结论，Ac2-26 通过改善肺泡 - 毛细血管通透性、抑制氧应激、炎症和凋亡从而减轻 LIRI，起到肺保护作用。Ac2-26 的这种肺保护作用主要依赖于内皮型一氧化氮合酶通路。

（吕淼淼　李治松　杜晓红）

参 考 文 献

[1] Zhang HW, Wang Q, Mei HX, et al. RvD1 ameliorates LPS-induced acute lung injury via the suppression of neutrophil infiltration by reducing CXCL2 expression and release from resident alveolar macrophages.Int Immunopharmacol，2019, 76:105877.

[2] Tao H, Li N, Zhang Z,et al. Erlotinib protects LPS-induced acute lung injury in mice by inhibiting EGFR/TLR4 signaling pathway. Shock，2019, 51(1):131-138.

[3] Qu LC, Jiao Y, Jiang ZJ, et al. Acidic preconditioning protects against ischemia-reperfusion lung injury via inhibiting the expression of matrix metalloproteinase 9. J Surg Res, 2019, 235:569-577.

[4] Kong Q,Wu XJ, Duan WN, et al.Penehyclidine hydrochloride exerts protective effects in rats with acute lung injury via the Fas/FasL signaling pathway. Exp Ther Med, 2019,17(5):3598-3606.

[5]　An XN, Sun XT, Hou YH, et al. Protective effect of oxytocin on LPS-induced acute lung injury in mice. Sci Rep, 2019 , 9(1):2836.

[6]　Su K, Zhang GG, Zhang X , et al. Chikusetsusaponin V attenuates lipopolysaccharide-induced acute lung injury in mice by modulation of the NF-κB and LXRα. Int Immunopharmacol , 2019, 70:174-179.

[7]　Liang S, Wang Y, Liu Y. Dexmedetomidine alleviates lung ischemia-reperfusion injury in rats by activating PI3K/Akt pathway. Eur Rev Med Pharmacol Sci, 2019, 23(1): 370-377.

[8]　Ju YN, Geng YJ, Wang XT, et al .Endothelial progenitor cells attenuate ventilator-induced lung injury with large-volume ventilation. Cell Transplant, 2019 , 28(12):1674-1685.

[9]　Gong J, Ju YN, Wang XT, et al. Ac2-26 ameliorates lung ischemia-reperfusion injury via the eNOS pathway. Biomed Pharmacother, 2019,117:109194.

四、肾保护

急性肾损伤（acute kidney injury, AKI）是一组临床综合征，是指突发（1～7 d）和持续（>24 h）的肾功能突然下降。AKI 可由多种病因导致，并严重影响患者的预后。肾缺血再灌注是肾血流动力学的变化，可以导致多种缺血后反应，最终导致 AKI。经典的肾缺血再灌注模型可以通过夹闭一段时间双侧肾蒂建立。Wei 等[1] 研究探索丙泊酚在小鼠肾缺血再灌注损伤中的保护作用和机制。该研究发现，缺血再灌注损伤后肾的尿素氮（BUN）和血清肌酐（Cr）水平与形态损害评分明显升高，PI3K、p-Akt、p-mTOR 的表达均降低，而炎症因子 IL-6、TNF-α 和 cl-caspase-3 的水平表达增加。静脉使用丙泊酚可以部分逆转肾缺血再灌注损伤中的以上变化。由此可见，丙泊酚可通过调节 PI3K/Akt/mTOR 信号通路，抑制炎性细胞因子释放和减少细胞凋亡来发挥肾保护作用。

尽管已知肾缺血预处理可保护肾免受缺血再灌注损伤，但保护机制尚不明确。Li 等[2] 通过结扎大鼠双侧肾蒂 45 min，然后再灌注 24 h 产生肾缺血再灌注损伤。对于缺血预处理组，大鼠在肾缺血再灌注前 15 min，进行 3 个周期的 2 min 局部缺血＋5 min 再灌注处理。该研究发现，缺血预处理的肾保护机制中涉及的众多信号分子，其中 Nrf2、HO-1、LC3-Ⅱ 蛋白质表达升高，Atg12、AMPK 以及 ERK 的蛋白质磷酸化降低。通过缺血预处理可以改善肾缺血再灌注后产生的反调节激素、胰岛素功能，增加肝糖异生。这些激素与氧化应激、炎症、细胞凋亡和组织破坏有关。因此该研究认为，反调节激素可能是缺血预处理减轻肾缺血再灌注损伤的重要环节。

组蛋白甲基转移酶增强剂 zest 同源物 -2（EZH2）与肾损伤和进展有关。但是，其分子机制尚未完全阐明。Liang 等[3] 使用缺氧－复氧应激建立肾缺血再灌注模型，并使用选择性的 EZH2 抑制剂 3-deazaneplanocin A（DZNeP）作为治疗药物。研究发现，用 DZNeP 治疗的小鼠在肾缺血再灌注后肾功能障碍和肾小管损伤相对轻微。DZNeP 的 EZH2 抑制作用可减少细胞凋亡，同时减少肾中 caspase-3 的活化。此外，EZH2 抑制削弱缺血再灌注肾中 CD3+T 细胞的募集，并抑制 TNF-α、MCP-1、IL-6 和 IL-18 的产生。值得注意的是，EZH2 抑制作用可降低缺血再灌注后肾中的 p38 磷酸化，导致活性 caspase-3 和促炎分子减少。反之，EZH2 过表达可以诱导 p38 磷酸化、caspase-3 活化以及促炎分子的产生。由此可见，EZH2 可以通过调节 p38 信号传导，从而在缺血再灌注诱导的 AKI 中发挥作用。

MicroRNA（miRNA）在肾发育和维持肾生理功能中起重要作用。据报道，MiR-377 参与调节心脏和脑缺血中的炎症反应。但是，尚不清楚它在肾缺血再灌注中是否具有类似功能。Liu 等[4] 使用肾缺血再灌注模型小鼠，通过 qRT-PCR 检测肾组织的 miR-377 表达，并通过检测血液 BUN、Cr 的浓度来评估肾功能。该研究发现，肾缺血再灌注可以刺激 miR-377 表达，而通过抑制 miR-377 表达便可以减轻氧化应激和炎症反应，从而减轻肾损伤。同时，肾缺血再灌注损伤可以激活 NF-κB 和 MAPK 信号传导，这一效应可以通过使用 miR-377 抑制剂逆转。此外，miR-377 对肾缺血再灌注诱导的氧化应激与血管内皮生长因子（VEGF）相关。总之，肾缺血再灌注诱导 miR-377 的表达，上调 VEGF 的表达，从而减轻肾缺血再灌注诱导的氧化应激和炎症，并最终改善肾功能不全。

急性肾损伤（AKI）往往与免疫炎症反应密切相关。例如，脓毒症相关的 AKI 起源于炎症因子的大量释放。Yao 等[5] 探讨雾化吸入富氢溶液（hydrogen rich solution，HRS）对脓毒症 AKI 的肾保护作用。该研究通过 CLP 和穿刺诱发败血性 AKI，其表现为血液 BUN、Cr 水平升高，病理表现出肾纤维化和肾小管上皮细胞凋亡，并伴有巨噬细胞浸润和 M1 巨噬细胞相关的促炎细胞因子（IL-6 和 TNF-α）在肾组织中的生成。吸入 HRS 的气溶胶可增加肾组织中的抗炎细胞因子（IL-4 和 IL-13）水平，并促进巨噬细胞 M2 型极化，从而产生更多的抗炎细胞因子（IL-10 和 TGF-β），发挥肾保护作用。可见 HRS 气雾剂吸入对于脓毒症 AKI 时减轻炎症和肾保护作用效果显著。Sirtuin 6（SIRT6）具有调节自噬的功能。Zhang 等[6] 研究 SIRT6 减轻败血症引起的急性肾损伤的机制。使用脂多糖建立小鼠 AKI 模型。脂多糖诱导的 AKI 具有自我修复能力。建模后 12 h，TNF-α、IL-6、SIRT6 和 LC3B-Ⅱ/LC3B-Ⅰ蛋白的表达水平显著升高，在建模后 48 h 降低。脂多糖抑制 HK-2 细胞的生长，并促进 TNF-α、IL-6、SIRT6 和 LC3B 的表达。而此时过表达 SIRT6 可以减少脂多糖诱导的 TNF-α 和 IL-6 的分泌。反之，SIRT6 基因的沉默不仅促进 HK-2 细胞分泌 TNF-α 和 IL-6，而且可以促进细胞凋亡并减少自噬。缺血性 AKI 也是体外循环后常见但严重的并发症。多项研究表明，外周血 CD133 细胞能够归巢并修复受损的组织，但是人体可用的 CD133+ 细胞数量有限，并且缺乏有效的方法来动员它们。对此，Li 等[7] 分析体外循环患者 CD133+ 细胞与肾功能之间的关系，并研究粒细胞集落刺激因子（granulocyte colony-stimulating factor，G-CSF）预调动的 CD133+ 细胞治疗小鼠缺血性 AKI 的效果。在对实验鼠实施体外循环之前，先通过 G-CSF 处理实验小鼠，动员 CD133+ 细胞。观察发现，G-CSF 预处理可导致小鼠外周血和肾 CD133+ 细胞数量大幅增加，显著减少肾组织炎症，并可显著改善体外循环后的肾功能。该研究得出如下结论：CD133+ 细胞的预动员通过抗炎作用和促进受损上皮修复作用，减轻体外循环诱导的缺血性 AKI。该发现提示 CD133+ 细胞治疗在预防缺血性 AKI 方面的重大应用前景。

褪黑素是一种由明/暗周期节奏分泌的激素，在减少 AKI 方面具有抗氧化作用。在糖尿病状态下，褪黑素对肾缺血再灌注损伤的是否发挥保护作用仍然未知。Shi 等[8] 的研究使用糖尿病大鼠建立缺血再灌注损伤模型，使用褪黑素治疗。研究发现，治疗组大鼠肾组织病理学评分、细胞凋亡和肾氧化应激等方面均有所减轻，同时 SIRT1、Nrf2 和 HO-1 的表达降低。这些发现表明，褪黑素可能通过改善 SIRT1/Nrf2/HO-1 信号传导，减轻糖尿病患者的肾缺血再灌注损伤。高胆红素血症是心脏手术的患者术后发生 AKI 的危险因素。高浓度的胆红素可以诱导氧化应激反应和细胞凋亡。Yuan 等[9] 研究探索高胆红素血症是否加重肾小管细胞损伤，以及胆红素对肾缺血再灌注损伤的促凋亡潜力。该研究通过细胞与动物实验，观察到胆红素暴露下的肾小管上皮细胞系 HK-2 细胞和肾小管坏死。在细胞实验中还发现，胆红素可诱导 HK-2 细胞中的 caspase-3 活化和 p38 的磷酸化，并显著降低 HK-2 细胞的活力，诱导细胞凋亡。动物实验中，与肾缺血再灌注损伤相比，胆红素暴露＋肾缺血再灌注损伤中的血 BUN、Cr、肾小管损伤评分、肾小管坏死评分、Tunel 阳性细胞的数目、caspase-3 活性和 p38 的磷酸化水平均更高。该研究结果表明，高胆红素血症可诱发促凋亡作用，并加重肾缺血再灌注损伤。

（孟笑炎　陆智杰　高玉华）

参 考 文 献

[1] Wei Q, Zhao J, Zhou X, et al. Propofol can suppress renal ischemia-reperfusion injury through the activation of PI3K/Akt/mTOR signal pathway. Gene, 2019, 708: 14-20.

[2] Li JR, Ou YC, Wu CC, et al. Ischemic preconditioning improved renal ischemia/reperfusion injury and hyperglycemia. IUBMB life, 2019, 71(3): 321-329.

[3] Liang H, Huang Q, Liao MJ, et al. EZH2 plays a crucial role in ischemia/reperfusion-induced acute kidney injury by regulating p38 signaling. Inflamm Res, 2019, 68(4):325-336.

[4] Liu Z, Yang Q, Wei Q, et al. The protective effect of miR-377 inhibitor against renal ischemia-reperfusion injury through inhibition of inflammation and oxidative stress via a VEGF-dependent mechanism in mice. Mol Immunol, 2019, 106: 153-158.

[5] Yao W, Guo A, Han X, et al. Aerosol inhalation of a hydrogen-rich solution restored septic renal function. Aging, 2019, 11(24): 12097-12113.

[6] Zhang Y, Wang L, Meng L, et al. Sirtuin 6 overexpression relieves sepsis-induced acute kidney injury by promoting autophagy. Cell cycle, 2019, 18(4): 425-436.

[7] Li XQ, Wan Q, Min J, et al. Premobilization of CD133[+] cells by granulocyte colony- stimulating factor attenuates ischemic acute kidney injury induced by cardiopulmonary bypass. Sci Rep, 2019, 9(1): 2470.

[8] Shi S, Lei SQ, Tang CL, et al. Melatonin attenuates acute kidney ischemia/reperfusion injury in diabetic rats by activation of the SIRT1/Nrf2/HO-1 signaling pathway. Biosci Rep, 2019, 39(1): BSR20181614.

[9] Yuan L, Liao PP, Song HC, et al. Hyperbilirubinemia Induces pro-apoptotic effects and aggravates renal ischemia reperfusion injury. Nephron, 2019, 142(1): 40-50.

五、肝保护

2019 年度，关于肝保护的研究仍然主要集中于肝的缺血再灌注损伤，包括针对肝缺血再灌注损伤机制研究、麻醉药物的保护作用和其他药物的保护作用等。

临床常用的许多麻醉药物均有一定程度的肝保护作用。Chen 等[1] 研究丙泊酚对肝缺血再灌注损伤后，骨骼肌胰岛素受体（insulin receptor，IR）及其底物表达和磷酸化的影响。该研究将 60 只健康的 Wistar 大鼠随机分为缺血再灌注组和丙泊酚组。建立缺血再灌注模型，丙泊酚组大鼠在缺血前和再灌注后 120 min 内额外接受丙泊酚输注。测量两组大鼠血浆葡萄糖和胰岛素浓度，以及胰岛素信号蛋白胰岛素受体 β 单位（IRβ）和 IR 底物 1（IRS-1）的表达水平。另外，在骨骼肌中测量这些蛋白质的酪氨酸磷酸化水平。结果显示，两组的血浆葡萄糖水平在再灌注（T2）后 2 h 达到峰值，此时缺血再灌注组的血浆葡萄糖水平高于 P 组，而胰岛素水平较低；此外，IRβ 和 IRS-1 的磷酸酪氨酸水平分别降低 32.1% 和 22.4%。因此，该研究认为丙泊酚可增加 IRβ 和 IRS-2 的磷酸酪氨酸水平，从而减轻肝缺血再灌注后血浆葡萄糖水平的升高。同时，Liao 等[2] 探索七氟烷在大鼠肝缺血再灌注中的机制。这项研究发现，转录因子 p65 表达的增加和 NF-κB 信号通路的激活参与肝缺血再灌注的损伤发生，而七氟烷处理可以抑制这种表达。Liao 等通过原位分析预测，miR-9-5p 可能靶向编码 p65 的 NFKB3 片段，而通过使用 miR-9-5p 模拟物预处理肝组织可抑制相关损伤。该研究结果表明，七氟烷通过增加 miR-9-5p 表达来保护肝免受缺血再灌注损伤，而 miR-9-5p 可能是肝免受缺血再灌注中潜在的治疗靶点。Sima 等[3] 研究七氟烷通过 Janus 蛋白酪氨酸激酶 2/ 信号转导子和转录激活子 3（JAK2-STAT3）途径对大鼠肝缺血再灌注损伤的影响。该研究将 40 只健康雄性 SD 大鼠随机分为假手术组、模型组、七氟烷干预组和七氟烷联合 AG490 干预组，检测各组血生化、炎症因子水平和 JAK2、STAT3、p-JAK2、p-STAT3 等相关分子水平，以及线粒体膜通透性过渡孔（mitochondrial permeability transition pore，mPTP）的通透性。该研究的结果显示，七氟烷可以显著改善肝缺血再灌注损伤，并减轻大鼠肝免疫炎症。该机制可能与激活 JAK2-STAT3 途径和抑制 mPTP 的过度开放有关。FoxO 蛋白家族在调节氧化应激。细胞增殖和凋亡中起着关键作用。FoxO6 是 FoxO 家族的成员，参与调节胃癌和肝细胞癌的氧化应激。Zhong 等[4] 研究 FoxO6 在异氟烷预处理对氧葡萄糖剥夺所致肝细胞损伤的保护作用及其机制。该研究首先将人胎儿肝细胞系的细胞在 0、1%、2%、2.5%、3%、3.5%、4% 或 5% 异氟烷中孵育 3 h，然后进行氧葡萄糖剥夺处理。研究发现，3% 的异氟烷预处理可抑制 FoxO6 表达，抑制 caspase-3 表达和活性氧的产生，并促进细胞活性。而通过过表达 FoxO6 则可以逆转异氟烷预处理对肝细胞产生的这些影响。进一步研究发现，异氟烷预处理可以通过调节 FoxO6、c-Myc 和 Nrf2 信号传导，从而防止氧葡萄糖剥夺诱导的人胎儿肝细胞损伤。

此外，阿片类药物的肝保护作用也受到重视。过去研究认为，舒芬太尼具有减轻肝炎症反应的作用。Lian 等[5] 使用人正常肝细胞（LO2 细胞）的缺血 / 复氧模型来确定舒芬太尼预处理是否可以预防肝缺血再灌注损伤。该研究检测到，肝细胞在缺血再灌注时，其 AST、LDH、MDA、SOD、ERK1/2、JNK、p38、p65、COX2 的蛋白水平均发生改变，细胞活力降低，细胞凋亡显著增加。舒芬太尼治疗则可以浓度依赖性地逆转所有细胞损伤指标。因此，该研究认为，舒芬太尼刺激可能通过抑制 p38/ERK/JNK/NF-kappaB-p65/COX2 途径触发 HIF-1α、TNF-α、IL-1β 和 IL-6 等炎症因子的下调，发挥肝保护作用。同样的，瑞芬太尼在肝缺血再灌注损伤期间具有显著的肝保护作用，其中 Toll 样受体（TLR）在介导炎症反应中起关键作用。β-arrestin2 是一种 μ 阿片类受体脱敏剂，它也是促成丝裂原活化蛋白激酶（mitogen-activated protein kinase，MAPK）依赖性的 Toll 样受体 4（TLR4）介导的炎症反应的负调节剂。Yang 等[6] 使用野生型和 TLR4 基因敲除（TLR4-KO）小鼠的肝缺血再灌注损伤的啮齿动物模型，发现瑞芬太尼预处理可抑制肝缺血再灌注损伤诱导的 TLR4 的表达，并减少炎症反应，但对 TLR4-KO 小鼠则无作用。瑞芬太尼在体内和体外均可增加 β-arrestin 2 的表达，而沉

默 β-arrestin 2 RNA 后，瑞芬太尼在减少细胞死亡和凋亡以及减少 ERK 和 JNK 磷酸化方面的作用被消除。这些数据表明瑞芬太尼可以通过上调 β-arrestin 2 的表达来改善小鼠肝缺血再灌注损伤。

长链非编码 RNA（lncRNA）和 micro-RNA 与缺血再灌注的过程有关。但其潜在机制尚不清楚。Xiao 等[7]探索肝缺血再灌注损伤的年龄差异性。该研究使用 RNA 测序、蛋白质印迹和荧光素酶报告实验，发现衰老的小鼠 miR-219a-5p 表达降低，用 agomir-miR-219a-5p 给药可降低老年小鼠的肝缺血再灌注损伤的严重程度。细胞凋亡模型中也验证了 miR-219a-5p 的抗凋亡作用：过表达 AML-12 和 NCTC1469 细胞中的 miR-219a-5p 后，两个主要的凋亡相关蛋白 Bax 和 P21（TP53 的靶基因）和 TP53BP2（TP53 转录活性增强剂）表达减少。该研究认为，与年龄相关的 miR-219a-5p 可以通过抑制小鼠肝细胞 TP53BP2 和下游 TP53，调节细胞凋亡，参与肝缺血再灌注损伤的调节。同时，MiR-449b-5p 是高迁移率族蛋白 B1（HMGB1）的目标 miRNA，其在肝缺血再灌注损伤中的作用和分子机制尚不明确。Zhang 等[8]的一项研究发现 miR-449b-5p 对肝缺血再灌注损伤的保护作用。该研究发现，在肝移植的患者和暴露于缺氧/复氧的 LO2 细胞中，HMGB1 表达显著增加，而 miR-449b-5p 显著降低。此外，miR-449b-5p 抑制这些 LO2 细胞中 HMGB1 蛋白的表达和 NF-κB 途径的激活。进一步研究发现，在肝缺血再灌注损伤的大鼠模型中，miR-449b-5p 的过表达显著降低丙氨酸转氨酶（ALT）和天冬氨酸转氨酶（AST），并抑制 HMGB1/NF-κB 途径。总之，该研究表明，miR-449b-5p 通过抑制 HMGB1 并使 NF-κB 通路失活来减轻肝缺血再灌注损伤，这可能为肝缺血再灌注损伤提供一种新的治疗靶点。Tang 等[9]的研究旨在探讨 lncRNA HOTAIR 对肝缺血再灌注损伤自噬的调控作用。在肝缺血再灌注模型中检查 HOTAIR、LC3 和 ATG7 的表达水平。该研究发现，在缺血再灌注肝损伤期间，HOTAIR 和 ATG7 表达水平上调，自噬水平显著增加。在分离的肝细胞中，敲减 HOTAIR 表达可以减弱过氧化氢诱导的自噬。Tang 等基于 TargetScan 和 starBase 的生物信息学数据库，预测 miRNA-20b-5p 可能参与 HOTAIR 和 ATG7 之间的调控。进一步的研究发现，在缺血再灌注肝中，miR-20b-5p 水平显著降低，并被确定为靶向 ATG7 并抑制其表达。此外，HOTAIR 可以充当 miR-20b-5p 的竞争内源 RNA，并减弱其对 ATG7 的抑制作用。综上所述，该研究认为，HOTAIR 通过 miR-20b-5p/ATG7 轴调节肝缺血再灌注损伤的自噬，这可能为开发治疗肝缺血再灌注损伤的新治疗策略奠定基础。

除了麻醉相关药品，中医中药的肝保护作用也受到广泛关注。小檗碱的肝保护作用已受到广泛证实。但是，小檗碱是否在进行肝移植的脂肪变性供体中发挥其有益作用尚不清楚，对此，Zhang 等[10]进行了深入的研究。使用高脂饮食喂养雄性 Wistar 大鼠 12 周，诱导中度脂肪变性肝，然后对其进行异体肝移植。肝移植前 1 周，胃内给予小檗碱［200 mg/（kg·d）］，肝移植前 24 h 静脉注射毒胡萝卜素（0.2 mg/kg）。通过免疫生化、组织病理学分析、电镜等方法检测肝功能、氧化应激、炎性细胞因子等改变情况。研究发现，与高脂饮食组相比，给予小檗碱组大鼠肝细胞损伤明显改善，氧化应激水平和炎性细胞因子的释放显著降低。同时，小檗碱抑制大鼠肝细胞内质网应激参数和自噬相关蛋白的表达。小檗碱的肝保护作用可以被胡萝卜素逆转。该研究表明，小檗碱通过抑制内质网应激介导的网状组织对移植的脂肪肝具有保护作用。决明子是一种流行的功能性饮料，具有抗氧化、抗真菌和强大的肝保护作用。Meng 等[11]评估决明子对非酒精性脂肪肝疾病的保肝作用。将 72 只高脂饮食饲养的雄性 Wistar 大鼠随机分为模型组、二甲双胍（0.2 μg/kg）和决明子（0.5 μg/kg、1 μg/kg、2 μg/kg）口服治疗组，饲养 6 周后，检测大鼠血生化、炎症因子等的水平。结果显示，决明子治疗可以防止降低高脂饮食导致的多种生化指标异常。该研究认为，决明子可能会在未来的临床治疗中成为有效的肝保护药。另外，甘草次酸是甘草的主要生物活性物质，具有保肝和抗炎作用。然而，甘草次酸在肝缺血再灌注损伤中的作用及其潜在机制仍不明确。Jiang 等[12]对小鼠每天 3 次用甘草次酸（100 μg/kg）行灌胃法进行预处理，然后评估肝缺血再灌注时的肝组织病理学损伤、生化指标和炎症分子。研究发现，甘草次酸预处理可以显著缓解肝缺血再灌注小鼠的血浆 ALT、AST、肝细胞凋亡和中性粒细胞浸润显著增加。此外，进一步的分析表明，甘草次酸预处理可降低肝缺血再灌注诱导的细胞外 HMGB1 的表达，抑制 TLR4 的激活及 IRAK1、ERK、P38 和 NF-κB 的磷酸化，并减弱 TNF-α 和 IL-1β 的产生。这些结果表明，甘草次酸可以通过 HMGB1-TLR4 信号通路减轻肝缺血再灌注损伤。

缺血再灌注的研究往往涉及多个系统与脏器。Hu 等[13]在已证实抗凋亡信号级联的激活在心肌缺血中具有保护作用，包括再灌注损伤补救激酶（reperfusion injury salvage kinase，RISK）和生存活化因子增强（survivor activating factor enhancement，SAFE）途径及其上游钾离子通道 β 亚单位 KCNE4。Hu 等又进一步验证了 KCNE4 依赖性和非依赖性 RISK/SAFE 途径在肝缺血再灌注损伤中的作用，并揭示了其中的性别特异性和性激素的影响。此外，Xu 等[14]验证七氟烷预处理对肝和肺缺血再灌注的影响，并提出七氟烷对肺和肝的保护作用可能是通过抑制白细胞募集和 MMP-9 分泌来实现的。Fan 等[15]探索在肠缺血再灌注过程中，发现虹膜素可以促进右美托咪定的肝保护作用。

（孟笑炎　陆智杰　李　洪）

参 考 文 献

[1]　Chen Z, Zhang L, Liu C, et al. Effect of propofol on the skeletal muscle insulin receptor in rats with hepatic ischemia-reperfusion injury. J Int Med Res, 2019, 300060519894450.

[2]　Liao X, Zhou S, Zong J, et al. Sevoflurane exerts protective effects on liver ischemia/reperfusion injury by regulating expression via miR-9-5p. Exp Ther Med, 2019, 17(4): 2632-2640.

[3]　Sima LJ, Ma XW. Effect of sevoflurane on hepatic ischemia-reperfusion injury in rats via JAK2-STAT3 pathway. Eur Rev Med Pharmacol Sci, 2019, 23(3): 1350-1356.

[4]　Zhong YH, Hu XF, Miao LS. Isoflurane preconditioning protects hepatocytes from oxygen glucose deprivation injury by regulating FoxO6. J Biosci, 2019, 44(6): 144.

[5]　Lian YH, Fang J, Zhou HD, et al. Sufentanil preconditioning protects against hepatic ischemia-reperfusion injury by suppressing inflammation. Med Sci Monit, 2019, 25: 2265-2273.

[6]　Yang Y, Chen C, Cui C, et al. Indispensable role of β-arrestin2 in the protection of remifentanil preconditioning against hepatic ischemic reperfusion injury. Sci Rep, 2019, 9(1): 2087.

[7]　Xiao Y，Zhang S, Li Q, et al. miR-219a-5p ameliorates hepatic ischemia/reperfusion injury via impairing TP53BP2. Dig Dis Sci, 2019, 64(8): 2177-2186.

[8]　Zhang Y, Lv J, Wu G, et al. MicroRNA-449b-5p targets HMGB1 to attenuate hepatocyte injury in liver ischemia and

reperfusion . J Cell Physiol, 2019, doi: 10.1002/jcp.28305.

[9]　Tang B, Bao N, He G, et al. Long noncoding RNA HOTAIR regulates autophagy via the miR-20b-5p/ATG7 axis in hepatic ischemia/reperfusion injury. Gene, 2019, 686:56-62.

[10]　Zhang N, Sheng MW, Wu M, et al. Berberine protects steatotic donor undergoing liver transplantation via inhibiting endoplasmic reticulum stress-mediated reticulophagy. Exp Biol Med (Maywood), 2019, 244(18): 1695-1704.

[11]　Meng YY, Liu Y, Fang NN, et al. Hepatoprotective effects of Cassia semen ethanol extract on non-alcoholic fatty liver disease in experimental rat. Pharm Biol, 2019, 57(1): 98-104.

[12]　Jiang XJ, Kuang G, Gong X, et al. Glycyrrhetinic acid pretreatment attenuates liver ischemia/reperfusion injury via inhibiting TLR4 signaling cascade in mice . Int Immunopharmacol, 2019, 76:105870.

[13]　Hu ZY, Jepps TA, Zhou L, et al. Kcne4 deletion sex dependently inhibits the RISK pathway response and exacerbates hepatic ischemia-reperfusion injury in mice. Am J Physiol Regul Integr Comp Physiol, 2019, 316(5): R552-R562.

[14]　Xu GP, Wang XL, Xiong YX, et al. Effect of sevoflurane pretreatment in relieving liver ischemia/reperfusion-induced pulmonary and hepatic injury. Acta Cir Bras, 2019, 34(8): e201900805.

[15]　Fan X, Du J, Wang MH, et al. Irisin contributes to the hepatoprotection of dexmedetomidine during intestinal ischemia/ reperfusion. Oxid Med Cell Longev, 2019: 7857082.

六、肠保护

2019 年度肠保护的基础研究主要集中在药物的保护机制探讨，有麻醉药如丙泊酚和七氟烷等、非麻醉药如丙酮酸盐和鸢尾素等。缺血预处理和高压氧预处理等措施的保护机制也有涉及。另外，自噬与肠损伤的关系也有研究。所采用的实验模型包括夹闭肠系膜上动脉（superior mesenteric artery, SMA）致肠缺血再灌注（intestinal ischemia reperfusion，II/R）损伤、原位肝移植的肠损伤和 CLP 等。

肠黏膜屏障和肠道免疫功能的破坏是肠缺血再灌注（II/R）损伤的关键因素。II/R 不仅使肠道自身受损，而且破坏远隔器官，甚至发展为多器官功能障碍综合征（multipie organ dysfunction syndrome, MODS）。Li 等[1] 探讨磷脂酰肌醇 3- 激酶 / 蛋白激酶 B（PI3k/Akt）信号通路在丙泊酚减轻 II/R 大鼠的肠源性肠损伤和肺损伤中的作用。大鼠 SMA 夹闭 45 min 再灌注 2 h 建立模型，随机分为 4 组：假手术组、II/R 组、丙泊酚组和 PI3K 抑制剂渥曼青霉素组。术后取小肠组织和肺组织检测组织损伤程度、干 / 湿重比、丙二醛（MDA）水平、SOD 和髓过氧化物酶（MPO）活性，以及组织中 caspase-3 和磷酸化 Akt（p-Akt）的表达。研究结果显示，丙泊酚减轻肠、肺组织的形态学改变，降低干 / 湿重比、MDA 水平、MPO 活性和 caspase-3 表达，而增加 SOD 活性和 p-Akt 表达。渥曼青霉素预处理则逆转丙泊酚的保护作用。因此该研究认为，丙泊酚可激活 PI3K/Akt 通路发挥对 II/R 大鼠肠、肺损伤的保护作用。同样采用夹闭 SMA 方法，Liu 等[2] 夹闭 SMA 60 min 再灌注 2 h 建模，探讨七氟烷对 II/R 肠炎症反应的影响以及对过氧化物酶体增殖物激活受体 γ / 核因子 -κB（PPAR γ /NF-κB）通路的作用。七氟烷组缺血前吸入 0.5 MAC 值的七氟烷 30 min，拮抗剂组则在吸入七氟烷前腹腔注射特异性 PPARγ 拮抗剂 GW9662。研究结果显示，II/R 引起肠黏膜病理损伤，肠上皮细胞凋亡，血清 SOD 活性降低，肠组织 Bcl-2 和 PPAR γ 的蛋白表达降低，NF-κB p65 和促炎因子 TNF-α、IL-6 的表达增加。

七氟烷预处理不影响 SOD 活性，但明显改善 II/R 引起的其他改变，而 GW9662 则部分阻断七氟烷的保护作用。因此该研究认为，七氟烷对 II/R 损伤的保护作用是通过激活 PPARγ/NF-κB 途径抑制炎症反应而实现的。

肝移植患者常发生急性肠道损伤。众所周知，右美托咪定是 α₂ 肾上腺素能受体激动药，Lv 等[3]研究右美托咪定是否依赖 α₂A 肾上腺素能受体经核因子 E2 相关因子 2/ 血红素加氧酶-1（Nrf2/HO-1）抗氧化信号通路减轻原位肝移植的急性肠损伤。通过制作大鼠原位自体肝移植（OALT）实验模型，将大鼠分为假手术组、模型组、右美托咪定 10 μg/kg 和 50 μg/kg 预处理组，以及右美托咪定 50 μg/kg 预处理＋非特异性 α₂A 受体 siRNA 阻断剂、特异性 α₂B/C 受体阻断剂及特异性 α₂A 受体 siRNA 阻滞剂组，共 7 组。体外研究则使用大鼠肠隐窝上皮细胞（IEC-6）进行缺氧 / 复氧（H/R）实验。术后检测肠黏膜病理改变、紧密连接相关蛋白 occludin 和 ZO-1 表达，以及血中肠损伤标志物二胺氧化酶（DAO）、脂多糖、肠道脂肪酸结合蛋白 2（I-FABP-2）和 D-乳酸含量，检测肠组织中活性氧（ROS）和抗氧化剂 SOD、谷胱甘肽 S- 转移酶 A1（GST-α1）和谷胱甘肽（GSH），以及炎性因子 IL-1β 和 TNF-α 的含量。该研究认为，OALT 导致氧化应激增加，严重肠道损伤和肠屏障功能障碍；右美托咪定减轻 OALT 诱导的氧化应激和肠道损伤，并被非特异性 α₂A 受体 siRNA 阻断剂和特异性 α₂A 受体 siRNA 阻断剂逆转；右美托咪定同样减轻离体 IEC-6 细胞 H/R 的氧化应激，且通过激活 Nrf2/HO-1 抗氧化信号而实现。因此该研究认为，右美托咪定依赖 α₂A 受体抑制氧化应激，减轻 OALT 诱导的肠损伤，α₂A 受体可能是治疗肠损伤的一个潜在靶点。

液体复苏是重症急性胰腺炎（SAP）的一线抗休克治疗，但是积极液体复苏后的肠屏障损伤是重要并发症。Cui 等[4]探讨 SAP 大鼠积极液体复苏致肠屏障功能障碍的可能机制。通过对大鼠胰管置管泵入牛磺胆酸钠制作大鼠 SAP 模型，将大鼠分为假手术组、非液体复苏组、4 ml/（kg·h）的液体复苏组、15 ml/（kg·h）的积极液体复苏组和积极液体复苏＋坏死特异性抑制剂 NEC-1 组。6 h 后检测肠组织病理改变，检测血淀粉酶、脂肪酶、高迁移率族蛋白 B1（HMGB1）和二胺氧化酶（DAO）水平，检测肠组织 MPO 和乳酸脱氢酶（LDH）、受体相互作用蛋白（RIP）1 和 RIP3 的表达水平；检测胰腺细胞内 HMGB1 表达水平。该研究认为，坏死在 SAP 致肠屏障损伤中有重要作用，液体复苏组不加重 SAP 的肠损伤，但是积极液体复苏组加重肠损伤，而积极液体复苏前应用坏死特异性抑制剂 NEC-1 则减轻肠屏障损伤。同时，该研究也探讨 II/R 损伤对胰腺的影响，通过夹闭肠系膜上动脉 1 h 再灌注 6 h 建立 II/R 模型，并使用 NEC-1 或抗 HMGB1 抗体分组处理，结果 II/R 后胰腺损伤加重。综合两实验结果，该研究认为，HMGB1 可能是 SAP 和肠屏障损伤之间形成恶性循环的"罪魁祸首"。Zhang 等[5]则探讨丙酮酸盐透析液进行腹腔复苏对失血性休克大鼠肠组织 Janus 激酶 / 信号转导和转录激活因子（JAK/STAT）信号通路的影响。该研究对大鼠股动脉放血使血压维持在（35±5）mmHg 1 h 制作失血性休克大鼠模型。将大鼠分成 8 组：假手术组、静脉复苏组、静脉复苏＋生理盐水腹腔复苏组、静脉复苏＋乳酸盐腹腔复苏组、静脉复苏＋丙酮酸盐腹腔复苏组和静脉复苏前分别使用二甲基亚砜（DMSO）、STAT3 抑制剂雷帕霉素、JAK2 抑制剂 AG-490 的预处理组。复苏后 2 h 检测血中 DAO、15-F2t-异丙醇烷、血栓素 B₂ 和内皮素 -1 水平；检测肠黏膜损伤指数和肠组织中 MDA 含量，MPO 和 SOD 活性水平，以及 caspase-3、p-JAK2 和 p-STAT3 的表达水平。该研究认为，失血性休克大鼠模型发生肠损伤，静脉复苏和丙酮酸盐腹腔复苏可以减轻失血性休克大鼠的肠损伤；丙酮酸盐的肠保护作用与 JAK/STAT 信号通路有关，其肠保护过程可能包括抑制氧化应激，减少中性粒细胞浸润，调节微循环和抑制细胞凋亡。

鸢尾素是一种与代谢相关的新肽，可以抑制活性氧（ROS）的产生，被认为对许多病理损伤具有强大保护作用。Du 等[6] 探讨小鼠 I/R 损伤模型和缺氧 / 复氧（H/R）细胞模型（IEC-6 细胞）中鸢尾素预处理对肠损伤的保护作用及机制。将小鼠分成假手术组、模型组、低剂量鸢尾素组和高剂量鸢尾素组，后两组小鼠分别在手术前 30 min 经尾静脉给予 10 ng/g 和 100 ng/g 的重组鸢尾素。术后 6 h 取材检测，结果显示，鸢尾素预处理可减轻小鼠 I/R 和 IEC-6 细胞 H/R 所致的损伤，降低肠道 TNF-α、IL-1β 和 IL-6 水平，有效降低肠组织 MDA 和 MPO 水平，提高 SOD 和谷胱甘肽过氧化物酶（GSH-Px）活性，显著减轻氧化应激。此外，鸢尾素预处理下调 Bax 和 caspase-3 表达水平，增加 Bcl-2 蛋白含量，减少 I/R 小鼠肠道细胞凋亡，上调 Nrf2。同时，Nrf2 siRNA 处理部分减轻鸢尾素预处理的保护作用。因此该研究认为，鸢尾素预处理呈剂量依赖性和时间依赖性改善 I/R 诱导的肠炎症反应，减轻氧化应激和抑制细胞凋亡，可能与 Nrf2 途径激活有关。人参皂苷 Rb1 是人参的主要成分之一。Chen 等[7] 探讨人参皂苷 Rb1 对 I/R 诱导的炎症和氧化应激及对 PI3K/Akt/Nrf2 信号通路的影响。将大鼠 SMA 闭塞 75 min 再灌注 3 h 建模。人参皂苷 Rb1 在 I/R 前 1 h 腹腔注射，加用或不加用 PI3K 抑制剂渥曼青霉素。该研究结果表明，I/R 导致严重的肠道损伤，破坏肠黏膜屏障，增加血清 D- 乳酸、DAO 和内毒素含量，增加肠组织 TNF-α、IL-1β、IL-6、MDA 和 8- 异前列腺素 2α（8-iso-PGF2α）水平，降低 SOD 的活性。人参皂苷 Rb1 减少 I/R 的上述变化，同时增加 p-p85、p-Akt 和 Nrf2 的表达水平，而渥曼青霉素则逆转人参皂苷 Rb1 的作用。该研究认为，人参皂苷 Rb1 可能通过激活 PI3K/Akt/Nrf2 信号通路减轻大鼠 I/R 的肠损伤。姜连浩等[8] 探讨氢气对脓毒症小鼠肠屏障功能的影响以及与 ras 同源基因家族 A-mDia 成蛋白 1（RhoA-mDial）信号通路的关系。将小鼠分为 3 组：对照组、脓毒症组和脓毒症＋氢气组。采用 CLP 制备脓毒症模型，脓毒症＋氢气组小鼠于术后 1 h 和 6 h 时分别吸 1 h 含 2% 氢气的空气，术后 24 h 取血浆检测 DAO 活性、测定血液细菌培养的菌落形成单位（CFU）；取小肠组织检测超微结构变化，检测 ZO-1、RhoA、mDial 表达，肌球蛋白磷酸酯酶目标亚基 1（MYPTl）及其磷酸化（p-MYPTl/MYPT）水平。该结果显示，脓毒症组小鼠肠组织超微结构发生改变，血清 DAO、血 CFU 计数及 RhoA 表达水平均升高，ZO-1 和 mDial 表达下调，p-MYPTl/MYPT 比值升高；而氢气吸入则改善上述指标。因此该研究认为，氢气改善脓毒症小鼠的肠屏障功能，其机制与抑制 RhoA 活性、升高 mDial 活性有关。

间充质干细胞（MSC）具有多能、免疫调节和增殖潜能，具有分化为各种细胞的潜能。血红素加氧酶 -1（HO-1）也称作热休克蛋白，能裂解血红素，产生胆绿素、一氧化碳和铁。Yan 等[9] 构建表达 HO-1 的骨髓间充质干细胞（BMSC/HO-1），探讨其对 I/R 损伤的保护作用。将小鼠随机分为假手术组、I/R 组、I/R＋BMSC 组、I/R＋BMSC/HO-1 组。夹闭 SMA 60 min 再灌注建立 I/R 模型。关腹前分别向 I/R 小鼠腹腔注射 2×10^6 个 BMSC/HO-1 细胞或 BMSC 细胞。术后 24 h 测定小鼠存活率、肠道损伤和炎症反应，测定 ROS、TNF-α 和 IL-6 水平。结果显示，与 BMSC 比较，BMSC/HO-1 可提高 I/R 小鼠存活率，改善肠损伤，降低炎症反应。该研究认为，I/R 后应用 BMSC/HO-1，抑制肠损伤和炎症。

缺血预处理（ischemic preconditioning, IPC）被认为是有前途的抗 I/R 损伤策略。Luo 等[10] 探讨

IPC 的肠保护过程中 miR-182 的作用。将大鼠分为 5 组：假手术组、II/R 组、IPC 组、抗 miR-182 组和抗 miR-182 阴性对照组。夹闭 SMA 60 min 再灌注 120 min 建模；采用阻断肠系膜上动脉 10 min 再灌注 10 min 建立 IPC。该结果认为，II/R 小鼠的 miR-182 表达下调，IPC 则减少 miR-182 的表达下调。使用抗 miR-182 会提高肠损伤评分和 DAO 活性，同时，增加凋亡细胞和裂解的 caspase-3 表达水平。该研究使用小鼠肠黏膜上皮细胞进行缺氧缺糖再灌注的离体细胞实验，得到相一致的结果。因此该研究认为，IPC 阻止 miR-182 的下调而发挥肠保护作用，其机制与抑制细胞凋亡有关。陈涵等[11] 研究高压氧（HBO）预处理对大鼠 II/R 的保护作用。将大鼠缺血 45 min 再灌注 60 min 建模，随机分为假手术组、模型组和 HBO 组。HBO 组术前连续 2 d 实施高压氧预处理，每日 2 次，每次 60 min，暴露在 0.25 MPa（2.5 倍标准大气压）的高压氧中。术后取空肠组织病理学观察，测定 MDA 含量和 MPO 活性，测定肠上皮细胞凋亡情况。该研究结果认为，HBO 预处理对 II/R 有肠保护作用，其机制可能与抗氧化、抗炎、抗凋亡有关。

自噬是一种细胞程序性死亡方式，也是最近的研究热点之一，但是自噬在 II/R 损伤中的作用知之甚少。Li 等[12] 探讨自噬在 II/R 损伤中的作用及其与哺乳动物雷帕霉素靶蛋白（mTOR）信号通路的关系。夹闭 SMA 60 min 再灌注 120 min 建模。将大鼠随机分为 6 组：假手术组、II/R 组、自噬诱导剂雷帕霉素组、二甲基亚砜溶剂组、自噬抑制剂 3- 甲基腺嘌呤组和双蒸水溶剂组。结果显示，II/R 的肠黏膜损伤评分、肠黏膜湿 / 干比、乳酸水平、MDA、自噬小体、II 型微管相关蛋白 1 轻链 3（LC3-II）LC3-I 显著升高，SOD 和 p62 表达显著降低。雷帕霉素预处理明显加重肠损伤；相反，3- 甲基腺嘌呤预处理明显减轻肠损伤和自噬水平，并上调 p-mTOR/mTOR 的表达。因此该研究认为，抑制自噬可通过激活 mTOR 信号通路减轻 II/R 的肠损伤。

（宋丹丹　李　燕　吕兴华）

参 考 文 献

[1] Li QW, Cui SS, Jing GQ, et al. The role of PI3K/Akt signal pathway in the protective effects of propofol on intestinal and lung injury induced by intestinal ischemia/reperfusion. Acta Cirurgica Brasileira, 2019, 34(1):e20190010000005.

[2] Liu CL, Ding RW, Huang WJ, et al. Sevoflurane protects against intestinal ischemia-reperfusion injury by activating peroxisome proliferator-activated receptor gamma/nuclear factor-κB pathway in rats. Pharmacology, 2019, 2020, 105 (3-4): 231-242.

[3] Lv PB, Chen TF, Liu PB, et al. Dexmedetomidine attenuates orthotopic liver transplantation-induced acute gut injury via α_2-adrenergic receptor-dependent suppression of oxidative stress. Oxid Med Cell Longev, 2019, 2019:9426368.

[4] Cui Q, Ling Y, Wen S, et al. Gut barrier dysfunction induced by aggressive fluid resuscitation in severe acute pancreatitis is alleviated by necroptosis inhibition in rats. Shock, 2019, 52(5):e107-e116.

[5] Zhang JJ, Deng JT, Shen HQ, et al. Pyruvate protects against intestinal injury by inhibiting the JAK/STAT signaling pathway in rats With hemorrhagic shock. J Surg Res, 2020, 248: 98-108.

[6] Du J, Fan X, Yang B, et al. Irisin pretreatment ameliorates intestinal ischemia/reperfusion injury in mice through

activation of the Nrf2 pathway. Int Immunopharmacol, 2019, 73: 225-235.

[7] Chen SF, Li X, Wang YL, et al. Ginsenoside Rb1 attenuates intestinal ischemia/reperfusion induced inflammation and oxidative stress via activation of the PI3K/Akt/Nrf2 signaling pathway. Mol Med Rep, 2019, 19(5): 3633-3641.

[8] 姜连浩，张红涛，梁禹，等．氢改善脓毒症小鼠肠屏障功能的机制：RhoA-mDia1 信号通路．中华麻醉学杂志，2019，39(5)：633-636.

[9] Yan XT, Cheng XL, He XH, et al. The HO-1-expressing bone mesenchymal stem cells protects intestine from ischemia and reperfusion injury .BMC Gastroenterol, 2019, 19(1): 124.

[10] Luo YH Duan XY, Bian LJ, et al. Ischemic preconditioning preventing downregulation of miR-182 protects intestine against ischemia/reperfusion injury by inhibiting apoptosis. Arch Med Res, 2019, 50(5): 241-248.

[11] 陈涵，江春霞，邵凌，等．高压氧预处理对大鼠小肠缺血再灌注损伤的保护作用．中华航海医学与高气压医学杂志，2020，27(1):64-68.

[12] Li BC, Yao X, Luo YH et al. Inhibition of autophagy attenuated intestinal injury after intestinal I/R via mTOR signaling. J Surg Res, 2019, 243: 363-370.

七、其他

其他器官保护涉及脊髓保护和视网膜保护等。Liu 等[1] 探讨右美托咪定对脊髓 I/R 损伤后炎症反应及血脊髓屏障（blood spinal cord barrier, BSCB）完整性的影响，以及与 HMGB1-TLR4-NF-κB 信号通路的关系。该实验使用雄性日本大耳白兔，阻断左肾动脉下的腹主动脉 30 min 后再灌注建立 I/R 模型，随机分为假手术组、I/R 组和右美托咪定＋I/R 组，采用改良 Tarlov 评分法分别测试术后 12 h、24 h、36 h 和 48 h 兔子的后肢运动功能，检测 HMGB1、TLR4、NF-κB 和 TNF-α 表达，检测 BSCB 的通透性。结果表明，脊髓 I/R 增加 HMGB1、TLR4、NF-κB、TNF-α 的表达及 BSCB 的通透性，降低后肢运动功能评分。右美托咪定预处理则抑制上述改变。因此该研究认为，右美托咪定预处理通过抑制 HMGB1-TLR4-NF-κB 信号通路抑制脊髓 I/R 损伤，保护 BSCB 的完整性。Huo 等[2] 探讨大麻素（CB）激动药 WIN55212-2 能否抑制甘油醛 3- 磷酸脱氢酶 /E3 泛素蛋白连接酶 SIAH1（GAPDH/Siah1）信号通路减轻大鼠脊髓缺血损伤（SCII）。大鼠从左股动脉置管，经主动脉上行到左锁骨下动脉水平尖端套囊充气形成动脉闭塞，使远端缺血 12 min 后放气恢复脊髓血流建立模型。将大鼠随机分成 5 组：假手术组、模型组、WIN55212-2 组、WIN55212-2 ＋ CB1 拮抗剂组、WIN55212-2 ＋ CB1 拮抗剂组。48 h 后评价神经功能，检测前叶正常脊髓神经元数量和脊髓的细胞凋亡，检测活化 caspase-3 和总 caspase-3 蛋白表达，检测 GAPDH、诱导型一氧化氮合酶（iNOS）、NF-κB、Siah1、TNF-α、IL-1β 表达水平。该研究结果显示，SCII 后，GAPDH 和 Siah1 在脊髓中开始核移位，GAPDH/Siah1 复合物形成增加，WIN55212-2 抑制 GAPDH/Siah1 的激活，减少细胞凋亡和炎症，增加神经元在脊髓中的存活，改善神经学评分。CB2 拮抗剂可以逆转 WIN55212-2 的这些作用而 CB1 拮抗剂不能。因此该研究认为，GAPDH/Siah1 信号反应可能是 SCII 的一个靶点，并且 CB 激动剂具有治疗潜力。*miR-204* 是与自噬和凋亡相关的基因，Yan 等[3] 探讨 miR-204 在神经元自噬和凋亡中的作用。采用降主动脉夹闭 14 min 引起大鼠脊髓缺血建模。鞘内注射含有抗 miR-204 的慢病毒载体抑制 miR-204。再灌注后 6 h、

12 h、24 h 和 48 h 检测运动指数和蛋白质表达。该结果显示，I/R 呈时间依赖性增加脊髓中 miR-204 的表达和 LC3-Ⅱ LC3-Ⅰ 比值，下调 Bcl-2 的表达。抗 miR-204 则降低 miR-204 和 caspase-3 的表达，增加 beclin-1、Bcl-2 和 LC3-Ⅱ/LC3-Ⅰ 的表达。自噬抑制剂 3- 甲基腺嘌呤逆转抗 miR-204 的作用，增加存活的神经元数量，减少神经元凋亡。因此该研究认为，抑制 miR-204 可能通过促进自噬和抗凋亡作用，发挥脊髓 I/R 损伤的保护作用。同样采用夹闭降主动脉 14 min 建模，Jia 等[4] 探讨长链非编码 RNA 牛磺酸上调基因 1（TUG1）在脊髓 I/R 损伤中对亮氨酸重复序列（TRIL）/TLR4 信号通路中的作用。结果表明，在 I/R 后 12 h，TUG1 mRNA 水平升高，同时 TRIL 和 TLR4/NF-κB / IL-1β 表达增多，小胶质细胞被激活，大鼠后肢神经损伤和 BSCB 破坏增加。TUG1 基因沉默减少 TRIL 和 TLR4 的表达，改善上述状况，TRIL 基因沉默也抑制 TLR4 介导的炎症反应；促进 TRIL 表达则可逆转 TUG1 基因沉默的效果。该研究认为，敲除 TUG1 基因可通过抑制 TRIL 的表达改善 TLR4/NF-κB/IL-1β 信号通路介导的 I/R 炎症损伤。

莱菔硫烷（sulforaphane），又称萝卜硫素，在西蓝花、甘蓝和卷心菜中有较高含量。莱菔硫烷具有抗肿瘤作用，Gong 等[5] 探讨其对视网膜 I/R 损伤的保护作用及其与 NLRP3 炎症小体的关系。以右眼前房插入 30G 针头提高前房压至 110 mmHg 保持 1 h 建模，以左眼为对照。术后测定视网膜厚度变化和视网膜神经节细胞死亡数量，检测炎症因子和小胶质细胞活化程度。结果显示，莱菔硫烷抑制 I/R 损伤后的视网膜厚度改变，减少视网膜神经节细胞死亡，抑制炎性因子的产生、小胶质细胞的活化和 NLRP3 炎症小体的激活。NLRP3 基因敲除对 I/R 大鼠有类似的抑制作用。该研究认为，莱菔硫烷在视网膜 I/R 损伤中有神经保护作用，可能与抑制 NLRP3 炎症小体的激活有关。同样使前房压增至 110 mmHg 保持 60 min 建模，张部等[6] 探讨氢吗啡酮预处理对大鼠视网膜 I/R 损伤的影响。于缺血前 15 min 经颈内静脉分别注射吗啡 1 mg/kg 或氢吗啡酮 0.1 mg/kg，结果显示，吗啡预处理和氢吗啡酮预处理均可减轻大鼠视网膜 I/R 的病理损伤，降低 Bax 和 caspase-3 表达，增加 Bcl-2 含量和 Bcl-2/Bax 比值，降低 TNF-α、IL-6、MDA 含量，增加 SOD 活性。因此该研究认为，吗啡和氢吗啡酮的视网膜保护作用，可能与调节视网膜组织 μ 受体活性、减轻视网膜细胞凋亡、炎症反应和氧化应激有关。

（宋丹丹　金　华　苏振波）

参 考 文 献

[1] Liu J, Zhang SS, Fan XN, et al. Dexmedetomidine preconditioning ameliorates inflammation and blood-spinal cord barrier damage after spinal cord ischemia-reperfusion injury by down-regulation high mobility group box 1-toll-like receptor 4-Nuclear factor κB signaling pathway.Spine, 2019, 44 (2): E74-E81.

[2] Huo J, Ma R, Chai X, et al. Inhibiting a spinal cord signaling pathway protects against ischemia injury in rats.J Thorac Cardiovasc Surg, 2019, 157 (2): 494-503.

[3] Yan LH, Shi EY, Jiang XJ, et al. Inhibition of microRNA-204 conducts neuroprotection against spinal cord ischemia. Ann Thorac Surg, 2019, 107 (1): 76-83.

[4] Jia H, Ma H, Li Z, et al. Downregulation of lncRNA TUG1 inhibited TLR4 signaling pathway-mediated inflammatory damage after spinal cord ischemia reperfusion in rats via suppressing TRIL expression. J Neuropathol Exp Neurol, 2019, 78 (3): 268-282.

[5] Gong YR, Cao XN, Gong L, et al. Sulforaphane alleviates retinal ganglion cell death and inflammation by suppressing NLRP3 inflammasome activation in a rat model of retinal ischemia/reperfusion injury. Int J Immunopathol Pharmacol, 2019, 33:2058738419861777.

[6] 张邰，董文理，龙超，等. 氢吗啡酮预处理对大鼠视网膜缺血 - 再灌注损伤的影响. 临床麻醉学杂志，2020，36（2）：173-177.

第二节　器官保护的临床研究

一、脑保护

2019 年发表的关于脑保护的临床研究，分为麻醉药物和非麻醉药物的临床研究。

（一）麻醉药物

右美托咪定是一种高选择性、高效的肾上腺素受体 α_2 受体激动药，其脑保护作用仍然是研究的热点之一。李静等[1] 探讨右美托咪定对全身麻醉诱导腹腔镜微创术患者术后早期认知功能及应激反应的影响。此研究选择 2016 年 5 月至 2018 年 5 月全身麻醉下行腹腔镜手术的择期手术患者 106 例，按随机数字表法分为观察组和对照组，每组 53 例。观察组在全身麻醉诱导前给予右美托咪定并术中维持，对照组给予等量生理盐水。监测血流动力学及脑代谢指标，比较两组脑动脉 - 静脉血氧含量差（Da-jvO$_2$）、脑氧摄取率（CERO$_2$）、认知功能相关血清标志物、应激反应相关指标、简易精神状态检查表（MMSE）评分及术后认知功能障碍（POCD）发生率。结果为观察组血流动力学波动小于对照组，脑代谢指标低于对照组（均 $P<0.05$）。观察组气管插管后即刻（T1）、气管插管后 10 min（T2）及手术结束即刻（T3）Da-jvO$_2$ 和 CERO$_2$ 均显著低于对照组（均 $P<0.05$）。两组血清 S-100 蛋白（S-100β）、TNF-α、IL-6 及术后 4 h 血清皮质醇（Cor）水平均较术前升高（均 $P<0.05$），术后 4 h、24 h、48 h 血清血管紧张素 II（Ang II）水平低于术前，且观察组明显低于对照组（均 $P<0.05$）。观察组 MMES 评分高于对照组，POCD 发生率低于对照组（$P<0.05$）。得出结论：右美托咪定可降低全身麻醉诱导的腹腔镜微创手术患者术后早期 POCD 的发生风险，促进患者认知功能的恢复，有效降低机体的应激反应。

姚杰等[2] 探讨丙泊酚闭环靶控输注对老年患者髋关节置换术后认知功能的影响。研究选择择期行髋关节置换手术患者 60 例，年龄 65～80 岁，分为两组：闭环靶控输注组（A 组）和经验组（B 组），每组 30 例。两组采用相同的麻醉诱导方式，两组脑状态指数（cerebral state index, CSI）值维持在 45～55。记录患者术前 1 d 和术后第 1、第 2 天的简易精神状态检查表（MMSE），进行认知功能评价。记录所有患者麻醉时间、手术时间、输液量、出血量、尿量；丙泊酚、瑞芬太尼、顺阿曲库铵的总用量，CSI 值目标范围维持时间比率、麻醉维持期血管活性药物使用次数；苏醒时间、气管拔管时间；躁动、恶心呕吐和术中知晓等不良反应情况。结果显示，两组患者术后第 1、第 2 天 MMSE 评分均低于术前 1 d（P 均<0.05），B 组患者术后第 1 天 MMSE 评分低于 A 组（P<0.05），术后第 2 天 MMSE 评分两组间差异无统计学意义（P>0.05）。与 B 组比较，A 组患者丙泊酚、顺阿曲库铵总用量降低，CSI 值目标范围维持时间比率升高，苏醒时间和拔管时间缩短（P 值均<0.05）。因此认为，丙泊酚闭环靶控输注可减少老年患者全身麻醉药物的用量，缩短拔管时间，减少对术后早期认知功能的影响。

（二）非麻醉药物

崔博群等[3] 探讨不同呼气末二氧化碳分压（$PetCO_2$）对室间隔缺损修补术患儿脑氧合及脑血流的影响。研究选择择期行室间隔缺损修补术患儿 60 例，随机分为两组，每组 30 例。低通气组（L 组）：调控潮气量（V_T）和呼吸频率（RR），以维持 $PetCO_2$ 在 40～45 mmHg；高通气组（H 组）：调控 V_T 和 RR，以维持 $PetCO_2$ 在 35～40 mmHg。记录麻醉诱导后（T0）、开心包（T1）、心脏转流术（cardiopulmonary bypass, CPB）结束（T2）、改良超滤结束（T3）、术毕（T4）时的局部脑氧饱和度（$rScO_2$）以及右侧大脑中动脉血流平均速度（VMCA）、搏动指数（PI）和阻力指数（RI）。结果显示，与 T2 时比较，T0、T1、T3、T4 时两组患儿 $rScO_2$ 和 VMCA 明显升高（P<0.05），PI 和 RI 明显降低（P<0.05）。T0、T1、T3、T4 时 L 组 $rScO_2$ 和 VMCA 明显高于 H 组（P<0.05）。因此认为，$PetCO_2$ 在 40～45 mmHg 时，患儿 $rScO_2$ 和 VMCA 高于 $PetCO_2$ 在 35～40 mmHg 时，可改善脑氧供需平衡。

冯丽等[4] 研究 α_{2A} 受体激动剂对老年脑肿瘤手术患者认知功能及炎症反应、氧化应激的影响，探讨 α_{2A} 受体激动剂改善老年脑肿瘤手术患者术后认知功能障碍的可能机制。研究选择浙江省人民医院 2013 年 6 月至 2017 年 12 月老年脑肿瘤手术患者 160 例，根据随机数字法分为对照组和右美托咪定组，每组 80 例。右美托咪定组术前泵入 α_{2A} 受体激动剂右美托咪定至手术结束。采用简易精神状态检查表（MMSE）评分测定患者认知功能，采用酶联免疫吸附试验（ELISA）测定血清 IL-6 和 TNF-α 水平，采用硫代巴比妥酸染色法测定血清丙二醛（MDA）浓度，采用黄嘌呤氧化酶法测定血清超氧化物歧化酶（SOD）活性。结果显示，右美托咪定组患者术后认知功能障碍发生率（18.75%），低于对照组（38.75%，χ^2=7.811，P=0.005）。手术前，两组患者 MMSE 评分、血清 IL-6 和 TNF-α 水平、血清 MDA 浓度和 SOD 活性比较差异无统计学意义（P 值均>0.05）；手术后，右美托咪定组 MMSE 评分［（26.71±2.04）分］、SOD 活性［（88.42±8.74）U/ml］均高于对照组（P 值均<0.05），血清 IL-6［（42.13±3.38）pg/ml］、TNF-α 水平［（16.27±1.95）pg/ml］和 MDA 浓度［（5.14±1.27）nmol/ml］均低于对照组（P 值均<0.05）。因此认为，α_{2A} 受体激动剂通过抑制炎症反应和氧化应激改善老年脑肿瘤手术患者术后认知功能障碍。

汪悦等[5] 评价电针预处理对体外循环下心脏手术患者术后谵妄（postoperative delirium, POD）和早期预后的影响。研究纳入择期体外循环下行心脏瓣膜置换术患者 60 例，性别不限，年龄 28～64 岁，ASA 分级 Ⅱ 级或 Ⅲ 级，NYHA 分级 Ⅱ 级或 Ⅲ 级，采用随机数字表法分为两组（n=30）：对照组（C 组）和电针预处理组（EA 组）。EA 组于切皮前给予电针刺激百会、印堂和人中穴 30 min，频率为 2/15 Hz 的疏密波，电流为 1.0 mA。术中持续监测局部脑氧饱和度（rSO_2），计算 rSO_2 平均值

（rSO$_{2mean}$）、术中最小值（rSO$_{2min}$）以及较基础值下降最大百分比（rSO$_{2\%max}$）；于电针刺激前、术毕、术后 6 h、术后 24 h 及术后 72 h 时取血样，采用 ELISA 法测定血清 TNF-α、IL-6、IL-10 及神经元特异性烯醇化酶（NSE）、S100β 蛋白浓度；于术前 1 d 及术后 3 d 进行 CAM-ICU 谵妄评估量表及 40 项恢复质量评分量表（qoR-40 量表）评分。记录 POD 发生情况、ICU 停留时间及住院时间。结果显示，与 C 组比较，EA 组 rSO$_{2\%max}$ 降低，rSO$_{2min}$ 升高，血清 TNF-α、IL-6、NSE 和 S100β 蛋白浓度降低，IL-10 浓度升高，POD 发生率降低，qoR-40 量表评分升高，ICU 停留时间及住院时间缩短（$P<0.05$），rSO$_{2mean}$ 差异无统计学意义（$P>0.05$）。得出结论：电针预处理降低体外循环下心脏手术患者 POD 的发生，改善早期预后。

二、心脏保护

刘金东等[6] 探讨改良肢体远端缺血预处理对二尖瓣置换术患者心肌损伤的影响。研究选取二尖瓣置换术患者 60 例，采用随机数字表法，将患者分为改良肢体远端缺血预处理组（试验组，$n=30$）和对照组（$n=30$）。试验组共进行 3 次肢体远端缺血预处理：术前 24 h、术前 12 h、气管插管后 10 min，每次采用测压袖带在患者右上肢上臂给予 3 个循环的 5 min 缺血（袖带充气，压力≥200 mmHg）及 5 min 再灌注（袖带放气至 0 mmHg）处理，分别于气管插管后 10 min（T0）、主动脉开放后 1 h（T1）和术后 6 h（T2）、12 h（T3）、24 h（T4）、48 h（T5）采集桡动脉血检测血清心肌肌钙蛋白 I（cTnI）、肌酸激酶同工酶（CK-MB）、乳酸脱氢酶（LDH）、丙二醛（MDA）、超氧化物歧化酶（SOD）的浓度。记录心脏复跳方式和心脏复跳后的心律失常发生率，计算术后 12 h 内血管活性药物及正性肌力药物评分（IS）。结果显示，与对照组比较，试验组 T1～T4 时 cTnI 浓度降低，T1～T5 时 CK-MB、LDH 浓度降低，T2～T5 时 MDA、SOD 浓度降低，心脏自动复跳率升高（53.3% vs. 76.7%，$P<0.05$），复跳后心律失常发生率（40.0% vs. 16.7%，$P<0.05$）和术后 12 h 内 IS 分值［（13.36±1.17）分 vs.（11.96±1.07）分，$P<0.05$］降低。因此认为，改良肢体远端缺血预处理能够降低二尖瓣置换术患者心肌缺血再灌注损伤的程度，具有一定的心肌保护作用。

Li 等[7] 探究经皮穴位电刺激（transcutaneous electrical acupoint stimulation, TEAS）对围术期老年冠状动脉粥样硬化性心脏病患者的心脏保护作用。研究共有 122 名美国麻醉医师学会的 II 级或 III 级冠状动脉粥样硬化性心脏病患者接受脊柱手术，被随机分为两组：TEAS 组（麻醉诱导前 30 min 在内关穴和郄门穴处接受 TEAS，直到手术结束）和对照组（在相同穴位放置电极板，无任何电刺激）。分离血清以测量高敏感性肌钙蛋白 T（hs-cTnT）、C 反应蛋白和 CK 的浓度。心率（HR）和心率变异性（HRV），包括：总功率（TP）、低频（LF）功率、高频（HF）功率和 LF / HF 比用于评估自主神经系统功能。主要结果是评估 TEAS 是否改变术后血清 hs-cTnT。次要结果是观察效果 TEAS 对术后 HRV、循环 CK 和 C 反应蛋白的影响。结果显示，两组患者术后第 1、第 3 天和第 5 天的 Hs-cTnT、C 反应蛋白和 CK 浓度均明显高于麻醉前。TEAS 组术后第 1 天和第 3 天的 hs-cTnT 浓度显著低于对照组。与手术前 1 d 相比，TP、LF 和 HF 明显降低，对照组 HR、LF / HF 在术后第 1、第 3 天和第 5 天显著升高。与对照组相比，TEAS 组术后第 1、第 3、第 5 天的心率显著降低，LF / HF 下降，TP、LF、HF 在第 1 天显著升高。因此，在内关穴和郄门穴处行经皮穴位电刺激可以降低术后血清 hs-cTnT 浓度并改变心率变异性指数，以改善自主神经系统活动。

三、肾保护

2020 年关于围术期肾保护的研究以麻醉药物的肾保护作用为热点。李红霞等[8] 比较七氟烷复合麻醉与丙泊酚复合麻醉对亲体肝移植术患儿肾损伤的影响。研究选择择期行亲体肝移植术的患儿 80 例，性别不限，年龄 5～15 个月，体重 5.5～10.0 kg，ASA 分级 Ⅱ 或 Ⅲ 级，采用随机数字表法分为 2 组（$n=40$）：七氟烷复合麻醉组（S 组）和丙泊酚复合麻醉组（P 组）。S 组吸入七氟烷，维持呼气末浓度为 1.0%～3.0%，P 组静脉输注丙泊酚 9～15 mg/（kg·h），两组间断静脉注射芬太尼 1～3 μg/kg，静脉输注顺阿曲库铵 1～2 μg/（kg·min）维持 BIS 值在 40～60。于切皮即刻（T1）、无肝期 30 min（T2）、新肝期 3 h（T3）、术后 24 h（T4）和术后 3 d（T5）时采集中心静脉血样和尿样，采用 ELISA 法检测血清和尿中性粒细胞明胶酶相关脂质运载蛋白（NGAL）及胱抑素 C（CysC）水平。记录术中尿量和多巴胺使用情况、低血压和心肌缺血的发生情况。结果显示，与 P 组比较，S 组 T3～T5 时血清和尿 NGAL 及 CysC 水平降低（$P<0.05$），术中尿量、低血压和心肌缺血发生率和多巴胺使用率比较，差异无统计学意义（$P>0.05$）。因此，与丙泊酚复合麻醉相比，七氟烷复合麻醉下亲体肝移植术患儿肾损伤程度减轻。

Wu 等[9] 探究在腹腔镜根治性前列腺切除术（LRP）期间使用右美托咪定（DEX）进行围术期治疗是否能提供肾保护作用。这项初步研究招募 89 位年龄在 60～79 岁的患者，他们均接受了 LRP。这些患者被随机分为两组：D 组（$n=44$）和 C 组（$n=45$）。D 组患者在 10 min 内静脉注射 1 μg/kg 的右美托咪定，然后在手术过程中输注 0.5 μg/（kg·h）的右美托咪定，在手术结束前 30 min 停止治疗。C 组患者给予相同剂量生理盐水。主要结局是急性肾损伤（AKI）的发生率，次要结局包括其他术后变量。结果显示，D 组和 C 组 AKI 的发生率分别为 4.5% 和 13.3%（$P>0.05$）。与 C 组相比，D 组的患者术后 6 h 尿素氮水平明显降低，术后 6 h 和 48 h 肌酐水平较低，而在术后 48 h 时 CysC 水平明显降低。与 C 组相比，D 组疼痛、术后恶心和呕吐的 VAS 评分显著降低，在术后第 2 天和第 3 天观察到术后恶心呕吐（PONV）。结论：术中右美托咪定并不能降低 AKI 的发生率，但具有潜在的肾保护作用，并减轻 LRP 术后患者的疼痛和 PONV。

Zhang 等[10] 阐明右美托咪定对剖宫产先兆子痫（PE）产妇肾损伤的影响。共有 134 名剖宫产并发先兆子痫的妇女被随机分为干预组和对照组。两组均接受脊髓和硬膜外联合麻醉（CSEA），干预组以 0.4 μg/（kg·min）右美托咪定治疗 10 次。手术前 10 分钟，对照组用等量盐水处理。在给药后的不同时间点测量两组的心率、血压、血氧饱和度（SpO_2）。通过 ELISA 法检测炎症因子的水平。在不同时间点的 VAS 评分、Ramsay 镇静评分（RSS）和肾损伤相关指标。通过高效液相色谱（HPLC）方法确定患者的血浆药物浓度。与对照组相比，干预组的心率、先兆子痫程度和舒张压（DBP）较低，而 SpO_2 则较高。此外，给药后干预组中 TNF-α、IL-6 和 IL-10 的表达降低，β_2-MG、KIM-1 和尿蛋白的含量也降低，与对照组相比下降（所有 $P<0.05$）。此外，干预组的 VAS 评分降低，而 Ramsay 评分升高（均 $P<0.05$）。高效液相色谱法分析的结果表明右美托咪定的半衰期约为 20 min，并且推测该药物可以在 24 h 内快速代谢。右美托咪定对剖宫产 PE 产妇肾损伤具有保护作用。

四、肺保护

苑昕等[11]评价肺动态顺应性（Cydn）指导 PEEP 滴定对机器人辅助前列腺癌根治术老年患者肺损伤的影响。研究选择择期全身麻醉下行机器人辅助前列腺癌根治术患者 40 例，年龄 65～80 岁，体重指数 19～28 kg/m²，ASA 分级Ⅱ或Ⅲ级，采用随机数字表法分为 2 组（$n=20$）：对照组（C 组）和 PEEP 组（P 组）。C 组气管插管术后按预设参数行机械通气，P 组分别于气管插管术后和气腹后两次滴定法设置 PEEP。C 组分别于气管插管结束后 4 min（T1）、气腹 - 屈氏体位建立后 4 min（T2）、气腹 - 屈氏体位建立后 1 h（T3）、气腹 - 屈氏体位建立后 2 h（T4）、气管拔管后 1 min（T5）和 30 min（T6）；P 组分别于第 1 次 PEEP 滴定完成后 4 min（T1）、第 2 次 PEEP 滴定完成后 4 min、1 h 和 2 h（T2～T4）、气管拔管后 1 min（T5）和 30 min（T6）时采集桡动脉血样，采用 ELISA 法测定血清肺 Clara 细胞分泌蛋白（CC16）、肺泡表面活性物质 -D（SP-D）、TNF-α 和 IL-6 的浓度。结果显示，与 C 组比较，P 组 T2～T6 时血清 CC16 浓度和 T3～T6 时血清 SP-D、TNF-α 和 IL-6 浓度降低（$P<0.05$）。因此，Cydn 指导 PEEP 滴定可减轻机器人辅助前列腺癌根治术老年患者的肺损伤。

孔建强等[12]研究经皮穴位电刺激对胸腔镜肺叶切除术患者炎性反应的影响。研究选择在电视辅助胸腔镜下行肺叶切除术的患者 60 例，随机分为经皮穴位电刺激（TEAS）组和假经皮穴位电刺激组（Sham 组），每组 30 例。TEAS 组于麻醉诱导前 30 min 经皮穴位电刺激双侧合谷、内关、后溪及支沟穴，电刺激持续至手术结束。Sham 组于上述穴位贴电极片，但不给予电刺激。分别于手术前 30 min（T1）、单肺通气 1 h（T2）、手术结束后双肺通气 10 min（T3）及术后 24 h（T4）采集颈内静脉血，用流式细胞术检测血清 IL-6、IL-10、TNF-α 浓度；记录术后 3 d 内的肺部并发症发生率、术后拔除胸管时间和平均住院日。结果显示，与 Sham 组比较，TEAS 组血清 IL-6 及 IL-10 浓度在手术结束双肺通气 10 min 时均显著降低（$P<0.05$）；组内比较，两组患者血清 IL-6 及 IL-10 水平在手术结束双肺通气 10 min 时均高于术前（$P<0.05$）；两组术后肺部并发症、胸管拔除时间及平均住院日差异无统计学意义。因此认为，经皮穴位电刺激可降低全身麻醉下胸腔镜肺叶切除术患者术中炎性因子的表达，可能对胸腔镜肺叶切除术患者围术期肺保护存在积极作用。

袁林芳等[13]评估围术期静脉滴注利多卡因能否通过抗炎作用对食管癌患者产生肺保护作用，以期减轻肺损伤，减少术后肺部并发症的发生，改善患者预后。研究选择 2017 年 11 月至 2018 年 6 月在徐州医科大学附属医院行择期开放性食管癌根治术的成年患者 60 例为研究对象。按照随机数字表法将患者分为利多卡因组（L 组，30 例）和对照组（C 组，30 例）。L 组于麻醉诱导前 5 min 给予 2% 利多卡因 1.5 mg/kg 负荷剂量，于 5 min 内缓慢静脉注射，然后以 1.5 mg/（kg·h）的速度持续泵注至术后 1 h；C 组以相同体积的 0.9% 氯化钠溶液静脉注射和持续泵注。所有患者采取相同的麻醉诱导方案。收集患者的一般资料，分别于患者麻醉诱导前 5 min（T0）、入 ICU 时（T1）、术后 12 h（T2）、术后 36 h（T3）检测其氧合指数（OI）、IL-6、白细胞计数（WBC）、C 反应蛋白（CRP）、表面活性蛋白 A（SP-A），记录术后指标。结果显示，干预方法与时间在 OI、IL-6、WBC、CRP、SP-A 上存在交互作用（$P<0.05$）；干预方法、时间在 OI、IL-6、WBC、CRP、SP-A 上主效应显著（$P<0.05$）。L 组 T1、T2、T3 时 OI 高于 C 组，WBC、CRP、SP-A 低于 C 组（$P<0.05$）；L 组 T1 时 IL-6 低于 C 组

（$P<0.05$）。C 组、L 组 T1、T2、T3 时氧合指数低于本组 T0 时，IL-6、WBC、CRP 高于本组 T0 时（$P<0.05$）；C 组 T1、T2、T3 时 SP-A 高于本组 T0 时（$P<0.05$）；L 组 T1、T2 时 SP-A 高于本组 T0 时（$P<0.05$）。两组 ICU 中呼吸机使用时间、ICU 停留时间、术后住院时间、肺不张发生率、肺部感染发生率、胸腔积液发生率、二次插管发生率比较，差异无统计学意义（$P>0.05$）；L 组第 1 次排气时间、第 1 次排便时间、经口进食流质饮食时间短于 C 组（$P<0.05$）；两组均无患者发生利多卡因相关不良事件、呼吸衰竭、支气管痉挛、吸入性肺炎、气胸。因此，围术期静脉滴注利多卡因可降低食管癌患者术后的 IL-6、WBC、CRP、SP-A，减弱肺部炎性反应，减轻肺损伤，提高患者氧合指数，有一定的肺保护作用。

五、肝保护

Wu 等[14]探究远程缺血预处理（remote ischemic preconditioning，RIPC）是否可以降低肝切除患者的肝缺血再灌注损伤（HIRI）。研究选取 20 例患者并随机分为 3 组：不接受预处理的对照组、缺血预处理（ischemic preconditioning，IPC）组和 RIPC 组。在 IPC 组中，肝十二指肠韧带阻塞 10 min，然后在肝切除之前再灌注 10 min。RIPC 组的患者接受 3 个周期的 5 min 缺血，然后右臂再灌注 5 min。在手术前后检测丙氨酸转氨酶（ALT），天冬氨酸转氨酶（AST）和肿瘤坏死因子弱凋亡因子（TWEAK）。结果显示，共有 105 名患者完成该试验：对照组 39 例，IPC 组 32 例，RIPC 组 34 例。术后第 1 天，与对照组相比，IPC 组和 RIPC 组的血清 ALT 和 AST 水平显著降低［IPC 组：ALT（507.0 ± 401.3）U/L $vs.$（1040.7 ± 649.5）U/L，$P<0.001$；AST（495.8 ± 369.4）U/L $vs.$（935.9 ± 640.7）U/L，$P=0.001$］。RIPC 组：ALT（680.8 ± 291.5）U/L $vs.$（1040.7 ± 649.5）U/L，$P=0.002$；AST（661.7 ± 290.6）U/L $vs.$（935.9 ± 640.7）U/L，$P=0.014$］。与对照组相比，IPC 组手术后的 TWEAK 显著降低［IPC 组（57.99 ± 17.8）ng/L $vs.$ 对照组（76.13 ± 12.4）ng/L，$P=0.025$］。RIPC 组和 IPC 组之间的 TWEAK 无差异［RIPC 组（64.84 ± 14.2）ng/L $vs.$ IPC 组（57.99 ± 17.8）ng/L，$P=0.385$］。因此，RIPC 可以减轻肝移植后肝缺血再灌注损伤。

六、胃肠道保护

Li 等[15]比较小剂量右美托咪定和安慰剂对后路腰椎融合术后胃肠功能恢复和炎症的影响。研究将 66 例患者随机分为两组：生理盐水组（对照组）或右美托咪定组（DEX 组）。在 5 个时间点采血以测量脂多糖、TNF-α 和 C 反应蛋白。主要结果是第一次肠胃胀气的持续时间，次要结果是炎性介质，并确定围术期因素与首次肠胃胀气的持续时间之间的相关性。结果显示，DEX 组患者的首次肠胃胀气持续时间显著缩短［15.37（13.35～17.38）h $vs.$ 19.58（17.31～21.86）h，$P=0.006$］，舒芬太尼的总体消耗量显著降低［67.19（63.78～70.62）μg $vs.$ 74.67（69.96～79.30）μg，$P=0.011$］。脂多糖、TNF-α 和 C 反应蛋白在任何时间点之间差异均无统计学意义（P 值均 > 0.05）。多元线性回归模型评估自变量的能力，预测到第一次胃肠胀气的持续时间方差（调整后的 $R^2=0.379$，$P=0.000$）。在模型中，年龄（$\beta=0.243$，$P=0.003$）、性别（$\beta=-3.718$，$P=0.011$）、BMI（$\beta=-0.913$，

$P=0.001$)、手术部位($\beta=-4.079$，$P=0.028$)和舒芬太尼的总体消费量($\beta=0.426$，$P=0.000$)占很大比例。因此，小剂量右美托咪定可加速腰椎融合术后胃肠功能的恢复。该作用可能部分由阿片样物质保留作用产生，而不是由炎症抑制产生。

七、免疫系统保护

阮孝国等[16]评价右美托咪定联合竖脊肌平面阻滞对胸椎椎体间植骨融合术患者术后炎症反应及细胞免疫功能的影响。研究选择择期行胸椎椎体间植骨融合术患者 90 例，年龄 18～60 岁，BMI 19～25 kg/m²，ASA 分级 Ⅰ 或 Ⅱ 级，性别不限，拟行手术椎体节段＜6 个。采用随机数字表法分为 3 组（$n=30$）：全麻组（G 组）、右美托咪定组（D 组）、右美托咪定联合竖脊肌平面阻滞组（DE 组）。D 组和 DE 组于麻醉诱导前 30 min 经 10 min 输注右美托咪定 0.5 μg/kg，随后以 0.5 μg/(kg·h) 维持至术毕前 15 min。DE 组于麻醉诱导前 20 min 时行超声引导下双侧竖脊肌平面阻滞，分别注入 0.25% 罗哌卡因 30 ml。术后行患者自控镇痛（PCA）治疗，记录丙泊酚用量。术后 48 h 随访，记录患者 PCA 按压次数和舒芬太尼用量，记录患者苏醒时间、拔除气管导管时间和出血量。分别于麻醉诱导前即刻（T1），手术 30 min（T2），术后 1 h（T3），术后 1 d（T4）、3 d（T5）和 5 d（T6）时采集桡动脉血样，采用流式细胞术检测血浆 CD42⁺、人类白细胞 DR⁺抗原（HLA-DR⁺）和 CD14⁺的水平，并计算 $CD42^+/CD14^+$ 和 $HLA\text{-}DR^+/CD14^+$。分别采用电阻抗法和乳胶增强散射比浊法检测白细胞计数和血浆 C 反应蛋白浓度。结果显示，与 G 组比较，D 组 PCA 按压次数和舒芬太尼用量降低，$CD42^+/CD14^+$ 降低，T3～T6 时 $HLA\text{-}DR^+/CD14^+$ 升高，DE 组苏醒时间、拔除气管导管时间、PCA 按压次数、舒芬太尼用量和丙泊酚用量降低，$CD42^+/CD14^+$ 降低，T3～T6 时 $HLA\text{-}DR^+/CD14^+$ 升高，T2～T6 时血浆 C 反应蛋白浓度和白细胞计数降低（$P<0.05$）；与 D 组比较，DE 组苏醒时间、拔除气管导管时间、PCA 按压次数、舒芬太尼用量和丙泊酚用量降低，T5 时 $CD42^+/CD14^+$ 降低，T3～T4 时 $HLA\text{-}DR^+/CD14^+$ 升高，T3～T6 时血浆 C 反应蛋白浓度和白细胞计数降低（$P<0.05$）。因此，右美托咪定联合竖脊肌平面阻滞可减轻胸椎椎体间植骨融合患者术后炎症反应，改善细胞免疫功能。

胡继成等[17]探讨氟比洛芬酯联合肺保护性通气对胸腔镜肺癌根治术患者术后细胞免疫功能的影响。研究选择择期全身麻醉下行胸腔镜肺癌根治术患者 80 例，术前肺功能检查无明显异常，ASA 分级 Ⅰ 或 Ⅱ 级，年龄 35～64 岁，性别不限，BMI 为 18～28 kg/m²，采用随机数字表法分为 4 组（$n=20$）：常规通气组（C 组）、氟比洛芬酯联合常规通气组（F＋C 组）、肺保护性通气组（P 组）和氟比洛芬酯联合肺保护性通气组（F＋P 组）。F＋C 组和 F＋P 组麻醉诱导前 5 min 静脉注射氟比洛芬酯 2 mg/kg。4 组均采用容量控制通气模式，常规机械通气参数：双肺通气时 V_T 10 ml/kg，通气频率 10～12 次/分，单肺通气时 V_T 8 ml/kg，通气频率 13～16 次/分；肺保护性机械通气参数：双肺通气时 V_T 8 ml/kg，通气频率 12～14 次/分；单肺通气时 PEEP 5 cmH₂O，V_T 6 ml/kg，通气频率 14～16 次/分。术毕行患者自控静脉镇痛（PCIA），C 组和 P 组配方为舒芬太尼 100 μg＋昂丹司琼 16 mg，用生理盐水稀释至 100 ml；F＋C 组和 F＋P 组配方为舒芬太尼 100 μg＋氟比洛芬酯 2 mg/kg＋昂丹司琼 16 mg，用生理盐水稀释至 100 ml。4 组背景输注速率为 2 ml/h，PCIA 剂量 0.5 ml，锁定时间 15 min，镇痛至术后 24 h，维持 VAS 评分≤3 分。当 VAS 评分＞3 分时，静脉注射曲马多 2 mg/kg。分别于麻醉诱导前（T0）、术毕（T1）、术后 24 h（T2）、术后 72 h（T3）和术后 1 周（T4）时抽取中心静脉血样 2 ml，采用流式细胞术测定 T 淋巴细胞亚群 $CD3^+$、$CD4^+$、$CD8^+$ 和 NK 细胞水平，计算 $CD4^+/CD8^+$ 比值。结果显示，与 T0 时比较，C 组、F+C 组和 P 组 T1～T3 时 $CD3^+$ 细胞、$CD4^+$ 细胞、NK 细胞的水平和 $CD4^+/CD8^+$ 比值降低，F+P 组 T1、T2 时 $CD3^+$ 细胞、$CD4^+$ 细胞、NK 细胞的水平和 $CD4^+/CD8^+$ 比值降低（$P<0.05$）。与 C 组比较，其余 3 组 T1～T3 时 $CD3^+$ 细胞、$CD4^+$ 细胞、NK 细胞的水平和 $CD4^+/CD8^+$ 比值升高（$P<0.05$）。与 F+C 组或 P 组比较，F+P 组 T1～T3 时 $CD3^+$ 细胞、$CD4^+$ 细胞、NK 细胞的水平和 $CD4^+/CD8^+$ 比值升高（$P<0.05$）。因此，氟比洛芬酯联合肺保护性通气可改善胸腔镜肺癌根治术患者术后细胞免疫功能，其效果优于单独应用氟比洛芬酯或肺保护性通气。

施志波等[18]探讨超声引导下前锯肌平面阻滞（serratus anterior plane block，SAPB）对经肋缘下开腹肝癌切除术患者围术期细胞免疫功能的影响。研究选择开腹肝癌切除术患者 55 例，男 33 例，女 22 例，年龄 48～65 岁，体重 57～72 kg，ASA 分级 Ⅰ级或Ⅱ级，采用随机数字表法分为两组：SAPB 联合全身麻醉组（S 组，$n=28$）和单纯全身麻醉组（D 组，$n=27$）。S 组患者于全身麻醉诱导后行超声引导下右侧第 8～11 肋 SAPB，将 0.5% 罗哌卡因 5 ml 从第 8～11 逐肋分别注入。D 组诱导后于相同位置注射等量生理盐水。术中采用七氟烷吸入和瑞芬太尼静脉泵注维持麻醉，术中根据需要追加舒芬太尼，术后均行舒芬太尼 PCIA。记录术中瑞芬太尼、舒芬太尼用量，术后 0～24 h 和 0～48 h 镇痛泵按压次数，分别在诱导时和术后 1 h、24 h、48 h 检测外周血干扰素 γ（INF-γ）和 IL-4 的浓度，计算 INF-γ/IL-4 比值。结果显示，与 D 组比较，S 组术中瑞芬太尼用量 [（1.92±0.47）mg vs.（2.33±0.38）mg，$P<0.05$] 和舒芬太尼追加次数明显减少，术后 0～24 h 和 0～48 h 镇痛泵按压次数明显减少（$P<0.05$），术后 INF-γ 水平明显升高 [1 h，（5.42±0.80）pg/ml vs.（4.11±0.79）pg/ml；24 h，（4.23±0.90）pg/ml vs.（3.88±0.62）pg/ml；48 h，（4.42±0.85）pg/ml vs.（3.79±0.83）pg/ml，P 值均<0.05]，INF-γ/IL-4 比值明显升高 [1 h，（2.19±0.44）vs.（1.62±0.71），24 h，（1.67±0.48）vs.（1.35±0.42）；48 h，（1.77±0.63）vs.（1.58±0.60），P 值均<0.05]。因此，超声引导下前锯肌阻滞可能有助于减轻肋缘下开腹肝癌切除术患者围术期的免疫抑制反应。

（林　云　王　东　鲁开智）

参 考 文 献

[1] 李静，马世军，尹晓旭．右美托咪定对全麻诱导腹腔镜微创术患者术后早期认知功能及应激反应的影响．广西医科大学学报，2019，36（8）：1274-1278.

[2] 姚杰，刘斐，李国利，等．丙泊酚闭环靶控输注对老年髋关节置换术患者术后认知功能的影响．宁夏医科大学学报，2019，41（8）：777-780.

[3] 崔博群，谢思远，马骏，等．不同呼气末二氧化碳分压对室间隔缺损修补术患儿脑氧合及脑血流的影响．临床麻醉学杂志，2019，35（5）：425-427.

[4] 冯丽，来芹美，周公民，等．α_{2A} 受体激动剂改善老年脑肿瘤患者术后认知功能障碍的研究．中华全科医学，2019，17（6）：1029-1032.

[5] 汪悦，李娟，韩明明，等.电针预处理对体外循环下心脏瓣膜置换术患者术后谵妄及早期预后的影响.中华麻醉学杂志，2019，39（6）：660-664.

[6] 刘金东，张连芹，石梦竹，等.改良肢体远端缺血预处理对二尖瓣置换术患者心肌损伤的保护作用.中国循环杂志，2019，34（3）：272-275.

[7] Li HZ, Wu C, Yan CZ, et al. Cardioprotective effect of transcutaneous electrical acupuncture point stimulation on perioperative elderly patients with coronary heart disease: a prospective, randomized, controlled clinical trial. Clin Interv Aging, 2019, 14:1607-1614.

[8] 李红霞，翁亦齐，喻文立，等.麻醉因素对亲体肝移植术患儿肾损伤的影响：七氟醚复合麻醉与丙泊酚复合麻醉的比较.中华麻醉学杂志，2019，39（3）：340-342.

[9] Wu S, Yao H, Cheng N. Determining whether dexmedetomidine provides a reno-protective effect in patients receiving laparoscopic radical prostatectomy: a pilot study. Int Urol Nephrol, 2019, 51(9):1553-1561.

[10] Zhang QL, Wang L, Xu MJ, et al. Protective effect of dexmedetomidine on kidney injury of parturients with preeclampsia undergoing cesarean section: a randomized controlled study. Biosci Rep, 2019, 39(5):BSR20190352.

[11] 苑昕，田首元，王鑫，等. Cydn 指导 PEEP 滴定对机器人辅助前列腺癌根治术老年患者肺损伤的影响.中华麻醉学杂志，2019，39（3）：264-267.

[12] 孔建强，冯迪，陈原丽，等.经皮穴位电刺激对胸腔镜肺叶切除术患者围术期炎症反应的影响.同济大学学报·医学版，2019，40（3）：321-325.

[13] 袁林芳，赵文静，刘月，等.围术期静脉滴注利多卡因对食管癌患者的肺保护作用研究.中国全科医学，2019，22（36）：4465-4470.

[14] Wu GL, Chen M, Wang XQ, et al. Effect of remote ischemic preconditioning on hepatic ischemia-reperfusion injury in patients undergoing liver resection: a randomized controlled trial. Minerva Anestesiol, 2020, 86 (3): 252-260.

[15] Li M, Wang TL, Xiao W, et al. Low-dose dexmedetomidine accelerates gastrointestinal function recovery in patients undergoing lumbar spinal fusion. Front Pharmacol, 2019, 10:1509.

[16] 阮孝国，马丽斌，崔明珠，等.右美托咪定联合竖脊肌平面阻滞对胸椎椎体间植骨融合术患者术后炎症反应及细胞免疫功能的影响.中华麻醉学杂志，2019，39（2）：154-157.

[17] 胡继成，柴小青，疏树华，等. 氟比洛芬酯联合肺保护性通气对胸腔镜肺癌根治术病人术后细胞免疫功能的影响.中华麻醉学杂志，2019，39（1）：18-22.

[18] 施志波，许福生，吴志云，等. 超声引导下前锯肌平面阻滞对开腹肝癌切除术围术期细胞免疫功能的影响.临床麻醉学杂志，2019，35（9）：850-853.

第十章　港澳台地区麻醉医学研究进展

本年度港澳台地区 PubMed 收录 110 篇，涉及术后疼痛治疗及机制探讨、脓毒症、神经炎症等基础研究和麻醉药物、神经阻滞、麻醉手术后并发症、气道管理和癌症患者预后等相关临床研究。

一、基础研究

术后疼痛是围术期的常见并发症之一，影响机体快速康复进程。部分临床研究表明，丙泊酚全凭静脉麻醉可以减轻术后疼痛，但对其潜在的镇痛机制仍知之甚少。Wong 等[1] 的研究比较丙泊酚和异氟烷在术后疼痛动物模型中的镇痛效果，并评估其潜在的分子机制。实验分为 3 组：对照组（无操作组）、异氟烷手术组（异氟烷组）、丙泊酚手术组（丙泊酚组），在 2.5% 异氟烷或丙泊酚麻醉下于大鼠足底切开。切开前、后用缩足阈值评价机械性超敏反应。切开后 1 h 取脊髓背角（$L_{3\sim5}$），用蛋白质印迹法和免疫荧光法检测磷酸化的 GluN2B、p38MAPK、ERK、JNK 和 EPAC 的表达。得出结果，足底切口引起的机械性超敏反应在切开后 1 h 达高峰，并持续 3 d。在切开的前 2 h，丙泊酚组切口诱导的磷酸化 GluN2B、p38MAPK 和 EPAC1 的增加明显减少。切开后丙泊酚组 EPAC1 和 c-Fos 共表达的脊髓背侧神经元数量明显减少。丙泊酚组炎症因子表达明显少于异氟烷组。从而表明，丙泊酚降低术后疼痛动物模型的疼痛反应，抑制脊髓 GluN2B-p38MAPK/EPAC1 信号通路。由于 p38 MAPK/EPAC 通路在术后痛敏的发生中起关键作用，研究结果为丙泊酚用于全身麻醉时的镇痛效应提供了循证的行为、分子和细胞机制。

复杂性区域疼痛综合征（CRPS）与组织缺氧和外周细胞因子过度分泌引起的微循环障碍有关，慢性缺血后疼痛（CPIP）被认为是该顽固性疾病的动物模型。既往研究表明 CPIP 的发病机制涉及缺氧诱导因子-1α（HIF-1α）和过度局部炎症反应及自由基反应，抑制 HIF-1α 可以缓解 CPIP。Hsiao 等[2] 推测丙泊酚作为一种自由基清除剂，在缓解 CPIP 方面很可能是有益的。Hsiao 等[2] 采用小鼠后肢建立 CPIP 模型，在再灌注期后 2 h（早期）和第二天（晚期）分别给予丙泊酚（10 mg/kg）作为治疗。分析评估 HIF-1α、自由基和炎症小体的表达。结果发现，CPIP 早期给予丙泊酚具有明显的机械镇痛和热镇痛作用，晚期给予仅有轻度镇痛作用。此外，早期给予丙泊酚可抑制 HIF-1α、炎症小体标志物（NALP1）和 caspase-1 的表达，明显降低自由基水平。这些分子变化在 CPIP 晚期给予丙泊酚组并不明显。Hsiao 等[2] 认为，在 CPIP 早期给予丙泊酚产生镇痛作用，这种作用与丙泊酚抑制自由基、缺氧诱导因子和炎症小体的产生有关。

关于神经炎症的药物治疗的研究，Huang 等[3] 采用脂多糖（LPS）诱导的小鼠神经炎症模型，探讨右美托咪定和丙泊酚对治疗神经炎症的有效性。研究分成 6 组：对照（Con）组、脂多糖注射液

（LPS）组、右美托咪定（Dex）组、右美托咪定加脂多糖注射液（Dex＋LPS）组、丙泊酚（Pro）组和丙泊酚加脂多糖注射液（Pro＋LPS）组。Dex＋LPS 组和 Pro＋LPS 组雄性成年 C57BL/6N 小鼠在腹腔注射脂多糖之前，先用丙泊酚或右美托咪定麻醉。认知功能评定采用 Y 迷宫，运动功能评定采用旋转棒试验。通过细胞因子 mRNA 水平和胶质细胞免疫反应性评价炎症反应。脂多糖导致外周和脑内 IL-1β 和 TNF-α 水平显著升高，并伴有小胶质细胞激活（$P<0.05$）和认知功能障碍。伴随这些变化的是 8- 羟基 -2′- 脱氧鸟苷（8-OHdG）的升高（$P<0.05$）。右美托咪定和丙泊酚均可抑制小胶质细胞的活化（$P<0.05$），右美托咪定可抑制 8-OHdG 的水平升高（$P<0.05$）。两种药物均降低囊泡谷氨酸转运体 1（VGLUT1）的数量，可能与较高的凋亡和 8-OHdG 水平相关（$P<0.05$）。这项研究的数据表明，右美托咪定和丙泊酚具有不同的抗神经炎和神经保护作用。然而，这两种药物都不能完全减轻脂多糖诱导的认知功能障碍。

而对于疼痛局部麻醉药治疗研究方面，Chou 等[4]为了探讨奥布卡因或丙美卡因制剂中加入 5-羟色胺的镇痛效果和持续时间，采用大鼠皮肤躯干肌肉反射模型研究浸润麻醉药物（奥布卡因、丙美卡因和 5-羟色胺）的剂量反应曲线和持续时间。使用等高线图解法分析药物之间的相互作用，发现奥布卡因、丙美卡因及 5-羟色胺产生剂量依赖性的皮肤抗伤害性作用；在 50% 有效剂量（ED_{50}）的基础上，药效排序为 5-羟色胺［7.22（6.45～8.09）µmol/kg］＜奥布卡因［1.03（0.93～1.15）µmol/kg］＜丙美卡因［0.59（0.53～0.66）µmol/kg］（P 均＜0.01）。在等剂量（ED_{25}、ED_{50} 和 ED_{75}）下，5-羟色胺的感觉阻滞时间明显长于奥布卡因或丙美卡因（$P<0.01$）。5-羟色胺与奥布卡因或丙美卡因混合使用时比单独使用产生更好的镇痛效果。因此，Chou 等研究得出结论，奥布卡因、丙美卡因或 5-羟色胺表现出剂量相关的皮肤镇痛作用；与 5-羟色胺相比，奥布卡因或丙美卡因的皮肤镇痛作用更强，持续时间更短；5-羟色胺与奥布卡因或丙美卡因产生协同抗伤害性作用。

二、临床研究

既往有研究表明在麻醉处理中单次采用区域麻醉可显著改善癌症患者长期预后，但对此意见尚未统一。因此，Wu 等[5]设计一项倾向评分匹配法的回顾性研究，研究旨在探讨胸段硬膜外镇痛对肺癌切除术后患者预后的影响。研究回顾了 2005 年 1 月至 2015 年 12 月接受原发性肿瘤切除术的Ⅰ～Ⅲ期非小细胞肺癌患者，主要终点指标是术后无复发生存率，次要终点指标是总生存率。主要研究结果：硬膜外组 3 年无复发生存率为 69.8%，总生存率为 92.4%，非硬膜外组 3 年无复发生存率为 67.4%，总生存率为 89.6%。配对前的 Cox 回归分析显示，两组间复发率或死亡率差异无统计学意义，与配对后结果相似。Wu 等[5]得出结论，接受手术切除治疗Ⅰ～Ⅲ期非小细胞肺癌的患者中，胸段硬膜外镇痛与较好的无复发生存率或总生存率无关。该研究还评估了其他影响预后的因素，复发和死亡的独立危险因素为男性、较高的癌胚抗原水平、晚期癌症、分化不良、淋巴管血管侵袭、术后放射治疗。而 Sung 等[6]回顾性研究麻醉技术对脑胶质瘤开颅手术后肿瘤预后的影响，特别是头皮阻滞、静脉麻醉和吸入麻醉的效果。研究纳入 2010 年 1 月至 2017 年 12 月间接受原发性胶质瘤切除术的患者，采用 Kaplan-Meier 方法和多因素 Cox 回归分析，比较开颅术后肿瘤学结果、无进展生存期（PFS）和总生存期。同时进行包括预后协变量在内的倾向性得分匹配回归分析，以分析非匹配回归模型中选定的相关麻醉因素。结果显示，共 230 例患者进入最终分析。麻醉因素与总存活率暂无相关。接受头皮阻滞治疗的患者有较好的中位 PFS［（*HR* 55.37，95%*CI* 12.63～62.23）*vs.*（*HR* 14.07，95% *CI* 11.27～17.67），*P*=0.005 3］。Cox 回归分析显示，头皮阻滞治疗前（*HR* 0.465，95%*CI* 0.272～0.794，*P*=0.005 0）和治疗后（*HR* 0.367，95%*CI* 0.173～0.779，*P*=0.009 1），与 PFS 的改善相关。倾向评分匹配的 Cox 回归分析显示，头皮阻滞与 PFS 的改善密切相关（*HR* 0.367，95%*CI* 0.173～0.779，*P*=0.009 1）。相比之下，静脉麻醉、阿片类药物用量和输液与 PFS 无关。Sung 等的研究结果表明，头皮阻滞改善接受初次胶质瘤切除术患者的复发情况。

Su 等[7]比较踝神经阻滞预处理和切口周围局部麻醉浸润在跗外翻矫正手术的术后镇痛效果。设计前瞻性随机临床试验，将 90 例拟行跗外翻矫正术的患者随机分为 3 组。N 组，术前用 0.25% 布比卡因 8～10 ml 行胫腓神经阻滞；P 组，患者术前皮下切口浸润注射布比卡因（0.25%）8～10 ml；C 组，患者接受手术而不进行局部镇痛预处理。所有患者均接受芬太尼静脉自控镇痛作为术后多模式疼痛管理的一部分。分别于术后 6 h、12 h、24 h、36 h 评价芬太尼用量、静息和活动疼痛评分及不良反应。结果显示，N 组患者在术后 6 h 时的静息和活动疼痛评分较低，但在术后 12 h 及以后 3 组患者的疼痛评分相似。N 组芬太尼总用药量明显低于 P 组，术后活动和情绪障碍在术后 12 h 及以后各组间差异无统计学意义（*P*>0.05）。Su 等得出结论，在跗外翻矫形手术中，踝神经阻滞预处理优于切口周围局部麻醉浸润，减轻了术后静息和活动镇痛，并降低术后阿片类药物用量。此外，术前使用切口周围局部麻醉浸润或踝神经阻滞术比单纯使用静脉自控镇痛术后镇痛效果更好。

Lai 等[8]采用回顾性的单中心队列研究调查肝癌手术患者麻醉方法与患者预后的关系。研究对象为 2005 年 1 月至 2014 年 12 月接受择期肝切除术的肝癌患者共 70 人，根据使用丙泊酚或地氟烷麻醉进行分组，丙泊酚静脉麻醉组 452 人，地氟烷吸入麻醉组 492 人。研究结果显示，经过倾向配对后，匹配 335 对。在配对分析中，丙泊酚组生存率较高，风险比（*HR*）为 0.47（95%*CI* 0.38～0.59，*P*<0.001）。亚组分析还显示，在没有远处转移（*HR* 0.47，95%*CI* 0.37～0.60，*P*<0.001）或局部复发（*HR* 0.22，95%*CI* 0.14～0.34，*P*<0.001）的情况下，丙泊酚组的存活率显著高于地氟烷组。与丙泊酚组相比，地氟烷组血清甲胎蛋白浓度为>20 ng/ml、Child-Pugh 分级 B 级、术前功能状态<4 METs、ASA 评分 3 分、术中输血量、术后接受化学治疗栓塞和逆转录病毒治疗的患者明显更多。地氟烷组患者的 MELD 评分［（9.7±4.1）*vs.*（8.3±3.5），*P*<0.001）］和 Charlson 合并症指数［（6.7± 2.4）*vs.*（5.8±2.0），*P*<0.001）］明显高于丙泊酚组。两组 TNM 分期、BCLC 分期、病理分期和手术并发症程度差异有统计学意义，丙泊酚组的肿瘤也明显小于地氟烷组。随访期间，地氟烷组的总死亡率（75.0%）显著高于丙泊酚组（30.8%）（*P*<0.001），地氟烷组的癌症特异性死亡率（73.0%）也明显高于丙泊酚组（30.0%）（*P*<0.001）。与丙泊酚组相比，地氟烷组的患者局部复发率、远处转移的发生率均明显高于丙泊酚组（*P*<0.001）。在单变量 Cox 模型和多变量 Cox 回归模型均提示接受丙泊酚麻醉的患者的总生存率高于接受地氟烷麻醉的患者。Lai 等认为，对于无远处转移或局部复发的肝细胞癌患者，丙泊酚麻醉与地氟烷麻醉相比，具有较高的生存率、较低的局部复发和远处转移率。因此，有必要进行前瞻性研究以评估丙泊酚麻醉对肝细胞癌患者手术结果的影响。

Lin 等[9]通过一项前瞻性随机对照双盲试验，探讨丙泊酚全凭静脉麻醉与吸入麻醉在腰段脊柱手术中的镇痛效果。研究纳入 60 名接受腰椎手术（手术时间>180 min）的患者，随机分为两组，一组

接受丙泊酚 / 芬太尼麻醉（TIVA 组），另一组接受地氟烷 / 芬太尼麻醉（DES 组），麻醉维持期间滴定使脑电双频谱指数维持在 45～55。所有患者术后均采用芬太尼自控镇痛以减轻术后疼痛。主要研究指标是休息和咳嗽时的疼痛数字评分（NRS），每日芬太尼用量及总芬太尼用量，并且对补救性的曲马多使用和麻醉相关不良反应进行评估。主要研究结果显示，TIVA 组患者术后第 1 天咳嗽时 NRS 疼痛评分较地氟烷组低，而第 2 天和第 3 天则差异无统计学意义。TIVA 组术后第 1、第 2 天芬太尼用量、术后 48 h 和 72 h 芬太尼累计用量、总芬太尼用量均低于 DES 组，在补救性的曲马多使用和芬太尼相关不良反应方面差异无统计学意义。得出结论，采用丙泊酚行 TIVA 麻醉的患者比采用地氟烷全身麻醉的患者，腰椎手术后疼痛减轻，术后自控镇痛芬太尼用量较少。

Lin 等[10] 比较经皮脉冲射频（transcutaneous pulsed radiofrequency，TPRF）和经皮神经电刺激（transcutaneous electrical nerve stimulation，TENS）两种经皮刺激技术在治疗慢性肩部肌腱炎中的安全性和有效性。研究纳入的 50 名经超声检查证实的慢性肩部肌腱炎患者，被随机分为 TENS 组（25 例）和 TPRF 组（25 例）两组进行治疗，两组都每隔 1 d 接受一次 15 min 的治疗，总共 3 次。主要指标是治疗舒适度、不良事件和 Constant-Murley 评分（CMS）的变化。次要指标是疼痛、生活乐趣和一般活动（PEG）分数的变化。结果显示，就主要指标而言，在整个研究过程中没有发现不良事件。在治疗耐受性方面，各组之间差异无统计学意义。疗程结束后，TPRF 组的一般活动得分较 TENS 组显著降低 [（12.73＋5.79）vs.（24.53＋10.21），P＝0.013]。PEG 的统计学差异持续了 3 个月，但差异在 1 个月后逐渐缩小。治疗后即刻 TPRF 组 CMS 评分高于对照组 [（70.84＋6.74）vs.（59.56＋9.49），P＜0.007)]，但差异并不持续存在。Lin 等[10] 认为 TPRF 和 TENS 两种经皮刺激技术治疗慢性肩部肌腱炎均安全有效，TPRF 优于 TENS。

Liou 等[11] 进行的一项前瞻性非随机对照研究，研究前瞻性纳入 40 名在丙泊酚和芬太尼麻醉下行腔镜手术（VATS）的患者作为建模组，记录效应部位浓度（Ce）和 BIS，并根据数据集建立响应面模型。回顾性验证了唤醒麻醉患者的响应面模型，并指定为验证组，对相应的 BIS 进行 RNC 和觉醒分析。得出主要结果，155 份包括丙泊酚 Ce、芬太尼 Ce 和 BIS 的数据可用于建模。丙泊酚和芬太尼的 Ce 范围分别为 0～9.95 μg/ml 和 0～3.69 ng/ml。观察到的 BIS 范围为 21～98。该模型发现丙泊酚和阿片类药物之间存在叠加效应。该模型预测呼唤名字时有反应 BIS 需要达到 64，唤醒时 BIS 需要达到 70。得出结论，由 VATS 患者建立的 RSM 在另一组唤醒麻醉患者中得到验证，响应面模型预测的唤醒状态的 BIS 的目标值建议为 70。该模型说明了在丙泊酚和阿片类药物相互作用下唤醒麻醉期间唤醒的时间线，对丙泊酚和阿片类药物用药剂量和唤醒时间的估计有一定的意义。

Chiang 等[12] 进行一项单中心的前瞻性观察性研究，采用术后患者自控镇痛（PCA）剂量和视觉模拟评分（VAS）评估疼痛与高血压的关系。该研究共纳入 20～75 岁接受择期全身麻醉手术，并愿意使用吗啡进行术后镇痛的患者 200 名，根据术前是否合并高血压及是否使用降压药物分成 3 组：血压正常组（n＝52）、高血压未治疗组（n＝82）和高血压治疗组（n＝66）。主要研究结果，女性正常血压组与女性高血压治疗组术后第 1、第 2、第 3 天的镇痛剂量差异有统计学意义（P＝0.021、P＝0.014、P＝0.032）；男性正常血压组与男性高血压组之间的 VAS 评分和 PCA 剂量差异均无统计学意义。结果未揭示术后疼痛与高血压发病机制的直接证据，但提出了值得讨论的要点，术后疼痛和高血压之间的联系机制非常复杂，包括性别、降压药类型、年龄、情绪因素都可能在调节疼痛与高血压之间的关系中起着至关重要的作用。因此，仍需要更多的研究来阐明高血压与疼痛之间的关系。

Lin 等[13] 比较有无 BIS 监测术中镇静水平的丙泊酚靶控输注（target controlled infusion，TCI）在胃肠内镜手术中的有效性和安全性。研究纳入 200 名接受胃肠道内镜检查的患者，丙泊酚的初始靶血浓度设定为 1.0 μg/ml，并根据需要调整 0.2 μg/ml，以维持中、深度镇静。将患者随机分为未监测 BIS 组和监测 BIS 组，分别利用改良的观察者警觉/镇静评分表或双频谱脑电监护仪监测麻醉深度。主要指标是维持麻醉所需的丙泊酚总量。次要指标是镇静引起的不良事件、恢复和镇静质量（内镜操作者和患者满意度）。得出结果，无 BIS 评分监测的患者丙泊酚输注率明显高于对照组 [（5.44±2.12）mg/（kg·h）vs.（4.76±1.84）mg/（kg·h），$P=0.016$]。使用 BIS 监测的内镜医师的满意度高于未使用 BIS 监测的内镜医师。从而 Lin 等认为，在胃肠道内镜检查手术中，无 BIS 监测的丙泊酚 TCI 的平均输注率高于有 BIS 监测的丙泊酚 TCI。内镜医师对 BIS 监测表示满意。

术后咽喉痛（POST）是一种相对常见高发的术后并发症。局部利多卡因润滑剂已被提出用于预防术后咽喉部并发症，然而其有效性仍不确定。Liao 等[14] 通过荟萃分析旨在评估利多卡因润滑剂对成人患者术后咳嗽和声嘶的预防作用。研究纳入 PubMed、Embase、Cochrane Library 和 ClinicalTrials.gov 注册中心从最初到 2018 年 3 月 26 日发表的随机对照试验，比较利多卡因润滑剂组与对照组在预防术后 1 h 和 24 h 咽喉部并发症（POST-1 h 和 POST-24 h）和中到重度术后咽喉部并发症（POSTMS-1 h 和 POSTMS-24 h）的有效性。观察术后 24 h 的咳嗽和声嘶情况。还进行了偏倚评估和分组、敏感性和试验序贯分析。研究共纳入 14 个随机对照试验（$n=2146$）。利多卡因组术后 1 h 和 24 h 的术后咽喉痛发生率分别为 41.1% 和 22.6%，对照组分别为 41.9% 和 23.5%。在任何结果测量中均未发现利多卡因润滑剂的影响作用。POST-1 h 和 POSTMS-1 h 的总风险比分别为 1.11（95%CI 0.82~1.51）和 1.06（95%CI 0.37~3.02），POST-24 h 后和 POSTMS-24 h 的总风险比分别为 0.99（95%CI 0.83~1.17）和 0.49（95%CI 0.16~1.50）；术后咳嗽（PC）-24 h 和术后声嘶（PH）-24 h 分别为 1.09（95%CI 0.71~1.66）和 0.91（95%CI 0.66~1.24）。得出结论，气管插管尖端涂抹利多卡因润滑剂对术后咽喉痛、术后咳嗽、术后声嘶等并发症的防治效果不佳。

睡眠质量差与自主神经功能紊乱、疼痛感知和耐受能力改变有关。Ho 等[15] 采用心率变异性（HRV）分析评价自主神经系统（ANS）活性，用手术体积描记指数（SPI）评估伤害感受/抗伤害感受的平衡。研究纳入全身麻醉下接受妇科手术的 61 名成年女性。术中未使用影响心率变异性的药物，使用失眠严重程度指数来评估睡眠质量。记录心电图数据并提取表示 4 个不同手术阶段（基线、切口、术中和手术结束）的信号。研究分析整个手术期间 HRV 的变化以及睡眠良好者和睡眠不良者之间的差异，并比较各组间的 SPI 差异。在基线心率变异性分析中，研究发现，睡眠好组和睡眠不良组的相邻 R-R 间期标准差（RMSSD）、大于 50 ms 相邻 R-R 间期占窦性心搏总数的百分比（pNN50）、极低频（VLF）功率、低频（LF）功率和高频（HF）功率差异具有统计学意义（P 分别等于 0.043、0.02、0.035、0.004、0.037）。麻醉诱导后各组间差异均消失。不同睡眠质量组围术期颞叶 HRV 差异具有统计学意义（RMSSD，$P<0.001$；pNN50，$P=0.004$；LF 频率，$P<0.001$；HF 频率，$P<0.001$）。不同睡眠质量的患者在所有 4 个时期没有表现出不同的 SPI 水平。睡眠不良者在基线时副交感神经活动减弱，但在诱导后没有差异。全身麻醉下睡眠状况不佳似乎不会改变伤害感受/抗伤害感受的平衡。

Hsu 等[16] 的回顾性队列研究探讨类风湿关节炎患者下肢骨折需要手术治疗时是否比其他患者面临更高的并发症风险或更长的住院时间。从中国台湾健康保险研究数据库中选取 2005—2012 年接受下肢骨折手术的 45 岁以上患者，采用性别、年龄等 10 个相关变量对类风湿关节炎患者与非类风湿关节炎患者进行倾向性评分，比例为 1∶4。最终研究样本包括 1109 名类风湿关节炎患者和 4436 名非类风湿关节炎患者。结果表明，5.57% 的研究样本有术后并发症，占类风湿关节炎患者的 5.05%，而对照组为 5.70%。经条件 Logistic 回归分析显示，类风湿关节炎患者发生主要并发症的风险与对照组相比，差异无统计学意义（OR 0.87，95%CI 0.61～1.24，$P>0.05$）。然而，合并症严重程度评分对并发症有显著影响；评分≥3 的患者发生并发症的可能性为 2.78 倍（OR 2.78，95%CI 1.52～5.07）。考虑到不同类型的并发症，类风湿关节炎患者暴露于中风风险的可能性较小（$OR=0.48$）。在控制所有相关因素后，两组的并发症发生率和死亡率差异均无统计学意义（$P>0.05$）。住院时间方面，所有患者的平均住院时间为 8.12 d，在控制相关因素后，类风湿关节炎患者的住院时间与对照组比值为 0.97，差异无统计学意义（$P>0.05$）。类风湿关节炎患者组与对照组在术后早期的主要并发症、下肢骨折手术后住院天数或死亡人数方面差异均无统计学意义。但类风湿关节炎患者骨折围术期仍需要全面而严格的评估。这项研究结果可以为外科医师和医疗专业人员在手术前后提供一些指导信息。

（李　茜　孙　杰　王钟兴　王天龙）

参 考 文 献

[1]　Wong SSC, Sun LT, Qiu Q, et al. Propofol attenuates postoperative hyperalgesia via regulating spinal GluN2B-p38MAPK/EPAC1 pathway in an animal model of postoperative pain. Eur J Pain, 2019, 23 (4): 812-822.

[2]　Hsiao HT, Liu YY, Wang JC, et al. The analgesic effect of propofol associated with the inhibition of hypoxia inducible factor and inflammasome in complex regional pain syndrome. J Biomed Sci, 2019, 26 (1): 74.

[3]　Huang CX, Ng O T, Chu JM, et al. Differential effects of propofol and dexmedetomidine on neuroinflammation induced by systemic endotoxin lipopolysaccharides in adult mice. Neurosci. Lett. , 2019, 707: 134309.

[4]　Chou AK, Chiu CC, Wang JJ, et al. Serotonin enhances oxybuprocaine- and proxymetacaine-induced cutaneous analgesia in rats. Eur J Pharmacol, 2019, 846: 73-78.

[5]　Wu HL, Tai YH, Chan MY, et al. Effects of epidural analgesia on cancer recurrence and long-term mortality in patients after non-small-cell lung cancer resection: a propensity score-matched study. BMJ Open, 2019, 9 (5): e027618.

[6]　Sung CH, Tsuang FY, Shih CC, et al. Scalp block is associated with improved recurrence profiles in patients undergoing primary glioma resection surgery. J Neurosurg Anesthesiol, 2019. doi: 10.1097/ANA.0000000000000664.

[7]　Su MP, Huang PJ, Tseng KY, et al. Pretreatment of ankle nerve block provides better postoperative analgesia than peri-incisional local anesthetic infiltration in hallux valgus correction surgery. Kaohsiung J Med Sci, 2019, 35 (3): 168-174.

[8]　Lai HC, Lee MS, Lin C, et al. Propofol-based total intravenous anaesthesia is associated with better survival than desflurane anaesthesia in hepatectomy for hepatocellular carcinoma: a retrospective cohort study. Br J Anaesth, 2019, 123 (2): 151-160.

[9] Lin WL, Lee MS, Wong CS, et al. Effects of intraoperative propofol-based total intravenous anesthesia on postoperative pain in spine surgery: Comparison with desflurane anesthesia - a randomised trial. Medicine (Baltimore) , 2019, 98 (13): e15074.

[10] Lin ML, Chiu HW, Shih ZM, et al. Two transcutaneous stimulation techniques in shoulder pain: transcutaneous pulsed radiofrequency (TPRF) versus transcutaneous electrical nerve stimulation (TENS): a comparative pilot study. Pain Res Manag, 2019, 2019: 2823401.

[11] Liou JY, Wang HY, Tsou MY, et al. Opioid and propofol pharmacodynamics modeling during brain mapping in awake craniotomy. J Chin Med Assoc, 2019, 82 (5): 390-395.

[12] Chiang HL, Huang YC, Lin HS, et al. Hypertension and postoperative pain: a prospective observational study. Pain Res Manag, 2019, 2019: 8946195.

[13] Lin YJ, Wang YC, Huang HH, et al. Target-controlled propofol infusion with or without bispectral index monitoring of sedation during advanced gastrointestinal endoscopy. J Gastroenterol Hepatol, 2020, 35 (7): 1189-1195.

[14] Liao AHW, Yeoh SR, Lin YC, et al. Lidocaine lubricants for intubation-related complications: a systematic review and meta-analysis. Can J Anaesth, 2019, 66 (10): 1221-1239.

[15] Ho CN, Fu PH, Chen JY, et al. Heart rate variability and surgical pleth index under anesthesia in poor and normal sleepers. J Clin Monit Comput, 2019. doi: 10.1007/s10877-019-00450-5.

[16] Hsu H, Kung PT, Ku MC, et al. Do rheumatoid arthritis patients have more major complications and length of stay after lower extremities fracture surgery? A nationwide data with propensity score matching. Medicine (Baltimore) , 2019, 98 (27): e16286.

第十一章　其他相关研究进展

一、临床研究

　　动脉瘤破裂引起的蛛网膜下腔出血是一种常见的脑血管疾病，主要由先天性因素、脑动脉硬化和脑外伤引起。对于接受脑动脉瘤栓塞术的危重患者，生命体征必须在围术期保持稳定，因为血流动力学的严重波动可能会对这些患者的手术结果产生严重影响，甚至可能是致命的。麻醉诱导过程中气管插管引起脑动脉瘤破裂的发生率为 1%～2%。Liu 等[1] 比较第二代 Shikani 光学导管与 Macintosh 喉镜对脑动脉瘤栓塞患者气管插管的应用价值。发现 Macintosh 喉镜组气管插管时、1 min 时、3 min 时的心率、收缩压和舒张压明显高于 Shikani 光导芯组。与 Macintosh 喉镜组相比，Shikani 组完成气管插管的时间显著缩短，组织损伤率显著降低。第二代 Shikani 光学导管可清晰暴露声门，无须在整个插管过程中用力提升喉镜，显著减少会厌及其周围组织的损伤，降低气管插管的难度，缩短插管时间，减少不必要的损伤，减轻应激反应。且第二代 Shikani 光学导管的学习曲线很短，更有利于临床推广应用。该研究认为第二代 Shikani 光学导管是可用于行脑动脉瘤栓塞术的危重患者的一种简单、安全和可靠的气管插管工具。

　　创伤性脑损伤（traumatic brain injury，TBI）是临床常见的外伤之一，可导致严重的神经行为损伤，但其分子机制尚不清楚。He 等[2] 的研究收集了昆明市第一医院中 23 例 TBI 患者（年龄 19～81 岁，TBI 后第 3 天作为 TBI-3 组）和 22 例健康献血者（年龄 18～81 岁，作为对照组）的血清，分别对 TBI-3 组和对照组的 3 份样品进行蛋白芯片检测和生物信息学分析，然后用酶联免疫吸附试验（ELISA）验证蛋白水平的改变。结果显示，与对照组相比，TBI-3 组中有 172 个蛋白表达差异具有统计学意义［DEPs，$P<0.05$，$FDR<0.05$，倍数变化（FC）>2］，其中 65 个蛋白表达上调，107 个蛋白表达下调。这些差异表达的蛋白的生物学过程主要发生在细胞外区域，主要涉及细胞生物过程的调节、信号转导、细胞通信、刺激反应、免疫系统过程和多细胞生物的发育。此外，它们的基本分子功能是细胞因子活性、生长因子活性和形态生成活性。而最主要的信号通路集中在下调表达的蛋白中为细胞因子 - 细胞因子受体相互作用和 PI3K-Akt 信号通路，上调表达的蛋白中为癌症信号通路和细胞因子 - 细胞因子受体相互作用通路。其中，生物信息学报告显示，神经生长因子（NGF）、神经营养因子 -3（NT-3）、胰岛素样生长因子 -2（IGF-2）、促肝细胞生长素（HGF）、神经肽 Y（NPY）、C 反应蛋白（CRP）、基质金属蛋白酶 -9（MMP-9）和细胞黏附分子 -2（ICAM-2）在蛋白 - 蛋白相互作用（PPI）网络中存在大量相互作用因子。此外，通过 ELISA 检测，我们证实 TBI 患者血清中 NGF、NT-3、IGF-2、HGF、NPY、CRP、MMP-9、ICAM-2 水平均升高。所筛选出 TBI 患者血清蛋白表达谱，其中炎症因子和生长因子之间的交叉网络可能在 TBI 损伤和修复中发挥关键作用。这项发现将有助于未来转化医学和临床实践中 TBI 的诊断和治疗。

甘露醇在神经外科手术中广泛应用于减轻脑组织肿胀和降低颅内压达到脑松弛（brain relaxation）。然而，幕上肿瘤切除术中线移位患者的最佳剂量尚不清楚。Li 等[3] 选择 204 例接受幕上脑肿瘤手术的术前中线移位患者，平均分配接受安慰剂或 0.7 g/kg、1.0 g/kg 或 1.4 g/kg 甘露醇输注。4 组患者的人口学和基本特征相似。趋势分析显示，甘露醇输注可增加满意的脑松弛（$P < 0.000\ 1$）、放松的硬膜张力（$P < 0.000\ 1$）和充分的手术视野暴露（$P < 0.000\ 1$），降低脑肿胀抢救治疗的需求（$P < 0.000\ 5$），且均呈剂量依赖性。肿瘤大小、瘤周围水肿分级和甘露醇剂量与满意的脑松弛显著相关。接受 1.4 g/kg 甘露醇（$P = 0.025$）组术后出现中、重度脑水肿的风险增加，且呈剂量依赖性（$P = 0.018$）。因此该研究认为，对于幕上肿瘤切除术后中线移位患者，甘露醇的最佳输注量为 1.0 g/kg，可改善脑松弛，降低术后中、重度脑水肿的风险。甘露醇对脑松弛的影响受肿瘤大小和瘤周围水肿严重程度的影响，而不受中线移位的影响。

心脏手术患者围术期使用肾素-血管紧张素系统抑制药对预后的影响。Ding 等[4] 以冠状动脉旁路移植术和（或）瓣膜手术的患者为对象，采用多中心回顾性队列研究方法研究在围术期使用肾素-血管紧张素系统抑制药（renin-angiotensin system inhibitor，RASI）与预后之间的关系。本研究中患者被分为 4 组，术前分为 PreRASI 组和非 PreRASI 组（PreRASI，$n = 8581$）和术后分为 PostRASI 组和非 PostRASI 组（PostRASI，$n = 8130$），并通过使用倾向评分匹配（propensity scores matching，PSM）来减少治疗选择偏差。结果显示，PreRASI 组与非 PreRASI 组相比，心、脑和肾并发症没有明显减少，但术后 30 d 的死亡率却显著降低（3.55% $vs.$ 5.04%，$OR\ 0.69$，95% $CI\ 0.54 \sim 0.90$，$P = 0.01$，经 PSM 或未调整分析，$P = 0.01$）。术后开具 RASI 的出院处方对患者长期生存有显著益处，使用 PSM 校正后的生存曲线表明术后 2 年、4 年和 6 年，PostRASI 组和非 PostRASI 组间长期死亡率差异有统计学意义。虽然目前越来越多的患者在心脏手术前有接受血管紧张素转化酶（ACE）抑制药治疗，但是否应该继续使用 ACE 抑制药或是否应该在围术期给予 ACE 抑制药仍存在较大的争议。本研究使用 PSM 和其他敏感性分析来减少显性偏差，但非随机研究的潜在缺陷仍然存在。相比于之前的研究，本研究具有多中心、样本量多的特点，涉及 3 个三级医疗中心，纳入超过 8000 例患者。来自大型临床数据库的观察性研究设计可以更好地代表真实的患者群体，而且观察患者出院后的生存时间长达 6 年，对临床指导使用 RASI 具有重要指导意义。

探讨深低温停循环技术（deep hypothermic circulatory arrest，DHCA）选择性脑灌注全主动脉弓置换术（TAR）后患者严重全身炎症反应综合征（sSIRS）对临床结果的影响。Li 等[5] 选择 522 名主动脉弓置换并应用 DHCA 患者，发现 31.4% 的患者发生严重全身炎症反应综合征。60 岁以下患者具有特征性 sSIRS 高发（$OR = 2.93$，95% $CI\ 2.01 \sim 4.28$，$P < 0.001$）。基线血清肌酐较高（$OR = 1.61$，95%$CI\ 1.18 \sim 2.20$，$P = 0.003$），伴发冠状动脉粥样硬化性心脏病（$OR = 2.00$，95%$CI\ 1.15 \sim 3.48$，$P = 0.015$）和心肺时间延长（$OR = 1.63$，95%$CI\ 1.23 \sim 2.18$，$P = 0.001$）导致术后 sSIRS 发生概率升高。而优先给予乌司他丁（$OR\ 0.69$，95%$CI\ 0.51 \sim 0.93$，$P = 0.015$）和右美托咪定（$OR\ 0.36$，95%$CI\ 0.23 \sim 0.56$，$P < 0.001$）将减少 sSIRS 发生可能性。与未发生 sSIRS（no-SSIRS）组相比，sSIRS 患者发生严重并发症风险更高 [56.7%（93/164）$vs.$ 26.8%（96/358），$P < 0.001$]。sSIRS 组与 no-sSIRS 组全主动脉弓置换术后院内死亡率比较，差异有统计学意义 [4.88%（8/164）$vs.$ 1.12%（4/358），$P = 0.019$]。Kaplan-

Meier 曲线表明，与 no-sSIRS 组患者相比，sSIRS 组出重症监护室时间显著延长（时秩检验 $P<0.001$）。结果表明，sSIRS 通常发生在全主动脉弓置换术伴 DHCA 患者中。年龄与 sSIRS 发作呈负相关，因此 60 岁以上人群患此病风险低。sSIRS 的发展可能会增加术后发生重大不良事件的可能性。

Stanford-A 型急性主动脉夹层（AAD）通常术前伴有氧合损伤。炎症、凝血和纤溶也会损害血液氧合。Gao 等[6]* 选取接受手术治疗的 53 名 Stanford-A 型 AAD 患者。术前根据氧合指数（PaO_2/FiO_2）计算氧合指数判断 ALI。受试者分为 ALI 组（氧合指数$\leq$300 mmHg）和对照组（氧合指数$>$300 mmHg）。通过比较术后两组患者术后氧合指数，血清和肺泡灌洗液中组织因子（TF）、组织因子途径抑制物（TFPI）和纤溶酶原激活物抑制物 -1（PAI-1）浓度，观察术前患有 ALI 对术后氧合损伤的影响，观察术后血液和肺泡灌洗液中凝血和纤溶功能的影响。Stanford-A 型夹层患者术前 ALI 发生率为 41.5%。与术前无 ALI 的患者相比，术前患有 ALI 的患者术后氧合指数较低 [（104.6$\pm$31.7）mmHg $vs.$（248.7$\pm$48.0）mmHg，$P<0.001$]，血清和肺泡灌洗液中 TF 浓度较高（$F=133.67$，$P<0.001$；$F=68.14$，$P<0.001$），血清和肺泡灌洗液中 TFPI 浓度较高（$F=31.98$，$P<0.001$；$F=45.58$，$P<0.001$），血清和肺泡灌洗液中 PAI-1 浓度较高（$F=213.88$，$P<0.001$；$F=107.95$，$P<0.001$）。Stanford-A 型 AAD 患者失血量更多 [（1524$\pm$458）ml $vs.$（1175$\pm$327）ml，$P=0.040$]、ICU 机械通气时间更长 [（27.24$\pm$8.37）h $vs.$（17.33$\pm$7.36）h，$P<0.001$]、ICU 总住院时间更长 [（42.27$\pm$10.85）h $vs.$（33.45$\pm$9.05）h，$P=0.002$] 及总住院时间更长 [（17.77$\pm$5.00）d $vs.$（13.48$\pm$3.97）d，$P=0.001$]。多元线性回归分析显示，术前肺泡灌洗液中 PAI-1、血清和肺泡灌洗液中 TF 与 Stanford-A 型 AAD 患者术前氧合功能损害显著相关。该研究认为，术前患 ALI 对 Stanford-A 型 AAD 患者术后氧合功能影响更为严重，凝血和纤溶在这一过程中起着重要作用。术前肺泡灌洗液中 PAI-1、血清及肺泡灌洗液中 TF 是导致 Stanford-A 型 AAD 患者术前氧合功能损害发生的重要因素。

术前低氧血症（HO）常发生在 Stanford A 型 AAD 患者，属于严重并发症。Guo Z 等[7]* 观察 2015 年 1 月至 2018 年 2 月 Stanford-A 型 AAD 手术患者 505 例。患者分为 HO（＋）组（$PaO_2/FiO_2\leq300$）和 HO（－）组（$PaO_2/FiO_2>300$），分组标准取决于术前动脉血气（ABG）分析。以 AAD 手术患者术前低氧血症发生率作为主要计算结果。采用 Logistic 回归分析确定低氧血症独立预后因素。研究发现 46.5%（235/505）的患者发生术前低氧血症。平均患者年龄为（47.8$\pm$9.6）岁，男性为 189 人（占 80.4%）。多变量逻辑回归分析显示，术前低氧血症患者的术前血清纤维蛋白原水平、白细胞计数、收缩压、吸烟史、胸腔积液与术前低氧血症之间存在相关性（血清纤维蛋白原水平：OR 0.97，95%CI 0.95~0.99；白细胞计数：OR 1.13，95%CI 1.07~1.18；收缩压：OR 0.992，95%CI 0.98~1.00；吸烟史：OR 1.49，95%CI 1.05~2.11；胸腔积液：OR 1.76，95%CI 1.14~2.71）。HO（＋）组的死亡率显著高于 HO（－）组（8.1% $vs.$ 5.9%，$P=0.38$）。术前低氧血症患者中位插管时间、住重症监护病房和住院时间均明显更长（P 值均<0.01）。HO（＋）组日常生活量表得分显著降低（$P<0.01$）。随后的结果得出，AAD 患者比非 AAD 患者更容易发生术前低氧血症。纤维蛋白原、白细胞计数、收缩压水平、吸烟史、胸腔积液的改变与低氧血症的存在有关。对这些患者应进行更多的监测和治疗。

长期以来，体重指数（body mass index，BMI）在糖尿病患者冠状动脉旁路移植术（CABG）预后中的作用一直备受关注。然而，BMI 与这些患者的主要心脑血管不良事件（major adverse cerebral and cardiovascular events，MACCEs）之间的确切关系仍不清楚。为了评估不同 BMI 的糖尿病患者接受 CABG 手术的效果，Liu 等[8]* 在临床研究中纳入 2003 年 1 月 1 日至 2009 年 12 月 31 日接受 CABG 手术的 771 例糖尿病患者，根据中国 BMI 标准对他们进行分类如下：体重不足，<18.5 kg/m²；正常体重，18.5～23.9 kg/m²；超重，24～27.9 kg/m²；肥胖，>28 kg/m²。比较不同 BMI 组手术后的短期疗效和 5 年 MACCEs。结果揭示，肥胖和超重的糖尿病患者往往比正常体重的患者年轻［57 岁（49～64）和 62 岁（54～68）vs. 64 岁（59～69），P<0.001］。男性患者较少（16.54% 和 17.78% vs. 25.20%，P<0.001）。两组中吸烟者较多（38.8% vs. 51.55% 和 57.14%，P<0.001）。超重组的血糖浓度最高［6.96（5.69～8.22）vs. 6.80（5.90～8.40）和 6.40（5.40～7.80），P=0.041］。5 年随访数据的 Cox 回归分析表明，不同 BMI 组与 5 年 MACCEs 的显著差异无关；但男性性别是 MACCEs 的危险因素（RR 1.83，95%CI 1.11～3.04，P=0.019）。因此认为，接受 CABG 的糖尿病患者的 BMI 对 MACCEs 无明显影响，而男性是 MACCE 的危险因素。

心脏手术心肺转流术（CPB）过程中内皮糖萼层急性降解与微循环功能障碍相关性研究。Wu 等[9] 应用前瞻性研究方法，对 30 例接受冠状动脉旁路手术和心脏瓣膜置换手术的患者在实施心肺转流术后，测内皮糖萼层降解情况，以探讨内皮糖萼脱落与微循环灌注障碍的关系。具体方法是：以血浆中多配体聚糖（syndecan-1）、硫酸类肝素（heparan sulfate）和透明质酸（HA）为指标，测定内皮糖萼层降解情况。微循环参数包括灌注血管密度（PVD）和 DeBacker 评分。应用测流暗场成像（SDF）技术观察术前静息状态（T0）、胸骨劈开后（T1）、主动脉阻断后（T2）、主动脉开放前 5 min（T3）、CPB 后 1 h（T4）、CPB 后 4 h（T5）、CPB 后 24 h（T6）和 CPB 后 48 h 的舌下微循环的情况。结果发现 CPB 后血浆糖萼层降解标志物水平升高。这一现象表明，与 T0 相比，T4 处有严重的糖萼层脱落情况。在 T6 时，血浆糖萼降解标志物水平已逐步恢复到基线水平。PVD 和 DeBacker 得分在 T4 时下降，在 T6 时恢复。这一结果表明，糖萼层标记浓度与心脏手术中微血管改变有关。该研究就针对心肺转流术下，内皮细胞糖萼层降解与微循环灌注障碍的关系进行前瞻性的研究。在心脏手术实施心肺转流术中，内皮细胞的糖萼层会脱落，而糖萼浓度升高与微循环灌注障碍又密切相关。在心肺转流术期间糖萼损伤可能在微循环灌注功能障碍中起关键作用。糖萼层的保护或修复是一个重要的治疗指标。此研究提供的定量框架证实了监测血浆多配体聚糖（syndecan-1）、硫酸类肝素（heparan sulfate）和透明质酸（HA）作为糖萼脱落生物标志物的有效性。此研究的结果可能有助于指导心肺转流术后的复苏策略。但是此研究样本数量少，此结论还需后续多次、重复、大样本临床试验加以证实。

超快速麻醉对先天性心脏病患儿进行心脏手术的益处研究。有关先天性心脏病（CHD）低出生体重儿童心脏手术中超快速麻醉（UFTA）和常规麻醉的效果。Xu 等[10] 观察 194 例年龄 6 个月至 2 岁、体重在 5～10 kg 的先天性心脏病儿童。将美国麻醉医师协会（ASA）分级Ⅲ级和Ⅳ级的 94 名男性患儿和 100 名女性患儿随机分为 UFTA 组和常规麻醉组，每组 97 名患儿，进行心脏手术时两组分别接受超快速麻醉和常规麻醉。UFTA 组患儿，在开始体外循环加温时停止应用七氟烷，并在复温开始时停用顺阿曲库铵，停药后持续输注瑞芬太尼［0.3 μg/（kg·mim）］。丙泊酚和瑞芬太尼分别为在皮肤缝合完毕时停药。手术结束后 10 min 于手术室拔管。对于常规麻醉组患儿，在常规麻醉后携带气管导管直接进入 ICU。结果显示，UFTA 组拔管时间、ICU 住院时间和总住院时间较常规麻醉组显著缩短（P<0.05），而 UFTA 组拔管时镇静 - 躁动评分降低，其他时间点两组患者表现相似。两组均

未发生气道阻塞和其他严重并发症，与麻醉相关其他事件发生率较低。Xu 等的研究发现 UFTA 缩短手术儿童拔管时间、ICU 住院时间和总住院时间，并且不会增加镇静－躁动评分和不良反应的发生率。

儿童麻醉透皮贴剂的应用广受好评，为了进一步发掘这项技术的安全性及有效性，Yu 等[11] 针对透皮贴剂的反向电渗析系统进行研究，以评估其对儿童麻醉术中维持的麻醉效果，并且还重点考察了 RED 系统给药时的体外药物释放率。除了对制备的贴片进行的物理参数评价，还通过临床试验选取不同年龄段、不同体重、未使用术前镇痛药的儿童作为受试者，将 RED 系统贴片与无 RED 系统贴片贴于受试者前臂，并进行试验。结果揭示，贴剂厚度在（0.02±0.006）～（0.04±0.007）mm，药物含量为（95.79%±1.85%）～（97.45%±0.07%）。平均重量和抗拉强度分别为（0.15±0.2）～（0.17±0.18）mg 和（0.42±0.006）～（0.58±0.002）kg/cm^2。贴剂的耐折度在（155.21±0.2）～（167±0.29），水分含量在（1.43%±0.23%）～（2.97%±0.23%）。该制剂在含反向电渗析系统的 pH 值 7.4 磷酸盐缓冲液中的体外释放率为 55.56%～（89.23%±0.24%），在不使用反向电渗析系统的情况下，24 h 内释放率为 43.76%～81.23%。从中可以看出，与反向电渗析系统连接的贴片在热阈值、冷感觉降低和疼痛深度方面有较大的潜力。

低出生体重（LBW）是指出生体重≤2.5 kg 的婴儿，包括早产或胎龄较小的婴儿。早产儿心血管畸形的可能性是足月儿的 2 倍。先天性心脏病的婴儿患 LBW 的概率很高（8%～23%），具体心脏畸形分型也有所不同。在等待体重增长的阶段，这些婴儿患肺部感染、胃肠道缺血、贫血、缺氧缺血性脑病和心肌发育异常的风险更高。尽管过去几十年来外科手术技术、体外循环和重症监护技术不断进步，但据许多心脏中心报道，进行心脏手术的 LBW 婴儿死亡率却升高了 10%～24%。Lu 等[12] 回顾性研究的多中心的大量数据表明，低术前体重是患有先天性心脏病的 LBW 婴儿死亡的重要危险因素。LBW 婴儿经常患有严重的早产儿疾病和宫内生长受限，后者会增加早产儿的呼吸窘迫综合征和支气管肺发育不良的比率；此外，患有先天性心脏病的 LBW 婴儿往往病情危重。在过去的几十年中，无数的单中心研究表明，与 LBW 婴儿心脏手术相关的发病率和死亡率升高，但是很少有研究关注 LBW 对术后住院时间的影响。据我们所知，ICU 住院时间长短是医疗质量的主要指标，延长 ICU 停留的危险因素包括胎龄、术前体重、术前通气、单心室异常、胸外科学会－欧洲心脏外科协会（STAT）危险类别、体外循环时间、钳夹时间和术后并发症等。目前的研究表明，胎龄、出生体重和 STAT 风险类别是术后 ICU 住院时间的重要预测指标。尽管如此，仍需要进一步的研究来验证 LBW 对术后生存时间的影响。

在过去的几十年中，儿童活体供体肝移植（LDLT）取得了可喜成果。但是，它仍然带来各种挑战。Lu 等[13] 回顾 2014 年 1 月至 2016 年 12 月对 430 名儿童进行 LDLT 手术患儿的死亡率预测因素进行分析。Cox 回归分析和 Kaplan-Meier 曲线分析用于协变量选择。开发了列线图估计总体生存概率。使用校准曲线、决策曲线分析（DCA）和时间有关工作特性（ROC）曲线评估列线图误差。结果显示，430 例患者的中位（IQR）年龄为 7（6.10）个月，女性 189 例（43.9%），胆汁闭锁为 391 例（90.9%），总生存率为 91.4%（95%CI 89.2%～94.4%），并且大多数死亡事件（36/37）发生在手术后 6个月内。多因素分析表明，小儿终末期肝病（PELD）评分、中性粒细胞淋巴细胞比（NLR）、移植物与受体重量比（GRWR）和术中去甲肾上腺素（NE）输注是独立干预因素。基于这些预后因素开发了一种新列线图。最终模型 C 指数为 0.764（95%CI 0.701～0.819）。DCA 和时间依赖性 ROC 提示，这种新颖列线图在预测小儿 LDLT 死亡率方面表现良好，可以用于评估小儿 LDLT 的预后。

静脉麻醉和吸入麻醉对癌症患者的长期预后影响可能不同，并有吸入麻醉不良反应的报道。然而，麻醉对高级别胶质瘤（HGG）的影响目前尚不清楚。Dong 等[14]对 154 例接受丙泊酚麻醉和 140 例接受七氟烷麻醉维持的 HGG 肿瘤切除术患者进行研究，发现丙泊酚和七氟烷维持组的中位无进展生存期分别为 10 个月和 11 个月，中位总生存期均为 18 个月。较高的术前 Karnofsky 表现状态和术后化学治疗与减缓肿瘤进展减缓或死亡的危险性降低相关，而较高的年龄调整 Charlson 共病指数和较长的麻醉持续时间与加快肿瘤进展或增加死亡的危险性相关。世界卫生组织肿瘤分类 IV 和不完全肿瘤切除与肿瘤进展有关而与死亡的危险性增加无关。与丙泊酚维持麻醉相比，七氟烷维持麻醉使 Karnofsky 功能状态＜80 的患者死亡风险增加。因此该研究认为，与丙泊酚维持麻醉相比，七氟烷对 HGG 肿瘤切除术患者无进展生存率和总生存率无明显影响。然而，丙泊酚可能对术前 Karnofsky 表现不佳的患者有益。

据报道，肿瘤相关手术中使用的合适的麻醉技术和方法可以改善患者的预后，在该项目中，Gao[15] 等的研究评估切除结直肠癌肝转移（CRCLM）患者接受全身麻醉复合硬膜外麻醉（EGA）或单纯接受全身麻醉患者的生存率。该研究对 2007 年 5 月至 2012 年 7 月的 225 例术后 CRCLM 患者进行一项前瞻性队列研究，并于 2017 年 7 月对患者的生存情况进行随访调查。研究结果提示两组患者的年龄、性别、体重等基本特征差异无统计学意义。所有患者复发的中位数（四分位数）为 10（2.5～23）个月，CRCLM 患者术后的中位数（四分位数）生存期为 37（30.5～51.5）个月。围术期使用硬膜外麻醉方式与患者的生存相关（Log-rank 检验，$P=0.039$），单变量分析的估计危险比为 0.737（95% CI 0.551～0.985）。用 Kaplan-Meier 法对全身麻醉和硬膜外麻醉患者的生存率的对比结果表明，全身麻醉方法可能比全身麻醉复合硬膜外麻醉对肿瘤手术患者的转归具有一定的优势（RR 0.732 8，95% CI 0.543 3～0.988 4，$P=0.028$）。两组患者在麻醉技术方面差异具有统计学意义（$P=0.048$），在多变量分析中，调整后的估计危险比为 0.741（95% CI 0.550～0.998）。此外，该研究还对不同年龄亚组（＜40 岁，≥40、＜60 岁，≥60 岁）患者进行相关分析，结果提示，3 个亚组间差异无统计学意义。研究发现，与全身麻醉复合硬膜外麻醉患者相比，单纯全身麻醉可为 CRCLM 患者提供更好的生存预期。

剖宫产妇女产前抑郁的生物标志物筛选：一项与血浆脂质组学相关的匹配观察性研究。Wu 等[16]利用脂质组学来确定与剖宫产妇女产前抑郁相关的潜在生物标志物。该研究在 2018 年 5—8 月共筛查 484 名孕妇，招募其中 66 名，包括 33 名患有重度产前抑郁孕妇（AD 组）和 33 名无产前抑郁孕妇（NAD 组）进行前瞻性观察性配对研究。研究的主要观察指标是利用超高效液相色谱－质谱联用技术检测不同产妇静脉血内各个脂质组分的差异。研究结果显示，共 35 种脂质在血液内的含量在组间存在差异（$P<0.05$），经过 ROC 分析和条件 Logistic 逐步回归分析确定硫酸胆固醇（CS）和磷脂酰胆碱（PC）是有效的产前抑郁预测危险因素。随着血液内 CS 和 PC 水平的上升，产妇患严重产前抑郁的风险随之升高。值得注意的是，通过额外的分析发现，年龄、婚姻和爱丁堡产后抑郁量表（EPDS）与血浆 CS 水平显著相关（$P<0.05$）。由于入组的均是足月妊娠产妇且样本含量低，该结论需要进一步的研究来验证并向其他人群拓展。该研究利用血浆脂质组学筛选出 CS 和 PC 两个潜在的有效预测重度产前抑郁风险的生物标志物。产前抑郁症作为临床上一种常见的抑郁症类型，与多种不

良预后相关，如术后疼痛控制不佳、术后恢复期延长等。但长期以来，产前抑郁症的诊断主要依赖于精神科医师基于患者临床症状、测试量表和访谈的主观判断，缺乏客观的实验室指标，这造成麻醉医师和外科医师对产前抑郁症诊断的困难。尽管该项研究目前仍缺乏进一步的验证和推广，但在早先的研究中，部分种类的血浆脂质水平已被发现是某些抑郁症亚型的有效预测因子，如成人和青少年抑郁症。因此，CS 和 PC 虽不是诊断指标，但麻醉医师仍可在术前将 CS 和 PC 作为筛查指标，来辅助判断患者的抑郁状态，以及是否需要进一步的精神科专业诊断。

妊娠糖尿病（gestational diabetes mellitus，GDM）是妊娠期最常见的并发症之一，但是病因目前仍不完全清楚。Shao 等[17] 的研究主要探讨维生素 D 与 GDM 的关系，次要观察指标是妊娠前体重指数（BMI）对维生素 D 与 GDM 的影响。该研究是对浙江省舟山市 2011 年 8 月至 2018 年 5 月的 3318 例孕妇进行一项前瞻性队列研究。结果提示产前 BMI 与口服葡萄糖耐量试验（OGTT）3 个时间点血糖呈正相关，25（OH）D 水平在 T1（$\beta = -0.003$）、T2（$\beta = -0.004$），从 T1 到 T2 期之间（$\beta = -0.004$）是显著的且与空腹血糖呈负相关，而与 OGTT 负荷后 1 h 和负荷后 2 h 相比无明显变化。在超重 / 肥胖女性中，维生素 D 与空腹血糖的负相关性更强。T2 期维生素 D 缺乏［25（OH）D<20 ng/ml］与增加空腹血糖的 GDM 风险相关，GDM 亚型 1 OR 为 2.10 和亚型 3 OR 为 2.19。此外，产前 BMI 改变维生素 D 缺乏时对 GDM 1 亚型的这种影响（BMI<24，OR 1.42；BMI≥24，OR 9.61）。超重 / 肥胖的女性从 T1 到 T2 的维生素 D 增加量越多，GDM 的风险越高。此外，GDM 患病率随季节波动，即夏、秋季节较患病率低，冬、春季节较高。超重 / 肥胖妇女患 GDM 的风险更大。妊娠期维生素 D 增加量越低，患 GDM 的风险就越大，尤其是超重 / 肥胖妇女。该研究具有很重要的临床意义，能够增强医患对于妊娠期体重管理及监测血浆维生素 D 的重视。

有学者对术前慢性低氧血症老年患者接受全髋关节置换术（THA）或半髋关节置换术后严重不良事件（SAE）危险因素进行研究。He 等[18] 回顾了 2009 年 1 月至 2017 年 8 月昆明一家医院接受全髋关节置换手术或半髋关节置换术的 450 名老年患者。数据进行基线特点、详细治疗和不良事件分析。采用单因素和多因素回归分析用于确定术后不良事件危险因素。在多元回归分析中，更高的全身麻醉率和频繁发生低血压与术后不良事件发生率高度相关（全身麻醉 OR 5.09，95%CI 1.96~13.24，$P = 0.001$；低血压时间 OR 4.29，95% CI 1.66~11.1，$P = 0.003$）。多学科实施后，术后住院时间从 15 d 减少到 10 d（$P < 0.0001$）；术后不良事件的发生率从 21.1% 降到 7.0%（$P = 0.002$），而 30 d 内的全因死亡率从 4.6% 降到 1.0%（$P = 0.040$）。研究表明，全髋关节置换术或半髋关节置换术患者使用全身麻醉药增加和低血压时间延长与术后不良事件风险增加高度相关。此外，联合应用脊柱硬膜外麻醉情况下术中血流动力学稳定可以改善预后。

全膝关节置换术（TKA）是目前治疗晚期和重度膝关节疾病的重要方法，其手术操作复杂，涉及重大创伤并经常导致大量术后失血，特别是两个膝关节同时更换，失血量更大。因此，手术通常需要术后输注异体红细胞。尽管异体红细胞输注的安全性逐渐提高，但仍存在过敏反应、HIV 和肝炎传播、细菌性血液污染等潜在风险。此外，我国临床用血现状严峻，血液供需缺口较大。严重缺血时，可因供血不足而暂停手术。目前，TKA 的血液保存措施包括使用促红细胞生成素和铁、术前采集自体血、术中使用止血带和氨甲环酸、术后自体血回输。术后自体血回输在全膝关节置换术（TKA）中已应用数十年，但其有效性仍存在争议。Miao 等[19] 进行了一项多中心回顾性研究，根据术后是否回输自体血将患者分为对照组和自体血回输组，比较两组患者围术期输注红细胞和血浆的量、输血相关费用及术后住院时间。成功匹配后共纳入单侧 TKA 200 例，双侧 TKA 74 例。单侧 TKA 患者中，对照组 95 例，自体血回输组 91 例（$P=0.268$）。输注同种异体红细胞单位数差异无统计学意义（$P=0.154$），而输注相关费用增加（$P<0.001$）。在接受双侧 TKA 的患者身上也观察到同样的结果。自体血回输并不能减少输注异体红细胞的需要，同时增加患者的经济负担。

加速康复外科是指在术前、术中及术后应用各种已证实有效的方法以减少手术应激及并发症，加速患者术后的康复。加速康复外科自提出以来一直是热点话题，已有证据表明，与温暖、湿化的 CO_2 相比，干式 CO_2 气腹会对腹膜造成更大的损伤，并延长住院时间。该研究的目的是验证在腹腔镜结直肠手术中湿性 CO_2 注气可以减轻术后疼痛和促进恢复的假说。Jiang 等[20] 的研究中将纳入的 150 例拟在全身麻醉下行结直肠手术的老年患者分为 3 组进行随机对照研究：WH 组（接受 37 ℃，98% 相对湿度的 CO_2 气腹），CE 组（接受 20 ℃，0% 相对湿度的 CO_2 气腹，电热毯保温温度为 38 ℃），CF 组（接受 20 ℃，0% 相对湿度 CO_2 气腹，鼓风机保温温度为 38 ℃）。研究发现，温湿化 CO_2 接受 20 ℃、0% 相对湿度 CO_2 联合 38 ℃强制风暖均可减少术中体温过低、凝血功能障碍、术后早期咳嗽和疼痛等并发症的发生，并降低舒芬太尼用量，缩短首次排气、进食时间，减少住院天数。该研究有助于麻醉医师在工作中提高减少应激意识，为加速康复外科实践提供了理论指导和新思路。

腹腔镜手术致肺损伤的影响因素分析。近年来，大量研究表明腹部手术行肺保护策略可以改善术后结果，加快康复。允许性高碳酸血症对肺的保护功能在脓毒症、急性呼吸窘迫综合征、急性或慢性呼吸衰竭患者中已经得到证实，但其具体如何在腹腔镜手术中应用，相关临床资料较少。Wang 等[21] 对不同 $PaCO_2$ 水平允许性高碳酸血症对腹腔镜直肠癌手术的影响进行前瞻性随机对照研究。该研究共纳入 90 例年龄≥18 岁、ASA 分级 Ⅱ～Ⅲ级的患者。并将所有患者按性别、ASA 身体状况和临床分期分层，随机分为严重高碳酸血症组（$PaCO_2$ 56～65 mmHg）、轻度高碳酸血症组（$PaCO_2$ 46～55 mmHg）和对照组（$PaCO_2$ 35～45 mmHg）。该试验研究结果显示，严重高碳酸血症组与轻度高碳酸血症和对照组相比，峰值压力和平台压显著降低，且动态顺应性较高。此外，严重高碳酸血症组的患者术后氧合指数值高于轻度高碳酸血症和对照组，3 组之间的 MAP、HR、pH 值、SpO_2、不良事件均无统计学意义。本研究验证了 $PaCO_2$ 水平为 56～65 mmHg 的允许性高碳酸血症的安全性和有效性，为临床实践保护肺功能提供了可靠的依据和思路。

全腔静脉肺动脉连接术（total cavopulmonary connection，TCPC）后长时间胸腔积液（prolonged pleural effusion，PPE）会导致不良后果。有必要对 TCPC 手术后发生 PPE 的危险因素进行研究。Luo 等[22] 对中国医学科学院阜外心血管病医院 2010 年至 2019 年接受 TCPC 手术的 525 名患者进行回顾性研究。PPE 定义为胸腔积液持续时间超过 14 d。应用 Logistic 回归分析确定 PPE 的危险因素，应用 Cox 回归分析确定预测胸腔积液持续时间的危险因素。研究发现，PPE 发生率为 27.4%，PPE 独立危险因素包括青年、术后总蛋白低、机械通气时间延长和乳糜胸。这些预测因子在 Cox 回归中也可用于预测胸腔积液持续时间。该模型可以适用于不同人群的预测，因为受试人群来源于总人群。PPE 患者表现更多肾脏替代治疗，更长时间重症监护病房和住院时间，更高住院费用，更高住院率和住院死亡率。该项研究中 PPE 发生率比以往研究更低，与没有发生 PPE 患者相比，PPE 患者院内死亡率更高。年龄更小，术后总蛋白低，长时间机械通气和乳糜胸被确定为预测 PPE 的独立危险因素。针对已确定风险因素实施降低 TCPC 手术后 PPE 发生率的预防策略可能对患者医院内结局有益，该模型需要在应用之前进行进一步验证。

优化手术技术和围术期管理可以改善手术发病率和死亡率。然而，围术期变量参与改善小儿肝切除术后结果还未明确。Liu 等[23] 回顾 2006 年至 2016 年接受肝切除术的 156 例小儿患者。基于基线人口统计学变量，术中变量，探索减少并发症和缩短住院时间的方法。使用单因素和多因素分析调查患儿预后。研究发现，在需要行肝切除疾病中，恶性和良性肝病分别占 47.4%（74/156）和 52.6%（82/156）。整体医院死亡率为 1.9%（3/156），术后并发症总发生率为 44.2%（69/156）。128 例患儿（82.1%）进行肝切除，14 例患儿（9.0%）为扩大肝切除。80% 的患儿切除了 3 个或更多个节段。中位手术时间为 167.7（65~600）min，中位估计失血量为 320.1（10~1600）ml，多变量分析，估计失血量（ml）（OR 2.19，95%CI 1.18~3.13，$P=0.016$），肝切除术范围（OR 1.81，95%CI 1.06~2.69，$P=0.001$）和肝蒂阻断（OR 1.38，95%CI 1.02~1.88，$P=0.038$）是术后并发症独立预测因素。研究结果显示，肝切除术程度和估计失血量是围术期并发症的主要原因。随着手术设备和管理的改善，如开展肝蒂阻断手术，可能会优化小儿肝切除治疗计划。

局部镇痛已经广泛运用于术后的疼痛治疗，但它受限于作用时间短，高浓度下潜在的神经毒性损伤，这就要求控制性缓释的药物治疗模式。Gao 等[24] 的研究则提供一种全新的缓释可控的镇痛模式，以中空介孔有机硅纳米颗粒（HMONs）为载体构建局部给药使麻醉药罗哌卡因持续释放。这种镇痛模式可以被体外超声或酸反复触发释放有效剂量，从而达到长久有效的镇痛效果。根据小鼠在体切口疼痛模型，罗哌卡因的控释和缓释的连续镇痛效果达到 6 h 以上，几乎比单用游离罗哌卡因长 3 倍。在体内和体外实验中也证实 HMONs 镇痛模式的低神经毒性和高生物相容性。这种设计构建的 HMONs 镇痛模式为基础的纳米颗粒以其长久有效的优势为临床疼痛管理提供了一个潜在的方法。

尽管全球范围内对患者安全的关注度越来越高，但在中国，还没有关于呼吸道不良事件（AREs）对麻醉后护理和术后护理影响的数据。Liu 等[25] 前瞻性地收集 2016 年至 2017 年中国某大学附属医院麻醉后监测治疗室（PACU）中 159 例 AREs 的数据，记录由经过预培训合格的护士和（或）麻醉师审查，记录了 AREs 的发生率及影响。其中包含患者的 PACU 住院时间和术后住院时间，PACU 费用和住院医疗费用。最终得出的结果显示，ARE 组在 PACU 中长时间停留的患者比例明显高于匹配组（18.59% vs. 1.28%），OR（匹配后）为 17.58（95%CI 4.11~75.10，$P<0.001$）。在 PACU 术后即刻发生的 AREs 使住院时间延长的发生率增加，PACU 住院时间延长，增加了 PACU 费用，导致需要比预期更高水平的术后护理，但术后住院时间和住院医疗费用没有变化。

质量改进方法可以确定解决相关问题，并在日常临床护理中显著改善患者的安全。在辛辛那提儿童医院医疗中心一位经验丰富的质量改进专家的指导下，上海儿童医学中心发起了一个质量改进项目，来降低术后麻醉恢复室不良事件的发生率。Xu 等[26] 回顾分析前一年所有相关的数据。在使用故障模型和效果分析获取与当前处理流程相关的风险后，提出质量改进的关键驱动图和智能目标。主要推动因素包括建立安全文化、合理分配资源以满足需求、教育和培训、护理标准化、改进沟通和切换，以及加强对不良事件的检测、识别和反应。采用改进模型中的计划—执行—检查—处理这一循环，进行干预以对其进行质量改进。主要观察结果是术后麻醉恢复室中呼吸不良事件发生的百分比，并计算患者平均苏醒时间。使用运行图和控制图收集和分析数据。研究发现，术后麻醉恢复室呼吸不良事件的中位数百分比从 2.8% 下降到 1.4%。呼吸不良事件与前一阶段相比减少 30% 以上，但平均苏醒时间没有显著变化。因此采用质量改进方法，可以成功地降低术后麻醉恢复室呼吸不良事件发生的百分率，使用质量改进方法将有助于麻醉工作人员在日常工作中建立安全理念，在中国等发展中国家成功实施质量和安全改进具有重要意义。

手术 Pleth 指数对气管插管和皮肤切口血流动力学反应具有预测价值。为探讨外科 Pleth 指数用于评估疼痛程度的价值，Wang 等 [27] 调查手术体积描记指数（SPI）水平与患者对气管插管和皮肤切口反应之间的关系。研究观察 40 名接受开腹普外科手术患者进行分析。麻醉前对患者进行心电图、无创血压、SpO_2、有创血压和 SPI 监测感应。咪达唑仑、丙泊酚、舒芬太尼和罗库溴铵诱导麻醉，并用舒芬太尼和七氟烷维持麻醉。记录气管插管和切开期血压、心率（HR）和 SPI，以进行分析。通过受试者特征曲线分析，进行血压、心率和 SPI 对气管插管和皮肤切口血流动力学反应的价值预测。SPI 与收缩压（SBP）和舒张压（DBP）变化趋势相似。SPI 水平与收缩压、舒低压和心率具有相关性线性分布。SPI 插管皮肤切开后指数增加反应阳性，而不是对插管和切开无反应。ROC 分析表明，只有收缩压水平可以预测插管反应。这些数据表明，在通过插管和切口有害刺激下，SPI 虽升高但并不能预测对插管和切口血流动力学反应。

ABO 血型与术前焦虑的相关性：来自临床横断面研究证据。基因、环境相互作用被确定为焦虑症决定因素。ABO 血型代表遗传表型一部分。因此，我们假设 ABO 血型与术前焦虑相关。Xu 等 [28] 观察 352 名不同的 ABO 血型患者，医院焦虑抑郁量表-焦虑亚量表（HADS-A）和视觉模拟评分法（VAS）均用于评估血型 A 组、B 组、AB 组和 O 组术前焦虑。进行双变量相关分析和逻辑回归分析以鉴定术前焦虑与相关变量之间的关系。AB 组和其他组之间的 VAS 评分和 HADS-A 差异具有统计学意义。女性术前焦虑率为男性的 3.73 倍（95%CI 2.32～6.00，$P<0.001$）。AB 组美国麻醉医师学会（ASA）分级 Ⅱ级与 Ⅰ级的评分之比为 0.36（95%CI 0.21～0.63，$P<0.001$），ASA 分级 Ⅲ 级与 Ⅰ级的评分之比为 0.41（95%CI 0.20～0.86，$P<0.05$），较高 VAS 评分是较低 VAS 评分的 1.25 倍（95%CI 1.10～1.41，$P<0.001$），非 AB 型血与 AB 型血患者 VAS 评分之比为 0.28（95%CI 0.16～0.49，$P<0.01$）。该研究得出，术前焦虑存在 ABO 血型差异，AB 组术前焦虑水平高。ABO 血型、性别、ASA 分级和 VAS 评分与术前焦虑相关。

在全球范围内，接受手术的患者中有 80% 接受阿片类镇痛药作为缓解疼痛的基本药物。然而，阿片类药物的不合理应用会导致过度的药物依赖和药物滥用，从而导致死亡率升高并带来巨大的经济损失。Zhao 等 [29] 研究显示，在美国，与阿片类药物接触有关的死亡人数已达到每年 33 000 人，超过因汽车事故和获得性免疫缺陷综合征（AIDS）造成的死亡人数。因此，控制和预防阿片类药物危机导致的严重后果是一个巨大的挑战。阿片类药物滥用的几个关键因素包括种族、地区、收入、遗传因素、年龄和性别、吸烟和酗酒、慢性疼痛和镇痛药物滥用史、手术、神经精神病、抑郁症和抗抑郁药的使用等。疼痛被认为是阿片类药物合理使用障碍和阿片类药物处方的预测指标，因此，管理术后疼痛的发生和发展是防止阿片类药物滥用的关键步骤。通过增强术后恢复（ERAS）、应用局部麻醉或神经阻滞、多模式静脉镇痛（非甾体抗炎药、右美托咪定和弱阿片类药物的联合应用）等方式可以产生满意的镇痛作用，同时降低术后阿片类药物滥用的风险。此外，对于由各种疾病引起的阿片类药物滥用患者，治疗的第一步应该是治疗原发疾病本身，而不是简单地处理疼痛，否则，就会产生药物滥用的风险。痛苦的经历往往导致消极情绪的发生和发展。相反，控制情绪，如放松状态，可能有助于减轻疼痛和防止药物滥用，瑜伽和音乐治疗可能在减少疼痛方面发挥作用。

　　如今，超负荷的工作压力使医务人员易感到疲劳，进而处于慢性疲劳状态。慢性疲劳会损害机体活动并导致严重的医疗状况，如心血管疾病、癫痫发作和死亡。因此，处于慢性疲劳状态并经常上夜班的麻醉科医师需要得到更多的关注。Song 等[30]探讨运动能否有效缓解处于慢性疲劳状态夜班麻醉师的疲劳。对 4 家医院的 78 名年龄在 30～40 岁的麻醉医师进行调查分析。采用心境状态量表（profile of mood states，POMS）和 Chalder 疲劳量表（Chalder fatigue scale，CFS）分别评估心理症状和疲劳，并收集人口统计学、健康、运动和工作相关变量的数据。与经常锻炼的人相比，很少锻炼的人的总分和体力疲劳得分最高（$P<0.05$）。此外，每天锻炼 30～60 min 的麻醉医师总体和体力疲劳得分最低。当运动时间 >60 min 时，疲劳总分和体力疲劳分值随之增加。在完成一次夜班后，那些很少锻炼的人在待命后的情绪状态总得分显著增加（$P<0.001$）。提示每天规律运动 30～60 min 可有效减轻麻醉医师的体力疲劳，减轻其消极心理状态。因此，麻醉医师应积极调整工作和锻炼时间。该研究未发现锻炼可以缓解麻醉医师的精神疲劳，还需要进一步的研究寻找新方法来缓解夜班麻醉医师的精神疲劳。

二、基础研究

　　姜黄素对 β 淀粉样蛋白损伤神经元细胞具有保护作用，然而这一机制尚不清楚。Du 等[31]将 HT22 神经元细胞暴露于 β 淀粉样蛋白以模拟阿尔茨海默病（AD）中的神经元损伤。处理 24 h 后，10 μmol/L β 淀粉样蛋白细胞活力和线粒体功能降低，包括线粒体复合物活性和线粒体膜电位（MMP），降低抗氧化剂 SOD2、谷胱甘肽（GSH）和过氧化氢酶（CAT）水平（$P<0.05$），同时增加乳酸脱氢酶（LDH）的释放，细胞凋亡水平、细胞内活性氧（ROS）和线粒体超氧化物积累（$P<0.05$）。联合应用 1 μmol/L 姜黄素可明显减轻 β 淀粉样蛋白诱导的细胞损伤和氧化损伤（$P<0.05$）。用 siRNA 下调 SOD2，可明显抑制姜黄素对 HT22 细胞的保护和抗氧化作用（$P<0.05$）；scramble（SC）-siRNA 对姜黄素诱导的保护作用无明显影响（$P>0.05$）。这些发现表明姜黄素能减轻 β 淀粉样蛋白诱导的神经细胞损伤，SOD2 蛋白质可能有调节神经保护作用。

　　目前神经炎症被认为是术后认知障碍的主要原因之一，但是老年人发病率更高的原因仍然具有争议。目前尚不清楚老年人在麻醉和外科手术后如何激活神经炎症。Yan 等[32]的研究探讨 sirtuin 1（SIRT1）在麻醉和手术后老年大鼠神经炎症启动和认知功能障碍中的作用。该研究结果表明，随着年龄的增长，海马 SIRT1 的表达降低。老年大鼠麻醉和手术后 SIRT1 表达下降趋势进一步恶化。此外，发现 SIRT1 的降低与 DNA 甲基转移酶 1（DNMT1）表达下调和乙酰化核因子 kappa B（Ac-NF-κB）表达上调有关，导致老年大鼠海马小胶质细胞活化和促炎细胞因子增加。在情境恐惧条件反射测试和 Morris 水迷宫中，白藜芦醇（SIRT1 激动剂）的预处理可以减轻神经炎症反应和小胶质细胞的激活，提高认知能力。综上所述，麻醉和手术诱导的海马 SIRT1 表达的抑制参与激活老年大鼠的神经炎症和认知功能障碍，激活 SIRT1 可能有助于预防这种术后并发症。

围术期神经功能紊乱（PND）是外科手术常见的并发症，其治疗方法和详细发病机制仍然存在许多未知。Xiang 等[33] 研究通过转录组分析探讨发生 PND 后 C57BL/6 小鼠海马的变化及潜在的分子机制。研究采用 3～4 月龄 C57BL/6 小鼠进行胫骨骨折手术，发现海马依赖性的跟踪 - 恐惧条件反射任务的记忆巩固明显受损。ELISA 实验观察到循环系统和中枢神经系统 IL-6 水平显著升高，术后 6 h 达到峰值但仅持续短暂片刻即回落至原来的基线水平。术后 6 h 收集海马并进行 RNA 测序。在手术组和对照组共筛选差异表达的基因 268 个，其中表达上调的基因 170 个，表达下调的基因 98 个。通过对这些基因进行功能富集分析发现，多个基因参与炎症介质调节 TRP 通道、神经活性配体 - 受体相互作用和胆碱能突触的 KEGG 通路被过度表达等。同时用实时荧光定量 PCR 验证了 15 个靶基因的表达情况。该研究结果可以为以后全面了解海马在急性炎症中整体基因表达的变化及 PND 的早期情况提供一定的研究依据。

阿尔茨海默病（AD），又称老年性痴呆，是一种中枢神经系统变性病，是老年期痴呆最常见的一种类型。主要表现为渐进性记忆障碍、认知功能障碍、人格改变及语言障碍等神经精神症状，严重影响社交、职业与生活功能，其发病机制至今未明。高迁移率族蛋白 B1（HMGB1）是一种非组蛋白 DNA 结合核蛋白，可被 Aβ 低聚物和其他无菌损伤所激发，并在神经发育和神经退行性变中发挥作用，从而导致记忆障碍和大脑慢性神经炎症。Nan[34] 在该研究中探讨 HMGB1 在阿尔茨海默病中激活的分子调控机制。Nan 等采用原代海马神经元，用 RNA 干扰（RNAi）技术低表达 HMGB1 后，由 Aβ25-35 诱导的 HMGB1 表达显著降低，降低程度达 70%。此外，qRT-PCR、蛋白质印迹法和 ELISA 检测结果也表明，低表达 HMGB1 后可改善 Aβ25-35 引起的神经炎症，包括激活高级糖基化末端产物特异性受体（RAGE）、Toll 样受体 4（TLR4）和 NF-κB-p65 及诱导相关炎症介质的释放，如 TNF-α、IL-1β、IL-6 及原代海马神经元和培养上清液中的 HMGB1。此外，低表达 HMGB1 后可明显降低 HMGB1 的胞核向胞质转移，同时 HMGB1 与 NF-κB 的 DNA 结合也显著降低。综上所述，这些数据表明 HMGB1 通过激活 RAGE/TLR4 信号通路介导阿尔茨海默病的发病机制，靶向 HMGB1 的 shRNA 对将来阿尔茨海默病的治疗提供一定的理论基础。

在现代医疗实践中，全身麻醉对于实施手术至关重要，包括儿科手术。在多次接受全身麻醉后，儿童患学习障碍的风险似乎有所增加。几乎所有的全身麻醉药（包括通常用于儿童的七氟烷）都可能对发育中的大脑有潜在的神经毒性。迄今为止，尚无可预防麻醉引起的神经毒性和行为改变的治疗方法。Li 等[35] 在研究中，连续 3 d 对 7 日龄的新生小鼠每天用七氟烷进行 3 h 的麻醉，发现麻醉导致轻微的行为异常。生化和免疫组化研究表明，麻醉诱导突触后标记物 95（PSD95）的脑水平降低，突触后标记物在新生小鼠中明显激活了神经元凋亡。如何在儿童麻醉中预防神经毒性的潜在风险？最近的研究表明，胰岛素具有神经营养和保护活性可调节神经发育和可塑性，在学习和记忆中发挥重要作用。然而，如何让有效量胰岛素进入大脑是个挑战，因为外周给药不仅会导致低血糖，而且进入大脑的数量非常有限，William H. Frey II 等发明的胰岛素鼻内输送是一种有效和实用的方法。Li 等发现在麻醉前通过鼻内给药方式给予胰岛素可以防止麻醉引起的长期行为异常、PSD95 的降低及神经元凋亡的激活。这些发现表明，胰岛素鼻内给药可能是防止因发育期麻醉引起的神经毒性和慢性损伤风险增加的有效方法。

脂多糖致糖代谢紊乱介导了成年大鼠认知功能损害。Du 等[36] 探讨成年大鼠手术后糖代谢紊乱和脂多糖导致的认知功能障碍的机制。该研究将 40 只雄性 SD 大鼠随机分为 4 组：控制组（C 组）、脂多糖腹腔注射组（L 组）、手术组（S 组）、手术+脂多糖腹腔注射组（S+L 组）。该研究采用 Morris 水迷宫评定大鼠认知功能，借助 PET/CT 进行脑糖代谢扫描并检测磷脂酰肌醇 3-激酶（PI3K）、蛋白激酶 β（Akt）、胰岛素底物受体 -2（IRS2）和葡萄糖转运蛋白 4（GLUT4）的表达水平。研究结果显示，在术后第 3 天 S+L 组在水迷宫靶象限的停留时间短于其他 3 组，平台穿越次数少于 C 组（$P<0.05$），表明手术与脂多糖导致大鼠发生术后认知功能障碍（POCD）。对 S+L 组中发生 POCD 的大鼠进行 PET/CT 扫描，发现其额叶和颞叶的标准摄取值在术后下降（$P<0.05$），说明脑细胞代谢水平下降，而 C 组则无变化。POCD 大鼠 PI3K、IRS-2、GLUT4 和 Akt 的表达与 C 组无明显差异，但 IRS-2 蛋白磷酸化水平有所升高，PI3K、Akt 和 GLUT4 蛋白磷酸化水平降低（$P<0.05$）表明 POCD 大鼠海马胰岛素信号通路紊乱，糖代谢异常。该研究的结论为手术创伤能够导致认知功能障碍，而不是麻醉。脑内 PI3K、IRS-2、Akt 和 GLUT4 相关通路变化可部分解释 POCD 的发病机制。该研究针对手术刺激和感染因素（脂多糖）引起的认知功能障碍展开研究，探讨胰岛素信号通路和糖代谢异常作为 POCD 发生机制的可能性。在手术和感染两种应激因素的联合作用下，机体不可避免发生胰岛素抵抗，糖代谢的异常，影响大脑能量供应，同时胰岛素作为一种重要的神经营养因子，在受损神经元保护方面发挥了不可替代的作用，胰岛素信号通路的紊乱无疑削弱了这种保护作用，最终导致认知功能障碍。在围术期，对于患者应激水平的控制与监测上，不仅应该关注心率、血压等常规生命指征，血糖也是其中重要的一环。该项研究提示，积极地对血糖进行监控，不但利于患者术后机体组织的快速愈合，同时对患者术后认知功能的保护也有益处。

全身性炎症损害机体认知功能，但介导这一过程的脑网络仍有待阐明。Zhu 等[37] 利用静息状态功能性磁共振成像（fMRI）探讨脂多糖诱导的系统性炎症动物模型中功能连接性的变化，并采用区域同质性（ReHo）方法检测脂多糖组与对照组脑区异常，将其作为功能连接性分析的数据线索。结果发现与对照组相比，脂多糖损害情绪功能，表现为强迫游泳实验中的抑郁样行为；脂多糖诱导前扣带皮质和尾壳核的 ReHo 值显著升高；前扣带皮质数值显示与后皮质、上丘和下丘的功能连接增强；右尾壳核数值显示与左尾壳核的功能连接增加。同样，线性回归分析显示脂多糖引起的类抑郁行为与前扣带皮质和右尾壳核的区域同质性增加有关。此外，脂多糖诱导的抑郁行为与左、右脑之间功能连接的增加有关。以上发现表明全身炎症损害情绪功能，而情绪功能与静止状态功能网络的改变有关，这提供了局部脑自发活动异常可能参与炎症相关神经行为异常的证据。

幼年期的动物模型暴露于麻醉药下可能会损害认知功能，但基本的机制仍是未知。Zhang 等[38] 研究发现七氟烷麻醉对幼年非人灵长类动物、小鼠和儿童叶酸代谢和髓鞘形成有影响。该研究以幼年的猕猴和小鼠为模型，连续 3 d 暴露 2.5%～3% 七氟烷。在七氟烷麻醉后，对恒河猴和小鼠的脑前额叶外皮进行无偏差的转录组分析，并测定术后血液叶酸水平。结果发现，七氟烷麻醉后，猕猴和小鼠的胸苷酸合成酶（tyms）基因都下调，血液叶酸水平降低。建立一个跨越 AAV-PHP 的大脑血液屏障。在治疗研究中 EB 载体协助 ERMN 表达则可以改善上述表现。结合转录组和全基因组 DNA 甲基化分析，Zhang 等确定叶酸代谢紊乱的主要靶点是甲基化。综上所述，幼年小鼠的麻醉损害髓鞘形成，通过系统地给予叶酸或通过大脑特异性输送腺相关病毒在大脑中表达 ERMN 而改善，减轻七氟烷麻醉引起的认知功能障碍。全身麻醉导致发育期脑叶酸代谢紊乱，进而导致脑髓鞘缺陷，而神经元是麻醉通过表观遗传机制影响的重要靶点。

乙酰辅酶 A 羧化酶 1（ACC1）是缺血性卒中的潜在免疫调节靶点。缺血性卒中引起 CD4$^+$T 细胞的深刻反应，进而对缺血性脑损伤产生重大影响。ACC1 是最近被发现通过介导从头合成脂肪酸来传播 CD4$^+$T 细胞相关炎症的关键酶。但它在缺血性卒中中的作用尚不清楚。研究采用短暂性大脑中动脉闭塞 60 min 造成小鼠局灶性脑缺血模型。海马 XF 糖酵解试验和靶向脂质体图谱用于检测卒中后 CD4$^+$T 细胞的代谢变化。将 CD4^{Cre} 小鼠与 ACC1$^{fl/fl}$ 小鼠杂交[39]*，产生 CD4$^+$T 细胞特异性缺失的 ACC1 小鼠（CD4^{Cre}ACC1$^{fl/fl}$ 小鼠）。用热量限制（CR）预处理（大脑中动脉闭塞前减食 30%，持续 4 周）或 ACC1 抑制剂索拉芬 A 治疗，观察 ACC1 调节对卒中后神经炎症的影响。缺血性卒中大鼠外周血 CD4$^+$T 细胞糖酵解和脂肪酸合成增加，ACC1 表达上调。热量限制下调卒中后 CD4$^+$T 细胞 ACC1 的表达。CD4^{Cre}ACC1$^{fl/fl}$ 小鼠和 CR 预处理小鼠均能明显减轻缺血性脑损伤，并维持外周血调节性 T 细胞 / 辅助性 T 细胞（Th17）的平衡。此外，CD4$^+$T 细胞 ACC1 的条件性敲除减弱了热量限制对缺血性脑损伤和调节性 T 细胞 /Th17 细胞的外周平衡的保护作用。大脑中动脉闭塞后 ACC1 的药理抑制可减轻神经炎症，维持调节性 T 细胞 /Th17 平衡，并改善缺血性卒中后的神经预后。ACC1 是一种新的免疫代谢调节靶点，可平衡调节性 T 细胞和 Th17 细胞，减轻卒中后的神经炎症。ACC1 的抑制可能是 CR 对缺血性卒中提供神经保护的一种以前未被认识到的机制。

随着中国社会老龄化的到来，与脑卒中相关的老龄患者高发疾病的研究越来越引起人们的重视，脱髓鞘是白质损伤的主要病理变化之一，在卒中晚期过程中出现脱髓鞘如何预防。Zhou 等[40]* 通过研究 IL-2 单克隆抗体（IL-2mAb，JES6-1）抑制 CD8$^+$T 细胞介导的免疫反应减少局灶性脑缺血后的脱髓鞘，探讨防治白质损伤新方法。研究采用经过大脑中动脉闭塞（MCAO）手术后的小鼠脱髓鞘模型，术后 2 h 和 48 h 腹腔注射 IL-2mAb 或 IgG 同型抗体（0.25 mg/kg），通过 2，3，5-三苯基盐酸曲唑染色、免疫荧光染色、流式细胞仪和免疫印迹法评估小鼠梗死体积、外周免疫细胞浸润、小胶质细胞活化和髓鞘丢失情况，此外，通过在 MCAO 手术前 1 d 注射腹膜内 CD8 中和抗体（15 mg/kg），进一步证实 CD8$^+$T 细胞对脱髓鞘病变的作用。研究结果表明，IL-2mAb 治疗可减少脑梗死体积，减弱脱髓鞘，并在 dMCAO 后 28 d 内改善长期感觉运动功能。在 IL-2 mAb 处理的小鼠中，CD8$^+$T 细胞的脑浸润和 CD8$^+$T 细胞的外周激活都有所减弱。卒中后 1 周，IL-2mAb 对小鼠脱髓鞘的保护作用在耗尽 CD8$^+$T 细胞后消失。因此，该研究得出 IL-2mAb 能保存白质的完整性，改善脑缺血损伤后的长期感觉运动功能的结论，而 CD8$^+$T 细胞的激活和浸润对脑卒中后脱髓鞘有损害作用，可能是 IL-2mAb 治疗后保护脑卒中后白质完整性的主要靶点。

以往研究表明，长链非编码 RNA（lncRNAs）在各种生物学过程中发挥着重要作用。肺腺癌转移相关转录因子 1（metastasis-associated lung adenocarcinoma transcript 1，MALAT1）是脑缺血时表达上调最多的 lncRNAs 之一，但其在脑缺血时的分子机制尚不清楚。Wang 等[41]* 的研究采用脑微血管内皮细胞氧 - 葡萄糖剥夺（oxygen-glucose deprivation，OGD）模拟体外缺氧条件，探讨 MALAT1 在脑缺血中的作用及其与自噬的关系。研究提出 MALAT1-miR-200c-3p-SIRT1 调控自噬信号通路，MALAT1 通过与 miR-200c-3p 结合并上调 SIRT1 的表达，激活自噬，促进细胞存活。课题采用实时定量 PCR、MTT、LDH 和蛋白质印迹法等实验检测 MALAT1、miR-200c-3p、SIRT1、细胞存活率和相关蛋白表达。研究发现 OGD 上调 MALAT1 和 LC3B II 的表达，下调 p62 的表达。抑制 MALAT1 可减弱自噬激活，促进细胞死亡。进一步研究发现 MALAT1 通过直接结合 miR-200c-3p 并下调其表达。此外，miR-200c-3p 通过结合 SIRT1 的 3'UTR 抑制大脑微血管内皮细胞自噬和存活，而 MALAT1 则逆转 miR-200c-3p 的抑制作用。该研究阐明了一种新的调控自噬的 MALAT1-miR-200c-3p-SIRT1 通路，其中 MALAT1 通过结合 miR-200c-3p 和上调 BEMCs 中 SIRT1 的表达来激活自噬和促进细胞生存。

心脏缺血再灌注损伤是临床心脏手术或其他手术常见并发症，有研究报道，心脏缺血再灌注损伤与心肌线粒体的关系密不可分，而与线粒体融合密切相关的视神经萎缩蛋白 1（optic atrophy 1，OPA1）在心脏再灌注应激中的作用机制仍不清楚。Ma 等[42] 的研究提出褪黑素通过调节 OPA1 相关的线粒体融合来减轻心脏缺血再灌注损伤并进一步探讨其信号调控通路。研究发现，在心脏再灌注应激期间，褪黑素可以减少梗死面积，维持心肌功能，并抑制心肌细胞死亡。生物学研究表明，缺血再灌注抑制的线粒体融合在很大程度上会被褪黑素通过上调 OPA1 的表达而逆转。抑制 OPA1，则使褪黑素对线粒体能量代谢和线粒体凋亡的保护作用失效。此外，褪黑素通过 Yap-Hippo 途径修饰 OPA1 的表达；尽管使用褪黑素治疗，但阻断 Yap-Hippo 通路仍导致心肌细胞死亡和线粒体损伤。心脏缺血再灌注损伤与线粒体融合缺陷密切相关。通过激活 Yap-Hippo 通路，补充褪黑素可增强 OPA1 相关的线粒体融合，最终减轻心脏再灌注损伤。

外泌体 microRNA-122（miR-122）通过抑制线粒体 ADP-核糖基化因子样 2 介导肥胖相关心肌病。Wang 等[43] 研究探讨 miR-122 在肥胖相关心脏疾病中的作用。该研究首先探究 miR-122 与肥胖所致心功能损害的关系。结果显示，临床患者的血清样本、肥胖模型小鼠的血清中 miR-122 水平与心脏功能不全呈正相关，心功能主要指标是左心射血分数和血清中 NT-proBNP 水平。随后用患者血清（含有 miR-122）处理小鼠原代心肌细胞，通过检测线粒体 ATP 生成、耗氧量，发现 miR-122 与心肌细胞线粒体功能下降有关。动物实验证实，肥胖模型小鼠血清中 miR-122 水平升高，且介导心脏结构和功能损害，以及抑制线粒体的功能。最后，探究其内在作用机制，结果表明 miR-122 通过结合并抑制 ADP-核糖基化因子样 2（Arl-2）进而使线粒体功能下降，损害心肌细胞。该研究最终结论为肝分泌来源的 miR-122 通过抑制 Arl-2 调节线粒体功能和心肌重塑。肥胖是心肌疾病的危险因素之一，外周组织分泌的信号分子可影响心肌，如脂肪组织分泌的脂肪因子，肝来源的肝因子，众多因子中，microRNAs 是近年来研究较多的新兴相关分子，本研究发现 miR-122 水平与肥胖患者心功能受损有关，肝来源的 miR-122 可进入心肌细胞并影响线粒体功能，而 Arl-2 是线粒体 ATP 生成的重要分子，因此研究进一步证实 miR-122 可通过结合 Arl-2 调节线粒体。该研究提示血清中 miR-122 可作为肥胖所致心肌疾病的潜在诊断分子，并为肥胖患者心肌疾病找到 miR-122 和 Arl-2 这两个潜在的治疗靶点。但其具体的作用机制有待更深入的研究，同时也应在其他疾病模型中验证，如在其他代谢性疾病患者，糖尿病所致心肌损害是否也有临床意义，以及其他原因心肌疾病的潜在作用。

氢气在心肌缺血再灌注损伤中通过 PINK 介导的自噬减轻炎症和凋亡。Yao 等[44] 探究氢气-生理盐水对心肌缺血再灌注损伤的保护作用。该研究通过测量心肌梗死面积、cTnI、CK-MB、心脏做功参数、细胞活性和 LDH 评估心脏功能；通过检测 TNF-α、IL-1β、IL-6 和 HMGB1 评价炎症水平；通过检测 caspase-3、Bcl、Bax 及 TUNEL 染色评价凋亡水平；通过检测 LC3、ATG5/12、Beclin1 等评价自噬水平，同时通过应用 RNA 干扰技术在 H9C2 心肌细胞中抑制 PINK1 或应用自噬抑制剂/激活剂观察自噬、炎症和凋亡水平，从细胞和动物水平论证氢气通过 PINK 介导的自噬改善心肌缺血再灌注损伤。该研究结果显示，氢气作用于心肌缺血再灌注大鼠和缺血再灌注损伤的 H9C2 心肌细胞后，使前者心肌梗死面积减少、心功能改善、细胞凋亡和炎症因子释放减少，使后者细胞活性和 LDH 得到改善。在细胞水平抑制 PINK1 或抑制自噬后发现氢气对炎症和凋亡水平的改善作用下降，而促进自噬时氢气仍发挥保护作用，论证氢气通过 PINK1/Parkin 介导的自噬发挥抗炎、抗凋亡效用。

头端延髓腹外侧区（the rostral ventrolateral medulla，RVLM）是体内心血管系统调节的关键区域。前期研究已证实高血压大鼠延髓头侧腹外侧区中胆碱能突触传递增强。大脑血管紧张素转化酶 2（angiotensin-converting enzyme 2，ACE2）对高血压患者的心血管功能具有保护作用。Deng[45] 在该研究中探讨自发性高血压大鼠（SHRs）头端延髓腹外侧区中高表达 ACE2 对胆碱能突触传递的影响。研究者向大鼠大脑双侧的头端延髓腹外侧区注射含有增强绿色荧光蛋白和 ACE2 的慢病毒颗粒，结果发现 4 周后大鼠血压和心率明显下降。过表达 ACE2 后显著降低头端延髓腹外侧区微透析液中乙酰胆碱的浓度，并减弱对自发性高血压大鼠中向双侧头端延髓腹外侧区注射阿托品引起的血压下降。该研究通过简洁的课题思路及清晰的实验结果提出高表达 ACE2 可明显减慢自发性高血压大鼠头端延髓腹外侧区的胆碱能突触传递的兴奋。

在损伤组织、背根神经节和脊髓中基质金属蛋白酶-9/2 的上调参与术后疼痛的发生。Gu 等[46]* 探究大鼠足底切口术（PI）后疼痛发生的机制。该研究检测 PI 后 2 h、12 h、1 d、2 d、3 d、4 d、5 d、6 d、7 d 时大鼠机械刺激缩足反应阈值与热刺激缩足反应潜伏期评定术后疼痛情况，确定 PI 后 1 d 时为主要的观察时间点，而后通过蛋白质印迹法、免疫组化和明胶酶谱检测 PI 后 1 d 大鼠的损伤组织、背根神经节、脊髓中基质金属蛋白酶-9/2（MMP-9/2）的表达及活性，同时检测各组织中 p-Erk、p-p38 和 IL-1β 的变化情况。研究结果显示，PI 可引起大鼠痛觉超敏，降低机械刺激缩足反应阈值和热刺激缩足反应潜伏期，上调损伤组织、背根神经节、脊髓中 MMP-9/2 的表达及活性（脊髓中 MMP-9 表达量无差异，但其活性增加），增加 p-Erk、p-p38、pro-IL-1β 和 IL-1β。足底皮下注射或鞘内注射 MMP-9/2 抑制剂可改善 PI 后机械痛觉过敏和热痛觉过敏，同时注射 MMP-2 抑制剂可减少 p-Erk 和成熟 IL-1β 的表达，而注射 MMP-9 抑制剂可减少 p-p38 和成熟 IL-1β 的表达。此外，该研究结果发现大鼠术后疼痛改善情况与抑制剂浓度及损伤侧有关。该研究结果表明，PI 可引起大鼠的损伤组织、背根神经节、脊髓中 MMP-9/2 增加。上调的 MMP-9 和 MMP-2 分别通过 p38/IL-1β 和 Erk/IL-1β 参与术后疼痛的发生发展。该研究部分解释 MMP-9/2 在术后疼痛发生机制中发挥的作用。该研究从大鼠 PI 后损伤组织、背根神经节和脊髓中 MMP-9/2 的变化展开研究，探讨 MMP-9/2 参与术后疼痛发生的机制。手术引起损伤组织、背根神经节和脊髓中促炎介质的上调在神经元超敏反应的产生中起关键作用，从而导致机体疼痛发生。而 MMP-9/2 作为神经病理性疼痛的关键参与者，无疑介导神经炎症最终导致术后疼痛的发生。在该研究中抑制 MMP-9 和 MMP-2 分别通过 p38/IL-1β 和 Erk/IL-1β 改善大鼠术后疼痛的发生，由此可见靶向 MMP-9/2 是预防术后疼痛发生的重要一环。该研究提示，靶向抑制 MMP-9/2 或许是治疗术后疼痛发生的有效措施。

以往研究表明，NF-κB 在许多生理和病理过程中发挥着重要作用。其中，NF-κB 的激活可以调节背根神经节（DRG）神经元的兴奋性，但是其分子机制尚未清楚。Xie 等[47] 的研究采用对 SD 大鼠注射长春新碱和生理盐水、结扎左 L_5 脊神经和未结扎 L_5 脊神经来构建疼痛模型并进行分组对照。探讨 NF-κB 亚单位的活性形式磷酸化 p65（p-p65）与 $Na_v1.7$ 通道之间的关系。研究证实 p-p65 通过

DRG 神经元中蛋白质－蛋白质相互作用来调节 $Na_v1.7$ 通道状态，该研究通过药物处理、行为测试、电生理记录、蛋白质印迹法、共免疫沉淀、免疫组织化学等实验方法来测定在两组样本中在不同试剂作用下 p-p65 与 $Na_v1.7$ 的相互关系。研究发现，脊根神经节神经元在受到 TNF-α 刺激时会短时间内上调 p-p65，增强 $Na_v1.7$ 电流，但在 40 min 内不影响 NF-κB。此外，还发现 NF-κB 抑制剂减少 p-p65 与 $Na_v1.7$ 的相互作用，加速失活和延迟恢复，但不影响 $Na_v1.7$ 通道的激活。研究阐明了 NF-κB 不仅是种转录因子，而且还作为一种离子通道调节剂发挥作用。该研究为探索 NF-κB 调节细胞功能的机制提供了很好的思路。

氯胺酮虽然广泛用于小儿麻醉，但也可对年轻患者造成皮质神经毒性。Jiang 等[48] 研究通过建立大鼠脑胚胎干细胞（embryonic stem cell, ESC）来源的神经元体外模型，探讨 microRNA-107（miR-107）对氯胺酮诱导的神经损伤的影响。大鼠脑胚胎干细胞在体外增殖并向神经元分化。用 TUNEL 和神经突生长法检测氯胺酮对内皮细胞来源的神经元的损伤。用 qRT-PCR 检测氯胺酮诱导的 miR-107 的异常表达。通过慢病毒下调脑胚胎干细胞中 MiR-107 的表达后，观察其对氯胺酮所致脑胚胎干细胞源性神经元损伤的影响，双荧光素酶报告基因试验和 qRT-PCR 检测结果显示 miR-107 的潜在下游靶点是脑源性神经营养因子（BDNF）。因此，课题通过 siRNA 转染技术低表达神经干细胞中的 BDNF，进而探讨研究其对神经干细胞来源的神经元中 miR-107 介导的神经保护作用，结果提示氯胺酮在神经干细胞来源的神经元中可诱导细胞凋亡、神经元突变和 miR-107 的上调。慢病毒介导的 miR-107 下调可减轻氯胺酮诱导的神经损伤。此外，有研究表明，在神经干细胞来源的神经元中，miR-107 与 BDNF 存在正向或反向的调节关系，因此，课题采用 siRNA 低表达 BDNF 后可逆转 miR-107 低表达对神经的保护作用。MiR-107/BDNF 被证明是皮质神经元中调节氯胺酮诱导的神经损伤的重要表观遗传信号通路。

氯胺酮具有快速的抗抑郁作用，但至今还没有研究观察氯胺酮对炎症性抑郁症患者静息状态脑活动的影响。Ji 等[49] 采用血氧水平依赖性功能磁共振成像（blood oxygen level-dependent functional MRI）方法探讨脂多糖（1 mg/kg）诱导的抑郁模型大鼠静息状态大脑活动的变化，致力于确定急性氯胺酮给药能否逆转脂多糖诱导的抑郁样行为。该研究运用大鼠在强迫游泳测试中显著降低的运动能力展示脂多糖诱导的抑郁症样行为，并在模型成立后给予急性氯胺酮注射，最终结果显示急性注射氯胺酮并不能完全逆转脂多糖诱导的血浆中促炎症细胞因子水平的增加，该研究还指出在暴露于脂多糖的动物的一些脑区，包括双侧尾壳核和伏隔核，观察到区域均匀性（ReHo）增加，此外，双侧尾壳核和伏隔核的 ReHo 值与静止时间呈显著正相关，值得注意的是，脂多糖诱导的抑郁症样行为和右脑核中 ReHo 值的增加被急性氯胺酮给药所逆转。因此，该研究提出急性氯胺酮给药能够减轻脂多糖诱导的抑郁样行为，至少部分是通过逆转右侧伏隔核中异常的 ReHo。

在临床工作中，静脉补钾的治疗方案有严格的标准，虽然在日常低钾血症纠正中大大降低了出错率，但是标准治疗方法对于严重的低钾血症往往不起作用。Du 等[50] 通过对低钾血症制定快速补钾策略，并对该策略的有效性和安全性进行研究，采用低钾血症的家兔模型，将 20 只诱发严重低钾血症的家兔随机分为两组，所有动物均通过微型注射泵经耳缘静脉注射 3% 氯化钾，目标血清钾浓度为 4 mmol/L。常规治疗组按 0.4 mmol/（kg·h）的标准输液速度持续输钾。特制的快速补充组分两步进行治疗：首先，快速注射负载剂量的钾 5 min，重复这一步骤，直到血清钾浓度增加到 3.5 mmol/L；随之再进行恒定剂量的持续输钾。实时监测家兔的心电图、血压、呼吸频率、血清钾浓度、尿量和生命体征。结果显示，两组均未发生低钾血症。但与常规组相比，特制的快速组输钾时间和心律失常时间明显缩短，生存率更高。提出特定快速补钾策略，可缩短低钾血症的时间，是补救严重低钾血症引起的危及生命的心律失常的一种安全、成功率高的治疗方案。

血源性巨噬细胞浸润在糖尿病神经病变发展中发挥作用。Sun 等[51]用小鼠模型探讨血单核细胞来源的巨噬细胞在糖尿病神经病理性疼痛中的浸润和功能。该研究用链脲菌素（STZ）诱导 8 周龄的雄性 A/J 糖尿病小鼠，每周测量机械刺激缩足反应阈值，Percoll 梯度法从髓鞘和碎片中分离脊髓细胞，随后将糖尿病小鼠腹腔注射氯膦酸盐脂质体以耗竭单核细胞。研究结果表明，与非糖尿病小鼠相比，糖尿病小鼠机械性痛觉超敏症在注射 STZ 后 4 周达到最高水平，5 周时持续升高，脊髓中 CD11b 免疫荧光水平明显升高。CD11b 阳性小胶质细胞 / 巨噬细胞在注射 STZ 后 28 d 逐渐增多，第 14 天（$P<0.01$）和第 28 天（$P<0.01$）显著增加。流式细胞仪分析显示，注射 STZ 后 2 周外周巨噬细胞浸润开始增加（$P<0.001$），4 周达到高峰（$P<0.001$）。用氯膦酸盐脂质体可减少血液中的单核细胞（$P<0.01$），同时机械性痛觉超敏也被消除（$P<0.05$），减少脊髓中 IL-1β 和 TNF-α 的表达（$P<0.05$）。该研究结论为在糖尿病神经病变的发展过程中，血单核细胞来源的巨噬细胞在脊髓的外周浸润随着时间的推移而增加，可能与驻留的小胶质细胞共同作用于疼痛性糖尿病神经病变的发病机制。该研究探索血源性巨噬细胞浸润在糖尿病神经病变发展中的作用，结果揭示了在糖尿病神经病变的整个发展过程中，脊髓内小胶质细胞 / 巨噬细胞的整体激活，大量血单核细胞来源的巨噬细胞浸润到脊髓中，并且它们的缺失减轻了糖尿病诱导的痛觉超敏。从中可知，血单核细胞来源的巨噬细胞转移至脊髓，同时，脊髓中活化的小胶质细胞同时在糖尿病神经病理性疼痛中起到作用。如何耗竭血中的单核细胞，抑制血中单核细胞转换成巨噬细胞，同时抑制其转移至脊髓，减少脊髓中小胶质细胞的活化是治疗糖尿病的疼痛性神经病变的关键，也是后期治疗的靶点。

机械通气是一种广泛使用的挽救生命的支持性方法，特别是对危重患者。然而，通气不当会导致肺功能紊乱，包括健康的肺在机械通气时可能会造成肺部损伤，即使在保护性低潮气量通气，可能触发肺部炎症反应，并最终导致呼吸机诱发的肺损伤（VILI）。以前的研究表明，炎症细胞因子填充的微囊泡（MVs）是 VILI 期间肺部炎症的原因，它广泛存在于各种生物液体中，包括支气管肺泡灌洗液（BALF）、外周血及腹水中。Dai 等[52]研究 RhoA/Rock 信号在 MVs 产生中的潜在作用和 MVs 在呼吸机所致 VILI 中的生物学活性。结果表明，高潮气量通气诱导超级 MVs 释放到肺中，并随后引起肺部炎症。从高潮气量通气的小鼠中分离出来的 MVs，输注给幼稚小鼠，可引起明显的肺部炎症。研究发现，MVs 的产生与肺部炎症和 RhoA、Rock 和 Limk 磷酸化上调密切相关。而 RhoA 抑制剂降低 Rock 的表达和 Limk 的磷酸化，并显著降低 MVs 的产生，减轻肺部炎症。结果表明，在通气过程中，MVs 的产生是需要 RhoA/Rock 信号通路，那么通过靶向阻断 RhoA/Rock 信号通路可大大改善肺部炎症状态。

1904 年，Harvey Cushing 首次描述气动止血带的临床应用。止血带目前在上肢和下肢手术中被广泛使用，通过提供无血的手术区域来促进外科医师的手术。这是医学史上的一个里程碑事件。比较有趣的是，尽管长时间完全或几乎完全停止了血流，但随后止血带远端的组织床仍活着。但是，止血带并非没有风险，止血带后出现各种并发症，如神经麻痹、血管损伤、伤口缺氧、肌电图异常和肌肉无力。从理论上讲，尽管由于适应性变化或其他麻醉等因素导致组织的耗氧速度变慢，但随着血液的中断，只要组织继续消耗氧气，局部缺血组织会缺氧，并且缺氧会逐渐恶化。如果给予足够的时间，止血带远端的组织将最终死亡。然而，四肢手术中安全止血带充气的时限仍存在争议。因此，连续监测止血带充气后组织氧合作用的变化是很有意义的。基于近红外光谱的现代组织血氧饱和度测定法可以无创，在床旁连续测量组织床中混合血的血红蛋白氧饱和度。在额头上监测的脑组织氧饱和度（$SctO_2$）在临床护理中已经使用了20多年，在外周位置监测的躯体氧饱和度（$SstO_2$）的临床应用相对较新。Lin 等[53]对26例接受踝关节手术并应用止血带的患者使用组织近红外光谱进行 $SstO_2$ 和 $SctO_2$ 的监测，比较不同时间点的氧合情况。止血带充气时间为（120±31）min。从充气前的77%±8%快速降低到充气后10 min的（38%±20%）的饱和度后，$SstO_2$ 逐渐缓慢并连续脱饱和，并在充气结束时达到最低点16%±11%。放气后，$SstO_2$ 远端迅速从16%±11%饱和到91%±5%（即过饱和）。止血带近端和对侧腿部监测到的 $SstO_2$ 的饱和度明显降低，但很少（2%～3%，$P<0.001$）。相反，$SctO_2$ 保持稳定。脱饱和负荷与再饱和幅度有显著相关性（$P<0.001$）；而去饱和持续时间与过饱和幅度有显著相关性（$P=0.04$）。使用血氧饱和度法可以可靠地监测止血带应用后的组织缺氧，但其结果意义尚待确定。

类风湿关节炎患者在实施下肢骨折手术，是否会增加的并发症及延长住院时间？ Huan 等[54]观察研究类风湿关节炎患者与非类风湿关节炎患者在接受下肢骨折手术治疗后，术后并发症发生率及住院时间是否延长。该回顾性研究分析2005年至2012年>45岁接受下肢骨折手术的患者从国家健康保险研究数据库中选择，并使用10个相关变量，包括性别和年龄倾向评分匹配对类风湿关节炎患者与非类风湿关节炎患者的比例为1：4。最终研究样本包括1109例类风湿关节炎患者和4436例非类风湿关节炎患者。结果表明，所有研究样本术后并发症发生率是5.57%，类风湿关节炎患者并发症发生率为5.05%，对照组为5.70%。经过条件 Logistic 回归分析得出，类风湿关节炎患者与对照组主要并发症的风险差异无统计学意义（OR 0.87，95%CI 0.61～1.24，$P>0.5$）。但是合并症严重评分程度对并发症的发生率有显著影响，评分≥3分的患者发生并发症的可能性是其他患者的2.78倍（OR 2.78，95%CI 1.52～5.07）。当考虑不同类型的并发症时，类风湿关节炎患者较少暴露于卒中风险（OR 0.48）。当控制所有相关因素后，两组患者的并发症风险或死亡情况差异无统计学意义（$P>0.5$）。关于住院时间，所有患者的平均住院时间为8.12 d；在控制相关因素后，类风湿关节炎患者的住院时间与对照组其比为0.97，差异无统计学意义（$P>0.5$）。这些结果可能为医疗专业人员在治疗相关疾病时提供一定的信息。但考虑这是一项回顾性研究，可能存在信息偏倚，需前瞻性研究进一步验证。

恶性肿瘤患者术中应用自体血回输后生存分析。Wu 等[55]应用荟萃分析的方法，在 Cochrane Library 和 MEDLINE、Embase 数据库中检索在2017年9月之前发表过有关手术中自体血输血与异体输血研究的论著。结果表明，此荟萃分析包括9项研究，总共包含4354例患者，其中1346例患者接受自体血回输治疗，3008例患者接受异体血输注治疗。两组患者5年总生存率（OR 1.12，95%CI 0.80～1.58）、5年无病生存率（OR 1.08，95%CI 0.86～1.35）和5年复发率（OR 0.86，95%CI 0.71～1.05）差异无统计意义。分组分析也显示因患肝细胞癌实施肝移植患者5年总生存率（OR 0.97，95%CI 0.57～1.67）差异无统计学意义。得出结论，对于恶性疾病患者，术中自体血回输不会增加患者肿瘤复发率，与异体输血无显著差异。此研究有以下不足之处：①此研究只包括将自体血回输与异体血回输进行对比研究，其中大多数研究都是回顾性研究；②选择偏差不容忽视。研究包括几种恶性疾病，这些肿瘤之间的自然差异可能影响患者的预后；回顾性研究和不同类型肿瘤带来的混合效应可能导致最终结果的偏倚。因此，需要进一步的多中心随机对照研究来验证这一结论。

妊娠高血压综合征（PIH）是妊娠期最常见的严重并发症，导致严重的母婴发病率和死亡率。血管痉挛是妊娠高血压综合征的主要发病机制，导致血流动力学改变和血管内皮细胞损伤。但潜在的机制仍不清楚。单核细胞－内皮黏附一直被认为是血管内皮细胞损伤的重要指标之一。连接蛋白 43（Cx43）在单核细胞－内皮黏附中起重要作用。Li 等[56] 的研究中，探讨 Cx43 在妊娠高血压综合征诱导的血管内皮细胞损伤中对细胞黏附的影响。从妊娠高血压综合征患者和非妊娠高血压综合征患者中获取人脐静脉内皮细胞（HUVECs）。用不同的方法，如抑制剂油酰胺和 Gap26，特异性 siRNA 改变正常或妊娠高血压综合征 -HUVECs 的 Cx43 通道功能或蛋白表达。检测 U937- 人脐静脉内皮细胞黏附、黏附分子 VCAM1 和 ICAM1 的表达及 PI3K/Akt/NF-κB 信号通路的活性。结果表明，妊娠高血压综合征人脐静脉内皮细胞与单核细胞－内皮细胞的黏附明显高于正常人脐静脉内皮细胞。抑制 Cx43 蛋白表达可显著降低细胞黏附能力，但 Cx43 通道功能对其无明显影响。妊娠高血压综合征人脐静脉内皮细胞 Cx43 蛋白表达的改变通过调节 PI3K/Akt/NF-κB 信号通路的活性介导血管细胞黏附分子 -1 和细胞间黏附分子 -1 的表达。本研究首次报道了 PIH-HUVECs 上 Cx43 蛋白的表达明显高于正常 HUVECs，血管内 Cx43 蛋白表达升高，导致 PI3K/Akt/NF-κB 信号通路激活，VCAM1 和 ICAM1 过度表达，最终导致单核细胞－内皮细胞黏附增加。

TLR7 介导糖尿病患者对缺血性急性肾损伤易感性增加。Huang 等[57] 探讨炎症细胞因子和 TLR7 在糖尿病缺血性急性肾损伤的作用。该研究采用人肾小管上皮细胞（human renal tubular epithelial cell，HK-2）高糖缺氧复氧模型模拟糖尿病缺血再灌注所致的急性肾损伤（AKI）。该研究将 HK-2 细胞随机分成 8 组（$n=6$）：低糖组（LG 组）、高糖组（HG 组）、低糖＋甘露醇组（M 组）、低糖＋缺氧复氧组（LH/R 组）、高糖＋缺氧复氧组（HH/R 组）、高糖＋缺氧复氧＋TLR7 基因沉默组（HH/R-siRNA 组）、高糖＋缺氧复氧＋RNA 干扰对照组（HH/R-Scrambled siRNA 组）、高糖＋缺氧＋氯喹的预处理组（HH/R-CQ 组）。主要观察各组间细胞活性、炎症细胞因子、Toll 样受体 7（TLR7）、髓样分化因子 88（MyD88）、NF-κB 及细胞凋亡率的差异。研究结果显示，HH/R 组和 LH/R 组相比，出现明显的细胞损伤（$P<0.05$），而 TLR7-siRNA 转染或氯喹预处理可抑制高糖和缺氧复氧作用下 HK-2 细胞的损伤。流式细胞术显示 HG、LH/R 和 HH/R 组的凋亡率高于 LG 组（$P<0.05$）。LH/R 组细胞凋亡率明显低于 HH/R 组（$P<0.05$），且 TLR7-siRNA 转染或氯喹预处理可以显著减少高糖缺氧复氧作用下细胞凋亡。HH/R 组炎症因子的激活明显大于 LH/R 组（$P<0.05$）。在高糖缺氧复氧条件下，TLR7-siRNA 转染（HH/R 组 vs. HH/R-siRNA 组）或氯喹预处理（HH/R 组 vs. HH/R-CQ 组）可显著降低炎症因子的释放（$P<0.05$）。与 LH/R 组相比，HH/R 组的 TLR7、MyD88 和 NF-κB 蛋白均明显增加。转染 TLR7-siRNA 的细胞和氯喹预处理可抑制高糖缺氧复氧条件下 TLR7、MyD88 和 NF-κB 蛋白的表达。最后，该研究得出结论，糖尿病增加缺血引起的肾损伤的易感性。这种增加的易感性源自涉及 TLR7 信号转导途径的炎症反应增强。该研究针对糖尿病致缺血性急性肾损伤易感性增加进行研究，结果揭示肾 TLR7 的上调可能是糖尿病肾炎症反应增强和易受缺血影响的原因。从中可以看出，高糖是增

加肾急性缺血再灌注损伤易感性的关键因素。在免疫机制平衡的条件下，TLR7的基础表达具有启动保护信号机制的功能，然而，免疫机制的不平衡，无论是在受体水平还是在下游效应物水平，都可能导致严重的肾损害。这对未来寻找治疗糖尿病缺血性肾损伤方向提供有益的指导。控制血糖是核心要素，以及下调TLR7，抑制炎症反应对肾具有保护效应。在此研究基础上可能有助于寻找治疗糖尿病缺血性急性肾损伤的新靶点，并为减少围术期糖尿病肾缺血性急性肾损伤的发生提供理论依据和新的临床策略，可能有助于糖尿病患者的长期生存率。

局部麻醉药广泛应用于神经阻滞，但是大剂量应用可导致神经损伤、毒性反应、细胞生长抑制和凋亡等不良反应。Ling等[58]研究通过构建阻断大鼠坐骨神经传导的体内模型，探讨千赫兹高频交流电（kilohertz high-frequency alternating current，KHFAC）阻断神经传导作用及其参数的相关性。研究首先采用高频双相矩形刺激脉冲刺激大鼠坐骨神经，通过调控阻断频率和强度来记录刺激前后复合肌肉动作电位（compound muscle action potential，CMAP）振幅和肌肉状态的变化；其次，用超声测量刺激点坐骨神经的直径和周长，分析刺激频率与神经直径和周长的相关性。此外，通过第2天的CMAP和神经传导速度以及坐骨神经苏木精-伊红染色结果，来评估电刺激对神经的影响。研究结果提示，在一定的电流强度下，KHFAC完全阻断坐骨神经传导，不会造成神经损伤。该研究还发现阻滞频率与坐骨神经周长呈负线性相关（$P<0.05$），阻滞频率与神经直径和体重无相关性（$P>0.5$）。由于该研究样本量相对较少，超声测量动物神经直径灵敏度低，仍需要进一步实验来验证两者之间的相关性。

（缪长虹　田　毅　叶建荣　吴晓丹　杨丽芳　黄立宁　都义日　谷长平）

参 考 文 献

[1]　Liu XC, Zhang YX, Liu ZL, et al. Application of second-generation Shikani optical stylet in critically ill patients undergoing cerebral aneurysm embolization. J Int Med Res, 2019, 47 (4): 1565-1572.

[2]　He XY, Dan QQ, Wang F, et al. Protein network analysis of the serum and their functional implication in patients subjected to traumatic brain injury. Front Neurosci, 2019, 12: 1049.

[3]　Li S, Sun HH, Liu XY, et al. Mannitol improves intraoperative brain relaxation in patients with a midline shift undergoing supratentorial tumor surgery: A randomized controlled trial. J Neurosurg Anesth, 2020, 32 (4): 307-314.

[4]　Ding Q, Zhang ZG, Liu H, et al. Perioperative use of renin-angiotensin system inhibitors and outcomes in patients undergoing cardiac surgery. Nat Commun, 2019, 10 (1): 4202.

[5]　Li J, Yang LJ, Wang GY, et al. Severe systemic inflammatory response syndrome in patients following total aortic arch replacement with deep hypothermic circulatory arrest. J Cardiothorac Surg, 2019, 14 (1): 217.

[6]*　Gao ZF, Pei X, He C, et al. Oxygenation impairment in patients with acute aortic dissection is associated with disorders of coagulation and fibrinolysis: A prospective observational study. J Thorac Dis, 2019, 11 (4): 1190-1201.

[7]*　Guo ZJ, Yang YW, Zhao MM, et al. Preoperative hypoxemia in patients with type A acute aortic dissection: A

retrospective study on incidence, related factors and clinical significance. J Thorac Dis, 2019, 11 (12): 5390-5397.

[8]* Liu XJ, Zhang WY, Wang LJ, et al. Male patients with diabetes undergoing coronary artery bypass grafting have increased major adverse cerebral and cardiovascular events. Interact Cardiovasc Thorac Surg, 2019, 28 (4): 607-612.

[9] Wu QL, Gao W, Zhou JH, et al. Correlation between acute degradation of the endothelial glycocalyx and microcirculation dysfunction during cardiopulmonary bypass in cardiac surgery. Microvasc Res, 2019, 124: 37-42.

[10] Xu J, Zhou GH, Li YD, et al. Benefits of ultra-fast-track anesthesia for children with congenital heart disease undergoing cardiac surgery. BMC Pediatr, 2019, 19 (1): 487.

[11] Yu T, Zhang SJ, Cao X, et al. Iontophoretic delivery of transdermal patches containi. Acta Biochim Pol, 2019, 66 (2): 167-172.

[12] Lu C, Yu L, Wei JF, et al. Predictors of postoperative outcomes in infants with low birth weight undergoing congenital heart surgery: a retrospective observational study. Ther Clin Risk Manag, 2019, 15: 851-860.

[13] Lu YQ, Pan ZY, Zhang S, et al. Living donor liver transplantation in children: perioperative risk factors and a nomogram for prediction of survival. Transplantation, 2019. doi: 10.1097/TP.0000000000003056.

[14] Dong J, Zeng M, Ji N, et al. Impact of anesthesia on long-term outcomes in patients with supratentorial high-grade glioma undergoing tumor resection: A retrospective cohort study. J Neurosurg Anesth, 2020, 32 (3): 227-233.

[15] Gao H, Meng XY, Wang HQ, et al. Association between anaesthetic technique and oncological outcomes after colorectal carcinoma liver metastasis resection. Int J Med Sci, 2019, 16 (2): 337-342.

[16] Wu ZX, Zhao P, Long ZH, et al. Biomarker screening for antenatal depression in women who underwent caesarean section: a matched observational study with plasma Lipidomics. BMC Psychiatry, 2019, 19 (1): 259.

[17] Shao B, Mo M, Xin X, et al. The interaction between prepregnancy BMI and gestational vitamin D deficiency on the risk of gestational diabetes mellitus subtypes with elevated fasting blood glucose. Clin Nutr, 2020, 39 (7): 2265-2273.

[18] He L, Zhang R, Yin J, et al. Perioperative multidisciplinary implementation enhancing recovery after hiparthroplasty in geriatrics with preoperative chronic hypoxaemia. Sci Rep, 2019, 9 (1): 19145.

[19] Miao YL, Guo WZ, An LN, et al. Postoperative shed autologous blood reinfusion does not decrease the need for allogeneic blood transfusion in unilateral and bilateral total knee arthroplasty. PLoS One, 2019, 14 (7): e0219406.

[20] Jiang R, Sun Y, Wang H, et al. Effect of different carbon dioxide (CO_2) insufflation for laparoscopic colorectal surgery in elderly patients: A randomized controlled trial. Medicine (Baltimore) , 2019, 98 (41): e17520.

[21] Wang L, Yang L, Yang J, et al. Effects of permissive hypercapnia on laparoscopic surgery for rectal carcinoma. Gastroenterol Res Pract, 2019, 7 (10): 3903451.

[22] Luo Q, Zhao W, Su Z, et al. Risk factors for prolonged pleural effusion following total cavopulmonary connection surgery: 9 years' experience at fuwai hospital. Front Pediatr, 2019, 7: 456.

[23] Liu J, Zhang Y, Zhu H, et al. Prediction of perioperative outcome after hepatic resection for pediatric patients. BMC Gastroenterol, 2019, 19 (1): 201.

[24] Gao X, Zhu P, Yu L, et al. Ultrasound/acidity-triggered and nanoparticle-enabled analgesia. Adv Healthc Mater, 2019, 8 (9): e1801350.

[25] Liu SK, Chen G, Yan B, et al. Adverse respiratory events increase post-anesthesia care unit stay in China: A 2-year

retrospective matched cohort study. Curr Med Sci, 2019, 39 (2): 325-329.

[26]　Xu W, Huang Y, Bai J, et al. A quality improvement project to reduce postoperative adverse respiratory events and increase safety in the postanesthesia care unit of a pediatric institution. Paediatr Anaesth, 2019, 29 (2): 200-210.

[27]　Wang M, Wang X, Bao R, et al. Predictive value of the surgical pleth index for the hemodynamic responses to trachea intubation and skin incision. J Clin Monit Comput, 2019. doi: 10.1007/s10877-019-00425-6.

[28]　Xu F, Yin JW, Xiong EF, et al. Correlation between preoperative anxiety and ABO blood types: Evidence from a clinical cross-sectional study. Dis Markers, 2019, 2019: 1761693.

[29]　Zhao S, Chen F, Feng A, et al. Risk factors and prevention strategies for postoperative opioid abuse. Pain Res Manag, 2019, 2019: 7490801.

[30]　Song B, Yang Y, Bai W, et al. Effect of physical exercise on young anesthesiologists with on-call-related fatigue. Psychol Health Med, 2019, 24 (9): 1055-1062.

[31]　Du Shuping, Zhang Yuanyuan, Yang Jing, et al. Curcumin Alleviates β Amyloid-Induced Neurotoxicity in HT22 cells via upregulating SOD2. J Mol Neurosci, 2019, 67 (4): 540-549.

[32]　Yan Jing, Luo Ailin, Jing Jie Gao, et al. The role of SIRT1 in neuroinflammation and cognitive dysfunction in aged rats after anesthesia and surgery. Am J Transl Res, 2019, 11 (3): 1555-1568.

[33]　Xiang X, Yu Y, Tang X, et al. Transcriptome profile in hippocampus during acute inflammatory response to surgery: toward early stage of PND. Front Immunol, 2019, 10: 149.

[34]　Nan K, Han Y, Fang Q, et al. *HMGB1* gene silencing inhibits neuroinflammation via down-regulation of NF-κB signaling in primary hippocampal neurons induced by Aβ25-35. Int Immunopharmacol, 2019, 67: 294-301.

[35]　Li H, Dai CL, Gu JH, et al. Intranasal administration of insulin reduces chronic behavioral abnormality and neuronal apoptosis induced by general anesthesia in neonatal mice. Front Neurosci, 2019, 13: 706.

[36]　Du YR, Cui HW, Xiao YF, et al. The mechanism of lipopolysaccharide administration-induced cognitive function impairment caused by glucose metabolism disorder in adult rats. Saudi J Biol Sci, 2019, 26 (6): 1268-1277.

[37]　Zhu X, Ji MH, Li SM, et al. Systemic inflammation impairs mood function by disrupting the resting-state functional network in a rat animal model induced by lipopolysaccharide challenge. Mediators Inflamm, 2019, 2019: 6212934.

[38]　Zhang L, Xue Z, Liu Q, et al. Disrupted folate metabolism with anesthesia leads to myelination deficits mediated by epigenetic regulation of ERMN. EbioMedicine, 2019, 43: 473-486.

[39]*　Wang X, Zhou Y, Tang D, et al. ACC1 (acetyl coenzyme a carboxylase 1) is a potential immune modulatory target of cerebral ischemic stroke. Stroke, 2019, 50 (7): 1869-1878.

[40]*　Zhou YX, Wang X, Tang D, et al. IL-2mAb reduces demyelination after focal cerebral ischemia by suppressing CD8$^+$ T cells. CNS Neurosci Ther, 2019, 25 (4): 532-543.

[41]*　Wang S, Han X, Mao Z, et al. MALAT1 lncRNA induces autophagy and protects brain microvascular endothelial cells against oxygen-glucose deprivation by binding to miR-200c-3p and upregulating SIRT1 expression. Neuroscience, 2019, 397: 116-126.

[42]　Ma S, Dong Z. Melatonin attenuates cardiac reperfusion stress by improving OPA1-related mitochondrial fusion in a Yap-Hippo pathway-dependent manner. J Cardiovasc Pharmacol, 2019, 73 (1): 27-39.

[43] Wang Y S, Jin PP, Liu JJ, et al. Exosomal microRNA-122 mediates obesity-related cardiomyopathy through suppressing mitochondrial ADP-ribosylation factor-like 2. Clin Sci, 2019, 133 (17): 1871-1881.

[44] Yao Li, Chen HG, Wu QH, et al. Hydrogen-rich saline alleviates inflammation and apoptosis in myocardial I/R injury via PINK-mediated autophagy. Int. J. Mol. Med, 2019, 44 (3): 1048-1062.

[45] Deng Y, Tan X, Li ML, et al. Angiotensin-converting enzyme 2 in the rostral ventrolateral medulla regulates cholinergic signaling and cardiovascular and sympathetic responses in hypertensive rats. Neurosci Bull, 2019, 35 (1): 67-78.

[46]* Gu HW, Xing F, Jiang MJ, et al. Upregulation of matrix metalloproteinase-9/2 in the wounded tissue, dorsal root ganglia, and spinal cord is involved in the development of postoperative pain. Brain Res, 2019, 1718: 64-74.

[47] Xie MX, Zhang XL, Xu J, et al. Nuclear factor-kappaB gates Na (v) 1. 7 channels in DRG neurons via protein-protein interaction. iScience, 2019, 19 (9): 623-633.

[48] Jiang JD, Zheng XC, Huang FY, et al. MicroRNA-107 regulates anesthesia-induced neural injury in embryonic stem cell derived neurons. IUBMB Life, 2019, 71 (1): 20-27.

[49] Ji M, Mao M, Li S, et al. Acute ketamine administration attenuates lipopolysaccharide-induced depressive-like behavior by reversing abnormal regional homogeneity in the nucleus accumbens. Neuroreport, 2019, 30 (6): 421-427.

[50] Du Y, Mou Y, Liu J. Efficiency evaluation and safety monitoring of tailored rapid potassium supplementation strategy for fatal severe hypokalemia. Exp Ther Med, 2019, 17 (4): 3222-3232.

[51] Sun JJ, Tang L, Zhao XP, et al. Infiltration of blood-derived macrophages contributes to the development of diabetic neuropathy. J Immunol Res, 2019, 2019: 7597382.

[52] Dai H, Zhang S, Du X, et al. RhoA inhibitor suppresses the production of microvesicles and rescues high ventilation induced lung injury. Int Immunopharmacol, 2019, 72: 74-81.

[53] Lin L, Li G, Li J, et al. Tourniquet-induced tissue hypoxia characterized by near-infrared spectroscopy during ankle surgery: an observational study. BMC Anesthesiol, 2019, 19 (1): 70.

[54] Huan H, Pei TK, Ming CK, et al. Do rheumatoid arthritis patients have more major complications and length of stay after lower extremities fracture surgery? This retrospective cohort study explored. Medicine (Baltimore), 2019, 98 (27): e16286.

[55] Wu WW, Zhang WH, Zhang WY, et al. Risk factors of the postoperative 30-day readmission of gastric cancer surgery after discharge: A PRISMA-compliant systematic review and meta-analysis. Medicine (Baltimore), 2019, 98 (10): e14639.

[56] Li X, Zhang Q, Zhang R, et al. Down-regulation of Cx43 expression on PIH HUVEC cells attenuates monocyte-endothelial adhesion. Thromb Res, 2019, 179: 104-113.

[57] Huang YY, Zhou F, Xiao YD, et al. TLR7 mediates increased vulnerability to ischemic acute kidney injury in diabetes. Rev Assoc Med Bras (1992), 2019, 65 (8): 1067-1073.

[58] Ling D, Luo J, Wang M, et al. Kilohertz high-frequency alternating current blocks nerve conduction without causing nerve damage in rats. Ann Transl Med, 2019, 7 (22): 661.

第十二章 中国麻醉学研究精选文摘与评述

一、危重症麻醉医学研究进展

文选 1

【题目】 PI3K/Akt 通路介导 HO-1 表达调节线粒体质量控制，减轻内毒素诱导的急性肺损伤（PI3K/Akt pathway-mediated HO-1 induction regulates mitochondrial quality control and attenuates endotoxin-induced acute lung injury）

【来源】 Lab Invest，2019，99(12)：1810-1821

【文摘】 该研究通过建立脂多糖（LPS）诱导的脓毒症相关肺损伤体内和体外模型，研究 PI3K/Akt 通路介导的血红素氧合酶-1（HO-1）表达是否能调节线粒体质量控制（MQC）并减轻脓毒症相关肺损伤。结果显示，给予 HO-1 的诱导剂氯高铁血红素预处理后，脂多糖诱导的巨噬细胞凋亡减少、线粒体膜潜在损伤减少，细胞存活率明显提高；改善了脂多糖引起的大鼠肺组织病理学损伤，肺线粒体锰超氧化物歧化酶（MnSOD）活性升高 28.5%，呼吸控制率升高 39.2%，伴随大鼠存活率升高。但使用 PI3K 抑制剂 LY294002 或用 siRNA 敲低 PI3K 后，可显著抑制 Akt 磷酸化，减弱 HO-1 表达，进一步逆转氯高铁血红素预处理发挥的保护作用，证实 PI3K/Akt 通路直接参与 HO-1 减轻脓毒症相关肺损伤的过程。此外，该研究还证实 PI3K/Akt 通路参与 HO-1 介导的 MQC 调控，可促进线粒体生物发生、阻止线粒体自噬的非稳态改变。综上所述，该研究表明在脓毒症发生过程中，通过 PI3K/Akt 通路激活 HO-1，从而调节 MQC 在保护肺免受氧化损伤方面发挥重要作用。HO-1 可能是预防脓毒症相关肺损伤的治疗靶点。

（谢克亮　程宝莉）

【评述】 由于发病机制尚未阐明，加以缺乏特异性治疗措施，脓毒症相关急性肺损伤仍然是危重病患者死亡的主要原因。线粒体动力学、线粒体自噬与起源进化等参与线粒体质量控制（MQC），氧化应激诱发的 MQC 紊乱与脓毒症相关的器官功能障碍发生发展密切相关，以恢复线粒体稳态为靶向的药物研发是防治脓毒症相关器官损伤的新策略。该研究探讨血红素氧合酶-1（HO-1）调节 MQC 减轻脓毒症相关急性肺损伤的作用及其分子机制，结果显示，PI3K/Akt 通路介导的 HO-1 表达，从而调控 MQC，保护肺组织。在此次 COVID-19 救治中，我国传统医学发挥了一定的治疗价值。结合以往对电针干预或药物靶向激活 HO-1 相关信号通路的研究，脓毒症相关的肺损伤发病机制和防治研究除了细胞因子风暴、免疫功能失衡外，采用生物物理学等方法研究细胞器、亚细胞器的功能并进行中西医结合技术靶向干预将具有一定的前景。

（方向明）

文选 2

【题目】 **B 淋巴细胞成熟障碍导致脓毒症患者 B 淋巴细胞数量减少和预后不良（Impaired B-cell maturation contributes to reduced B cell numbers and poor prognosis in sepsis）**

【来源】 Shock，2020，54（1）：70-77

【文摘】 Duan 等运用回顾性分析结合前瞻性队列研究，探究 B 淋巴细胞计数对脓毒症预后的影响。回顾性研究共纳入 2016 年 12 月至 2017 年 12 月接受治疗的脓毒症患者 123 名，分为 28 d 存活者和 28 d 非存活者；前瞻性队列研究中纳入 2018 年 12 月至 2019 年 4 月接受治疗的脓毒症患者 40 名，主要通过流式细胞术和酶联免疫吸附剂测定法比较 28 d 存活者和 28 d 非存活者 B 细胞成熟、B 细胞死亡和循环滤泡辅助性 T（cTfh）细胞数量的差异。回顾性分析结果发现，非存活者在脓毒症发作时和脓毒症发病 24 h 淋巴细胞计数均较低（$P=0.006\,3$，$P=0.000\,5$），且淋巴细胞计数 $<0.4\times10^9/L$ 的患者较淋巴细胞计数 $>0.4\times10^9/L$ 的患者有更高的死亡率。前瞻性队列研究发现，与存活者相比，非存活者在脓毒症发病时（$P=0.001\,8$）和 24 h 后（$P<0.000\,1$）$CD19^+$ 细胞的数量均低于存活者。进一步分析发现，存活者和非存活者 $CD19^+$ 细胞亚群的主要差异不是初始 B 细胞（$CD19^+CD27^-$），而是包括记忆 B 细胞在内的成熟 B 细胞。当脓毒症发病时，记忆 B 细胞分别为 3.44%、4.48%，抗体分泌细胞分别为 4.53%、6.30%，cTfh 细胞分别为 3.57%、4.49%；脓毒症发生 24 h 后，记忆 B 细胞分别为 4.05%、7.20%，抗体分泌细胞分别为 5.25%、8.78%，cTfh 细胞分别为 3.98%、6.15%，而成熟 B 细胞的死亡在两者之间没有差异。此外，该研究还发现 cTfh 细胞数量与成熟 B 细胞和免疫球蛋白数量呈正相关，而与初始 B 细胞数量无关。最终得出结论，B 淋巴细胞成熟障碍可导致脓毒症患者 B 淋巴细胞数量减少，直接影响预后。 （谢克亮　程宝莉）

【评述】 免疫抑制是脓毒症预后不良的重要原因，会导致原发性感染无法根除，并继发致命的获得性感染（细菌、真菌或病毒等）。淋巴细胞总数减少，包括 B 淋巴细胞减少和 T 淋巴细胞减少，这是脓毒症患者免疫抑制的主要原因。既往研究多侧重于强调 T 淋巴细胞数量减少对脓毒症发生、发展及预后的意义，而对 B 淋巴细胞的研究较少。cTfh 细胞可通过生发中心反应促进 B 细胞向记忆 B 细胞和产生抗体的浆细胞增殖、Ig 类型转换、成熟和分化，在 B 细胞成熟过程中起到关键作用，但其在脓毒症免疫抑制中的作用一直有待于进一步研究。该研究通过回顾性分析和前瞻性队列研究，分析 28 d 存活和非存活脓毒症患者 B 淋巴细胞数量变化，结果显示，相比存活者，非存活者各类成熟 B 细胞及 cTfh 细胞数量均减少，但成熟 B 细胞的凋亡和焦亡在两组之间差异无统计学意义。由此可见，B 淋巴细胞成熟障碍是导致 B 淋巴细胞数量减少的重要因素，直接影响脓毒症患者生存率。因此，该研究提示，cTfh 细胞数量减少可能是脓毒症预后不良的重要预警指标，cTfh 细胞可能是临床上脓毒症治疗的新靶点。 （方向明）

文选 3

【题目】 **阻断 IL-17A/IL-17R 通路抑制小胶质细胞的激活，可减轻小鼠脓毒症相关性脑病**

（ Blockade of IL-17A/IL-17R pathway protected mice from sepsis-associated encephalopathy by inhibition of microglia activation ）

【来源】 Mediators Inflamm，2019，2019：8461725

【文摘】 该研究采用盲肠结扎穿孔术（CLP）诱导脓毒症相关性脑病小鼠模型，通过抑制性回避实验和旷场实验评价其行为。分别于造模后 6 h、12 h、24 h、48 h 和第 7 天测定小鼠脑组织匀浆中细胞因子表达和小胶质细胞激活情况。结果发现，脓毒性腹膜炎导致小鼠学习记忆和探索活动明显受损，与脑匀浆中 IL-17A、IL-1、TNF-α 高表达有关。其次，检测到 CLP 后海马组织中 IL-17R 和小胶质细胞特异性蛋白 Iba-1 的荧光强度明显升高。为了确定阻断 IL-17A/IL-17R 对预防脓毒症相关性脑病的潜在作用，在造模前分别向小鼠脑室内注射重组 IL-17A、抗 IL-17A 抗体、抗 IL-17R 抗体或同型对照。重组 IL-17A 可增强 CLP 小鼠神经炎症和小胶质细胞激活，相反，抗 IL-17A 抗体、抗 IL-17R 抗体减轻中枢神经系统炎症和小胶质细胞的激活，从而减轻认知功能障碍。此外，与对照组相比，从 CLP 小鼠中培养的小胶质细胞在 IL-17A 的作用下产生水平更高的细胞因子，并表达更高的 Iba-1 荧光强度。抗 IL-17R 抗体预处理可抑制 IL-17A 刺激的小胶质细胞中 Iba-1 的表达和细胞因子的产生。综上所述，IL-17A/IL-17R 通路的阻断可以抑制小胶质细胞的激活和神经炎症，从而部分逆转脓毒性脑损伤引起的认知障碍。

（谢克亮 程宝莉）

【评述】 脓毒症是由感染引起的机体反应异常，是危重患者多器官功能障碍最常见的病因。在脓毒症中，中枢神经系统被认为是最先受到影响的器官之一，临床表现为脓毒症相关性脑病，其主要特征是弥漫性脑功能障碍和认知障碍，从而导致死亡率升高。在脓毒症相关性脑病发病和进展过程中，脑内炎性反应起到至关重要的作用。在脓毒症的刺激下，小胶质细胞被迅速激活，产生大量的 NO、TNF-α、IL-6、IL-1、氧自由基和兴奋性神经递质，放大大脑炎性反应，加剧神经损伤。IL-17A 是 IL-17 家族成员，通过与其受体 IL-17R 相互作用，促进炎症反应，参与各种中枢神经系统炎症性疾病。该研究旨在探究 IL-17A 介导的小胶质细胞激活在脓毒症相关性脑病中的具体作用，证实脓毒症诱导 IL-17A/IL-17R 及其相关细胞因子在脑内高表达，进一步引起小胶质细胞激活和神经炎症；阻断 IL-17A/IL-17R 通路可抑制该反应，减轻脓毒症相关性脑病。鉴于 IL-17A/IL-17R 信号通路在脓毒症相关性脑病中的重要作用，靶向 Th17 细胞的分化、发育及针对 IL-17A/IL-17R 通路的治疗方案，将为临床治疗脓毒症相关性脑病提供新的方向。但是，IL-17A 可以由 Th17、固有淋巴细胞、中性粒细胞等多种细胞产生，脓毒症脑组织中 IL-17A 的确切来源尚需进一步的研究。

（方向明）

文选 4

【题目】 部分液体通气诱导的亚低温改善犬急性呼吸窘迫综合征肺功能及减轻炎症反应（Partial liquid ventilation-induced mild hypothermia improves the lung function and alleviates the inflammatory response during acute respiratory distress syndrome in canines ）

【来源】 Biomed Pharmacother，2019，118：109344

【文摘】 为探讨部分液体通气（PLV）联合亚低温治疗对急性呼吸窘迫综合征（ARDS）的可能作用，Wei 等采用全氟碳化合物（PFC）液体通气对患有 ARDS 犬进行亚低温治疗，分析 PFC 液体通气亚低温治疗对 ARDS 犬炎症因子水平和肺组织病理学的影响。该研究将实验犬随机分为常规机械通气（CMV）组、常温 PFC 液体通气（NPLV）组、低温 PFC 液体通气（HPLV）组和对照（MV）组。制备油酸诱导的 ARDS 犬模型，氧合指数≤200 mmHg 维持 30 min 即造模成功。CMV 组给予常规机械通气进行呼吸支持，NPLV 组给予 36℃ PFC 治疗，直肠温度维持在 36～38 ℃；HPLV 组给予 PLV 诱导的 15 ℃ PFC 亚低温治疗，直肠温度维持在 34～36 ℃；MV 组为对照组。对肺组织病理学、股动脉血氧分压、肺湿/干（W/D）比分析显示，PLV 诱导的亚低温治疗显著增加动脉血氧分压值，减轻肺损伤，对血流动力学无不良影响。此外，PLV 诱导的亚低温治疗使支气管肺泡灌洗液中抗炎因子 IL-10 的表达显著升高，外周静脉血和支气管肺泡灌洗液中 IL-6 和 TNF-α 的表达降低。与 NPLV 和 CMV 组相比，PLV 诱导的亚低温治疗组肺组织中 MPO 和 NF-κB p65 表达降低。最终该研究得出结论，PLV 联合亚低温治疗可以对油酸诱导的犬 ARDS 模型提供肺保护，改善肺功能，减轻炎症反应。

（谢克亮　程宝莉）

【评述】 急性呼吸窘迫综合征是一种以进行性呼吸困难和顽固性低氧血症为特征的急性呼吸衰竭，病死率高。临床上已使用许多方法试图提高机械通气效果以改善肺功能和气体交换，如呼气末正压通气、压力控制性反比通气、俯卧位机械通气及体外膜氧合器（ECMO）治疗。但临床效果有限，且机械通气本身及高浓度的氧气都容易引起进一步的肺损伤。近年来，全氟碳化合物部分液体通气被证实可以显著改善肺气体交换功能和呼吸动力学。全氟碳化合物由于其高呼吸气体（包括 O_2、CO_2）溶解度和低表面张力，而成为用于液体通气的最佳媒介之一。也有研究表明，ARDS 动物模型中，低温治疗可减轻其炎症反应，提供肺保护作用，但是亚低温不能单独产生肺保护作用，需要与其他保护措施协同作用。研究报道，部分液体通气联合亚低温治疗有助于改善 ARDS。但结合近年来的临床研究，对部分液体通气的效果仍存在分歧，结果倾向于 PLV 虽能促进肺复张、改善肺顺应性和氧合，但其在气道堵塞、低氧血症及心血管系统方面的影响也不容忽视。若作为一种常规治疗手段在临床中广泛应用，尚需进行严谨的多中心、大样本研究。

（王东信）

文选 5

【题目】 氢气通过自噬介导的 NLRP3 炎症小体失活减轻脓毒症中线粒体功能障碍和器官损伤（Hydrogen alleviates mitochondrial dysfunction and organ damage via autophagy-mediated NLRP3 inflammasome inactivation in sepsis）

【来源】 Int J Mol Med，2019，44（4）：1309-1324

【文摘】 该研究采用 CLP 诱导的脓毒症小鼠和脂多糖（LPS）诱导的巨噬细胞分别作为脓毒症的体内和体外模型，从自噬和 NLRP3 炎症小体角度，研究脓毒症中氢气发挥治疗作用的具体机制。结果显示，脂多糖和 ATP 导致 NLRP3 炎症小体通路激活，脓毒症期间炎症小体的激活可放大炎症反应，细胞因子释放过多，线粒体功能障碍和自噬激活。CLP 也可诱导器官损伤和 NLRP3 通路激活。氢气治疗可改善重要器官损伤、炎症反应、线粒体功能障碍，并抑制 NLRP3 通路激活，促进脂多糖和 CLP 小鼠巨噬细胞自噬。自噬抑制剂和 NLRP3 的诱导剂处理可逆转氢气的保护作用。综上，氢气可以通过自噬介导的 NLRP3 炎症小体失活减轻线粒体功能障碍和细

胞因子的释放。　　　　　　　　　　　　　　　　　　　　　　　　（谢克亮　程宝莉）

【评述】　氢气是一种新型医学气体，最初发现其有明显的选择性抗氧化作用。近年研究表明，氢气能够抑制机体过度的氧化应激和炎症反应，并发挥抗细胞凋亡作用，从而改善脓毒症相关器官损伤，已成为脓毒症治疗研究的热点。此外，作为气体信号分子，氢气还具有调节信号通路的作用。例如，氢气治疗能够通过调节 Nrf2 及其下游信号分子组成的信号通路发挥内源性抗氧化应激作用；能够通过抑制 NF-κB 活性降低肺组织炎性介质，改善脓毒症相关肺损伤等。线粒体损伤是脓毒症的重要分子病理学机制，其损伤程度与脓毒症预后密切相关，氢气治疗可明显改善线粒体功能。自噬是真核细胞内依赖溶酶体降解细胞器的一种重要内源性保护机制，自噬水平增加可维持线粒体稳态。该研究证实氢气可以增强自噬水平，抑制 NLRP3 炎症小体的活化，从而减轻炎症反应，改善线粒体功能。这一发现将自噬与 NLRP3 炎症小体相关联，为氢气治疗脓毒症的机制研究提供了新的思路。　　　　　　　　　　　　　　　　　　　（方向明）

文选 6

【题目】　激活 β_2 肾上腺素受体可通过逆转神经炎症和突触异常减轻脓毒血症诱导的海马依赖性认知功能障碍（Activation of β_2-Adrenoceptor attenuates sepsis-induced hippocampus-dependent cognitive impairments by reversing neuroinflammation and synaptic abnormalities）

【来源】　Front Cell Neurosci，2019，13：293

【文摘】　β_2 肾上腺素受体是一种 G 蛋白偶联受体，其功能障碍与各种神经退行性疾病相关。该研究针对异常的 β_2 肾上腺素受体是否参与脓毒症诱导的认知障碍这一问题进行探究。对 C57BL/6 小鼠进行 CLP 模拟临床人类脓毒症相关脑病，分别于造模后 6 h、12 h、24 h 以及第 7 天和第 16 天后检测海马区 β_2 肾上腺素受体、TNF-α、IL-1β、IL-6、CAMP- 反应元件结合蛋白（CREB）、脑源性神经营养因子（BDNF）、突触后致密蛋白 95（PSD95）及 GluN2B 表达水平。在介入研究中，经腹腔注射 β_2 肾上腺素受体激动剂克仑特罗：早期治疗，CLP 造模后立即注射；后期治疗，CLP 造模 8 d 后注射。小鼠的神经行为表现通过旷场实验和场景恐惧实验进行评估。结果显示，海马 β_2 肾上腺素受体的表达从造模后 12 h 开始显著下降，并持续至造模后第 16 天。脓毒症小鼠出现神经炎性因子表达升高，CREB/ BDNF 表达下调，PSD95 和 GluN2B 表达降低，海马依赖性认知障碍。通过腹腔注射 β_2 肾上腺素受体激动剂克仑特罗后促进小胶质细胞向抗炎表型极化，促炎细胞因子表达下降，减少 CREB/ BDNF、PSD95 和 GluN2B 表达增加，脓毒症引起的认知障碍减轻。以上结果都表明脓毒症可引起神经炎症、突触蛋白丢失和认知障碍，与海马区 β_2 肾上腺素受体信号通路功能障碍有关。而激活 β_2 肾上腺素受体可以改善脓毒症性脑病造成的认知功能障碍。　　　　　　　　　　　（谢克亮　程宝莉）

【评述】　脓毒症相关脑病是一种弥漫性脑疾病，涉及多个脑区。海马体是最脆弱的部分之一，极易受累，造成缺血、缺氧和炎症。海马体在学习和记忆过程中起关键作用，是成人神经发生的主要部位，海马损伤将严重破坏各种学习和记忆能力。脓毒性脑病通常涉及神经炎症和海马突触的可塑性受损，从而造成认知功能障碍。炎症因子的表达会损伤对突触可塑性至关重要的蛋白 pCREB 和 BDNF。β_2 肾上腺素受体是脑内广泛分布的一种 G 蛋白偶联受体，对于长时程增强和学习记忆的巩固发挥重要作用，其功能异常与多种神经退行性疾病密切相关。已有报道，激活 β₂ 肾上腺素受体可以抑制神经炎症反应，该研究进一步证实激活 β₂ 肾上腺素受体可以通过减轻神经炎症及海马突触可塑性损伤而改善脓毒症相关的认知功能障碍。但该研究有一定的局限性，例如只针对大脑海马体进行研究，不能代表整个大脑炎症和突触可塑性的变化。此外，有研究表明 β₂ 肾上腺素受体主要在胶质细胞中表达，因此 β₂ 肾上腺素受体的具体分布还有待于进一步研究。　　　　　（方向明）

文选 7

【题目】 Toll 样受体 7 引起脓毒血症小鼠的炎症反应、器官损伤及死亡（**Toll-like receptor 7 contributes to inflammation，organ injury，and mortality in murine sepsis**）

【来源】 Anesthesiology，2019，131（1）：105-118

【文摘】 使用野生型和 Toll 样受体 7 敲除（TLRT$^{-/-}$）的 C57BL/6J 小鼠，通过 CLP 建立脓毒症模型。分别检测小鼠死亡率、急性肾损伤生物标志物表达、血浆和腹腔灌洗液中细胞因子表达和细菌计数、血液中白细胞计数。CLP 造模后，野生型小鼠 11 d 总死亡率为 81%，TLRT$^{-/-}$ 小鼠 11 d 总死亡率为 48%（每组 $n=27$，$P=0.003$ 1）。与野生型脓毒症小鼠相比，TLRT$^{-/-}$ 小鼠脓毒症的严重程度较低，造模后 24 h 腹膜炎症、急性肾损伤严重程度减轻，细胞因子生成减少，细菌负荷量下降，中性粒细胞和腹腔巨噬细胞募集增强。为检验野生型小鼠和 TLRT$^{-/-}$ 小鼠结肠微生物组的差异是否对结果有影响，向野生型小鼠腹腔注射等量的野生型小鼠或 Toll 样受体 7$^{-/-}$ 小鼠盲肠悬液，结果显示，野生型小鼠和 TLRT$^{-/-}$ 小鼠的盲肠悬液在腹腔注射后导致败血症严重程度、腹腔细胞因子、白细胞募集水平相似。以上结果表明，Toll 样受体 7 作为病原体和宿主单链 RNA 的传感器，其信号通路可能在脓毒症发病过程中发挥重要作用。　　　　　（谢克亮　程宝莉）

【评述】 Toll 样受体 7 在受到单链 RNA 激活后会刺激细胞因子的产生，而脓毒症的特征在于机体与组织损伤（或病原体）有关的分子水平升高，包括 RNA 的升高。该研究在 TLRT$^{-/-}$ 的小鼠中建立脓毒症模型，观察到小鼠病死率降低，急性肾损伤程度减轻，细胞因子生成减少，从细胞和动物水平证实 Toll 样受体 7 在脓毒症进程中扮演重要角色。该研究采用 CLP 模型可以更好地模拟脓毒症在体内发生发展状况，更加贴近临床实际，Toll 样受体 7 受体敲除小鼠表型发生变化也从动物水平证实其信号通路在脓毒症发病过程中的作用，随后研究者用一系列细胞实验进一步对 Toll 样受体 7 在免疫系统中发挥的作用作了进一步阐述。但该研究在 Toll 样受体 7 机制阐述方面缺乏创新性，Toll 样受体 7 的作用已经被不同程度的验证，若研究者可以在 Toll 样受体 7 上下游找到关键调控因子，同时找到合适的药物抑制此信号通路，就会对 Toll 样受体 7 在脓毒症中扮演的角色有更深入的了解和转化医学意义。　　　　　（方向明）

文选 8

【题目】 高氧富氢溶液抑制大鼠失血性休克引起的肺损伤（**Hyperoxygenated hydrogen-rich solution suppresses lung injury induced by hemorrhagic shock in rats**）

【来源】　J Surg Res，2019，239：103-114

【文摘】　Meng 等针对高氧富氢溶液是否可以保护肺组织减轻急性肺损伤进行研究。将 SD 大鼠随机分为 5 组（$n=6$），包括假手术组、乳酸林格液（LRS）组、高氧液（HOS）组、富氢液（HS）组、高氧富氢液（HOHS）组。除假手术组外，其余各组均行麻醉，右股静脉置管及全身肝素化，建立失血性休克模型 1 h 后给予相应溶液的液体复苏。采用以下方法评估这些溶液的保护效果：采集动脉血标本进行血气分析；收集支气管肺泡灌洗液进行细胞计数和蛋白定量；收集肺组织标本，测定肺湿 / 干比及总超氧化物歧化酶（T-SOD）、MDA、TNF-α、IL-6 表达水平；于光镜下观察 caspase-3、TUNEL 阳性细胞及肺组织病理改变，并进行急性肺损伤病理学评分；用透射电镜观察肺组织超微结构变化。结果表明，相较 LRS 组，HOS 组、HS 组、HOHS 3 组的 PaO_2、$PaCO_2$ 和 T-SOD 均升高（$P<0.05$），其中 HOHS 组升高最显著（$P<0.01$）；相反地，3 个处理组的乳酸、MDA、TNF-α、IL-6、细胞计数、蛋白含量、caspase-3、TUNEL 阳性细胞及急性肺损伤病理学评分等较 LRS 组均下降（$P<0.05$），其中 HOHS 组下降最显著（$P<0.01$）。光镜和电镜形态学观察显示，与 LRS 组相比，3 个处理组的细胞损伤均有不同程度的改善，HOHS 组尤为明显。提示 HOHS 对失血性休克所致肺损伤具有一定的保护作用。　　　　　　　　　（谢克亮　程宝莉）

【评述】　近年来，许多临床和实验研究表明，肺是创伤性失血性休克继发性损伤的第一个器官。一般发病早期即可出现急性肺损伤，发生率高达 80% 以上，病情恶化可发展为急性呼吸窘迫综合征，甚至多器官功能障碍综合征或多器官功能衰竭，危及患者生命。液体复苏是失血性休克紧急治疗的基础，但对于恢复血容量和优化器官灌注最合适的液体仍存在不确定性。高氧溶液可以缓解细胞缺氧，而富氢溶液可以对抗炎症反应、缓解氧自由基损伤和细胞过度凋亡。该研究将两种溶液的有益作用相结合，探究高氧富氢溶液对失血性休克引起的急性肺损伤的保护作用。结果揭示高氧富氢溶液可显著改善肺组织损伤程度，抑制失血性休克引起的急性肺损伤。从该研究可以得出高氧富氢溶液主要具备 3 个重要的药理作用：首先，作为晶体溶液补充血容量；其次，液体中高浓度的溶解氧提供分子氧供应；最后，液体中高度溶解的氢分子可以选择性地清除活性氧，抑制炎症细胞因子的释放。高氧富氢溶液在增加血容量方面与乳酸林格液具有相同的效果，但其疗效显著高于乳酸林格液、富氢液和高氧液，其作用机制与增加血容量、改善氧供应、抑制自由基和炎症的释放有关。　　　　　　（方向明）

文选 9

【题目】　大肠埃希菌肺炎中转录因子 NR4A1 的缺失增强细菌清除率，防止肺损伤（Deficiency of the transcription factor NR4A1 enhances bacterial clearance and prevents lung injury during escherichia coli pneumonia）

【来源】　Shock，2019，51（6）：787-794

【文摘】　该研究分别建立体外和体内实验模型，探究 NR4A1 在大肠埃希菌性肺炎发生中的作用。首先，从野生型小鼠和 NR4A1 基因敲除（NR4A1⁻ʹ⁻）小鼠体内分离肺泡巨噬细胞，用大肠埃希菌浸染，并在体外检测 0 min、15 min、30 min 和 60 min NR4A1 的表达及其对大肠埃希菌的吞噬能力。其次，经野生型小鼠和 NR4A1⁻ʹ⁻ 小鼠气管内灌注含大肠埃希菌菌落的生理盐水诱发小鼠大肠埃希菌肺炎，假手术组灌注等量的空白生理盐水。于术后 0 h、4 h、18 h 分别检测细菌负荷量、肺损伤严重程度、炎性细胞浸润和细胞因子的表达。对野生型小鼠和 NR4A1⁻/⁻ 小鼠 48 h 内存活率进行统计。体内和体外模型，均使用 NR4A1 抑制剂（DIM-C-pPhCO2Me）来验证 NR4A1 的作用。体外检测结果发现，大肠埃希菌刺激可迅速诱导肺泡巨噬细胞中 NR4A1 的表达。与野生型小鼠来源的肺泡巨噬细胞相比，NR4A1⁻/⁻ 小鼠来源的肺泡巨噬细胞细菌吞噬能力显著增强，而使用 DIM-C-pPhCO2Me 处理后，野生型小鼠来源的肺泡巨噬细胞吞噬活性明显增强。体内实验结果显示，与野生型小鼠相比，NR4A1⁻/⁻ 小鼠在大肠埃希菌感染后支气管肺泡灌洗液中活菌水平显著降低，小鼠的存活率提高，炎性细胞浸润和肺病理学损伤均减轻。提示 NR4A1⁻/⁻ 小鼠的生存优势与提高细菌清除率、减少细菌负荷、炎症和减轻肺损伤有关。最终该研究得出结论，NR4A1 缺乏可提高肺泡巨噬细胞的吞噬能力，降低局部和全身细菌负荷，减轻肺损伤，提高大肠埃希菌肺炎小鼠的存活率。　　　　　　（谢克亮　程宝莉）

【评述】　该研究首次证实 NR4A1 在大肠埃希菌肺炎的发生和调节肺泡巨噬细胞吞噬功能中的作用。*NR4A1* 作为早期反应基因，可被微生物、细胞因子和生长因子等多种刺激诱导，可在平滑肌细胞、内皮细胞、胸腺细胞和巨噬细胞中表达，并参与调节细胞增殖、活化和炎症反应。该研究中，在大肠埃希菌刺激 15 min 后，可迅速诱导肺泡巨噬细胞中 NR4A1 的表达，这说明 NR4A1 可能是肺泡巨噬细胞对微生物反应功能的关键因素。使用 NR4A1 抑制剂（DIM-C-pPhCO2Me）或 *NR4A1* 基因敲除小鼠均显示肺泡巨噬细胞吞噬能力增强，减轻炎症细胞浸润和细菌负荷，证实 NR4A1 缺失可减轻大肠埃希菌肺炎小鼠的早期肺损伤并降低死亡率，与肺泡巨噬细胞吞噬能力和细菌清除能力增强有关。既往有很多针对 NR4A1 在炎症反应中调节作用的研究，证实 NR4A1 在许多慢性炎症或无菌性炎症中都作为一种保护因子，可以发挥抗炎的作用。而该研究得到的结果表明，NR4A1 的表达在细菌性肺炎的早期可能并不具有有益作用，因此 NR4A1 对炎症调节的作用还有待进一步的研究。此外，NR4A1 缺乏增强肺泡巨噬细胞吞噬能力的分子机制仍需详细阐述，这将有助于理解 NR4A1 在肺泡巨噬细胞中的作用。虽然需进一步的研究来充分了解 NR4A1 在先天免疫中的作用，该研究仍提示，NR4A1 可能是治疗大肠埃希菌肺炎的潜在靶点。　　　　　　　　　　　　　　　（王国年）

文选 10

【题目】　米诺环素通过 Akt/mTOR 信号通路促进心肌细胞线粒体自噬和心肌细胞自噬，预防脓毒症引起的心功能障碍（Minocycline promotes cardiomyocyte mitochondrial autophagy and cardiomyocyte autophagy to prevent sepsis-induced cardiac dysfunction by Akt/mTOR signaling）

【来源】　Apoptosis，2019，24（3—4）：369-381

【文摘】　该研究旨在探讨米诺环素是否能预防脓毒症引起的心肌损伤，以及心肌细胞自噬是否参与这一过程。采用 CLP 建立小鼠脓毒血症模型，分别于造模后 1 h、25 h、49 h 腹腔注射米诺环素。体外实验部分，从新生 SD 大鼠体内提取原代心肌细胞，脂多糖（LPS）刺激 1 h 后，应用米诺环素治疗。结果显示，脂多糖使 cTnI 水平升高，而注射浓度梯度的米诺环素可使 cTnI 水平呈剂量依赖性下降，小鼠生存率呈剂量依赖性升高。超声心动图结果显示，CLP 使小鼠心脏左心室射血分数（LVEF）和左心室缩短分数（LVFS）显著降低，而米诺环素处理后 LVEF 和 LVFS 显著升高。提示米诺环素可改善脓毒症后小鼠的生存率和心脏功能。与生理盐水对照处理相比，米诺环素处理可显著提高脓毒症小鼠自噬相关蛋白 LC3 II/LC3 I 比值，降低 p62 表达，透射电镜下也可观察到心肌细胞和心肌细胞线粒体中自噬体数量的增加，提示米诺环素可诱导脓毒症小鼠心肌细胞自噬及线粒体自噬。而在米诺环素给药前 30 min 给予自噬抑制剂 3- 甲基腺嘌呤（3MA），可通过减少心肌线粒体自噬体和心肌细胞自噬体数量，降低 ATP 含量和柠檬酸合酶活性，增加 Mn-SOD 含量，逆转米诺环素的上述保护作用。进一步通过蛋白质印迹法检测 LPS 诱导的原代心肌细胞自噬相关蛋白的表达，显示米诺环素上调 mTORC2 和 p-Akt 表达，并进一步抑制 mTOR1 和 Raptor 的激活，上调自噬，表现为 LC3 II/LC3 I 比值升高，p62 表达降低。以上均证实米诺环素可以增强心肌线粒体自噬和心肌细胞自噬水平，改善心肌线粒体功能和心功能，其潜在机制与 mTORC1 抑制和 mTORC2 激活有关。　　　　　　　　　　　（谢克亮　程宝莉）

　　【评述】　米诺环素除抗菌作用外，还是多种病理条件下自噬的诱导因子，且很容易被心肌组织吸收，已被证实可通过发挥抗氧化作用，显著减少心肌梗死面积（33%）。脓毒症可引起心肌细胞线粒体肿胀、液泡形成、膜电位下降等结构和功能改变，导致心肌功能障碍。线粒体功能障碍在脓毒症的发病机制中起重要作用，心肌细胞线粒体功能障碍的程度与脓毒症患者早期死亡率和出院后心血管发病率独立相关。但目前关于减少心肌线粒体损伤以改善脓毒症预后的研究还很少，其中的机制尚不清楚。该研究发现米诺环素可以通过诱导心肌线粒体自噬，改善线粒体功能，对脓毒症所致的心功能障碍发挥保护作用。自噬抑制剂 3MA 可逆转这种保护作用。该研究结果提示，米诺环素可能是治疗心肌损伤的一种潜在策略，为脓毒症心肌损伤和功能障碍的潜在机制提供新的见解。　　　　（王国年）

文选 11

　　【题目】　右美托咪定在体外和体内脓毒症模型中抑制星形胶质细胞焦亡发挥脑保护作用（ **Dexmedetomidine inhibits astrocyte pyroptosis and subsequently protects the brain in in vitro and in vivo models of sepsis** ）

　　【来源】　Cell Death Dis，2019，10（3）：167

　　【文摘】　右美托咪定是一种 α_2 肾上腺素受体激动药，已被报道具有对各种脑损伤的神经保护作用，但其发挥保护作用的潜在机制尚不清楚。该研究利用脓毒症的体外和体内模型，探讨右美托咪定对脓毒症相关的胶质细胞焦亡和神经元损伤的影响。体外实验发现，脂多糖（LPS）处理后星形胶质细胞中炎性小体激活，发生细胞焦亡。右美托咪定可明显减轻脂多糖诱导的星形胶质细胞焦亡，并抑制组蛋白的释放。在大鼠体内模型中，脂多糖处理可引起星形胶质细胞 caspase-1 活化，增加 IL-1、IL-18 等促炎细胞因子的成熟和释放，导致神经元损伤，右美托咪定可减弱该损伤。但是，这种神经保护作用可被 α_2 受体拮抗药阿替美唑消除。该研究得出结论，右美托咪定可以通过减少焦亡作用来保护神经胶质细胞，进而保护神经元，改善脑功能，并最终改善脓毒症的预后。　　　（谢克亮　程宝莉）

　　【评述】　右美托咪定通过作用于 α_2 肾上腺素受体，具有镇静、镇痛、抑制交感神经活动、稳定血流动力学、易唤醒等特点，且有神经保护作用。作为一种重要的麻醉辅助药，在临床应用十分广泛。右美托咪定不仅能维持患者血流动力学的稳定性，且对脑组织的缺血缺氧性损伤具有明显的防护作用。该研究探讨右美托咪定对脓毒症相关性脑损伤的保护作用及相关机制，证实右美托咪定可以通过抑制 NLRP3 炎性小体的激活和 GSDMD 的表达，抑制星形胶质细胞焦亡，从而提高神经元存活。细胞焦亡是近年来发现的一种程序性促炎形式的细胞死亡，最显著的特征是质膜完整性丧失和胞质物质释放到细胞外环境。细胞焦亡发生时，细胞膜内侧可形成 1～2 nm 非选择性的孔道，导致细胞内、外的离子梯度消失，渗透压增加导致细胞外液进入细胞内，细胞肿胀，最后导致细胞溶解。细胞焦亡广泛参与神经系统相关疾病的发生和发展，包括阿尔茨海默病、外伤性脑损伤和癫痫。虽然右美托咪定抑制星形胶质细胞焦亡的机制还有待更进一步的研究，该研究为探讨右美托咪定的神经保护作用提供了新的思路。

（方向明）

文选 12

【题目】 URB602 抑制单酰甘油脂肪酶可减轻大鼠心搏骤停模型引起的心肌损伤（Monoacylglycerol lipase inactivation by using URB602 mitigates myocardial damage in a rat model of cardiac arrest）

【来源】 Crit Care Med，2019，47（2）：e144-e151

【文摘】 该研究以大鼠心搏骤停及心肺复苏模型为研究对象，探讨阻断单酰甘油脂肪酶对复苏后心肌损伤的保护作用。将 96 只 SD 大鼠随机分为心肺复苏＋URB602 组、心肺复苏组、假手术组。除外假手术组，其余两组大鼠经历 8 min 窒息性心搏骤停和心肺复苏，心肺复苏成功后 1 min，心肺复苏＋URB602 组给予小分子单酰甘油脂肪酶抑制剂 URB602 5 mg/kg，心肺复苏组给予等量的对照溶液。在自主循环恢复后 168 h 内记录每组（$n=22$）大鼠的生存率，与对照液治疗组（31.8%）相比，URB602 治疗明显提高大鼠心肺复苏后 168 h 内的生存率（63.6%）。其余大鼠用于评估在自主循环恢复 6 h 后心肌和线粒体损伤情况。结果发现，URB602 显著降低心肌损伤，抑制心肌线粒体损伤。此外，URB602 还减轻自主循环恢复 6 h 内内源性大麻素和类二十烷酸代谢紊乱，抑制自主循环恢复后 15 min 内线粒体通透性改变。最终证实抑制单酰甘油脂肪酶可减少心肌和线粒体损伤，显著改善心搏骤停和心肺复苏治疗的预后。

（谢克亮 程宝莉）

【评述】 在药物干预方面，单酰甘油脂肪酶是丝氨酸水解酶家族中的一员，具有特异性水解 2-花生四烯酸甘油酯（2-AG）产生花生四烯酸的作用，影响体内大麻素系统信号的转导。已有多项研究证实抑制单酰甘油脂肪酶可以发挥对肝、肺和脑的保护作用，但对心功能的保护尤其是对心肺复苏后心肌损伤的保护尚无研究报道。因此，该研究首次报道单酰甘油脂肪酶抑制剂 URB602 可有效改善心肌功能障碍，并发现其机制与降低花生四烯酸及其代谢产物的水平、降低血栓素 B2 含量、减轻心肌高凝状态、减轻线粒体损伤等密切相关。该研究对心肌保护的新药研发具有较大的指导意义。

（吴安石）

文选 13

【题目】 脓毒性休克患者左心室‐动脉耦合和容量反应性的关系（Left-sided ventricular-arterial coupling and volume responsiveness in septic shock patients）

【来源】 Shock，2019，52（6）：577-582

【文摘】 该研究是一项纳入 35 例脓毒性休克患者的回顾性观察研究，以探讨脓毒性休克时对输液无反应患者的左心室-动脉耦合（VAC）的变化。该研究通过有效监测动脉弹性（EaI）、左心室收缩末期弹性（EesI）和 EaI/EesI 评估 VAC。基于持续监测脉搏指示器评估心排血量（PiCCO），来评价液体复苏的成功率，即舒张末期心室容积（GEDVI）增加>10%。液体复苏成功的脓毒性休克患者分为容量反应组（VVr）和容量无反应组（VVur）。该研究假设两组患者表现为不同的 VAC 变化（ΔEaI/ EesI）。结果表明，VVr 组 EaI（ΔEaI），EaI/EesI（ΔEaI/EesI）和全身血管阻力指数的变化（ΔSVRI）均显著低于 VVur 组（$P<0.05$）。ΔEaI/EesI≤0 患者的心脏指数变化（ΔCI）、每搏量指数变化（ΔSVI）和 EesI 变化（ΔEesI）明显更大。因此，与 ΔEaI/EesI>0 的患者相比，ΔEaI 和 ΔSVRI 显著降低（$P<0.05$）。ΔCI 与 ΔEaI（$r=-0.46$，$P=0.006$）、ΔEaI/EesI（$r=-0.65$，$P<0.001$）和 ΔSVRI（$r=-0.59$，$P<0.001$）均呈反比关系。与 ΔEaI/EesI>0 组患者相比，ΔEaI/ EesI≤0 组患者中液体反应患者比例更高（88.89% *vs.* 26.92%，$P=0.01$）。因此，脓毒性休克患者的 VAC 变化与心室容积反应欠佳有关。

（纪文焘 薄禄龙）

【评述】 液体治疗是脓毒症休克患者复苏策略的重要方法，然而很大一部分患者对容量（液体）无反应性，即液体负荷不能引起足够的组织灌注。若对此类患者持续补液导致液体过负荷会带来明显的不良反应，左心室-动脉耦合（VAC）异常可能是此类患者容量无反应性的原因之一，且常常被忽略。VAC 由左心室和动脉弹性的相互作用决定，可通过动脉弹性（EaI）、左心室收缩末期弹性（EesI）和 EaI/EesI 进行评估。该研究表明，容量有反应的患者相较于容量无反应患者 VAC 指标变化较小，且认为脓毒性休克患者的 VAC 异常与心室容积反应欠佳有关。该研究阐释了脓毒症患者 VAC 与心室容量反应性之间的关系，一定程度上解释了某些患者容量反应欠佳的原因，且这种 VAC 异常不能通过更多的补液来解决，而应考虑从 VAC 角度探讨脓毒症休克患者复苏的新策略。

（邓小明）

文选 14

【题目】 重症患者低脉搏氧饱和度或高脉搏氧饱和度导向的氧疗：一项随机对照试验研究（**Low versus high pulse oxygen saturation directed oxygen therapy in critically ill patients： A randomized controlled pilot study**）

【来源】 J Thorac Dis，2019，11（10）：4234-4240

【文摘】 中国目前尚缺乏基于经皮动脉血氧饱和度（SpO_2）指导下氧疗安全性和可行性的数据。该研究作为一项前瞻性研究，通过招募 214 例在 ICU 预计停留时间>72 h 的成年患者，将患者随机分为低 SpO_2 组（SpO_2 90%～95%）或高 SpO_2 组（SpO_2 96%～100%），研究的主要结局为患者 28 d 死亡率。低 SpO_2 组（100 例）与高 SpO_2 组（114 例）患者的人口特征和基线特征差异无统计学意义。低 SpO_2 组患者的时间加权 SpO_2 平均值显著低于高 SpO_2 组，分别为 95.7%±2.3%、98.2%±1.8%（$P<0.001$）。低 SpO_2 组与高 SpO_2 组分别有 26 例（26%）、37 例患者（32.5%）在 28 d 内死亡（$P=0.301$）。28 d 内发生死亡的患者其死亡时间分布差异无统计学意义（$P=0.284$）。因此，

SpO_2 导向的氧疗可在重症患者中施行。这一前瞻性研究为进一步实施大样本多中心试验提供了合理依据。

（纪文焘　薄禄龙）

【评述】　氧疗是缓解或纠正机体缺氧状态最重要的处理方式，也是目前应用最广泛的治疗方式之一。经皮动脉血氧饱和度和血氧分压为评估患者是否缺氧及氧疗效果的常用临床指标，其中经皮动脉血氧饱和度监测操作简单易行且无创伤，应用更为广泛。但经皮动脉血氧饱和度是否可以用于指导氧疗方式的选择及吸入氧浓度的调节，仍缺乏高质量的证据。随着对过度氧疗危害的认识逐渐深入，研究者们开始探究自由氧疗策略（维持高 SpO_2）与保守氧疗策略（维持较低 SpO_2）的优劣，近年几项大型临床试验的结论不一甚至相反。该研究结果显示不同 SpO_2 目标组氧疗患者 28 d 死亡率及死亡患者死亡时间分布无明显差异。得出结论，SpO_2 导向的氧疗可在重症患者中施行，实际上 SpO_2 一直用于氧疗实践的目标指引。认为进一步的大样本试验应更深入探讨 SpO_2 如何引导氧疗及寻求氧疗中合适的 SpO_2 目标。

（邓小明）

文选 15

【题目】　腹腔内感染致脓毒性休克患者入 ICU 时凝血标志物可预测其急性肾损伤发生率和死亡率（Coagulative biomarkers on admission to the ICU predict acute kidney injury and mortality in patients with septic shock caused by intra-abdominal infection）

【来源】　Infect Drug Resist，2019，12：2755-2764

【文摘】　脓毒症相关性凝血病可导致多器官功能衰竭并增加患者死亡率。该研究依托某院外科 ICU 实施一项回顾性观察研究，以探讨患者入 ICU 时的凝血标志物是否可预测腹腔内感染致脓毒性休克患者急性肾损伤的发生率和死亡率。该研究纳入 2013 年 1 月 1 日至 2016 年 12 月 31 日期间符合腹腔内感染致脓毒性休克（Sepsis 3.0 标准）的患者。通过调整患者基线特征，采用多元回归分析的方法来确定急性肾损伤的独立危险因素和患者死亡因素。在 138 例入组患者中，有 65 例出现急性肾损伤。发生急性肾损伤的患者序贯器官衰竭评分（SOFA）更高（中位数为 12 分）、急性生理和慢性健康评估评分（APACHE Ⅱ）评分（中位数为 27.5 分）和死亡率更高。活化的部分凝血活酶时间（APTT）（OR 1.074，95%CI 1.030～1.120，P＝0.001）、凝血酶原时间（PT）（OR 1.162，入 ICU 时 95%CI 1.037～1.302，P＝ 0.010）和 D-二聚体水平（OR 1.098，95%CI 1.002～1.202，P＝0.045）是急性肾损伤的重要危险因素。Cox 回归分析显示，APTT 延长（OR 1.065，95%CI 1.025～1.107，P＝0.001）与患者高死亡率独立相关。因此，由腹腔内感染致脓毒性休克患者入 ICU 时 APTT、PT 和 D-二聚体水平与急性肾损伤显著相关。APTT 是此类患者 30 d 死亡率的独立预测因子。（纪文焘　薄禄龙）

【评述】　脓毒症相关性凝血病主要是由致凝血机制上调与抗凝机制受损共同导致的凝血功能严重失调，其显著增加患者多器官功能衰竭和死亡风险。该研究探讨凝血标志物与急性肾损伤的相关性，认为凝血标志物 APTT、PT 和 D-二聚体与急性肾损伤显著相关。该文试图寻找可用于临床预测脓毒症患者急性肾损伤的指标，这也是早期预防此类患者临床结局恶化的重要途径。但脓毒症相关性凝血病本身即可显著增加脓毒症休克患者多器官功能和死亡风险，而 APTT 等凝血指标异常与脓毒症相关性凝血病的发生直接相关，该试验结论可能并未带来更多预测价值。未来的试验可利用这些凝血指标，进一步探讨脓毒症相关性凝血病的早期诊断、严重分级及早期干预在患者器官衰竭发生率和死亡率的影响。

（邓小明）

文选 16

【题目】　急性呼吸窘迫综合征患者的肺复张策略：一项系统评价和荟萃分析（Lung recruitment maneuvers for ARDS patients：A systematic review and meta-analysis）

【来源】　Respiration，2019，99（3）：264-276

【文摘】　肺复张策略可能降低急性呼吸窘迫综合征（ARDS）患者的死亡率并改善氧合水平。然而，现有文献在此方面尚存在争议。该研究通过系统评价和荟萃分析的方法，对此予以定量分析。研究通过检索截至 2018 年 5 月 PubMed、Embase、MEDLINE 和 Cochrane Libary 中的相关研究，仅纳入比较是否实行肺复张策略用于 ARDS 患者治疗的前瞻性随机对照试验，主要结局指标包括患者院内死亡率、28 d 死亡率、ICU 停留时间和住院时间、PaO_2/FiO_2 和 FiO_2。共纳入并分析 10 项试验的 3025 例患者。分析提示，两组患者院内死亡率和 28 d 死亡率、ICU 停留时间和氧需求上差异无统计学意义。荟萃分析的结果表明，肺复张策略可显著缩短 ARDS 患者住院时间（MD –1.75，95%CI –3.40～–0.09，$P=0.04$），提高患者第 3 天时 PaO_2/FiO_2（MD 52.72，95%CI 18.77～86.67，$P=0.002$），但该结果的异质性极高（异质性<0.000 1，$I^2=99\%$）。因此，肺复张策略并不显著降低 ARDS 患者的死亡率，但可能缩短患者住院时间并改善第 3 天时的氧合。鉴于纳入的大多数研究涉及多重干预暴露，故本研究所得出的结论须谨慎解释和应用。

（卞金俊）

【评述】　急性呼吸窘迫综合征（ARDS）是临床上较为常见的急重症，机械通气给予呼吸支持是治疗此类患者常见且有效的方式。尽管机械通气可有效保证通气、改善氧合，但也可能导致肺损伤。近年来，肺保护性通气逐渐受重视，肺复张作为肺保护性通气策略的重要组成部分也越来越多地被提及。肺复张策略可促进塌陷的肺泡复张，改善肺泡通气，理论上有益于患者呼吸功能和氧合功能的恢复，但能否改善 ARDS 患者预后仍无定论。该研究系统回顾相关研究发现，肺复张策略对 ARDS 患者死亡率无明显影响，但可缩短患者住院时间、部分改善患者氧合。尽管研究存在很多干扰和混杂因素，但该研究提示临床工作者并不能高估肺复张策略这一辅助性措施对 ARDS 患者的治疗效果，其可能仅在配合其他更有效的治疗措施时可促进患者更快康复，而对疾病本身的治疗作用有限。

（祝胜美）

二、疼痛与麻醉医学研究进展

文选 17

【题目】　SNAP-25 通过调节 VGLuT2 在大鼠体内的表达影响神经病理性疼痛（SNAP-25 contributes to neuropathic pain by regulation of VGLuT2 expression in rats）

【来源】　Neuroscience，2019，423：86-97

【文摘】 Wang 等观察突触体相关蛋白 25（SNAP-25）在神经性疼痛中起重要作用。以往的研究发现谷氨酸囊泡转运蛋白 2（VGluT2）是谷氨酸囊泡转运蛋白的一个亚型，控制谷氨酸的储存和释放。在本研究中，发现 VGluT2 的表达水平与慢性缩窄性损伤（CCI）引起的神经病理性疼痛大鼠脊髓 SNAP-25 的上调相关。肉毒杆菌毒素 A（BoNT/A）裂解 SNAP-25 可减弱机械性触诱发痛，下调 VGluT2 的表达，减少谷氨酸的释放。过表达 VGluT2 可消除 BoNT/A 的逆转作用。新生大鼠 SNAP-25 的上调可增加 VGluT2 的表达并诱导疼痛反应行为。在嗜铬细胞瘤（PC12）细胞中，VGluT2 的表达也依赖于 SNAP-25 的失调。此外，研究发现 VGluT2 参与 SNAP-25 介导的星形胶质细胞表达调控和 PKA/p-CREB 通路的激活介导神经病理性疼痛中 SNAP-25 的上调。研究结果表明，VGluT2 参与 SNAP-25 在神经病理性疼痛维持发展中的作用，并发现 SNAP-25 调节神经性疼痛的新机制。

（梅 伟 花 璐）

【评述】 神经病理性疼痛一直是研究的热点，各种信号通路及蛋白在神经病理性疼痛中都有着重要的作用。VGluT2 是谷氨酸囊泡转运蛋白的一个亚型，控制谷氨酸的储存和释放，疼痛研究较为关注。SNAP-25 在神经性疼痛中起重要作用，但是在神经病理性疼痛中两者的相互作用尚不明确。本研究中，发现 VGluT2 的表达水平与 CCI 引起的神经病理性疼痛大鼠脊髓 SNAP-25 的上调相关，并且 GluT2 参与 SNAP-25 介导的星形胶质细胞表达调控和 PKA/p-CREB 通路的激活，介导神经病理性疼痛中 SNAP-25 的上调，表明 GluT2 参与 SNAP-25 在神经病理性疼痛维持发展中的作用，为解释神经病理性疼痛机制提供了新的依据。

（罗爱林）

文选 18

【题目】 抑制脂肪酸酰胺水解酶不依赖外周抗伤害性感受效应来改善神经病理性疼痛大鼠抑郁样行为（Inhibition of fatty acid amide hydrolase improves depressive-like behaviors independent of its peripheral antinociceptive effects in a rat model of neuropathic pain）

【来源】 Anesth Analg，2019，129（2）：587-597

【文摘】 Jiang 等观察脂肪酸酰胺水解酶（FAAH）抑制剂在神经病理性疼痛引起的抑郁中的作用。对慢性压迫性损伤（CCI）模型大鼠注射 FAAH 全面抑制剂 URB597［5.8 mg/（kg·d），腹腔注射］或 FAAH 部分抑制剂 URB937［1.6 mg/（kg·d），腹腔注射，$n=11\sim12$］。治疗从术后第 15 天开始，持续 15 d。术前及术后第 28 天分别用 Von Frey 实验检测机械疼痛阈值。在 15 d 的治疗后，通过强迫游泳测试（FST）和新奇抑制摄食实验（NSF）评估抑郁样行为。采用液相色谱法和质谱法测定海马组织中大麻素和 2-花生四烯基甘油的含量。免疫组化检测海马神经发生，包括新生细胞的增殖、分化和存活。结果显示 CCI 损伤后，大鼠出现明显的伤害性和抑郁样行为，在接受治疗的 CCI 大鼠中，疼痛阈值均升高，但是注射 FAAH 全面抑制剂组 URB597 对神经病理性疼痛引起的抑郁样行为有改善作用。于此同时，通过注射 URB97 可缓解 CCI 介导的海马中增殖细胞减少，新生成熟神经元存活率降低的程度。

（梅 伟 花 璐）

【评述】 神经病理性疼痛与抑郁有着密切的关系。内源性大麻素水解酶脂肪酸酰胺水解酶（FAAH）抑制剂可通过维持下丘脑-垂体-肾上腺轴负反馈调节机制的稳定，抑制炎症反应，从而

对抑郁 / 焦虑产生作用。以往研究发现 FAAH 抑制剂增强内源性大麻素可以缓解神经病理性疼痛和压力诱导的抑郁样行为。但是 FAAH 缓解神经病理性疼痛的具体机制尚不明确。本研究中，Jiang 等通过对神经病理性疼痛模型大鼠分别注射 FAAH 全面抑制剂 URB597 及 FAAH 部分抑制剂 URB937，发现虽然两种抑制剂均可以提高神经病理性疼痛的疼痛阈值，但只有注射 FAAH 全面抑制剂 URB597 能够改善神经病理性疼痛引起的抑郁样行为，且能改善 CCI 造成的海马中增殖细胞的数量及降低新生成熟神经元的存活率。以上研究表明，FAAH 并非通过缓解疼痛改善神经病理性疼痛引起的抑郁样行为，为以后的神经病理性疼痛的治疗提供了更为丰富的手段和方法。　　　　　（罗爱林）

文选 19

【题目】　ROR2 通过 NMDA 受体亚基 GluN2B 磷酸化调节神经病理性疼痛（ROR2 modulates neuropathic pain via phosphorylation of NMDA receptor subunit GluN2B in rats）

【来源】　Br J Anaesth，2019，123（2）：e239-e248

【文摘】　Zhou 等研究受体酪氨酸激酶样孤儿受体 2（ROR2）在神经病理性疼痛中的调节作用。研究通过检测小鼠 CCI 后 1～21 d，ROR2 在脊髓神经元中上调并激活。CCI 诱导显著的 CpG 岛在 ROR2 基因启动子中的去甲基化。脊髓中 ROR2 基因表达的下调减轻和逆转 CCI 诱导的疼痛行为和脊髓神经敏化。相比之下，鞘内注射 Wnt5a 激活脊髓 ROR2 可诱导野生型小鼠的疼痛行为和脊髓神经敏化。此外，ROR2 介导的疼痛调节需要 N- 甲基 -D- 天冬氨酸受体 2B 亚基（GluN2B）在 Ser 1303 和 Tyr1472 位点通过蛋白激酶 C（PKC）和 Src 家族激酶途径磷酸化。鞘内注射 GluN2B、PKC 或 Src 家族激酶特异性抑制剂可显著减弱 Wnt5a 诱导的疼痛行为。结果提示脊髓中的 ROR2 通过 GluN2B 的磷酸化调节神经性疼痛，其可能是预防和缓解神经病理性疼痛的靶点。　（梅　伟　花　璐）

【评述】　神经病理性疼痛是一种由中枢或外周神经直接损伤引起的慢性疼痛，严重地影响生活质量和功能损害。受体酪氨酸激酶样孤儿受体（ROR）是 I 型受体酪氨酸激酶家族中的成员，与核受体中的 ROR 家族不同，ROR 是一类膜受体。它们与家族中的原肌球蛋白激酶受体家族、骨骼肌特异性酪氨酸激酶样受体家族和神经营养因子酪氨酸激酶受体家族关系密切。由于 ROR 蛋白最初发现时配体未知，所以被定义为孤儿受体。ROR 参与细胞间信号交流、胞内信号传导等过程，调节细胞增殖、分化、转移和存活，但是其在神经病理性疼痛中的调节作用不明确。本研究中发现 CCI 术后第 1～21 天，脊髓神经元中 ROR2 上调并激活，CpG 岛在 ROR2 基因启动子中的去甲基化显著增加。调控 ROR2 表达能够影响脊髓中疼痛相关蛋白的表达，且能够缓解神经病理性疼痛行为，证实脊髓中的 ROR2 通过 GluN2B 的磷酸化调节神经性疼痛，为理解疼痛的发生机制提供重要的补充。　　　　　　　　　　　　　　　　　　　　　　　　　　（王　东）

文选 20

【题目】　μ-δ 阿片受体异构体活化抑制神经病理性疼痛（Activation of μ-δ opioid receptor heteromers inhibits neuropathic pain behavior in rodent）

【来源】 Pain，2020，161（4）：842-855

【文摘】 Tiwari 等探讨脊髓背根神经节（DRG）神经元中 μ-δ 异构体在神经病理性疼痛中的作用。研究显示 L_5 脊神经结扎制作神经病理性疼痛模型中，L_5 背根神经节中 μ-δ 异构体表达降低，未受伤的 L_4 背根神经节中 μ-δ 异构体表达增加。在脊神经结扎（SNL）模型中，皮下注射 μ-δ 异构体靶向激动剂 CYM51010 能剂量相关性抑制机械性痛觉超敏（EC_{50} 1.09 mg/kg），同时逆转热痛觉过敏及减轻持续疼痛（2 mg/kg，皮下注射）。电生理学研究表明，CYM51010 抑制 SNL 大鼠脊髓广动力范围神经元的 C 纤维诱导的上发条现象，CYM51010 能够缓解吗啡耐受小鼠的疼痛，在 μ 阿片受体基因敲除小鼠中缓解疼痛作用更为明显。研究表明，脊髓神经损伤能够增加未损伤背根神经节神经元中 μ-δ 表达，μ-δ 受体可能成为治疗即使在吗啡耐受情况下神经病理性疼痛的潜在靶点。

（梅 伟 花 璐）

【评述】 阿片类受体一直是疼痛研究的基础，既往研究提示大脑区域 μ-δ 阿片受体（ORs）作为异构体参与疼痛信号的形成。这些异构体独特的药理作用可能会成为新的镇痛靶点。然而，感觉神经元中 μ-δ 异构体参与疼痛和阿片类药物镇痛作用仍不清楚，特别是在神经病理性疼痛持续期间。本研究中，Tiwari 等通过注射 μ-δ 异构体靶向激动剂 CYM51010 缓解神经病理性疼痛且通过电生理研究证明 μ-δ 异构体能够抑制脊髓广动力范围神经元的 c 组分和发条化现象。该研究全面深入地分析了 μ-δ 异构体在神经病理性疼痛中的作用，为理解疼痛的发生机制提供重要的补充。

（张宗泽）

文选 21

【题目】 瑞芬太尼诱发切口痛大鼠痛觉过敏与脊髓背角 TMEM16C 和 Slack 通道的关系

【来源】 中华麻醉学杂志，2019，39（4）：462-466

【文摘】 NMDA 受体下游分子 TMEM16C/Slack 的活化可能与瑞芬太尼引起的痛觉超敏有关，李依泽等观察瑞芬太尼诱发的切口痛大鼠痛觉过敏与脊髓背角 Anotamins 家族成员膜蛋白 16C（TMEM16C）和 Slack 通道的关系。48 只雄性 SD 大鼠采用随机数字表法分为 4 组：生理盐水组（S 组）、病毒载体组（V 组）、病毒载体＋瑞芬太尼＋切口痛组（VRI 组）和 AAV5-TMEM16C 过表达＋瑞芬太尼＋切口痛组（ORI 组）。经 $L_{4\sim5}$ 脊髓背角注射生理盐水（S 组）、病毒载体（V 组和 VRI 组）或 AAV5-TMEM16C（ORI 组）1 μl，30 d 时 VRI 组和 ORI 组尾静脉输注瑞芬太尼 1 μg/（kg·min）60 min，同时建立切口痛模型。于输注瑞芬太尼前、后不同时间点测定热缩足潜伏期（TWL）和机械缩足反应阈（MWT），并采用蛋白质印迹法测定脊髓背角 $L_{4\sim5}$ 节段总蛋白及膜蛋白 TMEM16C 和 Slack 的表达。另取 24 只大鼠随机分为 4 组（$n=6$）：生理盐水＋人工脑脊液（ACSF）组（NSA 组）、病毒载体＋ACSF（VA 组）、病毒载体＋瑞芬太尼组（VR 组）和 AAV5-TMEM16C 过表达＋瑞芬太尼组（OR 组）。经 $L_{4\sim5}$ 脊髓背角注射生理盐水（SA 组）、病毒载体（VA 组和 VR 组）或 AAV5-TMEM16C（OR 组）1 μl，30 d 时取 $L_{4\sim5}$ 脊髓切片在 ACSF（NSA 组和 VA 组）或含有 4 nmol/L 瑞芬太尼的 ACSF 中（VR 组和 OR 组）孵育 60 min。各组孵育结束后应用全细胞膜片钳测定 Slack 通道电流的频率和振幅。得出结论，瑞芬太尼诱发切口痛大鼠痛觉过敏形成的机制与下调脊髓背角 MEM16C 表达，进而下调 Slack 通道表达有关。

（梅 伟 张志发）

【评述】　阿片类药物是目前临床常用的围术期镇痛药，但其也可引起伤害性感受通路的敏化和痛阈降低，引起痛觉超敏。瑞芬太尼是新型超短效阿片类药物，引起围术期痛觉超敏现象较常见。目前研究认为引起术后急性痛觉过敏的发生机制主要与 NMDA 受体通路的激活、内源性神经肽、细胞炎性因子的增多等因素相关，而瑞芬太尼引起的痛觉过敏主要与 NMDA 通路的活化相关。TMEM16C/Slack 是 NMDA 受体重要下游分子，本研究通过构建经典的瑞芬太尼痛觉过敏模型，研究脊髓背角处 MEM16C 及 Slack 的表达，同时也对该处 Slack 的电流的频幅和频率进行测定。结果揭示，瑞芬太尼诱发切口痛大鼠痛觉过敏形成的机制与脊髓背角 MEM16C/Slack 通道表达有关，这对进一步深究瑞芬太尼导致痛觉过敏的机制提供有益的补充。虽然瑞芬太尼诱发痛觉过敏现象是多通路、多因子共同作用的结果，单一的信号通路并不能阐述其复杂的分子机制，但当前的研究结果可为临床应用不同作用靶点的镇痛药提供参考。

（张宗泽）

文选 22

【题目】　胰岛细胞自身抗原 69 通过调节小鼠脊髓谷氨酸受体亚基 2 磷酸化与 C- 激酶 1 相互作用，介导电针对炎症性疼痛的镇痛作用（Islet-cell autoantigen 69 mediates the antihyperalgesic effects of electroacupuncture on inflammatory pain by regulating spinal glutamate receptor subunit 2 phosphorylation through protein interacting with C-kinase 1 in mice）

【来源】　Pain，2019，160（3）：712-723

【文摘】　炎性痛是慢性疼痛的主要类型之一，其发病机制复杂，近来研究则多集中关注非编码 RNA 调控、受体、离子通道调节等机制在炎性痛中的作用。Han 等研究发现胰岛细胞自身抗原 69（ICA69）对炎性痛小鼠持续的痛觉过敏有调节作用。该研究采用完全弗氏佐剂（CFA）炎性痛小鼠模型，CFA＋电针刺激（EA）组小鼠于建模后，隔天电针刺激 30 min。与 CFA 组相比，CFA＋EA 组小鼠痛阈升高，且脊髓同侧 ICA1 mRNA 表达和 ICA69 蛋白水平均明显升高，ICA69 的表达在第 3 天左右达到高峰。ICA69 基因敲除可使得其与脊髓背角 C- 激酶 1（PICK1）相互作用减少，进而导致谷氨酸受体亚单位 2（GluR2）的 Ser880 位点磷酸化增加。电针刺激能促进 ICA69-PICK1 复合物的形成，减少 PICK1-GluR2 复合物的形成。敲除 ICA69 能抑制电针刺激的镇痛作用，而敲除 PICK1 则无相应作用。ICA69 基因敲除小鼠鞘内注射 ICA69 多肽可产生电针刺激类似的镇痛作用，并抑制 GluR2 磷酸化。该研究结果表明，ICA69 通过 PICK1 调节脊髓 GluR2 磷酸化，介导电针刺激对 CFA 炎性痛的镇痛作用。

（丁卓峰　邹望远）

【评述】　该研究采用 CFA 炎性痛小鼠模型，揭示了胰岛细胞自身抗原 69（ICA69）通过 PICK1 调节脊髓 GluR2 磷酸化介导电针刺激对 CFA 炎性痛的镇痛作用。该研究首次证实电针刺激增加脊髓背角 ICA69 的含量，而 ICA69 的缺失破坏电针刺激对 GluR2-p 的抗痛觉过敏作用，说明 ICA69 在电针刺激对 CFA 诱导的炎性疼痛的镇痛效应中发挥重要作用。进一步研究表明电针刺激可以增加 ICA69-PICK1 复合物的形成，减少 PICK1-GluR2 复合物的数量，提示 ICA69- PICK1-GluR2 复合物的转运可能是一个新的潜在机制。而已有研究表明这种复合体转运参与中枢神经系统的突触可塑性调节，因此 ICA69 也有可能在突出可塑性相关性疾病中发挥作用，需要今后更多的研究进行探索。本研究表明，ICA69 可能是提高电针刺激镇痛效果的新靶点，有望进一步促进相关药物的开发和应用。（陈向东）

文选 23

【题目】 MicroRNA-1224 介导 Ago2 依赖的脊髓 circRNA-Filip1l 表达的调节，通过靶向 Ubr5 来调控炎性痛的伤害性感受（MicroRNA-1224 splicing circularRNA-filip1l in an Ago2-dependent manner regulates chronic inflammatory pain via targeting Ubr5）

【来源】 J Neurosci，2019，39（11）：2125-2143

【文摘】 潘志强等研究揭示慢性炎症性疼痛中 miRNA 和 circRNA 相互作用的一种新的表观遗传学机制。研究中发现完全弗氏佐剂诱导的慢性炎症痛小鼠脊髓神经元中 circRNA-Filip1l 的表达上调，抑制其上调可以减轻小鼠的伤害性行为。而在野生小鼠脊髓过表达 circRNA-Filip1l 可导致热痛及机械痛敏。同时还发现慢性炎症疼痛状态下，miRNA-1224 表达降低，而 miRNA-1224 通过 Ago2 依赖的方式结合和剪接 circRNA-Filip1l 的前体（Pre-circRNA-Filip1l），抑制成熟的 circRNA-Filip1l 的表达，进而引起脊髓 circRNA-Filip1l 表达增加。*miRNA-1224* 基因敲除或 Ago2 过表达可导致小鼠的痛觉过敏，而敲除脊髓 *circRNA-Filip1l* 基因可逆转。最后，进一步证实 circRNA-Filip1l 的靶蛋白为泛素蛋白连接酶 E3 组分 n- 识别素 5（Ubr5），其在伤害性感受的调节中起着关键作用。这些结果表明，miRNA-1224 介导 Ago2 依赖的脊髓 circRNA-Filip1l 表达的调节，通过靶向 Ubr5 来调控炎性痛的伤害性感受。（宋宗斌）

【评述】 非编码 RNA 与疼痛关系密切，以往研究多局限于 miRNA 和 lncRNA，然而 circRNA 能否参与慢性疼痛调控尚不清楚。该研究首次论证了 circRNA 参与慢性疼痛的分子机制，不仅对疼痛下脊髓 circRNAs 表达谱变化进行了表征，还深入揭示了差异显著 circRNA-Filip1l 调控疼痛的上游及下游机制，尤其是当前 circRNA 形成过程不清，已成为 circRNA 研究重难点的背景下（以往研究多关注于 miRNA 作为 cirRNA 下游分子，行胞质内 cirRNA 以"海绵"吸附 miRNA 作用方式）；该研究另辟新途径，发现胞核内 miRNA 还能通过剪接 circRNA 前体负调控 circRNA 生成的新机制。该研究不仅表明 circRNA 能为镇痛药物靶标发现及药物研发提供新的思路，同时发现的 miRNA 与 cirRNA 相互作用调控疼痛新机制，还拓宽了 circRNA 调控神经疾病的途径。（陈向东）

文选 24

【题目】 背根神经节八聚体转录因子 1 在周围神经损伤后神经痛中的作用（Contribution of dorsal root ganglion octamer transcription factor 1 to neuropathic pain after peripheral nerve injury）

【来源】 Pain，2019，160（2）：375-384

【文摘】 表观遗传学相关机制在神经病理性疼痛的发生和维持中可能发挥重要作用。Yuan 等的研究发现八聚体结合转录因子（octamer transcription factor 1，OCT1）参与 CCI 诱导的神经病理性疼痛。CCI 术后同侧 $L_{4\sim5}$ 背根神经节内 OCT1 时间依赖性的上调。通过背根神经节微注射 siRNA 阻断

OCT1 上调能抑制 CCI 术后机械痛超敏、热痛敏感和冷超敏的发生和维持，并增强吗啡的镇痛作用。向 $L_{4\sim5}$ 背根神经节内注射编码 OCT1 全长的重组腺相关病毒载体 5 可模拟 COT1 的上调，使 Naïve 小鼠出现明显的机械痛超敏、热痛敏感和冷超敏。OCT1 参与神经病理性疼痛的可能机制为：OCT1 通过促进 DNA 甲基转移酶 Dnmt3a 表达，沉默背根神经节内 Oprm1 和 Kcna2，从而促进神经病理性疼痛的发生和维持。除了躯体症状，神经病理性疼痛患者还常发生快感缺失（anhedonia）。 （翁莹琪）

【评述】 CCI 引起的神经性疼痛模拟了临床中一些手术（如乳房手术、开胸手术、截肢和心脏手术）引起的神经性疼痛。研究 CCI 如何导致疼痛超敏性可能为这一疾病的治疗提供新的途径。该研究利用 CCI 诱导的神经病理性疼痛动物模型，探索表观遗传学相关机制在神经病理性疼痛的发生发展中的重要作用。本研究重点关注了八聚体结合转录因子（OCT1），结果表明在 CCI 条件下，升高的 OCT1 通过激活背根神经节（DRG）中 Dnmt3a 基因转录，沉默 DRG 中 Oprm1 基因和 Kcna 2 基因表达。进一步实验表明，通过阻断 DRG 中 OCT1 的上调可以成功缓解 CCI 诱导的神经病理性疼痛，且增强吗啡的镇痛作用。因此，靶向 OCT1 可能在神经性疼痛的管理中具有潜在的治疗价值。值得注意的是，CCI 引起 OCT1 基因转录和翻译激活的具体机制并未在该研究中得到阐释，这些激活可能与表观遗传修饰、翻译后修饰或 RNA 稳定性增加有关，或在神经性疼痛条件下由其他转录因子触发，或两种可能同时存在，这值得我们在今后的研究中加以关注。 （徐美英）

文选 25

【题目】 miR-873a-5p 靶向 A20 促进小鼠吗啡耐受的形成（miR-873a-5p targets A20 to facilitate morphine tolerance in mice）

【来源】 Front Neurosci，2019，13：347

【文摘】 长期使用吗啡、芬太尼、羟考酮等阿片类药物治疗导致的药物耐受限制其临床应用。近年有关吗啡耐受的研究主要涉及离子通道的改变、MOR 受体的下调、miRNAs 等小分子 RNA 的靶向调控等。Huang 等研究发现吗啡耐受大鼠脊髓内成群 miRNAs 表达发生改变，其中部分 miRNA 靶向目的蛋白参与吗啡耐受的形成。连续 7 d 皮下注射吗啡，监测吗啡最大镇痛效能变化，镇痛效能于第 7 天明显减弱，吗啡耐受小鼠模型构建成功。取材检测吗啡耐受小鼠脊髓组织内 miR-873a-5p 的表达，吗啡耐受小鼠脊髓内 miR-873a-5p 表达增加，抑制其上调可以恢复吗啡最大镇痛效能，经体外荧光素酶实验证实 miR-873a-5p 和 A20 mRNA 存在相互结合位点。慢病毒上调吗啡耐受小鼠中低表达的 A20，吗啡耐受的形成得以部分缓解和恢复，A20 经典下游炎症因子 p-NF-κB 活性同时被抑制，干扰吗啡耐受的形成，最后，进一步证实 miR-873a-5p 靶向 A20 参与吗啡镇痛效能的调控。这些结果表明，miR-873a-5p 主要通过抑制 A20 参与调控 p-NF-κB 途径参与吗啡耐受的形成。 （邹望远）

【评述】 吗啡耐受形成机制复杂，且迄今为止其具体机制尚不十分清楚。近年来非编码 RNA 参与吗啡耐受的机制研究成为热点，该研究首次证实脊髓内 miR-873a-5p 可通过调控 A20/NF-κB 途径促进小鼠吗啡耐受的形成，本研究仍然扩展了目前我们对 miR-873a-5p 功能的认知，在非编码 RNA 参与吗啡耐受形成的机制研究上提供了新思路，并为预防和治疗吗啡耐受提供了一个新的潜在治疗靶点。但值得注意的是，本研究仅采用雄性动物作为样本，因此并不能完全反映临床上吗啡耐受的形成机制。

（陈向东）

文选 26

【题目】 程序化间断大剂量输注与持续输注用于胸椎旁阻滞置管患者术后自控镇痛的比较：一项随机、双盲、对照试验（Comparison of programmed intermittent bolus infusion and continuous infusion for postoperative patient-controlled analgesia with thoracic paravertebral block catheter：A randomized，double-blind，controlled trial）

【来源】 Reg Anesth Pain Med，2019，44（2）：240-245

【文摘】 Chen 等通过一项随机、双盲、对照研究比较程序化间歇大剂量输注（PIBI）局部麻醉药联合患者自控镇痛（PCA）与持续输注（CI）联合 PCA 相比用于连续椎旁阻滞（PVB）的优劣性。研究纳入 34 例接受胸腔镜单侧肺叶切除术的患者，并于术前在 $T_{4\sim5}$ 水平插入椎旁导管。所有受试者均通过导管初始推注 15 ml 0.375% 罗哌卡因并于术后随机接受 PIBI（$n=17$）或 CI（$n=17$）联合 PCA，泵内药物为 0.2% 罗哌卡因 8 ml/h。记录直至术后 48 h 的疼痛评分、PCA 按压次数、局部麻醉药消耗量、患者满意度及曲马多的补救量。结果显示，PIBI 组在术后 4 h、8 h、12 h 的静息痛评分和术后 4 h、8 h、12 h、24 h 的运动痛评分均显著低于 CI 组；与 CI 组相比，PIBI 组 PCA 的局部麻醉药消耗量显著降低，48 h 内 PCA 的使用频率也显著减少；此外，PIBI 组患者的满意度更高，两组的曲马多补救量近似。结果表明，PIBI 可提供更好的疼痛控制，证实了关于接受 PVB 的胸腔镜单侧肺叶切除术患者的术后镇痛方式，PCA 与 PIBI 联合用药优于与 CI 联合。

（王 云）

【评述】 该文通过一项随机、对照、双盲的临床研究比较两种术后椎旁阻滞的局部麻醉药给药方式，回答了一个临床医师都很关注的问题。为神经阻滞留置导管的持续给药方式提供了临床依据。由于该研究关注于胸腔镜单侧肺叶切除术后的连续椎旁阻滞，因此 PIBI＋PCA 的给药方式对于其他类型的局部神经阻滞是否也能提供优于 CI＋PCA 的术后镇痛效果，仍需要更多的临床数据来支持。

（王英伟）

文选 27

【题目】 术前给予加巴喷丁改善开颅手术患者的急性术后疼痛：一项随机对照试验（Preoperative gabapentin administration improves acute postoperative analgesia in patients undergoing craniotomy：A randomized controlled trial）

【来源】 J Neurosurg Anesth，2019，31（4）：392-398

【文摘】 加巴喷丁是一种辅助抗癫痫药物，有助于减轻术后急性疼痛。但加巴喷丁对枕下或颞下开颅术后疼痛的影响尚不明确。Zeng 等的研究纳入 122 例经枕下或颞下入路择期开颅手术的患者并随机分为安慰剂组和加巴喷丁组。加巴喷丁组患者术前一晚和麻醉诱导前 2 h 口服加巴喷丁 600 mg，安慰剂组患者口服 B 族维生素。主要结局指标为术后 24 h 的运动疼痛评分；次要结局指标包括其他时间点的疼痛评分、恶心呕吐发生率、镇静和镇痛药物的消耗量。结果显示，加巴喷丁在术后 24 h 内显著降低静息和运动时的疼痛评分，但到了术后 48 h 则无明显效果；加巴喷丁减少术后恶心呕吐的发生率和镇吐药物的用量，而术后前 2 h 的镇静评分增加；此外，加巴喷丁降低术中丙泊酚 [0.7 mg/（kg·h）] 和瑞芬太尼 [1.3μg/（kg·h）] 的平均消耗量，但不影响术后阿片类药物的消耗量。结果证实术前口服加巴喷丁可以明显减轻枕下或颞下入路开颅患者术后急性疼痛并降低呕吐发生率，但加巴喷丁多模式镇痛时更应注意术后早期镇静。　　　　　　　　　　　　　　　　　（林育南）

【评述】　该文通过一项随机对照研究探究了作为辅助抗癫痫药物的加巴喷丁，是否能够改善枕下或颞下入路的开颅患者术后急性疼痛。虽然作为主要结局的术后 24 h 运动疼痛评分支持加巴喷丁的临床应用，但是术后阿片类药物的消耗量差异并无统计学意义。这也就提出一个问题：VAS 评分的统计学差异可能并无临床意义。但是对于减少术中麻醉药物的用量及减少术后恶心呕吐的发生，加巴喷丁的作用是显著的。因此，加巴喷丁多模式镇痛的临床推广价值可能还需要更多的临床数据来证实。　　　　　　　　　　　　　　　　　　　　　　　　　　　　　（王英伟）

文选 28

【题目】　患者自控静脉注射曲马多与患者自控静脉注射氢吗啡酮用于二次剖宫产术后镇痛的比较：一项比较镇痛、抗焦虑和抗抑郁作用的随机对照试验（Patient-controlled intravenous tramadol versus patient-controlled intravenous hydromorphone for analgesia after secondary cesarean delivery: A randomized controlled trial to compare analgesic, anti-anxiety and anti-depression effects）

【来源】　J Pain Res，2019，12：49-59

【文摘】　Duan 等的研究旨在比较曲马多和氢吗啡酮用于二次剖宫产的术后镇痛作用及其抗焦虑和抗抑郁特性。该研究共纳入 106 例在椎管内麻醉下接受二次剖宫产的患者并随机分配到曲马多组（$n=53$）和氢吗啡酮组（$n=53$）。各组术后即刻分别采用氟比洛芬酯 4 mg/kg 复合曲马多（4 mg/kg）或氢吗啡酮（0.04 mg/kg）行 PCIA。评估术后切口及内脏痛疼痛数字评定量表（NRS）、医院焦虑抑郁量表（HADS）、早期下地行走时间及住院时间。结果显示，曲马多和氢吗啡酮组患者在不同时间点表现出的切口疼痛差异无统计学意义，曲马多组术后 4 h 和 8 h 内脏疼痛高于氢吗啡酮组；术后 1 周，曲马多组患者的焦虑评分和抑郁评分低于氢吗啡酮组；此外，曲马多组术后早期下地时间和住院时间均少于氢吗啡酮组。结果证实了曲马多与氢吗啡酮用于二次剖宫产术后镇痛相比，对切口痛的镇痛效果相当。与氢吗啡酮相比，曲马多控制内脏痛的疗效较差，但曲马多有助于缓解产后早期的焦虑和抑郁情绪，改善患者的早期活动能力并缩短其住院时间。　　　　　　　　　　　　　　　　（王　云）

【评述】　近年我国二次剖宫产数量逐渐增多，二次剖宫产患者术后疼痛更加明显、对术后镇痛的要求更高，是麻醉医师需要面对的问题之一。该文阐述了曲马多和氢吗啡酮分别联合氟比洛芬酯用于二次剖宫产患者术后静脉自控镇痛的随机对照试验，结果显示氢吗啡酮在控制术后内脏疼痛方面具有优势，因此，该类患者的术后镇痛方案有了更多的选择。该研究结果同时显示，与曲马多相比，氢吗啡酮在术后患者焦虑评分、抑郁评分、早期下地时间和住院时间上并无优势，提示氢吗啡酮虽然能够减轻患者术后内脏疼痛，但是在促进患者康复方面并未体现出明显优势。曲马多与氢吗啡酮均属于阿片类镇痛药，该文的不足之处在于未能报道阿片类镇痛药的常见不良反应如呼吸抑制、恶心呕吐的发生情况，如能同时获得相关研究信息，麻醉医师在为二次剖宫产患者选择术后镇痛方案时，则可综合考虑不同镇痛药物的优缺点并充分评估患者的获益及风险。　　　　　　（魏新川）

文选 29

【题目】 42 ℃脉冲射频联合 60℃连续射频治疗难治性眶下神经痛的有效性和安全性：一项前瞻性研究（The effectiveness and safety of 42 ℃ pulsed radiofrequency combined with 60 ℃ continuous radiofrequency for refractory infraorbital neuralgia： A prospective study）

【来源】 Pain Physician，2019，22（3）：E171-E179

【文摘】 眶下神经痛是引起面部疼痛的少见原因之一，目前针对该问题的研究较少，缺乏系统的治疗指南。之前的研究发现 42 ℃经皮无损脉冲射频（PRF）治疗可使眶下神经痛患者获得满意的疼痛缓解。然而，对 PRF 反应不佳的患者目前还没有理想的治疗方案。近期，PRF 联合 60 ℃连续射频（CRF）对三叉神经痛患者进行了成功治疗，有效率高且并发症轻微，Jia 等的观察性临床试验评价 42 ℃ PRF 联合 60 ℃ CRF 治疗对 42 ℃ PRF 反应差且不愿接受毁损性治疗或神经减压术的眶下神经痛患者的有效性和安全性。该研究观察 28 例难治性眶下神经痛患者经过 10 min 3D 技术引导的 42 ℃ PRF 联合 270 s 60 ℃ CRF 治疗的效果。有效标准为术后疼痛评分减少＞50%，同时计算 2 年随访期间内不同时间点的有效率。结果显示，42℃ PRF 和 60℃ CRF 联合治疗术后 1 个月、3 个月、6 个月、1 年、18 个月和 2 年的有效率分别为 95.5%、86.4%、81.8%、72.7%、72.7% 和 72.7%。除 16 例（72.7%）出现轻度麻木并于术后 1 周至 2 个月逐渐消失外，未见其他明显并发症。本研究的局限性包括仅检查了 2 年期间的治疗有效性，未进行进一步随访；此外，此研究为单中心观察性临床研究，样本量较小。结果表明，对于顽固性眶下神经痛患者，42 ℃ PRF 联合 60 ℃ CRF 是一种有效、安全的治疗方法。需要进行随访期更长的前瞻性、双盲随机对照试验，以评价联合治疗是否可成为非手术治疗无效患者的替代疗法，避免这些患者接受毁损性治疗或创伤性更大的神经减压术。　　　　　　（林育南）

【评述】 随着研究的进展，神经破坏性的治疗手段治疗神经病理性疼痛受到越来越多的质疑，而脉冲射频的神经调节技术在临床上应用越来越广泛，主要针对各种顽固性神经病理性疼痛的治疗。该研究采用联合的射频治疗技术对顽固性的眶下神经痛进行治疗，具有一定的先进性，设计科学合理，实用性强，有很好的临床指导意义。该研究采用脉冲射频联合低温的连续射频进行研究，具有很好的创新性，低温的连续射频对神经的破坏作用轻微，安全性好。但与国内外的相似研究相比，该研究观察指标比较单一，观察时间较短，样本数较少且未对疾病系继发还是原发进行描述。未来的研究可以将连续射频和脉冲射频的不同治疗时间进行研究，寻求最佳的有效治疗时间，可以针对不同的温度进行研究，寻求最低的对组织破坏最小的有效温度。如何制定难治性眶下神经痛理想的射频治疗方案充满挑战，医师需要在提高射频强度和避免神经毁损两个方面寻找一个合适的平衡点。　　　　　　（魏新川）

文选 30

【题目】　**CT 引导下胸背根神经节脉冲射频治疗带状疱疹后神经痛的有效性和安全性（Efficacy and safety of computed tomography-guided pulsed radiofrequency modulation of thoracic dorsal root ganglion on herpes zoster neuralgia）**

【来源】　Neuromodulation，2019，22（1）：108-114

【文摘】　脉冲射频（PRF）治疗用于带状疱疹后神经痛（PHN）的疗效可能各不相同，可能与治疗的持续时间有关。Ding 等的研究评价 CT 引导 PRF 在不同时期和不同时间点对 PHN 的疗效和安全性。该研究纳入 150 例 PHN 患者，根据病程随机分为 A 组：急性期患者（$n=50$，病程不足 1 个月）；B 组：亚急性期患者（$n=50$，病程 1～3 个月）；C 组：慢性期患者（$n=50$；病程 >3 个月）。所有患者均通过靶向胸背根神经节（DRG）进行 PRF 治疗，观察不同时间点、手术前后的 VAS 评分、SF-36 评分、治疗总有效率、抗癫痫和镇痛药物用量。与术前相比，术后各时间点和各组均观察到 VAS 评分降低、SF-36 评分改善和抗癫痫镇痛药物用量减少。A 组疼痛缓解持续时间较长，且随时间推移进一步减轻；A 组相比于 B 组、B 组相比于 C 组，前者 VAS 评分显著低于后者，前者 SF-36 评分显著高于后者，抗癫痫镇痛药物用量前者显著低于后者。此外，A 组、B 组、C 组总有效率分别为 88%、72%、52%。结论表明，CT 引导下以 DRG 为靶点的 PRF 在不同时期治疗 PHN 均安全有效，但建议在带状疱疹急性期进行早期干预治疗。　　　　　　　　　　　　　　　　（王　云）

【评述】　带状疱疹后神经痛是临床上非常常见的一种疾病，严重影响患者的日常生活。既往针对此类顽固性疼痛患者，采取神经阻滞或神经破坏治疗，虽然有不错的疗效，但随着研究的进展，神经破坏治疗受到越来越多的质疑，神经调节治疗反而受到更大的关注，脉冲射频就是一种神经调节技术。该研究针对临床常见的一种神经痛进行研究，紧密结合临床需求及神经调节技术的研究热点，对不同病程的带状疱疹（后）神经痛进行研究，具有一定的先进性，设计科学合理，有很好的实用性。术后的评价指标较既往的国内外类似研究的评价指标更丰富、更全面、更合理，临床指导意义强，为 PHN 治疗中"尽早干预"的原则提供了更多的证据。该研究对术后各指标的观察时间为 1 年，若能观察时间更长或许更好。若将不同脉冲射频时间纳入此研究指标，对临床脉冲射频操作时间会更有指导意义，因为脉冲调节时间的长短对临床疗效有一定的影响。　　　　　　　　（魏新川）

三、麻醉药物研究进展

文选 31

【题目】　**激活臂旁核谷氨酸能神经元加速七氟烷麻醉小鼠觉醒（Activation of parabrachial nucleus glutamatergic neurons accelerates reanimation from sevoflurane anesthesia in mice）**

【来源】　Anesthesiology，2019，130（1）：106–118

【文摘】　臂旁核（PBN）是脑干区域一个关键的觉醒核团，含有谷氨酸能神经元。该区域的损伤通常会影响患者苏醒。研究者使用化学遗传学方法特异性激活或抑制 PBN 谷氨酸能神经元，研究其对七氟烷全身麻醉的影响。使用光遗传学方法结合脑电监测技术来研究 PBN 谷氨酸能神经元的瞬时激活对七氟烷麻醉的影响。通过化学遗传（DREADDs）方法特异性激活 PBN 谷氨酸能神经元能够减少七氟烷吸入麻醉后的觉醒时间，延长麻醉诱导时间和七氟烷麻醉的 ED_{50}。相反，特异性抑制 PBN 谷氨酸能神经元则轻度延长麻醉觉醒时间。此外，在七氟烷麻醉维持期间，表达 ChR2 的 PBN 谷氨酸能神经元在光刺激下瞬时激活能够诱发大脑皮质脑电图出现觉醒特征。免疫组织化学实验表明，在七氟烷麻醉期间，PBN 的激活会诱发皮质和皮质下觉醒相关核团的兴奋。因此证实，PBN 谷氨酸能神经元激活可加速全身麻醉向觉醒状态的转变。　　　　　　　（杨谦梓）

【评述】 大脑中许多区域可以促进睡眠后觉醒，如基底前脑（BF）、腹侧被盖区（VTA）、下丘脑结节核（TMN）和蓝斑核（LC）。以往研究报道采用药理学方法激活这些区域可以调节全身麻醉后觉醒时间，为我们了解麻醉药物在脑内的作用机制提供大量证据。PBN 是脑干网状上行激活系统的关键核团，但对于 PBN 在麻醉中的作用却知之甚少。该研究通过采用化学遗传学、光遗传学、脑电监测、免疫组化等技术，证实激活 PBN 的谷氨酸能神经元可以促进七氟烷麻醉的觉醒，并且诱发皮质和皮质下觉醒相关核团的兴奋。这些结果揭示了七氟烷麻醉的可能机制，也为 PBN 在麻醉和觉醒中的作用提供依据，更重要的是，为临床上七氟烷麻醉后苏醒延迟提供新的干预靶点。　　　　（董海龙）

文选 32

【题目】 大鼠腹侧被盖区多巴胺能神经元参与食欲素介导的异氟烷麻醉后苏醒加速（Orexin activated emergence from isoflurane anesthesia involves excitation of ventral tegmental area dopaminergic neurons in rats）

【来源】 Br J Anaesth，2019，123（4）：497-505

【文摘】 脑内食欲素（orexin）系统通过多种神经通路促进全身麻醉恢复和觉醒，以往证实中脑腹侧被盖区（VTA）的多巴胺能神经元也参与麻醉觉醒过程，但这两个神经通路之间是否存在相互作用还不得而知。该研究旨在探索全身异氟烷麻醉觉醒过程中 orexin 能神经元对腹侧被盖区多巴胺能神经元的调节机制。研究证实，在异氟烷麻醉期间，向腹侧被盖区中注射 orexin-A（100 pmol）能够明显缩短麻醉觉醒时间并降低麻醉维持期间的脑电爆发性抑制波的比率（BSR）。腹侧被盖区脑区高表达 orexin 受体，主要在多巴胺能神经元，其中表达 orexin-1 受体和 orexin-2 受体的多巴胺能神经元的百分比分别为 73.4（5.0）% 和 74.4（62.4）%。通过光遗传学方法激活腹侧被盖区区域的 orexin 能投射末梢，能显著减少麻醉维持期间的 BSR 并加速麻醉觉醒行为，而光遗传方法抑制腹侧被盖区区域的 orexin 能投射末梢则延长麻醉觉醒时间。在离体脑片的研究中发现，给予 orexin-A 后，腹侧被盖区中的多巴胺能神经元放电频率明显增加。因此得出结论，orexin 能神经元投射通过激活腹侧被盖区中的多巴胺能神经元促进异氟烷麻醉的觉醒。　　　　　　　（路志红）

【评述】 该研究团队长期致力于 orexin 能神经系统在全身麻醉及觉醒过程中的作用和机制。Orexin 前期已经证实能够对基底前脑（BF）区域的胆碱能神经系统、下丘脑腹外侧视前区（VLPO）区的 GABA 能神经系统、中缝被核（DRN）区域的 5- 羟色胺（5-HT）神经系统产生调节作用，从而促进动物从麻醉状态向觉醒转换。腹侧被盖区是近年来关注度比较高的一个核团，以往研究证实刺激腹侧被盖区核团能够直接诱发动物觉醒，但腹侧被盖区相关的觉醒网络调控机制尚不清楚。该研究通过光遗传学结合药理学方法，证实异氟烷麻醉觉醒过程中下丘脑外侧区的orexin能神经元对腹侧被盖区多巴胺能神经元具有显著的激活作用，从而促进麻醉觉醒。该研究结果为明确orexin能神经系统促进全身麻醉觉醒的网络调控机制再添证据，同时也为下丘脑外侧区与腹侧被盖区之间的神经连接提供直接的解剖学和功能学支持。

（熊利泽）

文选 33

【题目】　激活丘脑网状核内的去甲肾上腺素能轴突末梢延迟小鼠丙泊酚麻醉后觉醒（Activation of noradrenergic terminals in the reticular thalamus delays arousal from propofol anesthesia in mice）

【来源】　FASEB J，2019，33：7252-7260

【文摘】　丙泊酚（PRO）麻醉期间脑电图监测通常具有特征性低频振荡，该低频振荡可能与丘脑网状核（TRN）调节有关。丘脑网状核接收来自蓝斑（LC）的去甲肾上腺素能神经投射，但丘脑网状核的去甲肾上腺素能神经支配是否促进丙泊酚麻醉觉醒并未见报道。采用核团内去甲肾上腺素注射（$n=10$）和化学遗传（DREADDs）激活（$n=10$）方法探究蓝斑到丘脑网状核的去甲肾上腺素输入在丙泊酚麻醉期间的作用。使用急性脑切片的全细胞膜片钳记录来识别丘脑网状核中调节去甲肾上腺素能输入的肾上腺素能受体的类型。结果显示，向丘脑网状核内注射去甲肾上腺素能够延迟小鼠丙泊酚麻醉后苏醒时间并增加皮质δ波振荡。丘脑网状核内注射去甲肾上腺素也降低丙泊酚引起意识丧失的EC_{50}。此外，使用DREADDs激活丘脑网状核中的LC肾上腺素能神经末梢延长丙泊酚麻醉觉醒时间，降低其引起意识丧失的EC_{50}，并增加丙泊酚麻醉期间皮质δ波振荡。另外，全细胞膜片钳记录显示，去甲肾上腺素通过α_1肾上腺素受体增加丘脑网状核神经元中的抑制性突触后电流。由此证实，LC-TRN通路的去甲肾上腺素能神经末梢去甲肾上腺素信号增强可延迟全身麻醉的觉醒，并且这种效应可能是由α_1肾上腺素受体激活介导的。

（杨谦梓）

【评述】　丘脑网状核和蓝斑都是脑内参与睡眠和觉醒调控相关的重要核团。丘脑网状核主要以GABA能神经元为主，而蓝斑以去甲肾上腺素能神经元为主，两个核团间是否存在相互投射，其相互投射如何调控麻醉导致的意识消失和恢复，是全身麻醉机制研究的关键问题。本研究通过核团内注射、化学遗传激活、全细胞膜片钳记录等方法阐明了LC-TRN通路中的去甲肾上腺素能神经投射在丙泊酚麻醉和觉醒中的作用，揭示来自蓝斑的去甲肾上腺素能神经末梢在丘脑网状核释放去甲肾上腺素，并通过α_1肾上腺素受体延迟丙泊酚麻醉的觉醒，为我们进一步了解麻醉和觉醒中蓝斑核团的具体机制提供证据。

（董海龙）

文选 34

【题目】　丙泊酚诱导的意识丧失后的动态功能网络模式研究（Investigating dynamic functional

network patterns after propofol-induced loss of consciousness）

【来源】 Clin Neurophysiol，2019，130（3）：331–340

【文摘】 本研究的目的在于观察从清醒状态到手术所需的麻醉水平间的动态脑功能网络变化。文章纳入 22 位受试者在清醒、轻度麻醉和深度麻醉状态下的 60 通道脑电数据，并获得 68 个皮质区域的脑电数据。通过滑动窗口分析大脑功能网络的动态序列，采用 K 均值聚类算法来识别常见的大脑功能网络模式。研究者在所有意识水平上观察 5 种常见的大脑功能网络模式的变化，发现每种亚稳态网络模式的出现都与麻醉水平有关。大脑网络模式可根据意识水平从麻醉为主的网络模式向觉醒为主的网络模式过渡转换。此外，在觉醒和麻醉期间持续存在的功能性网络模式具有解剖学证据。因此该研究证实，觉醒状态和麻醉状态均存在脑功能网络的动态变化。 （路志红）

【评述】 本研究对丙泊酚诱导麻醉过程中脑功能网络的动态变化进行研究，应用 K 均值聚类算法获得的大脑功能网络的动态序列，并分析 5 个常见的大脑功能网络模式。脑功能网络模式与意识水平同步变化，而每种功能网络模式在不同的意识水平上的发生概率不同。因此，该研究提示未来可以通过精确计算每种大脑功能网络模式的百分比来推断麻醉深度，从而为临床判断麻醉深度提供了新方法。 （董海龙）

文选 35

【题目】 丙泊酚抑制大鼠皮质－丘脑网状核－丘脑环路的局部活动和连接（Propofol inhibits the local activity and connectivity of nuclei in the cortico-reticulo-thalamic loop in rats）

【来源】 J Anesth，2019，33：572–578

【文摘】 该文章旨在研究诱导不同剂量丙泊酚麻醉状态下皮质－丘脑网状核－丘脑环路的局部活性、连接性及神经递质释放的差异。研究者通过脑电图的非线性动力学分析方法，分析不同剂量的丙泊酚对初级体感皮质（S1）、丘脑腹后内侧核（VPM）、丘脑网状核和桥脑网状核吻侧部分（PnO）的局部活性和连接性的影响，并使用微透析方法检测 S1、VPM 和丘脑网状核中的谷氨酸、γ-氨基丁酸（GABA）和甘氨酸水平。结果发现，从清醒状态到丙泊酚诱导的深度麻醉状态，皮质近似熵（ApEn）的减少比在皮质下更显著，皮质和皮质下核团之间的互近似熵（C-ApEn）减少也比皮质下核团间更明显。丙泊酚可降低 S1 和 VPM 中的谷氨酸水平，但可增加丘脑网状核中的谷氨酸水平。输注丙泊酚后，S1 中的甘氨酸水平降低，但 GABA 水平升高。 （路志红）

【评述】 已有研究表明，全身麻醉药物作用下脑内部分核团活性增加而大部分核团功能被抑制。麻醉还能够降低大脑远隔部位间的功能连接。该研究通过脑电监测结合微透析的方法，比较不同剂量丙泊酚所诱导的不同麻醉深度状态下，皮质及皮质下核团局部活性状况及相互连接的变化。证实相比皮质下结构及其相互连接，皮质和皮质－皮质下连接可能更容易受丙泊酚麻醉影响，为丙泊酚麻醉对于皮质和皮质下结构的差异性作用提供新的证据，也为脑内核团间的网络联系中断提供依据。 （董海龙）

文选 36

【题目】　丙泊酚麻醉改变大鼠脑代谢的空间和拓扑结构（Propofol anesthesia alters spatial and topologic organization of rat brain metabolism）

【来源】　Anesthesiology，2019，131（4）：850-865

【文摘】　Chen 等比较丙泊酚诱导的不同意识水平 / 麻醉状态下脑代谢模式的差异。他们采用不同剂量的丙泊酚静脉注射，分别诱导成年大鼠产生轻度镇静、深度镇静和麻醉状态。通过氟脱氧葡萄糖正电子发射断层扫描脑成像，研究大脑葡萄糖代谢的分布和地形的空间格局变化。结果表明，丙泊酚麻醉时，基础代谢明显降低，代谢空间分布改变。另外，图论分析结果显示，在丙泊酚诱导的深部麻醉过程中，脑代谢网络的整体和局部效率受到破坏，表现为代谢连接性和能量效率降低。　　　　　　　　　　　　　　　　　　　　　　　　　　　　　　　　　　　　　（张冯江）

【评述】　该研究针对不同意识水平下脑代谢与脑网络连接之间的关系展开动物实验，结果发现丙泊酚诱导意识丧失后，脑代谢和代谢网络连接的相关性下降，同时随着麻醉加深，葡萄糖代谢分布从大脑皮质向皮质下区域转移。从中可以看出，通过增加丙泊酚的剂量促使大脑区域之间功能相互作用的广泛丧失，从而降低全脑和局部效率，可能是导致麻醉期间大脑信息处理和认知功能障碍的原因。目前，麻醉药物引起意识丧失的机制仍未完全明确，本研究将意识与神经功能的关联作为关注点，有助于增进麻醉药物与意识丧失和术后认知功能障碍的理解。　　　　　　　　　　　（严　敏）

文选 37

【题目】　丙泊酚通过 NLRP3-ASC 炎性小体直接诱导 caspase-1 依赖的巨噬细胞凋亡（Propofol directly induces caspase-1-dependent macrophage pyroptosis through the NLRP3-ASC inflammasome）

【来源】　Cell Death Dis，2019，10（8）：542

【文摘】　Sun 等利用原代培养的骨髓来源巨噬细胞、3 个小鼠巨噬细胞系（RAW264.7、RAW-asc 和 J774）和小鼠模型，研究 NLRP3 炎性小体激活和继发焦亡在丙泊酚诱导的细胞死亡中的作用。结果发现，大剂量丙泊酚能强裂解 caspase-1，抑制下游 IL-1β 和 IL-18 的合成。同时，NLRP3 沉默可中度抑制 caspase-1 裂解和焦亡的比例，而 AIM2 水平升高，触发 NLRP3[-/-] 巨噬细胞焦亡的代偿途径。凋亡相关斑点样蛋白（ASC）可介导 NLRP3 和 AIM2 信号通路，在丙泊酚诱导的巨噬细胞焦亡中发挥作用。此外，该研究也表明，丙泊酚诱导凋亡启动子 caspase-9，随后裂解效应子 caspase-3 和 caspase-7，表明使用丙泊酚后凋亡和焦亡两种细胞死亡途径均被激活。　　　　　　（张冯江）

【评述】　该研究关注丙泊酚对巨噬细胞特有的 NLRP3/ ASC/ caspase-1 通路的作用，结果发现丙泊酚可以激活该通路，导致巨噬细胞焦亡，从而诱发免疫调节异常；抑制该信号通路，则对巨噬细胞产生保护作用。由此可见，NLRP3/ ASC/ caspase-1 通路在丙泊酚和巨噬细胞焦亡之间的关键作用。该研究对未来探寻降低丙泊酚的免疫系统抑制作用的药物提供可行性参考。巨噬细胞作为天然免疫系统的主要效应细胞，对肿瘤的发生发展具有重要的抑制作用。若能通过药物抑制

NLRP3/ ASC/ caspase-1 通路激活，避免丙泊酚对巨噬细胞功能的不良影响，将会使接受手术治疗的肿瘤患者受益。 （严　敏）

文选 38

【题目】 丙泊酚通过 PD-L1/Nanog 降低体外乳腺癌干细胞生成乳腺细胞（**Propofol reduced mammosphere formation of breast cancer stem cells via PD-L1/Nanog** *in vitro*）

【来源】 Oxid Med Cell Longev，2019，2019：9078209

【文摘】 Zhang 等研究丙泊酚对乳腺癌干细胞的作用及其分子机制。将体外培养的乳腺癌干细胞暴露于不同浓度、不同持续时间的丙泊酚中，通过慢病毒介导的 RNAi 技术下调 MDA-MB-231 细胞中 PD-L1 的表达，并检测丙泊酚作用下 shControl 和 shPD-L1 的乳腺细胞形成能力。结果发现，与对照组相比，丙泊酚处理 24 h 可诱导产生更多的乳腺细胞（$P=0.007\,2$）。丙泊酚下调 PD-L1 和 Nanog 表达，但是，对 shPD-L1 干细胞泌乳能力的抑制作用差异无统计学意义。在 PD-L1 敲除的乳腺癌干细胞中丙泊酚的抑制作用消失。丙泊酚对乳腺癌干细胞生成乳腺细胞的抑制可能是通过 PD-L1 介导的，而 PD-L1 对维持 Nanog 具有重要作用。 （张　兵）

【评述】 该研究关注丙泊酚对乳腺癌干细胞和 PD-L1 表达的相关性的影响。结果发现丙泊酚能够通过下调 PD-L1 表达，抑制乳腺癌干细胞生成乳腺细胞的功能；PD-L1 敲除后乳腺癌干细胞功能不受丙泊酚影响。由此可见，PD-L1 是丙泊酚抑制乳腺癌干细胞活性的关键因子。但是，本研究的结果和结论来自体外实验，将来有必要实施体内实验进一步验证。PD-L1 不仅具有免疫调节作用，也可以直接作用于肿瘤细胞，保持其干细胞的活性。抗 PD-L1 治疗有望避免丙泊酚抑制乳腺癌干细胞向乳腺细胞转化，有助于改善乳腺癌患者的预后。 （王晓斌）

文选 39

【题目】 右美托咪定通过 α_2 肾上腺素能受体信号调节大鼠脊髓损伤后的神经炎症和改善预后（**Dexmedetomidine modulates neuroinflammation and improves outcome via alpha2-adrenergic receptor signaling after rat spinal cord injury**）

【来源】 Br J Anaesth，2019，123（6）：827-838

【文摘】 Gao 等研究右美托咪定对大鼠颈髓损伤模型小胶质细胞反应、组织学和神经功能的影响。研究采用冲击器挫伤大鼠单侧（右）C_5 脊髓，制作脊髓损伤模型。评估使用右美托咪定与否对其运动功能、损伤大小和炎症反应的影响。在小胶质细胞培养模型中也研究右美托咪定的作用。结果发现右美托咪定能明显改善同侧上肢运动功能障碍（梳洗和放置爪子），减少损伤面积，保留白质，减少损伤部位活化巨噬细胞。在右美托咪定治疗的大鼠损伤后，组织 RNA 表达显示促炎症标记物显著下调，抗炎和促分解 M2 反应上调。在脂多糖刺激培养的小胶质细胞中，右美托咪定具有与脊髓损伤相似的炎症调节作用。而右美托咪定对这些结果的益处主要被 α_2 肾上腺素能受体拮抗剂逆转。因此，研究认为右美托咪定能明显改善脊髓损伤后的神经功能，减轻组织损伤，其机制与神经炎症的调

节有关，部分通过 α_2 肾上腺素能受体信号传导介导。　　　　　　　　　　（张冯江）

【评述】　该研究针对右美托咪定的神经炎症调节作用展开体内及体外研究。结果发现右美托咪定能够降低神经炎症反应，改善神经功能，减少组织损伤，α_2 肾上腺素能受体拮抗剂可逆转右美托咪定绝大部分的神经保护作用。从中可以看出，α_2 肾上腺素能受体介导右美托咪定对神经炎症反应的调节作用。同样作为 α_2 肾上腺素能受体激动剂的可乐定，临床上已用于脊髓损伤的治疗，具有受体高选择性的右美托咪定在脊髓损伤中的应用从实验研究向临床研究的转化值得期待。　　　（严　敏）

文选 40

【题目】　舒芬太尼对周围神经损伤小鼠脊髓神经元凋亡的影响

【来源】　中华麻醉学杂志，2019，39（3）：331-334

【文摘】　籍婷婷等评价舒芬太尼对周围神经损伤小鼠脊髓神经元凋亡的影响。研究将清洁级健康雄性 BALB/c 小鼠 150 只随机分为 3 组（$n=50$）：假手术组（Sham 组）、周围神经损伤组（PNI 组）和舒芬太尼组（SF 组）。PNI 组和 SF 组建立单侧坐骨神经损伤模型，造模后 SF 组腹腔注射舒芬太尼 5.0 μg/kg，每天 1 次，连续 3d。于术后 1 d、3 d、7 d、14 d 和 28 d（T0～T4）时随机处死 5 只小鼠取脊髓 $L_{4\sim6}$ 节段观察病理学结果，检测神经元凋亡情况，并计算神经元凋亡指数（AI）。于 T0～T4 时处死 5 只小鼠取损伤同侧脊髓 $L_{4\sim6}$ 节段，检测 Bcl-2、Bax 和活化型 caspase-3 的表达，计算 Bcl-2/Bax 比值。研究发现，与 Sham 组比较，PNI 组和 SF 组 AI 升高，Bcl-2 表达下调，活化型 caspase-3 和 Bax 表达上调（$P<0.05$）；与 PNI 组比较，SF 组 AI 降低，Bcl-2 表达上调，活化型 caspase-3 和 Bax 表达下调，Bcl-2/Bax 比值升高。SF 组比 PNI 组神经病理学损伤减轻。因此，研究认为舒芬太尼可抑制周围神经损伤小鼠脊髓神经元凋亡。　　　　　　　　　（翁亦齐）

【评述】　该研究针对舒芬太尼对周围神经损伤后脊髓神经元凋亡的影响开展动物模型研究。结果发现在周围神经损伤后，舒芬太尼早期干预可减少脊髓神经元凋亡，对中枢神经具有保护作用。从中可以看出，舒芬太尼后处理可抑制周围神经损伤后其相应脊髓节段的神经元凋亡，周围神经损伤的发生往往是不可预测的，早期有效的干预是改善预后的最佳手段，本研究为未来开展神经保护的临床研究提供了阳性的实验研究结果。然而，舒芬太尼具体通过哪个机制发挥的神经保护作用仍有待进一步明确。　　　　　　　　　　　　　　　　　　　　　　　　　　　　（叶　茂）

文选 41

【题目】　利多卡因对大鼠内毒素性肺损伤时 Rho/ROCK 信号通路的影响

【来源】　中华麻醉学杂志，2019，39（1）：109-112

【文摘】　张琳等评价利多卡因对大鼠内毒素性肺损伤时 Ras 同源基因（Rho）/Rho 激酶（ROCK）信号通路的影响。研究将 40 只 SPF 级雄性 Wistar 大鼠随机分为 5 组（$n=8$）：对照组（C 组）、脂多糖（LPS）组和不同剂量利多卡因组（L1～L3 组）。采用腹腔注射脂多糖 5 mg/kg（0.1 ml）的方法制备内毒素性肺损伤模型。腹腔注射脂多糖前 1 h 时，L1～L3 组分别腹腔注射利多卡因 2 mg/kg、4 mg/kg 和 8 mg/kg。注射后 6 h 时处死大鼠，制备支气管肺泡灌洗液（BALF），测定 IL-1β、IL-6 及 TNF-α 的浓度；取肺组织，行肺损伤评分，计算湿 / 干（W/D）比，测定髓过氧化物酶（MPO）活性，测定肺组织 Rho、ROCK1、ROCK2、肌球蛋白磷酸酯酶目标亚基 1（MYPT1）、磷酸化 MYPT1（p-MYPT1）和 ZO-1 的表达并计算 MYPT1 磷酸化水平。研究发现，与 LPS 组比较，L1～L3 组肺组织髓过氧化物酶（MPO）活性，肺损伤评分，W/D 值，BALF IL-1β、IL-6 及 TNF-α 浓度降低，肺组织 Rho、ROCK1 和 ROCK2 表达下调，MYPT1 磷酸化水平降低，ZO-1 表达上调。研究认为，利多卡因可抑制大鼠内毒素性肺损伤时 Rho/ROCK 信号通路活性，该作用可能与利多卡因的抗炎机制有关。 　　　　　　　（张　宇）

【评述】 利多卡因对免疫系统的调节作用，特别是抗炎作用越来越受到关注。该文关注的是利多卡因对大鼠内毒素性肺损伤的抗炎机制，具有较高的先进性。Rho/ROCK 信号通路是目前功能研究较为全面的 Rho 下游通路，该通路在细胞骨架重组和细胞迁移中发挥重要作用。该研究发现利多卡因具有抑制大鼠内毒素性肺损伤时 Rho/ROCK 信号通路活性的功能，并通过多项指标反映利多卡因的抗肺损伤作用，但两者之间的相关性应通过具体实验进一步阐明。例如 Rho/ROCK 信号通路与内皮通透性有关，故研究可观察利多卡因对肺损伤时肺泡内皮细胞通透性的影响，并明确 Rho/ROCK 信号通路是否参与其中。 　　　　　　　（喻　田）

文选 42

【题目】 咪达唑仑对脂多糖和半乳糖胺诱导的小鼠免疫性肝损伤的保护作用（The protection of midazolam against immune mediated liver injury induced by lipopolysaccharide and galactosamine in mice）

【来源】 Front Pharmacol, 2019, 9: 1528

【文摘】 Li 等探究咪达唑仑对脓毒症过度免疫炎症反应所致肝损伤以及对炎症的肝巨噬细胞的影响。研究采用脂多糖和半乳糖胺（galactosamine）诱导的小鼠急性肝损伤模型，观察咪达唑仑的体内作用。采用脂多糖刺激的骨髓细胞，观察咪达唑仑对单核细胞的影响。研究发现，咪达唑仑可预防脂多糖＋半乳糖胺所致小鼠肝组织损伤，降低血清丙氨酸转氨酶水平。在机制上，咪达唑仑抑制脂多糖刺激的肝巨噬细胞和骨髓单核细胞产生的 TNF-α 和 IL-1β，降低细胞表面主要组织相容性复合物 II 类（MHC II）、CD40 和 CD86 的表达。这些结果可以被外周型苯二氮䓬受体（PBR）阻滞剂 PK-11195 逆转。因此，研究认为，咪达唑仑可通过抑制肝巨噬细胞的炎症反应和免疫激活，防止脂多糖诱导的免疫性肝损伤。 　　　　　　　（姚卫东）

【评述】 咪达唑仑对危重患者的免疫调节作用多有报道，但大多反映的是血浆中各种炎性因子水平的变化。该文将研究视野聚焦到咪达唑仑对脓毒症患者肝损伤的影响，具有较高的临床研究实用性。经过系统的实验研究，该文证明了咪达唑仑对脓毒症患者肝功能的保护作用是通过抑制肝巨噬细胞浸润相关的免疫炎症反应实现的。但值得注意的是，肝损伤时浸润的巨噬细胞来源和功能复杂，特别在脓毒症患者的炎症复杂程度尤为突出，故该研究今后应进一步解析脓毒症患者不同来源肝巨噬细胞导致肝损伤过程中表型分化、生物学动态变化，并与咪达唑仑的抑制炎症作用相结合，探索以肝巨噬细胞为靶点的新治疗策略。 　　　　　　　（喻　田）

文选 43

【题目】 小剂量纳洛酮对胸腔镜肺癌切除术并舒芬太尼术后镇痛的患者免疫系统功能的影响——一项随机对照试验（Effect of low dose naloxone on the immune system function of a patient undergoing video-assisted thoracoscopic resection of lung cancer with sufentanil controlled analgesia—A randomized controlled trial）

【来源】 BMC Anesthesiol，2019，19（1）：236

【文摘】 免疫功能在围术期患者的预后中起着重要作用，小剂量阿片类受体阻滞药可能具备改善免疫功能的作用。Lin 等纳入 69 例接受胸腔镜肺癌切除术的患者，随机分配为纳洛酮组（$n=35$）和非纳洛酮组（$n=34$）。术后 48 h 内两组患者均给予舒芬太尼和帕洛诺司琼镇痛泵进行术后镇痛，其中纳洛酮组的镇痛泵中加用纳洛酮 0.05 μg/（kg·h）。研究的主要结局指标为阿片类生长因子（OGF）的水平，以及通过自然杀伤细胞和 $CD4^+/CD8^+T$ 细胞比率评估免疫功能。次要结局指标为术后疼痛程度、术后使用补救性镇痛药物剂量、术后恶心呕吐发生率。研究结果发现，纳洛酮组患者 OGF 水平在术后 24 h（$P<0.001$）及 48 h（$P<0.01$）显著高于对照组，纳洛酮组患者自然杀伤细胞（$P<0.01$）和 $CD4^+/CD8^+T$ 细胞比率（$P<0.05$）于术后 48 h 显著升高，纳洛酮组患者术后疼痛评分更低（$P<0.05$），且术后使用补救性镇痛药物剂量更低（0.00 vs. 25.00，$P<0.05$），纳洛酮组患者术后恶心呕吐评分更低（0.00 分 vs. 1.00 分，$P<0.01$）。得出结论，舒芬太尼自控镇痛后输注 0.05 μg/（kg·h）小剂量纳洛酮可显著提高 OGF，显著提高自然杀伤细胞和 $CD4^+/CD8^+T$ 细胞值，减少术后疼痛程度及补救性镇痛药物剂量，围术期应用小剂量纳洛酮具备一定改善免疫功能的作用。 （彭宇明）

【评述】 近年来，人们越来越关注围术期麻醉管理对肿瘤患者预后的影响，特别是阿片类药物的使用。以往研究表明阿片类药物可以引起机体免疫抑制，促进肿瘤的复发和转移，但结论仍存在争议，且具体机制尚不清楚。该研究针对行胸腔镜肺癌切除术的患者，发现术后镇痛泵中加入小剂量阿片类受体阻滞药纳洛酮可能通过增强 OGF 表达水平，进而维持术后自然杀伤细胞及 $CD4^+/CD8^+T$ 细胞值，改善细胞免疫功能。该文为麻醉药物对免疫功能的影响提供了新的研究思路，关于纳洛酮、OGF 和肿瘤免疫功能三者之间的关系及具体影响机制值得进一步深入探讨；同时，术后小剂量纳洛酮的应用是否可以影响患者的远期预后仍需要大样本随机对照试验进行验证。此外，该文结果表明小剂量纳洛酮增强术后舒芬太尼镇痛效果、减少术后恶心反应，为术后镇痛的药物组合提供了更好的选择，但仍需要更多的试验来证明这种可能性。 （韩如泉）

文选 44

【题目】 右美托咪定滴鼻用于小儿纤维支气管镜异物取出术：一项随机、双盲、安慰剂对照临床研究（Efficacy of premedication with intranasal dexmedetomidine for removal of inhaled foreign bodies in children by flexible fiberoptic bronchoscopy：A randomized，double-blind，placebo-controlled clinical trial）

【来源】 BMC Anesthesiol，2019，19（1）：219

【文摘】 儿童气管支气管异物吸入是一种危及生命的紧急情况。而行纤维支气管镜异物取出术的患儿，术中氧饱和度降低、体动、喉痉挛、支气管痉挛及呼吸暂停是术中常见的不良事件。右美托咪定，作为高选择性 α_2 肾上腺素能激动药，产生镇静和镇痛作用，并且不会引起呼吸抑制。故可假设鼻腔滴入右美托咪定可以降低七氟烷吸入全身麻醉下纤维支气管镜检查期间不良事件的发生率。Bi 等进行一项随机对照试验，探讨术前应用右美托咪定滴鼻是否可降低术中不良事件的发生率。研究纳入 40 例学龄前儿童，将所有受试者随机分为右美托咪定组及安慰剂对照组，于麻醉诱导前 25 min 分别给予右美托咪定 1 µg/kg 或同等体积的生理盐水滴鼻，主要结局指标为围术期不良事件的发生率。研究结果显示，右美托咪定组较对照组患儿围术期喉痉挛（15% *vs.* 50%）、呼吸暂停（10% *vs.* 40%）、呛咳（5% *vs.* 30%）的发生率显著降低，并且右美托咪定组患儿的亲子分离评分更低（*P*=0.017）、面罩耐受性更好（*P*=0.027）、术中七氟烷使用量更少［（38.18±14.95）ml *vs.*（48.03±14.45）ml，*P*=0.041］、术后躁动发生率更低（*P*=0.004），由此研究得出结论，学龄前儿童，全身麻醉诱导前 25 min 给予右美托咪定 1 µg/kg 滴鼻，可显著降低行纤维支气管镜异物取出术患儿不良事件的发生率。　　　　　　　　　　　　　　　（彭宇明）

【评述】 右美托咪定是一种 α_2 肾上腺素受体激动药，具有镇痛、镇静、止涎、遗忘作用，同时又有保留自主呼吸的作用，可用于儿童患者，以减少患儿术前分离焦虑，提高吸入麻醉面罩诱导满意度。本项研究将 40 名行纤维支气管镜异物取出患儿随机分配接受右美托咪定滴鼻或生理盐水滴鼻，观察围术期不良事件的发生率。在本研究之前，仅一项研究关注相同人群的围术期不良事件，但其干预措施为诱导后静脉输注右美托咪定，且通气方式为保留自主呼吸或手控喷射通气。而本研究随机严格，患儿除干预措施术其余麻醉管理方法均保持一致。本研究在研究设计、科学性上具有较高水平，证明右美托咪定可有效降低行纤维支气管镜异物取出术患儿围术期不良事件。然而，该研究在样本量计算方面稍有瑕疵。在未来，可着眼于右美托咪定能否减少患儿气道不良事件的发生而进行下一步研究。　　　　　　　　　　　　　　　　　　　　　　（韩如泉）

文选 45

【题目】 肝内胆管癌手术患者应用丙泊酚全凭静脉麻醉较地氟烷麻醉具有更好的远期生存率（**Propofol-based total intravenous anesthesia is associated with better survival than desflurane anesthesia in intrahepatic cholangiocarcinoma surgery**）

【来源】 Medicine（Baltimore），2019，98（51）：e18472

【文摘】 既往多项研究表明不同麻醉药物对恶性肿瘤患者预后可造成不同影响。Lai 等进行一项回顾性队列研究，研究纳入 2005 年 1 月至 2014 年 12 月开腹肝内胆管癌择期手术患者，通过倾向性评分、单因素回顾分析、多因素回归分析、生存分析等统计方法，观察丙泊酚相比地氟烷维持全身麻醉对开腹肝内胆管癌手术患者远期预后的影响。本研究通过对 70 例患者的临床数据进行统计分析，研究结果显示，相比地氟烷吸入麻醉组，丙泊酚静脉麻醉组患者具有更高的生存率（*HR* 0.51，95% *CI* 0.28～0.94，*P*=0.032），此外，术后肿瘤转移的发生率更低（*HR* 0.36，95% *CI* 0.15～0.88，*P*=

0.025），但两组麻醉方式的肿瘤复发率差异无统计学意义。由此得出结论，全凭丙泊酚全身麻醉组相比于地氟烷组生存率更高、肿瘤转移率更低，但肿瘤复发率两组间差异无统计学意义。　　（彭宇明）

【评述】　近年来，麻醉技术和麻醉药物对恶性肿瘤手术后远期生存时间的影响越来越受到麻醉领域的关注。肝内胆管癌手术切除率很低，容易复发和转移，5 年生存率仅为 30%。本文对患者的年龄、术前合并乙肝病毒或丙肝病毒感染、Child 分级、MELD 终末期肝病分级、CA19-9 水平、MET 代谢当量功能分级、术中输血、TNM 分级、术后 Clavien-Dindo 外科并发症分级、放射治疗＋化学治疗、肿瘤复发、转移情况应用进行全面的回顾性分析并采用倾向性评分进行组间匹配。生存分析及亚组分析发现丙泊酚静脉麻醉可降低总死亡率、肿瘤相关死亡率、无复发死亡率，同时降低术后远处转移率，但对术后复发率无影响。但交互作用却未发现麻醉对患者预后的影响与肿瘤复发和转移相关。该研究吸入药仅为地氟烷，未联合区域麻醉，未观察麻醉深度、体温、手术持续时间的影响，研究虽为单中心、回顾性、小样本，却为肝内胆管癌患者的麻醉方法和远期预后的关系提出了初步建议，期待未来更多的大样本前瞻性研究来验证结论。　　　　　　　　　　　　　　　　　　　　（韩如泉）

文选 46

【题目】　多沙普仑可减少无痛胃肠道内镜检查期间丙泊酚和芬太尼联合使用所引起的低血氧饱和度的发生率（Doxapram alleviates low SpO$_2$ induced by the combination of propofol and fentanyl during painless gastrointestinal endoscopy）

【来源】　BMC Anesthesiol，2019，19（1）：216

【文摘】　丙泊酚静脉麻醉下的无痛胃肠道内镜检被广泛应用于临床。尽管丙泊酚具有良好的镇静作用和消除焦虑的作用，但仍可能导致血氧饱和度低。多沙普仑是一种呼吸兴奋药，半衰期短。这项研究主要目的是研究无痛胃肠道内镜检查中，多沙普仑对减轻丙泊酚和芬太尼合用引起的低血氧饱和度的作用。检查期间，在这项前瞻性研究中，共纳入 110 例受试者，随机分为多沙普仑组（$n=55$）及安慰剂对照组（$n=55$），两组受试者均接受丙泊酚和芬太尼麻醉，丙泊酚诱导后多沙普仑组受试者经静脉给予多沙普仑 50 mg，安慰剂对照组给予相同体积的生理盐水，患者术中生命体征、丙泊酚用量、手术时长、低血氧饱和度情况将被记录。通过统计分析，研究结果显示，多沙普仑组术中低血氧饱和度发生率、术中需应用面罩吸氧的患者数量、术中需抬下颌保持呼吸道通畅的患者比例均显著低于对照组（$P=0.001$，$P=0.015$，$P=0.002$）。在诱导给予丙泊酚后 1 min、2 min、3 min 多沙普仑组患者血氧饱和度显著高于对照组（$P<0.001$，$P=0.001$，$P=0.020$），而应用丙泊酚剂量、手术时长等观察指标，多沙普仑组与对照组差异无统计学意义。由此研究得出结论，在应用丙泊酚维持麻醉的无痛胃肠镜检查中，多沙普仑可降低术中低血氧饱和度的发生率，且不增加丙泊酚用量、手术时长，对患者血流动力学的影响较小。　　　　　　　　　　　　　　　　　　　　　　　（彭宇明）

【评述】　呼吸抑制是门诊无痛内镜检查的常见并发症，本研究发现多沙普仑能有效减少丙泊酚与芬太尼诱发的呼吸抑制发生率。多沙普仑是一种非特异的呼吸兴奋药，主要作用于颈动脉体化学感受器，引起潮气量和呼吸频率的增加，从而改善通气。近年来，有少数的研究应用多沙普仑作为全身麻醉苏醒的拮抗药，促进手术后自主呼吸恢复，缩短全身麻醉后拔管时间。部分研究认为，多沙普仑促进呼吸恢复的同时，不逆转镇痛作用，在拮抗阿片类药物中毒引发呼吸抑制方面优于阿片受体拮抗药纳洛酮。但是就本研究而言，一方面，丙泊酚和芬太尼诱发的呼吸抑制是短暂的、一过性的，通常发生在麻醉诱导后的2～3 min，及时发现和纠正是避免严重并发症的关键；另一方面，门诊内镜检查患者在短暂恢复后会迅速离院，要考虑多沙普仑拟交感神经系统的中枢兴奋作用所引起的一些不良反应。

（韩如泉）

文选 47

【题目】 右美托咪定与瑞芬太尼对全身麻醉剖宫产产妇和新生儿的影响（Effects of dexmedetomidine versus remifentanil on mothers and neonates during cesarean section under general anesthesia）

【来源】 Biomed Pap Med Fac Univ Palacky Olomouc Czech Repub，2019，doi：10. 5507/bp. 2019. 055.

【文摘】 瑞芬太尼及右美托咪定在全身麻醉剖宫产手术中的应用目前尚存在争议，Yu 等进行一项随机对照研究，比较瑞芬太尼及右美托咪定在全身麻醉剖宫产中对产妇及新生儿的影响。本研究纳入 120 例拟在全身麻醉下行剖宫产手术的受试者，随机分为瑞芬太尼组、右美托咪定组和安慰剂组，每组均以丙泊酚及肌肉松弛药进行诱导，其中瑞芬太尼组给予瑞芬太尼［0.5 μg/kg 诱导，2 μg/（kg·h）维持］，右美托咪定组给予右美托咪定［0.5 μg/kg 诱导，0.5 μg/（kg·d）维持］，记录所有受试者血压、心率、血浆儿茶酚胺水平、疼痛评分及术后 1 h、2 h、3 h 曲马多使用量，新生儿应用 Apgar 评分及脐动脉血气分析。研究结果显示，瑞芬太尼组及右美托咪定组受试者术中血压、心率及血浆儿茶酚胺水平显著低于安慰剂组，右美托咪定组受试者术中平均动脉压、心率、血浆儿茶酚胺水平显著低于瑞芬太尼组，瑞芬太尼组受试者新生儿出生后 1 min Apgar 评分＜7 分的比例高于右美托咪定组及安慰剂组，右美托咪定组受试者术后 1 h、2 h 的疼痛评分更低，并且曲马多应用量更少。由此得出研究结论，在全身麻醉下剖宫产术中给予瑞芬太尼可减少血流动力学波动，给予右美托咪定可减少术后疼痛程度及儿茶酚胺释放量。

（张鸿飞）

【评述】 剖宫产手术采取全身麻醉日益广泛，选择哪些药物进行麻醉诱导和维持存在争议。目前多选取具有代谢时间短、较少或不能通过胎盘屏障、血流动力学影响小、起效快、对母婴影响小等特点的麻醉药物（镇静、镇痛及肌肉松弛药），在全身麻醉诱导时选取右美托咪定这一起效时间较慢而作用时间较长的药物，类似研究较少，应谨慎使用。该研究选取孕产妇为研究对象，关注不同麻醉药物对产妇和胎儿的影响，具有一定的临床意义，但研究方法尚有值得商榷之处，如瑞芬太尼诱导剂量较小，右美托咪定诱导采取 0.5 μg/kg 的剂量未明确给予时间，对照组气管插管时未使用镇痛药物等。

（宋兴荣）

文选 48

【题目】 小儿经鼻右美托咪定镇静的心动过缓发生率及危险因素（Incidence and risk factors of bradycardia in pediatric patients undergoing intranasal dexmedetomidine sedation）

【来源】 Acta Anaesthesiol Scand，2020，64（4）：464-471

【文摘】 右美托咪定滴鼻目前被广泛应用于小儿镇静，Lei 等纳入 9984 例拟通过右美托咪定滴鼻镇静行无创检查的患儿，研究发现 2.3% 的患儿应用右美托咪定后出现心动过缓，接受额外剂量右美托咪定组的心动过缓发生率高于未接受额外剂量的组（9.2% vs. 16.7%，P=0.003），应用右美托咪定剂量越大，发生心动过缓的概率越大，且男性患儿心动过缓的发生率高于女性患儿（2.6% vs. 1.8%，P=0.007），多因素 Logistic 回归分析发现男性患儿出现心动过缓的危险性是女性患儿的 1.48 倍（OR 1.48，95% CI 1.11～1.97，P=0.008），此外，唤醒患儿即可有效地改善心动过缓的情况。根据研究结果，得出研究结论，接受右美托咪定滴鼻的患儿发生术中心动过缓的发生率为 2.3%，男性患儿出现心动过缓的危险性是女性患儿的 1.48 倍，在术中发生心动过缓的患儿血压基本处于正常范围，通过唤醒患儿即可明显改善患儿术中心动过缓的情况。 （张鸿飞）

【评述】 小儿手术或检查镇静是舒适化医疗的重要组成部分，也是诸多医院麻醉科因各种原因未能广泛开展的"难点"项目，非常值得探讨。Lei 等的研究具有如下特点：①通过回顾性分析使用右美托咪定滴鼻镇静的患儿相关数据；②对不同年龄段的患儿和不同剂量组进行分层分析；③对不同性别患儿的数据进行分析；④评估相关不良反应；⑤样本量较大。该研究根据多变量回归分析发现，男性是患儿使用右美托咪定滴鼻镇静后出现心动过缓的独立危险因素，可为临床提供重要借鉴。 （黄文起）

文选 49

【题目】 右美托咪定对老年冠状动脉旁路手术患者脑氧饱和度及术后认知功能的影响（**Effects of dexmedetomidine on cerebral oxygen saturation and postoperative cognitive function in elderly patients undergoing minimally invasive coronary artery bypass surgery**）

【来源】 Clin Hemorheol Microcirc，2020，74（4）：383-389.

【文摘】 右美托咪定对术中脑氧饱和度及术后认知功能的影响是近期研究的热点，Gao 等进行一项随机对照研究，纳入 60 例拟进行冠状动脉旁路移植术的老年患者，随机分为右美托咪定组及安慰剂对照组，右美托咪定组于切皮前 15 min 给予右美托咪定 1 μg/kg 泵注，并以 0.3～0.5 μg/（kg·h）的速度泵注至术毕，对照组输注相同剂量的生理盐水。两组患者均于诱导前（T0）、诱导后（T1）、诱导后 30 min（T2）、单肺通气后（T3）、术毕（T4）进行脑氧饱和度监测，并分别在术前 1 d，术后 72 h 及术后 7 d 评估简易精神状态检查表（MMSE）。研究结果显示右美托咪定组受试者于诱导后 30 min 脑氧饱和度显著高于安慰剂对照组（P<0.05），对照组 T2 时间点脑氧饱和度相比 T0、T1 点更低（P<0.05），术后 72 h 及术后 7 d 认知功能障碍发生率右美托咪定组显著低于对照组（P<0.05），右美托咪定组 MMSE 量表评分显著高于对照组，且显著低于术前水平（P<0.05）。由此得出研究结论为右美托咪定可减小冠状动脉旁路移植术患者术中脑氧饱和度下降幅度，并减少术后认知功能障碍的发生率。 （张鸿飞）

【评述】 术后认知功能障碍（POCD）或围术期神经功能障碍（PND）近年来备受临床关注，但始终缺乏有效的防治药物，右美托咪定因可降低镇痛药物使用、减少术后恶心呕吐、降低寒战、预防术后谵妄等围术期优点而得到广泛使用，其在神经系统的优势非常值得期待。该研究关注老年患者冠状动脉旁路移植手术全程使用右美托咪定对术中脑氧饱和度和 POCD 的影响，结论阳性可期。但该研究所采用的右美托咪定剂量（1 μg/kg 泵注 15 min），对国人而言剂量偏大。根据其他学者研究，即使未给予负荷剂量，持续输注右美托咪定依然可达到值得期待的部分临床作用，同时不良反应减少。 （黄文起）

文选 50

【题目】 右美托咪定缓解中国产妇剖宫产术后产后抑郁的一项随机对照研究（Dexmedetomidine alleviates postpartum depressive symptoms following cesarean section in Chinese women： A randomized placebo-controlled study）

【来源】 Pharmacotherapy，2019，39（10）：994-1004

【文摘】 目前对于围术期应用右美托咪定的抗抑郁作用的研究尚不充分，Yu 等进行一项随机对照双盲研究，拟验证右美托咪定对剖宫产患者术后抗抑郁的作用。研究纳入椎管内麻醉下行剖宫产手术的 600 例产妇，随机分为右美托咪定组或对照组，右美托咪定组产妇于分娩后接受右美托咪定 0.5 μg/kg，术后自控静脉镇痛泵药物为右美托咪定联合舒芬太尼；对照组产妇于分娩后接受相同体积的生理盐水，术后自控静脉镇痛泵药物为舒芬太尼。产后抑郁障碍的患病率用爱丁堡产后抑郁量表（EPDS）计算。同时对产妇术后镇痛、镇静和睡眠质量进行评价。研究结果显示，右美托咪定组产妇术后抑郁发生率更低（5.7% $vs.$ 16.3%，$P<0.001$），右美托咪定组产妇于产后 7 d［（4.23 ± 4.37）分 $vs.$（1.93 ± 3.36）分，$P<0.001$）；产后 42 d［（4.68 ± 4.78）分 $vs.$（1.99 ± 3.18）分，$P<0.001$］的抑郁评分显著低于对照组，尤其对于妊娠期间已合并抑郁症状的产妇，其术后抑郁评分更高；右美托咪定组产妇于产后 7 d（1.1% $vs.$ 4.0%，$P=0.03$］、产后 42 d（0.4% $vs.$ 2.9%，$P=0.04$）产生自我伤害想法的发生率更低；右美托咪定组产妇术后疼痛程度更轻、术后睡眠质量更佳（$P<0.001$）。由此得出，术中应用右美托咪定可缓解剖宫产产妇术后抑郁症状并降低发生率，还可减轻术后疼痛程度，改善术后睡眠质量。 （张鸿飞）

【评述】 近年来小剂量氯胺酮在防治抑郁症的应用成为研究热点之一，而右美托咪定在该领域中的研究也值得期待。孕产妇术后镇痛多采取椎管内和静脉镇痛，采取何种方法更有效也存在争议。该研究关注临床重要问题产后抑郁及围术期合理镇痛的影响，采取随机双盲对照试验，结果发现右美托咪定联合舒芬太尼静脉镇痛可降低孕产妇产后抑郁的发生率及其严重程度。目前关于产科患者术后不同药物配伍用于静脉镇痛尚无一致意见，该研究可为临床实践带来借鉴，具有较好的临床意义。 （宋兴荣）

文选 51

【题目】 七氟烷麻醉通过调节 microRNA-183 介导的 NR4A2 抑制新生大鼠海马神经干细胞的神经发生（Sevoflurane anesthesia represses neurogenesis of hippocampus neural stem cells via regulating

microRNA-183-mediated NR4A2 in newborn rats）

【来源】 J Cell Physiol，2019，234（4）：3864-3873

【文摘】 Shao 等通过 EdU 检测和免疫荧光染色研究七氟烷对海马神经干细胞（NSCs）增殖和分化的影响。通过生物信息学网站和双荧光素酶报告基因检测验证 *NR4A2* 是 microRNA-183（miR-183）的靶基因；通过使用 MIMIC 和抑制剂改变 miR-183 的表达，并采用逆转录定量聚合酶链反应和蛋白质印迹法检测 miR-184、NR4A2、Y 染色体上的性别决定区（SRY）-box2（Sox2）和脑源性神经营养因子（BDNF）的表达。结果表明，七氟烷是影响海马神经干细胞（NSCs）生物学行为的关键因素，MIMIC 上调 miR-183 的表达可抑制 NSCs 的增殖和分化，七氟烷可负向调节 NR4A2 和 Sox2 的表达，正向调节 miR-183 和 BDNF 的表达。本研究揭示了七氟烷通过与 miR-183 和 NR4A2 相互作用来抑制海马神经干细胞增殖和分化的潜在新机制。 （曹学照）

【评述】 目前，许多麻醉药物被应用于新生儿、婴儿和孕妇以减轻分娩或外科手术过程中的疼痛，七氟烷也因其起效快、恢复时间短、麻醉深度易于调解等成为儿科手术中广泛使用的吸入麻醉药。然而，七氟烷麻醉会抑制神经系统发育和神经细胞分化，对正常的大脑发育和认知产生影响，探索七氟烷在发育关键期对神经系统不良影响的具体机制一直是学术研究中的热点。该文研究不同浓度的七氟烷通过体外调节 miR-183 介导的 NR4A2 对海马神经干细胞增殖和分化的影响，表明七氟烷显著抑制海马神经干细胞的增殖和分化，促进胎脑的变性，导致海马依赖性学习记忆的细微和进行性障碍。该研究选题切合当下热点，逻辑思维严谨，可为后续其他麻醉药物的研究、机制的探讨、小儿手术麻醉后脑保护措施的进一步探索，以及为临床研究和临床应用提供思路和指导。 （马 虹）

文选 52

【题目】 未成熟的小鼠海马神经元异氟烷单次暴露后不会发生长期的结构变化（Immature murine hippocampal neurones do not develop long-term structural changes after a single isoflurane exposure）

【来源】 Br J Anaesth，2019，123（6）：818-826

【文摘】 Tong 等采用转基因小鼠模型细胞发育制图的方法鉴定和标记未成熟颗粒细胞，研究异氟烷暴露对颗粒细胞结构的长期影响。他们将雄性和雌性小鼠在标记的颗粒细胞 2 周时暴露于异氟烷 6 h，2 个月后对标记的颗粒细胞的形态进行定量分析。结果表明，异氟烷处理不影响齿状回的大体结构。单次异氟烷暴露的颗粒细胞结构正常，棘突密度、棘形、树突长度和突触前轴突终末结构均无明显改变（$P>0.05$）。雌鼠的颗粒细胞轴突终末结构比雄鼠大 13%，并且无论治疗方法如何，差异都具有统计学意义（均值差 0.955，95% CI 0.37～1.5，$P=0.010$）。研究发现，不论动物性别如何，单次、长时间的异氟烷暴露不会损害年龄特异性颗粒细胞的整合。尽管 2 周大的颗粒细胞没有受到影响，此研究结果还不应推论到其他反应可能不同的年龄组。 （金佳惠）

【评述】 麻醉神经毒性是儿科医学中的热点问题，异氟烷被广泛应用于儿童外科手术和影像学研究。异氟烷暴露后会立即诱导广泛的神经元凋亡细胞死亡，还通过损害神经发生、改变神经连通性、扰乱神经元成熟来影响大脑功能。海马颗粒细胞是最容易受到麻醉性神经毒性作用的神经元群体，该研究采用细胞发育制图方法研究 3 周龄小鼠在异氟烷暴露下 2 周龄海马颗粒细胞形态的时间动态变化，发现在最初的异氟烷暴露中幸存下来的颗粒细胞继续正常发育，没有受到长期影响。该研究采用的 3 周龄小鼠模型与广泛使用的 1 周龄啮齿动物模型相比可能更类似于人类婴儿和蹒跚学步儿童的大脑成熟阶段，然而，该研究不能排除细胞表现出该研究没有检测到的参数缺陷，或所测形态学标准未表示的功能异常的可能性，也不能排除细胞在异氟烷治疗后不久出现结构变化，但在分析前的几个月中得到恢复的可能性。在今后的研究中，可以增加其他细胞功能异常的检测指标，增加不同年龄组样本，使结果更具说服力。

（马　虹）

文选 53

【题目】 异氟烷通过抑制瞬时钠电流和持续性钠电流调节小鼠海马角锥体神经元兴奋性（Isoflurane modulates hippocampal cornu ammonis pyramidal neuron excitability by inhibition of both transient and persistent sodium currents in mice）

【来源】 Anesthesiology, 2019, 131（1）: 94-104

【文摘】 Zhao 等采用全细胞膜片钳技术记录小鼠急性脑片海马角锥体细胞钠电流，在临床相关的异氟烷浓度下，分析异氟烷对瞬时钠电流和持续性钠电流的作用。结果表明，从静息电位 -70 mV 起，异氟烷抑制瞬时钠电流的半数抑制浓度为（1.0 ± 0.3）mmol/L（3.7 MAC），超极化电位 -120 mV 对电流的抑制作用最小［中位抑制浓度 $=$（3.6 ± 0.7）mmol/L，13.3MAC］。异氟烷（0.55 mmol/L，2 MAC）使稳态失活的电压依赖性降低（-6.5 ± 1.0）mV（$n=11$，$P<0.000\ 1$），但并未影响激活的电压依赖性。异氟烷将钠通道恢复的时间常数从（7.5 ± 0.6）ms 增加到（12.7 ± 1.3）ms（$n=13$，$P<0.001$）。异氟烷还可降低持续性钠电流密度［半数抑制浓度 $=$（0.4 ± 0.1）mmol/L，1.5 MAC］和复苏电流。异氟烷（0.55 mmol/L，2 MAC）使动作电位幅度降低，超极化静息膜电位由（-54.6 ± 2.3）mV 降至 -58.7 mV（$n=16$，$P=0.001$）。研究发现，临床相关浓度的异氟烷可抑制海马锥体神经元的瞬时钠电流和持续性钠电流，这些机制可能有助于降低海马神经元的兴奋性和突触传递。

（曹学照）

【评述】 术后认知功能障碍是麻醉领域研究的热点。异氟烷因具有仅轻微升高颅内压的特点而被主要应用于神经外科等手术，在动物术后认知功能障碍模型中已被证明异氟烷对认知功能有一定损害，具体机制还不清楚。本研究分析异氟烷麻醉下小鼠海马角锥体细胞两种钠电流的变化，可能提示异氟烷对认知功能损害的分子机制，但临床上认知障碍可以发生在术后更长时间，未来研究可以增加术后时间更长的样本进行观察，为指导临床研究提供更具说服力的证据。

（黑子清）

文选 54

【题目】 终末期肾病患者七氟烷半数苏醒肺泡有效浓度降低（Minimum alveolar concentration-awake of sevoflurane is decreased in patients with end-stage renal disease）

【来源】　Anesth Analg，2019，128（1）：77-82

【文摘】　Wu 等探究终末期肾病（ESRD）患者的七氟烷半数苏醒肺泡有效浓度 MAC-（awake）。该研究共纳入 30 名肾功能正常患者，ASA 分级Ⅰ～Ⅱ级，拟行全身麻醉下手术；同时纳入 30 名终末期肾病继发甲状旁腺功能亢进患者，拟在全身麻醉下行甲状旁腺切除加自体移植术。ESRD 患者均于术前 1 d 行血液透析或腹膜透析。本研究采用 Dixon up and down 序贯法对患者 MAC-（awake）进行测定。嘱患者深呼吸，100% 氧气作为载气，流量设定为 6 L/min，七氟烷浓度设定为 8%。患者意识消失后，将七氟烷浓度阶梯式调低至设定的浓度。两组中第 1 名受试患者七氟烷浓度均设定为 1.0%，待呼气末七氟烷浓度达到预设值并维持此浓度 15 min 后对患者进行唤醒试验，若患者能够按照指令睁开眼睛，则下一名患者的七氟烷呼气末浓度调高 0.2% 至 1.2%，并维持 15 min，重新进行唤醒试验。若第一名患者没有对指令做出反应，则下一名患者的呼气末浓度调低 0.2% 至 0.8%，维持 15 min 并进行唤醒试验，以此序贯法分别设定每一位患者的呼气末浓度。当出现前一名患者对指令未做出反应，而之后那名患者呼之睁眼，两者呼气末七氟烷的平均浓度则为一个平衡点。试验出现 7 个平衡点后，气体浓度测定试验结束。7 个平衡点的均数则为每一组患者的 MAC-（awake）值。同时通过 Probit 分析法计算出 MAC-（awake）值，得出每组 MAC-（awake）的 95% 置信区间，并通过相对中位效价（即两组中能使 50% 患者苏醒的七氟烷浓度的比值）比较两组 MAC-（awake）值。记录患者诱导前与唤醒试验时的平均动脉压（MAP）、心率，同时检测患者动脉血气分析、生化指标及血清神经元特异性烯醇化酶含量。该研究最终有 20 名终末期肾病患者与 21 名肾功能正常患者完成试验。该研究发现，ESRD 组患者的七氟烷 MAC-（awake）值 [0.56%（$SD=0.10%$）] 比对照组患者七氟烷 MAC-（awake）值 [0.67%（$SD=0.08%$）] 降低（$P=0.031$）。与对照组相比，ESRD 患者血清神经元特异性烯醇化酶水平明显增高 [16.4 ng/ml（$SD=5.0$）$vs.$ 8.7 ng/ml（$SD=2.9$），$P<0.001$]。该研究提示，ESRD 患者的七氟烷 MAC-（awake）值较正常肾功能患者低，其可能与终末期肾病患者中枢神经系统损伤有关。

（邓　萌　魏　恺）

【评述】　本研究主要观察终末期肾病患者吸入麻醉药物七氟烷的 MAC-（awake）值，并与肾功能正常患者进行比较，拟得出终末期肾病患者对七氟烷镇静效应的敏感程度，从而为临床用药提供一定的参考。麻醉医师在临床工作中应该警惕肾衰竭患者对麻醉药物的敏感性，以防止出现药物过量引发的相关并发症。然而，终末期肾病患者的流行病学、透析时间、平时服药、术前胃肠道准备等情况并未纳入研究分析，存在一定的局限性。因此，在后续研究中，应对临床中的诸多干扰因素及药物相关机制进行更深入的分析，以进一步探讨终末期肾病患者对七氟烷敏感性增高的相关机制。（王英伟）

文选 55

【题目】　肝移植术中静脉输注顺阿曲库铵的药效学

【来源】　中华麻醉学杂志，2019，39（5）：590-592

【文摘】　强喆等评价肝移植术中静脉输注顺阿曲库铵的药效学。该研究选取择期肝移植手术患者 20 例，年龄 18～60 岁，ASA 分级Ⅲ或Ⅳ级，BMI 20～30 kg/m²，性别不限。采用全凭静脉麻醉，使用 TOF-Guard 肌松监测仪监测拇内收肌肌颤搐反应。麻醉诱导采用静脉注射咪达唑仑

0.02 mg/kg 和舒芬太尼 2～5 μg/kg，靶控输注丙泊酚血浆靶浓度为 1～3 μg/ml，待患者意识消失后行肌松监测仪定标，稳定 5 min 后静脉注射顺阿曲库铵 0.15 mg/kg。麻醉维持阶段，待 T1/T0 恢复至 10% 时开始静脉输注顺阿曲库铵，初始速率为 1.5 μg/（kg·min），根据肌松监测结果调节输注速度，维持 T1/T0 在 10%。分别记录切肝期、无肝期及新肝期顺阿曲库铵输注总量及输注时间，计算单位时间用量；分别于切皮前、无肝期 5 min 和 30 min、新肝期 5 min 和 30 min、术毕时，记录体温和每搏量变异度（SVV），经桡动脉采集动脉血行血气分析，检测血 K^+、Mg^{2+}、Ca^{2+} 浓度，经颈内静脉采血检测血清肌酐（Cr）、尿素氮（BUN）和 $β_2$ 微球蛋白的浓度。结果显示，切肝期、无肝期和新肝期顺阿曲库铵单位时间用量分别为（1.19±0.28）μg/（kg·min）、（0.96±0.32）μg/（kg·min）和（1.87±0.61）μg/（kg·min），切肝期和无肝期顺阿曲库铵单位时间用量比较，差异无统计学意义（$P>0.05$）；与切肝期和无肝期比较，新肝期顺阿曲库铵单位时间用量增加（$P<0.05$）。与切皮前比较，无肝期 30 min 和新肝期 5 min 时血 pH 值降低，新肝期 5 min、30min 和术毕时血 Mg^{2+} 浓度降低，血清 Cr、BUN 和 $β_2$ 微球蛋白的浓度升高，无肝期 5 min 时血 Ca^{2+} 浓度明显降低，无肝期 5 min 和 30 min 时 SVV 升高（$P<0.05$ 和 $P<0.01$）。无肝期由于下腔静脉阻断，有效回心血量明显下降，导致低血压和心动过速，机体氧需增加而氧供不足，器官组织灌注不足导致大量酸性代谢产物堆积，pH 值下降。新肝期早期由于酸性代谢产物大量进入体循环导致酸中毒发生。新肝期肾功能并未明显恢复，提示有其他因素影响顺阿曲库铵代谢。新肝期 SVV 下降，提示血容量迅速恢复，可能与顺阿曲库铵单位时间用量变化有关；新肝期血清镁浓度明显下降，可能是顺阿曲库铵单位时间增加的另一个原因。因此，多项因素会导致肝移植术新肝期静脉输注顺阿曲库铵的肌松效应减弱，应相应调整药物用量。　　　（赵　磊　杨立群）

【评述】　肌松药物的合理使用一直是临床研究的热点，随着肌松药物的不断研发，引导临床应用不断更新。对于肝移植手术患者的麻醉管理，不同手术阶段，由于血流动力学和内环境的波动，导致药物分布、代谢、转化、排泄存在明显的不同，需要采用不同的麻醉管理方式。该研究针对肝移植手术患者，采用肌松监测仪，指导肌松药物的输注，观察手术不同阶段顺阿曲库铵药效学的改变，具有一定的实用性。与单纯的简单观察不同，该研究通过监测容量反应性、血浆离子浓度、动态肾功能指标，分析导致顺阿曲库铵药效学改变的内在原因，使得研究内容更为完整。如能同时监测各个时刻血浆药物浓度，观察肝移植患者手术不同阶段顺阿曲库铵的药动学特征，将具有更高的科学意义。　　　　　　　　　　　　　　　　　　　　　　　　　　　　　　　（赵　磊）

文选 56

【题目】　固定浓度 QXOH/ 左布比卡因联合应用可产生长效的局部麻醉效应而不增加药物毒性作用（A fixed-dose combination，QXOH/levobupivacaine，produces long-acting local anesthesia in rats without additional toxicity）

【来源】　Front　Pharmacol，2019，10：243

【文摘】　Yin 等研究以固定浓度比例 QXOH 和左布比卡因（LB）联合使用，观察局部麻醉效应的起效、持续时间和药物毒性作用。该研究利用大鼠皮下浸润麻醉模型和坐骨神经阻滞模型，联合应用药物的固定浓度比例为 35 mmol/L QXOH/ 10 mmol/L 左布比卡因（LB），研究结果显示大鼠皮下浸润麻醉模型中，QXOH-LB 对皮肤躯干肌反射的抑制作用在前 8 h 明显强于单独应用 QXOH 或左旋布比卡因，药效完全恢复时间 QXOH-LB（17.5 h±2.5 h）明显长于单用 LB（9.0 h±1.3 h）或 QXOH（9.8 h±0.9 h）。大鼠坐骨神经阻滞模型中，QXOH/LB 起效时间明显短于 QXOH。感觉功能恢复时间 QXOH/LB（17.3 h±2.6 h）显著长于 QXOH（6.0 h±1.8 h）和 LB（4 h）。运动功能恢复时间 QXOH/LB 联合应用为 7.9 h±2.8 h，明显长于单用 LB（4 h），而与单用 QXOH 相似（6.0 h±1.7h）。药物毒性作用方面，组织局部毒性各实验组肌肉和坐骨神经组织学评分差异无统计学意义。QXOH/LB 联合用药时两者 LD_{50} 相互作用指数为 1.39，表明 QXOH 与左布比卡因在全身毒性方面存在拮抗作用。该研究证明了 QXOH/LB 产生的皮肤表面麻醉作用比单独使用 QXOH 或 LB 产生的作用强 2 倍；QXOH/LB 引起坐骨神经阻滞的效力分别是 LB 和 QXOH 的 5 倍和 3 倍。且 QXOH/LB 引起的局部组织炎症程度较轻。联合应用 QXOH 和 LB，两者之间在全身毒性方面存在拮抗作用。该研究结论为以 35 mmol/L QXOH/10 mmol/L LB 固定浓度联合应用 QXOH 和左布比卡因可产生有效的长效局部麻醉效应，同时还可能减轻药物局部反应和全身毒性反应。

（张林忠　杨立群）

【评述】　布比卡因是临床常见的长效局部麻醉药物之一，在外周阻滞麻醉、蛛网膜下腔阻滞及术后镇痛中均有广泛应用，但是其毒性反应事件也时有发生，对临床麻醉的安全性构成了威胁。该研究通过建立大鼠皮下浸润麻醉模型和坐骨神经阻滞模型，分别观察单独使用 QXOH、左布比卡因（LB）与两者联合应用，在麻醉效应的起效、持续时间和药物毒性作用等方面的差异。结果发现，在 35 mmol QXOH/L/10 mmol/L LB 浓度下联合应用 QXOL 和左布比卡因可产生有效的长效局部麻醉效应，同时还可能减轻药物局部和全身毒性反应。该研究为新型长效局部麻醉药物的开发应用提供了良好的基础研究数据和参考，未来需要进一步进行人体应用的有效性及安全性研究。

（郭　政）

文选 57

【题目】　不同脂质复苏方案用于布比卡因诱导大鼠心脏停搏的复苏效果比较（Comparative regimens of lipid rescue from bupivacaine-induced asystole in a rat model）

【来源】　Anesth Analg，2019，128（2）：256-263

【文摘】　临床上脂肪乳（LE）对于局部麻醉药诱发的心脏毒性的救治疗效已得到确认，然而，对于布比卡因诱发心脏停搏，不同的脂肪乳给药方案是否会产生不同的复苏效果？Liu 等针对布比卡因诱发心脏停搏的大鼠模型，采用中心静脉或外周静脉给予脂肪乳救治，观察复苏效果。45 只成年雄性大鼠被随机分为 3 组不同脂肪乳给药方案组：经颈内静脉持续给予 20% 脂肪乳（CV-infusion 组）；经尾静脉持续给予 20% 脂肪乳（PV-infusion 组）；经尾静脉间断冲击剂量给予 20% 的脂肪乳（PV-bolus 组）。给予脂肪乳的总量最大不超过 10 ml/kg。复苏过程中进行胸外按压直到自主循环恢复（ROSC）或 40 min 复苏期结束。主要观察实验大鼠的生存数据、血流动力学数据和组织血药浓度数据。结果显示在复苏开始 2～40 min 的生存率、ROSC 率、收缩压、心率、心率 - 血压乘积和冠状动脉灌注压方面，尾静脉冲击剂量注射组、中心静脉持续输注组均显著高于尾静脉持续输注组（$P<0.01$）。血浆及心肌中布比卡因含量显著降低（$P<0.05$）。尾静脉冲击剂量注射组和中心静脉持续

输注组大鼠心跳恢复时间和 ROSC 时间明显短于尾静脉持续输注组（P<0.05）。在布比卡因诱发的心脏停搏大鼠模型中，与外周连续输注脂肪乳的方案相比，外周冲击剂量分次静脉注射脂肪乳的救治给药方案能产生更好的复苏效果，其效果与中心静脉持续输注脂肪乳的效果相当。该研究提示，对于布比卡因诱发的心脏停搏的复苏救治，在中心静脉通路不能有效建立的情况下，采用脂肪乳冲击剂量分次外周静脉注射是效果较好的给药方式。

（张林忠　杨立群）

【评述】 当前，脂肪乳的应用可作为临床治疗局部麻醉药中毒的有效措施之一，虽然其作用机制还不十分明确，但其对于局部麻醉药诱发的心脏毒性的救治疗效已得到确认。本研究通过布比卡因诱发心脏停搏的大鼠模型，采用中心静脉连续输注、外周静脉连续输注，以及外周静脉间断冲击 3 种不同的脂肪乳输注方案，观察大鼠的生存率、ROSC 率、收缩压、心率、心率 - 血压乘积和冠状动脉灌注压等方面的差异，以确定不同方案的复苏效果。结果发现，外周冲击剂量分次静脉注射脂肪乳的救治给药方案能产生更好的复苏效果，其效果与中心静脉持续输注脂肪乳的效果相当。鉴于人体局部麻醉药心脏毒性研究的伦理限制问题，该研究虽然为动物模型实验，但仍可为临床此类局部麻醉药毒性反应的救治提供较好的参考。

（郭永清）

四、麻醉方法研究进展

文选 58

【题目】 超声在预测患儿困难气管插管中的应用
【来源】 临床麻醉学杂志，2019，35（2）：141-143
【文摘】 高铮铮等利用超声测量出的皮肤声门间距（DSV）、颈部直径及两者的比值，用来比较三者预测患儿困难插管的效能。将全身麻醉气管插管患儿分为两组：C&L 分级 Ⅰ～Ⅱ 级为容易插管组，C&L 分级 Ⅲ～Ⅳ 级为困难插管组。在诱导后面罩通气时，超声下测量 DSV，测量计算颈部直径和 DSV 与颈部直径的比值，并比较 3 种指标预测困难插管的能力。结果显示，容易插管组 DSV 明显长于困难插管组。DSV 与颈部直径的比值用于预测困难插管的曲线下面积为 0.807，临界值为 0.090，其敏感度为 70.83%，特异度为 83.33%。研究认为，在年龄≤3 岁的患儿中，应用超声测量并计算 DSV 与颈部直径的比值是一个优良的预测困难插管的方法。

（王　鑫）

【评述】 目前应用于评估成年患者困难气道的指标如张口度、甲颏间距等，在对患儿进行评估时通常不能得到很好的配合，限制了其应用。有研究报道，通过超声测量皮肤到会厌的距离可以预测困难气道，但对小儿患者，颈部脂肪的厚度会明显影响皮肤到会厌的距离。同时，比起会厌位置，声门的位置对于困难气道的预测更有意义。该研究比较皮肤声门间距、颈部直径及两者比值预测患儿困难插管的效果，相比于单纯使用皮肤声门间距或颈部直径预测，使用两者的比值可排除个体颈部软组织厚度的影响，识别困难插管的敏感度更高。该研究结果显示，虽然假阳性率相对较高，但皮肤声门间距与颈部直径的比值识别困难气道的能力更高。该指标对预测≤3 岁的患儿困难气道有临床指导意义，但对颜面部、颈部畸形或面罩通气困难患儿的困难气道评估是否同样适用，还有待于进一步研究。

（左明章）

文选 59

【题目】　在 Trendelenburg 体位下腹腔镜手术中使用不同呼气末正压水平进行肺保护性通气的效果（Exploring the intraoperative lung protective ventilation of different positive end-expiratory pressure levels during abdominal laparoscopic surgery with Trendelenburg position）

【来源】　Ann Transl Med，2019，7（8）：171

【文摘】　该研究探讨不同的呼气末正压（PEEP）水平的机械通气对 Trendelenburg 体位下腹部腹腔镜手术的患者的术中肺保护作用。该研究将 60 例行腹腔镜手术的患者随机分为 4 组：PEEP 0 cmH_2O 组、PEEP 4 cmH_2O 组、PEEP 8 cmH_2O 组和 PEEP 12 cmH_2O 组。比较麻醉期间不同时间点动态肺顺应性（Compl），无效腔与潮气量之比（V_D / V_T）和肺内分流比（Q_S / Q_T）。结果显示，与未使用 PEEP 相比，使用 PEEP 时 Compl 升高，其中 PEEP 8 cmH_2O 组和 PEEP 12 cmH_2O 组的 V_D / V_T 显著提高，同时 PEEP 12 cmH_2O 组中的 Q_S / Q_T 明显高于其他组。研究认为，中等水平 PEEP（8 cmH_2O）可在不增加 Q_S / Q_T 的情况下改善 Compl 和降低 V_D/V_T，是 Trendelenburg 体位下腹腔镜手术期间术中肺保护通气的良好选择。　　　　　　　　　　　　　　　　　　　　　　　　　　　　　　（田首元）

【评述】　Trendelenburg 体位和 CO_2 气腹可以造成功能余气量和肺顺应性下降，更易于发生肺不张及通气／血流比不匹配，最终导致术后并发症的增加，住院时间延长。设置的呼气末正压（PEEP）可抵消上述影响，但不同 PEEP 水平的机械通气对 Trendelenburg 体位下腹腔镜手术患者的术中肺保护作用尚不明确。该文探讨何种水平 PEEP 更有益于 Trendelenburg 体位下腹部腹腔镜手术患者。结果显示，过低水平 PEEP 无法提供足以对抗肺泡塌陷力的肺泡压力，而过高水平 PEEP 则会影响肺内分流，造成血流动力学改变。当 PEEP 在 8 cmH_2O 时可在不增加 Q_S / Q_T 的情况下改善 Compl 和降低 V_D/V_T，改善局部通气。该试验选用的吸氧浓度为 100% 氧气，而吸入纯氧本身会导致部分肺泡塌陷，影响试验结果，并且不同水平 PEEP 对于患者远期肺功能与术后肺部并发症的影响也需进一步研究。　　　　　　　　　　　　　　　　　　　　　　　　　　　　　　　　　（左明章）

文选 60

【题目】　持续静脉输注瑞芬太尼可改善硬膜外麻醉下再次剖宫产产妇的体验：前瞻性随机对照研究（Continuous intravenous infusion of remifentanil improves the experience of parturient undergoing repeated cesarean section under epidural anesthesia：A prospective，randomized study）

【来源】　BMC Anesthesiol，2019，19（1）：243

【文摘】　再次剖宫产手术采用硬膜外麻醉，经常造成镇痛不全，影响产妇就医体验和舒适度。Yan 等观察持续输注瑞芬太尼对硬膜外麻醉下行再次剖宫产产妇舒适度和母婴安全的影响。共有 80 例行再次剖宫产的产妇参与该研究，将产妇随机分为瑞芬太尼辅助硬膜外麻醉组（R 组）和硬膜外麻醉组（E 组），每组 40 例。其中，R 组术中持续静脉输注瑞芬太尼辅助硬膜外麻醉；而 E 组依据术中情况硬膜外腔追加 0.75% 罗哌卡因或静脉注射氯胺酮。分别记录产妇的基线资料、生命体征、VAS

评分、舒适度评分和不良反应（产妇呼吸抑制和低血压、新生儿脐血 pH 值和 Apgar 评分等）的发生情况。该研究最终对 R 组 39 例和 E 组 38 例产妇进行统计学分析，研究结果显示两组患者基线资料的差异无统计学意义（$P > 0.05$），R 组产妇的舒适度评分明显高于 E 组 [（9.1±1.0）分 *vs.*（7.5±1.3）分，$P < 0.001$]，VAS 评分的最大值也显著低于 E 组 [（1.8±1.2）分 *vs.*（4.1±1.0）分，$P < 0.001$]，而母婴不良反应的差异无统计学意义（$P > 0.05$）。该研究得出结论，持续输注小剂量瑞芬太尼能够显著改善硬膜外麻醉下再次剖宫产产妇的舒适度体验，而没有明显的母婴不良反应。　　　　（徐　懋）

【评述】　剖宫产手术麻醉管理除了要达到完善的镇痛和肌松，还要求良好地控制内脏牵拉反应引起的产妇不适，尤其是再次硬膜外阻滞麻醉，选择适当的麻醉平面和辅助镇静、镇痛药物是解决该问题的主要解决办法。该研究通过静脉持续泵注瑞芬太尼实现辅助镇静、镇痛，与单纯硬膜外麻醉相比，能达到更好的麻醉效果，患者具有更好的体验，同时并未发现泵注瑞芬太尼增加母婴呼吸抑制等相关问题，具有一定的临床指导意义。但是，该研究并没有针对瑞芬太尼的最佳泵注速率、补救药物的效果、硬膜外麻醉平面与术中镇痛控制不足等相关性问题进行深入探讨，也没有探讨目前临床较为关注的阿片类药物不同给药途径的控制效果，研究设计上没有进行双盲控制。通过前瞻性双盲随机研究，进一步探讨不同给药途径给予辅助药物和不同剂量的效果，有望为该问题提供更好的解决方案。　　　　（郭向阳）

文选 61

【题目】　老年患者髂筋膜阻滞罗哌卡因药动学研究（Pharmacokinetics of ropivacaine in elderly patients receiving fascia iliaca compartment block）

【来源】　Exp Ther Med，2019，18：2648-2652

【文摘】　Zhang 等研究老年患者罗哌卡因髂筋膜阻滞后的药动学。经医院伦理委员会批准，40 例 60～85 岁 ASA 分级 Ⅰ～Ⅱ级老年股骨颈骨折患者纳入研究，排除标准为正在进行慢性疼痛治疗、局部麻醉药过敏、穿刺部位感染、下肢神经疾病、BMI >30 kg/m² 、无法进行 VAS 评分等。于急诊室在超声引导下进行髂筋膜阻滞镇痛，L 组为注射 0.375% 罗哌卡因 0.7 ml/kg，H 组为注射 0.5% 罗哌卡因 0.7 ml/kg，阻滞完成后 20 min 比较两组镇痛效果及股神经、股外侧皮神经和闭孔神经阻滞效果，并观察有无局部麻醉药中毒的表现。在髂筋膜阻滞完成即刻、15 min、30 min、45 min、60 min、90 min 和 120 min 等时间节点各抽取静脉血 3 ml，1 h 内分离血浆并迅速−80 ℃冷冻，采用液相色谱－电喷雾电离－串联质谱联用技术测总罗哌卡因浓度及游离血浆浓度。研究结果发现髂筋膜阻滞后两组 VAS 评分均显著下降而 H 组 VAS 评分更低，L 组从（6.30±0.97）分下降到（2.87±0.73）分，H 组从（6.46±1.02）分下降到（2.27±0.82）分（$P < 0.05$）。两组患者 20 min 后股神经和股外侧皮神经都全部阻滞，3 条神经（股神经、股外侧皮神经和闭孔神经）全部阻滞的成功率 H 组为 85%，而 L 组为 75%（$P > 0.05$）。两组患者均未出现局部麻醉药全身毒性反应症状。罗哌卡因药动学监测发现，H 组和 L 组 T_{max} 分别为（0.56±0.09）h 和（0.53±0.12）h；H 组和 L 组总 C_{max} 分别为（2.17±0.56）μg/ml 和（1.56±0.42）μg/ml，游离 C_{max} 分别为（53.4±13.1）μg/L 和（43.5±14.6）μg/L，H 组均高于 L 组（P 值均<0.05）。有 4 名患者总血浆浓度>2.2 μg/ml，L 组和 H 组最高血药浓度分别为 3.13 µg/ml 和 3.34 µg/ml。在髂筋膜阻滞后 30 min 左右两组罗哌卡因总血浆浓度和游离血浆浓度，随后呈时间依赖性下降。得出结论，对于股骨颈骨折的老年患者，0.375% 和 0.5% 的罗哌卡因髂筋膜阻滞都可以提供可靠的镇痛效果，从药动学理论上讲，两组都有潜在发生局部麻醉药中毒的风险，行大容量筋膜层阻滞时使用较低浓度局部麻醉药可能是更安全的选择。该研究的局限性在于研究样本量偏少，缺乏和青年人罗哌卡因药动学对照；对老年人来说，影响罗哌卡因药动学的因素主要是肝功能的减退。　　　　　　　　　　　　　　　　　　　　　　　　　　　　　　（万　里）

　　【评述】　该论文对临床麻醉中关注广泛的老年患者麻醉进行临床研究，随着舒适化医疗和无痛医院的发展，尤其是围术期患者的疼痛问题值得每一位麻醉医师关注，Zhang 等对急诊入院的老年患者采用不同浓度的罗哌卡因进行神经阻滞的方法，缓解患者的入院疼痛，无论从人文和伦理上都值得推广和借鉴。Zhang 等关注老年患者的局部麻醉药的毒性问题，老年患者药动学和药效学与其他人群都有不同的地方，局部麻醉药中毒的风险更高，Zhang 等采用液相色谱技术对神经阻滞后罗哌卡因总血浆浓度和游离血浆浓度进行检测，得出研究所用罗哌卡因浓度（0.375% 和 0.5%）在 0.7 ml/kg 的给药剂量下都是安全的，为临床上处理这类患者提供了科学的剂量参考。　　　　　　　　　　（王　胜）

文选 62

　　【题目】　连续收肌管阻滞在内侧单髁膝关节置换术术后镇痛的应用：随机双盲对照研究（Continuous adductor canal block used for postoperative pain relief after medial unicondylar knee arthroplasty: A randomized, double-blind, placebo controlled trial）

　　【来源】　BMC Anesthesiol，2019，19：114

　　【文摘】　Lan 等研究连续收肌管阻滞在内侧单髁膝关节置换术（UKA）术后镇痛效果和股四头肌肌力的影响。该研究经所在机构审查批准及 Chictr.org.cn 注册，采取前瞻性随机双盲对照研究，排除蛛网膜下腔阻滞和收肌管阻滞禁忌证患者，最终 42 例年龄在 55～75 岁、ASA 分级Ⅰ～Ⅱ级拟在蛛网膜下腔阻滞进行 UKA 的患者纳入研究。所有患者均在 $L_{3\sim4}$ 间隙穿刺注射 0.5% 布比卡因行蛛网膜下腔阻滞，患者术前口服药物进行预防性多模式镇痛，包括塞来昔布 400 mg 和对乙酰氨基酚 1000 mg，并静脉注射昂丹司琼 4 mg 预防性镇吐。术中均用 0.2% 罗哌卡因 100 ml、羟考酮 10 mg 及肾上腺素 0.5 mg 进行关节囊周围局部浸润（LIA）。术后所有患者在麻醉后监测治疗室（PACU）进行连续收肌管置管，随机双盲分为两组，RP 组 0.2% 罗哌卡因连续收肌管阻滞镇痛，Con 组为生理盐水，两组预充剂量为 20 ml 0.2% 罗哌卡因或生理盐水，通过超声定位确定置管成功，4 h 后两组开始输注 0.2% 罗哌卡因或生理盐水 6 ml/h 持续 48 h，术后疼痛剧烈时口服羟考酮，必要时静脉注射吗啡镇痛。主要观察指标为术后 24 h 膝关节主动弯曲时疼痛数字评定量表（NRS）评分；次要观察指标包括术后 4 h、8 h、12 h、24 h 和 48 h 安静和运动时 NRS 镇痛评分，术后出现爆发性疼痛的时间，术后补救镇痛药物使用；术后康复训练步行距离、术后 48 h 内各时间节点股四头肌张力、连续阻滞导管相关并发症和患者满意度。研究发现术后 24 h 患肢主动弯曲时试验组 NRS 评分显著低于 Con 组［3（IQR 2.75～4.25）分 vs. 5（IQR 4～6）分，P<0.001］，爆发性疼痛出现时间更晚［18.5（IQR 4～46）h vs. 10.0（IQR 3～24）h，P=0.002］，48 h 内各时间节点安静

和运动时 RP 组的 NRS 评分均低于对照组（$P < 0.05$），同时术后 24～48 h RP 组需要吗啡补救镇痛的剂量也少于 Con 组 [（15.64 ± 10.53）mg $vs.$（27.15 ± 21.46）mg，$P = 0.039$]。术后第 1 天和第 2 天 RP 组股四头肌张力与 Con 组差异无统计学意义，但患者下床活动距离更长 [（37.3 ± 32.2）m $vs.$（19.7 ± 22.1）m，$P = 0.046$；（59.5 ± 28.3）m $vs.$（33.4 ± 20.8）m，$P = 0.002$]。研究认为连续收肌管阻滞复合 LIA 对于 UKA 患者术后镇痛效果优良且不影响股四头肌张力，有利于患者术后早期功能锻炼。

（万　里）

【评述】 随着加快康复外科（ERAS）在临床上的践行，围术期快速康复对临床治疗和患者术后的恢复都有着积极的影响，而多模式镇痛是 ERAS 管理中的重要环节，该研究对连续收肌管阻滞在内侧单髁膝关节置换术术后镇痛效果和股四头肌肌力的影响进行前瞻性随机双盲对照研究。对患者术后疼痛和运动功能进行评分。研究发现，连续收肌管阻滞复合 LIA 可明显改善患者的疼痛评分和运动功能，可以为围术期多模式镇痛提供参考，同时丰富 ERAS 的内涵；该研究采用连续神经阻滞，较单次阻滞延长镇痛时间，改善患者术后运动能力。该结果为膝关节乃至下肢手术患者多模式镇痛提供有力的临床证据和指导意义，连续神经阻滞也可望在临床上得以推广。

（王　胜）

文选 63

【题目】 微创蛛网膜下腔阻滞在抗凝治疗产妇剖宫产麻醉的应用：随机对照研究（Minimally invasive spinal anesthesia for cesarean section in maternal anticoagulation therapy： A randomized controlled trial）

【来源】 BMC Anesthesiol，2019，19：11

【文摘】 Huang 等研究微创蛛网膜下腔阻滞在抗凝治疗产妇剖宫产手术麻醉的应用。该研究经过伦理委员会批准及临床试验注册登记，经过排除 [偏头痛病史，硬脊膜穿破后头痛（PDPH）病史，血小板数量 $< 70 \times 10^9$，国际标准化比值（INR）> 1.5，严重心肺功能不全，其他椎管内穿刺禁忌证]，202 例进行抗凝治疗（阿司匹林、低分子肝素、丹参）拟行择期剖宫产的 ASA 分级 Ⅰ～Ⅱ 单胎足月妊娠的产妇纳入研究。实验组用 27 G 笔尖式细穿刺针，对照组用传统 22 G 穿刺针，两组产妇都按照蛛网膜下腔阻滞常规在 $L_{2\sim3}$ 间隙穿刺。主要观察指标是术后下腰部疼痛评分（腰部穿刺点周围持续性疼痛 VASlbp）、术后 5 d 内 PDPH（根据国际头痛学会分类，直立位时双额或枕区头痛加重，仰卧位时头痛减轻）发生率；次要观察指标为蛛网膜下腔阻滞穿刺时 VAS 评分（VASdural）、外周血管穿刺时 VAS 评分与 VASdural 之间的差异（ΔVAS）、术后 3 d 内穿刺点疼痛 VAS 评分、产妇满意度和住院时间等。研究发现所有产妇均无 PDPH 发生，两组产妇术后 24 h、48 h 和 72 h 下腰部疼痛评分 VASlbp 差异无统计学意义（$P = 0.056$，$P = 0.813$，$P = 0.189$），而细针蛛网膜下腔阻滞组穿刺时 VAS 评分和术后 24 h 穿刺点 VAS 评分低于对照组（VASdural 中间值 3.0 分 $vs.$ 4.0 分，$P = 0.017$；ΔVAS 中间值 0.0 分 $vs.$ 1.0 分，$P = 0.001$；VASdural-24 h 中间值 0.0 分 $vs.$ 1.0 分，$P < 0.0001$），试验组产妇满意度高于对照组（98.2% $vs.$ 91.3%，$P = 0.046$），其他观察指标两组之间差异无统计学意义。该研究认为，对于进行凝血功能正常范围内的抗凝治疗的剖宫产手术蛛网膜下腔阻滞，用 27 G 笔尖式细针穿刺与传统 22 G 穿刺针相比，穿刺时和术后 24 h 穿刺点产妇 VAS 评分较低，产妇满

意度较高。该研究局限性在于研究的样本量有限，未对产妇进行 MRI 检查了解椎管内和颅内血肿情况，同时因产妇术后住院时间较短，导致无法进行更长时间的随访，未来需要更进一步的多中心大样本量研究。 （万 里）

【评述】 围术期抗凝药物的使用，让麻醉医师在选择区域阻滞时有所担忧，临床上目前在抗凝药使用期间可行单次蛛网膜下腔阻滞麻醉，但仍有争议。该研究采用 27 G 细穿刺针对抗凝治疗的产妇实施蛛网膜下腔阻滞，具有穿刺创伤小、出血少的特点，尽管此类方法在临床麻醉中多有应用，但较大样本的对照研究尚不多见，该研究进行系统的临床设计，对照组采用常规蛛网膜下腔阻滞，比较两组患者 VAS 评分情况及产妇的满意度，有一定的临床指导意义，为抗凝治疗的患者细针行蛛网膜下腔阻滞提供临床参考；但该文中所有产妇为抗凝治疗产妇，常规蛛网膜下腔阻滞穿刺针可能会增加硬膜外血肿的发生率需要考虑；对照组可以选择非抗凝治疗的产妇，减少潜在出血风险。笔尖式细穿刺针作为腰硬联合麻醉的针内针在腰硬联合麻醉中被广泛使用，对于硬膜外穿刺有出血风险的患者，可以考虑单独使用笔尖式细穿刺针行蛛网膜下腔阻滞，可能会减少硬膜外血肿的发生率，同时可减少穿刺点损伤，然而，正如 Huang 等所说，该研究的样本量有限，对安全性的评价需更详细的研究，需要后续大样本的研究提供更多的循证医学的证据。 （王 胜）

文选 64

【题目】 局部麻醉药复合地塞米松和右美托咪定行肋间神经阻滞用于胸腔镜肺叶切除术：前瞻性随机研究（Dexamethasone and dexmedetomidine as adjuvants to local anesthetic mixture in intercostal nerve block for thoracoscopic pneumonectomy： A prospective randomized study）

【来源】 Reg Anesth Pain Med，2019，44（10）：917-922

【文摘】 Zhang 等研究胸腔镜肺叶切除术肋间神经阻滞局部麻醉药复合地塞米松和（或）右美托咪定对镇痛效果的影响。该研究为前瞻性随机对照研究，排除标准包括：高血压病、心肌缺血性疾病、精神疾病、心动过缓等，还包括预计术中失血量＞500 ml、中转开放手术、二次手术等亦排除，最终符合标准的 80 例 ASA 分级 Ⅰ～Ⅱ级、年龄 28～68 岁的拟行胸腔镜肺叶切除术的手术患者纳入研究。将 80 例患者根据计算机生成的随机数列表分为 4 组，分为单纯罗哌卡因组（R 组，0.5%罗哌卡因 28 ml＋2 ml 生理盐水）、地塞米松组（RS 组，局部麻醉药＋地塞米松 10 mg）、右美托咪定组（RM 组，局部麻醉药＋1 μg/kg 右美托咪定）、地塞米松复合右美托咪定组（RSM 组，局部麻醉药＋10 mg 地塞米松＋1 μg/kg 右美托咪定）。肋间神经阻滞由手术医师经胸腔镜下行 6 个节段阻滞，每个节段 5 ml 药液。主要观察指标为镇痛持续时间，定义为到第一次要求镇痛的时间（min）。其他观察指标包括 24 h 内芬太尼消耗量，苏醒室拔管时间，术前及术后 6 h、12 h、24 h、36 h、48 h 各时间节点安静时 VAS 评分和 Ramsay 镇静评分（RSS）；不良事件记录包括低血压、心动过缓、低氧血症、呼吸抑制、恶心呕吐及神经毒性等。研究结果发现 RSM 组镇痛持续时间最长 [（824.2±105.1）min]，而 RS 组 [（611.5±133.0）min] 和 RM 组 [（602.5±108.5）min] 比 R 组 [（440.0±109.6）min] 均显著延长（$P<0.001$）；RSM 组芬太尼消耗量 [（106.0±84.0）μg] 最低，而 RS 组为（243.0±175.2）μg，RM 组为（237.0±98.7）μg，均少于 R 组 [（369.0±134.2）μg]（$P<0.001$）；术后 6 h R 组 VAS 评分

最高（$P<0.001$），术后 12 h RSM 组 VAS 评分最低（$P<0.001$），术后 24 h 和 36 h 各组之间 VAS 评分差异无统计学意义（$P=0.242$ 和 $P=0.792$）；各组之间不良反应的发生率差异无统计学意义。结论认为胸腔镜肺叶切除术患者肋间神经阻滞 0.5% 罗哌卡因复合 10 mg 地塞米松和 1 μg/kg 右美托咪定可以显著延长神经阻滞作用时间，减少芬太尼需求量而无不良反应发生。　　　　　　　　　（万　里）

　　【评述】　尽管胸腔镜手术属于微创手术，但胸科手术后患者疼痛评分往往较高，如镇痛不足甚至转化为慢性疼痛，该研究中采用局部麻醉药复合地塞米松和右美托咪定进行肋间神经阻滞用于预防患者手术后的切口疼痛，研究发现配伍用地塞米松和右美托咪定均可以延长神经阻滞时间。在临床麻醉中经常会将不同的药物配伍使用，通过不同药物配伍可使部分药效增加（分为协同作用和相加作用），其具体作用机制较为复杂，多由于不同药物受体间的结合方式发生改变所致，该研究中地塞米松具有抗炎、抗过敏等作用，而右美托咪定具有镇静、镇痛作用；地塞米松可能通过抑制局部的炎症反应减轻疼痛，而右美托咪定同时具有外周神经和中枢神经的镇痛作用，研究表明右美托咪定也有一定的抑制炎症反应作用。在该研究中，地塞米松和右美托咪定均延长局部麻醉药的作用时间，减轻患者手术后的疼痛，其具体的机制尚需进一步的研究来进行验证。　　　　　（王　胜）

文选 65

　　【题目】　程序性间歇给药与持续给药用于患者术后胸段椎旁间隙阻滞自控镇痛的比较：随机双盲对照研究（**Comparison of programmed intermittent bolus infusion and continuous infusion for postoperative patient-controlled analgesia with thoracic paravertebral block catheter： A randomized, doubleblind, controlled trial**）

　　【来源】　Reg Anesth Pain Med，2019，44：240-245

　　【文摘】　Chen 等研究连续椎旁间隙阻滞程序化间歇大剂量输注（PIBI）局部麻醉药组（每小时单次 80 s 内脉冲式输注 0.2% 罗哌卡因 8 ml）与持续输注（CI）局部麻醉药组，每小时 0.2% 罗哌卡因 8 ml 持续输注）两种模式在胸腔镜手术术后患者自控镇痛的比较，共 40 例 ASA 分级 Ⅰ～Ⅲ级单侧胸腔镜手术患者纳入研究。该研究主要观察指标是两种 PCA 输注模式局部麻醉药的消耗量；次要观察指标包括镇痛效果 NRS 评分、患者自控镇痛（PCA）泵按压次数、患者满意度和不良反应（低血压、呼吸抑制、局部麻醉药中毒、恶心呕吐）等。研究结果显示，40 例患者中 34 例成功完成连续椎旁间隙阻滞置入导管，5 例置管失败，1 例导管置入胸腔，最终 34 例患者纳入研究。术后第 1 天和第 2 天 PIBI 组 PCA 泵累计按压次数显著低于 CI 组（$P=0.017$ 和 $P=0.046$），48 h 内局部麻醉药消耗量 PIBI 组显著少于 CI 组（30 mg $vs.$ 120 mg，$P<0.001$），患者满意度 PIBI 组显著高于 CI 组（$P=0.02$）。PIBI 组在术后 4 h、12 h、24 h 安静时 NRS 评分显著低于 CI 组（$P=0.009$，$P=0.000$ 和 $P=0.013$），在术后 4 h、12 h、24 h、48 h 咳嗽时 NRS 评分亦显著低于 CI 组（$P=0.034$，$P=0.003$，$P=0.011$ 和 $P=0.026$）。两组患者均无低血压、呼吸抑制、局部麻醉药中毒等不良事件发生。PIBI 组和 CI 组分别有 3 例和 2 例出现术后恶心、呕吐。得出结论，虽然连续椎旁间隙阻滞存在置管失败的可能，但仍然是胸腔镜术后镇痛可靠的技术，程序式间歇输注局部麻醉药镇痛效果优于持续输注模式，同时局部麻醉药消耗量更少。　　　　　　　　　　　　　　　　　　　　　　　　　　（万　里）

【评述】　目前，在胸腔镜手术多模式镇痛方案中，胸椎旁阻滞是首选推荐的区域阻滞镇痛方式。既往相关研究多集中在胸椎旁阻滞与硬膜外阻滞的比较、单点胸椎旁阻滞与多点胸椎阻滞的比较，以及胸椎旁阻滞与竖脊肌阻滞的比较等。本研究首次比较了单点胸椎旁阻滞连续输注模式与程序式间歇输注模式的镇痛效果，并证实后者镇痛效果优于前者。程序化间歇输注技术可能产生比持续输注更高的注射压力，这可能有助于局部麻醉药从导管尖端扩散到靶干或神经，从而产生更完善的阻滞效果。该研究的意义不仅仅在于证实了程序性间歇输注给药方式的连续椎旁阻滞技术在胸腔镜手术镇痛中的应用价值。同时，也提示这种新型给药方式用于其他阻滞或其他部位手术也可能具有镇痛效果优于传统持续连续输注方式的优势。然而，从临床有效性及安全性角度出发，有关程序性间歇输注给药模式的最佳间隔时间、最低有效剂量，以及采用该模式镇痛对手术患者中、短期及远期预后的影响等问题仍是值得进一步深入研究的领域。

（崔旭蕾　申　乐）

文选 66

【题目】　椎旁间隙阻滞对老年患者胸科手术后不良结局的影响（Impact of paravertebral blockade use in geriatric patients undergoing thoracic surgery on postoperative adverse outcomes）

【来源】　J Thorac Dis，2019，11（12）：5169-5176

【文摘】　Tong 等观察老年胸科手术患者椎旁间隙阻滞对术后不良结局的影响。该研究回顾分析 2018 年 11 月至 2019 年 4 月上海胸科医院 154 例年龄＞65 岁的老年胸科腔镜手术（排除胸壁手术、双侧手术、单侧再次手术和中转开放手术），单纯全身麻醉 120 例，全身麻醉复合椎旁间隙阻滞 34 例。该研究主要观察指标为术后肺部并发症（PPCs）包括肺不张、肺部感染、呼吸衰竭等，肺不张诊断通过术后 3 d 的胸部 X 线检查评估，呼吸衰竭和肺部感染通过欧洲围术期临床结局研究组（European Perioperative Clinical Outcome，EPCO）评估；次要观察指标为术后心血管及其他并发症、苏醒室镇痛情况、24 h PCA 用量、ICU 停留时间和住院时间。研究发现胸科手术后患者肺部并发性的发生率为 21.4%（33/154），复合椎旁间隙阻滞的老年患者术后肺部并发症发生率较低（25% *vs.* 9%，$P=0.042$），主要是降低的是术后肺不张的发生率（19% *vs.* 3%，$P=0.021$）；复合椎旁间隙阻滞的患者在苏醒室需要镇痛干预的较少，术后 24 h 内镇痛泵按压次数较少，而心血管并发症、ICU 停留时间及住院时间等的两组比较差异无统计学意义；单因素和多因素危险性分析提示一氧化碳弥散量（D_LCO）≥92%（*OR* 0.293，$P=0.006$），手术时间＜75 min（*OR* 0.278，$P=0.008$），全身麻醉复合椎旁间隙阻滞（*OR* 0.270，$P=0.048$）与减少术后肺部并发症发生率相关。最终，该研究认为老年胸科手术患者全身麻醉复合椎旁间隙阻滞可以减轻术后疼痛进而减少术后肺部并发症的发生。该研究的局限性在于二次分析存在偏差，单纯全身麻醉组和全身麻醉复合椎旁间隙阻滞组为非随机对照，这对术后肺部并发症的影响因素造成偏差。

（万　里）

【评述】　基于胸段硬膜外阻滞或胸椎旁神经阻滞的胸科手术多模式镇痛是目前多个胸科加速康复外科（ERAS）指南和专家共识的共同推荐。多模式镇痛的核心理念是提高镇痛效果，减轻围术期应激与炎症反应程度，降低术后并发症的发生率。本研究证明在全身麻醉的基础上合用区域麻醉可以减轻术后疼痛，从而减少术后肺部并发症、心血管并发症及其他并发症的发生率，为区域麻醉的临床应用意义提供了强有力的证据。

胸科手术后的疼痛属于重度疼痛，有"会呼吸的痛"之称。随着舒适化医疗理念的提出，减轻术后疼痛已成为手术关注的重中之重。尽管胸腔镜微创手术可减小手术创伤，但术后疼痛仍是术后康复进程中的主要阻碍。椎旁阻滞与硬膜外镇痛的效果相似，但低血压、椎管内血肿等并发症较少；但相比前锯肌平面阻滞及竖脊肌平面阻滞等更加表浅的阻滞技术而言，椎旁阻滞的风险仍是比较高的。椎旁阻滞的入路设计、节段选择、药物选择、单点注射还是多点注射、是否置管等，还需要更多的临床研究进一步探索和完善。区域麻醉未来的研究方向应该是更加安全、有效、简单、实用的技术。 （唐 帅 申 乐）

文选 67

【题目】 不同路径腰方肌阻滞用于剖宫产术后镇痛：随机对照研究（Postoperative analgesic effects of various quadratus lumborum block approaches following cesarean section： A randomized controlled trial）

【来源】 J Pain Res，2019，12：2305-2312

【文摘】 Kang 等研究不同穿刺路径的腰方肌阻滞在剖宫产手术后镇痛效果。该研究为前瞻性、单盲、随机对照研究，选取 94 例足月单胎孕妇，ASA 分级 I～II 级，年龄 20～40 岁，体重 50～70 kg，排除凝血功能障碍等椎管内麻醉禁忌证、不能进行 VAS 评分和使用 PCA 的产妇。所有剖宫产手术都在腰硬联合麻醉下完成，术后将产妇随机分为 4 组：QL2（0.2% 罗哌卡因，双侧各 30 ml）组、QL3（0.2% 罗哌卡因，双侧各 30 ml）组、QL2＋QL3（0.2% 罗哌卡因，双侧四点各 15 ml）组，硬膜外镇痛（EA，0.15% 罗哌卡因 6 ml 含吗啡 2 mg）组，所有 4 组产妇拔除硬膜外导管并进行吗啡静脉 PCA 持续 48 h。主要观察指标为术后 48 h 内不同时间节点产妇安静和运动时 VAS 评分及吗啡消耗量；次要观察指标包括恶心呕吐、皮肤瘙痒、尿潴留、下肢无力、感染和血肿形成等并发症，并记录血压、心率及氧饱和度等生命体征。研究发现，安静时及运动时各组 VAS 评分差异显著，QL2 组（36.1 mm）＞ QL3 组（24.6 mm）＞ QL2＋QL3 组（13.5 mm）＞EA 组（3.0 mm）（P＜0.001），QL2（55.5 mm）＞ QL3（42.1 mm）＞ QL2＋QL3 组（27.8 mm）＞EA 组（11.7 mm）（P＜0.001）。各组之间 48 h 内吗啡消耗量分别为 QL2＋QL3 组 2.7 mg、QL2 组 6.1 mg、QL3 组 5.7 mg、EA 组 1.3 mg，差异具有统计学意义（P＜0.001）。虽然 EA 组恶心呕吐等并发症发生率较高，但与其他各组相比差异无统计学意义，各组之间不良反应差异无统计学意义。结论认为，剖宫产术后椎管内镇痛效果最佳，腰方肌阻滞镇痛效果与穿刺路径和注射局部麻醉药位置密切相关，对于无法进行椎管内镇痛的剖宫产手术 QL2＋QL3 是否为最佳方法还需要进一步研究。该研究的局限性是因蛛网膜下腔阻滞没有完全消退，无法通过测试腰方肌阻滞后躯干部感觉减退或消失的范围来判断阻滞是否成功，仅通过吗啡消耗量来判断镇痛效果，产妇 VAS 评分也存在主观性。腰方肌阻滞用于产科手术的合适剂量、容量等也需进一步研究。 （万 里）

【评述】 良好的剖宫产术后镇痛，有利于产妇早期活动和照顾新生儿，改善产后压力、焦虑、抑郁及睡眠障碍等有重要的临床意义。本研究比较两种不同的腰方肌阻滞方式及其联合应用对剖宫产术后疼痛的改善效果、补救 PCA 吗啡消耗量及相关不良反应，对照组选择硬膜外镇痛。研究结果显示剖宫产术后椎管内镇痛效果最佳，腰方肌阻滞镇痛效果 QL2＋QL3 优于 QL3 及 QL2。剖宫产术后疼痛主要来源于皮肤、腹壁及子宫切口，目前大多数剖宫产采用低位横切口，其涉及的皮肤感受器在 $T_{11\sim12}$ 水平。根据目前的证据，超声引导下 QL2 阻滞常向前延伸至腹内斜肌和腹横肌之间的腹横筋膜阻滞平面，向后延伸至背阔肌上方的腹侧周围皮下组织；而 QL3 阻滞则更倾向于向内侧扩散，阻断腰神经根。本研究联合 QL2 和 QL3 的阻滞方式无疑更好地覆盖了相应神经根支配的区域，因此提供更为完善的镇痛效果。目前国际相关研究并未比较不同腰方肌阻滞入路及其联合应用对剖宫产术后疼痛的改善效果，本研究为我们提供了新的术后镇痛思路和方法。但本研究设计缺乏仅使用静脉 PCA 吗啡的对照组，且 EA 组用药中包含了椎管内吗啡，这就造成了阿片类药物应用的差异，其对应的不良反应可比性受到影响。

（张　砝　申　乐）

文选 68

【题目】　麻醉诱导期依托咪酯或丙泊酚对脑干功能的影响：一项脑电双频指数的研究（The effect of etomidate or propofol on brainstem function during anesthesia induction： A bispectral index-guided study）

【来源】　Drug Des Devel Ther，2019，13：1941-1946

【文摘】　Zheng 等将 80 名成年患者随机分为两组，分别在麻醉诱导期注射依托咪酯或丙泊酚，监测诱导过程中的平均血压和心率，并记录意识消失的时间，以及意识消失时的脑电双频谱指数（BIS），是否存在自主呼吸和角膜反射。结果发现依托咪酯组的血流动力变化小于丙泊酚组。依托咪酯组平均意识消失的时间短于丙泊酚组。意识消失时依托咪酯组的 BIS 值低于丙泊酚组，依托咪酯组中存在自主呼吸和角膜反射的患者多于丙泊酚组。依托咪酯致肌震颤的发生率为 17.5%。因此与丙泊酚相比，依托咪酯在麻醉诱导期间对患者的血流动力学影响较小，意识消失时的 BIS 值较低，并且在意识消失时更多的患者存在自主呼吸和角膜反射。

（曹学照）

【评述】　该研究设计巧妙，以反映大脑皮质镇静水平——BIS 值为主要监测目标，同时观察依托咪酯或丙泊酚对脑干功能的影响，发现依托咪酯组即使 BIS 值更低，但对脑干功能的影响更少，突出了该药部分临床特点。麻醉深度、皮质及脑干功能的精确监测和判断是神经科学高度关注和亟待解决的一世界性难题。本研究对于机制探索具有初步意义和帮助，但欲阐明问题还需要更多的深入研究。如依托咪酯和丙泊酚两药的中枢作用靶点、细胞机制完全一致吗？如果一致，再观察对脑干功能的影响才有意义；靶点或核团细胞不一致的话，脑干功能对比就失去价值。BIS 并非绝对的线性定量指标。血压与心率、自主呼吸只是间接反映脑干部分功能，其变化更与相关感受器状态、心肺功能存在必然联系；角膜反射主要反映脑桥功能，与皮质－皮质下、间脑、间脑－中脑、中脑不同水平均有联系。

（李　军）

文选 69

【题目】　声学阴影辅助超声引导桡动脉置管在幼儿中的应用（Acoustic shadowing facilitates

ultrasound-guided radial artery cannulation in young children）

【来源】 Anesthesiology，2019，131（5）：1018-1024

【文摘】 Quan 等通过随机对照试验验证使用聚焦的声学阴影进行超声引导下桡动脉穿刺置管可以提高成功率。聚焦的声学阴影超声引导技术：将 2 股含有可被 X 线识别的金属成分的手术用线以间距 2 mm 平行放置在垂直于探头长轴的位置，涂抹超声耦合剂，并将无菌 3M 薄膜贴在探头表面以固定定位线。这两条线会在超声图像上产生两条低密度阴影，以此来辅助定位。新技术及传统超声引导技术均使用平面外入路。根据纳入排除标准总共纳入 80 例 4～24 月龄儿童，并被 1∶1 随机分配到聚焦声学阴影辅助超声引导组及传统超声引导组，传统超声引导组中 1 例因手术取消退出试验，总共 79 例完成试验。该研究的主要指标是第一次桡动脉穿刺置管成功率。结果显示，使用聚焦声学阴影辅助超声引导下桡动脉穿刺置管一次成功率明显高于传统超声引导（90% vs. 30%，差异 30%，$P=0.02$）。新技术 0 例失败，传统方法总共 4 例失败，差异无统计学意义（$P=0.359$）。新技术放置超声探头所需时间［6（5～8）s vs. 18（15～21）s，$P<0.001$］及穿刺时间［24（15～41）s vs. 40（23～56）s］明显短于传统方法，穿刺点出血发生率（10% vs. 30%，差异 20%，$P=0.029$）低于传统方法。两种方法血肿发生率差异无统计学意义（8% vs. 18%，$P=0.190$）。最后研究得出结论，使用双线声学阴影辅助超声引导比传统超声引导方法更能提高幼儿桡动脉穿刺置管一次成功率，并缩短超声探头放置和穿刺时间。 （王　晟）

【评述】 儿科麻醉及重症监护常需要监测有创动脉血压，其前提则是桡动脉穿刺置管术。由于婴幼儿桡动脉管径较细，2011 年美国心脏超声协会和心血管麻醉医师协会发布的《超声引导血管穿刺置管指南》中明确指出，与传统的触摸穿刺法相比，超声引导小儿桡动脉穿刺置管术可以提高穿刺成功的概率，且减少相关并发症。该研究发现，与传统超声引导相比，聚焦的声学阴影进行超声引导下桡动脉穿刺置管术的桡动脉穿刺置管成功率更高，超声探头放置和穿刺时间明显缩短，而且其穿刺点出血发生率也明显降低，证实其安全性更高。从结果可以看出，聚焦的声学阴影进行超声引导下桡动脉穿刺置管术是一种更加安全、有效的桡动脉置管方法。 （余剑波）

文选 70

【题目】 超声引导下竖脊肌平面阻滞对乳腺癌改良根治术术后康复质量以及镇痛的作用：随机对照试验（Efficacy of ultrasound-guided erector spinae plane block on postoperative quality of recovery and analgesia after modified radical mastectomy： randomized controlled trial）

【来源】 Reg Anesth Pain Med，2019，2：1-5

【文摘】 Yao 等通过随机对照试验探究竖脊肌平面（erector spirae plane，ESP）阻滞在乳腺癌改良根治术后康复及镇痛中的作用。根据纳入排除标准总共 82 例接受改良乳腺癌根治术的女性被纳入试验，并被 1∶1 随机分配到竖脊肌平面阻滞组（使用 25 ml 浓度为 0.5% 的罗哌卡因在 T_4 平面进行竖脊肌平面阻滞）或对照组（使用 25 ml 生理盐水进行竖脊肌平面阻滞）。竖脊肌平面阻滞组中 2 人及对照组中 1 人因为违反试验方案退出试验，最后 79 人完成试验。该研究主要研究指标为康复质量。在术后 24 h 通过 15 个条目的康复治疗问卷评估术后康复质量。结果显示，竖脊肌阻滞组比对照组在术后 24 h 15 个条目的康复治疗问卷总体得分更高［平均差异 10 分，95%CI（9～12）分，$P<0.01$］，得分越高则康复质量更高。使用罗哌卡因进行竖脊肌阻滞降低了静息和运动时 VAS 评分并持续到术后 8 h（术后 0.5 h、1 h、2 h、4 h、8 h P 值均<0.001）。罗哌卡因竖脊肌平面阻滞减少术后阿片类药物累计使用量［24（24～28）μg $vs.$ 40（36～42）μg，$P<0.001$］，缩短麻醉后监测治疗室转出时间［（17.2±2.7）min $vs.$（28.4±2.9）min，$P<0.001$］。术后恶心呕吐（7.7% $vs.$ 22.5%，$P=0.07$）及眩晕（2.6% $vs.$ 12.5%，$P=0.20$）发生率在两组之间差异无统计学意义。该研究未观察到患者出现竖脊肌平面阻滞相关并发症（例如局部麻醉药物中毒、气胸、出血或感染等）。研究结论为术前单次使用罗哌卡因进行竖脊肌平面阻滞对于接受改良乳腺癌根治术的患者可以改善康复质量并缓解术后急性疼痛。

（王　晟）

【评述】　竖脊肌平面（ESP）阻滞是一项新的筋膜间平面阻滞技术。2016 年 Forero 等首次报道竖脊肌平面阻滞成功地应用于严重的神经病理性疼痛和术后急性疼痛的治疗。竖脊肌平面阻滞可以提供颈椎、胸椎、腰椎水平，即包括上至肩关节、下至髋关节等区域手术后疼痛治疗。该研究评价了术前使用罗哌卡因进行超声引导下竖脊肌平面阻滞在乳腺癌改良根治术术后康复以及镇痛中的作用。研究结果显示，试验组患者术后静息和运动时 VAS 评分明显降低，并减少阿片类药物的使用量并缩短麻醉后复苏时间。此外，该研究未观察到患者出现竖脊肌平面阻滞相关并发症，说明术前单次使用罗哌卡因进行竖脊肌平面阻滞可安全、有效地应用于乳腺癌根治术的患者，能够明显改善患者康复质量，并显著缓解患者术后急性疼痛。

（余剑波）

文选 71

【题目】　术前超声引导下单次剂量竖脊肌平面阻滞可以为开胸患者提供和胸椎旁神经阻滞等效的术后镇痛：一项单中心随机对照双盲试验（Ultrasound-guided preoperative single-dose erector spinae plane block provides comparable analgesia to thoracic paravertebral block following thoracotomy： A single center randomized controlled double-blind study）

【来源】　Ann Transl Med，2019，7（8）：174-181

【文摘】　Fang 等通过随机对照试验比较竖脊肌平面阻滞和椎旁阻滞的镇痛效果以及安全性。根据纳入排除标准，94 例开胸行肺段或肺叶切除术的成年患者被纳入试验，被随机分为竖脊肌平面阻滞组（术前单次竖脊肌平面阻滞）和胸椎旁阻滞组（术前单次胸椎旁阻滞），所有患者神经阻滞均在侧卧位 T_5 平面超声引导下完成且术后均使用患者自控镇痛（PCA），竖脊肌平面阻滞组 2 例退出，胸椎旁阻滞组 1 例退出，最后 91 例患者完成试验。主要观察指标为术后 1 h、24 h、48 h 静息和咳嗽时视觉模拟评分（VAS），试验结果显示竖脊肌平面阻滞组和胸椎旁阻滞组术后 1 h、24 h、48 h 静息和咳嗽后 VAS 评分、术后 PCA 装置按压次数、术后恶心呕吐发生率差异均无统计学意义（P 值均>0.05）。竖脊肌平面阻滞组低血压心动过缓、血肿发生率均明显低于胸椎旁阻滞组（低血压，6.7% $vs.$ 21.7%，$P=0.04$；心动过缓，0% $vs.$ 8.7%，$P=0.04$；血肿，0% $vs.$ 10.9%，$P=0.02$），穿刺时间明显缩短［（6.82±1.47）min $vs.$（10.67±1.94）min，$P=0.00$］，一次穿刺成功率（82.2% $vs.$ 54.3%，$P<0.001$）和患者满意度明显更高［（3.53±0.05）$vs.$（3.24±0.48），$P=0.01$］。最后，结论为术前单次竖脊肌平

面阻滞联合术后患者自控镇痛可以为开胸手术患者提供和胸椎旁神经阻滞相似的镇痛效果，且竖脊肌平面阻滞不良事件发生率更低。竖脊肌平面阻滞可替代胸椎旁阻滞用于开胸患者术后镇痛。（王　晟）

【评述】 胸腔手术是术后严重疼痛发生率最高的手术类型之一，镇痛不足可影响患者咳嗽、排痰，易导致术后低氧血症、肺不张和肺部感染等并发症，胸腔手术术后疼痛管理对于患者的恢复至关重要。超声引导下竖脊肌平面阻滞是近年来被广泛认可的新型躯干神经阻滞，因其操作简单，目标平面距离胸膜和大血管更远，血管分布少，且局部麻醉药通过扩散仅部分作用于交感神经，很大程度上降低了血肿、气胸的不良事件的风险，血流动力学方面更稳定，安全性更高。本研究显示，在开胸手术中采用术前单次竖脊肌平面阻滞，与单次胸椎旁阻滞组相比较，一次穿刺成功率高，穿刺时间缩短；血流动力学更为稳定；血肿发生率减少。此研究结果体现了竖脊肌平面阻滞应用于胸腔手术患者术后镇痛的有效性及安全性，具有很好的临床应用价值，但其能否替代胸椎旁阻滞仍需更多大样本的随机对照试验进一步研究证实。
（王海云）

文选 72

【题目】 超声辅助技术对比传统骨标定位方法在肥胖产妇剖宫产椎管内麻醉中的应用：一项随机对照试验（Ultrasound-assisted technology versus the conventional landmark location method in spinal anesthesia for cesarean delivery in obese parturients: A randomized controlled trial）

【来源】 Anesth Analg，2019，129（1）：155-161

【文摘】 Li 等通过随机对照试验验证超声辅助技术在肥胖产妇蛛网膜下腔阻滞中的优势。根据纳入排除标准试验共纳入 80 例体重指数（BMI）≥30 kg/m² 的产妇，按 1∶1 随机分配到超声辅助组（超声分别进行长轴旁矢状面和短轴定位做标记，长短轴交点即为穿刺点）和传统组（通过体表标志定位做标记），所有患者均完成试验。第一次穿刺点选择 $L_{3\sim4}$ 椎间隙，穿刺失败后可选择 $L_{2\sim3}$ 椎间隙，所有穿刺均在侧卧位完成。该试验的主要观察指标是第一次穿刺成功率。结果显示，超声辅助组一次穿刺成功率明显比传统组高（87.5% vs. 52.5%，$P=0.001$），经皮肤穿刺次数 [（1.2±0.4）vs.（3.6±3.3），$P<0.001$] 及穿刺针路径数（经皮肤穿刺次数和针尖方向改变次数总和）[（2.1±2.1）vs.（14.9±16.8），$P<0.001$] 明显比传统组低。超声辅助组穿刺困难（穿刺针路径数＞10）例数明显低于传统组（1 vs. 17，$P<0.001$）。两组穿刺定位时间差异无统计学意义 [202.5（175.3～221.8）s vs. 272.0（82～310.5）s，$P=0.580$]，超声组穿刺时间 [41.5（38～58）s vs. 120（56～359.8）s] 及操作总时间（穿刺定位和穿刺时间总和）明显比传统组短 [247（225.3～272.8）s vs. 317（195～699.3）s]（$P<0.05$）。超声组患者满意度比传统组更好（$P=0.016$）。根据患者 BMI 进行分层分析，对于 BMI 在 30～34.9 kg/m² 的患者超声组和传统组一次穿刺成功率、穿刺困难例数、穿刺时间、操作总时间差异无统计学意义（$P=0.407$，$P=0.231$，$P=0.081$ 和 $P=0.729$），而超声组穿刺点定位时间比传统组更长（$P<0.01$）；对于 BMI 在 35～43 kg/m² 的患者，超声组比传统组一次穿刺成功率更高（$P=0.041$），穿刺困难例数更少（$P<0.01$），操作时间、等位时间、穿刺定位时间均更短（P 值均<0.01）。最后得出研究结论，穿刺前超声扫查对于 BMI 在 35～43 kg/m² 的肥胖产妇可以通过提高一次穿刺成功率、减少穿刺途径数及穿刺次数、缩短操作总时间、

提高患者满意程度来辅助侧卧位蛛网膜下腔阻滞。
（王　晟）

【评述】　准确定位穿刺点是蛛网膜下腔阻滞的关键，穿刺间隙定位错误是造成远端脊髓损伤的主要原因。肥胖产妇常因腰背部皮下脂肪较厚，体表骨性标志常触摸不清，且往往不能充分地弯腰、屈膝将椎间隙打开，均会增加椎管内麻醉定位和穿刺的难度，造成穿刺损伤。超声引导下穿刺点定位是近年来应用于椎管内阻滞的新方法，可通过辨认各个椎板声影来确定脊椎和椎间隙水平，具有比体表标志法更高的准确性。本研究显示，超声辅助使穿刺过程变得直观，明显缩短穿刺时间，提高穿刺操作的准确性和阻滞的成功率。且通过进一步分析，BMI 更高范围即 $35\sim43~kg/m^2$ 的肥胖产妇中，超声辅助穿刺更显优势，增强了该类患者椎管内麻醉的可控性和安全性，具有较好的临床应用前景。
（王海云）

文选 73

【题目】　超声测量胃窦面积评估孕妇胃内液体容积（Ultrasonographic measurement of antral area for estimating gastric fluid volume in pregnant women）

【来源】　J Clin Anesth，2019，53：70-73

【文摘】　Chen 等通过前瞻性研究探究根据胃窦部超声测量面积计算孕妇胃内液体容积。根据纳入排除标准共纳入 54 名孕周≥36 周的初产妇，所有孕妇禁食禁饮 8 h 后进行超声评估，仰卧位、右侧卧位均确认无胃内容物后继续进行试验，每次饮水 50 ml，共饮 4 次，每次饮水 2 min 后测量胃窦部面积。一共 26 例患者退出试验（17 人禁食禁饮 8 h 后至少可在一种体位下超声可见胃内容物，5 人初次超声扫查胃窦部成像不清晰，1 人饮水后胃窦部超声成像不清晰），最后 24 人完成试验。试验发现超声测量胃窦部面积与饮水量密切相关（$r=0.90$，$P<0.01$），并得出根据胃窦部面积和人口学特点计算胃内容物容积的计算公式：胃内容物容积（ml）＝270.76＋13.68×胃窦部面积－1.2×妊娠天数。该试验最后得出结论，超声测量胃窦部面积可以对孕产妇提供评估胃内容物和体积的定量信息，且得出根据胃窦部面积计算胃内容物容积的具体计算方法。
（王　晟）

【评述】　该研究采用床旁胃部超声可视化技术，使得患者胃部内容物情况视像化，同时利用胃窦横截面积客观准确地反映出孕产妇患者是否饱胃，降低孕产妇手术患者围术期反流误吸的风险，从而为此类患者麻醉期间的管理提供重要的参考依据。先前已有多项研究报道超声测量胃窦横截面积可以来判断儿童和成年患者胃内容物和体积的定量信息，该研究有一定的创新性，主要创新点在于对孕产妇特殊人群的评测。由于孕产妇体内激素水平及增大的子宫对胃的挤压，可导致胃排空时间延长，此类患者的术前禁食、禁饮的时间可能存在一定的个体差异性。通过该项研究的发现，今后临床上可应用超声对孕产妇患者胃部内容物常规进行实时动态可视化监测与指导。
（刘学胜）

文选 74

【题目】　改良肺超声扫查评估和监测先天性心脏病患儿全身麻醉下呼气末正压使肺不张区域再充气（Modified lung ultrasound examinations in assessment and monitoring of positive end-expiratory

pressure-induced lung reaeration in young children with congenital heart disease under general anesthesia）

【来源】 Pediatr Crit Care Med，2019，20（5）：442-449

【文摘】 Wu 等通过随机对照试验探究先天性心脏病患儿全身麻醉下评估肺不张最有效的区域。根据纳入排除标准共纳入 40 例 3 个月到 3 岁拟行择期先天性心脏病手术的患儿，随机分配到呼气末正压（PEEP）组（插管后以呼气末 5 cmH$_2$O 的压力行压控通气）及对照组（插管后以 0 cmH$_2$O 的呼气末压力行压控通气，分别在通气 1 min 后和 15 min 后超声扫查双侧 1~6 肺点，所有患儿均完成试验。试验结果显示，通气 1 min 后两组各个区域肺不张发生率及超声评分差异无统计学意义，两组下后区域（4~6 肺点）均比前侧区域（1~3 肺点）肺不张发生率更高，1~3 肺点几乎无肺不张发生。通气 15 min 后 PEEP 组超声评分比对照组低［8（3.3~9.8）分 *vs.* 13（8.3~17.5）分，*P*＜0.001］（评分越低肺充气越好）。各组前后对比显示 PEEP 组通气 15 min 后肺不张总面积明显较前缩小［128（34.5~213.3）mm^2 *vs.* 49.5（5.3~75.5）mm^2，*P*＜0.001］，超声评分明显较前下降［12（9~16.8）分 *vs.* 8（3.3~9.8）分，*P*＜0.001］，4~6 肺点肺不张发生率明显较前下降（肺点 4：45% *vs.* 62.5%，*P*＝0.02；肺点 5：27.5% *vs.* 60%，*P*＝0.002；肺点 6：20% *vs.* 35%，*P*＝0.035），而对照组各个肺点肺不张发生率、肺超声评分及肺不张总面积前后差异无统计学意义。将 1~6 肺点总体超声评分以及肺不张面积的变化分别与 1~3 肺点和 4~6 肺点的变化进行一致性检验，显示 1~6 肺点总体超声评分和肺不张面积的变化均与 4~6 肺点的变化有较好的相关性。最后得出结论，下后侧区域肺超声能反映总体肺不张的变化情况，重点扫查为整体评估肺不张节省了时间。以 5 cmH$_2$O 的呼气末正压通气虽然不能完全避免，但减少了先天性心脏病患儿肺不张发生率，有利于肺再通气。 （王　晟）

【评述】 临床研究已经证实肺部超声可以诊断患者肺不张的情况，但其诊断肺不张具有一定的局限性，很难评估完整的肺组织的情况。该研究采用改良肺超声扫查评估技术，进行监测先天性心脏病患儿全身麻醉术后肺不张情况，同时评测以 5 cmH$_2$O 的呼气末正压通气的术后肺不张的发生率，具有较强的创新性。该研究主要认为下后侧区域肺超声更能反映总体肺不张的变化情况，从而使得评估肺不张情况变得更加简单又方便，同时也进一步验证了先天性心脏病患儿全身麻醉期间呼气末正压通气的必要性。床旁超声可视化技术本身具有简单、经济、无痛、无损害等的优点，该研究提出的改良肺部超声诊断技术具有一定的临床实用指导价值。 （刘学胜）

五、麻醉安全与麻醉并发症

文选 75

【题目】 胰岛素抵抗是老年胃肠患者术后认知功能障碍的预测因素（Insulin resistance predicts postoperative cognitive dysfunction in elderly gastrointestinal patients）

【来源】 Front Aging Neurosci，2019，11：197

【文摘】 该研究探讨术前胰岛素抵抗是否是术后认知功能障碍（POCD）的独立预测因子。研究者的一项前瞻性观察性临床研究中纳入了 124 例 60 岁及以上的胃肠手术患者。所有患者在术前和术后 7 d 完成一系列神经心理测试。POCD 被定义为在两项或两项以上的神经心理测试中，至少下降

1.5 标准差。并且测定了血浆肿瘤坏死因子 α（TNF-α）、C 反应蛋白（CRP）和 S-100 蛋白的浓度。通过胰岛素抵抗稳态模型（HOMA-IR）评估患者的胰岛素抵抗状态。采用多变量 Logistic 回归模型和受试者工作特性（ROC）曲线评估 HOMA-IR 和 POCD 之间的关系。结果发现，51 例患者（41.1%）在术后 7 d 诊断为 POCD。POCD 组术前 HOMA-IR 值明显高于无 POCD 组。POCD 组在术后各时间点 C 反应蛋白和 TNF-α 均显著增高（$P < 0.05$）。即使对混杂变量进行了调整，术前 HOMA-IR 值仍是 POCD 的独立预测因子（调整 OR 1.88，95% CI 1.18～2.99），并且在二分类中，超过 HOMA-IR 阈值（HOMA-IR >2.6）的个体发生 POCD 的风险是对照组的 3 倍（OR 3.26，95% CI 1.07～9.91）。HOMA-IR ROC 曲线下面积为 0.804（95% CI 0.725～0.883，$P < 0.001$）。最佳截断值为 0.583，灵敏度为 84.3%，特异度为 74%。在基线（$r^2 = 0.43$，$P < 0.01$）和术后 1 d（$r^2 = 0.3861$，$P < 0.01$），HOMA-IR 值与 TNF-α 浓度呈正相关。总之，术前胰岛素抵抗是 POCD 发生的有效预测因子。胰岛素抵抗的针对性预防和治疗策略可能是对 POCD 高危患者的有效干预。　　　　　　（徐志鹏）

【评述】　该文针对术前胰岛素抵抗是否能预测老年胃肠患者术后 POCD 进行观察性研究。既往研究已经证实，糖尿病是术后认知功能障碍发生的独立危险因素，并存糖尿病的老年患者术后更容易发生认知功能障碍。胰岛素抵抗是指组织细胞对生理浓度胰岛素的生物反应性不敏感或反应性下降，与糖尿病的发病密切相关。既往有研究表明胰岛素抵抗是糖尿病患者认知功能损害的机制之一，但是否是老年胃肠患者术后 POCD 的危险因素尚不清楚。HOMA-IR 是胰岛素抵抗稳态模型重要的类型之一，该文通过观察研究证实胰岛素抵抗与 POCD 存在密切关系，对于临床的早期干预提供了重要的研究思路，对胰岛素抵抗进行干预能否降低 POCD 可能是今后重要的研究方向之一。　　　　（张加强）

文选 76

【题目】　老年患者腹腔镜术中 rSO$_2$ 变化率与术后早期认知功能的关系

【来源】　中华麻醉学杂志，2019，39（4）：408-410

【文摘】　贾雪松等研究老年患者腹腔镜术中局部脑氧饱和度（rSO$_2$）变化率与术后早期认知功能的关系。择期全身麻醉下行腹腔镜结直肠癌根治术患者 50 例，ASA 分级 Ⅰ～Ⅱ级，年龄 65～80 岁，于麻醉诱导前 5 min（T0）、气管插管后 5 min（T1）、体位改变后 5 min（T2）、体位改变后 1 h（T3）、停止气腹后 5 min（T4）、气腹结束体位变为平卧位后 5 min（T5）时记录 rSO$_2$，计算 T3 时 rSO$_2$ 变化率。于术前 1 d、术后 3 d 时行 MMSE 评分，根据 MMSE 评分将患者分为认知障碍组和非认知障碍组。结果显示，与非认知障碍组比较，认知障碍组 T2～T5 时 rSO$_2$ 升高，rSO$_2$ 变化率增大（$P < 0.05$）。术中 rSO$_2$ 变化率与术后 3 d MMSE 评分呈负相关（$r = -0.516$，$P < 0.01$）。得出结论，老年患者腹腔镜术中 rSO$_2$ 变化率升高可能与术后早期认知功能障碍的发生有关。　　　　　（徐志鹏）

【评述】　脑组织氧供和氧耗的状态影响脑代谢，rSO$_2$ 是反映脑组织局部血流状态和氧供需平衡的良好指标，既往研究多以 rSO$_2$ 的绝对值进行评价，临床实践中多以其绝对值或其变化幅度作为参考依据，但与术后早期认知功能障碍的关系尚存在一定争议。该文系观察性研究，选取老年患者腹腔镜手术为研究对象，探讨 rSO$_2$ 变化率与术后认知功能的关系，通过相关性分析得出目前的结论，具有指导意义。rSO$_2$ 及其变化率受多种因素影响，如血压、内环境、体位、麻醉深度等，某个观察时

点的 rSO_2 的绝对值或其变化率都只能反映单一时点的变化，如果将其持续时间也纳入进来，将更有意义。但是，以 MMSE 单一指标判定患者有无认知障碍也存在一定的不足。　　　　　　　　　　（张加强）

文选 77

【题目】　术后谵妄与日常生活活动长期下降有关（Postoperative delirium is associated with long-term decline in activities of daily living）

【来源】　Anesthesiology，2019，131：492-500

【文摘】　术后谵妄是老年手术人群中最常见的并发症之一，然而，它的长期预后仍有待确定。因此，石中永等进行一项前瞻性队列研究，确定了术后谵妄与日常生活活动下降和术后死亡率长期升高之间的关系。研究纳入 65 岁以上在全身麻醉下接受股近端钉手术、髋关节置换术、切开复位内固定手术的患者。在术前和术后第 1、第 2、第 4 天采用模糊评估算法诊断谵妄。日常生活活动采用中文版《日常生活活动量表》（14～56 分）进行评估，术前认知功能采用 MMSE（0～30 分）进行评估。在麻醉和手术后 24～36 个月进行随访评估（包括日常生活活动和死亡率）。结果发现，130 例患者［（80±6）岁，24% 男性］中，34 例（26%）在住院期间发生术后谵妄。有 32% 的参与者没有随访，最终有 88 例参与者被纳入数据分析。术后谵妄患者的日常生活活动评分下降更大［（16±15）分 vs.（9±15）分，$P=0.037$］，与术后没有谵妄的参与者相比，36 个月死亡率更高［29%（8/28）vs. 9%（7/75）；$P=0.009$］。结果提示，术后谵妄与长期的不利结果有关，包括日常生活活动评分下降程度更大，术后死亡率更高。　　　　　　　　　　　　　　　　　　　　（徐志鹏）

【评述】　中国老龄人口快速增加，同时伴随着人们对生活质量的要求日益提高；接受手术的老年患者对术后康复的质量也有更高的期待。谵妄作为老年患者术后常见并发症，增加患者术后早期并发症及死亡率得到多个研究的证实，然而，对于老年患者生活自理能力，尤其远期生活能力的影响所知甚少。该研究填补了此项认知的空白，从而进一步警示临床医师应加强对老年患者围术期谵妄的预防和治疗。由于该研究最终完成病例数仅 88 例，两组术前日常生活活动基线水平也存在明显的差异（$P=0.005$），同时未排除其他混杂因素（如年龄等）的影响，未能明确术后谵妄与远期日常生活活动的相关性；如能在增大样本的同时纳入更多较为年轻的老年（65～80 岁）患者，则研究结论更适合在老年人群推广。此外，该研究也进一步证实了术后谵妄影响深远，甚至与术后 3 年的死亡率升高有关。总之，老年麻醉与围术期管理中谵妄的防治有待于术后谵妄病理机制以及更多预防和治疗措施的研究。　　　　　　　　　　　　　　　　　　　　　　　　　　　　　　（欧阳文）

文选 78

【题目】　椎管内分娩镇痛与产后 2 年产妇抑郁风险降低相关：一项多中心、前瞻性、纵向研究（Neuraxial labour analgesia is associated with a reduced risk of maternal depression at 2 years after childbirth：A multicentre，prospective，longitudinal study）

【来源】　Eur J Anaesthesiol，2020，36（10）：745-754

【文摘】　该研究为一项多中心、前瞻性、纵向研究，探讨椎管内分娩镇痛是否与 2 年抑郁风险降低有关。研究者将 599 例准备阴道分娩的单胎头位妊娠的初产妇女纳入研究。主要观察指标：在分娩时、产后 6 周和产后 2 年使用爱丁堡产后抑郁量表筛查抑郁症状。≥10 分作为抑郁的阈值。主要终点是分娩后 2 年抑郁的发生率。采用多变量 Logistic 回归模型分析椎管内镇痛与 2 年抑郁症发展之间的关系。508 例产妇完成 2 年的随访。结果发现，其中 368 例（72.4%）在分娩过程中接受椎管内镇痛，140 例（27.6%）没有接受。椎管内分娩镇痛组的 2 年抑郁发生率低于无分娩镇痛组 [7.3%（27/368）*vs.* 13.6%（19/140），$P=0.029$]。校正混杂因素后，在分娩过程中使用椎管内镇痛显著降低分娩后 2 年抑郁发生的风险（*OR* 0.455，95% *CI* 0.230～0.898，$P=0.023$）。研究提示，对于计划经阴道分娩的单胎头位妊娠的初产妇女，在分娩过程中使用椎管内镇痛可以降低分娩后 2 年的产妇抑郁风险。

（徐志鹏）

【评述】　产后抑郁是妇女产后最为常见的精神心理疾病，对产妇、婴幼儿以及整个家庭都具有很强的负性影响。目前有诸多文献对产后抑郁的危险因素、防治手段进行探索，但是大多数文献随访时间在半年以内。该研究通过前瞻性临床观察，发现椎管内分娩镇痛能明显降低产妇产后抑郁发生率，并且这种影响能至少持续 2 年以上。鉴于该研究的设计与实施科学合理，以上结论有力地支持围生期麻醉与镇痛干预能对产妇的长期预后产生良性影响；另外，也在一定程度上间接证实，即使是短时间（相对于整个妊娠期）或急性应激也可能是产后抑郁的重要诱发因素，这对于未来的临床工作很有指导意义。

（欧阳文）

文选 79

【题目】　计划拔管后高流量鼻导管氧疗与常规氧疗的比较：一项系统评价和荟萃分析（High-flow nasal cannula oxygen therapy versus conventional oxygen therapy in patients after planned extubation：A systematic review and meta-analysis）

【来源】　Critical Care，2019，23：180

【文摘】　Zhu 等通过观察拔管后呼吸衰竭的发生情况及高流量鼻导管氧疗（HFNC）对计划拔管的作用进行荟萃分析。通过搜索 MEDLINE、Embase、Web of Science 以及 Cochrane 数据库，7 项随机对照研究和 3 项交叉研究被纳入分析，涉及 HFNC 组患者 856 例，常规氧疗组（COT）患者 852 例。与 COT 组相比，HFNC 组的患者拔管后呼吸衰竭的比例明显降低（*RR* 0.61，95% *CI* 0.41～0.92，$Z=2.38$，$P=0.02$），患者的呼吸次数明显减少（*SD*，–0.70，95% *CI* –1.16～–0.25，$Z=3.03$，$P=0.002$），动脉血氧分压（PaO_2）明显增加（*SD* 0.30，95% *CI* 0.04～0.56，$Z=2.23$，$P=0.03$）。两组患者的再插管率、ICU 停留时间及总住院天数、舒适度、$PaCO_2$、ICU 及院内死亡率等差异无统计学意义。由此，Zhu 等认为，HFNC 可安全有效地用于计划拔管后的患者。

（苏殿三）

【评述】　高流量鼻导管吸氧是预防低氧血症的常用方法，以往的研究着重于其在特殊患者静脉麻醉或全身麻醉诱导期的应用，而该研究着眼于对拔管后预防低氧血症的作用，有一定的新意，且实用性较强。然而，该研究将随机对照研究与非随机对照研究的结果不恰当地合并在一起进行统计，这违背了研究设计相似的研究相合并的原则，可能使荟萃分析的结果产生一定的偏倚，如分别对两组患者的数据进行统计，结果可能更为严谨且具有科学意义。未来的研究不妨观察 HFNC 在特殊患者，如肥胖、高龄患者等中的应用，缺氧对这些患者的预后更为致命，切实预防拔管后低氧的临床意义更为重要。 （阎文军）

文选 80

【题目】 超声监测气管内全身麻醉患者人工气腹下膈肌移动度和肺不张

【来源】 实用医学杂志，2019，35（12）：1984 -1988，1992

【文摘】 刘彬彬等通过同步膈肌超声和肺超声评价人工气腹下膈肌移动度和肺不张的超声影像学变化，探讨人工气腹手术麻醉时可能出现气体交换异常的机制。根据入选标准，随机选择行气管插管全身麻醉下腹腔镜胆囊切除术患者 37 例。分别在麻醉前自主呼吸时（T0）、麻醉后机械通气 5 min（T1）、人工气腹稳定后 5 min（T2）、机械通气时人工气腹结束后 5 min（T3）、气管导管拔除后 15 min（T4）采用 M 型超声监测膈肌移动度，以及采用 B 超监测肺部超声影像，分别记录膈肌移动度以及上 BLUE 点、下 BLUE 点和膈肌点所监测的超声影像进行肺部声超声评分（LUS）评分。结果表明，T0、T2、T4 时点膈肌移动度分别为（12.07±2.70）mm、（4.52±0.81）mm、（10.17±1.99）mm。T1～T4 时点膈肌移动度测量值与 T0 时点比较都下降（$P<0.01$）；膈肌移动度在 T2 时点最小，与其他各时点比较，差异有统计学意义（$P<0.01$）；膈肌移动度在 T4 与 T0 时点比较，差异仍然有统计学意义（$P<0.01$）。T0、T2、T4 时点 LUS 评分分别为（0.05±0.23）分、（2.19±0.57）分、（0.81±0.40）分。T1～T4 时点 LUS 评分与 T0 时点比较显著增高（$P<0.01$）；LUS 评分在 T2 时点最大，与其他各时点比较，差异有统计学意义（$P<0.01$）；T4 时点 LUS 评分与 T0 时点比较，差异有统计学意义（$P<0.01$）。采用超声可以同步监测膈肌移动度和肺泡萎陷（肺不张），显示全身麻醉气腹胆囊切除术会引起较严重的肺泡萎陷（肺不张），由人工气腹后膈肌移动度明显受限所致。这种肺下部的肺泡萎陷（肺不张）是可恢复的，但在麻醉复苏期仍不能恢复到麻醉前水平。 （周姝婧）

【评述】 腔镜手术是目前上、下腹部常见的术式，对术中麻醉管理提出新的挑战。该研究通过无创、实时的超声技术，将腹腔镜胆囊切除术中患者的肺泡萎陷（肺不张）的程度进行动态的量化体现，并对可能的原因——膈肌移动度降低进行观察。然而，这种程度的肺泡萎陷（肺不张）是否对患者当时的氧合状态产生影响以及影响的程度文中并未提及。如果同步监测患者的动脉血气情况和氧合指数，同时结合手术时间甚至患者术后肺部并发症、住院天数、预后等指标，或许可以对腔镜手术对肺功能的影响有一个更为全面的了解。今后的研究可以将研究对象拓展至其他的手术，观察长时间的腔镜对患者呼吸功能和术后肺部并发症的影响，可能有助于进一步改善接受腔镜手术患者的预后。 （俞卫锋）

文选 81

【题目】 老年患者胃肠道手术术后恶心呕吐的危险因素分析

【来源】 国际麻醉学与复苏杂志，2019，40（1）：25-29

【文摘】　郭苗苗等探讨老年患者胃肠道手术术后恶心呕吐的危险因素。试验通过回顾性分析发现，1021 例老年患者中术后恶心呕吐（PONV）发生率为 7.3%。与老年患者 PONV 显著相关的危险因素有年龄≥75 岁（OR 1.74，$P=0.027$）、女性（OR 1.69，$P=0.039$）、术中使用七氟烷（OR 2.32，$P=0.013$）、术中低血压（累计时间＞20 min）（OR 1.64，$P=0.048$）、术后使用阿片类镇痛药（OR 2.14，$P=0.002$）及术后感染（OR 2.03，$P=0.009$）、术中低血压（OR 6.28，$P=0.006$）。得出结论，老年患者胃肠道手术 PONV 的发生与围术期多因素相关。维持血流动力学平稳，避免术中低血压的发生，术中避免吸入性麻醉药的使用，积极预防术后感染，合理地减轻患者术后疼痛，减少术后阿片类镇痛药的使用可能是降低老年患者 PONV 风险的重要措施。　　　　　　　　（黄　丹　苏殿三）

【评述】　术后恶心呕吐是全身麻醉患者术后常见并发症，以往的研究着重于观察不同药物对术后恶心呕吐的影响，而该研究着眼于危险因素的综合分析，可以获得更加全面的影响因素，对临床工作的实际指导性较强。然而，该研究是一项回顾性研究，且样本量有限，可能使分析的结果产生一定的偏倚，不能计算发病率，也不能直接分析相对危险度。未来可以进行多中心大样本的前瞻性研究，从而得到更多切实有效的预防或治疗措施，为术后恶心呕吐管理提供可靠的临床参考。　　　　　　　　　　　　　　　　　　　　　　　　　　　　　　（俞卫锋）

文选 82

【题目】　多模式干预对妇科腹腔镜术后恶心呕吐的影响（Effect of multimodal intervention on postoperative nausea and vomiting in patients undergoing gynecological laparoscopy）

【来源】　J Int Med Res，2019，47（5）：2026-2033

【文摘】　Ma 等探讨多模式干预对妇科腹腔镜术后恶心呕吐的影响。试验纳入 153 例择期行妇科腹腔镜手术的患者，随机分为多模式组和对照组。多模式组在麻醉诱导前 15 min 静脉注射右美托咪定 1 μg/kg。麻醉诱导后用 0.375% 罗哌卡因 30 ml 行双侧腹横肌平面阻滞。术后 24 h 评估术后恶心呕吐评分、视觉模拟评分和布鲁格曼舒适度评分（BCS）。结果显示，多模式组在 2 h、6 h 和 24 h 的恶心呕吐评分明显低于对照组。多模式组在 0～24 h BCS 评分显著高于对照组。结论表明，多模式干预可以改善 PONV，提高患者舒适度。多模式的方法也可以提高妇科手术后的恢复。　　　　　　　　　　　　　　　　　　　　　　　　　　　　　　（黄　丹　苏殿三）

【评述】　术后恶心呕吐是一种常见并发症，可能引起伤口裂开、患者不适、延长住院时间和增加住院费用。妇科腹腔镜手术后恶心呕吐的发生率高达 80%，这类患者是高危患者。恶心呕吐是一种复杂的神经反射，涉及激活恶心呕吐的途径众多，刺激其中一个传入途径就可以激活恶心呕吐感觉。而以往的前瞻性随机对照研究多关注单一或单纯药物治疗或传统针灸治疗，该研究基于术后恶心呕吐发病机制涉及的多个系统，选择多种药物联合应用并复合神经阻滞，为预防术后恶心呕吐提供了有效的方法。今后可以进行多中心、大样本的研究，同时对右美托咪定、5-羟色胺受体拮抗药及局部麻醉药选择不同的浓度，从而得到更加精准、可靠的多模式干预策略，减少术后恶心呕吐的发生率，提高患者的舒适度，增加患者的满意度，加快术后康复。　　　　　　　　　　　　　　（俞卫锋）

六、围术期器官保护研究进展

文选 83

【题目】 丹参素 A 通过激活 AMPK/Mfn2 来保护内皮线粒体功能，从而缓解缺血后脑损伤（Salvinorin A moderates postischemic brain injury by preserving endothelial mitochondrial function via AMPK/Mfn2 activation）

【来源】 Exp Neurol，2019，322：113045

【文摘】 丹参素 A（salvinorin A，SA）是一种高选择性 kappa 阿片受体（KOR）激动剂。线粒体功能障碍已被报道为缺血再灌注损伤的原因之一，对脑缺血的影响已被广泛研究，但在脑血管内皮细胞中的作用相关研究甚少。许多研究表明，缺血再灌注后腺苷酸活化蛋白激酶（AMPK）激活是启动保护的关键靶点。AMPK 的激活可以维持线粒体的生物学功能。已知 Mitofusin-2（Mfn2）是线粒体中调节融合和稳态的关键因子，在维持线粒体的形态和功能方面起着至关重要的作用。缺血缺氧损伤后，Mfn2 表达增加显著改善线粒体形态学和功能。Dong 等既往报道过丹参素 A 能显著减轻脑缺血引起的脑水肿，降低血脑屏障通透性，对缺血性脑卒中后脑血管功能有明显的保护作用，但其机制尚不清楚。该团队在 2019 年报道的研究中，在 MCAO 模型上验证了这一假设。用雄性 SD 大鼠建立大脑中动脉闭塞（MCAO）模型和人脑微血管内皮细胞（HBMECs）氧 - 葡萄糖剥夺（OGD）模型，造成短暂性脑缺血损伤。体内研究结果显示，丹参素 A 可显著减少 MCAO 后梗死面积、脑水肿和 Evans 蓝渗出。在大鼠 MCAO 模型中，通过 KOR 抑制剂去甲二纳托啡胺（norbinaltorphimine，NB）可阻断丹参素 A 功能，说明丹参素 A 通过激活 KOR 受体而发挥作用。siRNA 阻断 AMPK 的功能后，丹参素 A 对内皮细胞高活力、低凋亡的作用减弱。同时观察到 Mfn2 表达显著降低，提示丹参素 A 激活 AMPK /Mfn2 对脑血管内皮细胞起保护作用。随后，在 HBMEC-OGD 模型中，对线粒体功能进行研究，OGD 处理后，线粒体肿胀，线粒体嵴断裂，空泡化，同时基质金属蛋白酶（MMP）水平显著降低，Mfn2 水平显著降低，活性氧（ROS）水平显著升高。丹参素 A 干预后 MMP 恢复正常，Mfn2 水平显著上调，细胞 ROS 水平显著降低，线粒体功能正常。说明丹参素 A 对脑缺血后血管内皮细胞线粒体有保护作用。本研究从细胞水平和动物实验两个方面探讨 KOR 激动剂丹参素 A 对脑血管内皮细胞缺血再灌注损伤的保护机制。得出结论，丹参素 A 通过激活 AMPK/Mfn2，能保护脑缺血后脑血管内皮细胞线粒体的形态和功能，降低内皮细胞氧化应激程度，减轻细胞损伤和减少凋亡，减轻血脑屏障损伤。丹参素 A 对减轻缺血再灌注损伤的临床应用潜力很大。

（易 斌）

【评述】 脑缺血再灌注损伤可造成脑功能严重受损，但目前尚无有效的预防及治疗方法。脑缺血再灌注损伤与神经细胞内钙超载、活性氧自由基瀑布式级联反应、细胞内各种信号通路的活化、兴奋性氨基酸细胞毒性作用及炎症反应等有关。丹参素 A 是一种从丹参根部提取出来的水溶性酚酸，在脑缺血再灌注损伤中，丹参素 A 可通过抗炎、抗细胞凋亡、抗氧化应激及保护血脑屏障等多方面机制促进神经功能恢复，发挥有效的脑保护作用，但其作用机制仍有待于进一步明确。研究表明脑缺血再灌注损伤过程中线粒体功能异常是损伤的主要原因之一，已有的研究发现 AMPK/Mfn2 信号通路的激活能够有效保护线粒体稳态及功能，抑制细胞凋亡，从而起到脑保护的作用，但是这一机制是否参与丹参素 A 诱导的脑缺血再灌注下的脑保护尚无相关证据。为解决上述科学问题，该研究通过分子功能学实验及动物实验证明了丹参素 A 是通过促进 AMPK/Mfn2 的表达，进而维持脑缺血再灌注后脑血管内皮细胞线粒体的正常形态及功能，增加细胞活力，减少 ROS 的产生，降低细胞凋亡比例，从而达到脑保护的作用，为丹参素 A 治疗缺血再灌注损伤的临床转化提供了重要的理论依据。应进一步深入研究丹参素 A 的脑保护作用机制，开展临床研究评估其治疗效果。　　　　　　　（王　强）

文选 84

【题目】　右美托咪定通过诱导Sigma-1 受体信号通路抑制脑缺血再灌注损伤神经元凋亡（ Dexmedetomidine inhibits neuronal apoptosis by inducing Sigma-1 receptor signaling in cerebral ischemia-reperfusion injury ）

【来源】　Aging（ Albany NY ），2019，11（ 21 ）：9556-9568

【文摘】　有报道称右美托咪定可以减轻组织缺血再灌注损伤，但其机制尚不清楚。Sigma-1 受体（ Sig-1R ）是内质网应激（ ERS ）的重要调节因子。Sig-1R 是许多生物学过程中的分子伴侣，包括卒中、视网膜疾病、神经退行性疾病和亨廷顿病。因此，Sig-1R 诱导剂的发现可能导致神经保护药物研究的突破。Zhai 等探讨验证右美托咪定诱导 Sigma-1 受体信号通路，从而抑制脑缺血再灌注损伤（ CIRI ）神经元凋亡。Zhai 等首先建立 4 组大鼠：假手术组、右美托咪定治疗组、大脑中动脉闭塞（ MCAO ）模型组和MCAO＋右美托咪定组。诱导脑缺血再灌注 24 h 后，该研究通过计算神经功能评分来评估各组的神经功能缺损。与假手术组相比，大鼠脑缺血半暗带神经功能缺损评分更高，凋亡细胞数量更多，而右美托咪定治疗组神经功能缺损评分明显低于 MCAO 组（ $P<0.05$ ）。结果表明，右美托咪定对正常大鼠无明显毒性作用，并能改善 24 h 脑组织缺血再灌注损伤所致的神经功能障碍。然后检测 Sig-1R 在不同再灌注时间点脑组织内质网（ ER ）上的表达。Sig-1R 表达随 CIRI 增加而增加，随再灌注次数增加而降低。再灌注 24 h 后，右美托咪定上调 Sig-1R 表达，应用蛋白质印迹法检测脑组织内质网应激蛋白（ GRP78、CHOP、JNK 和 caspase-3 ）。右美托咪定诱导 GRP78 表达，但抑制脑组织 CHOP、caspase-3 和磷酸化 JNK 的表达。一种 Sig-1R 特异性抑制剂降低 GRP78 的表达，并部分抑制右美托咪定对 GRP78 的上调。抑制剂还增加 CHOP 和 caspase-3 的表达，部分逆转右美托咪定对促凋亡内质网应激蛋白的抑制作用。该研究阐明了 Sig-1R 相关的 ERS 诱导的细胞凋亡途径在脑组织缺血再灌注损伤中的作用。通过初步探讨右美托咪定对脑缺血再灌注损伤的保护机制，为其临床应用提供了良好的理论和实验依据。然而，右美托咪定治疗与 Sig-1R 之间可能存在的调控关系尚处于研究的初级阶段，其他相关途径尚未研究。因此，需要更多的研究来揭示 CIRI 的可能机制，填补空白，为临床治疗脑组织缺血再灌注损伤提供有效的药物靶点。　　　　　　　　　　（易　斌）

【评述】　缺血性脑卒中是导致患者肢体瘫痪和神经功能障碍的重要原因，探寻有效促进神经功能恢复的药物具有重大的治疗意义。脑缺血损伤后内环境发生钙超载、线粒体损伤、内质网应激、炎症反应等改变，该研究立足于内质网应激相关分子变化，阐明了右美托咪定能有效改善脑缺血再灌注损伤所致的神经功能障碍，研究思路新颖，恰当地使用 Sig-1R 抑制剂验证出右美托咪定通过上调 Sig-1R 表达，进而增加内质网 GRP-78 表达，抑制内质网应激相关分子，有效缓解神经元凋亡。右美托咪定作为选择性 α_2 肾上腺素受体激动药，以良好的镇静效果被广泛应用于围术期和重症监护镇静；更为重要的是，国内外研究学者发现右美托咪定通过抑制氧化应激和炎症反应而发挥对心脏、肾、脑组织等的保护作用。新近 Science 研究报道，Sel1L-Hrd1 等内质网相关降解蛋白通过 Sig-1R 调节内质网线粒体 contacts 和线粒体动态变化，该研究也靶向内质网线粒体相关膜上的 Sig-1R，证实右美托咪定通过增加 Sig-1R，抑制内质网应激，发挥缺血再灌注损伤脑保护作用，为右美托咪定脑保护作用提供更充分的理论依据，也为防治脑缺血再灌注损伤提供新的药物靶标。

（王　强）

文选 85

【题目】 HDAC2 过表达改变神经炎症引起的认知功能障碍中海马神经元转录和小胶质细胞活性（HDAC2 hyperexpression alters hippocampal neuronal transcription and microglial activity in neuroinflammation-induced cognitive dysfunction）

【来源】 J Neuroinflammation，2019，16（1）：249

【文摘】 炎症可导致手术患者的认知功能障碍。先前的研究表明，急性外周炎症和麻醉损伤，特别是异氟烷（ISO）是记忆障碍的危险因素。但是，异氟烷是否会加重炎症引起的认知功能障碍很难预测。脂多糖（LPS）在大脑中引起炎症细胞因子反应，导致小鼠短暂的记忆缺陷。组蛋白脱乙酰基酶（HDACs）参与赖氨酸残基的脱乙酰化和基因转录的调控，在学习和记忆形成中起着重要的作用。但是 HDACs 在炎症性认知损害中的细胞特异性机制尚不清楚。Sun 等探讨 HDAC2 高表达改变神经炎症所致认知功能障碍海马神经元转录和小胶质细胞活性。主要目的是研究 HDACs 在动物模型中的作用，并探索炎症性认知障碍的治疗方法。主要方法：第 1 组实验，C57BL/6 雄性小鼠被随机分为对照组（Con）、ISO 组（ISO）、LPS 组（LPS）和 ISO＋LPS 组（LPS＋ISO），建立学习记忆相关动物模型，LPS＋ISO 组在 ISO 麻醉暴露 4 h 后注射脂多糖。第 2 组实验：C57BL/6 雄性小鼠被随机分为对照组（Con）、LPS 组（LPS）、LPS＋pAAV-zgreenshrna-mHDAC2 组（LPS＋ShHdac2）和 LPS＋pAAV-ZsGreen ShRNA-mScramble 组（LPS＋ShSc）。两组实验选择脂多糖剂量均为 1 mg/kg。异氟烷暴露不会加重脂多糖所致的记忆障碍。该研究结果还确定了成年小鼠单次接触挥发性吸入麻醉药异氟烷是安全的。所以，脂多糖而不是异氟烷引起的神经炎症，通过激活小胶质细胞增加海马谷氨酸能神经元 HDAC2 的表达。HDAC2 分布于海马谷氨酸能神经元，是一个调节神经元转录和神经元与小胶质细胞间串扰的关键因子。HDAC2 的高表达是通过激活小胶质细胞介导的。脂多糖抑制海马谷氨酸能神经元基因 BDNF 和 c-Fos 的表达，而且组蛋白乙酰化水平的降低抑制 BDNF 和 c-Fos 的转录和表达，从而损害记忆。腺相关病毒 ShHdac2 在注射到背侧海马后抑制 Hdac2，逆转小胶质细胞的活性，海马谷氨酸能神经元 BDNF 和 c-Fos 表达上调，以及记忆伤害减轻。说明脂多糖诱导谷氨酸能神经元 BDNF 和 c-Fos 表达降低与 HDAC2 密切相关。得出结论，脂多糖（而不是异氟烷）吸入诱导成年小鼠认知功能损害和 HDAC2 上调，并增加促炎性细胞因子的表达。抑制海马谷氨酸能神经元中的 HDAC2 可逆转炎性细胞因子和小胶质细胞的活化。因此，HDAC2 抑制剂可能是神经炎症治疗的新途径。

（易　斌）

【评述】　急性炎症可诱导小鼠出现短暂学习记忆功能下降，单次吸入气体麻醉药异氟烷并不会加重脂多糖所致的学习记忆障碍。该研究在脂多糖诱导的神经炎症小鼠模型中发现，海马谷氨酸能神经元 HDAC2（参与学习记忆形成的重要表观遗传调节因子）的表达升高，谷氨酸能神经元 BDNF 和 c-Fos 的表达降低，且海马周围的小胶质细胞被激活，分泌大量促炎因子。体外共培养实验进一步证实，小胶质细胞的激活介导脂多糖诱导海马谷氨酸能神经元 HDAC2 表达上调这一过程。抑制海马谷氨酸能神经元 HDAC2 可以逆转脂多糖诱导的 BDNF 和 c-Fos 表达降低，抑制海马小胶质细胞的激活，同时显著改善炎症诱导的学习记忆障碍。该研究揭示，抑制海马神经元的 HDAC2 能够减轻神经炎症、改善炎症诱导的学习记忆障碍、发挥相应的脑保护作用，HDAC2 作为表观遗传调控靶点可能为多种神经系统疾病的防治提供新思路。因此，进一步深入探索 HDAC2 在神经退行性疾病发生发展中的具体调控机制，开发针对 HDAC2 的靶向抑制剂将有望改善炎症引起的认知功能障碍。

（杨　瑞）

文选 86

【题目】　治疗性高碳酸血症可能通过蛋白激酶 Cε 降低侧脑室液压撞击伤大鼠血脑屏障损伤（Therapeutic hypercapnia reduces blood-brain barrier damage possibly via protein kinase Cε in rats with lateral fluid percussion injury）

【来源】　J Neuroinflammation，2019，16（1）：36

【文摘】　研究表明血脑屏障（BBB）分解是脑缺血 / 再灌注（I/R）损伤的主要事件。血脑屏障的通透性是介导继发性脑损伤的关键因素。蛋白激酶 C（PKC）已被证明在调节微血管通透性中起关键作用。在病理条件下，PKC 是血脑屏障结构和功能完整性的关键因素。有研究报道高碳酸血症可能通过抑制 AQP4 和抗凋亡机制在脑缺血再灌注后发挥神经保护作用。高碳酸血症对血脑屏障功能是否也有潜在的保护作用？Yang 等主要探讨治疗性高碳酸血症（TH）是否能改善侧脑室液压撞击伤（FPI）大鼠血脑屏障损伤和改善神经功能预后，并探讨其可能的机制。雄性 SD 大鼠接受侧向侧脑室液压撞击伤并吸入 30%O_2～70%N_2 或 30%O_2-N_2 加 CO_2，以维持动脉血 CO_2 张力（$PaCO_2$）在 80～100 mmHg 3 h。并进一步探索高碳酸血症的保护作用的可能机制，通过脑室内注射施用 PKC 抑制剂星形孢菌素或 PKCαβ 抑制剂 GÖ6976。结果表明，高碳酸血症显著改善侧脑室液压撞击伤后 24 h、48 h、7 d 和 14 d 的神经功能。高碳酸血症在侧脑室液压撞击伤后 48 h 显著增加蛋白激酶 Cε（PKCε）的表达，但没有显著改变 PKCα 和 PKCβⅡ 的表达。PKC 抑制剂 staurosporine（但不是选择性 PKCαβ 抑制剂 -GÖ6976）抑制高碳酸血症的保护作用。得出结论，在侧脑室液压撞击伤大鼠模型中，外伤性脑损伤（TBI）后高碳酸血症（$PaCO_2$ 水平为 80～100 mmHg）可减轻脑水肿，改善血脑屏障功能，抑制病变体积，并改善神经功能。高碳酸血症可能通过上调 PKCε 来改善侧脑室液压撞击伤后的神经元功能，并减少侧脑室液压撞击伤大鼠模型创伤后的神经功能缺损。PKCε 可能是高碳酸血症诱导的神经保护的关键因素，然而，目前尚不清楚哪些 PKC 下游信号通路（如 PKCε-CREB-Nrf2、

PKCε/MAPK、PKCε/MERK 或 PKC mKATP）参与侧脑室液压撞击伤后高碳酸血症的脑保护作用。总之，高碳酸血症是一种很有前途的候选治疗方法，可用于进一步的研究和临床应用，应进一步评估其临床治疗效果。 （易 斌）

【评述】 缺血/缺氧性脑卒中是常见的中枢神经系统损伤性疾病，也是导致患者丧失生活能力、死亡的最常见原因，但目前尚无公认且有效的治疗方法。治疗性高碳酸血症自 1999 年被提出以来，已越来越多地被应用于临床重要脏器保护策略。目前认为治疗性高碳酸血症可以减轻缺氧缺血性脑损伤，增加脑血流量，改善脑氧供，促进脑对葡萄糖的利用率，增加氧化代谢，保护脑组织功能，但其治疗机制尚不明确，且该疗法的安全耐受范围也尚不清楚。血脑屏障是脑内的毛细血管内皮细胞彼此紧密相连，同时与周围的周细胞和星形胶质细胞相互作用形成的屏障系统。组成血脑屏障的细胞通过表达紧密和黏附连接蛋白、转运体及相关信号分子，调节血脑屏障的发育和功能。血脑屏障严格限制血液中的神经毒性物质、炎症因子、免疫细胞等进入中枢神经系统，并将中枢神经系统中的代谢产物和神经毒性物质排出脑外。通过对血液和脑内物质交换的精密控制，血脑屏障维持中枢神经系统中的离子平衡、水平衡以及神经递质和激素的水平，进而维持大脑微环境的稳态，保证神经系统功能的正常发挥。该研究从血脑屏障损伤与修复机制入手，发现高碳酸血症（$PaCO_2$ 水平为 80～100 mmHg）可减轻侧脑室液压撞击伤大鼠脑水肿，改善血脑屏障功能，抑制病变体积，并改善神经功能。高碳酸血症可能通过上调蛋白激酶 Cε（PKCε）来改善侧脑室液压撞击伤后的神经元功能，并减少侧脑室液压撞击伤大鼠模型创伤后的神经功能缺损，同时证实 PKCε 可能是高碳酸血症诱导的神经保护的关键因素。该研究为治疗创伤、缺血缺氧等因素所致脑卒中提供了新的思路及较为深入的理论基础，为治疗性高碳酸血症的临床转化提供了有力证据。 （王 强）

文选 87

【题目】 内皮祖细胞减轻呼吸机高容量通气所致的机械通气性肺损伤（Endothelial progenitor cells attenuate ventilator-induced lung injury with large-volume ventilation）

【来源】 Cell Transplant，2019，28（12）：1674-1685

【文摘】 Ju 等报道移植内皮祖细胞（EPC）可减轻呼吸机高容量通气所致的机械通气性肺损伤（VILI）。文章首先建立大鼠 VILI 模型（潮气量 17 ml/kg），EPC 移植后通过检测肺 O_2/FiO_2 比值、肺湿/干（W/D）比，以及检测支气管肺泡灌洗液（BALF）和血清中中性粒细胞数、总蛋白、中性粒细胞弹性蛋白酶水平和炎性细胞因子来评价内皮祖细胞对 VILI 的作用。该研究检测肺组织学和凋亡分析及检测肺组织 Bax、Bcl-2、caspase-3、基质金属蛋白酶（MMP）-9、总核因子 κB（总 NF-κB）、磷酸化 NF-κB 和肌球蛋白轻链（MLC）。内皮祖细胞移植可抑制通气诱导 PaO_2/FiO_2 比值下降、W/D 比和总蛋白浓度的增加。内皮祖细胞移植可显著降低 VILI 所致的 TNF-α、IL-1β、IL-8、MMP-9、p-NF-κB 和 MLC 的表达，以及降低 BALF 中中性粒细胞弹性蛋白酶水平和中性粒细胞计数，而使抗炎因子 IL-10 增加。另外，EPC 移植显著减轻肺部损伤和减少凋亡。结论认为，内皮祖细胞移植可改善 VILI。该机制可能主要通过改善上皮通透性，抑制局部和全身炎症，减少凋亡。 （吕森森 李治松）

【评述】 机械正压通气是目前临床治疗危重患者常用的呼吸支持手段。作为与正常呼吸生理相反的通气方式，正压通气使用不当会出现呼吸机相关性肺损伤，加重患者肺功能恶化，增加患者的死亡率。相关研究已经表明，不适当的机械通气可导致肺泡上皮细胞和毛细血管内皮细胞损伤，引起各种炎性细胞及细胞内介质释放，从而加重肺损伤。该研究通过建立大鼠 VILI 模型，观察到内皮祖细胞（EPC）移植后可显著减少 VILI 所致炎性因子的水平，以及下调凋亡基因的表达，由此提出内皮祖细胞移植可明显减轻肺部损伤与凋亡。研究已初步观察到内皮祖细胞移植对于减少 VILI 的有效性。VILI 发生机制复杂，内细胞损伤与炎性因子的参与在 VILI 中发挥着重要作用。因此，该研究对进一步加强 VILI 发生机制的认识，完善防治策略具有一定的指导意义。　　　　　（张孟元）

文选 88

【题目】　在体和离体激活的 α-7 烟碱乙酰胆碱受体（α7nAChR）促进脂多糖所致的急性肺损伤的保护性自噬［Activation of alpha-7 nicotinic acetylcholine receptors（α7nAChR）promotes the protective autophagy in LPS-induced acute lung injury（ALI）*in vitro* and *in vivo*］

【来源】　Inflammation，2019，42（6）：2236-2245

【文摘】　Zhao 等报道激活的 α-7 烟碱乙酰胆碱受体（α7nAChR）减轻脂多糖所致的急性肺损伤（ALI）。文章从活体小鼠和离体细胞实验两个方面对 α7nAChR 在脂多糖所致的急性肺损伤中的作用及机制进行深入研究。实验采用注射脂多糖（LPS）模拟小鼠 ALI，研究发现，α7nAChR 激动剂 PNU-282987 改善脂多糖诱导的 ALI 模型。离体细胞实验发现，在小鼠肺泡巨噬细胞（MH-S）中，脂多糖刺激被抑制，而 α7nAChR 激动剂 PNU-282987 增强细胞自噬。α7nAChR 激动剂 PNU-282987 通过降低 IL-6 浓度、炎症细胞、TNF-α 和 IL-1β 保护小鼠肺泡巨噬细胞。最后，脂多糖刺激显著抑制小鼠肺泡巨噬细胞细胞活力但增加其细胞凋亡，而 PNU-282987 则具有相反的作用。得出结论，α7nAChR 促进脂多糖诱导的小鼠 ALI 模型的保护性自噬。　　　　　（吕淼淼　李治松）

【评述】　胆碱能抗炎通路在全身的炎症状态调控中发挥着重要的作用，α7nAChR 是胆碱能抗炎通路的重要组成部分。α7nAChR 在 ALI 中发挥着重要的作用，在特异性或非特异性激动剂作用下可以降低相关炎性因子的水平，减轻损伤程度，可以对多种原因引起的肺损伤起到保护作用。该研究从在体和离体细胞实验两个方面对 α7nAChR 在脂多糖所致的急性肺损伤中的作用及机制进行研究。结论认为，α7nAChR 促进脂多糖诱导的小鼠 ALI 模型的保护性自噬。该研究对 α7nAChR 在 ALI 的模型中的作用进行研究，并发现 α7nAChR 激动剂增强肺泡巨噬细胞自噬，同时通过降低一系列炎性因子保护小鼠肺泡巨噬细胞。然而，其潜在的作用机制仍需要更加深入的研究。　　　　　（郭　政）

文选 89

【题目】　肝移植中嗜中性粒细胞酶抑制剂抑制肺的氧化应激（Neutrophil elastase inhibitors suppress oxidative stress in lung during liver transplantation）

【来源】　Oxid Med Cell Longev，2019，23：7323986

【文摘】 Yao 等报道肝移植中中性粒细胞酶抑制剂抑制肺的氧化应激。Yao 等在大鼠原位自体肝移植（OALT）后 2 h、4 h、8 h 和 24 h 分别取肺组织和支气管肺泡灌洗液（BALF）并观察中性粒细胞浸润。自体肝移植前给予大鼠中性粒细胞弹性蛋白酶抑制剂西维来司他钠水合物（外源性）和血清家族 B1（SERPINB1）（内源性）自体肝移植，8 h 后观察中性粒细胞浸润、肺氧化应激和屏障功能。结果显示，自体肝移植后 2 h 观察到大鼠肺中性粒细胞明显浸润，8 h 达峰，同时 BALF 中性粒细胞弹性酶活性和肺过氧化物酶活性增强。给予中性粒细胞弹性蛋白酶抑制剂西维司他钠水合物或 SERPINB1，可有效减少 BALF 中炎性细胞含量，而肺血红素氧含酶 -1（HO-1）和紧密连接蛋白 ZO-1 表达增加，超氧化物歧化酶活性增强。由此得出结论，中性粒细胞弹性蛋白酶抑制剂西维来司他钠水合物可减少肺中性粒细胞浸润和肺氧化应激，恢复肺屏障功能，从而具有肺保护作用。

（吕淼淼　李治松）

【评述】 肝移植术是目前公认的治疗严重肝病的最有效措施，但术后感染严重影响患者恢复，已经成为导致患者死亡的主要病因，其中又以急性肺损伤为主。有研究表明中性粒细胞弹性蛋白酶在肝移植术后急性肺损伤中有重要作用，肝移植术后该酶含量升高，促进肺部炎症发展及肺功能损伤。本研究通过建立大鼠原位自体肝移植（OALT）模型，探索中性粒细胞弹性蛋白酶抑制剂在肝移植术后肺保护中的作用和机制。研究结果表明，手术前给予中性粒细胞弹性蛋白酶抑制剂西维司他钠水合物或 SERPINB1，均可显著减弱肺中性粒细胞浸润，最终恢复肺屏障功能，这与降低肺氧化应激有关。该实验的研究进一步揭示了肝 - 肺损伤通路的机制，指出了一个预防和治疗肝移植术后急性肺部感染（损伤）的新思路，有实际临床意义。然而，SERPINB1 和西维司他钠水合物分别作为中性粒细胞弹性蛋白酶的内源性和外源性抑制剂，两者作用机制有何区别仍有待于进一步的深入研究。

（郭　政）

文选 90

【题目】 活化的大麻素受体-2 通过 PI3K/Akt 途径减少肺缺血再灌注损伤（Activation of cannabinoid receptor type 2 reduces lung ischemia reperfusion injury through PI3K/Akt pathway）

【来源】 Int J Clin Exp Pathol，2019，12（11）：4096-4105

【文摘】 Zeng 等报道活化的大麻素受体（CB）-2 通过 PI3K/Akt 途径减少肺缺血再灌注损伤（LIRI）。Zeng 等首先建立小鼠肺缺血再灌注模型，将 C57BL/6 小鼠左肺门夹闭 1 h，紧接着 2 h 再灌注。肺缺血再灌注损伤之前，首先，用 CB2 激动剂 JWH133 或 JWH133＋拮抗剂 AM630 预处理第 1 批小鼠；其次，用 JWH133 或 PI3K 抑制剂 LY294002 和 JWH133 进行预处理第 2 批小鼠。研究结果显示，JWH133 预处理的小鼠，明显减弱缺血再灌注引起的肺水肿和肺组织病理学改变；PaO_2/FiO_2 比值升高，降低肺 TNF-α、IL-6、MDA 水平和 MPO 活性，增加 SOD 活性。相反，JWH133 的保护作用被拮抗剂 AM630 阻断。同样，PI3K 抑制剂减弱 JWH133 诱导的保护作用，并下调 p-Akt 的表达。由此得出结论，CB2 受体的激活对缺血再灌注所致肺损伤具有保护作用，PI3K/Akt 通路可能参与肺缺血再灌注损伤中 CB2 受体的保护作用。

（吕淼淼　李治松）

【评述】 肺缺血再灌注损伤（LIRI）是指在多种原因导致的肺缺血的基础上，在炎症细胞、炎症因子及活性氧等多重因素作用下，组织损伤加重，甚至发生不可逆损伤的现象。LIRI 常见于肺移植、肺动脉血栓剥脱术、体外循环等外科手术和操作。本研究发现大麻素受体 -2 通过 PI3K/Akt 途径降低肺 TNF-α、IL-6、MDA 水平和 MPO 活性，增加 SOD 活性，减少 LIRI。一些研究提示大麻素抑制炎症因子的生成，另一些研究提示大麻素促进炎症因子的生成，对大麻素具有促炎作用还是抑炎作用仍有争议。另外，PI3K/Akt 在很多的细胞活动中都起到关键性的作用，包括代谢、生长、增殖、存活、转录及蛋白质合成。故认为，由于 LIRI 致病因素众多，PI3K/Akt 影响途径广泛，且大麻素具有促炎作用还是抑炎作用仍有争议，故本研究的结论还有待于更多的相关研究进一步明确。　　　　　（郭　政）

文选 91

【题目】　抑制坏死减轻重症急性胰腺炎大鼠积极性液体复苏所致的肠屏障功能障碍（Gut barrier dysfunction induced by aggressive fluid resuscitation in severe acute pancreatitis is alleviated by necroptosis inhibition in rats）

【来源】　Shock，2019，52（5）：e107-e116

【文摘】　治疗重症急性胰腺炎（SAP）需要进行液体复苏，但是，积极性液体复苏会带来肠屏障功能障碍，包括微循环障碍和缺血再灌注损伤。阐明肠屏障功能障碍的潜在机制非常重要，因为肠道是细菌的储存库，肠屏障功能障碍会使细菌由肠腔进入体循环，启动或放大全身炎症反应综合征（SIRS）和多器官功能障碍综合征（MODS）。Cui 等研究 4 ml/（kg·h）的液体复苏和 15 ml/（kg·h）的积极性液体复苏对 SAP 大鼠肠屏障功能障碍的影响及可能的机制。结果显示，液体复苏减轻 SAP 的肠损伤邱氏评分，减少肠损伤标志物血清 DAO 的含量；相反，积极性液体复苏明显加重 SAP 的肠损伤邱氏评分，显著升高血清 DAO、肠组织 MPO 和 LD 水平。而积极性液体复苏前应用坏死抑制剂 NEC-1 减轻 SAP 大鼠的胰腺腺泡细胞和肠上皮细胞的坏死，减少肠损伤及相关标志物的含量，同时 NEC-1 也减少血清高迁移率族蛋白 B1（HMGB1）和 TNF-α 水平。在另外进行的肠缺血再灌注实验中显示，肠缺血再灌注损伤导致胰腺腺泡水肿，结构破坏，间质内红细胞渗出和炎性细胞浸润，提示肠缺血再灌注损伤导致胰腺损伤，而缺血再灌注损伤前注射 NEC-1 或抗 HMGB1 抗体都可以减轻胰腺损伤。综合两个实验结果来看，SAP 大鼠积极性液体复苏加重肠屏障功能障碍，其原因与坏死和 HMGB1 有关，使用坏死抑制剂或抗 HMGB1 抗体都减轻肠道损伤，而且 HMGB1 可能是 SAP 和肠屏障损伤之间形成恶性循环的关键因素。　　　　　（宋丹丹）

【评述】　学术界对重症急性胰腺炎的液体复苏一直存在"干湿"之争，传统观念认为，在重症急性胰腺炎急性期应该快速液体复苏、尽早输注大量等渗胶体液和晶体液，恢复循环容量，改善生命体征，保障重要脏器的灌注。近年来，一些学者发现，大量的液体复苏会导致血液稀释，可能带来机体的环境扰乱、免疫功能破坏、组织水肿及肺水肿等问题。近来学者提出的控制性液体复苏观念受到学术界的广泛认可，但是临床具体实施时，仍缺乏可靠的补液指导和器官恢复评估标准。本研究立足于重症急性胰腺炎液体复苏的肠道保护策略，通过预防性给药保护肠上皮细胞，减轻了其在液体复苏时的损伤。这一研究为临床治疗重症急性胰腺炎提供了新的思路，并为重症急性胰腺炎液体复苏的"干湿"争论给出了一种解决方法。　　　　　（刘敬臣）

文选 92

【题目】 MicroRNA-449b-5p 通过抑制 HMGB1 蛋白表达减轻肝缺血再灌注中的肝细胞损伤（**MicroRNA-449b-5p targets HMGB1 to attenuate hepatocyte injury in liver ischemia and reperfusion**）

【来源】 **J** Cell Physiol，2019. doi：10.1002/jcp.28305

【文摘】 MiR-449b-5p 是高迁移率族蛋白 B1（HMGB1）的目标 miRNA，其在肝缺血再灌注损伤中的作用和分子机制尚不明确。本研究的目的是探索 miR-449b-5p 对肝缺血再灌注损伤的保护作用。该研究首先发现肝移植术后的患者，其机体 HMGB1 表达增加和 miR-449b-5p 降低。细胞实验中，研究人员使用缺氧/复氧方法处理 LO-2 细胞，模拟肝缺血再灌注损伤。发现其中同样存在 HMGB1 表达增加和 miR-449b-5p 降低，并且 miR-449b-5p 抑制这些 LO-2 细胞中 HMGB1 蛋白的表达和 NF-κB 途径的激活。动物实验中发现，肝缺血再灌注损伤的大鼠体内的 miR-449b-5p 的过表达显著降低丙氨酸转氨酶和天冬氨酸转氨酶，并抑制 HMGB1/NF-κB 途径的激活。综上，该研究表明，miR-449b-5p 通过抑制 HMGB1 并使 NF-κB 通路失活来减轻肝缺血再灌注损伤，这可能为肝缺血再灌注损伤提供一种新的治疗靶点。　　　　　　　　　　　　　　　　　（孟笑炎　陆智杰）

【评述】 肝外科手术过程中通常需要阻断肝血流供应一段时间后恢复血流供应，但是该操作后肝功能障碍和结构损伤不仅没有减轻，反而加重。这种病理现象称为肝缺血再灌注损伤。近来研究认为 miRNA 在肝缺血再灌注损伤的发生和发展中起到重要的调控作用。miRNA 一般通过干预肝细胞能量代谢；参与肝细胞凋亡、自噬；产生炎症与氧化应激反应，引起肝细胞不可逆坏死或凋亡，进而影响肝的正常功能。本研究发现 miR-449b-5p 的异常表达与肝缺血再灌注损伤密切相关，该研究结果为肝缺血再灌注损伤的治疗提供了新的方向与思路。但是，目前大多数以 miRNA 为靶点治疗肝缺血再灌注损伤的研究对象是大鼠、小鼠和离体细胞，尚缺乏临床应用的证据。本研究已经在肝移植患者中发现 miR-449b-5p 的异常表达，体现该研究巨大的临床应用潜力。　　　　　　　　　　（刘敬臣）

文选 93

【题目】 雾化吸入富氢溶液在脓毒症急性肾损伤中的肾保护作用（**Aerosol inhalation of a hydrogen-rich solution restored septic renal function**）

【来源】 Aging，2019，11（24）：12097-12113

【文摘】 急性肾损伤（AKI）往往与免疫炎症反应密切相关。例如，脓毒症相关的 AKI 起源于炎症因子的大量释放。本研究探讨雾化吸入富氢溶液（HRS）对脓毒症 AKI 的肾保护作用。该研究通过 CLP，建立脓毒症 AKI 模型。模型大鼠血液 BUN、Cr 水平升高，病理表现出肾纤维化和肾小管上皮细胞凋亡，并伴有巨噬细胞浸润和 M1 巨噬细胞相关的促炎细胞因子（IL-6 和 TNF-α）在肾组织中的生成。吸入富氢溶液的气溶胶可增加肾组织中的抗炎细胞因子（IL-4 和 IL-13）水平，并促进巨噬细胞 M2 型极化，从而产生更多的抗炎细胞因子（IL-10 和 TGF-β），发挥肾保护作用。该研究认为，富氢溶液气雾剂吸入对于脓毒症 AKI 时减轻炎症和肾保护作用效果显著。　　（孟笑炎　陆智杰）

【评述】 急性肾损伤是脓毒症发展过程中最常见、最严重的并发症之一，以急性肾衰竭为特征，表现为血液过滤不充分，水、离子调节及尿液产生障碍。长期以来缺血、坏死一直被认为是脓毒症急性肾损伤的主要元凶，早期的急性肾损伤治疗也主要集中于增加肾的血流。然而，最近的研究显示，脓毒症疾病过程中存在大量的免疫细胞和非免疫细胞凋亡，可以导致机体免疫应答低下，并介导器官损伤。相比于缺血、坏死，免疫炎症似乎才是导致脓毒症急性肾损伤的主要元凶。本研究发现雾化吸入富氢溶液可以增加肾组织中的抗炎细胞因子，发挥肾保护作用。该方法简单易行，具有很好的临床应用前景。目前尚需要再进一步进行临床研究和基础研究，以明确其治疗效果和具体机制。（严　敏）

文选 94

【题目】 经皮穴位电刺激对围术期老年冠状动脉粥样硬化性心脏病患者的心脏保护作用：一项前瞻性、随机、对照临床试验（Cardioprotective effect of transcutaneous electrical acupuncture point stimulation on perioperative elderly patients with coronary heart disease：A prospective，randomized，controlled clinical trial）

【来源】 Clin Interv Aging，2019，14：1607-1614

【文摘】 Li 等探究经皮穴位电刺激（TEAS）对围术期老年冠状动脉粥样硬化性心脏病患者的心脏保护作用。研究共有 122 名美国麻醉医师学会的 Ⅱ 级或 Ⅲ 级冠状动脉粥样硬化性心脏病患者接受脊柱手术，并被随机分为 TEAS（麻醉诱导前 30min 在内关穴和郄门穴处接受 TEAS，直到手术结束）组和对照（在相同穴位放置电极板，无任何电刺激）组。分离血清以测量高敏感性肌钙蛋白 T（hs-cTnT）、C 反应蛋白（CRP）和肌酸激酶（CK）的浓度。心率（HR）和心率变异性（HRV），包括总功率（TP）、低频（LF）功率、高频（HF）功率和 LF / HF 比用于评估自主神经系统功能。主要结果是评估 TEAS 是否改变术后血清 hs-cTnT。次要结果是观察 TEAS 对术后 HRV、循环 CK 和 CRP 的影响。结果显示，两组患者术后第 1 天、第 3 天和第 5 天的 Hs-cTnT、CRP 和 CK 浓度均明显高于麻醉前。TEAS 组术后第 1 天和第 3 天的 Hs-cTnT 浓度显著低于对照组。与手术前 1 d 相比，TP、LF 和 HF 明显降低，对照组 HR、LF / HF 在术后第 1、第 3 天和第 5 天显著升高。与对照组相比，TEAS 组术后第 1 天、第 3 天、第 5 天的 HR 显著降低，LF / HF 下降，TP、LF、HF 在第 1 天显著升高。结论认为，在内关穴和郄门穴处行 TEAS 可以降低术后血清 hs-cTnT 浓度并改变 HRV 指数，以改善自主神经系统活动。

（林　云）

【评述】 该随机、对照研究的目的是探讨 TEAS 对老年冠状动脉粥样硬化性心脏病患者脊柱手术后自主神经功能和血 hs-cTnT、CRP 和 CK 水平的影响，结果表明 TEAS 减少老年冠状动脉粥样硬化性心脏病患者脊柱手术后心率变异性和 hs-cTnT 的水平，推断 TEAS 有助于减少围术期心肌缺血的发生。近年关于 TEAS 的研究数量不多，主要集中在 TEAS 的分娩镇痛作用、对机械通气患者的镇痛作用、对耳鸣的影响、对老年腔隙性脑梗死患者术后谵妄的预防作用等，关于 TEAS 的心脏保护作用，还没有其他研究报道，因此该研究具有一定的创新性。同时，TEAS 实施方法简单，便于推广。该研究主要存在的问题包括样本量偏小，并且只研究了老年患者。下一步研究可以考虑扩大研究样本量，以及研究其他年龄和手术的患者。

（鲁开智）

文选 95

【题目】 右美托咪定对剖宫产先兆子痫产妇肾损伤的保护作用：一项随机对照研究（Protective effect of dexmedetomidine on kidney injury of parturients with preeclampsia undergoing cesarean section：A randomized controlled study）

【来源】 Biosci Rep，2019，39（5）：BSR20190352

【文摘】 Zhang 等阐明右美托咪定对剖宫产先兆子痫产妇肾损伤的影响。共有 134 名剖宫产并发先兆子痫的孕妇被随机分为干预组（IG）和对照组（CG）。两组均接受脊髓和硬膜外联合麻醉（CSEA），IG 组手术前给予 0.4 μg/（kg·min）右美托咪定 10 min。CG 组用等量盐水处理。在给药后的不同时间点测量两组产妇的心率（HR）、血压、血氧饱和度（SpO_2）。通过 ELISA 法检测炎症因子的水平。在不同时间点评估视觉模拟评分（VAS）、Ramsay 镇静评分（RSS）和肾损伤相关指标。通过高效液相色谱（HPLC）方法确定患者的血浆药物浓度。与 CG 组相比，IG 组的 HR、PE 和舒张压（DBP）较低，而 SpO_2 则较高。此外，给药后 IG 组中 TNF-α、IL-6 和 IL-10 的表达降低，β_2-MG、KIM-1 和尿蛋白的含量也降低（与 CG 组相比下降）（所有 $P<0.05$）。此外，IG 组的 VAS 评分降低，而 Ramsay 评分升高（均 $P<0.05$）。HPLC 的结果表明右美托咪定的半衰期约为 20 min，并且推测该药物可以在 24 h 内快速代谢。结论认为，右美托咪定对剖宫产先兆子痫产妇的肾具有保护作用。

（林 云）

【评述】 该研究发现右美托咪定对先兆子痫的剖宫产患者具有肾保护作用。近年关于右美托咪定的研究数量较多，其器官保护作用的研究主要集中在其他患者和手术类型，而在剖宫产手术方面，既往研究主要集中在右美托咪定的辅助镇痛、减少寒战等作用，因此该研究具有一定的创新性和实用性。该研究除了观察临床效应和测定生化指标，还采用 HPLC 测定患者的右美托咪定血药浓度，论证过程比较严谨。该研究层面较为表浅，下一步可以深入探讨右美托咪定对先兆子痫患者肾保护作用的可能机制。

（鲁开智）

文选 96

【题目】 小剂量右美托咪定可加速腰椎融合患者的胃肠功能恢复（Low-dose dexmedetomidine accelerates gastrointestinal function recovery in patients undergoing lumbar spinal fusion）

【来源】 Front Pharmacol，2019，10：1509

【文摘】 Li 等比较小剂量右美托咪定和安慰剂对后路腰椎融合术后胃肠功能恢复和炎症的影响。研究将 66 例患者随机分为生理盐水组（对照组）或右美托咪定组（DEX 组）。在 5 个时间点采血以测量脂多糖、TNF-α 和 C 反应蛋白。主要结果是第 1 次肠胃胀气的持续时间。次要结果是炎性介质，并确定围术期因素与首次肠胃胀气的持续时间之间的相关性。结果显示，DEX 组患者的首次肠胃胀气持续时间［15.37（13.35～17.38）h *vs.* 19.58（17.31～21.86）h；$P=0.006$］和舒芬太尼的总体消耗量显著降低［67.19（63.78～70.62）μg *vs.* 74.67（69.96～79.30）μg，$P=0.011$］。脂多糖、TNF-α 和 C

反应蛋白在任何时间点之间差异均无统计学意义（P 值均＞0.05）。应用多元线性回归模型评估自变量的能力，预测到第 1 次肠胀气的持续时间方差（调整后的 R^2＝0.379，P＝0.000）。在模型中，年龄（β＝0.243，P＝0.003）、性别（β＝−3.718，P＝0.011）、BMI（β＝−0.913，P＝0.001）、手术部位（β＝−4.079，P＝0.028）和舒芬太尼的总体消耗量（β＝0.426，P＝0.000）占很大比例。结论认为，小剂量右美托咪定可加速腰椎融合术后胃肠功能的恢复。该作用可能部分由阿片样物质保留作用产生，而不是由炎症抑制产生。　　　　　　　　　　　　　　　　　　　　　　　　　　　　　　　（林　云）

【评述】　该研究发现低剂量的右美托咪定可以促进腰椎手术患者术后的胃肠功能的恢复，观察指标是胃肠胀气的持续时间、舒芬太尼的使用量和血炎症介质的水平。近年关于右美托咪定在围术期应用的临床研究数量极多，关于其对围术期胃肠功能恢复的促进作用也已经有报道，因此该临床研究的创新性较为有限。该研究的局限性也较为明显，Li 等仅通过第 1 次胃排空的时间来评估胃肠功能，而且右美托咪定仅用了一种剂量，说服力略显局限。下一步的研究可以考虑增加胃肠功能相关的观察指标，以及探讨不同剂量右美托咪定的作用，探讨其在不同手术中的作用，乃至探索可能的内在机制。　　　　　　　　　　　　　　　　　　　　　　　　　　　　　　（章放香）

七、港澳台地区麻醉医学研究进展

文选 97

【题目】　丙泊酚对复杂性区域性疼痛综合征的镇痛作用与抑制缺氧诱导因子和炎症小体有关（The analgesic effect of propofol associated with the inhibition of hypoxia inducible factor and inflammasome in complex regional pain syndrome）

【来源】　J Biomed Sci, 2019, 26（1）: 74

【文摘】　复杂性区域性疼痛综合征（CRPS）与组织缺氧和外周细胞因子过度分泌引起的微循环障碍有关，慢性缺血后疼痛（CPIP）被认为是该顽固性疾病的动物模型。以往的研究表明，CPIP 的发病机制涉及缺氧诱导因子 -1α（HIF-1α）、过度局部炎症反应和自由基反应，抑制 HIF-1α 可以缓解 CPIP。而丙泊酚作为一种自由基清除剂，在缓解 CPIP 方面很有可能是有益的。Hsiao 等采用小鼠后肢建立 CPIP 模型，在再灌注期后 2 h（早期）和第 2 天（晚期）分别给予丙泊酚（10 mg/kg）作为治疗。分析评估 HIF-1α、自由基和炎症小体的表达。结果发现，CPIP 早期给予丙泊酚具有明显的机械镇痛和热镇痛作用，晚期给予仅有轻度镇痛作用。此外，早期给予丙泊酚可抑制 HIF-1α、炎症小体标志物（NALP1）和 caspase-1 的表达，明显降低自由基水平。这些分子变化在 CPIP 晚期给予丙泊酚组并不明显。Hsiao 等认为，在 CPIP 早期给予丙泊酚产生镇痛作用，这种作用与丙泊酚抑制自由基、缺氧诱导因子和炎症小体的产生有关。　　　　　　　　　　　　　　　　　　　　（李　茜）

【评述】　慢性缺血后疼痛（CPIP）是由再灌注损伤引起的，由于血管收缩、组织缺氧和患肢产生的细胞因子所致。小鼠 CPIP 模型被认为是 CRPS Ⅰ 型疾病的动物模型，两者都有过度的局部炎症反应和 HIF 激活。HIF 是一种对氧合变化做出反应的转录因子，有证据表明它可以加重复杂性区域性疼痛综合征，特别是在急性期，因此可以认为 HIF 是调节这一顽固性疼痛的关键。丙泊酚是一种具有抗氧化作用的麻醉药，也是一种具有抗炎作用的活性氧清除剂，可以抑制促炎细胞因子，并通过抑制炎症因子减少脂多糖诱导的活性氧生成。本研究结果提示，丙泊酚可通过抑制 HIF-1 细胞、炎症小体和细胞因子减轻 CPIP 的症状。这是首次证实丙泊酚抑制 HIF-1α、NALP1、caspase-1 和 IL-1β 表达，以及丙泊酚在 CPIP 初期阶段镇痛作用的实验。该研究提示，早期给予丙泊酚可在 CPIP 疼痛模型中提供更好的镇痛效果。因此建议，如果临床缺血再灌注损伤中活性氧和炎症小体大量产生，可以将丙泊酚应用于缺血再灌注损伤的治疗。

（戚思华）

文选 98

【题目】 5-羟色胺增强奥布卡因和丙美卡因诱导的大鼠皮肤镇痛作用（**Serotonin enhances oxybuprocaine- and proxymetacaine-induced cutaneous analgesia in rats**）

【来源】 Eur J Pharmacol，2019，846：73-78

【文摘】 Chou 等为了探讨奥布卡因或丙美卡因制剂中加入 5-羟色胺的镇痛效果和持续时间，采用大鼠皮肤躯干肌肉反射模型研究浸润麻醉药物（奥布卡因、丙美卡因和 5-羟色胺）的剂量反应曲线和持续时间。使用等高线图解法分析药物之间的相互作用，发现奥布卡因、丙美卡因及 5-羟色胺产生剂量依赖性的皮肤抗伤害性作用；在 50% 有效剂量（ED_{50}）的基础上，药效排序为 5-羟色胺 [7.22（6.45～8.09）$\mu mol/kg$]＜ 奥布卡因 [1.03（0.93～1.15）$\mu mol/kg$]＜ 丙美卡因 [0.59（0.53～0.66）$\mu mol/kg$]（P 值均＜0.01）。在等剂量（ED_{25}、ED_{50} 和 ED_{75}）下，5-羟色胺的感觉阻滞时间明显长于奥布卡因或丙美卡因（P＜0.01）。5-羟色胺与奥布卡因或丙美卡因混合使用时比单独使用产生更好的镇痛效果。得出结论，奥布卡因、丙美卡因或 5-羟色胺表现出剂量相关的皮肤镇痛作用；与 5-羟色胺相比，奥布卡因或丙美卡因的皮肤镇痛作用更强，持续时间更短；5-羟色胺与奥布卡因或丙美卡因产生协同抗伤害性作用。

（李 茜）

【评述】 奥布卡因和丙美卡因是常用的眼科局部麻醉药，不良反应极小。之前的研究发现，奥布卡因或丙美卡因与肾上腺素共同使用时产生协同镇痛作用。此项研究假设 5-羟色胺与奥布卡因或丙美卡因联合用药时也可产生协同镇痛作用并延长局部麻醉药作用时间。该研究以大鼠为模型，得出奥布卡因或丙美卡因作为浸润性麻醉药的作用强于 5-羟色胺，而 5-羟色胺引起的感觉阻滞时间比奥布卡因或丙美卡因更长；在奥布卡因或丙美卡因制剂中加入 5-羟色胺可延长镇痛时间。最后，该研究提出 5-羟色胺虽不能代替肾上腺素，但作为一种佐剂可能有一定的价值，本结果为进一步的临床研究实施提供了思路。

（王秀丽）

文选 99

【题目】 唤醒麻醉脑定位过程中阿片类药物和丙泊酚的药效学模型（**Opioid and propofol pharmacodynamics modeling during brain mapping in awake craniotomy**）

【来源】 J Chin Med Assoc，2019，82（5）：390-395

【文摘】 Liou 等进行的一项前瞻性非随机对照研究，首次使用具有脑电双频谱指数（BIS）的响应面模型（RSM）来预测唤醒麻醉期间患者对呼唤名字有反应（RNC）和唤醒（完整的神经学测试）。研究分两个阶段进行，首先从建模组中构建出能够解释丙泊酚和阿片类药物相互作用的 RSM；其次，将该模型应用于唤醒麻醉（AC）患者的验证组。研究前瞻性纳入 40 名在丙泊酚和芬太尼麻醉下行腔镜手术（VATS）的患者作为建模组，记录效应部位浓度（Ce）和 BIS 值，并根据数据集建立 RSM。回顾性验证 AC 患者的 RSM，并指定为验证组，对相应的 BIS 值进行 RNC 和觉醒分析。主要结果显示，155 份包括丙泊酚浓度、芬太尼浓度和 BIS 的数据可用于建模。丙泊酚和芬太尼的浓度范围分别为 0～9.95 μg/ml 和 0～3.69 ng/ml。观察到的 BIS 范围为 21～98。该模型发现丙泊酚和阿片类药物之间存在加性效应。该模型预测呼唤名字时有反应 BIS 需要达到 64，唤醒时 BIS 需要达到 70。得出结论，由 VATS 患者建立的 RSM 在另一组 AC 患者中得到验证，RSM 预测的唤醒状态的 BIS 的目标值建议为 70。该模型说明在丙泊酚和阿片类药物相互作用下 AC 期间唤醒的时间线，对丙泊酚和阿片类药物用药剂量和唤醒时间的估计有一定的意义。

（孙　杰）

【评述】　手术切除颅脑功能区脑肿瘤的目标是最大限度地切除肿瘤，同时最大限度地保留患者原本的神经功能。因此，在手术过程中会应用多种技术（包括神经电生理监测、术中导航等）来精确定位肿瘤位置，最大程度地减少神经功能损伤。但即使最先进的神经功能监测技术也无法精确定位大脑的功能区域，尤其是语言功能中枢。正因为如此，唤醒麻醉成为保护患者神经功能的重要方法。唤醒麻醉是为了识别大脑语言中枢，而麻醉的挑战是在脑定位阶段使患者保持冷静、舒适和合作。术中通过清醒患者的反馈可以让术者更精确地定位需要切除的区域。本研究用 RSM 模型探讨丙泊酚与阿片类药物的交互作用，预测的 RNC 的 BIS 目标值至少为 64，唤醒时的 BIS 目标值应达到 70 以上。该模型对未来的自动化系统设计具有指导意义，并对医师使用阿片类药物和丙泊酚时 AC 的清醒时间提出了建议。但是，还需要设计前瞻性研究来充分验证该模型的通用性。

（马正良）

文选 100

【题目】　采用丙泊酚全凭静脉麻醉的肝细胞癌切除术后患者生存率优于地氟烷麻醉：一项回顾性队列研究（Propofol-based total intravenous anaesthesia is associated with better survival than desflurane anaesthesia in hepatectomy for hepatocellular carcinoma：A retrospective cohort study）

【来源】　Br J Anaesth，2019，123（2）：151-160

【文摘】　Lai 等采用回顾性的单中心队列研究调查肝癌手术患者麻醉方法与患者预后的关系。研究对象为 2005 年 1 月至 2014 年 12 月接受择期肝切除术的肝癌患者共 70 人，根据使用丙泊酚或地氟烷麻醉进行分组，丙泊酚静脉麻醉组 452 人，地氟烷吸入麻醉组 492 人。该研究得到的主要结果，经过倾向配对后，匹配 335 对。在配对分析中，丙泊酚组生存率较高（HR 0.47，95%CI 0.38～0.59，P<0.001）。亚组分析还显示，在没有远处转移（HR 0.47，95%CI 0.37～0.60，P<0.001）或局部复发（HR 0.22%，95%CI 0.14～0.34，P<0.001）的情况下，丙泊酚组的存活率显著高于地氟烷组。与丙泊酚组相比，地氟烷组血清甲胎蛋白含量>20 ng/ml、Child-Pugh 分级 B 级、术前功能状态<4 METs、ASA 分级 3 级、术中输血量、术后接受化学治疗栓塞和逆转录病毒治疗的患者明显更多。地氟烷组患者的 MELD 评分［（9.7±4.1）分 vs.（8.3±3.5）分，P<0.001］和 Charlson 合并

症指数［（6.7±2.4）*vs.*（5.8±2.0），$P<0.001$］明显高于丙泊酚组。两组 TNM 分期、BCLC 分期、病理分期和手术并发症程度也有显著差异，丙泊酚组的肿瘤也明显小于地氟烷组。随访期间，地氟烷组的总死亡率（75.0%）显著高于丙泊酚组（30.8%）（$P<0.001$），地氟烷组的癌症特异性死亡率（73.0%）也明显高于丙泊酚组（30.0%）（$P<0.001$）。与丙泊酚组相比，地氟烷组的患者局部复发率、远处转移的发生率均明显高于丙泊酚组（$P<0.001$）。在单变量 Cox 模型和多变量 Cox 回归模型均提示，接受丙泊酚麻醉的患者的总生存率高于接受地氟烷麻醉的患者。得出结论，对于无远处转移或局部复发的肝细胞癌患者，丙泊酚麻醉与地氟烷麻醉相比，具有较高的生存率和较低的局部复发和远处转移率。因此，有必要进行前瞻性研究以评估丙泊酚麻醉对肝细胞癌患者手术结果的影响。

（李　茜）

【评述】　肝肿瘤是全球第五大最常见肿瘤，手术切除治疗是非肝硬化患者和代偿性肝硬化患者的首选治疗方法，但手术应激会导致代谢和神经内分泌改变，可明显抑制细胞免疫，导致肿瘤细胞进入循环系统发生转移，这种肿瘤播散和免疫抑制使肿瘤手术患者长期预后更差。近年来，越来越多的研究结果表明，不同的麻醉药可通过不同的机制影响免疫系统。吸入麻醉药可诱发炎症反应从而增加肿瘤转移的风险。相反，丙泊酚可抑制肿瘤细胞生长，减少肿瘤转移的概率。目前关于麻醉方式对肝癌患者影响的研究较少，本研究采用回顾性的队列研究方式得出结论，对于无远处转移或局部复发的肝细胞癌患者，丙泊酚麻醉比地氟烷麻醉在提高生存率和降低复发率方面可能有优势，应进行前瞻性研究，探究丙泊酚麻醉对肝细胞癌患者手术结果的影响。

（李师阳）

文选 101

【题目】　丙泊酚全凭静脉麻醉对脊柱手术后疼痛的影响：与地氟烷麻醉的比较——一项随机试验（Effects of intraoperative propofol-based total intravenous anesthesia on postoperative pain in spine surgery：Comparison with desflurane anesthesia — a randomised trial）

【来源】　Medicine（Baltimore），2019，98（13）：e15074

【文摘】　该研究作为一项前瞻性随机对照双盲试验，探讨丙泊酚全凭静脉麻醉与吸入麻醉在腰段脊柱手术中的镇痛效果。研究纳入 60 名接受腰椎手术（手术时间＞180 min）的患者，随机分为两组，一组接受丙泊酚 / 芬太尼麻醉（TIVA 组），另一组接受地氟烷 / 芬太尼麻醉（DES 组），麻醉维持期间使脑电双频谱指数维持在 45～55。所有患者术后均采用芬太尼自控镇痛以减轻术后疼痛。主要研究指标是休息和咳嗽时的疼痛数字评分（NRS）、每日及总芬太尼用量，并且对补救性的曲马多使用和麻醉相关不良反应进行评估。主要研究结果显示，TIVA 组患者术后第 1 天咳嗽时 NRS 疼痛评分较地氟烷组低，而第 2 天和第 3 天则差异无统计学意义。TIVA 组术后第 1 天、第 2 天芬太尼用量和术后 48 h、72 h 芬太尼累计用量及总芬太尼用量均低于 DES 组，在补救性的曲马多使用和芬太尼相关不良反应方面没有发现差异。得出结论，采用丙泊酚行 TIVA 麻醉的患者比采用地氟烷全身麻醉的患者，腰椎手术后疼痛减轻，术后自控镇痛芬太尼用量较少。

（李　茜）

【评述】　长期以来丙泊酚被认为是静脉注射的非镇痛性催眠药，人们一直在探索丙泊酚可能的抗伤害性感受机制及其潜在的镇痛作用。该研究得出结论，采用丙泊酚诱导和维持麻醉的腰椎手术患者术后 2 d 内芬太尼的用量少于使用地氟烷的患者，疼痛缓解效果更好，这种以丙泊酚为基础的 TIVA 麻醉技术应该被认为是减少术后疼痛的可行选择。目前丙泊酚对术后疼痛的影响存在争议，该研究也不能确定得出的结果是否与丙泊酚的镇痛特性有关。但该研究给我们带来了一些启示，丙泊酚全凭静脉麻醉可能以较少的阿片类药物用量提供更好的术后镇痛效果，可被认为是减少术后疼痛和慢性疼痛发展的一种很好的选择。

（朱　涛）

文选 102

【题目】 硬膜外镇痛对非小细胞肺癌切除术后肿瘤复发和长期死亡率的影响：一项倾向评分匹配研究（Effects of epidural analgesia on cancer recurrence and long-term mortality in patients after non-small-cell lung cancer resection： A propensity score-matched study）

【来源】 BMJ Open，2019，9（5）：e027618

【文摘】 Wu 等设计一项倾向评分匹配法的回顾性研究，研究旨在探讨胸段硬膜外镇痛对肺癌切除术后患者预后的影响。研究回顾 2005 年 1 月至 2015 年 12 月接受原发性肿瘤切除术的 Ⅰ～Ⅲ 期非小细胞肺癌患者，主要终点指标是术后无复发生存率，次要终点指标是总生存率。主要研究结果显示，硬膜外组 3 年无复发生存率为 69.8%，总生存率为 92.4%，非硬膜外组 3 年无复发生存率为 67.4%，总生存率为 89.6%。配对前的 Cox 回归分析显示，两组间复发率和死亡率差异无统计学意义，与配对后结果相似。得出结论，接受手术切除治疗 Ⅰ～Ⅲ 期非小细胞肺癌的患者中，胸段硬膜外镇痛与较好的无复发率和总生存率无关。该研究还评估了其他影响预后的因素，复发和死亡的独立危险因素为男性、较高的癌胚抗原水平、晚期癌症、肿瘤细胞分化不良、淋巴管血管侵袭、术后放射治疗。

（李　茜）

【评述】 手术切除原发肿瘤是 Ⅰ～ⅢA 期非小细胞肺癌患者的主要治疗手段。然而，外科解剖和操作与癌细胞扩散到血液和淋巴系统有关。胸段硬膜外镇痛通常用于治疗术后疼痛，目前已被证明可以降低死亡率和呼吸系统并发症发生率，减少阿片类药物的使用，还可以使胸科手术后的下地时间提前。但是硬膜外镇痛对肺癌切除术后肿瘤预后的影响尚不清楚。该研究进行了回顾性队列研究，探究非小细胞肺癌手术患者围术期硬膜外镇痛与肿瘤复发率和总生存率的关系。此外，还评估了其他影响预后的主要因素，以确定肺癌切除术后预后的重要预测因素。目前仍有必要进行前瞻性随机试验，以进一步论证硬膜外镇痛与肺癌术后预后之间的关系。

（赵　平）

文选 103

【题目】 踝神经阻滞预处理在踇外翻矫正手术中的术后镇痛效果优于切口周围局部浸润麻醉（Pretreatment of ankle nerve block provides better postoperative analgesia than peri-incisional local anesthetic infiltration in hallux valgus correction surgery）

【来源】 Kaohsiung J Med Sci，2019，35（3）：168-174

【文摘】 在该前瞻性随机临床试验中，90 例拟行踇外翻矫正术的患者被随机分为 3 组：N 组，术前用 0.25% 布比卡因 8～10 ml 行胫腓神经阻滞；P 组，患者术前皮下切口浸润注射布比卡因（0.25%）8～10 ml；C 组，患者接受手术而不进行局部镇痛预处理。所有患者均接受芬太尼静脉自控镇痛作为术后多模式疼痛管理的一部分，分别于术后 6 h、12 h、24 h、36 h 评价芬太尼用量、静息和活动时疼痛评分及不良反应。得出结果，N 组患者在术后 6 h 时的静息和活动时疼痛评分较低，但在术后 12 h 及以后 3 组患者的疼痛评分相似。N 组芬太尼总用药量明显低于 P 组，术后活动和情绪障碍在术后 12 h 及以后各组间差异无统计学意义（$P>0.05$）。研究者得出结论，在踇外翻矫形手术中，踝神经阻滞预处理优于切口周围局部浸润麻醉，减轻了术后静息和活动疼痛，并降低术后阿片类药物用量。此外，术前使用切口周围局部浸润麻醉或踝神经阻滞术比单纯使用静脉自控镇痛术后镇痛效果更好。

（孙 杰）

【评述】 踇外翻是成人尤其是女性常见的前足疾病，非手术治疗失败后有严重疼痛和畸形的患者需手术矫正，但许多患者报告有中到重度的术后疼痛。在该手术中，合理的术后镇痛是非常重要的。踇外翻矫正手术后充分的术后镇痛有助于早期活动，减少住院时间。外周神经阻滞和切口周围局部浸润麻醉是骨科手术中广泛应用的疼痛处理方法，但采用外周神经阻滞或单纯切口周围局部浸润麻醉的踇外翻矫形术后镇痛效果的差异尚未得到彻底的评价。本研究探索踝神经阻滞和切口周围局部浸润麻醉技术在踇外翻矫正手术患者中的镇痛效果，结论表明，踝神经阻滞在缓解疼痛和芬太尼用量方面优于切口周围局部浸润麻醉。

（思永玉）

文选 104

【题目】 两种经皮刺激技术在肩痛中的应用：经皮脉冲射频（TPRF）与经皮电神经刺激（TENS）：一项比较性初步研究［Two transcutaneous stimulation techniques in shoulder pain: transcutaneous pulsed radiofrequency (TPRF) versus transcutaneous electrical nerve stimulation (TENS): A comparative pilot study］

【来源】 Pain Res Manag，2019，2019

【文摘】 Lin 等比较经皮脉冲射频（TPRF）和经皮神经电刺激（TENS）两种经皮刺激技术治疗慢性肩腱炎的安全性和有效性。研究纳入的 50 名经超声检查证实的肩腱炎患者，被随机分为 TENS 组（25 例）和 TPRF 组（25 例）两组进行治疗，两组都每隔 1 d 接受一次 15 min 的治疗，总共 3 次。主要指标是治疗舒适度、不良事件和 Constant-Murley 肩（CMS）评分的变化。次要指标是发现疼痛、生活乐趣和一般活动（PEG）分数的变化。在整个研究过程中没有发现不良事件。在治疗耐受性方面，各组之间差异无统计学意义。疗程结束后，TPRF 组的一般活动得分较 TENS 组显著降低［（12.73＋5.79）分 vs.（24.53＋10.21）分，$P=0.013$］。PEG 的统计学差异持续了 3 个月，但差异在 1 个月后缩小。治疗后即刻 TPRF 组 CMS 评分高于对照组［（70.84＋6.74）分 vs.（59.56＋9.49）分，$P<0.007$］，但差异无统计学意义。得出结论，经皮脉冲射频和经皮神经电刺激两种经皮刺激技术治疗慢性肩腱炎均安全有效，经皮脉冲射频优于经皮神经电刺激。

（孙 杰）

【评述】 肩关节周围炎简称肩周炎，是一种以关节功能受限为主，伴随进行性加重，以疼痛为特征的慢性炎症性肩关节疾病。此病虽有自愈倾向，但其病程较长，且容易导致永久性的功能障碍，严重影响患者的生活质量。经皮脉冲射频和经皮神经电刺激两种经皮刺激技术在疼痛科广泛应用于各类治疗中。该研究讨论了经皮脉冲射频和经皮神经电刺激两种经皮刺激技术在慢性肩腱炎治疗中的应用。研究得出结论，经皮脉冲射频和经皮神经电刺激可减轻患者疼痛情况，改善关节功能，并且无不良反应。但是，经皮脉冲射频具有更好的能量穿透能力，将更多的能量传递到神经和下层组织，进而疗效性优于经皮神经电刺激。研究认为两种治疗手段均可增加脑和脊髓内天然脑啡肽和强啡肽的含量，提高患者痛阈且不易产生耐受。

（郑　宏）

文选 105

【题目】利多卡因润滑剂预防插管相关并发症：一项系统回顾和荟萃分析（Lidocaine lubricants for intubation-related complications：A systematic review and meta-analysis）

【来源】Can J Anaesth，2019，66（10）：1221-1239

【文摘】术后咽喉痛（POST）是一种相对常见、高发的术后并发症。局部利多卡因润滑剂已被提出用于预防术后咽喉部并发症，然而其有效性仍不确定。这项荟萃分析旨在评估利多卡因润滑剂对成年患者术后咳嗽和声嘶的预防作用。研究纳入 PubMed、Embase、Cochrane Library 和 ClinicalTrials.gov 注册中心从最初到 2018 年 3 月 26 日发表的随机对照试验，比较利多卡因润滑剂组与对照组在预防术后 1 h 和 24 h 咽喉部并发症（POST-1 h 和 POST-24 h）与中到重度术后咽喉部并发症（POSTMS-1 h 和 POSTMS-24 h）的有效性。观察术后 24 h 的咳嗽和声嘶情况。还进行了偏倚评估和分组、敏感性和试验序贯分析。研究共纳入 14 个随机对照试验（$n=2146$）。利多卡因组术后 1 h 和 24 h 的 POST 发生率分别为 41.1% 和 22.6%，对照组分别为 41.9% 和 23.5%。在任何结果测量中均未发现利多卡因润滑剂的影响作用。POST-1 h 和 POSTMS-1 h 的总风险比分别为 1.11（95%CI 0.82～1.51）和 1.06（95%CI 0.37～3.02），POST-24 h 后和 POSTMS-24 h 的总风险比分别为 0.99（95%CI 0.83～1.17）和 0.49（95%CI 0.16～1.50）；术后咳嗽（PC）-24 h 和术后声嘶（PH）-24 h 分别为 1.09（95%CI 0.71～1.66）和 0.91（95%CI 0.66～1.24）。得出结论，气管插管尖端涂抹利多卡因润滑剂对术后咽喉痛、术后咳嗽、术后声嘶等并发症的防治效果不佳。

（孙　杰）

【评述】气管插管是全身麻醉的一项常规操作技术，可使患者在麻醉状态下保持气道通畅、防止反流误吸等。同时，气管插管是一项相对侵袭性的操作，可引起气管黏膜损伤、咽喉水肿、声带麻痹、术后咽喉痛（POST）、声嘶和咳嗽等。目前，多数学者认为术后咽喉痛是由于全身麻醉气管插管操作过程中咽喉部及气管黏膜损伤引起的伤害感受性疼痛。既往有研究认为，局部麻醉药如利多卡因和丁卡因等都可通过静脉注射、局部表面麻醉、套囊内充液等方法减少术后咽喉部并发症的发生。但本研究荟萃分析未能显示利多卡因润滑剂可以预防插管相关的术后咽喉痛，并且由于利多卡因软膏对人喉黏膜的潜在的细胞毒性和刺激作用，尚不建议常规使用利多卡因润滑气管插管。

（冯　艺）

文选 106

【题目】丙泊酚通过调节脊髓 GluN2B-p38 MAPK/EPAC1 通路减轻术后疼痛动物模型的痛

敏反应（**Propofol attenuates postoperative hyperalgesia via regulating spinal GluN2B-p38 MAPK / EPAC1 pathway in an animal model of postoperative pain**）

【来源】 Eur J Pain，2019，23（4）：812-822

【文摘】 部分临床研究表明，丙泊酚全凭静脉麻醉可以减轻术后疼痛，但对其潜在的镇痛机制仍知之甚少。Wong 等的研究比较丙泊酚和异氟烷在术后疼痛动物模型中的镇痛效果，并评估其潜在的分子机制。实验分为 3 组：对照组（无操作组）、2.5% 异氟烷手术组（异氟烷组）、丙泊酚手术组（丙泊酚组），在全身麻醉下于大鼠足底切开。切开前、后用缩足阈值评价机械性超敏反应。切开后 1 h 取脊髓背角（$L_{3\sim5}$），用蛋白质印迹法和免疫荧光法检测磷酸化的 GluN2B、p38MAPK、ERK、JNK 和 EPAC 的表达。结果表明，足底切口引起的机械性超敏反应在切开后 1 h 达高峰，并持续 3 d。在切口后的前 2 h，丙泊酚组明显少于异氟烷组。丙泊酚组切口诱导的磷酸化 GluN2B、p38MAPK 和 EPAC1 的增加明显减少。切开后丙泊酚组 EPAC1 和 c-Fos 共表达的脊髓背侧神经元数量明显减少。从而表明丙泊酚降低术后疼痛动物模型的疼痛反应，抑制脊髓 GluN2B-p38MAPK/EPAC1 信号通路。由于 p38 MAPK /EPAC 通路在术后痛觉过敏的发生中起关键作用，结果为丙泊酚用于全身麻醉时的镇痛效应提供了循证的行为、分子和细胞机制。 （孙 杰）

【评述】 研究首次证明，丙泊酚静脉输注与异氟烷相比，在大鼠切口痛上具有更好的术后镇痛效果。丙泊酚的镇痛作用可能与其抑制脊髓背角含 NMDA 受体的 GluN2B 有关。然而，丙泊酚是否通过 NMDA 受体上的直接结合位点或通过间接迂回途径对 GluN2B 产生抑制作用尚不清楚，这需要进一步的研究和探索。丙泊酚组的磷酸化 p38MAPK 和 EPAC1 均被抑制，这表明丙泊酚抑制脊髓背角神经元 GluN2B-p38 MAPK / EPAC 1 级联反应，从而产生更好的镇痛作用。这可能会阻止手术后从急性到慢性痛觉过敏的转变。丙泊酚对脊髓背角中 p38 MAPK/EPAC1 和 c-Fos 表达抑制，为丙泊酚可作为全身麻醉辅助镇痛药提供了分子和细胞水平的证据。目前的发现可能为丙泊酚在术后，尤其是在术后亚急性期，发挥镇痛作用提供一个新的机制。 （田国刚）

文选 107

【题目】 丙泊酚和右美托咪定对内毒素诱导的成年小鼠神经炎症的不同影响（**Differential effects of propofol and dexmedetomidine on neuroinflammation induced by systemic endotoxin lipopolysaccharides in adult mice**）

【来源】 Neurosci，Lett，2019，707：134309

【文摘】 在临床工作中丙泊酚和右美托咪定通常用于可能有神经炎症的临床情况，但缺乏关于它们对神经炎症和认知参数影响的比较数据。Huang 等采用脂多糖（LPS）诱导的小鼠神经炎症模型，分成对照组、脂多糖注射液（LPS）组、右美托咪定（Dex）组、右美托咪定加脂多糖注射液（Dex＋LPS）组、丙泊酚（Pro）组和丙泊酚加脂多糖注射液（Pro＋LPS）组。该研究比较这两种药物对认知功能、神经炎症参数、氧化应激和神经传递的影响。雄性成年 C57BL/6N 小鼠在腹腔注射脂多糖之前，先用丙泊酚或右美托咪定麻醉。认知功能评定采用 Y 迷宫实验方法，运动功能评定采用旋转棒实验方法。通过细胞因子 mRNA 水平和胶质细胞免疫反应性评价炎症反应。脂多糖导致外周和脑内

IL-1β 和 TNF-α 水平显著升高，并伴有小胶质细胞激活（$P<0.05$）和认知障碍。伴随这些变化的是 8-羟基-2′-脱氧鸟苷（8-OHdG）的升高（$P<0.05$）。右美托咪定可抑制小胶质细胞的活化（$P<0.05$）和 8-OHdG 的水平升高（$P<0.05$）。丙泊酚不影响认知。然而，两种药物均降低囊泡谷氨酸转运体 1（VGLUT1）的数量，但与较高的凋亡和 8-OHdG 水平相关（$P<0.05$）。这项研究的数据表明右美托咪定和丙泊酚具有不同的抗神经炎和神经保护作用。然而，这两种药物都不能完全减轻 LPS 诱导的认知功能障碍。

（孙　杰）

【评述】 神经炎症不仅参与中枢神经系统的神经退行性变过程，还可导致急性临床情况下的认知功能障碍，如脓毒症或大手术的围术期。研究中所用的脂多糖会引发急性全身炎症和神经炎症，损害认知功能而不影响运动功能，伴随着小胶质细胞的激活和海马 8-OHdG 的增加。右美托咪定具有抗炎和抗氧化作用，而丙泊酚能降低海马小胶质细胞的激活，但两种药物都不能完全改善认知功能。该研究认为丙泊酚和右美托咪定作为一种抗炎和抗氧化剂可能有一定的价值，为进一步的临床研究实施提供了前期研究依据。

（刘存明）

八、其他相关研究进展

文选 108

【题目】 急性主动脉夹层患者的氧合损害与凝血和纤溶障碍相关：一项前瞻性观察研究（Oxygenation impairment in patients with acute aortic dissection is associated with disorders of coagulation and fibrinolysis： A prospective observational study）

【来源】 J Thorac Dis，2019，11（4）：1190-1201

【文摘】 Stanford - A 型主动脉夹层内膜破裂处可位于升主动脉、主动脉弓或近段降主动脉。夹层动脉瘤的范围累及升主动脉，甚或主动脉弓、降主动脉和腹主动脉。Stanford - A 型约占病例数的 66%。通常术前伴有氧合损伤。炎症、凝血和纤溶也会损害血液氧合。Gao 等选取接受手术治疗的 53 名 Stanford - A 型主动脉夹层患者。术前根据 PaO_2/FiO_2 比值计算氧合指数判断急性肺损伤（ALI）。将受试者分为 ALI 组（氧合指数≤300 mmHg）和对照组（氧合指数＞300 mmHg）。通过比较两组患者术后氧合指数，血清和肺泡灌洗液中组织因子（TF）、组织因子途径抑制物（TFPI）和纤溶酶原激活物抑制物-1（PAI-1）浓度，观察术前 ALI 对术后氧合损伤的影响，观察术后血液和肺泡灌洗液中凝血和纤溶功能的影响。Stanford- A 型主动脉夹层患者术前 ALI 发生率为 41.5%。与术前无 ALI 的患者相比，术前 ALI 的患者术后氧合指术较低［（104.6±31.7）mmHg $vs.$（248.7±48.0）mmHg，$P<0.001$］，血清和肺泡灌洗液中 TF 浓度较高（血清 $F=133.67$，$P<0.001$；肺泡灌洗液 $F=68.14$，$P<0.001$），血清和肺泡灌洗液中 TFPI 浓度较高（血清 $F=31.98$，$P<0.001$；肺泡灌洗液 $F=45.58$，$P<0.001$），血清和肺泡灌洗液中 PAI-1 浓度较高（血清 $F=213.88$，$P<0.001$；肺泡灌洗液 $F=107.95$，$P<0.001$）。Stanford- A 型主动脉夹层患者还表现出更大的失血量［（1524±458）ml $vs.$（1175±327）ml，$P=0.040$］、更长的 ICU 机械通气时间［（27.24±8.37）h $vs.$（17.33±7.36）h，$P<0.001$］、更长的 ICU 滞留时间［（42.27±10.85）h $vs.$（33.45±9.05）h，$P=0.002$］和更长的总住院时间

[（17.77±5.00）d vs.（13.48±3.97）d，P=0.001]。多元线性回归分析显示，术前肺泡灌洗液中 PAI-1、血清和肺泡灌洗液中 TF 与 Stanford-A 型主动脉夹层患者术前氧合功能损害显著相关。该研究认为，术前 ALI 对 Stanford-A 型主动脉夹层患者术后氧合功能损害更为严重，凝血和纤溶在这一过程中起着重要作用。术前肺泡灌洗液中 PAI-1 和血清及肺泡灌洗液中组织因子是 Stanford- A 型主动脉夹层患者术前氧合损害发生的重要因素。 （谷长平）

【评述】 文献报道超过 50% 的急性主动脉夹层（AAD）患者经历不同程度的低氧血症，而 ALI 和 ARDS 仍是急性主动脉夹层围术期常见并发症，严重影响患者的预后。研究发现炎症反应和凝血、纤溶系统与急性主动脉夹层的死亡率相关，但有关凝血和纤溶在急性主动脉夹层所致 ALI 中的作用鲜有报道。该研究发现术前肺泡灌洗液中 PAI-1 和血清及肺泡灌洗液中 TF 是急性主动脉夹层患者术前氧合损害发生的重要因素，且术前 ALI 对其损害更重。该研究为早期干预 ALI，改善急性主动脉夹层患者的预后提供了临床依据。但该试验是单中心的前瞻性研究，规模较小，不能排除可能影响全身氧合的其他因素，尚需大样本、多中心试验以期进一步探讨急性主动脉夹层患者发生 ALI 的机制，特别是凝血和纤溶机制，为临床防治 ALI 提供更精准的靶点。 （刁玉刚）

文选 109

【题目】 男性糖尿病患者接受冠状动脉旁路移植术增加主要严重心脑血管事件（Male patients with diabetes undergoing coronary artery bypass grafting have increased major adverse cerebral and cardiovascular events）

【来源】 Interact Cardiovasc Thorac Surg，2019，28（4）：607-612

【文摘】 长期以来，体重指数（BMI）在糖尿病患者冠状动脉旁路移植术（CABG）预后中的作用一直备受关注。然而，BMI 与这些患者的主要脑和心血管不良事件（MACCEs）之间的确切关系仍不清楚。为了评估不同 BMI 的糖尿病患者接受 CABG 手术的效果，Liu 等在临床研究中纳入 2003 年 1 月 1 日至 2009 年 12 月 31 日接受 CABG 手术的 771 例糖尿病患者，根据中国 BMI 标准对他们进行分类如下：体重不足，<18.5 kg/m^2；正常体重，18.5～23.9 kg/m^2；超重，24～27.9 kg/m^2；肥胖，>28 kg/m^2。比较不同 BMI 组手术后的短期疗效和 5 年 MACCEs。结果揭示，肥胖和超重的糖尿病患者往往比正常体重的患者年轻 [57（49～64）岁和 62（54～68）岁 vs. 64（59～69）岁，P<0.001]。男性患者较少（16.54% 和 17.78% vs. 25.20%，P=0.041）。两组中吸烟者较多（57.14% 和 51.55%。vs. 38.8% P<0.001）。超重组的血糖浓度最高 [6.96（5.69～8.22）vs. 6.80（5.90～8.40）和 6.40（5.40～7.80），P=0.041]。5 年随访数据的 Cox 回归分析表明，不同 BMI 组与 5 年 MACCEs 的显著差异无关；但男性性别是 MACCEs 的危险因素（HR 1.83，95%CI 1.11～3.04，P=0.019）。因此认为，接受 CABG 的糖尿病患者的 BMI 对 MACCEs 无明显影响，而男性性别是这些患者的危险因素。 （黄立宁）

【评述】 尽管肥胖在行 CABG 糖尿病患者预后中的作用备受关注，但至今关于行 CABG 的糖尿病患者和不同 BMI 相关性的研究尚少。该文报道了不同 BMI 对糖尿病患者结局之间的确切关系，发现 BMI 对行 CABG 糖尿病患者的预后无影响，而男性是发生主要严重心脑血管事件的危险因素。该研究提供的结论带给我们很多思考，但该研究收集的数据略显陈旧（单中心的研究）；7

年观察 771 例，病例数相对较少；缺乏近年随访数据，可能导致一些关键数据缺失；纳入病例时间跨度过长，影响因素众多。建议对所观察的病例进行细化分层，包括纳入病例的时间，糖尿病患者不同药物控制分组，对肥胖患者进行级别分组等，对再入院率、糖尿病控制情况、全因死亡率等进行长期随访。

（刁玉刚）

文选 110

【题目】　乙酰辅酶 A 羧化酶 1 是缺血性脑卒中潜在的免疫调节靶点（Acetyl coenzyme A carboxylase 1 is a potential immune modulatory target of cerebral ischemic stroke）

【来源】　Stroke，2019，50（7）：1869-1878

【文摘】　乙酰辅酶 A 羧化酶 1（ACC1）是缺血性脑卒中的潜在免疫调节靶点。缺血性脑卒中引起 $CD4^+T$ 细胞的深刻反应，进而对缺血性脑损伤产生重大影响。ACC1 是最近被发现通过介导从头合成脂肪酸来传播 $CD4^+T$ 细胞相关炎症的关键酶，但它在缺血性脑卒中的作用尚不清楚。研究采用短暂性大脑中动脉闭塞 60 min 造成小鼠局灶性脑缺血模型。海马 XF 糖酵解试验和靶向脂质体图谱用于检测卒中后 $CD4^+T$ 细胞的代谢变化。将 $CD4^{cre}$ 小鼠与 $ACC1^{fl/fl}$ 小鼠杂交，产生 $CD4^+T$ 细胞特异性缺失的 ACC1 小鼠（$CD4^{cre}ACC1^{fl/fl}$ 小鼠）。用限热量预处理（CR，大脑中动脉闭塞前减食 30%，持续 4 周）或 ACC1 抑制剂索拉芬 A 治疗，观察 ACC1 调节对脑卒中后神经炎症的影响。缺血性脑卒中大鼠外周血 $CD4^+T$ 细胞糖酵解和脂肪酸合成增加，ACC1 表达上调。CR 下调脑卒中后 $CD4^+T$ 细胞 ACC1 的表达。$CD4^{cre}ACC1^{fl/fl}$ 小鼠和 CR 预处理小鼠均能明显减轻缺血性脑损伤，并维持外周血调节性 T 细胞（Treg）/ 辅助性 T 细胞（Th17）的平衡。此外，$CD4^+T$ 细胞 ACC1 的条件性敲除减弱 CR 对缺血性脑损伤和 Treg/Th17 细胞的外周平衡的保护作用。大脑中动脉闭塞后 ACC1 的药理抑制可减轻神经炎症，维持 Treg/Th17 平衡，并改善缺血性脑卒中后的神经预后。ACC1 是一种新的免疫代谢调节靶点，可平衡 Treg 和 Th17 细胞，减轻脑卒中后的神经炎症。ACC1 的抑制可能是 CR 对缺血性脑卒中提供神经保护的一种以前未被认识到的机制。

（都义日）

【评述】　缺血性脑卒中是当今最主要的致残原因之一，急性期治疗可采取溶栓和血管内血栓取出，但仍缺乏有效的药物或非药物神经保护治疗措施。该研究在缺血性脑卒中模型中探讨 CR 预处理可能产生的作用及其机制，结果发现，CR 预处理可缩小缺血诱发的脑梗死体积、调节 Treg/Th17 免疫失衡及抑制神经炎症，作用机制与其下调 ACC1 表达有关，而直接应用 ACC1 抑制剂亦可减轻神经炎症反应及脑损伤。该研究提出 ACC1 是脑卒中后的免疫调节靶点，为该研究领域增添了新的证据。有关 ACC1 抑制剂和 CR 预处理在围术期缺氧缺血性脑损伤和脑保护中的研究值得关注，期待研究结果可达到惠益患者的目的。

（刁玉刚）

文选 111

【题目】　IL-2mAb 通过抑制 $CD8^+T$ 细胞减少局灶性脑缺血后的脱髓鞘（IL-2mAb reduces demyelination after focal cerebral ischemia by suppressing $CD8^+$ T cells）

— 437 —

【来源】 CNS Neurosci Ther，2019，25（4）：532-543

【文摘】 随着中国社会老龄化的到来，与脑卒中相关的老龄患者高发疾病的研究越来越引起人们的重视，脱髓鞘是白质损伤的主要病理变化之一，在卒中晚期过程中出现脱髓鞘如何预防。Zhou等通过研究 IL-2 单克隆抗体（IL-2mAb，JES6-1）抑制 CD8$^+$T 细胞介导的免疫反应减少局灶性脑缺血后的脱髓鞘，探讨防治白质损伤新方法。研究采用经过大脑中动脉闭塞（MCAO）手术后的小鼠脱髓鞘模型，术后 2 h 和 48 h 腹腔注射 IL-2mAb 或 IgG 同型抗体（0.25 mg/kg），通过 2，3，5-三苯基盐酸曲唑染色、免疫荧光染色、流式细胞仪和免疫印迹进行评估小鼠梗死体积、外周免疫细胞浸润、小胶质细胞活化和髓鞘丢失情况，此外，通过在 MCAO 手术前 1 d 注射腹膜内 CD8 中和抗体（15 mg/kg），进一步证实 CD8$^+$T 细胞对脱髓鞘病变的作用。研究结果表明，IL-2mAb 治疗可减少脑梗死体积，减弱了脱髓鞘，并在 MCAO 后 28 d 内改善长期感觉运动功能。在 IL-2 mAb 处理的小鼠中，CD8$^+$T 细胞的脑浸润和 CD8$^+$T 细胞的外周激活都有所减弱。卒中后 1 周，IL-2mAb 对小鼠脱髓鞘的保护作用在耗尽 CD8$^+$T 细胞后消失。因此，该研究提出 IL-2mAb 能保存白质的完整性，改善脑缺血损伤后的长期感觉、运动功能的结论，而 CD8$^+$T 细胞的激活和浸润对脑卒中后脱髓鞘有损害作用，可能是 IL-2mAb 治疗后保护脑卒中后白质完整性的主要靶点。 （叶建荣）

【评述】 缺血性脑卒中是导致长期残疾和死亡的主要原因，以往的研究主要侧重于脑卒中后的灰质损伤。近年，脑白质病理变化在脑卒中的重要性受到研究者重视，特别是脑白质脱髓鞘损害严重阻碍脑卒中远期功能恢复。细胞免疫应答贯穿于脑卒中病理变化始终，细胞毒性 T 细胞不仅损伤神经元，且对白质也造成明显的损伤，该研究表明，脑卒中过程中 CD8$^+$T 细胞的激活和浸润可造成白质脱髓鞘损伤。脑卒中过程中如何保护白质的完整性，预防脱髓鞘损伤成为治疗脑卒中远期功能的靶点。该研究结果显示，IL-2mAb 能够保留白质的完整性并能改善脑卒中远期的感觉、运动功能，其作用机制主要是 IL-2mAb 抑制脑 CD8$^+$T 细胞浸润和外周 CD8$^+$T 细胞活化。然而，IL-2 具有双重作用，其既能促进 T 细胞生成，又能调节 T 细胞功能，IL-2mAb 作为 IL-2 的克隆扩增物，是直接阻滞白质脱髓鞘发生，还是促进脱髓鞘修复尚不清楚，仍需要进一步的深入研究。另外，脑卒中病理变化是一个复杂的过程，白质和灰质损伤都是脑卒中病理变化的重要因素，而该研究主要侧重于脑白质的保护，若能有双管齐下的保护策略将对脑卒中患者的治疗更有效。 （倪新莉）

文选 112

【题目】 MALAT1 lncRNA 通过与 miR-200c-3p 结合上调 SIRT1 表达诱导自噬并保护脑微血管内皮细胞免受氧 - 葡萄糖剥夺刺激（MALAT1 lncRNA induces autophagy and protects brain microvascular endothelial cells against oxygen-glucose deprivation by binding to miR-200c-3p and upregulating SIRT1 expression）

【来源】 Neuroscience，2019，397：116-126

【文摘】 以往研究表明，长链非编码 RNA（lncRNAs）在各种生物学过程中发挥着重要作用。肺腺癌转移相关基因 1（MALAT1）是脑缺血时表达上调最多的 lncRNAs 之一，但其在脑缺血时的分子机制尚不清楚。该研究采用脑微血管内皮细胞氧 - 葡萄糖剥夺（OGD）模拟体外缺氧条件，探讨 MALAT1 在脑缺血中的作用及其与自噬的关系。研究提出 MALAT1-miR-200c-3p-SIRT1 调控自噬信号通路，MALAT1 通过与 miR-200c-3p 结合并上调 SIRT1 的表达，激活自噬，促进细胞存活。课题采用实时定量 PCR、MTT、LDH 和蛋白质印迹等实验检测 MALAT1、miR-200c-3p、SIRT1、细胞存活率和相关蛋白质表达。研究发现 OGD 上调 MALAT1 和 LC3B Ⅱ 的表达，下调 p62 的表达。抑制 MALAT1 可减弱自噬激活，促进细胞死亡。进一步研究发现 MALAT1 通过直接结合 miR-200c-3p 并下调其表达。此外，miR-200c-3p 通过结合 SIRT1 的 3′ UTR 抑制大脑微血管内皮细胞自噬和存活，而 MALAT1 则逆转 miR-200c-3p 的抑制作用。该研究阐明了一种新的调控自噬的 MALAT1-miR-200c-3p-SIRT1 通路，其中 MALAT1 通过结合 miR-200c-3p 和上调 BEMCs 中 SIRT1 的表达来激活自噬和促进细胞生存。

（田　毅）

【评述】　缺血性脑卒中仍缺少有效、快速的治疗手段，近年临床研究提出了治疗缺血性脑血管病的新策略，即治疗性血管新生。然而，如何实现保护血管内皮细胞受损，快速促进血管新生，降低已发生闭塞或严重狭窄动脉供血区域脑组织的缺血坏死现象，是目前临床治疗脑血管疾病仍需要深入研究的重要课题。众多研究已证实 MALATl 在肿瘤疾病、心脑血管疾病中的血管新生发展中扮演重要角色，但其对血管新生的调控机制、生物学特性仍未完全研究透彻。该研究指出，在氧 - 葡萄糖剥夺的条件下可以诱导大鼠的脑微血管内皮细胞 MALATl 表达升高，其 MALAT1 通过与 miR-200c-3p 结合并上调 SIRT1 表达来激活自噬，并保护 BMEC 免受 OGD 诱导的损伤。该研究结果初步揭示了 MALAT1 调节脑血管的新生机制，这有助于以新的视角去了解血管新生，为今后血管新生研究提供新的思路和方向。该研究基于细胞实验，可能难以实现临床转化，需要进一步深入研究。

（倪新莉）

文选 113

【题目】　基质金属蛋白酶 -9/2 在损伤组织、背根神经节和脊髓中的上调与术后疼痛的发生有关（Upregulation of matrix metalloproteinase-9/2 in the wounded tissue，dorsal root ganglia，and spinal cord is involved in the development of postoperative pain）

【来源】　Brain Res，2019，1718：64-74

【文摘】　在损伤组织、背根神经节和脊髓中基质金属蛋白酶-9/2 的上调参与术后疼痛的发生。Gu 等探究大鼠足底切口术（PI）后疼痛发生的机制。该研究检测 PI 后 2 h、12 h、1 d、2 d、3 d、4 d、5 d、6 d、7 d 时大鼠机械刺激缩足反应阈与热刺激缩足反应潜伏期评定术后疼痛情况，确定 PI 后 1 d 时为主要的观察时间点，而后通过蛋白质印迹法、免疫组化和明胶酶谱检测 PI 后 1 d 大鼠的损伤组织、背根神经节、脊髓中基质金属蛋白酶 -9/2（MMP-9/2）的表达及活性，同时检测各组织中 p-Erk、p-p38 和 IL-1β 的变化情况。研究结果显示，PI 可引起大鼠痛觉超敏，降低机械刺激缩足反应阈和热刺激缩足反应潜伏期，上调损伤组织、背根神经节、脊髓中 MMP-9/2 的表达及活性（脊髓中 MMP-9 表达量无差异，但其活性增加），增加 p-Erk、p-p38、pro-IL-1β 和 IL-1β。足底皮下注射或鞘内注射 MMP-9/2 抑制剂可改善 PI 后机械痛觉过敏和热痛觉过敏，同时注射 MMP-2 抑制剂可减少 p-Erk 和成熟 IL-1β 的表达，而注射 MMP-9 抑制剂可减少 p-p38 和成熟 IL-1β 的表达。此外，该研究结果发现，大鼠术后疼痛改善情况与抑制剂浓度及损伤侧有关。该研究结果表明，PI 可引起大鼠的损伤组织、背根神经节、脊髓中 MMP-9/2 增加。上调的 MMP-9 和 MMP-2 分别通过 p38/IL-1β 和 Erk/1β 参与术后疼痛的发生发展。该研究针对大鼠 PI 后损伤组织、背根神经节和脊髓中 MMP-9/2 的变化展开研究，探讨 MMP-9/2 参与术后疼痛发生的机制。手术引起损伤组织、背根神经节和脊髓中促炎介质的上调在神经元超敏反应的产生中起关键作用，从而导致机体疼痛发生。而 MMP-9/2 作为神经病理性疼痛的关键参与者，无疑介导神经炎症最终导致术后疼痛的发生。在该研究中抑制 MMP-9 和 MMP-2 分别通过 p38/IL-1β 和 Erk/1β 改善大鼠术后疼痛的发生，由此可见，靶向 MMP-9/2 是预防术后疼痛发生的重要一环。该研究提示，靶向抑制 MMP-9/2 或许是治疗术后疼痛发生的有效措施。　　　　　（杨丽芳）

【评述】 术后疼痛是临床麻醉医师在围术期中面临的棘手问题，尽管近年麻醉医师采用多种术后镇痛方式治疗术后疼痛取得较大进展，然而，术后疼痛的预防及治疗效果仍不理想，术后疼痛发生机制尚未完全清晰。以往的研究表明，MMP-2 和 MMP-9 在神经病理性疼痛和慢性疼痛的发生与发展过程中发挥重要作用。然而，术后疼痛多源于手术操作直接损伤，与神经病理性疼痛等慢性疼痛不同。但该文研究表明，MMP-2 和 MMP-9 在背根神经节和脊髓中的表达上调可能与术后疼痛的发生密切相关。PI 术后大鼠术侧局部足底组织、$L_{4\sim5}$ 背根神经节和脊髓中 MMP-2 和 MMP-9 分别通过调控 ERK/IL-1β 和 p38/IL-1β 的激活参与介导术后疼痛的发生。并且该研究检测了切口局部组织中 MMP-2 和 MMP-9 的表达及其在术后疼痛发生和发展过程中的作用。术后患者常诉切口周围疼痛，且随时间改变疼痛程度不同，而该研究显示切口局部组织病理变化与临床症状相一致，因而更具有临床指导意义，研究结果可能为治疗术后疼痛提供了有效靶点。另外，术后疼痛与手术部位、手术大小及患者自身情况等多种因素有关，而该研究术后疼痛模型单一，其他部位术后疼痛是否具有相同的作用机制仍需进一步证实。　　　　　（倪新莉）